U0235618

中国鼠疫
生态结构

主　编　王　鑫　王　健　宋志忠　景怀琦

副主编　刘　俊　梁　云　张渝疆　王　梅
　　　　梁旭东　毕振强　史献明　席进孝

人民卫生出版社
·北京·

图书在版编目（CIP）数据

中国鼠疫生态结构/王鑫等主编. —北京：人民
卫生出版社，2023.6
　　ISBN 978-7-117-34849-2

　　Ⅰ.①中… 　Ⅱ.①王… 　Ⅲ.①鼠疫-自然疫源地-研
究-中国 　Ⅳ.①R188.2

　　中国国家版本馆 CIP 数据核字（2023）第 097668 号

人卫智网　**www.ipmph.com**	医学教育、学术、考试、健康，	
	购书智慧智能综合服务平台	
人卫官网　**www.pmph.com**	人卫官方资讯发布平台	

审图号：**GS 京（2022）1569 号**

中国鼠疫生态结构
Zhongguo Shuyi Shengtai Jiegou

主　　编：王　鑫　王　健　宋志忠　景怀琦
出版发行：人民卫生出版社（中继线 010-59780011）
地　　址：北京市朝阳区潘家园南里 19 号
邮　　编：100021
E - mail：pmph @ pmph. com
购书热线：010-59787592　010-59787584　010-65264830
印　　刷：北京盛通印刷股份有限公司
经　　销：新华书店
开　　本：787×1092　1/16　印张：49
字　　数：1223 千字
版　　次：2023 年 6 月第 1 版
印　　次：2023 年 7 月第 1 次印刷
标准书号：ISBN 978-7-117-34849-2
定　　价：298.00 元

打击盗版举报电话：**010-59787491**　E-mail：**WQ @ pmph. com**
质量问题联系电话：**010-59787234**　E-mail：**zhiliang @ pmph. com**
数字融合服务电话：**4001118166**　E-mail：**zengzhi @ pmph. com**

编　委 （按照参与编写章节先后排序）

王　鑫　中国疾病预防控制中心传染病预防控制所
王　健　中华医学会
宋志忠　云南省疾病预防控制中心
景怀琦　中国疾病预防控制中心传染病预防控制所
梁旭东　中国疾病预防控制中心传染病预防控制所
梁未丽　中国疾病预防控制中心传染病预防控制所
梁俊容　中国疾病预防控制中心传染病预防控制所
段　然　中国疾病预防控制中心传染病预防控制所
秦　帅　中国疾病预防控制中心传染病预防控制所
汤德铭　中国疾病预防控制中心传染病预防控制所
毕振强　山东省疾病预防控制中心传染病预防控制所
张振伟　中华医学会
郑效瑾　阿克塞哈萨克族自治县疾病预防控制中心
华　军　肃北蒙古族自治县疾病预防控制中心
刘　俊　内蒙古自治区综合疾病预防控制中心
石　杲　赤峰市疾病预防控制中心
刘伯熙　内蒙古自治区综合疾病预防控制中心
王肇军　包头市疾病预防控制中心
王　梅　青海省地方病预防控制所
唐新元　青海省地方病预防控制所
李积成　青海省地方病预防控制所
祁美英　青海省地方病预防控制所
张渝疆　新疆维吾尔自治区疾病预防控制中心
孙素荣　新疆大学
梁　云　云南省地方病防治所
席进孝　甘肃省疾病预防控制中心
徐大琴　甘肃省疾病预防控制中心
王　利　酒泉市疾病预防控制中心
春　花　肃北蒙古族自治县疾病预防控制中心
付国明　肃北蒙古族自治县疾病预防控制中心
鲁新民　阿克塞哈萨克族自治县疾病预防控制中心

3

作者简介

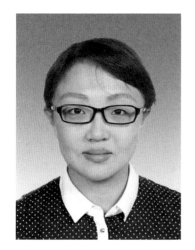

王　鑫

研究员,博士生导师,中国疾病预防控制中心传染病所应急实验室副主任,从事传染病病原体流行传播机制研究。担任世界卫生组织鼠疫管理指南、鼠疫诊断标准2019年版和鼠疫疫苗目标方案西太区代表专家;*Frontiers in Microbiology* 副主编;《中华流行病学杂志》《中国人兽共患病学报》《中华预防医学杂志》《中国热带医学杂志》等编委或通讯编委;兼任中华预防医学会微生态学会委员、中华医学会临床微生物与免疫学分委会青年委员等。

在鼠疫发生与保藏机制、耶尔森菌感染生态分布特征及其免疫学机制、致病性耶尔森菌宿主与传染源的发现与确证,以及我国感染性腹泻病原谱特征及流行规律等方面具有一系列国际重要学术发现,国内首个发现NDM-1泛耐药菌株。先后主持多项国家自然科学基金、国家科技重大专项,已在国际学术期刊发表SCI论文50余篇,作为第一或第二完成人获得北京市科学技术奖、中华医学科技奖等省部级科技奖5项。

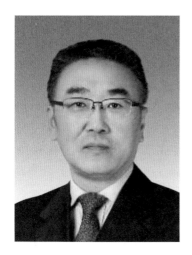

王　健

主任医师,中华医学会副会长兼秘书长,曾在国家疾控中心、国家医管中心工作。曾任国家卫生计生委突发事件应急专家委员会委员、疾控专家委员会委员。多次参加武汉、黑龙江、吉林、新疆、河北、江苏、甘肃、贵州、上海、北京等地新冠疫情处置,参加了除MERS外我国所有的甲类传染病和按甲类管理的传染病的处置工作,参加了汶川、玉树、芦山、鲁甸等地震及舟曲特大泥石流的救援。

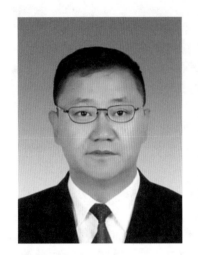

医学博士,主任医师(教授),博士生导师,云南省疾病预防控制中心主任。国家卫生健康委卫生应急专家组成员,云南省应急管理专家,云南省中青年学术技术带头人,云南省有突出贡献优秀专业技术人才,"云岭名医",享受国务院政府特殊津贴,全国"五一劳动奖章"获得者。多年来,主要从事鼠疫防治工作,参与汶川地震、鲁甸地震等重大自然灾害灾后防疫工作。承担"十三五"国家科技重大专项、国家自然基金等课题,主编及参编著作 4 部,国内外发表论文 60 余篇,获云南省科技进步奖二等奖 1 项,北京市科技进步奖三等奖 1 项,云南省科技进步奖三等奖 4 项。

宋志忠

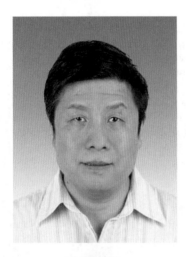

研究员,中国疾病预防控制中心传染病所应急实验室主任,享受国务院政府特殊津贴,世界卫生组织国际卫生条例专家团鼠疫专家。从事肠道细菌性传染病,以及鼠疫、猪链球菌等其他细菌性传染病预防控制,病原流行特征与致病机制研究。获得省部级科技奖 8 项,发表中英文文章 200 余篇。兼任《中华预防医学杂志》《中国人兽共患病学报》《疾病监测》等杂志编委,全国卫生专业技术资格考试专家委员会委员等。

景怀琦

序

  鼠疫是一种从"旧世界"一直延续到"新世界"的古老烈性传染病,从青铜器时代在中亚细亚被发现,时至今日仍在全球除大洋洲和南极洲以外的各个大陆流行着。鼠疫是典型的自然疫源性传染病,在自然界中的传播、存续不仅仅依靠宿主之间的"接触",特定的生态环境、动物种类、媒介种类构成的特定区域形成自然疫源地,疾病的自然传播通常发生在自然疫源地内。鼠疫流行传播研究需要考虑多种因素,包括鼠疫的生态学特征,自然疫源地海拔、纬度、植被、坡度、降水等生境特征,宿主种群、媒介昆虫种群,以及各种因素相互作用关系等。

  当前,我国的鼠疫防控工作依然面临着复杂多变的严峻形势。国内共有 12 种不同类型的鼠疫自然疫源地。进入 21 世纪以来,我国报告的鼠疫患者近 300 例。近年来,鼠疫疫情不断发生,2020 年内蒙古、云南、宁夏、西藏相继报告散发病例,2019 年内蒙古自治区的肺鼠疫更是输入到首都北京。同时,在健康中国和全球卫生的理念下,全社会对重大传染病的防控更为重视、也更为敏感。这些都预示着我国的鼠疫防控工作仍然不能松懈,而且鼠疫的预警要求不断提高,监测策略也亟待优化。作为调整制定各类鼠疫监测、预警,乃至防控技术方案的基础,我们首先需要全面、准确的掌握我国不同类型鼠疫自然疫源地的生态学结构特点。

  本书正是这样一部全面介绍我国鼠疫自然疫源地生态学的著作,囊括了具有鼠疫自然疫源地的 19 个省份,从生态地理景观、土壤、宿主种群、媒介生物生态位、菌株生态学、季节变化以及人文景观等多方面描述各地不同类型疫源地的鼠疫生态结构特征。

  本书的四位主编是多年从事鼠疫防控与科学研究的优秀学者,编委更是集结了我国鼠疫防控工作的中坚力量。希望通过本书的出版,能为从事鼠防工作与其他自然疫源性传染病防控,以及相关自然环境、动植物乃至地理气候研究的同仁提供丰富、翔实的资料与成果,为我国重大传染病防控工作添砖加瓦!

中国疾病预防控制中心主任

中国工程院院士

2022 年 8 月

前　言

对细菌进化史来说，鼠疫耶尔森菌(*Yersinia pestis*)是一个新进化的病原菌，分子钟推算仅有 4 000~20 000 年历史；但对人类文明史而言，鼠疫(plague)则是一个古老的疾病，从人类有文字记载开始鼠疫即有记载。鼠疫是一种以动物为主要宿主的传染病，却在历史上反复对人类造成重大的生存威胁。鼠疫的历次世界大流行对人类造成了几百年数以亿计的死亡，同时也成为一只无形的手，推动人类社会进程滚滚向前。达尔文的进化论告诉我们，进化的目的是保持该物种的存续。鼠疫耶尔森菌作为一种致病性微生物，其存在并不是以造成宿主种群内传染病流行、杀伤宿主为目的，而是以宿主为寄生体寻求本身生存延续，是病原体在随机进化过程中为了本身在自然界的存续而被筛选得到的结果。人类仅仅是鼠疫的偶然宿主，但与常见的生态问题一样，由于人口的快速增长和人类活动对上述的动态平衡造成了干扰，小则造成了人间鼠疫散发或短期疫情暴发，大则造成了鼠疫世界大流行。鼠疫就在这种矛盾与平衡中传播、存在至今。

生态学(ecology)是研究有机体与其周围环境相互关系的科学。鼠疫耶尔森菌在自然界中持续稳定地保存、繁殖、传播，对自然环境的海拔、纬度、植被、坡度、降水、日照等，相对于其他常见致病微生物都有更严格的需求，同时对宿主动物和媒介昆虫的物种、种群规模等也有稳定的相互适应性和限定性，在自然界中形成了动态的平衡。这种对自然生态环境、动物、昆虫的限定性，使得鼠疫成为一种自然疫源性传染病。在适宜的生态地理环境中，跳蚤叮咬了染疫宿主动物后，再叮咬其他宿主动物，从而完成鼠疫在动物间的传播和流行。鼠疫耶尔森菌对生态地理环境条件的适宜性、宿主动物种类、媒介昆虫种类等都有较为严格的要求，三个方面均衡存在、缺一不可，缺乏了其中任何一方面，都无法实现持续的传播，这就是鼠疫的自然疫源性。如：在鼠疫第三次世界大流行中，鼠疫随着航运到达了南部非洲、美洲、大洋洲等各地，并在当地都出现了一段时间的动物间和人间的流行，美国西半部、马达加斯加等南部非洲各国、秘鲁和巴西等南美洲国家也具有鼠疫耶尔森菌适宜的生存环境、宿主动物和媒介昆虫种群，在当地都形成了稳定的鼠疫自然疫源地，鼠疫一直流行至今；而澳大利亚、加拿大、加勒比海各国，当地缺乏上述一种或几种条件，在当地并没有形成鼠疫自然疫源地，鼠疫耶尔森菌也因此并不能在当地稳定地保存下，鼠疫在当地仅仅流行了几年或十几年后就销声匿迹了。但人类偶然感染鼠疫后，发生肺鼠疫，成为一个通过飞沫传播的呼吸道传染病，此时鼠疫不再受自然疫源性所限制，可在人与人之间迅速传播，甚至形成了历史上肆虐人类社会数百年的三次世界大流行。

　　当前,虽然第三次鼠疫世界大流行已经过去几十年,但鼠疫并没有在人类社会消失,仍被列在"可能构成国际关注突发公共卫生事件的传染病"和"可能成为生物战争或生物恐怖战剂的病原体"清单中。对于这样一个以动物为主要宿主的传染病,控制其在人间的流行,不能简单靠堵,而是要通过生态研究,找寻到人在自然生境中均衡恰当的位置。本书介绍了我国不同省份、不同类型的鼠疫自然疫源地的生态学特点和在生态学大框架下鼠疫研究的进展。我们花大力气、下大功夫研究鼠疫的生态学,并不仅仅作为一个基础研究,去探究这样一个古老传染病的自然流行特点,更重要的是,我们是站在同一健康"One Health"的视角,通过掌握鼠疫菌、动物、媒介昆虫、自然生境的相互作用关系,去探寻一条既有效控制人间鼠疫同时也尊重顺应自然生态之路。

编者
2022 年 8 月

目　　录

第一章

概　论

鼠疫(plague)是由鼠疫耶尔森菌(*Yersinia pestis*)感染引起的一种自然疫源性疾病,主要宿主为啮齿动物,主要传播媒介为蚤类。鼠疫具有传染性强、传播速度快和病死率高等特点,在我国被列为甲类一号法定报告传染病。从宏观地理学到微观分子生物学水平研究其生态和生物学特性表明,鼠疫作为自然疫源性疾病必须包括四大要素:①具备形成动物鼠疫自然疫源地生态地理景观的环境条件;②具备能保存鼠疫耶尔森菌的主要宿主;③具备能保持传播鼠疫耶尔森菌的主要传播媒介;④具备能形成鼠疫生物群落的主要基因型鼠疫耶尔森菌。四者不分主次,缺一不可。通过应用生态学、生理学和遗传学基础理论将四大要素紧密地联系在一起,用于广泛解释要素间相互制约和依从的关系。

鼠疫的生态学是一门相对较为年轻的分支学科,但在鼠疫自然疫源地应用广泛,它是传统生态学研究向宏观与空间方向发展的自然延伸,自然景观的异质性及其与生态过程的相互作用是鼠疫生态学研究的核心问题。多年来基于生态学的调查研究发现,动物鼠疫的发生与当地鼠类的密度和蚤类染蚤指数、鼠疫菌基因分型多样性、植被变化、海拔、相对湿度、年均气温和年降水量相关,鼠疫自然疫源地的景观类型和主要宿主等指标决定了鼠疫自然疫源地的类型。这一发现为鼠疫防控机构在各类型鼠疫疫源地采取"因地制宜"的防控原则,有效地降低鼠疫流行的风险提供了理论基础。

随着生态学、生物组学和生物信息学等学科的飞速崛起,将会为鼠疫流行与静息转换机制的研究带来新的思考和促进。特别是生态学与遗传进化理论相结合的研究取得了长足的进展,促使我们从多层面充分地认识鼠疫,进一步揭示鼠疫周期性流行的转换机制,全面提升我国鼠疫预测预警的能力。为更好了解我国鼠疫生态学发展历程,本书全面系统地介绍我国鼠疫生态学的发展与鼠疫的关系以及其研究领域的重要进展,并展望其未来发展的方向,以期促进我国鼠疫生态学更进一步发展和为我国鼠疫防控事业提供科学参考。

第一节　世界鼠疫流行与生态简要特征

一、鼠疫发生与流行简史

鼠疫在全球分布很广,目前世界上每年有超过 2 000 例鼠疫病例,疫情较为严重的国家是马达加斯加、刚果(金)和秘鲁。从人类有历史记载至今,鼠疫的流行和演变与人类社会的发展和朝代更替息息相关,记载中有数以亿计的人口死于鼠疫感染。鼠疫最初的发源地一直没有明确结论,之前的主流观点是人间鼠疫起源于中亚细亚,但这也可能与中亚细亚是人类文明最早有记载的地区之一有关。根据历史考证,雅典大瘟疫(公元前 430—公元前 427年)最早出现于埃塞俄比亚南部,随后经古埃及传入波斯帝国,又通过爱琴海的商路传入欧洲,最后从比雷埃夫斯港蔓延到雅典。这起瘟疫被推测可能是人类早期有记录的一次鼠疫流行,但始终缺乏病原学证据证实,在公元前埃及、利比亚、叙利亚等就都有类似鼠疫流行的描述。

而根据系统发生学研究,鼠疫的病原体——鼠疫耶尔森菌(*Yersinia pestis*)是肠杆菌科耶尔森菌属进化很晚的一个种,在 4000—20000 年前由耶尔森菌先祖进化形成。欧洲学者于2015 年在《细胞》(*CELL*)杂志上发表了研究结果,从 2800—5000 年前(青铜时代,Bronze Age)的欧亚大陆的人类牙齿中的鉴定到鼠疫耶尔森菌的 DNA。该研究认为现存的鼠疫菌株的祖先在公元前 4000 年末期就存在了,至少从公元前 3000 年早期开始就在欧亚大陆广泛传播,但直到公元前 1000 年初才稳定进化成为一种由跳蚤传播的哺乳动物病原体,真正发展为当前意义上的鼠疫。公元前 3 世纪的埃及、利比亚、叙利亚等国家都有腺鼠疫流行的记载。

公认全球曾经出现过三次人间鼠疫世界大流行。第一次世界大流行发生在公元 6 世纪(公元 541—544 年),又被称为查士丁尼鼠疫(Plague of justinian),死亡近 1 亿人。被认为是由埃及开始蔓延到整个北非,并从地中海传入后泛滥整个欧洲大陆、不列颠群岛,鼠疫的间歇流行直到公元 8 世纪才结束(公元 750 年)。第一次鼠疫世界大流行造成了超过 1 亿人死亡,还导致了拜占庭帝国的倾覆。

第二次世界大流行始于 14 世纪上半叶,一直持续到 18 世纪。部分学者认为始于中亚,鞑靼军队西征造成了瘟疫的播散,最终波及了整个欧洲、北非,同时另一条线路经印度、缅甸播散到了中国。1346 年,在鞑靼人进攻克里米亚半岛的城市卡法(Kaffa,即今乌克兰的菲奥多西亚)的战役中投掷感染鼠疫的病人尸体,造成鼠疫在城内传播,而后意大利商人逃回热那亚,进而将鼠疫带到了整个欧洲。1346 年发生在卡法的战争也是欧美国家有记录的第一次细菌战。鼠疫肆虐欧洲,病人尸体呈黑紫色,被称为黑死病(Black Death)。仅欧洲的黑死病流行(公元 1347—1351 年)时期,当时 30% ~ 50% 的欧洲人口因此死亡。1377 年在亚得里亚海东岸的拉古萨共和国首次施行了对被疑为鼠疫感染者的隔离检疫(quarantenaria),建立全球沿用至今的"海港检疫制度"(seaport quarantine),1383 年法国南部港口马赛建立了世界第一个海港检疫站。在此之后,鼠疫的第二次世界大流行还间歇性地出现流行高峰,如17 世纪的大瘟疫时期(the Great Plague,公元 1665—1666 年)。整个第二次世界大流行造成了 5 000 万人的死亡。第二次世界大流行也对人类社会历史发展影响至深,欧洲黑死病流行间接结束了黑暗的中世纪,同时推动了文艺复兴的萌芽,中国明朝衰亡也与鼠疫流行关联密切。

第三次世界大流行发生在 19 世纪末到 20 世纪五六十年代,从中国云南、广州、香港等地开始,随着商船贸易遍布欧洲、美洲和非洲。本次世界大流行传播速度和波及范围都高于前两次世界大流行,但随着世界的经济社会发展,疫情控制能力提高,而且病原体是致病力相对较低的东方型菌株,所致病死人数远远少于前两次世界大流行,并且在 20 世纪 50 年代就基本停止了世界大流行。此外,第三次世界大流行随着远洋航运将鼠疫传播到了世界各地的沿海港口并继续传播到地理相关联的内陆地区,到达了之前从未发生过鼠疫的大陆——南北美洲和大洋洲,亚洲、非洲、南北美洲、大洋洲等各块大陆上大量从未出现过鼠疫的国家都被波及,并且最重要的是,第三次世界大流行使得在南、北美洲以及撒哈拉以南非洲及其岛屿都形成了新的鼠疫自然疫源地。自此,鼠疫自然疫源地分布到了除南极洲、大洋洲外世界各块大陆,并稳定持续至今。当今人间鼠疫流行水平较高的马达加斯加、刚果(金)、秘鲁等疫源地都是通过第三次世界大流行形成的。在第三次世界鼠疫大流行期间,法国学者耶尔森(Yesin)和日本学者于 1894 年在香港首次分离到鼠疫菌,当时被分类为鼠疫巴斯德菌(*Pasteurella pestis*),直到 1944 年才被独立分为一个单独的属(Genus),为纪念法国学者耶尔森的贡献,该属被命名为耶尔森菌属(*Yersinia*),鼠疫的致病病原体被称为鼠疫耶尔森菌(*Yersinia pestis*)。

20 世纪 50 年代以后,全球各地报告的人间鼠疫病例数量锐减,但在 20 世纪 90 年代后鼠疫在几个国家重新出现,因此被世界卫生组织归类为再发传染病(re-emerging disease)。鼠疫作为一种自然疫源性传染病,当前在全球除南极洲、大洋洲以外各大洲均存在广泛的鼠疫自然疫源地,鼠疫在自然疫源地内持续或间歇地在动物间流行,偶尔波及人间,造成当地的鼠疫散发病例甚至是暴发流行。人间鼠疫的发生流行与鼠疫自然疫源地的分布密切相关,主要是地方性流行(endemic)。

自 2000 年以来,超过 95% 的人间鼠疫集中在非洲,其中刚果(金)、马达加斯加、乌干达和坦桑尼亚是受影响最严重的国家。此外在美洲,秘鲁和美国也每年都有人间鼠疫病例报告。中亚和我国西北的鼠疫自然疫源地相连成为全球最大的一片自然疫源地,其主要动物宿主是各类沙鼠和旱獭,动物间流行水平很高,但当地地域辽阔、人口稀少,导致的人间病例以零星散发和偶尔小规模暴发为主,很少引起大的人间疫情。从全球来看,鼠疫都是主要发生在农村,疫情范围都相对可控;但城市中也发生过鼠疫疫情,如 2014 年马达加斯加首都塔那那利佛与最大的港口城市塔马塔夫同时发生人间肺鼠疫暴发疫情,由于居住环境狭小人员密集,疫情一旦发生就比较难控制。并且由于鼠疫病死率较高,又通常发生在医疗水平较低的地区,同时也被世界卫生组织列为可造成生物恐怖威胁的病原体,因此,当前鼠疫对全球健康和生物安全仍然构成威胁。

二、鼠疫自然疫源地

鼠疫自然疫源地在世界范围内分布广泛,动物是鼠疫的天然宿主,而人仅仅是偶然受到波及。人间鼠疫的消失、出现或再次出现并不一定意味着疫源地发生了变化,动物监测才能够确切了解每个疫源地鼠疫的真实流行情况。没有报告人间鼠疫病例,仅仅说明动物-媒介昆虫-人的传播已被阻断,但并不能确定鼠疫菌是否真的消失了,细菌是否继续在动物宿主中传播,或者人类感染是否只是未被诊断或被误诊。鼠疫自然疫源地可以连续保持数十年的静息,马达加斯加的马哈赞加(Mahajanga)的情况就是如此。动物监测的困难性决定了鼠疫自然疫源地的最初发现、边界改变多数都是在人间鼠疫暴发后"回顾性"被认识到的。2003 年阿尔及利亚的鼠疫流行、2000 年中国黔桂滇交界地区的腺鼠疫暴发都是如此。我国2000 年黔桂滇交界地区发生的天生桥水电站人间腺鼠疫暴发,持续到 2003 年才结束。事后回顾性研究证实,黔桂滇交界地区人工修建水库淹没库区造成自然生态的剧变、染疫动物被迫迁徙聚集,致使原来在生态环境中散落分布的微小疫点聚集成片,致使原本静息的疫源地复燃,鼠疫开始流行。这也是国际上首次确证了鼠疫耶尔森菌内源性保存假说,也表明短短十几二十年的鼠疫自然疫源地的静息并不能代表该地区鼠疫自然疫源地的消除,在静息疫源地人工大型基础建设的实施是导致生态结构变化的主要威胁。鼠疫的内源性保存机制决定了自然生态结构的变化,如干旱或洪水等自然灾害、森林砍伐、修建水库等都可能造成疫源地复燃,导致鼠疫再度出现流行。该观点在世界卫生组织 2021 年发布新版鼠疫管理指南中被认可并提出官方建议。

鼠疫自然疫源地在全球分布广泛,当前鼠疫自然疫源地主要分布于北纬 55°至南纬 40°之间的暖温带、亚热带和热带的宽阔地带中,目前已发现涉及亚洲、非洲、北美洲和南美洲的数十个国家,生境多样化程度很高,包括沙漠、半沙漠、干旱平原、草原和高山草甸等,但整体上以干旱生境最为多见。世界卫生组织公布了截至 2016 年,啮齿动物自然鼠疫疫源地的全球分布情况(https://www.who.int/csr/disease/plague/en/),在此后尚未宣布新的疫源地,但现有疫源地范围可能会扩大或漂移。

三、世界鼠疫自然疫源地生态特征简介

由于各种宿主动物和媒介昆虫的种群维持随时间、空间改变均呈现了很大的差异。鼠疫菌的流行水平与宿主动物的种群规模之间存在动态平衡,而人的感染风险,不仅与动物间鼠疫流行水平相关,也与媒介昆虫的种群和时空分布、人类在疫源地的行为等各个自然和社会因素都有关联,因此鼠疫的生态与流行是非常复杂的,并且各大州存在着不同的差异。

(一)非洲

非洲的鼠疫自然疫源地分布很广泛,覆盖的国家有:南非、阿尔及利亚、坦桑尼亚、马达加斯加、民主刚果、赞比亚、埃塞俄比亚、肯尼亚、埃及、乌干达、毛里塔尼亚、博茨瓦纳、莱索托、马拉维、纳米比亚、塞内加尔、加纳、扎伊尔、津巴布韦、莫桑比克、安哥拉、摩洛哥等。

1. **北非**　北非的在阿尔及利亚、利比亚、突尼斯和埃及已经报告了人间鼠疫病例和骆驼鼠疫,1927—1928 年首次分离到鼠疫菌,而自然疫源地的研究相对较少。最古老的鼠疫自然疫源地被认为是在埃及。目前确认的主要宿主为非洲刺毛鼠(*Acomys cahirinus*)、黑家鼠(*Rattus rattus*)、褐家鼠(*Rattus norvegicus*)和多种沙鼠属(*Gerbillus* 与 *Meriones* 属);主要媒介昆虫尚没有确认。

2. **西非**　涉及毛里塔尼亚、西撒哈拉、塞内加尔、加纳等国,以沙漠生境为主,主要宿主动物为嗜沙肥鼠(*Psammomys obesus*)、大沙鼠(*Rhombomys opimus*)、非洲跳鼠(*Jaculus jaculus*)、北非地松鼠(*Xerus erythropus*)、小家鼠(*Mus musculus*)、小沙鼠(*Acomys cahirinus*)、红尾沙鼠(*Meriones libycus*)、肥尾沙鼠(*Pachyuromys duprasi*)、金字塔小沙鼠(*Gerbillus pyramum*)、矮小沙鼠(*Gerbillus nanus*)、北非小沙鼠(*Dipodillus campestris*)等。主要媒介昆虫为亚美西斯客蚤(*Xenopsylla ramesis*)、努比亚客蚤(*Xenopsylla nubica*)以及 *Synosternus cleopatrae*(尚无中文名称,以下只有拉丁文名没有中文名称的为相同情况)等。

3. **中非**　包括刚果(金)、马拉维、赞比亚等国,与东非的坦桑尼亚连成一整片鼠疫自然疫源地,生境主要为稀树草原,主要宿主动物为多乳鼠类(又名纳塔柔毛鼠,*Mastomys natalensis*)、黑家鼠、真沙鼠(*Tatera valida*)等,媒介昆虫为印鼠客蚤以及巴西客蚤(*Xenopsylla brasiliensis*)、*Xenopsylla philoxera*、*Xenopsylla hipponax* 等。

4. **东非**　波及坦桑尼亚、乌干达、肯尼亚、埃塞俄比亚等国家,生境主要为 900~2 500m 海拔的稀树草原、森林和草原。主要宿主动物为多乳鼠类、黑家鼠、尼罗垄鼠(*Arvicanthis niloticus*)、罗布斯塔非洲大沙鼠(*Tatera robusta*)、东非沟齿泽鼠(*Pelomys fallax*)、奇纹草鼠(*Lemniscomys griselda*)与斑草鼠(*Lemniscomys striatus*)等。主要媒介昆虫为印鼠客蚤、巴西客

蚤、方叶栉眼蚤（*Ctenophthalmus eximius*）与 *Nosopsyllus incisus* 等。

5. 南非　包括纳米比亚、博茨瓦纳、津巴布韦、南非、莱索托、马拉维、莫桑比克、安哥拉等国家。非洲龈鼠（*Desmodillus auricularis*）、纹鼠（*Rhabdomys pumilio*）、*Tatera brantsi*、*Tatera schinzi* 等。主要媒介动物为巴西客蚤、*Xenopsylla philoxera*、*Xenopsylla hipponax*、*Dinopsyllus ellobius* 等。

6. 马达加斯加岛　鼠疫自然疫源地位于岛上海拔 800m 以上的高原，主要宿主为黑家鼠、褐家鼠，也有小家鼠存在；媒介昆虫为印鼠客蚤和马达加斯加岛所特有的蚤 *Synopsylla fonquernii*。

（二）亚洲

亚洲是全球鼠疫自然疫源地面积最大的大洲，鼠疫危害也是亚洲最为严重的。亚洲存在鼠疫自然疫源地的国家有：中国、蒙古国、伊朗、俄罗斯（亚洲部分）、印度、印度尼西亚、缅甸、越南、尼泊尔、叙利亚、伊拉克、也门、沙特阿拉伯、阿富汗、哈萨克斯坦、阿塞拜疆、亚美尼亚、土耳其、吉尔吉斯斯坦、巴基斯坦、乌兹别克斯坦、土库曼斯坦、格鲁吉亚等国家和地区。蒙古国是目前亚洲人间鼠疫流行较严重的国家，据不完全统计，仅 2020 年蒙古国报告人间鼠疫确诊和疑似病例 22 例以上。

1. 南亚　鼠疫自然疫源地主要分布在尼泊尔与印度的恒河平原、中央邦和南部地区。主要宿主动物为印度大沙鼠（*Tatera indica*）、大板齿鼠（*Bandicota indica*）；主要媒介昆虫为亚洲客蚤（*Xenopsylla astia*）和印鼠客蚤。

2. 东南亚　东南亚的鼠疫自然疫源地主要分布在缅甸中部高地、越南沿海低地平原、印度尼西亚山坡、高地、有稻田的高原和爪哇岛等地。主要宿主动物为黑家鼠、小板齿鼠（*Bandicota bengalensis*）、褐家鼠、*Rattus exulans* 与印度巨松鼠（*Ratufa indica*）等。主要媒介昆虫为印鼠客蚤和 *Stivalius cognatus*。

3. 中亚

（1）中亚沙漠：生境以沙漠、荒漠、半荒漠为主，主要宿主动物以大沙鼠、子午沙鼠（*Meriones meridianus*）、红尾沙鼠为主，还包括灰仓鼠（*Cricetulus migratorius*）、柽柳沙鼠（*Meriones tamariscinus*）等。主要媒介昆虫为沙鼠客蚤（*Xenopsylla gerbilli*）、粗鬃客蚤（*Xenopsylla hirtipes*）、簇鬃客蚤（*Xenopsylla skrjabini*）、同形客蚤（*Xenopsylla conformis*）、*Xenopsylla nuttalli*、秃病蚤（*Nosopsyllus laeviceps*）、叶状切唇蚤（*Coptopsylla lamellifer*）等。

（2）吉尔吉斯斯坦的塔拉斯山，生境为海拔 1 600～3 700m 的山地草原、草甸草原和高山草甸，主要宿主动物以长尾旱獭（*Marmota caudata*）为主，主要媒介昆虫为矩凹黄鼠蚤原始亚种（*Citellophilus lebedewi princeps*）与人蚤（*Pulex irritans*）。

（3）吉尔吉斯斯坦的吉萨尔（Gissar）地区，生境以乔木和灌木带、盐碱化草甸为主，主要宿主动物为帕米尔松田鼠（*Microtus juldaschi*）和长尾旱獭，主要媒介昆虫为 *Callopsylla caspia* 与 *Frontopsylla glabravara*。

（4）吉尔吉斯斯坦的纳伦地区、哈萨克斯坦萨雷扎斯地区等，生境为内陆、山区、高地，主要宿主动物为灰旱獭（*Marmota baibacina*），主要媒介昆虫为谢氏山蚤（*Oropsylla silantiewi*）、腹窦纤蚤（*Rhadinopsylla liventricosa*）与矩凹黄鼠蚤原始亚种。

（5）吉尔吉斯斯坦的阿莱山脊，生境为海拔 2 800～5 000m 的山地草原、亚高山草甸等，主要宿主动物为长尾旱獭、银色山䶄（*Alticola argentatus*），主要媒介昆虫为谢氏山蚤与矩凹黄鼠蚤原始亚种。

4. **蒙古国** 蒙古国西部邻阿尔泰山脉部分,生境为海拔 2 000~2 500m 的山地草原、高山草甸,主要宿主动物为蒙古鼠兔(*Ochotona pallasi*)与高山鼠兔(*Ochotona alpine*),主要媒介昆虫为齐缘怪蚤(*Paradoxopsyllus scorodumovi*)与五侧纤蚤(*Rhadinopsylla dahurica dahurica*)。

蒙古国大部分地区的高山草甸、山地草原、亚高山带、干旱平原等,主要宿主动物为蒙古旱獭(*Marmota sibirica*)、长尾黄鼠(*Spermophilus undulatus*)、灰旱獭、蒙古鼠兔等;主要媒介昆虫为谢氏山蚤、*Paramonopsyllus scalonae*、方形黄鼠蚤阿尔泰亚种(*Citellophilus tesquorum altaicus*)与方形黄鼠蚤松花江亚种(*Citellophilus tesquorum sungaris*)。

阿尔泰戈壁以及南部与中国接壤的戈壁平原的砾石沙漠,主要宿主动物为大沙鼠、子午沙鼠,主要媒介昆虫为同形客蚤指名亚种(*Xenopsylla conformis conformis*)与簇鬃客蚤。

南戈壁古尔万赛罕山脉,生境为海拔 2 400~2 800m 的荒漠草原,主要宿主动物为蒙古鼠兔、高原鼠兔(*Ochotona daurica*)与长爪沙鼠(*Meriones unguiculatus*);主要媒介昆虫为鼠兔双形蚤(*Amphalius runatus*)与丛鬃栉眼蚤(*Ctenophyllus hirticrus*)。

5. **中东** 中东的鼠疫自然疫源地面积广阔,主要分布在也门沙特阿拉伯交界的沙漠平原和高地,土耳其南部和叙利亚北部的半沙漠和沙漠,黎巴嫩、叙利亚和以色列北部的山地草原,科威特和叙利亚的沙漠平原和高原,伊朗的山地和草原,伊朗-阿富汗的沙漠以及阿富汗北部的沙漠地区。主要宿主动物包括矮小沙鼠、齐氏小沙鼠(*Gerbillus cheesmani*)、帝沙鼠(*Meriones rex*)、黑家鼠、小家鼠、非洲刺毛鼠、非洲跳鼠、维氏沙鼠(*Meriones vinogradovi*)、布氏中仓鼠(*Mesocricetus brandti*)、红尾沙鼠、西奈沙鼠(*Meriones tristrami*)、波斯沙鼠(*Meriones persicus*)、印度大沙鼠、印度地鼠(*Nesokia indica*)、褐家鼠、社田鼠(*Microtus socialis*)、小五趾跳鼠(*Allactaga elater*)、土黄鼹形田鼠(*Ellobius lutescens*)、黄尾黄鼠(*Spermophilus xanthoprymnus*)、大沙鼠、子午沙鼠等。主要媒介昆虫为印鼠客蚤、沙鼠客蚤、亚洲客蚤、同形客蚤指名亚种、*Xenopsylla buxtoni*、*Xenopsylla nuttalli*、*Stenoponia tripectinata insperata*、人蚤、*Nosopsyllus iranus* 以及秃病蚤等。

另外,在阿富汗中部东部与巴基斯坦接壤的荒漠半荒漠草原和兴都库什山高地的高山草甸的疫源地主要宿主为红尾沙鼠、波斯沙鼠、小家鼠、黑家鼠外,还有长尾旱獭、巨齿黄鼠(*Spermophilus fulvus*)、林睡鼠(*Dryomys nitedula*)、帕米尔松田鼠等;主要媒介昆虫是印鼠客蚤、沙鼠客蚤、同形客蚤指名亚种、矩凹黄鼠蚤原始亚种与 *Frontopsylla protera* 等。

6. **俄罗斯亚洲部分**

(1)俄罗斯的蒙贡-泰加地区(Mongun-Taiga),南临蒙古国,生境为海拔 1 650~2 550m 的山地草甸,主要宿主动物为长尾黄鼠与蒙古鼠兔;主要媒介昆虫为方形黄鼠蚤阿尔泰亚种、鼠兔双形蚤。

(2)贝加尔湖地区,与蒙古国、中国接壤,生境以草原为主,主要宿主动物为长尾黄鼠与蒙古旱獭,主要媒介昆虫为方形黄鼠蚤松花江亚种和谢氏山蚤。

(三)欧洲

虽然三次鼠疫世界大流行都肆虐了欧洲,波及了整个欧洲大陆和不列颠群岛,但欧洲的主要地区始终没有形成鼠疫自然疫源地,疫源地仅仅局限于欧亚大陆交界的高加索地区:外高加索高地和山谷、塔吉克斯坦高地、中高加索、滨里海沙漠、伏尔加-乌拉尔草原和沙漠等。生境多样,包括沙漠、低山、高地、干旱草原、半沙漠、沙漠草原、山地草原、草原、亚高山和高山草甸。主要宿主动物为维氏沙鼠、波斯沙鼠、西奈沙鼠、达尔沙鼠(*Meriones dahli*)、小五趾跳鼠、社田鼠、小家鼠、红尾沙鼠、普通田鼠(*Microtus arvalis*)、灰仓鼠、水田鼠(*Arvicola terres-*

tris)、高加索黄鼠(*Spermophilus musicus*)、乌拉尔姬鼠(*Sylvaemus uralensis*,又名 *Apodemus uralensis*)、小黄鼠(*Spermophilus pygmaeus*)、怪柳沙鼠、子午沙鼠等。而主要媒介昆虫为 *Callopsylla caspia*、*Nosopsyllus consimilis*、*Nosopsyllus iranus iranus*、同形客蚤指名亚种、人蚤、秃病蚤、方形黄鼠蚤高加索亚种(*Citellophilus tesquorum caucasicus*)、方形黄鼠蚤跨伏尔加亚种(*Citellophilus tesquorum transvolgensis*)、疑似同瘴蚤(*Amalaraeus dissimilis*)与 *Neopsylla setosa* 等。

(四) 美洲

美洲发现存在鼠疫自然疫源地的国家包括:美国、阿根廷、巴西、玻利维亚、秘鲁、委内瑞拉、厄瓜多尔等。

1. 北美洲 北美洲鼠疫自然疫源地分布在美国,加拿大、墨西哥虽然曾经有人间鼠疫报告,都是在与美国交界处发生,尚未确认存在自然疫源地。美国也是世界上鼠疫自然疫源地面积最大的国家之一,主要生境为沙漠和草原。主要宿主为毕式北美黄鼠(*Spermophilus beecheyi*)、金背黄鼠(*Citellus lateralis*)、北美花金鼠(*Citellus richardsoni*)、沙漠林鼠(*Neotoma lepida*)、犹他草原犬鼠(*Cynomys parvidens*)、黑尾草原犬鼠(*Cynomys ludovicianus*)、高地草原犬鼠(*Cynomys gunnisoni*)、加州田鼠(*Microtus californicus*)与鹿白足鼠(*Peromyscus maniculatus*)等。主要媒介昆虫为山穿手瘴(*Diamanus montanus*)、武蚤属的 *Hoplopsyllus anomalus*、爱达荷山蚤(*Orchopeas idahoensis*)、角叶蚤属的 *Ceratophyllus ciliatus* 等。

2. 南美洲 阿根廷的鼠疫自然疫源地生境主要为雨林、高山草甸与草原,宿主动物主要为南方小豚鼠(*Microcavia australis*)与普通黄齿豚鼠(*Galea musteloides*)。

玻利维亚的鼠疫自然疫源地主要宿主动物为鼠科南美滩鼠属(*Graomys*)与鼠科西方鼠亚科(Hesperomys)的啮齿动物,主要媒介动物为 *Puligenis biturdus* 与 *Puligenis bochisi*。

巴西的鼠疫自然疫源地主要宿主动物为巴西豚鼠,豚鼠属的巴西豚鼠(*Cavia aperea*)与黄齿豚鼠(*Cavia spixii*)、梯田稻鼠(*Oryzomys subflavus*)。主要媒介昆虫与玻利维亚相同,为 *Puligenis biturdus* 与 *Puligenis bochisi*。

厄瓜多尔的鼠疫自然疫源地主要宿主动物为刚毛棉鼠(*Sigmodon hispidus*)、临棉尾兔(*Sylvilagus brasiliensis*)、杆松鼠(*Sciurus stramineus*)与软毛原鼠(*Akodon mollis*)。主要媒介昆虫为印鼠客蚤、*Pleochaetis dolens*、*Poligenis litardus*、*Euhoplopsyllus manconis* 与人蚤。

秘鲁的鼠疫自然疫源地主要宿主动物为杆松鼠与软毛原鼠,主要媒介昆虫为 *Tiamastus cavicola* 与 *Hectopsylla* 属的蚤类。

委内瑞拉的鼠疫自然疫源地主要宿主动物为刚毛棉鼠与乖形林棘鼠(*Heteromys anomalus*)。

(五) 大洋洲

在第三次鼠疫世界大流行期间,亚洲的鼠疫曾在1900年开始随着海运播散到了澳大利亚和地理上属于大洋洲的美国夏威夷岛,但在最终没有形成稳定的鼠疫自然疫源,鼠疫并没有被保存下来而最终在澳大利亚大陆消失。

四、世界人间鼠疫流行概况

三次世界大流行将鼠疫播散到了全世界。一方面是鼠疫自然疫源地的扩散,随着病原体鼠疫耶尔森菌的扩散以及宿主动物、媒介昆虫在自然驱动或人为手段(如航海)下迁徙到世界各地,鼠疫自然疫源地从最初中东北非的古老疫源地逐渐扩散,到目前为止,在除南极洲、大洋洲外都形成了稳定的自然疫源地。另一方面,三次世界大流行波及更多国家和地区,虽然没有稳定的疫源地保存下来,但在当时都曾对当地人类社会和文明造成了很大的伤害,如前两次世界大流行都在欧洲肆虐,死亡人口数以亿计,而第三次世界大流行则波及了几乎全世界拥有沿海港口的国家或城市。

历史上在各大洲曾经出现过人间鼠疫流行的国家和地区包括但不限于:

1. **亚洲** 中国、蒙古国、伊朗、俄罗斯(亚洲部分)、印度、印度尼西亚、缅甸、柬埔寨、越南、尼泊尔、叙利亚、伊拉克、也门、沙特阿拉伯、阿富汗、哈萨克斯坦、老挝、格鲁吉亚、阿塞拜疆、亚美尼亚、土耳其、吉尔吉斯斯坦、巴基斯坦、乌兹别克斯坦、土库曼斯坦、泰国、黎巴嫩、巴勒斯坦、以色列、日本、马来西亚、新加坡、斯里兰卡、菲律宾等国家。

2. **美洲** 美国、加拿大、阿根廷、墨西哥、巴西、玻利维亚、秘鲁、委内瑞拉、厄瓜多尔、古巴、格林纳达、牙买加、波多黎各、特立尼达和多巴哥、亚速尔群岛等国家。

3. **非洲** 南非、阿尔及利亚、坦桑尼亚、马达加斯加、刚果(金)、赞比亚、利比亚、埃塞俄比亚、肯尼亚、埃及、乌干达、毛里塔尼亚、博茨瓦纳、莱索托、马拉维、纳米比亚、塞内加尔、加纳、津巴布韦、莫桑比克、安哥拉、摩洛哥、突尼斯、赤道几内亚、尼日利亚、布基纳法索、西撒哈拉、塞内加尔、佛得角等国家。

4. **欧洲** 鼠疫世界大流行以地中海和东欧为入口,曾波及了包括北欧在内的整个欧洲大陆以及不列颠群岛,而最终仅在亚欧大陆交接的高加索地区形成了鼠疫自然疫源地。

5. **大洋洲** 1900—1925 年人间鼠疫在澳大利亚流行,至少 1 300 人死亡。夏威夷的鼠疫从 1899 年引入到火奴鲁鲁后一直流行到至少 1957 年。学者研究认为没有形成稳定的自然疫源地,因而鼠疫最终在当地消失。

最后一次鼠疫世界大流行一直持续到 20 世纪的上半叶。直至 20 世纪中叶,全球范围内的人间鼠疫病例才出现明显减少的趋势,主要表现为散发或较小范围的暴发。虽然 2000 年以来,全球的人间鼠疫的流行水平已经很低,但病死率仍是比较高的。根据世界卫生组织统计数字,2010—2015 年全球报告鼠疫病例 3 248 例,其中死亡 584 例,病死率达 17.98%。鼠疫病情发展迅速、病死率高,除了与鼠疫耶尔森菌本身的病原学特征有关外,也与该病主要流行在农村等偏远地区,经济和医疗条件较差有关。

2000 年以来,世界人间鼠疫病例主要发生在非洲。马达加斯加和刚果(金)是全球鼠疫流行最严重的国家。目前全球有超过 95% 的人间鼠疫病例都来自马达加斯加。马达加斯加自 1898 年 11 月 24 日第一例人间鼠疫病例从塔马塔夫(第一大港口)输入,1921 年,鼠疫进入首都塔那那利佛,20 世纪 20—50 年代,随铁路修建等鼠疫播散到整个马岛,形成了稳定的鼠疫自然疫源地,至今持续流行。一般是在海拔 800m 以上,农村地区,每年雨季(9 月至次年 4 月)流行,近十年每年 200~300 例人间病例。2017 年,马达加斯加发生了肺鼠疫暴发流行,最为严重的是,本次疫情主要发生地是在马达加斯加首都塔那那利佛和港口城市塔那塔夫,这也是半个多世纪以来首次肺鼠疫流行进入马达加斯加的大城市。根据 WHO 数据,2017 年 8 月 1 日—11 月 27 日(马达加斯加政府宣布疫情解除)总报告病例数为 2 417 例,其中包含 1 854 例肺鼠疫,占 77%,病死率 9%。2018—2019 年流行季,虽然仅报告了 257 例病例,但其中 50 例死亡,病死率达到了 19%。鼠疫流行的全球第二大国家则是刚果(金),2004—2014 年该国报告鼠疫病例 4 630 例。此外,在非洲,乌干达、坦桑尼亚等也是非洲鼠疫的主要流行国家,如乌干达 2008—2016 年,共报告鼠疫病例 255 例;坦桑尼亚在 2013—2018 年共报告鼠疫病例 36 例。

在美洲,鼠疫也呈现持续的散发流行以及局部的暴发流行。美国 1900—2012 年人间鼠疫共报道 1 006 例,人间鼠疫病例从最初拥挤的城市逐渐转移到西部农村。2010 年以来,美国每年报告 7~10 例散发病例,大多数患者原发均为腺鼠疫。南美洲的秘鲁以前一直是世界鼠疫流行的第三大国,仅次于非洲的马达加斯加与刚果(金),2010 年以后鼠疫流行水平下降,基本与美国的流行水平相当。另外玻利维亚在近几年也偶尔报告零星散发病例。

哈萨克斯坦等中亚国家、俄罗斯(亚洲部分)、巴基斯坦以及我国在近年来,鼠疫呈现低水平流行,每年有零星病例报告;而蒙古国在 2019 年以后蒙古旱獭鼠疫造成的人间病例突起。2019 年在蒙古国巴彦乌勒盖省,一对蒙古国夫妻由于生食旱獭脏器,由肠鼠疫继发败血型鼠疫后相继死亡。2020 年,蒙古国暴发大规模人间鼠疫疫情,据不完全统计,2020 年蒙古国共报告人间鼠疫疑似病例 22 例,其中 6 例确诊,3 例死亡。我国内蒙古自治区与蒙古国的鼠疫自然疫源地相连且没有天然屏障。我国呼伦贝尔蒙古高原旱獭鼠疫自然疫源地就位于中国、俄罗斯以及蒙古国三国交界处,该疫源地曾在 20 世纪初引起过两次鼠疫大流行,自1923 年以后再没有过人间鼠疫病例的记载,自 1926 年之后再没有分离到鼠疫耶尔森菌,但该疫源地在蒙古国和俄罗斯境内不仅有动物间鼠疫的流行,也有过人间鼠疫病例的报道。我国内蒙古自治区与蒙古国在地理位置上相连,两国也开放了 10 个陆地边境口岸,同时国际交流与资源开发也十分频繁。蒙古国动物间和人间鼠疫疫情的发生,对蒙古国和邻国的威胁也越来越严重。我国内蒙古地区也面临着蒙古旱獭鼠疫随着动物迁徙入侵的威胁。其他一些国家的鼠疫自然疫源地也与我国接壤,如吉尔吉斯斯坦、乌兹别克斯坦、哈萨克斯坦、土库曼斯坦等,势必可能存在动物自然迁徙将鼠疫传入我国的潜在危险。

值得注意的是,有些国家和地区往往存在鼠疫静息很长时间之后又突然暴发人间一过性鼠疫疫情。例如 1994 年,印度在人间鼠疫静息 30 年后再次报告人间鼠疫病例;同年,沙特阿拉伯半岛在没有报告过人类鼠疫病例 40 多年后,报告了一起人间鼠疫疫情;1997 年,约旦在 80 多年没有报告人间鼠疫病例的情况下,报告人间鼠疫病例;2003 年,阿尔及利亚时隔53 年后再次暴发人间鼠疫病例;2009 年,利比亚时隔 25 年再次报告 5 例人间鼠疫病例;2013 年和 2014 年,吉尔吉斯斯坦和俄罗斯分别报告 1 例人间鼠疫病例,这是上述两个国家分别间隔 32 年和 53 年后再次报告人间鼠疫病例。人间鼠疫的静息、出现或再次发生并不一定意味着疫源地发生了改变,在没有报告人间鼠疫病例,仅仅说明动物-媒介昆虫-人的传播环节已被阻断,但并不能确定鼠疫菌是否真的不复存在,动物监测能够确切掌握每个疫源地鼠疫的实际流行情况。所以提醒我们长久没有人间病例发生的鼠疫自然疫源地同样要警惕鼠疫的再发生流行。

第二节 中国鼠疫生态概况

中国是深受鼠疫影响的国家之一。据伍连德考证,公元前 5 世纪至公元 3 世纪就有鼠疫流行的佐证,然而有确切鼠疫记载的最早年份是 1644 年,在山西潞安(今长治市)发生鼠疫流行,迄今已有 360 多年。据不完全资料统计,在 1644—1949 年间全国 20 个省份 549 个县曾发生鼠疫流行 179 年次,共发生大约 250 余万鼠疫病例,死亡病例为 230 余人。1901—1903 年,南方家鼠疫源地鼠疫流行异常猛烈,造成每年死于鼠疫多达 5 万~8 万余人。1917—1918 年内蒙古和山西等地肺鼠疫大流行,死亡 1.4 万余人。1928—1931 年,内蒙古、山西和陕西等省份鼠疫大流行,死亡 5 千多人。东北曾发生过三次鼠疫大流行,其中 1910—

1911 年第一次鼠疫流行,这次肺鼠疫流行传染源是赴满洲里一带捕猎旱獭的猎民被感染引发的传播,从满洲里沿铁路线一直扩散,东至哈尔滨,南至沈阳,再传至北京、天津、山东和内蒙古等省份,疫情涉及 83 个县(旗),历时长达 7 个月,死亡 6 万余人,仅内蒙古东部地区死亡 5 千余人;1920—1921 年发生第二次鼠疫流行,系境外传入所致,由苏联后贝加尔传入我国内蒙古海拉尔,此次疫情迅速南下东北三省,在短时间内造成约 8 000 余人感染死亡;1945—1948 年第三次鼠疫流行,感染死亡人数达 3 万人,本次鼠疫大流行不同于前两次,它是由几个疫源地多点向外扩散和蔓延,且呈现点状式 4 年间连续不断,仅内蒙古东北部地区的发病人数多达 47 522 人,死亡 39 097 人。1949 年后,1950—2009 年,我国共发生鼠疫病例 8 421 例,死亡人数为 2 773 人,病死率高达 32.93%。病例主要集中发生在建国初期,在 1950—1959 年发生病例数为 7 066 例,占总病例数的 83.91%,其中有 1 554 例分布在东北和西北地区,有 5 512 例发生在南方家鼠疫源地;在 1960—1980 年,全国 97 个县(市)发生人间鼠疫,共确诊病例 509 人,其中有 423 例集中在旱獭鼠疫疫源地,占 83.10%;在 1980—1989年,共发生人间鼠疫病例 102 人。进入 90 年代以来,我国鼠疫疫情呈明显上升趋势,在 1990—1999 年间报告病例数为 371 例,死亡 47 例;2000—2009 年报告鼠疫病例数为 483 例,死亡 35 例,其中 2000 年在云南家鼠疫源地暴发鼠疫疫情,发病数为 254 例,占总发病数的52.50%。但从 2010 年后全国鼠疫报告病例数骤减,2010 至今共计报告病例数为 19 例,呈现零星散发状态,报告病例数年均为个位数,由此可见近年来虽然我国鼠间鼠疫流行处于活跃期,但人间鼠疫疫情基本保持在静息期或被控制状态。

从流行病学分析来看,我国鼠疫疫情地区分布主要表现为地域性流行,且有相对稳定和集中的特点。从时间动态分布和趋势变化来看,在 1870 年前,主要流行区分布于云南;1880年后分布于广东和福建;20 世纪初到 1949 年局部暴发流行主要发生在东北三省、内蒙古、山西、北京、天津、山东和陕西省份,在这些地区曾出现过两次高峰期,其中 1901—1920 年之间为最严重的第一高峰;1940—1950 年之间为次严重的第二高峰。1949 年后,鼠疫疫情主要发生在内蒙古、吉林、黑龙江、宁夏、青海、西藏、甘肃、新疆、四川、云南、浙江、福建、广东、广西和贵州 15 个省份。

1949 年后,我国政府对鼠疫防控事业高度重视,以东北鼠疫防疫大队为技术骨干,派出多支队伍和鼠疫防治人员支援各地方,相继在东北三省、内蒙古、青海、甘肃和新疆等省份开展了以自然生态系统、宿主动物、媒介昆虫、鼠疫病原体、动物鼠疫流行病学、人间鼠疫流行病学以及防治策略为研究内容的鼠疫自然疫源地调查,从而确定了我国鼠疫自然疫源地的划分和分布特征。迄今为止全国共确定有 12 种类型的鼠疫自然疫源地,分布在 19 个省份319 个县,疫源地面积为 1 583 360.67km²,其中历史流行的疫源地有滇西山地、闽广沿海居民区黄胸鼠疫源地和呼伦贝尔高原蒙古旱獭疫源地。20 世纪 40—50 年代发现了达乌尔黄鼠疫源地、内蒙古高原长爪沙鼠疫源地、青藏高原喜马拉雅旱獭疫源地、天山山地灰旱獭-长尾黄鼠疫源地和帕米尔高原长尾旱獭疫源地;60—70 年代发现了甘宁黄土高原阿拉善黄鼠疫源地、滇西山地齐氏姬鼠-大绒鼠疫源地、锡林郭勒高原布氏田鼠疫源地;1997 年发现了青藏高原青海田鼠鼠疫自然疫源地;2005 年发现了准噶尔盆地大沙鼠鼠疫自然疫源地。

由于地理生态环境发生改变严重影响到宿主动物的种群,生存条件和繁殖状况,从而导致动物间鼠疫流行活跃,势必造成人间鼠疫发生和流行风险的增加。首先是随着"退耕还林""退耕还草"和"封山禁牧"等措施的实施,宿主动物的栖息地得以扩大,生存环境明显改善,各种啮齿动物种群扩大,鼠密度上升,伴随着鼠疫主要宿主动物数量相应增加,如波及青海、甘肃、西藏、四川、新疆等省份的喜马拉雅旱獭疫源地;内蒙古、河北、宁夏和陕西等省份的长爪沙鼠疫源地面积因部分地区沙漠化严重致使不断扩大,导致这些地区动物鼠疫呈局部暴发流行。其次是随着现代化交通工具的便捷和快速,远距离传播的风险增大,必将造成向城市和旅游区等人口密集区传播鼠疫的隐患。2019 年 11 月 12 日来自内蒙古的 2 例疑似鼠疫患者在北京市被确诊为肺鼠疫,并在内蒙古锡林郭勒盟和乌兰察布市先后各发现 1 例腺鼠疫病例,特别令人担忧的是 2 例肺鼠疫患者转院至北京后被确诊,这是 1949 年以来首个由疫源地输入首都城市的肺鼠疫案例。

一、重要地理景观特征与鼠疫的关系

地理景观生态学的研究是中国鼠疫疫源地研究的重点之一,我国学者在这方面的研究取得了很大成果。鼠疫自然疫源地以鼠疫菌、宿主动物和传播媒介为主体,并与外在的生态地理景观密切联系。地理景观是由异质性的地域单元在复杂的生态系统中形成的地域综合体,是特定的自然地理要素和生态学过程及地域文化特征等多种因素共同作用的结果,准确地说主要有地形地貌、气候、水文、土壤、植被、动物和社会人文因素,其中复杂的地形地貌、多样的植被类型、独特的土壤类型是决定地理景观形成和变化最基本的因素。由于地理环境的差异,不同类型的鼠疫自然疫源地内鼠疫菌的生化反应不同,其毒力大小存在明显的差异。特殊的自然地理条件为鼠疫菌的进化和宿主动物的繁殖提供了特定的物质条件,自然形成了鼠疫疫源地最基本的生态体系,进一步决定了鼠疫宿主动物的种类分布以及鼠疫菌和媒介昆虫的空间分布。因此,鼠疫生态地理景观特征决定了自然疫源地的分布类型。然而,在非自然疫源地的不同区域,如果其地理环境、主要宿主动物和媒介蚤类的分布出现或存在类似上述特征,表明具备相似生态环境和动物特性的非疫源地有可能演变为新发鼠疫疫源地。

地形地貌是指地球表面内外引力相互作用形成的多种多样的外貌形态,是地理景观的基本构成要素之一。我国鼠疫自然疫源地大体上位于东经 80°～126°、北纬 21°～47°之间,向北达寒温带区域,向南至热带边缘,目前发现分布集中在 19 个省份 301 个县(市、旗),总面积达 150 万 km² 以上。根据资料记载的鼠疫疫情和对疫源地生态地理景观的观察,在 12 个鼠疫自然疫源地中,青藏高原鼠疫疫源地目前分布最广泛,疫情最活跃,其主要位于北纬 30°50′～39°21′、东经 79°40′～103°20′,海拔范围在 3 000～5 000m,境内为高寒草甸草原和高寒草原景观带,该疫源地主要宿主为喜马拉雅旱獭,能够适应青藏高原的各类草甸草原生长和繁殖。其次疫情较活跃的是内蒙古高原鼠疫疫源地,其位于北纬 37°24′～53°23′、东经 97°12′～126°04′之间,海拔范围在 700～1 600m,境内山地和丘陵交错,主要宿主为长爪沙鼠,能够适应当地疫区独特的荒漠草原地带。充分表明了宿主动物对地形地貌及生存环境存在一定程度的差异性选择,而且宿主动物的密度及分布特点受地形地貌的影响。例如鼠疫动物宿主旱獭在山麓和丘陵向阳坡的高寒草甸草原密度最高;在沼泽、沿河地带为连续性分布;在山坡及灌木丛草甸草原呈岛状分布;当景观由草甸草原过渡到荒漠草原时,旱獭数量明显减少甚至消失,可见鼠疫疫源地主要分布在特定的生态区域,即热带、温带的半干旱荒漠草原与半湿润草原和湿热沿海森林。

植被是整个地球表面或某一地区所有植物群落的总体,是地理景观的基本外在表现形式之一。植被作为宿主动物的食物来源,为其提供了适宜的生存状态和繁殖条件,同时植被的空间分布也为其提供了隐蔽场所和栖居地。鼠疫宿主动物对植被类型具有较大的适应性和选择性。我国鼠疫相关的植被类型主要有:北部中高海拔疫源地的温带草甸、温带矮禾草、半灌木和矮灌木;西部高海拔鼠疫疫源地的高寒草甸和草原;滇西及东南沿海中低海拔疫源地的热带亚热带常绿、落叶阔叶林及热带常绿针叶林等。因此,植物长势的优劣在一定程度上影响着宿主的活动范围、繁殖生长和数量消长。例如我国内蒙古高原鼠疫疫源地位于干旱区和季风区气候带两者的交界处;西南山地疫区地势较高,干湿季节明显,这些疫区特有的地形地貌和适宜的气候条件一定程度上促进了植被的生长;西部天山山地鼠疫流行区多为森林草原带,且汇聚了河流,水分较充足,日照时间长,丰富的植被类型充分保证了宿主动物的食物来源和适宜的栖息环境,成就了宿主动物密度及种类增加。但是某些区域植被过度茂盛不利于某些宿主动物如喜马拉雅旱獭的生存和繁衍,因为绿色植物量过高说明地下根系发达,不利于挖掘洞穴和发现观察天敌。内蒙古高原长爪沙鼠疫源地一方面因部分丘陵草原的开垦种植,植被类型多,食物充足,有利于长爪沙鼠的生存和繁衍,另一方面伴随着草场退化、土壤沙化和植被锐减,导致疫源地逐渐向东迁移和扩大,直接造成本疫源地长爪沙鼠密度升高,鼠疫疫情呈现波状式变化,并且长期处在活跃期,同时动物间相继出现布氏田鼠型鼠疫流行,这种鼠间鼠疫流行交替发生是否是因为植被结构体系的生态改变,间接导致动物和微生物群落之间发生交替演变还需进一步的探讨。

二、土壤生态要素与鼠疫的关系

土壤是疫源地生态地理景观中最具地域性特征的要素,影响着其他景观要素的构成和稳定。因此,在研究鼠疫机制中土壤是一个重要的流行病学研究对象。在第三次世界鼠疫大流行早期,有学者曾首次提出了鼠疫菌可能存在于土壤中,直到1964年才证明感染鼠疫死亡的沙鼠尸体会污染鼠洞内土壤,鼠疫菌可在鼠洞土壤中存活11个月,并提出了土壤保菌的学术观点,即鼠疫菌在自然界可能存在两种传播方式,一种是已经确定的"鼠-蚤-鼠"传播,另一种是尚需证实的"鼠-土-鼠"。随后又在感染的啮齿动物洞穴中分离出鼠疫菌,并在掩埋死于鼠疫的美洲狮地表土壤中同时分离出一株鼠疫菌,初步验证了土壤这一环境介质可以保存鼠疫菌的假说,推断出在没有宿主间传播的情况下,土壤中鼠疫菌的储存可能在鼠疫持续流行中发挥着重要作用,土壤与鼠疫菌的自然保存密切相关,影响着传播媒介和宿主动物的食物链供给和种群繁衍,但是鼠疫菌在土壤中的保存机制目前尚未得到充分证实。

土壤特性包括土壤矿物类型、土壤温度、土壤pH、土壤中的共存离子、土壤有机质含量以及土地利用方式等,为地表动物的生存繁殖和土壤微生物提供有利的生存条件。土壤许多特性可以决定鼠疫宿主动物和媒介蚤的分布、密度和多样性,改变与鼠疫菌的共生关系,并促进鼠疫菌在动物间的传播。当土壤条件适宜、物种丰富度达到阈值上限,它能够给植物提供生长空间、矿质元素及水分,是生态系统中物质与能量交换的重要场所。所以,土壤是决定鼠疫疫源地啮齿动物群落结构及生境多样性的基础条件,也就是说不同的土壤类型决定着其生长繁殖不同物种的生态地理景观。我国鼠疫疫源地的主要土壤类型为灰钙土、栗钙土、黑钙土、棕钙土、高山草甸草原土、红壤土、风沙土和赤红壤。然而不同的土壤类型影响啮齿动物不同种类的分布,在内蒙古高原鼠疫流行区,如荒山和草地等山地土质以淡栗钙土为主,且土层厚薄不均,只有少量达乌尔黄鼠、长爪沙鼠、黑线毛足鼠和黑线仓鼠分布;而天然草坡、农用耕地等坡地土大多为暗栗钙土,主要宿主动物为长爪沙鼠分布。同时,土壤类型也影响媒介昆虫的生存及分布,当小气候最佳时,媒介蚤类游离后一般潜藏于水分充足且疏松的浅表土,表层土中蚤类的存活期比恒温条件下平均寿命增加35%。针对鼠疫自然疫源地中不同年份、不同季节会出现动物间鼠疫发生的流行期或静息期,有的疫源地在静息多年后突然暴发动物鼠疫流行的特点,对鼠疫疫区的生态环境的连续监测发现,鼠间鼠疫发生的原因和土壤中某些金属离子含量的快速变化存在一定关系,当钒、镍、铜等金属离子的含量不明原因骤降至正常水平的1/12,而其他金属离子含量正常时,通常发生鼠疫暴发流行;当土壤中的钴、铁、钛离子含量迅速增至正常水平的3倍时,在黄鼠和沙鼠中就出现鼠疫暴发流行。实际上土壤结构不同的生态系,各自拥有独立的动物区系、植被和气候等自然条件,直接影响各疫源地鼠疫的主要宿主、媒介和动物鼠疫流行的规律,甚至传播到人间的规律。鼠疫菌在自然界以何种机制长期保存引起动物间的间歇性流行,尽管许多学者从多层面进行了探索,并提出了鼠疫菌在土壤中以休眠状态和非培养状态长期保存,或在土壤原生物细胞内寄生保存,或在植物中和植物根系内保存等多种假说,但这些假说都很难得到全面合理的解释。因此,鼠疫菌在自然界的保存及发生机制有望从生态环境学中去寻找答案。

三、动物鼠疫周期流行的生态因素与鼠疫的关系

宿主动物种群生态学是研究种群的数量、分布和栖息环境的非生物因素与其他生物之间相互作用的关系,了解啮齿动物的生物学特征是探索中国鼠疫自然疫源地生物学的关键问题,因为生物群落的主要构成是鼠疫自然疫源性的延续和鼠疫流行趋势最为关键的影响因素,也是确定鼠疫自然疫源地和鼠疫发生和发展的主要因素之一,鼠疫主要宿主对维持鼠疫自然疫源性和维护鼠疫菌生物群落延续发挥着重要作用。

目前在我国共发现88种动物感染过鼠疫,其中啮齿动物有53种。现已查明我国12个鼠疫自然疫源地的主要宿主动物均为啮齿动物,其中包括有3种黄鼠:分别是达乌尔黄鼠、阿拉善黄鼠和长尾黄鼠;4种旱獭:分别是蒙古旱獭、灰旱獭、长尾旱獭和喜马拉雅旱獭;2种沙鼠:分别是大沙鼠和长爪沙鼠;2种田鼠:分别是布氏田鼠和青海田鼠;同时还包括1种齐氏姬鼠、1种大绒鼠和1种黄胸鼠,总共确定为14种啮齿动物。这些啮齿动物种群数量特征、种群结构、动态变化和空间格局等种群属性均是影响鼠疫发生流行的重要因素。

动物间鼠疫流行受气候变化、媒介生物的栖息环境和自然灾害的重要影响,在我国鼠疫自然疫源地中普遍存在着动物间鼠疫的活跃期和静息期交替转换的现象。一般来说,适宜的生态环境使得啮齿动物和媒介种群扩大,为鼠疫在动物间的传播提供长期有利条件;干旱、洪涝和地震等自然灾害的发生往往短时间内破坏了疫区生态位的动态平衡,对鼠疫自然疫源地造成了短暂不利影响,导致鼠疫处于暴发流行或进入静息期两种状况。此外,气温的季节性变化与宿主动物的发育、受孕、繁殖和活动强度等密切相关,温度过低或过高都能使动物出现发育迟缓和活动强度降低等现象,对鼠疫疫情直接或间接造成相应的影响。尽管动物间鼠疫静息期和活跃期转换一直是本研究领域的重要课题,但目前能够达成共识的鼠疫生态位影响因素依然有限,对于鼠疫流行周期性转化规律和机制尚不明确。

我国鼠疫自然疫源地分布广泛、面积庞大和类型丰富,鼠疫防控压力一直面临着巨大的挑战,但同时也拥有了得天独厚的研究资源。根据我国历年鼠疫监测数据显示,动物间鼠疫流行、静息与本疫源地主要宿主动物的密度有直接的关联,而啮齿动物种群年龄、性别的改变及其与环境等自然因素的相互作用可能会导致啮齿动物种群数量的变化。对于甘宁阿拉

善黄鼠疫源地50年鼠疫疫情监测结果分析发现,主要是环境改变引起原有种群的结构发生变化,鼠密度及其优势鼠种种群结构构成比呈现叠加趋势,当地流行期黄鼠年均密度均要高于1只/hm²,从而间接影响着动物鼠疫流行的发生,该疫源地曾发生过的三次动物间鼠疫流行期的鼠密度均显著高于静息期的鼠密度。另外,鼠疫的流行与降水量存在一定的关联,在鄂尔多斯暖温型荒漠草原鼠疫自然疫源地年降水量达到390.44mm±28.8mm,6~8月降水量连续两年达到260.5mm±22.9mm后,可导致长爪沙鼠种群数量的骤增,长爪沙鼠鼠间疫情出现明显活跃趋势,然而动物间鼠疫疫情活跃往往造成这一地区人间鼠疫疫情的发生。此外,有学者认为外来物种侵入会对疫源地生态位的相对平衡产生一定的影响,例如若被鼠疫感染的鸟类或其他物种进入处于静息期或鼠疫非流行地区时,可能将鼠疫菌一起带入新的环境和地区,引起新的鼠疫传染源和疫情发生。

近年来内蒙古高原长爪沙鼠疫源地是内蒙古4种类型疫源地中动物间鼠疫流行最为活跃的疫源地,由于该疫源地动物间鼠疫流行几乎每年发生,且一年四季流行不断,并频繁波及人间引起鼠疫散发病例。同时随着锡林郭勒高原部分地区草原沙漠化严重,已经逐步侵蚀了更多布氏田鼠栖息地,使得长爪沙鼠疫源地与布氏田鼠疫源地的交叉重叠面积不断扩大,经常出现长爪沙鼠鼠疫在布氏田鼠疫源地范围内流行,同时也不能排除布氏田鼠鼠疫菌株与长爪沙鼠菌株在共同生境下发生叠加重组和进化,导致布氏田鼠菌株毒力增强的可能。据1997—2016年内蒙古长爪沙鼠疫源地各项监测数据统计分析,长爪沙鼠平均鼠密度为3.72只/hm²;小型鼠捕获率为3.38%;鼠体蚤平均染蚤率为28.84%,平均蚤指数为0.98;洞干蚤平均染蚤率为9.61%,平均蚤指数为0.38;巢穴蚤平均染蚤率为62.51%,平均蚤指数为9.26。动物病原学阳性检出率为0.70%,主要为长爪沙鼠(97.22%),检出最高年份为1997年(14.67%);媒介病原学阳性检出率1.24%,主要为秃病蚤蒙翼亚种和同形客蚤指名亚种,构成比分别为49.74%、41.18%,检出最高年份为2004年(17.90%);血清学阳性检出率为0.59%,阳性材料主要为大沙鼠(53.76%),检出最高年份为2010年(23.12%)。监测结果表明长爪沙鼠密度升高将会增加疫情发生的风险,其他监测指标与疫情发生的线性相关无统计学意义。20年来松辽平原达乌尔黄鼠鼠疫自然疫源地动物间鼠疫流行处于极低水平,偶尔可监测到宿主动物血清F1抗体阳性,呈现时隐时现的特征,符合鼠疫菌在鼠疫自然疫源地内源性保存的机制。总之,动物种群、媒介昆虫和生境等自然生态改变随时影响动物间鼠疫流行状态,从而导致疫源地疫情死灰复燃。所以,我国鼠疫防控工作必须长期坚持以监测为主,并严格贯彻执行采集当地啮齿类宿主动物和跳蚤标本进行分型,细菌生物分型以及毒力基因检测的动物疫情监测,根据监测宿主动物数量与密度的变化作为预警鼠疫疫情最直接的观测指标。

四、媒介生物生态位与鼠疫的关系

我国目前已发现媒介生物昆虫4总科10科75属655种和亚种,其中涉及传播鼠疫菌的主要媒介昆虫(蚤类)有28种。媒介蚤的分布范围大体上与相关疫源地的范围关联,但又不完全吻合,有的蚤是多类疫源地鼠疫的传播媒介,如方形黄鼠蚤、谢氏山蚤等。在漫长的生物进化中,蚤类与宿主间形成寄生或共生关系,蚤类数量的变化往往又受宿主数量的影响。蚤类作为鼠疫菌传播的主要媒介及储存宿主,主要通过在不同宿主间叮咬吸血传播鼠疫菌。蚤类密度增高不仅会增加对宿主的叮咬次数,而且提高了鼠疫菌在宿主间的传播概率,对疫源地内动物间鼠疫流行和鼠疫菌延续起重要作用。通过对全国范围内鼠间鼠疫疫情发生分析表明,影响鼠间鼠疫发生的主要环境因子是鼠间鼠疫发生地的宿主因素,蚤类种类数量及年日照时数、年降水量、年均相对湿度、年均气温等气候因素,植被类型数、土壤类型数和地貌类型数等景观因素。

不同的蚤类形成菌栓的数量和速率明显受到外界环境温度的影响。印鼠客蚤在21℃±1℃的条件下,菌栓的形成数量最多,当温度升至30℃时,菌栓的形成数量明显下降。如方形黄鼠蚤和毛新蚤形成菌栓量最多的温度在19℃±3℃,温度上升,形成菌栓的速率不断提高。另外,早期研究发现体蚤指数与鼠密度呈正相关,鼠密度增加时体蚤指数伴随增高,生态环境的改变会导致疫源地的主要宿主动物种群、数量变化,从而间接影响相应的主要寄生蚤的数量及其分布。对不同季节地面游离印鼠客蚤存活期的观察发现,地表极端高温和极端低温气候是直接限制表土层中蚤存活的主要因素,地温>50℃和<0℃时、蚤会在一昼夜内死亡。在温凉季节的平均地温是影响蚤寿命长短的主要因素,温度在15℃左右时的存活期最长,在14~18℃温度条件下可存活118天,在4~5℃温度条件下可存活1个月;地貌影响表土层的小气候,从而影响地面游离蚤的存活期,在小气候良好的情况下,表土层中蚤的最长存活期(平均21.5天)超过恒温室条件下的平均寿命14天。

鼠疫生态系统的稳定与蚤类群落其他因素指标密切相关,例如蚤在白昼均潜藏在不到1cm深的疏松表土层中,表土含水量较高有利于蚤的存活。蚤类群落的多样性和优势度降低、丰富度增加,这些结构指标的变化有利于维持疫源地生态位的动态平衡。与此同时,动物鼠疫与鼠密度和蚤阳性率成正相关,内蒙古黄鼠鼠疫的流行与黄鼠体染蚤率和洞干蚤指数有关,长爪沙鼠鼠疫的流行与气象因素、鼠密度和鼠体蚤指数相关,其中降水量是影响长爪沙鼠密度的最重要因素。据松辽平原鼠疫疫点监测资料分析,阿拉善黄鼠鼠疫自然疫源地黄鼠密度、黄鼠洞干蚤指数、气温、气压、地表最低温度和日照时间六项指标直接影响鼠疫的流行;据青藏高原鼠疫疫点监测资料表明喜马拉雅旱獭鼠疫疫源地动物间疫情与鼠体蚤指数、洞干蚤指数、鼠体染蚤率和犬血清阳性率呈正相关关系,与洞干染蚤率成负相关。

五、鼠疫菌生态型与鼠疫的关系

鼠疫自然疫源地核心区域所表现的生物多样性,主要包括生态系统、哺乳动物及其媒介生物的多样性,如三江源和滇西纵谷地区所出现生境、垂直自然带、鼠类及其蚤类、鼠疫菌株基因分型的生物多样性,揭示了生物多样性适合鼠疫菌在自然界的保存。特别是鼠疫自然疫源地空间结构是由鼠疫菌与其特定区域的土壤成分、动物宿主、其他微生物和植物群落所组成,并在各自基因传递过程中协同进化。各因素不同的时空活动特点和生物学特性在其中扮演着重要的角色,发挥着各自特有的作用。由于鼠疫疫源地分布和形成与地球环境化学有关联,即鼠疫疫源地分布与景观地球化学密不可分,所以我国疫源地明显分布在富钙和富铁的景观条件下,荒漠草原与草原景观以富钙为特征,而热带景观以富铁为特征,现已经清楚钙和铁是鼠疫菌的毒力决定因子,三价铁是鼠疫菌生长繁殖的重要因素。

过去国内外对鼠疫菌种的分型,不能反映其与宿主和媒介的关系,各型鼠疫菌的流行病学意义与菌型分类的理论依据尚不明确。纪树立等人通过对全国鼠疫自然疫源地分离的418株鼠疫菌鉴定,并基于糖醇酵解、脱氮、营养型、聚丙烯酰胺凝胶电泳蛋白分析、内毒素含量、F1抗原含量和在离体人血清中生长速率等多项指标的调查研究,将中国鼠疫菌分成了17个生态型。依据鼠疫菌对甘油和糖是否酵解以及有无脱氮能力,可将17个生态型归为 A(甘油⁺、鼠李糖⁻、脱氮⁺),B(甘油⁺、鼠李糖⁻、脱氮⁻),C(甘油⁺、鼠李糖⁺、脱氮⁺),D(甘油⁺、鼠李糖⁺、脱氮⁻),E(甘油⁻、鼠李糖⁻、脱氮⁺)5 个生化群。其分布为:青藏高原、滇西纵谷和松辽平原的鼠疫菌归为 a 群,黄土高原、鄂尔多斯高原和昆仑山 A 型鼠疫菌归为 b 群,新疆地区的鼠疫菌归为 c 群,锡林郭勒高原和昆仑山 B 型鼠疫菌归为 d 群,滇闽地区的鼠疫菌归为 e 群。鼠疫菌的生化特性与环境和景观有着密切的关系,如果只依据甘油是否酵解,则只有 2 种空间分布模式,即北方和青藏疫源地的鼠疫菌都属于酵解型,南方疫源地的鼠疫菌是不酵解型。各疫源地具有独自的鼠疫菌生态型,各疫源地的鼠疫宿主、媒介及植被、土壤等的不同,对不断发生突变的鼠疫菌的选择也各有其独特的方式,某些突变个体被自然选择淘汰,另一些突变个体适应环境被选择保留下来,由此各疫源地生态系表现出具有独特的鼠疫菌生态型,这进一步说明鼠疫生态型不仅决定鼠疫菌能否长期存在,也决定了鼠疫菌的类型。

我国学者通过对中国鼠疫菌携带的 8 种质粒组合类型进行空间分析,发现鼠疫菌质粒与其所处的地理环境或自然景观有很重要的联系,即从生物分子水平研究了鼠疫的空间分布模式,其结果是北方疫源地携带的质粒类型完全相同(A 型质粒),可称为北方模式;而青藏高原疫源地携带的质粒组合类型则是不同,包括 B、C 和 D 型质粒,此 3 型的组合基本相似,可称为青藏高原模式;云南疫源地携带的质粒组合较为复杂,包括有 E、F、G 和 H 型质粒,而且 F 和 G 型质粒还分别包含有 3~4 个质粒不等,可称为西南模式。可见环境或景观能对鼠疫菌质粒性能和遗传分子发生重要影响,因而使其携带质粒组合产生明显的地域差异,由北向南,环境与景观由简单到复杂,相应地鼠疫菌携带质粒组合也由单一到复杂,为阐明鼠疫菌的生物学和生态学特点以及因地制宜采取防制措施提供有用的环境和地球科学依据。

研究发现鼠疫菌的感染过程有其独特的生物学特征,首先,蚤类在自然状态下感染鼠疫菌后,其胃内形成大量的鼠疫菌,在蚤类叮咬哺乳动物之前,其体内存活的鼠疫菌不能形成荚膜,但可形成生物膜及菌血栓。其次,在进入宿主体内的鼠疫菌会被吞噬细胞吞噬,单核细胞内的鼠疫菌会被直接杀死,只有少部分进入巨噬细胞内的鼠疫菌可繁殖存活下来,而作为兼性细胞内寄生细菌,可直接诱导引起吞噬细胞凋亡。最后,侵入宿主体内的鼠疫菌再次形成荚膜,在体内繁殖的子代鼠疫菌具有完全抵御细胞吞噬的能力,其中大量繁殖主要集中在肝和脾等靶器官,但以细胞外繁殖为主。鼠疫菌可感应宿主动物和媒介蚤体内信号刺激,调控相关基因的表达,调控子与其靶基因构成了一个动态网络。在这个网络中,调控子与靶基因形成复杂的调控关系,并且感应外在信号,控制着鼠疫菌关键基因的时空动态表达。基因表达调控网络的重塑,对其宿主适应毒力及传播机制的进化发挥着重要作用。通过基因水平转移和直系同源遗传变异分析,在原有调控网络内插入靶基因(编码毒力因子或生物膜形成相关基因),引起原有靶基因和调控子失活,外源获得毒力基因或生物膜形成相关基因并自带调控子;通过各数据单元(生化表型、毒力表型、单个基因转录调控和调控元)的综合分析,比较非典型鼠疫菌和典型鼠疫菌之间的差异,精细分析基因调控网络的动态变化,将其与表型特征结合起来,有助于阐明鼠疫菌对宿主的适应力和致病力。随着分子生物学的发展,对鼠疫菌的研究可采用和设计新研究思路,通过高通量的酵母双杂交等现代分子生物学技术筛选鼠疫菌毒力相关的蛋白,在基因文库中确定鼠疫菌毒力蛋白之间相互作用的初步网络,并通过经典传统技术验证单个蛋白的功能和相互作用的关系,为深入揭示鼠疫菌的致病机制提供分子依据。

六、季节性变化和人文环境与鼠疫的关系

鼠疫自然疫源地是由鼠疫耶尔森菌、宿主动物、媒介节肢动物及生态地理景观在特定空间结构范围内,历经长期进化形成的特殊生态系统,是鼠疫流行的基本要素。尽管影响鼠疫发生和流行的因素较多,但特定的生态地理景观环境是形成鼠疫疫源地最基本的条件,由土壤、水文、地形地貌、植被、小气候和生物种群等要素共同组成,影响生态群落演变,决定着鼠疫宿主动物的种类、数量和分布以及生长发育。生态要素以及地理环境的改变势必造成对宿主动物或媒介蚤类产生不同程度的影响,往往直接影响到人间鼠疫发生流行和传播。因各疫源地生态系统的差异,致使我国不同的疫源地鼠疫流行的季节特征有所不同,北方的流行多在夏秋开始并持续到冬季,而南方的流行季节往往多发于春季到夏季之间。例如青藏高原,鼠疫多发生流行于旱獭活动频繁的夏秋季节,动物间鼠疫流行高峰在 6~9 月,人间鼠疫流行高峰为捕猎旱獭频繁活动的 8~9 月;南方地区的主要宿主黄胸鼠和主要媒介蚤繁殖全年都比较活跃,故一年四季均有病例出现;广东的流行高峰为 2~6 月,云南和福建为 7~10 月,肺鼠疫则以冬季多见。

随着经济的发展、土地利用、生产生活方式和媒介控制的改变,人文环境对当地的生物多样性、气候以及水资源平衡等自然环境的改变带来巨大的影响,也对鼠疫自然疫源地产生深刻的改变,导致疫源地不同景观生态系统的稳定性受到破坏,宿主动物和媒介栖息环境的改变,可能会造成新的鼠疫流行和暴发。在鼠疫自然疫源地内大兴土木工程建设时,在不同土地利用方式中捕获的啮齿动物种群数量和寄生蚤指数存在显著差异,休耕地的啮齿动物和跳蚤种群数量高于玉米田和稻田等农耕地及人工林;当森林采伐区的土地利用发生变化,种植或畜牧产业代替未被利用的林区,导致生境发生巨大改变可能为鼠疫的传播提供机会。当完成一个大型水库的建设并投入使用时,因为改变周边土地利用方式或因蓄水,宿主动物的生存空间受到挤压而导致动物密度的升高,增加鼠疫暴发的可能。因此,当一个地区因经济发展需要改变土地利用方式,尤其是在鼠疫自然疫源地以及周边地区进行土地综合开发时,对当地进行充分的鼠疫宿主动物及其寄生蚤密度的监测是预防鼠疫发生的重要手段,并可作为鼠疫暴发风险程度的评价指标。

中国是一个幅员辽阔,生态环境复杂,人们的生活环境和习惯有很大的地域差异,国家目前正处于社会转型时期,经济、社会、环境等因素对公众健康的潜在威胁不断增加。现阶段实施的退耕还林、还草和还湖及其草原周期性禁牧工程,生态植被得以逐渐恢复,短期内啮齿动物种群数量及密度的增加,势必造成局部突发鼠害而增大动物间鼠疫的危险因素,但同时随着自然界动物间食物链的改变,狐狸、猛禽和蛇等鼠类天敌数量也不断上升,生态平衡将趋于稳定。因此,要因地因时制宜,合理运用生物、化学和物理等方法以及其他有效的生态学手段,将鼠类数量控制在不足引起危害的水平。

从生态角度出发,综合考虑各种防治措施的有机结合与协调,提出以生态防鼠为基础,保护鼠类天敌,科学使用鼠药,人工和机械防御为辅的综合防治措施,把鼠害的治理与鼠传疾病的防治相结合,减少不必要的防治成本,获取最大的经济和社会生态效益。随着经济的发展,人民生活和居住水平的提高,害鼠种群数量将会受到控制而趋于下降。从长远发展来看,在鼠疫自然疫源地鼠害治理与鼠疫的防治是一项社会性工程,因此我们应综合利用啮齿动物的数量、密度、季节消长、地理分布、空间格局等种群生态学指标,结合生物地理统计学、群落生态学、景观生态学和"3S"技术等理论和方法,选择性分析鼠疫自然疫源地宿主动物和

媒介种群特征、群落结构、物种多样性差异和物种多元分布格局。

七、生物多样性与鼠疫的关系

生物多样性是指一定范围内多种多样的有机体(动物、植物、微生物)有规律地结合构成稳定的生态综合体。这种多样性包括物种多样性、遗传多样性及生态系统多样性。鼠疫自然疫源地所表现的生物多样性主要体现在小型兽类动物及其体表寄生蚤和螨等生物生态系统和鼠疫菌株基因分型的遗传多样性;在鼠疫菌 DNA 指纹方面表现为伴随地区分布的遗传多样性;小型兽类生物多样性决定其体外寄生蚤类生物多样性。在鼠疫自然疫源地长期自然演化过程中,鼠疫菌在特定地理环境条件下,与其相适应的植被土壤小气候、宿主、媒介及其噬菌体之间构成了一个特有的生物群落圈。以土壤和湿度作为生态系,逐步形成了对其外界环境有一定适应性,以洞穴中的无机盐(特别是三价铁离子或二价钙离子)、有机物和湿度为基本生存条件,或以土壤中的原生质为载体,以最低的营养需求和湿度维持其生命的延续。特别是云南省横断山区、青藏高原的三江源和新疆的天山作为在我国核心鼠疫自然疫源地有其独立性和特殊性。

根据云南横断山区具代表性的 7 个山系、9 个样区山地蚤类及其宿主动物的垂直分布调查结果表明,横断山区小型兽类的组成和分布情况随纬度和海拔梯度的变化而变化,但总体呈现出以中海拔和中纬度梯度带物种丰富度相对较高的空间分布特征,而且蚤类科、属、种、特有种群具有较高多样性,由此推断该地区可能是我国横断山区多物种保存、分布和分化的核心区。

青藏高原的三江源地区存在有两种类型的鼠疫自然疫源地,分别是喜马拉雅旱獭和青海田鼠鼠疫疫源地。三江源地区具有高原独特的生物多样性特征,地区地貌类型丰富、气候多变、区域物种种类繁多、生态环境变化复杂,具有独特而典型的高寒生态系统,为中亚高原高寒环境和世界高寒草原的典型代表。植被类型可分为 14 个群系纲、50 个群系,包括针叶林、阔叶林、针阔混交林、灌丛、草甸、草原、沼泽及水生植被、垫状植被和稀疏植被等。野生动物有兽类 85 种,鸟类 237 种(含亚种为 263 种),两栖爬行类 48 种。目前青海省三江源地区共发现蚤类 104 种(含亚种),隶属于 6 科 33 属,以角叶蚤科、细蚤科、栉眼蚤科种类居多,分别占 33.65%、27.88% 和 24.04%。羌塘高原亚区发现蚤类 5 科 16 属 34 种,青海藏南亚区蚤类 6 科 33 属 100 种,其中三江源地区拥有蚤类 28 种。

新疆鼠疫自然疫源地在我国鼠疫自然疫源地的形成及演变方面起着关键性的作用。新疆四大板块的山地鼠疫自然疫源地鼠疫菌株分为 14 个基因型,7 个主要基因组型和 7 个次要基因组型,其中西天山北坡灰旱獭-长尾黄鼠鼠疫疫源地存在 3 个主要基因组型和 5 个次要基因组型;南天山灰旱獭鼠疫疫源地存在 2 个主要基因型和 1 个次要基因型,帕米尔高原-阿拉山红旱獭鼠疫疫源地仅存在 1 个基因型。昆仑山喜马拉雅旱獭鼠疫疫源地分为中昆仑和东昆仑鼠疫自然疫源地,中昆仑山存在 2 个鼠疫基因组型;东昆仑山存在 3 个鼠疫基因组型。新疆山地鼠疫自然疫源地的演变由 3 条路线组成,西天山北坡鼠疫自然疫源地的鼠疫菌基因组,自西向东在不同的地理生态环境和宿主媒介作用下发生适应性进化和演变,由较为古老的 01 型基因组逐渐演化为 02 和 03 型,最后南下至青海和东昆仑演变为 05 型,而且在这条演化路线上存在许多演变过程中发生的基因组地域交叉和次要基因组型;南天山和帕米尔高原-阿拉善鼠疫自然疫源地的鼠疫菌的 04 型基因组型是由 01 型直接演化而来,并在这一区域形成主要鼠疫基因组型;中昆仑山鼠疫自然疫源地的鼠疫菌基因组型,可能是由西藏冈底斯山喜马拉雅旱獭鼠疫源地的 10 型基因组演化而来,形成以 11 型为主,12 型为辅的鼠疫基因组构型特点。具体进化路线图为天山山地-帕米尔高原、昆仑山脉-冈底斯山脉、青藏高原-滇西山地-闽广沿海,期间在滇闽广居民区的黄胸鼠鼠疫疫源地由古典生物型菌株进化为东方型。初步推断东方型鼠疫菌株可能经香港及东南沿海的远洋轮船传播至世界 60 多个国家及地区。

八、鼠疫自然疫源地局部生态与鼠疫菌基因组变异的关系

为了分析环境因素和宿主媒介动态变化与鼠疫菌基因组变异的关系,郭辰仪筛选了 93 株菌在新疆乌苏地区的菌株中进行基因测序,并结合该地区的鼠疫监测信息和气候环境数据进行全面分析。93 株鼠疫菌鉴定出 166 个可靠 SNP 位点,通过位点差异对这些菌株构建系统发育树分析其进化关系,确定乌苏地区的鼠疫菌可以分为 2 个大群,分别位于古尔图地区的两片区域(为 A 和 B)(78 株)和巴音沟地区(14 株),还有 1 株距离两个群关系都比较远,可能是由于两个地区地理隔离导致不同种群的形成。考虑到古尔图和巴音沟地区距离较远,海拔相差上千米,生态环境差别较大,将分析侧重点放在古尔图地区鼠疫生境和分离的 78 株鼠疫菌,共鉴定出 54 个 SNP,采用多种不同建树方法,均得到一致系统发育关系。结果显示 78 株菌可以分为 3 个主要群,并可进一步细分为 Group 1.1、1.2、2.1、2.2 和 3。通过 BEAST2 推测各种群分化时间,Group 1 和 Group 2 两群在 1929 年产生分化,种群的替代可能是由于某种外部因素影响,导致另一个种群 Group 2 占据优势地位。通过有效种群大小和有效种群复制率分析,可以发现在 1983—1989 年中,有效复制率明显降低,而有效种群大小在 1987 年后明显下降,推测在这个时期内可能有异常的外部环境变化,形成选择压力,从而改变了鼠疫菌的种群构成。鉴于鼠疫菌的 *SNP*、*Indel* 和附加基因组变异分析结果,发现了 12 个变异热区,并对其进行了注释,其中受选择最显著的热区位于 *rpoZ* 编码基因,基因大小为 276bp,共发生了 8 个变异,其变异发生率($8/276≈2.90×10^{-2}$)远高于 78 株菌的全基因组变异发生率($128/4\,653\,728≈2.73×10^{-5}$)。*rpoZ* 基因与鼠疫菌的生长速率以及在蚤体内生物膜形成有关,这些变异可能影响到鼠疫菌在跳蚤和老鼠中间的传播,但均未在种群中稳定下来,*rpoZ* 基因可能与鼠疫菌环境适应性密切相关,会导致鼠疫菌的流行强度增加。

为了验证局部地区鼠疫疫情监测与气候环境变化的相关性,郭辰仪对各项指标进行了两两之间的相关分析。对蚤指数、鼠密度和血清阳性率进行 Pearson 相关分析,理论上三者之间应该是有着直接的影响作用,结果显示三者之间相关性并不高,分析不高的原因可能是如气候或环境等其他因素造成。三项指标的自相关和两两之间的互相关并不存在规律性,表明这三项指标间在一定时段下无显著的相关性。郭辰仪分析了降雨、温度和 NDVI 数据的季节性,通过谱分析确定了仅有以 1 年为单位的周期分量,通过对时间序列季节项分解过滤周期分量后,得到了不包含周期波动的三项气候环境数据。这三个时间序列本身前后数据之间存在一定的相关性,通过使用时间序列中 ARIMA 模型方法,对这三项数据进一步分解后,得到了接近高斯白噪声,结果前后之间不存在相关性。这样剩余的残差项就是气候环境数据在排除规律性因素后剩余的随机分量,此数据中的异常数据即为气候环境异常点。通过广义极端学生化偏差(ESD)方法,鉴定出 8 个温度异常值,9 个降水异常值和 1 个 NDVI 异常值。然而异常点的分布并不均匀,在 1986—1990 年间,多次出现降水异常和温度异常。所建立的三个方程中,都包含有鼠密度指标,说明鼠密度在鼠疫菌流行的生态系统中发挥着重要的作用。将气候环境异常与基因组变异联系在一起,发现 1986—1990 年间,是气候异

常频发的时段,这与检测到的鼠疫菌变异最多时间段相吻合,推测可能是导致鼠疫菌种群克隆群转换的原因。通过结合监测气候和环境的数据,发现连续的气候异常同鼠疫菌克隆群转换时间一致,可能是由于极端天气导致鼠疫菌种群下降,从而引起鼠疫菌种群克隆群变化,提示应当密切关注连续极端恶劣天气下鼠疫菌种群出现的变异和造成鼠疫可能在该地区的流行。

九、青藏铁路沿线生态监测与鼠疫的关系

青藏铁路位于东经 90°~94°53′,北纬 29°18′~36°24′之间。青藏铁路全长 1 956km,大部分路段穿行在青藏高原喜马拉雅旱獭鼠疫疫源地内,疫源地面积约 2.3 万 km²。青藏铁路经过昆仑山、可可西里山、风火山、唐古拉山和念青唐古拉山等山脉,并经过西大滩盆地、楚玛尔河盆地、沱沱河盆地、通天河盆地、温泉谷地、那曲盆地、羊八井谷地和拉萨盆地。本地区以高山高地地貌为主,兼有山地丘陵、丘陵、高山平原、河岸阶地、宽谷滩地、山间盆地、戈壁、湖泊和谷地等多种地貌类型。空气稀薄,风力强劲,寒冷干燥,无霜期短,日照强烈是青藏铁路沿线的主要气候特点。在高原的西北部,年平均气温则低至 -8℃,年降水量低至 50mm,属我国最寒冷干燥的地区;气温的年差南小北大,其变幅在 14~30℃。青藏铁路沿线在青藏高原的 10 个土壤地理分区中占 5 个,即黄土高原西部地区、青海湖-茶卡盆地地区、柴达木盆地地区、青南、藏东北地区和藏西地区,植被地带的分界与前述土壤地理分区的分界有着相当的一致性。动物种群分布以高地耐寒动物群为主,兽类以啮齿目和偶蹄目最多。啮齿类中的优势种为喜马拉雅旱獭、灰尾兔、高原鼠兔、藏仓鼠、白尾松田鼠、青海田鼠,均为鼠疫的主要染疫动物。在该疫源地发现谢氏山蚤、斧形盖蚤、腹窦纤蚤深广亚种、红羊新蚤、人蚤、圆指额蚤、原双蚤指名亚种、血红扇头蜱和草原硬蜱等染疫昆虫 11 种,主要传播媒介为谢氏山蚤和斧形盖蚤,沿线分布有青海田鼠鼠疫疫源地和喜马拉雅旱獭鼠疫疫源地。

自 1966 年以来青藏铁路沿线已累计发生人间鼠疫疫情 11 起,其中发病人数 43 例,死亡人数 23 例,病死率为 53.48%。喜马拉雅旱獭是主要的传染源,旱獭种群之间亲缘性较近,种群密度取决于各群落间的繁殖能力,对栖息地的选择与地形地貌和植被有较大关联性。青藏铁路沿线的鼠疫菌属于青藏高原型,分属 5 个生态型,即 I 型(祁连山型)、II 型(青藏高原型)、III 型(冈底斯山型)、VIII 型(昆仑山 A 型)、XVI 型(昆仑山 B 型)。铁路沿线的鼠疫菌都具有 6 和 45Mdal 两个质粒,包含大质粒分别为 52Mdal 或 65Mdal 或 92Mdal,其毒力因子特征为 $PstI^+$、VWa^+、$FraI^+$、Pgm^+,97% 以上菌株为强毒菌。依据鼠疫菌生化特性,可将鼠疫菌分为 10 个生物型,以 II B 型(贵南型)居多,占菌株总数的 88.18%,其次是 II D1 型(祁连型)和 II D2 型(仲巴型),占菌株总数的 7.66%;其他各生物型数量甚少。

青藏铁路沿线的鼠疫流行机制与整个青藏高原的鼠疫流行相一致。在本地区,喜马拉雅旱獭作为鼠疫的主要传染源,鼠疫的发生与旱獭的生活规律及其寄生体蚤指数密切相关。4~5 月旱獭出蛰、交配,个体之间的接触频率明显增大,其中斧形盖蚤指数可达到高峰,通过蚤的叮咬,将鼠疫菌在旱獭种群中逐渐传播开来;9~10 月旱獭准备进入冬眠前期,活动较为频繁,增加了旱獭之间接触的机会,其中谢氏山蚤指数达到高指数期,从而容易引发鼠疫的流行。作为鼠疫次要传染源的藏系绵羊,在自然条件下,藏系绵羊为了摄取钙、磷和盐分等无机物,有舔食动物尸体和尸骨的习性,表明以旱獭为主要宿主的自然疫源地均有藏系绵羊感染鼠疫的可能;藏系绵羊鼠疫的地理分布位于东经 75°30′~95°30′,北纬 30°40′~39°21′,面积约为 19 万 km²,与旱獭地理分布区域基本重叠,藏系绵羊隐性感染鼠疫均为散在发生,

在所在羊群中至今没有报道造成传播流行的先例,所以藏系绵羊鼠疫的自然感染率并不高。青藏铁路不仅穿行在喜马拉雅旱獭鼠疫疫源地内,而且还行走于青海田鼠鼠疫疫源地内,在昆仑山南部至开心岭之间300km长的铁路沿线两侧,青海田鼠具有广泛、散在和低密度分布,具有较强的迁徙性,呈现活动范围冬季萎缩、夏季扩散的现象,迁徙行为与食物和气候密切相关,表现出向潮湿且牧草相对丰富的地方迁徙的习性。综上所述,青藏铁路沿线鼠疫防控的重点仍然是旱獭传染源,只有更深入地研究旱獭鼠疫生态学,以及旱獭在青藏铁路沿线的分布和动物间鼠疫流行的特点,才能找到更有效地控制本区域内鼠疫发生的策略。

十、噬菌体生态分布的研究与鼠疫的关系

噬菌体是一种具有严格宿主特异性,只感染一种细菌或只寄居在宿主菌体内而不感染哺乳动物细胞的病毒。鼠疫噬菌体一直被用来进行鼠疫菌的鉴别诊断,其广泛存在于自然界,只要有鼠疫噬菌体存在的地方就能找到鼠疫菌的踪迹,也就是说鼠疫噬菌体伴随鼠疫菌而生存,如果在某地方采集的样本中分离到鼠疫噬菌体,表明本地方可能存在鼠疫菌或不久前曾感染过鼠疫菌。若在静息疫点分离到鼠疫噬菌体,而未分离到鼠疫菌,表明可能是因为鼠疫菌发生了某种采用现代检测手段无法检测出的变异状态,也有可能是因为鼠疫菌正处于流行末期的结束阶段,在人为干预下逐渐建立了新的生态平衡,疫源地再次进入静息状态而无法分离到鼠疫菌,还有可能是因为鼠疫噬菌体有较强的生存能力致使其脱离宿主后仍然生存较长一段时间,在相当长的静息期内能够被分离出。近几年有许多分别从鼠疫患者尸体和恢复期患者血液、染疫的不同动物尸体或活体、动物排泄物、环境土壤和污水中分离出鼠疫噬菌体的报道,依据噬菌体感染宿主菌的生物学变化存在着不同类型的差异,可将其分为溶源噬菌体和裂解性噬菌体,不同来源的鼠疫噬菌体在抗原性、颗粒形态、毒力、基因组结构和对鼠疫菌特异程度上均有不同差异。大部分的鼠疫噬菌体在18~22℃温度条件下培养时对鼠疫菌具有较强的特异性,但还可在30~37℃温度条件下有时能裂解某些假结核耶尔森菌、志贺菌、大肠埃希菌和沙门氏菌,充分表现出噬菌体存在着非特异性。

鼠疫噬菌体在不同的宿主动物中携带率是否有差异,对判断鼠疫的流行与静息有其特殊意义。鼠疫噬菌体的早期研究主要以如何在自然界分离、生物学特性、诊断和用于治疗鼠疫为主。近年来随着微生物基因组和蛋白质组学技术的发展和应用,进一步促进了对噬菌体的研究,从而揭示了鼠疫噬菌体在鼠疫菌进化过程中所发生的作用。目前有研究者已经开始对鼠疫特异噬菌体进行DNA测序和蛋白质组学的分析,虽然完成鼠疫噬菌体基因测序的数量有限,并且很难将一个新测序的鼠疫噬菌体的某些表现特征与其他已经被系统研究过的噬菌体特征联系起来,但随着较多的鼠疫噬菌体基因组序列的公布,将对其基因组中特异基因产生更加深入和全面地了解,拓展人们对鼠疫菌致病性和免疫学方面的认识,并为探索鼠疫噬菌体及其与宿主菌共同起源演化和鼠疫的流行规律提供依据。

十一、鼠疫环境地图集是鼠疫生态学理论应用价值的高度体现

《中华人民共和国鼠疫环境地图集》(以下简称《图集》)于1992年开始研制,并在2000年正式出版。它是首次利用图集的方式进行空间分析,研究我国鼠疫的流行、防治和疫源地特性及其与环境的关系。本《图集》为鼠疫与环境关系的深入研究提出了一系列新课题,例如鼠疫流行与气候、生态和环境变化的关系,鼠疫疫源地分布与地理景观的关系,鼠疫菌型

和鼠疫疫源地形成与地球环境化学/景观地球化学的关系,鼠疫菌营养特征与地理景观的关系,鼠疫菌生物遗传特征与地理景观的关系,鼠疫防治与地球环境化学改良的关系等等。《图集》向人们展示鼠疫的致病因素虽是生物因子,但是生物因子也要受地球环境物理和化学因素制约。所以研究鼠疫菌的生物学特性、鼠疫的流行规律、鼠疫疫源地的形成机制和制定有效的鼠疫防治措施都必须考虑环境和景观的影响。《图集》编制按内容分为序图组、环境背景图组、世界鼠疫流行与疫源地背景图组、自然疫源地与环境图组、流行病学组、宿主分布图组、媒介蚤图组、鼠疫菌生物型图组、防治机构图组和防治效果图组。在鼠疫疫情数据的处理和疫情图的制作、环境背景图的制作和疫源地特征图制作等方面,都尽量力求多层次、多角度和多种方式地体现鼠疫与环境的关系,其目的就是客观科学地阐述我国200多年来鼠疫流行的空间和时间特征,揭示我国鼠疫疫源地的分类和分布以及鼠疫菌的携带质粒组成和生化特性的地域分布规律,并发现和证明鼠疫疫源地的分布以及形成与地球化学环境密切相关。《图集》利用一系列鼠疫流行历史变化动态曲线图,对流行周期性和20世纪90年代以来鼠疫的流行态势作出判断分析和预测,显示正在呈上升趋势;与此同时,依据已确定的鼠疫疫源地所在景观类型的性质制作了"中国鼠疫疫源地形成环境分布范围图",该图对推测和预报鼠疫疫源地可能存在或发生的地域范围具有重要指导作用。

十二、生态学模型在鼠疫防控中的不断延伸与应用

生态地理环境与鼠疫的关系一直是自然疫源性疾病领域研究的重要课题。基于鼠疫疫源地地理环境生态学方面的资料,传统研究多采用数学拟合模型分析其与鼠疫的关系,常用的方法有相关性分析、主成分分析、因子分析及聚类分析等,通过对年均气温、年降水量等气候因子,植被类型数、土壤类型数和地貌类型数等景观因子,染疫动物、媒介昆虫种数等宿主因子的分析表明,这些因子均与鼠间鼠疫的发生有密切关联。此外,目前国内研究的热点是采用时空模型来推测自然疫源性疾病的精确分布及流行趋势,即运用"3S"空间信息技术确定划分疫区与非疫区的环境指标,区分主要宿主动物的密度与分布,以预测鼠疫的空间分布及发生风险。例如,GIS技术广泛用于收集健康与疾病数据、绘制时空分布模式图,并建立空间分析模型来探索疾病和健康与自然地理环境的关联。结合遥感环境图层并利用生态位建模分析喜马拉雅旱獭鼠疫疫点的环境特征,对该疫源地进行空间定位,并与GIS平台数字地图建立空间关联进行动态监测。运用QHEndemic-GIS软件分析,确定了不同类型鼠疫自然疫源地鼠疫菌的毒力有着明显的地理分布差异;通过ArcGIS软件的空间分析功能,可定量地判断出各类型疫源地适宜的土壤、植被、地貌和化学地理景观环境背景,表明植被指数、温度等因素是决定该疫源地空间分布的重要环境因素,确立我国各类型鼠疫疫源地的适宜生境。通过应用"3S"空间信息技术与空间建模和空间统计分析方法,从宏观角度预测了动物间鼠疫潜在流行区域,缩小重点关注的高风险地区,明确各鼠疫疫源地区的风险等级,为动物鼠疫监测提供参考,促进了我国有关地理环境因素与鼠疫关系的研究。

目前,国内学者针对鼠疫疫情预测、危险因素识别和风险评估等方面已开展了大量工作,但深度还远远不够。我国空间流行病学在鼠疫监测中的应用多集中于疾病风险制图领域,在鼠疫时空传播方面的研究尚处于初级阶段。分层贝叶斯时空模型、结合时序分析的传染病动力学模型和时空聚集性分析等方法在鼠疫时空分析中的应用将是未来鼠疫预测预警研究的主要方向。

十三、用生态学研究成果指导我国鼠疫应急疫情的处置工作

鼠疫自然疫源地以核心区、外围区和历史疫区三者来区别划分。核心区为动物间鼠疫常年流行地区,如青藏高原、天山山地、帕米尔高原、内蒙古高原和云南横断山区等。外围区为动物间鼠疫流行波及地区,如内蒙古与宁夏、陕西、河北三省份交界区域,青海与四川交界区域,松辽平原、甘宁黄土高原、云南、贵州和广西交界区域等。历史疫区为50多年未发生动物鼠疫疫情的地区,如广东、广西和福建三省份的家鼠疫源地。根据自然疫源地相关理论和环境生态等数十项指标,将我国已发现的鼠疫自然疫源地划分为12个生态类型,并逐步建立了我国鼠疫疫源地地理信息数据库,建立了我国鼠疫风险评估和预测预警体系,建立了鼠疫菌遗传学特征分析方法及数据库,这些科研成果是我国鼠疫防治取得的重大突破,必将成功的指导我国鼠疫应急疫情的处置工作。

鼠疫的流行是由鼠疫耶尔森菌、宿主动物、媒介生物、生态地理景观和人文环境相互作用的结果。所以鼠疫的应急处置方针必须围绕上述影响因素制定。鼠疫疫情的分级根据鼠疫发生地点、病型、病例数、流行范围和趋势及对社会危害程度,将人间鼠疫疫情划分为4级。第一,特别重大鼠疫疫情(Ⅰ级):肺鼠疫在大、中城市发生,并有扩散趋势;或相关联的肺鼠疫疫情波及2个以上的省份,并有进一步扩散趋势;或发生鼠疫菌强毒株丢失事件。第二,重大鼠疫疫情(Ⅱ级):在1个县(市)行政区域内,1个平均潜伏期内(7~9天)发生5例以上肺鼠疫或败血症鼠疫病例;或相关联的肺鼠疫疫情波及2个以上县(市),并有进一步扩散趋势;或在1个县(市)行政区域内发生腺鼠疫流行,1个平均潜伏期内多点连续发生20例以上,或流行范围波及2个以上市(地)。第三,较大鼠疫疫情(Ⅲ级):在1个县(市)行政区域内,1个平均潜伏期内发生肺鼠疫或败血症鼠疫病例数1~4例;或在1个县(市)行政区域内发生腺鼠疫流行,1个平均潜伏期内连续发病10~19例,或流行范围波及2个以上县(市)。第四,一般鼠疫疫情(Ⅳ级):腺鼠疫在1个县(市)行政区域内发生,1个平均潜伏期内病例数1~9例。

我国已建立了国家、省、市(地)、县4级鼠疫监测预警体系。各级卫生行政部门负责鼠疫疫情预警信息的发布、调整和解除:首先是确定预警信息的发布单位:Ⅰ级为国家卫生行政部门,Ⅱ级为省级卫生行政部门,Ⅲ级为市(地)级卫生行政部门,Ⅳ级为县级卫生行政部门。其次是鼠疫疫情的分级:特别重大鼠疫疫情(Ⅰ级)、重大鼠疫疫情(Ⅱ级)为1级预警,较大鼠疫疫情(Ⅲ级)为2级预警,一般鼠疫疫情(Ⅳ级)为3级预警。动物间鼠疫疫情达到下列强度时为4级预警:在某一类型鼠疫疫源地发生动物鼠疫大流行时,警戒值的设定,黄鼠疫源地流行范围≥200km,黄胸鼠、齐氏姬鼠疫源地流行范围≥500km,沙鼠、田鼠、旱獭疫源地流行范围≥1 000km;或局部地区出现动物鼠疫暴发流行,且波及到县级以上城市;或动物鼠疫发生在交通便利、人口稠密地区,对人群构成严重威胁。

我国鼠疫自然疫源地面积大,类型复杂,鼠疫的发生有间断性和突发性的特点。疫源地动物间鼠疫流行范围广泛存在,西藏、四川等省份不断发现新的疫源地,新老疫源地交替并从,近年来一直处于活跃期,导致人间鼠疫呈散发、突发态势;异地就医,疫源地内旅游、施工人员和队伍流动范围扩大以及偷猎野生动物屡禁不绝,疫情的远距离传播的风险不断增大,鼠疫由外地传入的危险性不可避免,特别是我国内蒙古地区面临着多种类型疫源地鼠疫流行和复燃的潜在隐患,最受关注是长爪沙鼠疫源地动物间鼠疫流行异常猛烈,并频繁波及人间;达乌尔黄鼠疫源地动物间鼠疫疫情时隐时现;蒙古旱獭疫源地鼠疫虽然暂未在国内发现

动物间流行,但过去曾检出过阳性血清,蒙古旱獭种群数量持续增加且分布范围不断扩大,毗邻的蒙古国和俄罗斯的蒙古旱獭疫源地动物间鼠疫持续流行,潜在的隐患无穷。2019 年,内蒙古自治区鼠疫输入北京市,2021 年输入银川市的案例,为我们鼠疫防控再度敲响了警钟。所以,鼠疫复燃的不确定性和远距离传播的风险性犹然存在,我们必须要清醒地认识到鼠疫防控工作的长期性和艰巨性,坚决树立常抓不懈的思想才能防患未然。

第三节　鼠疫耶尔森菌及噬菌体生态基因组学

鼠疫耶尔森菌是属于肠杆菌科耶尔森菌属的一种革兰氏阴性菌,并由假结核耶尔森菌 O:1b 假结核耶尔森菌在 1500~20000 年前演化而来的。耶尔森菌属包括三种致病菌,分别是鼠疫耶尔森菌、假结核耶尔森菌和小肠炎耶尔森菌,他们基因组各自在适应其独特的生态位(ecological niches)进化过程中发生了相应的变化,从而导致了这些细菌宿主范围和引起的疾病谱上的不同。鼠疫耶尔森菌和假结核耶尔森菌的基因组非常接近,但是它们致病性和生活周期完全不同。鼠疫菌是鼠疫的病原体,通过跳蚤叮咬而传播,引发致死性腺鼠疫。而小肠结肠炎耶尔森菌和假结核耶尔森菌在基因组学上具有一定的相似性,均为水源性和食源性的致病菌,都只能导致轻微的肠道感染。鼠疫耶尔森菌基因组大小约为 4.6Mb,GC% 含量为 46~47mol%,他含有三种质粒,分别为 pPCP1(编码鼠疫菌毒素、凝固酶、血浆酶原活化因)、pCD1(钙依赖性)和 pMT1(编码编鼠毒素和 F1 荚膜蛋白鼠毒素)。pCD1 质粒为三种致病菌共有,负责编码毒力因子;pMT1 和 pPCP1 质粒为鼠疫菌独有,编码毒力因子,是致病性所必需。pMT1 质粒编码鼠毒素(Ymt)和 F1 荚膜蛋白。pPCP1 质粒编码血浆酶原激活因子(Pla),鼠疫巴氏杆菌素(Pst)和一种鼠疫巴氏杆菌素免疫蛋白(Pim)。这两个外源性毒力质粒的获得,赋予了鼠疫菌新的致病特性,同时还导致了很多基因方面的变化,大大促进了鼠疫耶尔森菌的起源进化。

鼠疫菌和假结核分枝杆菌遗传进化研究显示,鼠疫菌携带的基因在假结核分枝杆菌中存在缺失或不可逆性突变,包括编码维生素 B_{12} 受体和昆虫毒素 *SepC* 的基因;高致病毒力岛、3 个假基因的自发转座子、昆虫毒素及溶血素。研究报道,在鼠疫杆菌的进化中,*inv* 和 *yadA* 的突变足以使假结核分枝杆菌的毒力提高到鼠疫杆菌的水平,鼠疫菌 *hms* 基因编码的蛋白能有效地堵塞跳蚤前脑室,从而增强跳蚤介导的宿主间传播;鼠疫杆菌 Pla 纤溶酶原激活因子,由 9.5kb 特异性质粒 pPla 编码,对菌株侵入宿主后在全身传播很重要;鼠疫耶尔森菌 100kb pFra 质粒上由 *ymt* 编码的磷脂酶 D 同源物能使鼠疫菌获得通过跳蚤传播的能力,使体外寄生虫更有效地转移到其他动物身上。这些都是导致假结核耶尔森菌进化为致病性鼠疫耶尔森菌属的关键因素。此外鼠疫耶尔森菌在进化的过程中 O 抗原基因的某些位点发生了突变,使编码 O 抗原的基因成为假基因,从而失去了表达 O 抗原的功能,并使其侵袭能力增加。因此不难看出,外源性基因质粒和基因组岛的获得以及部分基因的丢失导致由假结核耶尔森菌进化成鼠疫耶尔森菌,并使其适应新的生态位不是偶然发生的事件。在假结核耶尔森菌与蚤体和啮齿动物体内其他微生物共享生态位的情况下,基因水平转移事件由此发生。在自然选择压力的作用下,那些对进化有意义的基因水平事件(新质粒和基因组岛的逐步获得)稳定遗传下来,导致鼠疫耶尔森菌最终演化成了一种既可以经血传播引发啮齿动物与人致死性疾病的病原菌,又能寄生于媒介生物蚤体内完成生活史,同时还具有有限的宿主外生存能力的独立的新物种。

通过对鼠疫菌及噬菌体基因分布特征及其演变趋势分析、找出鼠疫基因组时空分布及演变受生态环境等可能的影响因素,必将有力推动空间流行病学和基因组流行病学在鼠疫防治的应用和研究。

一、鼠疫耶尔森菌基因组多样性

(一)世界鼠疫大流行的基因组特征

鼠疫是一种典型的自然疫源性疾病,动物间鼠疫的流行具有特定的地理区域、宿主、媒介和保存规律,并在一定条件下通过染疫的鼠、蚤或其他途径将细菌传给人,造成人间鼠疫。古基因组学数据表明,鼠疫在欧亚大陆已经影响了人类至少5000年,历史上总共导致了三场致命大流行。三次大流行中,每一次都是由不同的生物型引起的:包括古老型(Antiqua)、中世纪型(Medievalis)和东方型(Orientalis)。第一次大流行-查士丁尼瘟疫由 Antiqua 引起,大约发生在公元541—750年之间,从地中海盆地以连续波的形式扩散;其对人类、社会和经济的影响仍然存在争议。第二次大流行浪潮由 Medievalis 引起,称为"黑死病",于1346年在卡法(Caffa)市开始,之后席卷欧洲直到19世纪,仅在1346—1353年期间就造成了30%~50%的人口死亡。第三次大流行由 Orientalis 引起,在中国云南省开始,1994年到达中国香港,并通过汽船和铁路传播到全世界随后很快波及美洲、大洋洲、非洲、欧洲和亚洲其他地区,一直持续到20世纪中叶,但这次由于控制有效并没有造成像前两次那样大的损失。

对古代瘟疫基因组的分析表明,过去流行病的传播来源、动态和起源已经在数千年间发生了很大的变化。例如,在青铜时代,鼠疫杆菌不能通过跳蚤叮咬传播给人类,因为缺乏允许细菌在跳蚤中肠中存活的 ymt 基因。细菌经过长期进化,其基因组在结构与功能上存在着明显的分化。鼠疫菌基因组在漫长的历史进化过程也在不断产生变化,是一个同环境、宿主、媒介之间不断互动促进的动态过程。这些动态过程对于鼠疫菌的进化研究,可以挖掘其变异形成的规律和机制,从而探究其功能、流行特点,在鼠疫防控和溯源具有重要意义。

1999年,Achtman 采用插入序列 IS100 为探针对49株鼠疫菌进行了进化分析,将鼠疫菌分为古典型、中世纪型和东方型三种。由于鼠疫菌十分保守,相对于其他细菌而言,其突变速率较为缓慢。这种高度保守的物种,并不适合使用 MLST(Mutilocus sequence typing)作为分型的方法。2003—2004年,Hinchliffe 和 Zhou 等先后采用差异区段(different region,DFR)方法,将鼠疫菌进一步分型。后者鉴定出了22个 DFR,并将中国的鼠疫菌分离株分成了14个基因型,初步阐明了鼠疫菌在中国地区进化和在不同疫源地之间的扩散规律并重新定义和验证了一个新的鼠疫菌型——田鼠型。2004年,Girard 和 Powcel 等先后使用多位点串联重复序列分析(multiple loci VNTR analysis,MLVA)方法,分别对美国和全球范围内的鼠疫菌进行了分析。2007年,Touchman 等确定了 CO92 和 FV-1 鼠疫菌菌株19个 SNPs,并利用这些 SNP 将北美22个不同的鼠疫菌菌株分成7个组。

2004年 Achtman 等首次对鼠疫菌全基因组 SNP 进行分析,在3个鼠疫菌(CO92、KIM10+和91001)的基因组中鉴定出3 250个同源编码序列(CDS)中的76个 SNP。基于变性高效液相色谱(DHPLC)对105株不同的鼠疫菌进行筛选,发现另外4个 SNP,为构建首个基于 SNP 的鼠疫菌系统发育奠定了基础。基于此提出鼠疫菌种系发生的命名方式,即"分支.生物学-群分支"。

2009年,对全球范围内500株鼠疫菌进行了 MLVA 的分析,确立了田鼠型在鼠疫菌系统发育关系处于最古老的分支之一的地位,同时还进一步将原来的四个大群进一步细化分类。

2005 年,Pollrcel 使用区间规律聚积的短回文重复(clustered regularly interspaced short palindromic repeats,CRISPR)方法来对鼠疫菌分型,从为鼠疫菌进化研究又提供了一个新的工具。之后在 2007—2008 年,多篇使用该方法的文献发表,并且利用该方法对全球鼠疫菌建立了系统发育关系,提出鼠疫菌在全球的起源和传播路径的假设。随着越来越多的细菌全基因组测序的完成,根据全基因组来探讨细菌的进化,认识细菌系统发育展开了新的篇章。以比较基因组学研究为手段,从基因组水平上深入认识物种分化、生境适应、毒力进化、耐药性产生蔓延等表型进化。

2010 年,Morelli 等通过对来自世界各地的 286 株鼠疫菌进行 SNP 分型并构建系统发育图谱。总共发现了 933 个 SNP 位点,反映了从根部到顶端的单向克隆进化模式,并据此推断鼠疫菌的历史传播途径。来自中国的鼠疫菌分离株分布于所有四个系统发育分支,中国境内鼠疫菌分离株的平均系统发育多样性大于其他国家。自 0 分支起源以来,鼠疫菌已多次从中国传播到世界其他地区,推断出鼠疫菌的历史传播途径,得出鼠菌从中国通过多种途径传播到世界其他地区的结论。

2013 年,Cui 等人使用 133 株鼠疫菌全基因组序列鉴定出的 2 326 个 SNP,发现了鼠疫菌在不同分支中 SNP 变异累计速率存在很大差异,并描绘了中国各疫区间的传播途径和进化关系。鼠疫进化领域目前最新的研究结果显示,鼠疫菌可分为 5 大种系分支,其中有 4 个年轻分支的形成可能与第二次鼠疫大流行有关。将全球鼠疫菌的系统发育关系同地理分布联系在一起后发现,第一、二两次鼠疫大流行分别与安哥拉菌株的分化时间点十分吻合。中国古代商路与鼠疫的地理分布一致性非常高,丝绸之路、唐蕃古道和茶马古道在鼠疫第二次鼠疫大流行的传播发挥了极其重要的作用,提示我们鼠疫菌在历史中的传播可能跟人类的商业贸易活动关系密切,而第一次大流行跟郑和下西洋有关。通过分子钟分析得出,不同种系间 SNP 数量变化很大,积累速度非常不均衡,基本上属于中性进化,可能是由于流行期和间歇期的交替导致。因此即使在没有自然选择的情况下,人口数量的变化也会影响鼠疫耶尔森菌的进化速度。

2014 年,Wagner 等从第一次大流行的死亡者遗骸宏基因组测序中检出鼠疫菌基因组。并将其与其他 131 个已知鼠疫菌基因组进行了比较,确定了导致这两个新的 WGS 的新分支,交织在两个现有的群体 0. ANT1 和 0. ANT2 之间,并得出结论,第一次大流行是由鼠疫菌从啮齿动物进入人类的独立出现引起的,与第二次和第三次大流行无关。2016 年,Seifert 等对德国出土的 5 具鼠疫菌阳性的人的骸骨进行 SNP 分型,发现了 s12、s1431、s1195 三个异常位点,证实了在德国长期存在一种独特的基因型。

2017 年,Galina 等发现天山山脉是吉尔吉斯斯坦所有高致病性菌株的源头。Mitchell 等以马达加斯加菌株为试点研究了一种 agarose-MAMAPCR 的分型方法,增强了发展中国家实验室基于单核苷酸多态性的基因分型能力。Zhgenti 等于 2018 年利用 SNP 芯片对格鲁地区和高加索地区的 12 株菌进行了分析,证实了高加索地区存在两个独立的、距离较远的发育群。

2020 年,Zhou 等发表了集成软件 EnteroBase,可以利用宏基因组测序数据从短序列中直接组装鼠疫基因组。根据 1 300 多个鼠疫耶尔森菌基因组,总结了鼠疫菌在过去 5000 年中的微进化分析极大的扩充了鼠疫菌的谱系,为以后鼠疫菌的进化、溯源、分型提供可靠的数据支撑。

(二)鼠疫耶尔森菌在中国的传播与演化

我国 15% 的国土面积是鼠疫疫源地,拥有丰富且独特的鼠疫自然疫资源。总共可划分为 12 类疫源地,每一个都有不同的地理地貌和不同的景观,不同的宿主动物及媒介。鼠疫在自然疫源地的流行受到疫源地内气候环境和宿主媒介的影响,为了适应不同疫源地的生态位,鼠疫菌必须改变它们的遗传物质从而产生不同表型变化,因此不同类型鼠疫自然疫源地之间的菌株显示出了基因组多态性。不同宿主和媒介有其特定的生态景观,鼠疫菌在适应新的环境过程中,通过各种宿主-媒介-病原菌之间的相互作用,产生不同的基因组,以克服物种自然选择压力。为了明确鼠疫耶尔森菌的全球种群结构和中国鼠疫菌遗传进化规律,明确不同鼠疫自然疫源地内种群结构及遗传多样性,我们深入探讨了鼠疫菌的适应性进化以及鼠疫自然疫源生态之间的相互关系,为后续鼠疫防控和治疗提供相适应的理论依据。

我们构建了全球鼠疫耶尔森菌的基因组序列数据库以便了解宿主-媒介-病原体相互作用的不同疫源地中基因组谱的变化规律。其中包括1940—2021年间从中国14个省份分离到鼠疫耶尔森菌基因组序列381个(西藏、青海、新疆、甘肃、内蒙古、黑龙江、吉林、宁夏、陕西、云南、福建、广西、河北、四川)。每个疫源地都包含了一株以上的菌株。此外,还纳入Genbank数据库中其余国家已公布的鼠疫耶尔森菌基因组序列245个,以进一步明确中国菌株在国际鼠疫菌株中的进化关系及系统发育地位。

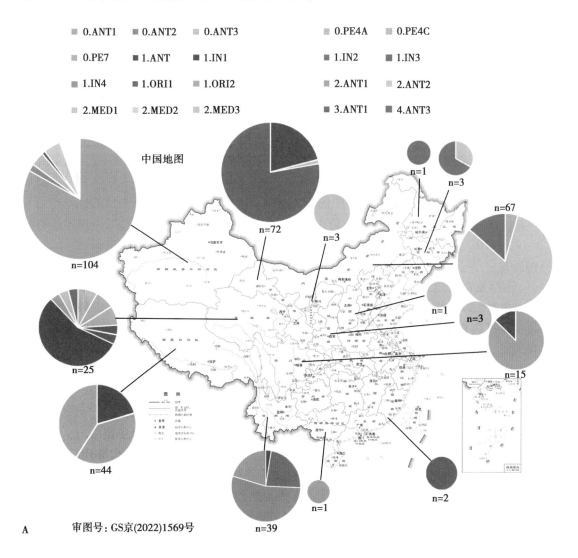

A　审图号：GS京(2022)1569号

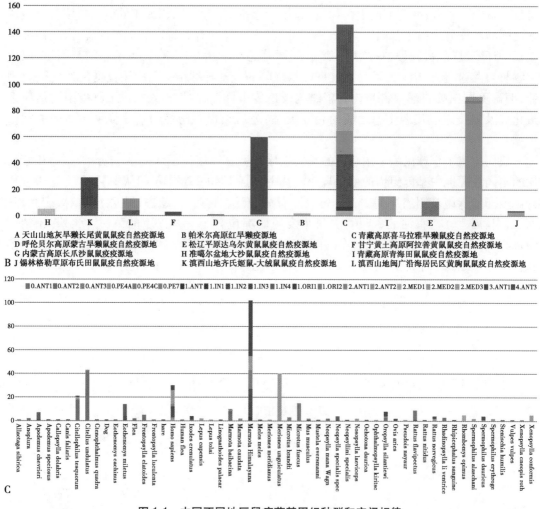

图1-1 中国不同地区鼠疫菌基因组种群和空间规律

A.不同省份鼠疫菌基因组分布情况;B.不同疫源地鼠疫菌基因组分布情况;C.不同宿主鼠疫菌基因组分布情况。

单核苷酸多态性(single nucleotide polymorphism,SNP)是一种稳定的遗传标记,能够用来推测物种进化方向,已经广泛应用于生物遗传关系的研究。为了能够重现系统发育关系,我们挑选了位于保守区的SNP,这样的位点大多数是能够稳定遗传的。以鼠疫菌CO92(NC_003143.1)菌株基因组作为参考序列,将上述鼠疫菌全基因组序列与参考基因组比对,鉴定每株菌中所有可能的SNP位点集合,通过SNP将种群中存在的亚群进一步区分,并进行种群结构和群体遗传学分析,以期重建中国鼠疫菌的系统发育关系。

在去除重组区域后,626个鼠疫全基因组中共鉴定了1 800个核心基因组SNP,为后续系统发育结构重建以及种群遗传学参数的定量化计算提供了基础数据。以 *Y. pseudotuberculosis* IP 32953 作为外群,使用邻接算法构建基于这些SNP位点的变异信息的系统发育树,根据系统发育结构能够直观地表征出物种或群体的进化路径和先后关系。两两菌株SNP距离频数分布直方图显示:菌株的SNP距离分布有两个较为集中的峰,一个位于100个SNP左右,一个位于400SNP左右。将中国菌株两两SNP距离按照疫源地分组后,我们发现青藏高原喜马拉雅旱獭鼠疫自然疫源地的菌株组内SNP距离最大(图1-2)。

根据基因组序列在群体中的存在情况不同,可以将基因组序列划分为核心基因组(core-genome)和泛基因组(pan-genome)。使用软件BLASTn将每一株菌的基因组序列与鼠疫耶尔森菌完成图菌株(CO92)的序列进行比对,对于比对的区域,若满足比对一致性不低于90%且blast比对e值低于1e-5,则认为该区域在参与比对的两株菌中都存在。综合所有菌株的比对结果,得到存在于所有菌株中的基因组片段,即为核心基因组区域。对于每一株

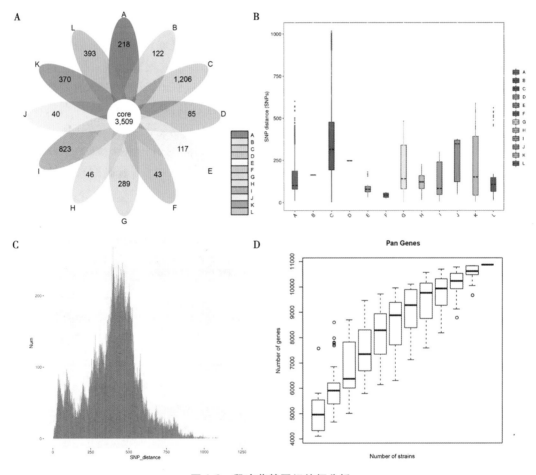

图1-2 鼠疫菌基因组特征分析

A. 不同自然疫源地菌株核心基因组和特异性基因的分布。不同的字母表示不同的鼠疫自然疫源地:I青藏高原青海田鼠鼠疫自然疫源地。C青藏高原喜马拉雅旱獭鼠疫自然疫源地。A天山山地灰旱獭长尾黄鼠鼠疫自然疫源地。D呼伦贝尔高原蒙古旱獭鼠疫自然疫源地。L滇西山地闽广沿海居民区黄胸鼠鼠疫自然疫源地。K滇西山地齐氏姬鼠-大绒鼠鼠疫自然疫源地。B帕米尔高原红旱獭疫源地。G内蒙古高原长爪沙鼠鼠疫疫源地。E松辽平原达乌尔黄鼠鼠疫自然疫源地。H准噶尔盆地大沙鼠鼠疫自然疫源地。J锡林郭勒草原布氏田鼠鼠疫自然疫源地。F甘宁黄土高原阿拉善黄鼠鼠疫自然疫源地。

B. 12个鼠疫自然疫源地分离的菌株之间两两SNP距离的箱线图。箱线图描述了比率的上、中、下四分位数;个别点表明离群值位于1.5倍的四分位数范围之外。

C. 两两菌株SNP距离频数分布直方图。横坐标是菌株间差异SNP数目,纵坐标是频数。

D. 鼠疫菌pan基因数与基因组序列数的相关性。

菌,去掉核心基因组区域的序列称为菌株特有序列。我们区分了不同疫源地菌株的核心基因组和泛基因组分布情况,在 626 株鼠疫耶尔森中,共检测到 3 509 个核心基因(99% ~ 100%菌株均有的基因)。特异性基因在各疫源地菌株之间分布差异很大,表明不同疫源地具有高度的遗传多样性。锡林郭勒草原布氏田鼠鼠疫自然疫源地菌株特异性基因数最少为 40 个,青藏高原喜马拉雅旱獭鼠疫自然疫源地菌株的特异性基因数最多,为 1 206 个(图 1-2)。

通过系统发育图谱我们发现,来自中国的鼠疫菌分离株分布于所有四个系统发育分支,青藏高原喜马拉雅旱獭鼠疫疫源地分离株的平均系统发育多样性大于其他疫源地菌株。在地理分布上,中国鼠疫菌在发育树上与其余国家菌株交叉分布,可见鼠疫菌发生了多次从中国传播到世界其他地区的传播事件。青藏高原喜马拉雅旱獭鼠疫自然疫源地的两个古典型菌株形成了最早的谱系 0. PE7,在第一次大流行之前首先从树的根部出现。紧随其后的是锡林郭勒草原布氏田鼠鼠疫自然疫源地和青藏高原青海田鼠鼠疫自然疫源地的人类非致病性谱系菌株 0. PE4C。来自苏联的谱系 0. PE2 和谱系 0. PE4B 鼠疫耶尔森菌,分别从青藏高原喜马拉雅旱獭鼠疫自然疫源地的 0. PE7 和 0. PE4A 进化而来;俄罗斯的 2MED. 1 与来自准噶尔盆地大沙鼠鼠疫自然疫源地的菌株 2MED. 2 具有共同的祖先菌株:均为青藏高原喜马拉雅旱獭鼠疫自然疫源地菌株。谱系 3. ANT1 中的分离株仅限于青藏高原喜马拉雅旱獭鼠疫自然疫源地,代表一个不同的分支(图 1-3)。

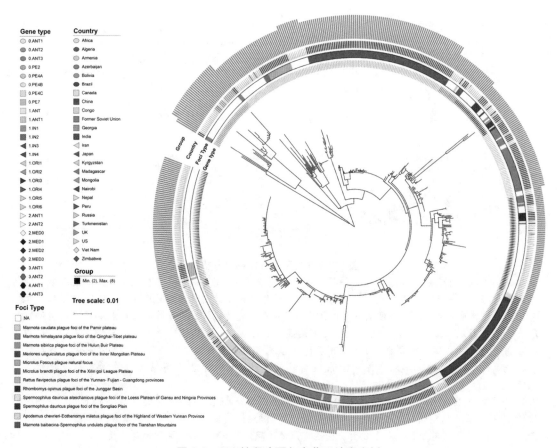

图 1-3 626 株鼠疫耶尔森菌系统发育树

（三）鼠疫耶尔森菌种群结构分析

青藏高原喜马拉雅旱獭鼠疫自然疫源地的菌株特异性基因数量最多（1 206 个），功能富集显示大部分为可移动元件：原噬菌体及转座子（10.36%）和碳水化合物运输和代谢（8.17%）；锡林郭勒草原布氏田鼠鼠疫自然疫源地的独特基因数量最少（40 个）。天山山地灰旱獭长尾黄鼠鼠疫自然疫源地菌株基因组中可移动元件也较为富集。表明噬菌体和前原噬菌体在不同环境鼠疫耶尔森菌的进化和适应中发挥了显著的作用。青藏高原青海田鼠鼠疫自然疫源地菌株主要富集于氨基酸运输和代谢（19.7%）（图 1-4）。

为探讨整个物种的种群结构特征，应用种群结构分析软件 STRUCTURE 对基因组 SNP 进行解析。STRUCTURE 种群结构分析将全球鼠疫杆菌分成八个种群（$K = 8$ 时具有最大的 ΔK 值）（图 1-4）。在第 1 个亚群中观察高度混合现象，说明这个亚群很有可能是从两个祖先亚群杂交而来。中国菌株主要分布在第 6 亚群（28.4%），但在第 7 亚群和第 8 亚群中没有发现。第 2 亚群有 4 个基因型（2. MED0、2. MED1、2. MED2、2. MED3）；第 3 亚群中的两个（2. ANT1 和 2. ANT2）；第 4 亚群中有六个（0. ANT2、0. ANT3、1. IN4、3. ANT1、3. ANT2 和 4. ANT1）；第 5 亚群 12 个（1. ANT、1. ANT1、1. IN1、1. IN2、1. IN3、1. IN4、1. ORI1、1. ORI2、1. ORI3、1. ORI4、1. ORI5 和 1. ORI6）；第 6 亚群中有 5 个（0. ANT1、0. PE4A、0. PE4B、0. PE4C 和 0. PE7）；第 7 和第 8 亚群中均只包含一个型别（0. ANT1 及 0. PE2），且全为国外菌株（图 1-5）。

（四）不同鼠疫疫源地鼠疫菌的基因组变异及种群多样性分析

鼠疫自然疫源地就是在特定地理环境条件下，鼠疫菌与其所处的植被土壤、气候、宿主动物、媒介及噬菌体之间，经过漫长的生物进化，构成的一个独特的生态圈。鼠疫菌、宿主、媒介和自然地理条件是鼠疫自然疫源地形成的四大要素。我们对来自中国 12 类鼠疫自然疫源地的 377 株鼠疫菌株进行系统发育分析表明，不同疫源地都有其主要的基因型菌株，大部分疫源地的基因型之间分布没有交叉，每个基因型都局限在一个或几个特定的自然疫源地中。

除青藏高原喜马拉雅旱獭鼠疫自然疫源地外，其余疫源地菌株的基因组序列相对保守。每一个基因型都位于特定的地理区域。大多数不同鼠疫疫源地都有独特的基因型，对应着一组独特的自然景观和主要媒介。初步解释了鼠疫菌基因型与自然环境、宿主和媒介的关系。

准噶尔盆地大沙鼠鼠疫自然疫源地分离株 100% 为 2. MED1；甘宁黄土高原阿拉善黄鼠鼠疫自然疫源地分离株 100% 为 2. MED3；青藏高原青海田鼠鼠疫自然疫源地及锡林郭勒草原布氏田鼠鼠疫自然疫源地分离株 100% 为 0. PE4C；呼伦贝尔高原蒙古旱獭鼠疫自然疫源地 100% 为 4. ANT3；内蒙古高原长爪沙鼠鼠疫疫源地 100% 为 2. MED3、天山山地灰旱獭长尾黄鼠鼠疫自然疫源地 94.5% 为 0. ANT1；滇西山地齐氏姬鼠-大绒鼠鼠疫自然疫源地 1. IN4 占 70%，滇西山地闽广沿海居民区黄胸鼠鼠疫自然疫源地 64.29% 为 1. ORI2。

不同疫源地内的地理景观和自然生境决定了宿主和媒介的种类及其生态学特征的差别，耶尔森菌属的细菌在各自适应其独特的生态位（Ecologicalniches）进化过程中，基因组发生了相应的变化。宿主、媒介、鼠疫菌三者形成了一个相互作用的复合体（宿主生态位），影响着鼠疫菌型别，流行与静息。鼠疫菌传播到各自不同的地理区域后，在长期的进化过程中分别适应不同类型的宿主生态位，通过种内分化，并由此导致其在种以下形成不同的遗

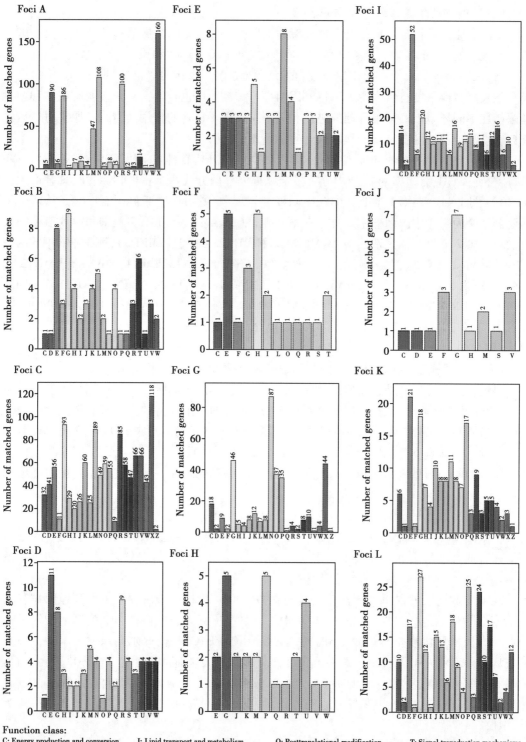

Function class:

C: Energy production and conversion
D: Cell cycle control, cell division, chromosome partitioning
E: Amino acid transport and metabolism
F: Replication, recombination and repair
G: Carbohydrate transport and metabolism
H: Coenzyme transport and metabolism

I: Lipid transport and metabolism
J: Translation, ribosomal structure and biogenesis
K: Transcription
L: Replication, recombination and repair
M: Cell wall/membrane/envelope biogenesis
N: Cell motility

O: Posttranslational modification, protein turnover, chaperones
P: Inorganic ion transport and metabolism
Q: Secondary metabolites biosynthesis, transport and catabolism
R: General function prediction only
S: Function unknown

T: Signal transduction mechanisms
U: Intracellular trafficking, secretion, and vesicular transport
V: Defense mechanisms
W: Extracellular structures
X: Mobilome: prophages, transposons
Z: Cytoskeleton

图 1-4　不同疫源地菌株特异性基因的 COG 分类

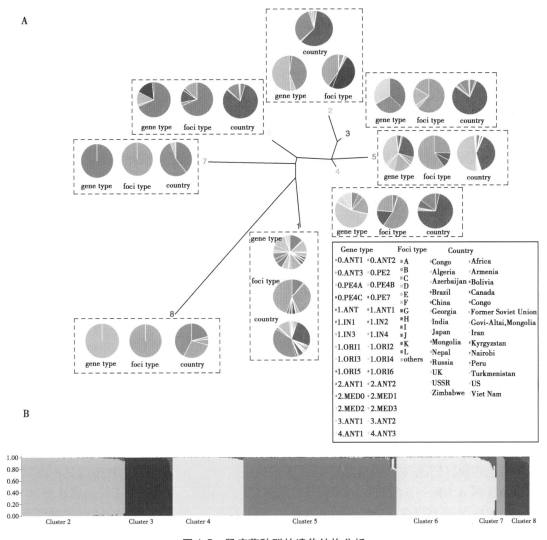

图 1-5 鼠疫菌种群的遗传结构分析

A. 8 个种群所包括的国家、疫源地类型和分支谱系;B. STRUCTURE 种群结构展示分析(K=8)。每种颜色对应一个种群。红色的种群 1 间存在高度混合现象。

传型别,并最终在各个地理区域中形成稳定的自然疫源性。因此,不同自然疫源地来源的鼠疫耶尔森菌存在诸多差异。不同型别的鼠疫耶尔森菌对不同宿主动物的免疫原性和毒力具有明显差异,不同宿主动物对同一型别鼠疫耶尔森菌表现出不同的感受性和敏感性,不同遗传型别的鼠疫耶尔森菌将最终局限于特定地理区域,有效地避免了彼此间的生态位重叠。

青藏高原喜马拉雅旱獭鼠疫自然疫源地喜马拉雅旱獭疫源地地形复杂,分布于青海省、甘肃省、西藏自治区、新疆维吾尔自治区、四川省,主要宿主为喜马拉雅旱獭,主要传播媒介为斧形盖蚤、谢氏山蚤。该疫源地菌株多态性最大,包含了 4 大种系的鼠疫菌,且在系统发育中大部分菌株分布于进化树的根部以及其早期的亚分支中。目前已知的最古老的鼠疫菌种群(0.PE7)也属于该疫源地分离株。青藏高原喜马拉雅旱獭鼠疫自然疫源地内分离株的平均系统发育多样性大于其他疫源地:147 个青藏高原喜马拉雅旱獭菌株散在分布于系统发育树中,共分为10个谱系,且大多数菌株都位于进化树的根部:其中 3. ANT1 占 38.8% ; 1. IN2 占 27.2% ,2. ANT2 和 2. ANT1 占 12.9% 和 12.2% ,表明了不同种类的自然进化轨迹。青藏高原喜马拉雅旱獭鼠疫自然疫源地是中国面积最大的疫源地,也是世界上海拔最高的鼠疫自然疫源地,具有独特的地理地貌。该疫源地鼠疫染疫动物种类多,鼠疫菌毒力强,是中国动物和人间鼠疫疫情持续流行的活跃地区之一。此外,近年来该疫源地除了主要宿主旱獭外,不时有染疫的次要宿主出现。这些特征使青藏高原鼠疫在进化中发生了明显的基因组分化和演变,大量基因的获得和缺失,导致了该地区出现多样的鼠疫菌基因组型。我们推断青藏高原喜马拉雅旱獭鼠疫自然疫源地很可能就是中国鼠疫流行的起源地,并以此为中心向其他地区扩散,这也与之前的研究报道结果一致。

甘肃省的阿尔金山喜马拉雅旱獭鼠疫自然疫源地(阿克塞)及祁连山喜马拉雅旱獭鼠疫自然疫源地(苏北),虽然都是属于青藏高原喜马拉雅旱獭鼠疫自然疫源地的亚疫源地,主要宿主和传播媒介基本相同,彼此之间在地理上相邻。但是由于他们被党金山这一地理屏障将其划分为两部分,自然景观区别明显,前者以荒漠、半荒漠草场为主,后者以高山草原草甸为主。导致这两块疫源地内鼠疫菌的基因组型差别较大。阿克塞县疫源地菌株中 98.25% 为 3. ANT1 型别,而肃北县 100% 为 1. IN2 型别。可见地理阻隔是影响鼠疫菌基因组的时空演变适应性的一个关键。鼠疫菌传播到各自不同的地理区域后,由于地理因素的阻隔,两者之间的基因交流较少,在长期的进化过程中分别适应不同类型的宿主生态位,最终在各个地理区域中形成稳定的各自然疫源性适应的基因型。

田鼠型鼠疫自然疫源地中,中国共有两种田鼠型鼠疫自然疫源地:即青藏高原青海田鼠鼠疫自然疫源地及锡林郭勒高原布氏田鼠鼠疫自然疫源地。前者位于青藏高原,后者位于内蒙古高原。尽管锡林郭勒高原布氏田鼠鼠疫自然疫源地和青藏高原青海田鼠鼠疫自然疫源地相距遥远,但来自两块疫源地的田鼠型鼠疫菌的致病性、生化特征以及分子生物学特征几乎完全相同,只引发有限的动物鼠疫,对人不致病。虽然将分离于这两块疫源地的田鼠型鼠疫菌株都分为同一基因型 0. PE4C,但他们在系统发育树中占据两个不同的姊妹支,均由同一祖先株-青藏高原喜马拉雅旱獭鼠疫疫源地鼠疫菌平行分化而来。中国田鼠鼠疫自然疫源地菌株在毒力、生化表型和分子特征上与其他自然疫源地相差很大。基因组结构比较显示,田鼠型鼠疫菌株与其他型别鼠疫耶尔森菌差异较大,基因组内缺失了大片段的基因,他的许多基因由于点突变而失活或表达蛋白发生变异。这些点突变的积累可能导致相应基因功能的丧失或不正常,但是这些基因在其他型别鼠疫耶尔森菌中均是完整的。显示了一个新的生物型——田鼠型的出现。

内蒙古高原长爪沙鼠鼠疫疫源地,涉及河北省、陕西省和宁夏回族自治区与之相接壤的边缘地区。主要宿主为长爪沙鼠,该疫源地菌株主要型别为 2. MED3,与甘宁黄土高原阿拉善黄鼠鼠疫自然疫源地菌株型别一致。松辽平原达乌尔黄鼠鼠疫自然疫源地及呼伦贝尔高原蒙古旱獭鼠疫自然疫源地均为 4. ANT3。结合系统发育树我们可以看出,鼠疫菌经由呼伦贝尔高原、松辽平原的古典型菌株进化成内蒙古高原的中世纪型。地理位置上来看,松辽平原达乌尔黄鼠鼠疫自然疫源地与内蒙古高原长爪沙鼠鼠疫自然疫源地和甘宁黄土高原阿拉善黄鼠鼠疫自然疫源地在地理上相邻,我们推测来自内蒙古高原长爪沙鼠鼠疫自然疫源地和甘宁黄土高原阿拉善黄鼠鼠疫自然疫源地的中世纪型鼠疫菌可能从松辽平原达乌尔黄鼠鼠疫自然疫源地的古典型鼠疫菌直接进化而来。

大沙鼠疫源地位于新疆维吾尔自治区北部。东边为阿尔泰山,西部为准噶尔山地,南为天山山脉。主要宿主为大沙鼠,2. MED1分支为大沙鼠疫源地独有。同样位于天山山地的灰旱獭-长尾黄鼠疫源地,主要宿主为灰旱獭、长尾黄鼠,主要传播媒介为谢氏山蚤、方形黄鼠蚤。该疫源地分型为古典型,主要分支为0. ANT1。

帕米尔高原红旱獭疫源地位于主要宿主为长尾旱獭,主要传播媒介为谢氏山蚤,腹窦纤蚤,分离到的鼠疫菌为2. MED2。

滇西山地齐氏姬鼠-大绒鼠鼠疫自然疫源地位于滇西北,包括云南省剑川县、丽江市古城区古、玉龙纳西族自治县。鼠疫中国西南部野鼠鼠疫自然疫源地,主要宿主为齐氏姬鼠、大绒鼠,主要传播媒介为特新蚤指名亚种。该疫源地菌株分型与部分青藏高原喜马拉雅旱獭鼠疫疫源地鼠疫菌聚为一簇,为古典型,分支为1. IN2、IN31、IN4。基于菌株间传播事件和系统发育关系,我们推论出云南野鼠鼠疫自然疫源地可能由喜马拉雅旱獭疫源地传播而来。

处于第三次世界鼠疫大流行起源地云南省的家鼠鼠疫自然疫源地,鼠疫菌生物型由古典型经由滇西南山地演变为东方型。滇粤闽居民区黄胸鼠鼠疫自然疫源地包括西南山地、闽广沿海、东部丘陵平原三个亚区。主要宿主为黄胸鼠,主要传播媒介为印鼠客蚤。我们观察到有两株云南家鼠型菌株位于野鼠菌株的分支中,野鼠型鼠疫菌位于祖先位置,且两个支亲缘关系很近。与目前关于东方型鼠疫菌和中世纪型鼠疫菌分别起源于古典型鼠疫菌的观点相符。因此鼠疫菌沿着青藏高原向滇西横断山脉、滇西南山地及闽广沿海的传播规律得以证实。

(五)不同宿主间鼠疫菌的适应性微进化

鼠疫菌是一种多宿主多传播媒介的病原体,在自然界有多种野生动物感染鼠疫并作为它的宿主,80多种跳蚤和其他虫媒可以作为它的媒介。相近的疫源地间,如果主要宿主种类相同,鼠疫耶尔森菌的基因组型也相同或相近。有些疫源地内主要宿主种类相同,但是由于栖息地环境不同和或主要媒介不同,可能有若干个基因组型。例如来自喜马拉雅旱獭鼠疫疫源地的菌株。其基因组型就较为复杂。102个旱獭分离株共分为8种基因型,其中3. ANT1占比最多(46.1%),其余宿主中鼠疫菌型别均较单一。决定鼠疫耶尔森菌存在及其型别的因素是多方面的,但可看作是一个由自然环境,贮存宿主,传播媒介和病原体相互作用的复合体。宿主生态位在不同的地理区域中,这一复合体中起主要或决定性作用的因素各有不同。我们推测喜马拉雅疫源地型别较多可能与旱獭寿命较长,一般超过10年,鼠疫疫蚤可与之常年生存,旱獭入蛰冬眠后,动物间鼠疫也进入静息期,而出蛰后又重新活跃。其他啮齿动物的寿命较短,这意味着在鼠疫流行期间其他疫源地的鼠疫菌会频繁更新宿主,这导致在宿主与鼠疫菌之间的相互作用较少,他们之间建立的免疫屏障比旱獭要弱得多。因此鼠疫菌在长期与旱獭共存过程中容易因为自然选择的压力下,鼠疫菌随着宿主的迁徙,容易产生适应和演变,从而导致基因组的多态性。

喜马拉雅旱獭鼠疫疫源地及青海田鼠鼠疫自然疫源地均位于青藏高原,两类宿主生境基本一致,但是基因组差距甚远。位于云南省境的滇西山地齐氏姬鼠-大绒鼠鼠疫自然疫源地及滇粤闽居民区黄胸鼠鼠疫自然疫源地,两个疫源地菌株基本按照宿主的不同划分为两种不同型别,但是仍有个别交串现象。同时有些相距甚远的疫源地,如果主要宿主种类相似,鼠疫菌的基因组型也相近。例如黄鼠型鼠疫自然疫源地中,天山山地灰旱獭-长尾黄鼠鼠疫自然疫源地位于中国西北部地区,而松辽平原达乌尔黄鼠鼠疫自然疫源地为于中国东北部,两者宿主均为黄鼠属的不同种,虽然相距几千公里,他们基因组在进化关系上同属于一个大的进化分支。田鼠型鼠疫自然疫源地中,青藏高原青海田鼠鼠疫自然疫源地位于青藏高原,锡林郭勒高原布氏田鼠鼠疫自然疫源地位于内蒙古高原。两个自然疫源地相距遥远,但来两类田鼠型均属于同一基因型 0. PE4C,均由同一祖先株-青藏高原喜马拉雅旱獭鼠疫疫源地鼠疫菌平行分化而来。两类沙鼠型的鼠疫自然疫源地,准噶尔盆地大沙鼠鼠疫自然疫源地及内蒙古高原长爪沙鼠鼠疫疫源地也是同样的情况。

二、鼠疫耶尔森菌噬菌体生物学特性及基因组分析

噬菌体(bacteriophage)是地球上分布最多的也可能是种类最多的微生物,在数目上超出细菌 10 倍左右。在 20 世纪早期,由 Frederick Twort 最早进行描述,接着 Félix d'Herelle 将噬菌体分离出来,并发现其可以杀死细菌,是寄生于细菌、真菌、放线菌或螺旋体等细胞内的病毒。噬菌体结构比细菌和真菌等要简单得多,有严格的宿主特异性,只寄居在易感宿主菌体内,因此在病原菌分型、疾病诊断和治疗方面发挥关键性作用。作为一种抗菌剂,噬菌体具有特异性强、繁殖迅速的特点。噬菌体治疗是控制细菌感染和污染的替代抗生素治疗的新策略。根据噬菌体对其宿主菌的作用方式,可将噬菌体分为烈性噬菌体和温和性噬菌体两种。烈性噬菌体(virulent phage)感染敏感细菌后,可在其细胞内快速增殖,通过裂解宿主细胞来释放子代噬菌体从而到达杀死细菌的目的,故又称毒性噬菌体。温和噬菌体(temperate phage)也称为溶源性噬菌体,在感染细菌后有两种途径:一是和烈性噬菌体一样裂解细菌,二是将其基因组整合到宿主染色体中,成为细菌 DNA 的一部分,不单独复制并能随细菌的繁殖传给下一代。此过程称为溶原性(lysogeny),带有噬菌体基因组的细菌称为溶原性细菌(lysogenic bacterium),而发生基因整合的噬菌体称为前噬菌体(prophage)。噬菌体特异性对细菌的裂解作用主要取决于两个因素:一是噬菌体配体对细菌细胞壁上特异性受体的结合;二是噬菌体在细菌细胞内的复制。

鼠疫噬菌体的研究对鼠疫菌的鉴定、保存机制及鼠疫的治疗具有重要意义。鼠疫噬菌体的使用最早追溯到 1919 年,d'Herelle 报道了使用一种裂解性噬菌体(lytic phage)来治疗鼠疫,但是这些研究的效果并不确定。1927 年 Flu 从荷兰 Leyden 运河河水中分离到一株噬菌体,可以裂解鼠疫菌、大肠杆菌和志贺菌。1929 年 Pokrovskaya 从花金鼠感染组织中分离到一株特异性作用于鼠疫菌的裂解性噬菌体。日本的 Sugino 和塞内加尔的 Advier 同样报道了鼠疫菌特异性的噬菌体。

常见的耶尔森菌属噬菌体包括,小肠结肠炎耶尔森菌 O:3 血清型特异性噬菌体 ΦYeO3-12 和 phiYe-F10;被用作鼠疫诊断噬菌体 PhiA1122 和 Yep-phi;YpsP-G 和 YpP-R 已被报道用于诊断假结核耶尔森菌感染。鼠疫杆菌噬菌体的许多基因组已被完全测序,包括短尾噬菌体科(Podoviridae)噬菌体 phiA1122、Yep-phi、Berlin、Yepe2、YpP-R、YpP-G、YpsP-G、Yps-Y 和肌尾科(Myoviridae)噬菌体 L-413C、PY100、YpsP-PST 和 phiD1。国际上已经测序的鼠疫菌噬菌体包括:8 株属于 T7 噬菌体家族短尾噬菌体科,C1 形态型鼠疫噬菌体,它们分别为 Berlin、Yep E2、YpsP-G、PhiA1122、YpP-Y、YpP-R、YpsP-G、Yep-phi;另外三株为肌尾科 L-413C、PY100、YpsP-PST 分别来自于 P2、T1、T4 群;此外还有 Ypf-phi 为丝状噬菌体。

PhiA1122:烈性鼠疫诊断用噬菌体,由 Advier 在 1933 年从一个腺鼠疫患者血液中分离,在 20℃能裂解鼠疫菌及 37℃裂解假结核。Yep-phi 为我国分离的鼠疫诊断用噬菌体,在不同温度下均可特异性裂解鼠疫菌,而不裂解其他菌。YepE2 和 YpP-G 是从花金鼠组织中分

离到的鼠疫耶尔森菌噬菌体,能裂解几乎全部的鼠疫耶尔森菌和 20% 左右的假结核耶尔森菌。YpP-Y、YpP-R 是 1964 年分离到的鼠疫烈性噬菌体,能裂解鼠疫耶尔森菌和部分假结核耶尔森菌。L-413C 属于温和噬菌体,分离自溶原菌 413(中亚荒漠红尾沙鼠分离的鼠疫菌)。L-413C 最显著的特点是其尾丝蛋白 H 的马赛克结构,这个马赛克结构使 L-413C 可以区分鼠疫菌和假结核分枝杆菌。因此其具有很高的特异性,只裂解鼠疫耶尔森菌,而不能裂解假结核耶尔森菌和大肠埃希菌。其噬菌体的受体是位于鼠疫菌表面的 LPS。PY100 噬菌体,是在 2007 年从一个德国养猪场的饲料中分离的,他在耶尔森菌属内具有广泛的宿主范围,可以裂解小肠结肠炎耶尔森菌、假结核分枝杆菌和鼠疫菌。YpfPhi 属于丝状噬菌体,即前噬菌体,位于鼠疫菌 CO92(Genbank:AL590842.1)基因组的 YPO2271-2281bp。早期研究表明这种前噬菌体仅仅在东方型的菌株中感染并存在。但是研究结果表明鼠疫菌的祖先早已获得了 *YpfPhi*。缺失 *YpfPhi* 基因组并不影响鼠疫菌形成菌落和蚤前胃阻塞的能力,但是会导致鼠疫菌在小鼠中的致病力发生改变。在古典型和中世纪型菌株中,*YpfPhi* 基因组形成一个不稳定的游离体(episome),而在东方型菌株中它能稳定地整合成为串联重复序列。通过获得一个不稳定的丝状噬菌体,鼠疫菌可以从一个经典的肠道病原体转化成为一个高度致病性细菌。

2020 年,我们首次从中国青藏高原喜马拉雅旱獭鼠疫自然疫源地内自毙旱鼠骨髓中分离到一株烈性鼠疫耶尔森菌噬菌体 YepMm。该自毙旱獭中同时分离到一株鼠疫耶尔森菌。以往国内外报道的鼠疫噬菌体多为污水及土壤中分离,这是首次从鼠疫宿主动物的骨髓中分离到烈性噬菌体。青藏高原喜马拉雅旱獭鼠疫自然疫源地是发生动物间鼠疫流行和人间鼠疫病例最多的疫源地之一,从发现至今一直处于活动状态。而活动疫源地的主要宿主动物中分离到的烈性噬菌体更加具有重要的意义。电镜观察显示该噬菌体病毒粒子呈六角形轮廓,尾巴短而不收缩,呈圆锥状,属于短尾噬菌体。

(一)噬菌体 YepMm 与 Yep-phi 宿主特异性研究

噬菌体 YepMm 对假结核耶尔森菌裂解具有温度特异性:25℃和 37℃时可裂解 O:1b 和 O:14 型假结核耶尔森菌;37℃时可裂解 O:1a 型假结核耶尔森菌,25℃时不裂解。噬菌体 YepMm 在两种温度下均能裂解鼠疫菌和高致病性小肠结肠炎杆菌生物血清型 1B/O:8。而噬菌体 Yep-phi 只能裂解鼠疫菌和 O:14 型假结核分枝杆菌。YepMm 在 25℃时比在 37℃时形成更大的裂解圈。除鼠疫杆菌外,还可裂解高致病性 1B/O:8 小肠结肠炎耶尔森菌和 O:1B 血清型假结核分枝杆菌,可作为防治致病性耶尔森菌感染的重要生物制剂(图 1-6)。

与诊断噬菌体 Yep-phi 相比,YepMm 感染鼠疫菌后 OD 值下降更快,YepMm 噬菌体的一步生长曲线表明,其潜伏期约为 10 分钟、裂解期约 80 分钟,裂解期间每个被感染的细菌释放新的噬菌体的平均数约 187PFU/细胞。PhiA1122 在 37℃条件下也可以裂解假结核分枝杆菌。而中国鼠疫菌诊断用噬菌体 Yep-phi 在 20℃和 37℃特异裂解鼠疫菌,对耶尔森菌属的其他种不裂解。因此噬菌体 YepMm 的裂解能力比 Yep-phi 更强,潜伏期短、裂解谱宽。

鼠疫噬菌体对宿主菌裂解的特异性方面有很大的不同。YpP-Y、YpP-R、YpsP-PST 和 YpsP-G 可以裂解假结核耶尔森菌;而 PhiA1122 及 YpP-G 则不能裂解。此外 YpP-Y、YpP-R、YpsP-PST、PhiA1122 和 YpsP-G 还能裂解大肠埃希菌及志贺菌。噬菌体的宿主特异性主要是由于噬菌体的尾丝蛋白与宿主菌的受体特异性结合不同所导致的。

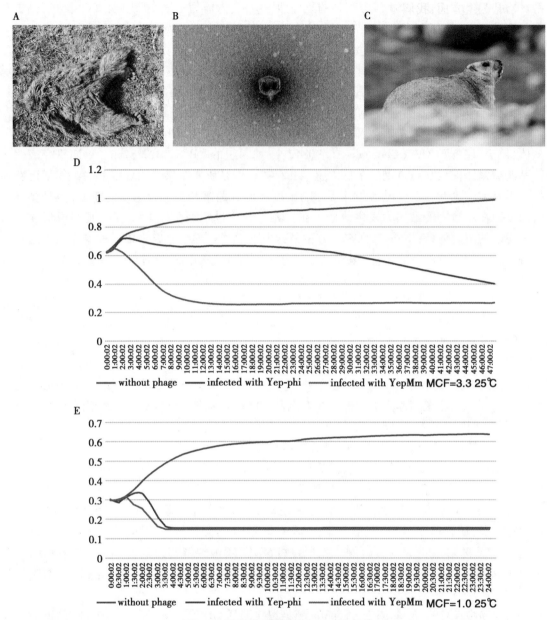

图 1-6 鼠疫菌噬菌体 YepMm 的特性

A. 自毙喜马拉雅旱獭,我们从中分离出一种烈性鼠疫噬菌体:YepMm;B. YepMm 噬菌体的电镜图;C. 一只健康的喜马拉雅旱獭;D. 鼠疫菌 EV76 在 25℃时的生长曲线,初始培养 MCF=3.3。将 30μl 的噬菌体 YepMm 和 Yep-phi 约(3.0±0.2)×10⁷ PFU 分别与 300μl 的细菌培养物(MCF=3.3)混合,在 25℃孵育 24 小时。每组重复三次。每隔 30 分钟测定各组的 OD600 值。蓝线为未受噬菌体感染菌株的生长曲线。橙色线表示感染噬菌体 Yep-phi 的菌株的生长曲线。灰色线为感染噬菌体 YepMm 的菌株的生长曲线;E. 鼠疫菌 EV76 在 25℃,初始培养 MCF=1.0 时的生长曲线。将 30μl 的噬菌体 YepMm 和 Yep-phi 约(3.0±0.2)×10⁷ PFU 与 300μl 的细菌培养物(MCF=1.0)混合,在 25℃孵育 24 小时。每组重复三次。每 30 分钟测定各组的 OD600。蓝线为未受噬菌体感染菌株的生长曲线。橙色线表示感染噬菌体 Yep-phi 的菌株的生长曲线。灰色线表示感染噬菌体 YepMm 的菌株的生长曲线。

（二）耶尔森属噬菌体比较基因组学研究

在基因组方面,我们将分离的 YepMm 噬菌体纳入我们的耶尔森属噬菌体库进行了比较基因组学研究(包括所有已知的致病性耶尔森菌属噬菌体基因组)。进化树显示,耶尔森菌噬菌体总共分为五个大簇。与同属 T7 家族的烈性鼠疫菌噬菌体 PhiA1122,Berlin,Yepe2,Yep-phi 进行了比较基因组学分析。结果提示烈性鼠疫噬菌体可以明显分为两个亚群:Yep-phi 和 PhiA1122 亚群。而 YepMm 与 Yep-phi 亚群聚为一类(包括 Yep-phi、Berlin 和 Yepe2)。YepMm 与 Yep-phi 的核苷酸序列同源性为 99.99%,而与 phiA1122 的核苷酸序列同源性仅为 67.48%(图 1-7)。

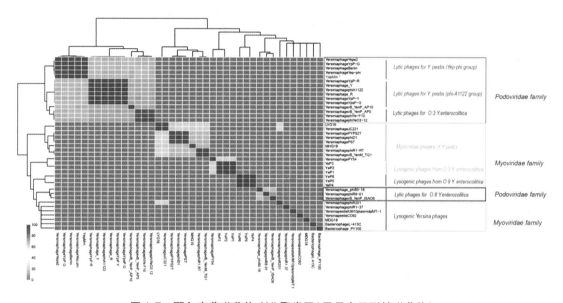

图 1-7　耶尔森菌噬菌体 ANI 聚类图(星号表示烈性噬菌体)

YepMm 与诊断噬菌体 Yep-phi 基因组极其相似,43 个 ORF 中 41 个与诊断噬菌体同源性为 100%,但是通过基因组结构比较我们发现,YepMm 与 Yep-phi 相比,在尾丝蛋白 A(TTPA)上游的启动子区域(330bp)处产生了一个 SNP 变异。导致了一个新的 ORF 的出现。尾丝蛋白是噬菌体尾部的一种结构蛋白,噬菌体的尾部蛋白在噬菌体与宿主细菌的相互作用中起着重要作用。介导噬菌体尾丝专一吸附在寄主细胞表面受体上,从而介导感染。基因组 SNP 的出现可能引起噬菌体尾部蛋白的改变并导致两者对宿主菌的敏感性的差异。

（三）噬菌体尾丝蛋白差异导致噬菌体宿主特异性差异

噬菌体吸附到受体是感染的第一步,菌体裂解细菌的特异性主要取决于噬菌体与细菌细胞壁上特异性受体的相互识别与吸附。对于有尾噬菌体来讲,识别宿主的特异性是由尾丝蛋白决定的。它们吸附到宿主细胞表面后,尾丝识别受体并且与受体发生结合,继而发生不可逆的结合以及噬菌体 DNA 的注入。T7 类噬菌体的尾丝蛋白在裂解过程中扮演着重要的角色,在 T7 类噬菌体中,人们普遍认为噬菌体的尾丝蛋白负责对受体的识别。将纯化的尾丝蛋白与鼠疫菌共同孵育后,尾丝蛋白在体外可能直接与鼠疫菌表面的受体相互识别,相互黏附,从而与噬菌体竞争吸附受体。鼠疫菌噬菌体在宿主范围上的这种变异是与尾丝蛋白序列紧密相关的。在 T7 类噬菌体中,尾丝蛋白的 N 端复制与尾部相互作用,C 端与受体相互作用,我们推测 YepMm 有可能采用不同的识别机制,从而识别不同的受体(图 1-8)。

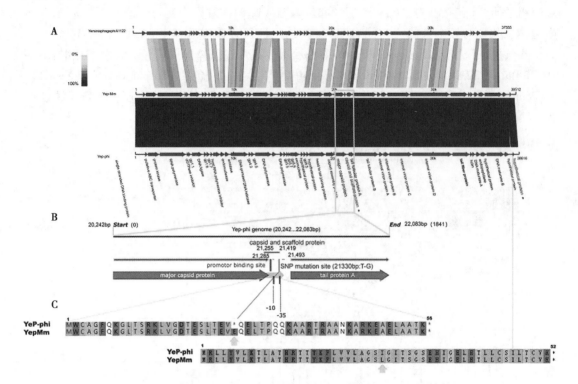

图 1-8 噬菌体 YepMm、Yep-phi 和 phiA1122 比较基因组分析

A. 对噬菌体 YepMm、Yep-phi 和 phiA1122 的基因组结构比较分析(星号表示两种不同的 orf);B. 两种鼠疫菌噬菌体的主要区别是 YepMm,Yep-phi。黄色矩形表示 YepMm 基因间区和 SNP 突变的新 orf;C. 噬菌体 YepMm 和 Yep-phi 的新 ORF-29 氨基酸相似性比对。

细菌耐药性已成为全球性的公共卫生问题,特别是"超级细菌"成员的不断增加使针对细菌感染的抗生素疗法面临前所未有的挑战。耐药性的威胁急需噬菌体治疗技术的发展最近,因此噬菌体疗法重新受到人们的关注。烈性噬菌体对宿主菌高效特异的裂解作用不影响动物机体的生理功能,且不会受到细菌耐药性的限制,因此,烈性噬菌体有可能成为用于预防和治疗细菌性感染的抗生素替代品,从而解决目前临床普遍遇到的细菌耐药性问题。另一方面,噬菌体和细菌之间频繁地互相交换着核苷酸序列,已测序的细菌基因组中有很多前噬菌体,其数量甚至超过已测序的噬菌体基因组。研究鼠疫菌噬菌体基因组有助于我们了解鼠疫菌噬菌体的遗传背景,以及其在宿主菌生理学和进化中的作用,进而帮助我们认识噬菌体在人类疾病中扮演的角色。

(四)鼠疫噬菌体对鼠疫菌在自然界中长期保存的作用

我们在日常监测中对青藏高原旱獭鼠疫自然疫源地内近千份标本的筛查中发现自毙旱獭体内烈性噬菌体分离率高达 10%,活体旱獭目前未分离出烈性噬菌体。是否噬菌体在动物体内感染并繁殖的同时,在大量裂解动物体内鼠疫菌的过程中还会导致其余毒素的释放或细胞因子风暴的产生还有待进一步研究。目前国内外学者对鼠疫菌在自然界中长期保存机制以及在流行期和间歇期循环往复提出了不少假说。在动物鼠疫流行过程中,特别是流行末期、鼠疫菌在毒力、形态乃至生化特性等方面均可产生改变。在监测中我们还发现了非典型性鼠疫菌,鼠疫诊断噬菌体不裂解,这种非典型鼠疫菌较正常鼠疫菌小,生长缓慢,光学显微镜观察菌落形态与正常鼠疫菌差别较大,在现行的鼠疫诊断标准中,很容易对其产生误判。动物间鼠疫的剧烈流行,伴随着鼠疫菌的增加,同时必然伴随着噬菌体数量的增加和动物体内大量抗体的产生,从而导致非典型鼠疫菌的产生。这些菌株毒力减弱,对噬菌体产生一定的抗性,在动物中容易形成慢性带菌过程。抗鼠疫噬菌体株的发现并证明鼠疫在一定条件下可以发生变异,在动物鼠疫流行末期及流行静息期,噬菌体感染造成抗噬菌体鼠疫菌,对动物无毒力或毒力减弱,有利于宿主动物的生存和繁衍,动物间的鼠疫可以弱毒的形式延续、循环或在一定范围内潜伏。这可能是再次引起动物间鼠疫猛烈流行的潜在原因。

参考文献

[1] 纪树立.鼠疫[M].北京:人民卫生出版社,1988,2-62.

[2] 俞东征,海荣.中国鼠疫菌的遗传特征及其与鼠疫自然疫源地关系[J].中国人兽共患病杂志,2004,20(9):28-30.

[3] 宋志忠.鼠疫耶尔森菌在自然界保存机制的研究动态[J].中华传染病杂志,2004,22(2):139-141.

[4] 张涛,冯志勇,杨林,等.中国鼠疫现况与基因分型[J].中国媒介生物学及控制杂志,2010,2(3):3-9.

[5] 纪树立,张海峻,刘云鹏,等.我国鼠疫菌分型及其生态学流行病学意义[J].中国地方病杂志,1987,5,20-29.

[6] 魏兆飞,尹家祥.中国鼠疫自然疫源地研究进展[J].中国人兽共患病学报,2015,31(12):1167-1170.

[7] 浦清江,张春华,吕景生,等.1950—2009年中国鼠疫疫情分析[J].中国地方病防治杂志,2010,25(6):431-434.

[8] 姜志宽,贾德胜,韩招久.鼠疫的流行特点与防控对策[J].中华卫生杀虫药械,2020,26(1):8-15.

[9] 房静,刘振才,张贵军,等.1991—2000年中国鼠疫概况及疫情分析[J].中国地方病防治杂志,2002,17(5):288-290.

[10] 张涛,冯志勇,李丽.鼠疫研究进展[J].中国人兽共患病学报,2011,7(27):663-667.

[11] 郭辰仪.鼠疫自然疫源地局部生态与鼠疫菌基因组变异的关联分析[D].军事医学科学院,2019.

[12] 侠克,林苗苗.锡林郭勒盟两例鼠疫病例在京确诊,[N/OL].[2019-11-13].http://www.bj.xinhuanet.com/rdsp/2019-11/13/c_1125225791.

[13] 王梅,海荣.鼠疫噬菌体研究概述[J].中国媒介生物学及控制杂志,2011,22(3):297-300.

[14] 段天一.1997—2016年内蒙古自治区长爪沙鼠鼠疫自然疫源地鼠疫监测流行病特征分析[D].吉林大学,2018.

[15] 杜国义,杨建明,王海峰,等.中国鼠疫自然疫源地宿主多样性研究进展[J].中国媒介生物学及控制杂志,2012,23(3):273-274.

[16] 张海鹏,钟佑宏,段存娟,等.梁河家鼠鼠疫疫源地鼠疫噬菌体的分离及其流行病学意义[J].中国人兽共患病学报,2020,87:1002-2694.

[17] 秦婧靓,杨瑞馥,崔玉军.动物鼠疫周期流行的生态位影响因素研究进展[J].中国人兽共患病学报,2021,25:1002-2694.

[18] 丛显斌,徐成,西绕若登,等.青藏铁路沿线鼠疫生态与控制研究[J].中国地方病学杂志,2008,23(4):241-248.

[19] 李瑞,尹家祥.生态地理景观要素土壤与鼠疫的关系[J].中国人兽共患病学报.2020,125:1002-2694.

[20] ZHAOKAI HE,BAIQING WEI,YUJIANG ZHANG,et al.Distribution and Characteristicsof Human Plague Cases and Yersinia pestis Isolatesfrom 4 Marmota Plague Foci,China,1950-2019[J].Emerging Infectious Diseases,2021,27:10.

[21] 米景川,李仲来,吕卫东,等.内蒙古北部荒漠草原沙鼠鼠疫流行强度的预报模型[J].中国地方病防

治杂志,1997,(2):109-112.

[22] 王明泽,陈郁,陈兴书,等.中国六大鼠疫高发区医学地理特点、传播机制及卫勤保障措施[J].解放军预防医学杂志,2018,36(11):1483-1486.

[23] 周冬生,杨瑞馥.鼠疫研究进展与展望[J].解放军医学杂志,2010,35(10).1176-1180.

[24] 李仲来,王成贵,马立名.达乌尔黄鼠密度和气象因子与蚤指数的关系[J].中国媒介生物学及控制杂志,1993,(4):282-283.

[25] 沈希,高子厚.啮齿动物种群生态学与鼠疫关系的研究进展[J].中国人兽共患病学报,2018,34(12):1151-1154.

[26] 谭见安,刘云鹏,沈尔礼,等.《中华人民共和国鼠疫与环境图集》研制的设计[J].环境科学,2002,23(3):1-8.

[27] 夏连续.我国鼠疫防控的成就[J].疾病监测,2021,36(7):650-652.

[28] 刘伯熙,段然,王浩珲,等.内蒙古自治区不同生态系鼠疫自然疫源地动物鼠疫流行现状及流行风险简析[J].中华预防医学杂志,2021,55(0):1-6.

[29] 鄂托克旗卫生健康委员会.鄂托克旗卫健委关于银川市确诊1例腺鼠疫病例相关情况的通报[EB/OL].[2021-11-12].http://wjw.ordos.gov.cn/tzgg_79203/202108/t20210822_2986782.html.

[30] 秦长育,许磊,张荣祖,等.中国鼠疫自然疫源地分型研究[J].中华流行病学杂志,2012(33):1-6.

[31] 张涛,李丽.鼠疫研究概述[J].中国地方病学杂志,2011,30(2):44-53.

第二章

内蒙古鼠疫生态

鼠疫自然疫源地所具有的地理空间区域,是地理景观中客观存在的有机实体,动物鼠疫在自然界的存在是其地理景观空间中鼠疫宿主、媒介及鼠疫耶尔森菌之间食物链和空间接触的基础上进化形成特殊的鼠疫生物群落,并在一定鼠疫生物地理环境条件下自然组合形成鼠疫生物地理群落(即鼠疫自然疫源地)。鼠疫自然疫源地的形成受相应生物种群的生态、生理、遗传影响,同时也包括非生物的土壤、光照、降水、相对湿度及海拔高度等诸多因素影响着植被的形成,不同的植被影响着宿主动物的分布,宿主动物的分布又决定了媒介分布、数量及寄主多寡的状况。鼠疫耶尔森菌在长期的演化过程中,适应不同疫源地的地理景观空间、宿主动物、媒介昆虫的生态系。它们之间相互依赖,相互制约,相互适应,通过其自然选择而同步进化,使内蒙古自治区在历史的长河中形成了呼伦贝尔高原蒙古旱獭鼠疫自然疫源地、松辽平原达乌尔黄鼠鼠疫自然疫源地、内蒙古高原长爪沙鼠鼠疫自然疫源地及锡林郭勒高原布氏田鼠鼠疫自然疫源地等4种类型的鼠疫自然疫源地,并维持其各自疫源地的发展和变化。内蒙古自治区4种类型鼠疫疫源地的地理景观空间、宿主动物、媒介昆虫的种群及鼠疫耶尔森菌的基因型(包括生物型等)均呈现了较大的差异性。并表现出不同的动物鼠疫流行病学特点,从而在历史上、近代及当前对人类的危害及威胁性也表现出较大的差异性特点。

第一节 概　况

内蒙古地处我国北部边疆,位于北纬 37°24′~53°23′,东经 97°12′~126°04′之间,从东到西直线距离 2 400km 多,南北跨距 1 700km 多,内蒙古高原是中国的第二大高原,内蒙古地域辽阔,东起茫茫的兴安岭,西至阿拉善戈壁,地跨东北、华北、西北,毗邻八省区,北与蒙古国和俄罗斯接壤,国境线长达 4 200km,面积 118.3 万 km²,占全国总面积的 12.3%。

内蒙古自我国的伍连德博士及其助手关任民、伯力士(R. Pollitzer)组成的中国考察队与苏克涅夫(Sukneff)博士带领的俄罗斯科学家团队,两国科学家于 1923 年,在满洲里附近的索克图(Soktui)的蒙古旱獭(*Marmota sibirica*,当时的拉丁名称)体共同分离到鼠疫耶尔森菌,从而在内蒙古发现了首个鼠疫自然疫源地以来,到目前共发现了 4 个类型的鼠疫自然疫源地(表 2-1),按照发现的先后次序分别是:呼伦贝尔高原蒙古旱獭鼠疫自然疫源地(本章以下简称蒙古旱獭疫源地),松辽平原达乌尔黄鼠鼠疫自然疫源地(以下简称“达乌尔黄鼠疫源地”),内蒙古高原长爪沙鼠鼠疫自然疫源地(以下简称“长爪沙鼠疫源地”)和锡林郭勒高原布氏田鼠鼠疫自然疫源地(以下简称“布氏田鼠疫源地”)。并发现了两部分重叠疫源地,长爪沙鼠疫源地的东南部与达乌尔黄鼠疫源地所重叠,其东北部与布氏田鼠疫源地相重叠。内蒙古的鼠疫疫源地在我国是各省市自治区中类型最多者,鼠疫疫源地的面积也是较多的省区之一。

表 2-1 内蒙古鼠疫自然疫源地

疫源地部分生态指标		呼伦贝尔高原蒙古旱獭鼠疫自然疫源地	松辽平原达乌尔黄鼠鼠疫自然疫源地	内蒙古高原长爪沙鼠鼠疫自然疫源地	锡林郭勒高原布氏田鼠鼠疫自然疫源地
疫源地首次发现时间和地区		1923 年,呼伦贝尔市满洲里(1911年,俄罗斯)	1948 年,赤峰市敖汉旗,通辽市的科尔沁区	1954 年,巴彦淖尔市的杭锦后旗及临河区	1970 年,锡林郭勒盟(国外:1956年,蒙古国)
疫源地序号		D	E	G	J
Ⅰ级鼠疫生态地理景观型		D1 内蒙古高原典型草原鼠疫生态地理景观型	E1 察哈尔丘陵-松辽平原典型草原鼠疫生态地理景观型	G1 内蒙古高原荒漠-草原鼠疫生态地理景观型	J1 内蒙古高原半荒漠-草原鼠疫生态地理景观型
Ⅱ级鼠疫生态地理景观亚型		D1 呼伦贝尔高原典型草原鼠疫生态地理景观亚型	E1 察哈尔丘陵松辽平原典型草原鼠疫生态地理景观亚型	G1 鄂尔多斯荒漠-草原鼠疫生态地理景观亚型	J1 锡林郭勒半荒漠草原鼠疫生态地理景观亚型
主要宿主名称		蒙古旱獭 *Marmota bobak sibirica*	达乌尔黄鼠 *Spermophilus dauricus*	长爪沙鼠 *Mariones unguiculatus*	布氏田鼠 *Lasiopodomys brandtil*
主要媒介名称		谢氏山蚤 *Oropsylla Silantiew*	方形黄鼠蚤 *Citellophilus tesquorum*	秃病蚤 *Nosopsyllus laeviceps*,同形客蚤指名亚种 *Xenopsylla conformis c.*,近代新蚤东方亚种 *Neopsylla pleskei orientalis*	光亮额蚤 *Frontopsylla luculenta*,近代新蚤东方亚种 *N. pleskei orientalis*,原双蚤田野亚种 *Amphipsylla primaris mitis*
鼠疫耶尔森菌	DFR 基因组型	预测为满洲里 10^1 型	7、通辽 10^2、18、19、28 型,其中通辽 10^2 主要基因型	二连 11^1、12、17、19、20 型,其中二连 11^1 为主要基因型	阿巴嘎 14^2、31 型,其中阿巴嘎 14^2 为主要基因型
	MLVA 基因组型生物型	基因组型(待定)古典型	76~89 型共 14 个型,81 主要基因型古典型	90~105 型共 16 个型,102 为主要基因型中世纪型	68~70 型共 3 个型,68 和 70 主要基因型田鼠型
鼠疫动物病的流行情况		长期静息期:旱獭鼠疫静息 90 余年	短期静息期:目前仅静息 9 年	鼠疫流行活跃期:流行与大流行交替出现	短期静息期:目前仅静息 11 年

张忠兵等(2014 年)对内蒙古鼠疫疫源地旗(县、区、市)数量及面积的记述,并在此后重新核定或区划等增加的疫源旗(县、区、市)数量及疫源地的面积,到 2020 年底内蒙古鼠疫疫源地面积多达 337 284km²,接近全区总面积的三分之一,占全国鼠疫自然疫源地总面积

1 583 360. 67km² 的 21. 30%,疫源地涉及内蒙古的 11 盟(市)(除阿拉善盟为鼠疫不明地区外)的 59 个旗(县、区、市),其中蒙古旱獭疫源地和布氏田鼠疫源地在我国仅分布于内蒙古。蒙古旱獭疫源地分布于呼伦贝尔市的满洲里市、牙克石市、陈巴尔虎旗、新巴尔虎右旗、新巴尔虎左旗等 5 个旗(市)的一些地区,总面积 35 198km²。达乌尔黄鼠疫源地分布于 4 个盟(市)的 27 个旗(县、区、市),总面积 100 602km²。分别是:兴安盟的科尔沁右翼前旗、乌兰浩特市、科尔沁右翼中旗、突泉县及扎赉特旗,通辽市的开鲁县、科尔沁区、科尔沁左翼后旗、科尔沁左翼中旗、库伦旗、奈曼旗、扎鲁特旗,赤峰市的巴林左旗、红山区、喀喇沁旗、克什克腾旗、林西县、松山区、元宝山区、翁牛特旗、敖汉旗、巴林右旗、阿鲁科尔沁旗,锡林郭勒盟的正镶白旗、镶黄旗、正蓝旗、多伦县(正镶白旗、镶黄旗、正蓝旗与长爪沙鼠疫源地重叠)。长爪沙鼠疫源地分布于 7 个盟(市)的 29 个旗(县、区、市),包括乌海市的海南区,呼和浩特市的武川县,包头市的达尔罕茂明安联合旗、固阳县、白云矿区、九原区、昆都仑区,鄂尔多斯市的鄂托克旗、鄂托克前旗、乌审旗、杭锦旗,巴彦淖尔市的乌拉特中旗、乌拉特前旗、杭锦后旗、临河区,乌兰察布市的察哈尔右翼后旗、化德县、商都县、四子王旗,锡林郭勒盟的二连浩特市、苏尼特右旗、太仆寺旗、正镶白旗、镶黄旗、正蓝旗(正镶白旗、镶黄旗、正蓝旗 3 个旗与达乌尔黄鼠疫源地重叠)、苏尼特左旗、锡林浩特市、阿巴嘎旗、西乌珠穆沁旗[苏尼特左旗、锡林浩特市、阿巴嘎旗、西乌珠穆沁旗 4 个旗(市)与布氏田鼠疫源地重叠],面积多达 135 070km²。布氏田鼠疫源地分布于锡林郭勒盟的锡林浩特市、阿巴嘎旗、西乌珠穆沁旗、东乌珠穆沁旗及苏尼特左旗等 5 个旗(市),疫源地面积为 66 414km²。内蒙古的鼠疫疫源地表现出类型多、范围广、流行强度大、疫源旗(县、区、市)数量多及结构复杂等特点。

在鼠疫疫源地中,鼠疫耶尔森菌与其宿主动物和媒介生物经过长期的自然选择,生存竞争和相互适应在一定地理景观内以及特定区域的生物群落中构成了相互依赖又相互制约的生态系统。鼠疫耶尔森菌宿主范围十分广泛,世界范围内已发现 8 个目 235 余种动物可自然感染鼠疫耶尔森菌,其中以啮齿目和兔形目的动物染疫数量最多。

在内蒙古共发现 64 种啮齿动物,根据 1981 年赵肯堂主编的《内蒙古啮齿动物》,内蒙古啮齿动物区系分为 3 区,分别为古北界的Ⅰ东北区,下分亚区 1 个:ⅠA 大兴安岭亚区,该亚区包括 1 个动物地理省ⅠA1 大兴安岭山地省;Ⅱ华北区,下分亚区 1 个:ⅡA 黄土高原亚区,该亚区包括 1 个动物地理省ⅡA1 阴山南麓高平原省;Ⅲ蒙新区,下分亚区 2 个:ⅢA 东部草原亚区和ⅢB 西部半荒漠、荒漠亚区,其中ⅢA 东部草原亚区包括 3 个动物地理省:ⅢA1 大兴安岭西麓草甸草原省、ⅢA2 东部内蒙古干草原省、ⅢA3 东部鄂尔多斯干草原省;ⅢB 西部半荒漠、荒漠亚区包括 3 个动物地理省:ⅢB1 中部内蒙古荒漠草原省、ⅢB2 西部鄂尔多斯荒漠草原省、ⅢB3 阿拉善荒漠省。内蒙古 64 种啮齿动物名录及区系划分见表 2-2。

寄生蚤作为传播媒介在鼠疫的流行中发挥着关键作用。在我国已发现的 655 种(亚种)蚤中,自然感染鼠疫耶尔森菌的媒介有 64 种(亚种),其中蚤类有 54 种(亚种),其他染疫媒介 10 种,各类疫源地主要传播媒介 16 种(亚种)。内蒙古地区迄今记录的蚤有 4 总科 8 科 13 亚科 122 种(亚种)(表 2-3),自然感染鼠疫耶尔森菌的有 30 种(亚种),内蒙古占全国染疫蚤种(亚种)数的 55.56%,其中主要传播媒介 7 种分别是:谢氏山蚤、方形黄鼠蚤(两个亚种)、原双蚤田野亚种、光亮额蚤、秃病蚤(两个亚种)、近代新蚤东方亚种、同形客蚤指名亚种。

表 2-2　内蒙古啮齿动物名录及区系划分

目、科及动物名称	区系等级及分布							
	Ⅰ东北区	Ⅱ华北区	Ⅲ蒙新区					
	ⅠA 大兴安岭亚区	ⅡA 黄土高原亚区	ⅢA 东部草原亚区			ⅢB 西部半荒漠、荒漠亚区		
	ⅠA1 大兴安岭山地省	ⅡA1 阴山南麓高平原省	ⅢA1 大兴安岭西麓草甸草原省	ⅢA2 东部内蒙古干草原省	ⅢA3 东部鄂尔多斯干草原省	ⅢB1 中部内蒙古荒漠草原省	ⅢB2 西部鄂尔多斯荒漠草原省	ⅢB3 阿拉善荒漠省
一、兔形目								
1. 兔科								
蒙古兔	+	+	+	+	+	+	+	+
东北兔	+							
雪兔	+							
中亚兔								+++
2. 鼠兔科								
达乌尔鼠兔		+	+	+		+		+
东北鼠兔	+	+						
高山鼠兔(间颅鼠兔)	+	+	+					
蒙古鼠兔				+				
贺兰山鼠兔								+
二、啮齿目								
1. 松鼠科								
灰鼠(松鼠)	+			+				
花鼠	+	+	+	+	+	+		
岩松鼠				+				
蒙古旱獭	+		+	+				
喜马拉雅旱獭								+
达乌尔黄鼠	+	+		+	+	+	+	
赤颊黄鼠(淡尾黄鼠)						+		
阿拉善黄鼠								+
2. 鼯鼠科								
小飞鼠	+			+				

目、科及动物名称	区系等级及分布							
	Ⅰ东北区	Ⅱ华北区	Ⅲ蒙新区					
	ⅠA 大兴安岭亚区	ⅡA 黄土高原亚区	ⅢA 东部草原亚区			ⅢB 西部半荒漠、荒漠亚区		
	ⅠA1 大兴安岭山地省	ⅡA1 阴山南麓高平原省	ⅢA1 大兴安岭西麓草甸草原省	ⅢA2 东部内蒙古干草原省	ⅢA3 东部鄂尔多斯干草原省	ⅢB1 中部内蒙古荒漠草原省	ⅢB2 西部鄂尔多斯荒漠草原省	ⅢB3 阿拉善荒漠省
3. 跳鼠科								
五趾心颅跳鼠						+	+	+
三趾心颅跳鼠							+	+
长耳跳鼠								+
蒙古羽尾跳鼠						+	+	+
三趾跳鼠				+	+	+	+	+
巴里坤跳鼠								+
肥尾心颅跳鼠								+
巨泡跳鼠						+		+
五趾跳鼠		+	+	+	+	+	+	+
4. 鼠科								
褐家鼠	+		+	+	+	+	+	+
北社鼠		+	+					
鼷鼠(小家鼠)	+	+	+	+	+			+
巢鼠	+	+	+					
黑线姬鼠			+					
大林姬鼠(朝鲜姬鼠)	+	+	+					
短耳沙鼠								+
大沙鼠						+		+
长爪沙鼠		+	+	+	+	+	+	+
子午沙鼠		+		+	+	+	+	+
柽柳沙鼠								+
5. 仓鼠科								
大仓鼠	+			+				
蒙古短尾仓鼠						+	+	+

续表

目、科及动物名称	区系等级及分布							
	Ⅰ东北区	Ⅱ华北区	Ⅲ蒙新区					
	ⅠA 大兴安岭亚区	ⅡA 黄土高原亚区	ⅢA 东部草原亚区			ⅢB 西部半荒漠、荒漠亚区		
	ⅠA1 大兴安岭山地省	ⅡA1 阴山南麓高平原省	ⅢA1 大兴安岭西麓草甸草原省	ⅢA2 东部内蒙古干草原省	ⅢA3 东部鄂尔多斯干草原省	ⅢB1 中部内蒙古荒漠草原省	ⅢB2 西部鄂尔多斯荒漠草原省	ⅢB3 阿拉善荒漠省
黑线仓鼠	+	+	+	+	+	+	+	
灰仓鼠						+	+	+
长尾仓鼠		+				+		
黑线毛足鼠(蒙古毛足鼠)			+	+		+		+
小毛足鼠		+		+	+	+	+	+
麝鼠	+		+	+	+	+	+	
鼹形田鼠			+	+	+	+	+	
蒙古兔尾鼠				+		+		
红背䶄	+							
棕背䶄	+	+						
山西䶄						+		
蒙古高山䶄				+				
林旅鼠	+							
蒙古田鼠	+			+				
狭颅田鼠			+	+				
布氏田鼠			+	+				
北方田鼠		+		+		+		
莫氏田鼠	+		+	+				
东方田鼠				+	+			
柴达木根田鼠						+		+
中华鼢鼠		+			+			
草原鼢鼠			+	+				
东北鼢鼠			+	+				
小地兔							+	+

表2-3 内蒙古蚤类在不同鼠疫疫源地的分布及感染鼠疫分布表

分类阶元及种(亚种)名称	疫源地分布及感染鼠疫情况			
	蒙古旱獭疫源地	达乌尔黄鼠疫源地	长爪沙鼠疫源地	布氏田鼠疫源地
Ⅰ. 蚤总科 Pulicoidea				
一、蚤科 Pulicidae				
1. 武蚤属 Hoplopsyllus				
(1)冰武蚤宽指亚种 H. glacialis profugus		+	+	+
2. 蚤属 Pulex				
(2)人蚤 P. irritans	+	++	+	+
3. 角头蚤属 Echidnophaga				
(3)长吻角头蚤 E. oschanini		+	++	+
(4)铁氏角头蚤 E. tiscadaed			+	
4. 昔蚤属 Archaeoepsylla				
(5)中华昔蚤 A. sinensis	+	+	+	+
5. 栉首蚤属 Ctenocephalides				
(6)犬栉首蚤 C. canis	+	+	+	+
(7)猫栉首蚤指名亚种 C. felis felis	+	+	+	+
6. 客蚤属 Xenopsylla				
(8)印鼠客蚤 X. cheopis	+	++	+	+
(9)同形客蚤指名亚种 X. conformis conformis	+	+	++	+
(10)粗鬃客蚤 X. hirtipes			+	+
(11)簇鬃客蚤 X. skrjabini		+	++	
(12)臀突客蚤 X. minax			+	
Ⅱ. 蠕形蚤总科 Vermipsylloidea				
二、蠕形蚤科 Vermipsyllidae				
7. 鬃蚤属 Chaetopsylla				
(13)同鬃蚤 C. (Chaetopsylla) homoea	+	+	+	+
(14)近鬃蚤 C. (Chaetopsylla) appropinquans	+	+	+	+
(15)圆头鬃蚤 C. (Chaetopsylla) globiceps		+	+	+
(16)貂鬃蚤 C. (Chaetopsylla) zibellina	+			+
8. 长喙蚤属 Dorcadia				
(17)狍长喙蚤 D. dorcadia		+	+	
(18)羊长喙蚤 D. ioffi		+	+	

续表

分类阶元及种（亚种）名称	疫源地分布及感染鼠疫情况			
	蒙古旱獭疫源地	达乌尔黄鼠疫源地	长爪沙鼠疫源地	布氏田鼠疫源地
Ⅲ. 多毛蚤总科　Hystrichopsylloidea				
三、切唇蚤科　Coptopsyllidae				
9. 切唇蚤属　Coptopsylla				
（19）叶状切唇蚤突高亚种　*C. lamellifer ardua*			++	+
四、多毛蚤科　Hystrichopsyllidae				
10. 多毛蚤属　Hystrichopsylla				
（20）田鼠多毛蚤　*H. (Hystroceras) microti*	+	+		+
（21）狭板多毛蚤　*H. (Hystroceras) stenosterna*		+	+	+
五、栉眼蚤科　Ctenophthalmidae				
11. 狭蚤属　Stenoponia				
（22）独狭蚤　*S. singularis*	+	+	+	+
（23）短距狭蚤　*S. formozovi*	+	+	+	+
（24）西迪米狭蚤　*S. sidimi*	+			+
12. 新蚤属　Neopsylla				
（25）阿巴盖新蚤　*N. abagaitui*	+	++	++	+
（26）盔状新蚤　*N. galea*	+	+	++	+
（27）二齿新蚤　*N. bidentatiformis*	+	++	++	++
（28）荆刺新蚤　*N. acanthina*	+	+	+	+
（29）类新蚤　*N. compar*			+	
（30）近代新蚤东方亚种　*N. pleskei orientalis*	+	++	++	++
13. 无栉蚤属　Catallagia				
（31）孔大无栉蚤指名亚种　*C. dacenkoi dacenkoi*	+	+		+
（32）凹纹无栉蚤　*C. striata*	+	+		+
（33）指高无栉蚤　*C. fetisovi*	+	+		+
（34）尖突无栉蚤　*C. ioffi*	+			+
14. 杆突蚤属　Wagnerina				
（35）古杆突蚤　*W. (Wagnerina) antiqua*			+	+
15. 狭臀蚤属　Stenischia				
（36）奇异狭臀蚤　*S. mirabilis*		+	+	+
16. 纤蚤属　Rhadinopsylla				

分类阶元及种（亚种）名称	疫源地分布及感染鼠疫情况			
	蒙古旱獭疫源地	达乌尔黄鼠疫源地	长爪沙鼠疫源地	布氏田鼠疫源地
（37）吻长纤蚤　R.（Micropsylloides）jaonis	+	+	+	+
（38）吻短纤蚤　R.（Actenophthalmus）dives	+	+	++	+
（39）五侧纤蚤指名亚种　R.（A.）dahurica dahurica	+	+	+	+
（40）不常纤蚤　R.（Actenophthalmus）insolita	+	+	++	+
（41）弱纤蚤　R.（Actenophthalmus）tenella	+	+	++	+
（42）宽圆纤蚤　R.（Actenophthalmus）rothschildi	+	+	++	+
（43）鼢鼠纤蚤　R.（Actenophthalmus）aspalacis	+	+	+	+
（44）假五侧纤蚤　R.（A.）pseudodahurica	+			
17. 栉眼蚤属　Ctenophthalmus				
（45）修长栉眼蚤指名亚种　C. dolichus dolichus			+	
（46）同源栉眼蚤指名亚种　C. congeneroides congeneroides	+	+	+	++
（47）纯栉眼蚤指名亚种　C. pisticus pisticus	+	+	+	
Ⅳ. 角叶蚤总科　Ceratophylloidea				
六、蝠蚤科　Ischnopsyllidae				
18. 蝠蚤属　Ischnopsyllus				
（48）弯鬃蝠蚤　I.（Ischnopsyllus）needhami		+	+	
（49）六栉蝠蚤　I.（Hexactenopsylla）hexactenns		+		
（50）长鬃蝠蚤　I.（hexactenopsylla）comans		+	+	
19. 耳蝠蚤属　Myodopsylla				
（51）三鞍耳蝠蚤　M. trisellis		+		
20. 窄蝠蚤属　Araeopsylla				
（52）截端窄蝠蚤　A. gestroi			+	
七、细蚤科　Leptopsyllidae				
21. 二刺蚤属　Peromyscopsylla				
（53）西伯二刺蚤　P. ostsibirica	+	+		
22. 细蚤属　Leptopsylla				
（54）矮小细蚤　L. nana			+	
（55）缓慢细蚤　L. segnis	+	+	+	+
（56）多刺细蚤　L. pavlovskii	+	+	++	++
（57）栉头细蚤指名亚种　L. pectiniceps pectiniceps	+		+	

续表

分类阶元及种（亚种）名称	疫源地分布及感染鼠疫情况			
	蒙古 旱獭 疫源地	达乌尔 黄鼠 疫源地	长爪 沙鼠 疫源地	布氏 田鼠 疫源地
（58）距细蚤　*L. lauta*	+		+	
23. 中蚤属　*Mesopsylla*				
（59）迟钝中蚤指名亚种　*M. hebes hebes*			++	+
24. 栉叶蚤属　*Ctenophyllus*				
（60）装甲栉叶蚤　*C. armatus*	+	+	+	+
（61）丛鬃栉叶蚤　*C. hirticrus*	+	+	+	+
25. 额蚤属　*Frontopsylla*				
（62）圆指额蚤指名亚种　*F. wagneri wagneri*	+	+	++	+
（63）窄板额蚤华北亚种　*F. nakagawai borealosinica*		+	+	
（64）似升额蚤指名亚种　*F. elatoides elatoides*		+	+	
（65）光亮额蚤　*F. luculenta*	+	++	++	++
（66）升额蚤指名亚种　*F. elata elata*		+	+	+
（67）升额蚤泰希里亚种　*F. elata taishiri*		+	+	+
（68）升额蚤波蒂斯亚种　*F. elata botis*	+	+	+	+
（69）后凸额蚤　*F. postprojicia*			+	
（70）拉普兰额蚤　*F. (Orfrontia) lapponica*				+
（71）前额蚤阿拉套亚种　*F. frontalis alatau*		+	+	
（72）前额蚤贝湖亚种　*F. frontalis baikal*			+	
26. 眼蚤属　*Ophthalmopsylla*				
（73）短跗鬃眼蚤　*O. kukuschkini*	+	+	++	+
（74）伏河眼蚤巴里坤亚种　*O. volgensis balikunensis*			+	
（75）角尖眼蚤指名亚种　*O. praefecta praefecta*	+	++	++	+
（76）长突眼蚤　*O. kiritschenkoi*		+		
（77）前凹眼蚤　*O. jettmari*		+	++	+
27. 怪蚤属　*Paradoxopsyllus*				
（78）曲鬃怪蚤　*P. curvispinus*	+	+	+	
（79）长指怪蚤　*P. integer*			+	+
（80）大沙鼠怪蚤　*P. rhombomysus*			+	
（81）阿拉套怪蚤　*P. alatau*			+	
（82）喉瘭怪蚤　*P. kalabukhovi*			++	

续表

分类阶元及种（亚种）名称	疫源地分布及感染鼠疫情况			
	蒙古旱獭疫源地	达乌尔黄鼠疫源地	长爪沙鼠疫源地	布氏田鼠疫源地
（83）齐缘怪蚤　*P. scorodumovi*	+	+		+
（84）适宜怪蚤　*P. conveniens*			+	
28. 双蚤属　*Amphipsylla*				
（85）长方双蚤指名亚种　*A. marikovskii marikovskii*	+	+		
（86）多棘双蚤　*A. polyspina*		+	+	+
（87）凶双蚤　*A. daea*	+	+	+	+
（88）鼢双蚤　*A. aspalacis*	+	+	+	+
（89）原双蚤田野亚种　*A. primaris mitis*	+	+	++	++
（90）丛鬃双蚤指名亚种　*A. vinogradovi vinogradovi*	+	+	+	+
（91）端平双蚤　*A. apiciflata*			+	
（92）长鬃双蚤　*A. longispina*			+	+
（93）短须双蚤　*A. anceps*		+	+	+
八、角叶蚤科　Ceratophyllidae				
29. 谜蚤属　*Aenigmopsylla*				
（94）倒足谜蚤　*A. grodekovi*	+	+		
30. 跗蚤属　*Tarsopsylla*				
（95）松鼠跗蚤　*T. octodecimdentata*	+	+		
31. 倍蚤属　*Amphalius*				
（96）鼠兔倍蚤　*A. runatus*	+	+	+	+
32. 副角蚤属　*Paraceras*				
（97）獾副角蚤扇形亚种　*P. melis flabellum*	+	+		
（98）屈褶副角蚤　*P. crispus*				
33. 山蚤属　*Oropsylla*				
（99）谢氏山蚤　*Oropsylla（Oropsylla）silantiewi*	+	+		+
（100）阿洲山蚤　*O. alaskensis*	+	+		
34. 黄鼠蚤属　*Citellophilus*				
（101）方形黄鼠蚤蒙古亚种　*C. tesquorum mongolicus*		++	++	++
（102）方形黄鼠蚤松江亚种　*C. tesquorum sungaris*	+	++	++	
35. 巨槽蚤属　*Megabothris*				
（103）具刺巨槽蚤　*M. calcarifer*	+		+	+

分类阶元及种(亚种)名称	疫源地分布及感染鼠疫情况			
	蒙古旱獭疫源地	达乌尔黄鼠疫源地	长爪沙鼠疫源地	布氏田鼠疫源地
(104) 中华巨槽蚤　*M. sinensis*	+			
(105) 新来巨槽蚤指名亚种　*M. advenarius advenarius*	+	+		+
(106) 泰加巨槽蚤　*M. taiganus*	+			
36. 角叶蚤属　*Ceratophllus*				
(107) 燕角叶蚤端凸亚种　*C. farreni chaoi*	+	+	+	+
(108) 粗毛角叶蚤　*C. garei*	+	+	+	
(109) 北方角叶蚤　*C. borealis*	+	+	+	
(110) 冥河角叶蚤灰沙燕亚种　*C. styx riparius*	+	+	+	+
(111) 禽角叶蚤欧亚亚种　*C. gallinae trbulis*	+	+	+	+
(112) 梯指角叶蚤　*C. dimi*	+	+	+	+
(113) 中华角叶蚤　*C. sinicus*	+	+	+	
37. 病蚤属　*Nosopsyllus*				
(114) 具带病蚤　*N. fasciatus*	+	+	+	+
(115) 裂病蚤　*N. fidus*	+	+	++	+
(116) 秃病蚤田鼠亚种　*N. laeviceps ellobii*			++	
(117) 秃病蚤蒙冀亚种　*N. laeviceps kuzenkovi*	+	++	++	++
38. 同瘴蚤属　*Amalaraeus*				
(118) 刷状同瘴蚤指名亚种　*A. penicilliger peilliger*	+	+		+
39. 单蚤属　*Monopsyllus*				
(119) 不等单蚤　*M. anisus*	+	++	++	+
(120) 花鼠单蚤　*M. indages*	+	+	+	
(121) 三角单蚤　*M. toli*	+			
(122) 新月单蚤　*M. scaloni*	+		+	+

注:+表示有分布;++表示有分布,并分离出鼠疫耶尔森菌。

内蒙古鼠疫疫源地自然感染鼠疫耶尔森菌的蚤类有 3 总科 5 科 15 属,共 30 种(亚种),其名录如下:

Ⅰ. 蚤总科 *Pulicoidea Billberg*,1820

1. 蚤科 *Pulicidae Billberg*,1820

(1) 蚤属 *Pulex Linnaeus*,1758

①人蚤 *Pulex irritans Linnaeus*,1758

(2) 角头蚤属 *Echidnophaga Olliff*,1886

②长吻角头蚤 *Echidnophaga oschanini Wagner*,1930

（3）客蚤属 *Xenopsylla Glinkiewicz*,1907

③印鼠客蚤 *Xenopsylla cheopis Rothschild*,1903

④同形客蚤指名亚种 *Xenopsylla conformis conformis Wagner*,1903

⑤簇鬃客蚤 *Xenopsylla skrjabini Ioff*,1928

Ⅱ. 多毛蚤总科 *Hystrichopsylloidea Tiraboschi*,1904

2. 切唇蚤科 *Coptopsyllidae Wagner*,1936

（4）切唇蚤属 *Coptopsylla Jordan et Rothschild*,1908

⑥叶状切唇蚤突高亚种 *Coptopsylla lamellifer ardua Jordan et Rothschild*,1915

3. 栉眼蚤科 *Ctenophthalmidae Rothschild*,1915

（5）新蚤属 *Neopsylla Wagner*,1903

⑦阿巴盖新蚤 *Neopsylla abagaitui Ioff*,1946

⑧盔状新蚤 *Neopsylla galea Ioff*,1946

⑨二齿新蚤 *Neopsylla bidentatiformis Wagner*,1883

⑩近代新蚤东方亚种 *Neopsylla pleskei orientalis Ioff et Argyropulo*,1934

（6）纤蚤属 *Rhadinopsylla Jordan et Rothschild*,1912

⑪吻短纤蚤 *Rhadinopsylla（Actenophthalmus）dives Jordan*,1929

⑫不常纤蚤 *Rhadinopsylla（Actenophthalmus）insolita Jordan*,1929

⑬弱纤蚤 *Rhadinopsylla（Actenophthalmus）tenella Jordan*,1929

⑭宽圆纤蚤 *Rhadinopsylla（Actenophthalmus）rothschildi Ioff*,1940

Ⅲ. 角叶蚤总科 *Ceratophylloidea*

4. 细蚤科 *Leptopsyllidae Baker*,1905

（7）细蚤属 *Leptopsylla Jordan et Rothschild*,1911

⑮多刺细蚤 *Leptopsylla（Pectinoctenus）pavlouskii Ioff*,1928

（8）中蚤属 *Mesopsylla Dampf*,1910

⑯迟钝中蚤指名亚种 *Mesopsylla hebes hebes Jordan et Rothschild*,1915

（9）额蚤属 *Frontopsylla Wagner et Ioff*,1926

⑰圆指额蚤指名亚种 *Frontopsylla（Frontopsylla）wagneri wagneri Ioff*,1928

⑱光亮额蚤 *Frontopsylla（Frontopsylla）luculenta（Jordan et Rothschild*,1923）

（10）眼蚤属 *Ophthalmopsylla Wagner et Ioff*,1926

⑲短蹠鬃眼蚤 *Ophthalmopsylla（Ophthalmopsylla）kukuschkini Ioff*,1928

⑳角尖眼蚤指名亚种 *Ophthalmopsylla（Ophthalmopsylla）praefecta praefecta Jordan et Rothschild*,1915

㉑长突眼蚤 *Ophthalmopsylla（Cytipsylla）kiritschenkoi Wagner*,1930

㉒前凹眼蚤 *Ophthalmopsylla（Cytipsylla）jettmari Jordan*,1929

（11）怪蚤属 *Paradoxopsyllus Miyajima et Koidzumi*,1909

㉓喉瘪怪蚤 *Paradoxopsyllus kalabukovi Labunets*,1961

（12）双蚤属 *Amphipsylla Wagner*,1909

㉔原双蚤田野亚种 *Amphipsylla primaris mitis Jordan*,1929

5. 角叶蚤科 *Ceratophyllidae Dampf*,1908

（13）黄鼠蚤属 *Citellophilus Wagner*,1934

㉕方形黄鼠蚤蒙古亚种 *Citellophilus tesquorum mongolicus Jordan et Rothschild*,1911

㉖方形黄鼠蚤松江亚种 *Citellophilus tesquorum sungaris Jordan*,1929

（14）病蚤属 *Nosopsyllus Jordan*,1933

㉗裂病蚤 *Nosopsyllus*（*Nosopsyllus*）*fidus Jordan et Rothschild*,1915

㉘秃病蚤田鼠亚种 *Nosopsyllus*（*Gerbillophilus*）*laeviceps ellobi Wagner*,1933

㉙秃病蚤蒙冀亚种 *Nosopsyllus*（*Gerbillophilus*）*laeviceps kuzenkovi Jagubiants*,1953

（15）单蚤属 *Monopsyllus Kolenati*,1857

㉚不等单蚤 *Monopsyllus anisus Rothschild*,1907。

内蒙古自然感染鼠疫耶尔森菌的蚤总科有1科3属5种,多毛蚤总科有2科3属9种,角叶蚤总科有2科9属16种,合计3总科5科15属30种(亚种)。细蚤科的种类最多,多达6属10种,其次是栉眼蚤科达8种(2属),角叶蚤科6种(亚种,3属),蚤科5种(3属),切唇蚤科1属1种。自然感染鼠疫耶尔森菌最多的属是:新蚤属、眼蚤属及纤蚤属均有4种,病蚤属3种(亚种),这4个属的种(亚种)数占全部检菌种(亚种)数的50%。其余的属在1~2种之间。则黄鼠蚤属在内蒙古仅1种2个亚种,方形黄鼠蚤松江亚种和方形黄鼠蚤蒙古亚种二者均多次分离出鼠疫耶尔森菌,而且在国内达乌尔黄鼠疫源地和阿拉善黄鼠疫源地分别成为主要媒介。

第二节　蒙古旱獭疫源地

一、蒙古旱獭疫源地的发现与概况

蒙古旱獭属于草原旱獭东北亚种,或称草原旱獭西伯利亚亚种,也称草原旱獭蒙古亚种（*Marmota bobak sibirica*）。疫源地跨越中国的呼伦贝尔、俄罗斯的外贝加尔东南部及蒙古国东南部地区,绝大部分位于蒙古国和俄罗斯境内。蒙古旱獭疫源地的鼠疫耶尔森菌属于古典生物型鼠疫耶尔森菌,已经适应高原高寒、高旱环境,与蒙古旱獭共生自然组成了旱獭鼠疫的生物群落,形成了蒙古旱獭鼠疫自然疫源地,并在蒙古旱獭疫源地中流行保存维护了古典生物型鼠疫耶尔森菌的种族延续。据此推断经历了相当而漫长的进化过程,从冰河末期至公元5—6世纪,有1 500~20 000年,有可能时间更长。称其为鼠疫耶尔森菌起源后的第一阶段——漫长进化期。

蒙古旱獭疫源地在20世纪的1910年和1920年曾2次引发了东北地区的肺鼠疫大流行,2次波及东北三省、河北、山东等地区,死亡近7万人。在俄罗斯的外贝加尔东南部于1911年俄罗斯的巴尔扎特从毗邻的俄境内的外贝加尔东南部的博尔集亚(与满洲里地区相毗邻)附近的旱獭(*Marmota sibirica*,当时的拉丁名;现在的拉丁名应为 *Marmota bobak sibirica*)体中首次分离出鼠疫耶尔森菌。

伍连德于1911年6月11日,将伊萨耶夫医师在野外捕获的染疫旱獭,解剖后发现脾脏和淋巴结可见明显的鼠疫病症。其后将病灶部分标本进行了培养,培养物成功地使一只健康的旱獭感染了腺鼠疫,初步提示该旱獭是我国该疫源地的主要宿主。这是历史上中俄两国科学家第一次在该类研究中的合作。其后两国科学家对有关鼠疫问题进行了多次联合考察和研究。

1923年6月,满洲里地区出现了蒙古旱獭鼠疫的流行,伍连德获得了这一消息后,于6月6—23日在满洲里附近的索克图(Soktui)捡获了感染鼠疫的自毙旱獭及捕获了染疫的病旱獭,我国的伍连德博士及其助手关任民、伯力士(R. Pollitzer)组成的中国考察队与苏克涅夫(Sukneff)博士带领的俄罗斯科学家团队,两国科学家不仅共同分离到鼠疫耶尔森菌,而且两国团队共同进行了综合性的旱獭器官的组织学观察和研究,并对旱獭进行了感染性观察,研究表明其具有易感性,同时对旱獭的分布、数量及寄生蚤亦进行了详细调查和研究,证明了蒙古旱獭是该疫源地的主要宿主,从而首次证实了中国的内蒙古境内存在蒙古旱獭疫源地,这是我国发现的第2个类型的鼠疫疫源地。

由于旱獭分类学的不断完善,目前蒙古旱獭被列为草原旱獭的一个亚种 *Marmota bobak sibirica*,规范的汉语名称为草原旱獭东北亚种。草原旱獭东北亚种的主要分布地在蒙古国至俄罗斯的外贝加尔地区,在我国该亚种的分布仅处于边缘地带,故该亚种称为草原旱獭蒙古亚种似比东北亚种或西伯利亚亚种更为合适。但出于对蒙古旱獭鼠疫疫源地习惯的称谓,在本节中对草原旱獭的这一亚种名称仍称其为蒙古旱獭,按上述仍简称为旱獭。

该疫源地在中国境内仅分布于内蒙古的呼伦贝尔高原的草原地带,在20世纪初旱獭在呼伦贝尔高原的草原地带几乎全境分布。此后,随着人为捕猎旱獭力度的加剧,使其旱獭分布区域迅速减少,密度急剧下降,自1926年以后,再没有发现旱獭鼠疫的流行,也没有从旱獭体内检出过鼠疫耶尔森菌和阳性血清。

该疫源地的范围及界限的确定主要是根据其20世纪60年代鼠疫流行的资料和毗邻国疫情,并参考当时旱獭的分布区域及密度认为疫源地包括牙克石市(原称喜桂图旗)和满洲里市2市辖区内的地域总面积44 000km²。于1993年对疫源地范围进行了重新划定,本次主要依据20世纪80—90年代对疫源地景观、主要宿主的分布及密度状况重新划定满洲里市、牙克石市、陈巴尔虎旗、新巴尔虎右旗、新巴尔虎左旗及鄂温克族自治旗等6个旗(市)的一些地区,总面积35 198km²。丛显斌等(2019年)对该疫源地的范围和面积再次进行了核定,确定满洲里市、牙克石市、陈巴尔虎旗、新巴尔虎右旗、新巴尔虎左旗等5个旗(市)(鄂温克族自治旗被排除在疫源地之外),核定的疫源地面积23 206.13km²,比第一次划定的面积减少了20 793.87km²,比1993年划定的面积减少了11 991.87km²。

二、蒙古旱獭疫源地的生态环境

(一) 地理地貌

旱獭疫源地位于呼伦贝尔高原的西部草原区域,地理位置处于北纬48°20′~49°50′与东经115°50′~121°18′之间。呼伦贝尔高原处于大兴安岭山地的西南部,地势由东北向西南逐渐递降,形成倾斜的地形。海拔高度在700~1 000m之间。依据史培军等(1987年)利用遥感技术对内蒙古地貌进行研究后的地貌分类和分区,该地区的中西部属于高平原区的侵蚀剥蚀、风蚀(积)高平原亚区,其最西端少部分区域属于呼伦贝尔波状、残积高平原小区;中部、亚西部及北部的大部分区域属于呼伦贝尔层状覆沙残积高平原小区。最东部属于沙地的风蚀(积)、洪积沙地亚区的呼伦贝尔风积、洪积沙地小区。东部为大兴安岭林区。在伊敏河与乌尔逊河之间形成沼泽地,另外还有根河、海拉尔河及克鲁伦河。沉积物以厚度不等的沙层和砂砾层为主。

（二）气候

该疫源地是我国纬度最高的一块疫源地,气候属于半干旱大陆性气候,年最高气温25℃,年最低气温可达零下43℃。年平均气温仅为零下 2.4℃。昼夜温差大,寒冷季节长。年降水量 300~400mm。

（三）土壤

该疫源地的土壤按李天杰等(1983 年)土壤的区划,疫源地属于温带东北和内蒙古东部及阿尔泰东南部森林草原和草原土壤地区的干草原栗钙土地带,土壤以栗钙土和暗钙土为主。在接近林区处于温带东北和内蒙古东部草原土壤地区的草原黑钙土地带,土壤以黑钙土为主,局部地区分布有盐碱土。

（四）植被

该疫源地属于温带草原植被的典型草原类型,由典型旱生性多年生草本植物组成的草原植被称为典型草原。典型草原植被广泛分布于呼伦贝尔高原,其植物区系组成中,禾本科草与蒿类植物占优势,最有代表性的建群种与特征种是大针茅(*Stipa grandis*)、克氏针茅(*Stipa kryloyii*)、本氏针茅(*Stipa bungeana*)、羊草(*Leymus chinensis*)、糙隐子草(*Cleistogenes squarrosa*)、米氏冰草(*Agropyron michnoi*)、落草(*Koeleria cristata*)、黄囊苔草(*Carex korshinskyi*)、寸草苔(*Carex duriuscula*)、双齿葱(*Allium bidentatum*)、山葱(*Allium senescens*)、小叶锦鸡儿(*Caragana microphylla*)、草本樨状黄芪(*Astragalus melilotoides*)、扁蓿豆(*Melilotoides ruthenica*)、达乌里胡枝子(*Lespedeza davurica*)、细叶柴胡(*Bupleurum scorzonerifolium*)、麻花头(*Serratula centauroides*)、冷蒿(*Artemisia frigida*)及变蒿(*Artemisia commutata*)等(内蒙古农业大学李青丰教授提供)。

三、蒙古旱獭疫源地的动物宿主与媒介

（一）动物宿主

蒙古旱獭疫源地共发现 7 科 23 属 33 种啮齿动物。

啮齿类多为草原代表种类。其中达乌尔黄鼠、布氏田鼠、达乌尔鼠兔和五趾跳鼠分布广泛。旱獭分布范围越来越小,20 世纪 70 年代后主要分布于大兴安岭西麓和中俄、中蒙边境的低山丘陵区和高平原土质中碎石含量较高的地区。黑线仓鼠和黑线毛足鼠的分布较普遍,可出现于多种环境,以平原地区为多。长爪沙鼠主要分布于沙质土草原和植被退化或轻度盐碱化的局部地区。如满洲里周围及其西南方向,在满洲里市的鼠疫监测中占小型鼠的1.93%、新巴尔虎右旗占小型鼠的 2.50%,其最东部已分布到陈巴尔虎旗。草原鼢鼠主要分布于相对湿度较大的东部草甸草原和北部沙丘中,褐家鼠(大家鼠)和鼷鼠(小家鼠)主要分布于城镇和农业区,牧区较少。花鼠和朝鲜姬鼠(大林姬鼠)为林区栖居种,仅发现于接近大兴安岭的边缘地带。莫氏田鼠仅见于河湖沿岸和低湿草甸中,分布较局限。狭颅田鼠主要分布在海拉尔河以北和伊敏河以东的草甸草原区。麝鼠为水生种类,在河川地带皆有发现。

1. 主要储存宿主　旱獭为该疫源地的主要储存宿主。

（1）地理分布:旱獭在我国主要分布于内蒙古锡林郭勒盟东乌珠穆沁旗、西乌珠穆沁

旗、阿巴嘎旗;呼伦贝尔市的新巴尔虎右旗、陈巴尔虎旗和额尔古纳;兴安盟的科尔沁右翼前旗;赤峰市的阿鲁科尔沁旗等地。在国外主要分布于俄罗斯外贝加尔地区和蒙古国的东部及东北部。

(2) 生活习性:旱獭为群居性动物,通常为一个家族居住在一个洞穴。在不同地形均有分布,尤喜栖居于山腰丘陵,植物生长较茂盛地带。

旱獭为冬眠动物,在9~10月开始冬眠,次年3~4月出蛰。一年中活动最频繁的时间为出蛰至产仔期,因需补充冬眠消耗的体脂及妊娠所需营养,这一期间旱獭外出觅食增加。大多昼间出洞。夏季和秋季活动相对较少,多为清晨或傍晚出洞。

旱獭的领域范围为 $0.25 \sim 0.5 \mathrm{hm}^2$。相邻的不同旱獭家族常有共同的觅食草场,因此不同家族巢区可能有重合。

(3) 动物生态学及动物病流行病学意义:旱獭是蒙古旱獭疫源地的主要宿主。1911 年在外加贝尔从旱獭中首次分离出鼠疫耶尔森菌。1923 年我国在满洲里地区曾分离到鼠疫耶尔森菌。1926 年该疫源地发生最后一次人间鼠疫,此后,再未发现人间及动物间鼠疫疫情。

近十几年,该疫源地监测发现:在陈巴尔虎旗、满洲里市、新巴尔虎左旗和新巴尔虎右旗旱獭分布区域逐渐扩大,密度也有上升趋势。呼伦贝尔市的额尔古纳市、鄂温克族自治旗、牙克石市,通辽市的霍林郭勒市,赤峰的阿鲁科尔沁旗、巴林左旗和巴林右旗,锡林郭勒盟的乌拉盖管理区、东乌珠穆沁旗、西乌珠穆沁旗、阿巴嘎旗以及苏尼特左旗等 16 个旗(市、区),目测旱獭的分布范围也在扩大,且数量有所增加。与我国内蒙古自治区相毗邻的蒙古国和俄罗斯都存在有活动的鼠疫自然疫源地,这两个国家与内蒙古的边境线长达 4 000km 多,其中大部分地区边境无自然屏障阻隔,自然疫源地连成一个整体,动物间鼠疫传播不分国界,因而蒙古国和俄罗斯的动物间旱獭鼠疫极有可能传播到我国内蒙古旱獭的种群中,造成我国蒙古旱獭疫源地在静息了近百年之久以后再度复燃。

2. 其他染疫动物　不仅我国在旱獭中曾检出鼠疫耶尔森菌,在蒙古国、俄罗斯旱獭也是主要染疫动物。本疫源地的蒙古国、俄罗斯分离到鼠疫耶尔森菌的宿主动物还包括:达乌尔黄鼠、长尾黄鼠、布氏田鼠、狭颅田鼠、蒙古高山鼠平、达乌尔鼠兔、蒙古鼠兔、蒙古兔、蒙古短尾仓鼠、五趾跳鼠、艾鼬、香鼬以及鹰的呕吐物等。

(二) 媒介

1. 媒介蚤类组成　该疫源地共发现蚤类 6 科 29 属 77 种(表2-3),其中寄生于该疫源地数量多且分布广的啮齿动物的蚤种,包括蚤类有谢氏山蚤、方形黄鼠蚤、人蚤、光亮额蚤、角尖眼蚤、原双蚤、二齿新蚤等。此外,还有螨类 28 种,硬蜱 2 种。

呼伦贝尔市鼠间鼠疫疫情监测数据显示 2009—2018 年共获啮齿动物体蚤 6 893 匹。其中在达乌尔黄鼠中共获蚤数量最多,共计 6 094 匹,包括方形黄鼠蚤 5 854 匹、光亮额蚤 281 匹、谢氏山蚤 11 匹、二齿新蚤 5 匹、近代新蚤东方亚种 3 匹,阿巴盖新蚤 2 匹、角尖眼蚤指名亚种 1 匹;在蒙古旱獭中共获 53 匹,其中谢氏山蚤 31 匹、方形黄鼠蚤 18 匹、光亮额蚤 4 匹;在其他鼠类中共获蚤 746 匹,其中光亮额蚤 237 匹、角尖眼蚤指名亚种 218 匹、方形黄鼠蚤 125 匹、二齿新蚤 101 匹、近代新蚤东方亚种 35 匹、多刺细蚤 23 匹、秃病蚤蒙冀亚种 4 匹、阿巴盖新蚤 2 匹、栉头细蚤指名亚种 1 匹。

2. 染疫媒介　我国蒙古旱獭疫源地没有从蚤类中分离出鼠疫耶尔森菌。国外在蒙古旱獭疫源地内发现染疫蚤类 7 种。包括谢氏山蚤、方形黄鼠蚤、二齿新蚤、近代新蚤东方亚种、宽圆纤蚤、光亮额蚤、原双蚤田野亚种。

3. 主要媒介和次要媒介 谢氏山蚤(*Oropsylla silantiewi*)在我国该疫源地未有鼠疫耶尔森菌检出的记录,但在毗邻的俄罗斯疫源地中谢氏山蚤已成功分离出鼠疫耶尔森菌,确定为主要媒介。在内蒙古呼伦贝尔高原的蒙古旱獭疫源地,谢氏山蚤是主要宿主旱獭的主要寄生蚤,獭体、巢、洞干蚤中占比高达 80% 以上,此外分布于我国西北地区的喜马拉雅旱獭、天山旱獭和长尾旱獭疫源地,也是以谢氏山蚤为主要传播媒介。鼠疫传播方面,谢氏山蚤体大、口器长,在旱獭间足以发挥其传疫的作用,而且证实能够叮咬人及一些食肉动物;同时在各型旱獭疫源地内都以谢氏山蚤的染菌率为高,伍连德还通过实验研究证明,谢氏山蚤能在旱獭间传播鼠疫。基于以上几点,判定其谢氏山蚤具备主要媒介的条件。

从俄罗斯外贝加尔疫源地达乌尔黄鼠的主要寄生蚤方形黄鼠蚤中曾多次分离出鼠疫耶尔森菌。此外,俄罗斯外贝加尔疫源地较多数量的人蚤、光亮额蚤、原双蚤、二齿新蚤、近代新蚤等,也曾检出过鼠疫耶尔森菌,推测人蚤和方形黄鼠蚤是该疫源地的次要媒介。

四、蒙古旱獭疫源地的动物间鼠疫疫情

在该疫源地开展动物鼠疫检测的过程中,于 1979 年首次从该疫源地中的新巴尔虎右旗 1 只沙狐(*Vulpes corsac*)的血清中检出了鼠疫 F1 抗体,滴度为 1:20。1987 年,又从 2 只达乌尔黄鼠(*Spermophilus dauricus*)血清中检出了鼠疫 F1 抗体,滴度都为 1:20。这些阳性血清的发现,提示了该疫源地的疫源性依然存在。随后由于检测工作力度的加大,于 2004 年在满洲里市境内用间接血凝法从 142 份达乌尔黄鼠血清中检测出阳性血清 14 份,阳性率为 9.86%,其中 8 份滴度为 1:160,6 份为 1:80。2005 年又从满洲里市、新巴尔虎左旗和新巴尔虎右旗采集的 98 份达乌尔黄鼠血清中检出 16 份血凝阳性血清,阳性率为 16.33%,而滴度也比较高,1:1 280(2 份)、1:640(2 份)、1:320(5 份)、1:160(3 份)、1:80(1 份)及 1:40(3 份)。随后于 2007 年和 2008 年在满洲里市和新巴尔虎右旗从达乌尔黄鼠和五趾跳鼠 *Allactaga sibirica* 血清中又检出了阳性血清 13 份,其血清的最高滴度为 1:640。2010 年满洲里市和新巴尔虎右旗在达乌尔黄鼠检出阳性血清 5 份。2004—2013 年之间,仅 2006 和 2009 年没有检出阳性血清,其余年份在该疫源地的达乌尔黄鼠检出 52 份阳性血清,最高滴度为 1:1 280,五趾跳鼠检出阳性血清 1 份,虽然没有从旱獭检出阳性材料,但仍说明该疫源地的动物间鼠疫仍有流行的迹象。

近十几年,不但在该疫源地开展监测工作的陈巴尔虎旗、满洲里市、新巴尔虎左旗和新巴尔虎右旗的旱獭分布区域在逐渐扩大,旱獭分布密度也有上升的趋势。2020 年,旱獭监测密度为 0.39 只/hm²,高于 2017—2019 年间的平均值 0.13 只/hm²(1hm² = 10 000m²),局部地区密度可达到 0.61 只/hm²。根据目测旱獭在其他地区的分布范围也在扩大,数量也在增加,这些地区在行政区划上主要分布在呼伦贝尔市的额尔古纳市、鄂温克族自治旗、牙克石市,通辽市的霍林郭勒市,赤峰的阿鲁科尔沁旗、巴林左旗和巴林右旗,锡林郭勒盟的乌拉盖管理区、东乌珠穆沁旗、西乌珠穆沁旗、阿巴嘎旗以及苏尼特左旗等 16 个旗(市、区),其中有部分旗(市、区)与蒙古国和俄罗斯接壤。尽管该疫源地已经静息近一百年,但近几年旱獭密度不断增加,栖息分布范围也不断扩大(图 2-1),已经具备了疫情复燃的条件。

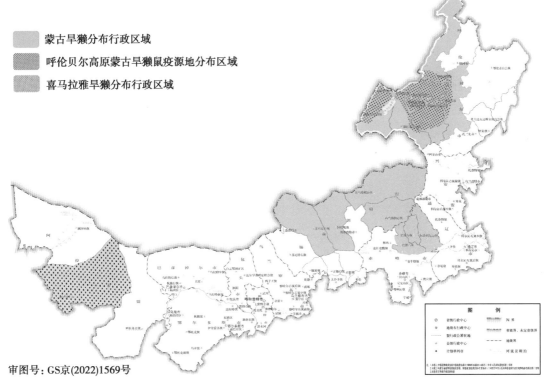

蒙古旱獭分布行政区域

呼伦贝尔高原蒙古旱獭鼠疫源地分布区域

喜马拉雅旱獭分布行政区域

审图号：GS京(2022)1569号

图 2-1 中国内蒙古自治区旱獭分布图

五、蒙古旱獭疫源地的人间鼠疫疫情

1923 年，即 1910 年和 1920 年两次东北地区肺鼠疫大流行后不久，伍连德等在满洲里附近，从旱獭体内检出鼠疫耶尔森菌，以当地存在鼠疫自然疫源地的科学结论，证实了两次人类肺鼠疫的大流行源于旱獭。此后随着人类猎獭活动的加剧和生态环境的变化，作为主要宿主动物的旱獭数量逐年减少，自 1926 年后在我国境内疫源地范围内再未检出鼠疫耶尔森菌。

据内蒙古的鼠疫的疫史调查，蒙古旱獭疫源地内从 1893 年到 1926 年，在呼伦贝尔市的海拉尔区、扎赉诺尔区、满洲里市、牙克石市、扎兰屯市、陈巴尔虎旗及鄂温克族自治旗等 7 个旗（市、区）患病 8 085 人，死亡 8 080 人，病死率高达 99.94%。其中 1924—1926 年为腺鼠疫病例，分别为 1 例、2 例及 3 例，共计 6 例，死亡 1 例（1925 年），病死率为 16.67%（表 2-4）。

伍连德对 1911 年参加蒙古旱獭疫源地鼠疫防控者数量及与疫情有关联的死亡人数进行了统计，参加鼠疫防控人员数为 2 974 人，死亡 314 人，占 10.56%。其中比例最高的是中医从业者，占 52.50%，由于当时中医从业者对肺鼠疫的病因普遍认识不正确，基本上不采取任何防护措施。所以，有半数以上的中医抗疫者奉献出自己宝贵的生命。其次为救护车司机 46.00%，虽然救护车司机经过了培训，但暴露于肺鼠疫患者的概率较大，因而死亡比例较高。消防员、辅助劳工主要从事医院杂工、居民区巡查及尸体掩埋，这些人员经常暴露于肺鼠疫患者及染疫尸体的环境中，从而死亡者比例也出现了较高的情况。厨师（60 人）占 6.67%、士兵（1 100 人）占 5.73%、警察（1 005 人）占 4.36%、有从业资格的医生（20 人）占

表2-4　蒙古旱獭疫源地人间鼠疫流行统计表

年份	发病人数/人								死亡人数/人							
	扎赉诺尔区	鄂温克族自治旗	满洲里	陈巴尔虎旗	海拉尔市	牙克石市	扎兰屯市	合计	扎赉诺尔区	鄂温克族自治旗	满洲里	陈巴尔虎旗	海拉尔市	牙克石市	扎兰屯市	合计
1893	100	—	—	—	—	—	—	100	100	—	—	—	—	—	—	100
1902	—	300	—	—	—	—	—	300	—	300	—	—	—	—	—	300
1905	13	11	2	20	—	—	—	46	13	11	2	20	—	—	—	46
1906	—	—	2	10	—	—	—	12	—	—	2	10	—	—	—	12
1907	—	—	—	6	—	—	—	6	—	—	—	6	—	—	—	6
1910—1911	—	—	5 211	—	20	—	—	5 231	—	—	5 211	—	20	—	—	5 231
1912	—	—	—	—	45	—	—	45	—	—	—	—	45	—	—	45
1920	1 067	—	1 141	—	98	32	1	2 339	1 067	—	1 141	—	98	32	1	2 339
1924	—	—	1	—	—	—	—	1	—	—	—	—	—	—	—	0
1925	—	—	—	2	—	—	—	2	—	—	—	1	—	—	—	1
1926	2	—	1	—	—	—	—	3	—	—	—	—	—	—	—	0
合计	1 182	311	6 358	38	163	32	1	8 085	1 180	311	6 356	37	163	32	1	8 080

注:1. 1905年扎赉诺尔区的13例为腺鼠疫;
2. 1920年海拉尔区98例为腺鼠疫与肺鼠疫的合计数;
3. 1924—1926年6例为腺鼠疫;
4. 其余鼠疫病例为肺鼠疫病例。

5.00%及医学生(29人)占3.45%。由此说明伍连德在鼠疫防控中采取正确的防护措施对当时及后来的肺鼠疫防控工作有着非常重要而深远的意义(表2-5)。

表2-5 1911年中国东北地区防控鼠疫人数及死亡人数的比较

职业类别	参加人数/人	死亡人数/人	%
有从业资格的医生	20	1	5.00
医学生	29	1	3.45
中医	40	21	52.50
警察	1 005	48	4.36
消防员	20	5	25.00
辅助劳工	550	102	18.55
厨师	60	4	6.67
救护车司机	150	69	46.00
士兵	1 100	63	5.73
合计	2 974	314	10.56

注:参加防控鼠疫死亡人数为有联系者的统计数。

尽管内蒙古地区的蒙古旱獭疫源地内无组织、无防护措施的猎獭活动数十年来屡禁不止,但却未发现鼠疫感染者,也就是说没有接触到传染源。据资料记载,1952—1992年的40年间,每年都有猎獭者,收购獭皮的高峰年有600~1 000人进行猎獭,年均猎獭5万只以上,均无染疫。与毗邻的蒙古国相比,在其蒙古旱獭疫源地内虽然采取了一些安全措施,但却仍然几乎每年都有因猎獭而感染鼠疫者。我国西北和西藏地区旱獭疫源地内,数十年来亦不断有因猎獭而感染鼠疫者,也就是说在活动性疫源地内,因猎獭而发生染疫者是常有的。然而,在内蒙古该疫源地90余年间猎获数百万旱獭过程中无染疫者,显然可以说明已静息近百年。

六、蒙古旱獭疫源地动态变化趋势

我国的蒙古旱獭疫源地与蒙古国和俄罗斯的蒙古旱獭疫源地毗邻且缺乏天然屏障,给内蒙古鼠疫的防控带来了巨大挑战。尤其是蒙古国的蒙古旱獭鼠疫不仅在动物间猛烈流行,人间病例也经常发生,并且人间病例病死率很高。更为重要的是,在内蒙古边境沿线,近几年随着生态环境的好转而使得旱獭分布范围逐渐扩大,分布不只局限在开展监测工作的呼伦贝尔市的4个旗(市),而且密度也明显增加(图2-2)。在呼伦贝尔高原的蒙古旱獭疫源地内的达乌尔黄鼠血清中多次检出过血凝阳性材料,以及内蒙古有18个旗(县)与蒙古国、俄罗斯为邻,边境线总长度为4 203km,具有22个口岸。同时,与内蒙古自治区相毗邻的蒙古国6个省和俄罗斯的赤塔州都是鼠疫自然疫源地,其中大部分地区边境线没有自然屏障阻隔,自然疫源地连成一个整体,动物间鼠疫传播不分国界,因而蒙古国和俄罗斯的动物间旱獭鼠疫极有可能传播到中国内蒙古自治区的旱獭种群中,这些因素会造成我国蒙古旱獭疫源地在静息了近百年之久以后再度复燃,也是我国内蒙古蒙古旱獭疫源地面临的最大风险。另外,内蒙古还面临人间输入性鼠疫的风险,首先,中蒙边境贸易发展,被染疫动物血液或染疫媒介昆虫污染的动物毛皮具有传染性,如果在海关卫生检疫中未能被及时发现,可能造成鼠疫经物品输入国内。其次,近年来,蒙古国因狩猎旱獭感染的人间鼠疫病例不断发生,并且以肺鼠疫为主。鼠疫感染者,尤其是潜伏期感染者由内蒙古口岸入境,可能造成旱獭肺鼠疫病例输入,如果未能及时发现,会在入境隔离期间造成在隔离人员甚至管理人员中感染。因此,应该高度重视蒙古国的旱獭鼠疫流行对我国尤其是内蒙古自治区鼠疫防控造成的巨大威胁。在防控策略方面不能因为我国的蒙古旱獭疫源地静息长达近百年之久就放松警惕,需要加强对旱獭密度、种群迁徙和分布范围等动物间鼠疫流行参考指标的监控,尤其是要重视对我国境内蒙古的旱獭鼠疫病原学和血清学的持续性监测,及时发现异常指标,预警蒙古旱獭疫源地的复燃;同时严格按照传染病防治法实施管理入境人员和物品的检疫,及时发现输入性病例。

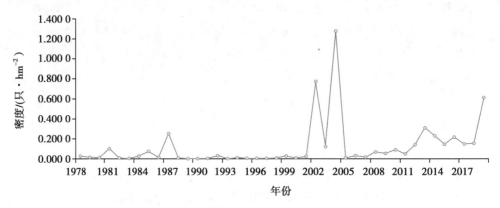

图 2-2　1978—2019 年内蒙古的蒙古旱獭疫源地旱獭密度的年际变化

2019 年以来,蒙古国的蒙古旱獭疫源地已经报告了 24 例以上人间鼠疫病例,充分说明了蒙古国境内的蒙古旱獭疫源地动物间鼠疫异常活跃,并反复波及人间。大量的实验业已证实旱獭鼠疫疫源地的鼠疫耶尔森菌毒力是所有类型鼠疫自然疫源地菌株中最高的,在历史上蒙古旱獭疫源地的鼠疫流行也造成了我国东北地区、河北省及山东省等地区近 7 万人死亡。尽管在内蒙古的蒙古旱獭疫源地已经静息近百年,但其在自然地理上与蒙古国的蒙古旱獭疫源地相连,并缺乏天然屏障,加之我国旱獭动物数量的大幅度回升。因此,蒙古国的旱獭动物间鼠疫的流行具有较大的可能性随着动物迁徙扩散到我国内蒙古的蒙古旱獭疫源地内,造成我国蒙古旱獭疫源地的复燃。

第三节　达乌尔黄鼠疫源地

一、达乌尔黄鼠疫源地的发现与概况

达乌尔黄鼠(*Spermophilus dauricus*)(以下简称"黄鼠")疫源地鼠疫耶尔森菌的生物型属古典生物型,因而是一类古老的鼠疫疫源地,也是我国发现的第三个鼠疫疫源地。1887 年 6~7 月内蒙古赤峰市克什克腾旗的五区马家营子等三个自然村流行鼠疫,死亡 30 余人。

据伍连德等记述,1917—1920 年在通辽有豆鼠(黄鼠)鼠疫流行。1917 年伍连德等用教会医学堂作为简易的实验室,对黄鼠进行了鼠疫的感染性实验,其实验结果如下:

第一,52.6%的黄鼠发生了感染,从呼吸道感染与接触感染出现了肺炎性鼠疫的一致症状,实验鼠在 4~6 日死亡。

第二,黄鼠在感染后,有一个较短的潜伏期,便有传染性,肺鼠疫黄鼠可以通过呼吸道给同类传播同一型的鼠疫。

第三,黄鼠通过呼吸道感染或直接皮下接种少量培养物便可引发败血型鼠疫。

第四,健康的黄鼠有啃食因感染鼠疫而死亡的同类尸体的习惯,并因而导致鼠疫的传播,引发其自身感染。

1922 年,伍连德及助手伯力士到通辽市的钱家店地区调查鼠疫流行情况,在死于鼠疫者居住的室内捕获的褐家鼠(*Rattus norvegicus*)及寄生蚤印鼠客蚤(*Xenopsylla cheopis*)的体内检出鼠疫耶尔森菌。1927 年,日本医生在通辽市鼠疫流行期间,解剖了数具死体,于肺脏中检出了鼠疫耶尔森菌,判定肺型鼠疫。1928 年伍连德、陈永汉及伯力士到通辽市,从细菌学、病理学及流行病学等方面较全面地进行了调查,并从人蚤(*Pulex irritans*)体内分离出了鼠疫耶尔森菌,明确指出:内蒙古东部的鼠疫发源于啮齿动物,同时证实人类鼠疫与褐家鼠鼠疫有直接关系。

1928 年,日本学者在通辽市共检验黄鼠 8 158 只,其中 36 只检出疑似鼠疫耶尔森菌,其中有一培养物,显示出鼠疫耶尔森菌的一切特征,唯一是接种动物后,不能使实验动物死亡,从现在来看估计是一弱毒鼠疫耶尔森菌。当时伍连德否认黄鼠是主要宿主的看法。1929 年伍连德、伯力士、陈永汉于通辽市的染鼠疫的客店从 3 只臭虫体内检出鼠疫耶尔森菌。同时证实印鼠客蚤在人类发现鼠疫之前就感染了鼠疫耶尔森菌,伍连德等确认了人类腺鼠疫的暴发印鼠客蚤是重要的传播媒介,腺鼠疫的病死率高达 93.4%。仓内 1932 年推测黄鼠是人间鼠疫流行的主要根源。我国老一代鼠疫专家与苏联的学者 Хохалова 共同于 1948 年在赤峰市的敖汉旗和通辽市的科尔沁区(原通辽县)境内,自黄鼠及寄生蚤体内共分离出 102 株鼠疫耶尔森菌,从而在国际上首次发现了达乌尔黄鼠疫源地,也是内蒙古发现的第二个鼠疫疫源地。

在察哈尔丘陵区的正镶白旗 1949 年 8 月发生人间鼠疫流行,并传播到乌兰察布市的化德县、河北省的康保县及张家口市郊,在当时引起国家的高度重视。前苏联医学专家罗果金博士带领防疫队协助处理鼠疫疫区,并建议其查源。1950 年于正镶白旗的布尔都庙,从 6 只黄鼠检出鼠疫耶尔森菌,其后多次发现在周围的旗有黄鼠鼠疫流行。

1996 年,在与历史疫区的正蓝旗毗邻的多伦县进行调查时,当年 7 月在多伦县的大北镇(原耗来沟乡,现并入大北镇)羊盘沟村和小河村,在黄鼠血清中检出了鼠疫 F1 抗体,最高滴度为 1:1 280。该地区的地理景观,植被,宿主动物及寄生蚤等基本与毗邻的疫源地基本相似,又无自然屏障相阻隔。所以多年来有关专家及众多的当地专业人员一直怀疑该地区可能存在疫源地。1997 年 4 月在羊盘沟又从黄鼠中查出阳性血清。并在 4 月 24 日于黄鼠体外寄生的阿巴盖新蚤(*Neopsylla abagaitui*)(1 组 20 只)体内分离出 1 株鼠疫耶尔森菌。2 年共检验黄鼠血清 577 份,阳性 14 份,阳性率 2.43%,滴度在 1:40~1:1 280 之间。从 1996~2013 年,检验动物血清 4 122 份,检出阳性血清 82 份(均为黄鼠血清),从而证明专家及众多的当地专业人员推测的正确性。

原来属于鼠疫疫源性不明地区的松辽平原北端低山丘陵草原地区,1984 年在通辽市扎鲁特旗的格日朝鲁苏木(原巴彦宝力高苏木)检出黄鼠阳性血清 3 份,次年在该地从黄鼠体分离出鼠疫耶尔森菌 3 株,方形黄鼠蚤松江亚种(*Citellophilus tesquorum sungaris*)分离出鼠疫耶尔森菌 3 株。在 1985—1989 年连续发生了动物鼠疫病流行,判定鼠疫耶尔森菌 57 株,发现疫点 47 个,其空间分布约 3 000km² (包括血凝阳性点)。从鼠类分离到鼠疫耶尔森菌 38 株,占检菌总数的 66.67%,蚤类检菌 19 株,占 33.33%。在疫源地内共捕鼠 14 种,分属 4 科 11 属,其中黄鼠占捕鼠总数的 87.21%。1985—1991 年判定啮齿动物鼠疫阳性血清 271 份,全部来自黄鼠。黄鼠的血凝阳性率为 3.44%,其几何平均滴度 1:99.17,血凝的滴度和数量分别是:1:20(29 份)、1:40(57 份)、1:80(65 份)、1:160(63 份)、1:320(41 份)、1:640(11 份)、1:1 280(4 份)及 1:2 560(1 份)。在动物鼠疫流行过程中,从啮齿动物分离到的 38 株鼠疫耶尔森菌,黄鼠分离者占 97.37%,黄鼠在该疫源地内广泛分布,种群密度亦高,故成为该疫源地的主要宿主。自感染的五趾跳鼠(Allactaga sibirica)仅分离出 1 株鼠疫耶尔森菌,不言而喻,它是鼠疫动物流行中的受波及者,不能成为黄鼠疫源地的主要宿主,但在促进黄鼠鼠疫的流行有其一定意义。蚤类共检菌 19 株,其中方形黄鼠蚤松江亚种,占蚤类检菌总数的 89.47%,阿巴盖新蚤和角尖眼蚤指名亚种(Ophthalmopsylla praefecta praefecta)各占 5.26%。方形黄鼠蚤松江亚种在蚤类种群数量中占 87.85%,体蚤指数高峰与动物病流行高峰基本一致。诚然,作为主要媒介毋庸置疑,阿巴盖新蚤的数量远大于二齿新蚤 Neopsylla bidentatiformis 的数量,二者之比为 11.63:1。曾判定的一组阿巴盖新蚤来源于自毙的黄鼠体(黄鼠已判定为疫鼠),而同体所获的一组(7 只)方形黄鼠蚤松江亚种通过培养及动物接种等均未获得阳性材料。因此,在一定条件下阿巴盖新蚤亦是低山丘陵黄鼠疫源地的传播媒介之一。角尖眼蚤指名亚种虽属五趾跳鼠的主要寄生蚤,但该地区在黄鼠的寄生蚤中仅次于阿巴盖新蚤和二齿新蚤,占 1.65% 居第 4 位,该疫源地于 1987 年判定了一组(17 只)疫蚤,在黄鼠鼠疫流行时可成为传播媒介之一,故在流行病学方面有一定的意义。对疫源地西段 33 个疫点和 23 个血凝阳性点进行了分析,96.97% 的疫点和 100% 的血凝阳性点分布于海拔 401~600m 之间,这种疫点的空间聚集性与主要宿主的分布相一致。黄鼠主要分布于这一空间范围内,因为高于这一空间其数量急剧下降,被朝鲜姬鼠(Apodemus peninsulae,原大林姬鼠 Apodemus speciosus)等小型鼠类取而代之,当低于这一空间多为较深的山(丘)间沟谷或低洼地带,黄鼠可在这一带取食或临时性栖息,不可能在此长期生存下去,随着夏秋雨量的增加,使这类生境变成湿草甸,迫使黄鼠向较高的空间迁居。黄鼠疫源地在低山丘陵疫源地的分布有其一定的规律性,71.43% 的血凝阳性点和 68.18% 的疫点分布于坡麓生境内,这类生境为该疫源地鼠疫动物病的好发生境。因为坡麓生境内具备了黄鼠喜食的丰富植物,同时该生境中的环境、气候因子亦适于黄鼠的栖息,该生境在丘陵地区的广大空间里反复出现,从而决定了低山丘陵黄鼠疫源地的空间分布规律性。其后该地区在局部较小范围内出现了流行,通辽市的扎鲁特旗 1990 年仍检出黄鼠阳性血清 10 份,在 1996 年该地区又出现了强度较大的流行,检出鼠疫耶尔森菌 8 株、黄鼠阳性血清 57 份。在 1991—2005 年共检出黄鼠阳性血清 83 份。在赤峰市与扎鲁特旗毗邻的阿鲁科尔沁旗北端的低山丘陵地区,除上述 1987 年检出鼠疫耶尔森菌菌型为松辽平原 A 型(以下简称为:黄鼠型),到 1989 年出现了强度较大的动物鼠疫流行,从黄鼠及寄生蚤检出鼠疫耶尔森菌 41 株,在 1996 年检出黄鼠阳性血清 3 份,说明该低山丘陵疫源地区动物鼠疫处于时隐时现的状态。

达乌尔黄鼠疫源地分布于内蒙古及东北 4 省区的 52 个旗县区,疫源地总面积 147 960.1km²,2010 年区划时的疫源地总面积为 161 918km²,包括 53 个旗县区,在 2014 年区划时黑龙江省的动力区合并到香坊区,所以减少了 1 个县级区。1981 年《中国鼠疫及其防治(1950—1980)》记载内蒙古的达乌尔黄鼠疫源地分布于 4 个盟(市)26 个旗县市,面积约 8 万 km²。丛显斌、刘振才(2014 年)《中国鼠疫及其防治(2001—2010)》记载内蒙古的达乌尔黄鼠疫源地分布于 4 个盟(市)27 个旗(县、区、市),面积 100 602km²。丛显斌等(2019 年)《中国鼠疫自然疫源地(1950—2014)》记载内蒙古的达乌尔黄鼠疫源地分布于 4 个盟(市)27 个旗(县、区、市),包括兴安盟的科尔沁右翼前旗、乌兰浩特市、科尔沁右翼中旗、突泉县及扎赉特旗,通辽市的开鲁县、科尔沁区、科尔沁左翼后旗、科尔沁左翼中旗、库伦旗、奈曼旗、扎鲁特旗,赤峰市的巴林左旗、红山区、喀喇沁旗、克什克腾旗、林西县、松山区、元宝山区、翁牛特旗、敖汉旗、巴林右旗、阿鲁科尔沁旗,锡林郭勒盟的正镶白旗、镶黄旗、正蓝旗、多伦县(正镶白旗、镶黄旗、正蓝旗与长爪沙鼠疫源地重叠)。涉及 171 乡(镇、苏木),3 858 行政村(社区),8 390 个自然村,疫源地面积 86 642.76km²,较 2010 年的面积减少了 13 959.24km²,而且国内的疫源地核心地区均分布于内蒙古的东部地区。

由于黄鼠属在分类过程中拉丁属名存在着争议,该属最早的拉丁属名称由 Oken,1816 年定名为 *Citellus*。依据国际动物命名法规的优先率原则,比 Oken 晚命名的 Cuvier(1825 年)又将该属的拉丁名命名为 *Spermophilus*,应该视为前者的同物异名。尽管 Hershkovitz 在 1949 年考证 *Citellus* 为无效拉丁名。但它的发表时间要早于后者 9 年之多,理应依据国际动物命名法规维护早期学名的稳定性原则,所以欧亚大陆的学者对黄鼠属的拉丁名仍然多坚持使用 *Citellus* 作为其属名,由此出现了 *Citellus* 与 *Spermophilus* 两种属名并存的混乱局面,最后于 1956 年的国际动物命名法委员会做出决议,将原属名 *Citellus* 废除,一律改用 *Spermophilus* 为属名,所以黄鼠现在的拉丁名应使用 *Spermophilus dauricus*。

二、达乌尔黄鼠疫源地与长爪沙鼠疫源地交叉特点

该疫源地的西部区域存在着黄鼠~长爪沙鼠重叠疫源地,20 世纪 50 年代判定锡林郭勒盟的苏尼特右旗、镶黄旗、正镶白旗及正蓝旗为达乌尔黄鼠疫源地,未发现沙鼠型鼠疫耶尔森菌。60 年代以后在商都县发现了沙鼠型鼠疫耶尔森菌在侵入,1970 年开始分离的 36 株鼠疫耶尔森菌,一半分离自黄鼠,另外一半分离自长爪沙鼠,菌型均为黄鼠型鼠疫耶尔森菌,5~6 月分离出沙鼠型鼠疫耶尔森菌。黄鼠鼠疫只在沙地外流行,而沙鼠型鼠疫耶尔森菌只在浑善达克沙地内检出。1971 年沙地内未检到菌,而沙地外南部草原地区可以同时检出黄鼠型和沙鼠型的两型鼠疫耶尔森菌。从 1972—1975 年及 20 世纪 80 年代以后又恢复了黄鼠鼠疫的流行,上述时期检出的鼠疫耶尔森菌全部为黄鼠型菌。在正镶白旗南部进行了开垦,在开垦后的农区再未发现黄鼠鼠疫疫情,而在部分开垦后的地区及毗邻区域出现了范围超越 70 年代动物鼠疫流行的范围,分离的鼠疫耶尔森菌全部为沙鼠型菌。尽管在该地区存在两型疫源地,但各自有其主要的分布区域,在鼠疫动物病的调研和监测中共分离出 537 株菌,202 株黄鼠型菌主要分布于保持草原植被的干草原地区,而 335 株沙鼠型鼠疫耶尔森菌则主要分布草原植被退化或已被开垦的地区。

两型疫源地重叠分布的情况,70 年代黄鼠型菌仅从化德及商都地区检出,此时的沙鼠型菌遍布整个察哈尔丘陵地区。但两型疫源地都保持着各自的特点,当黄鼠鼠疫流行时,其分离出的鼠疫耶尔森菌为黄鼠型,参与流行的长爪沙鼠所感染的菌株亦为黄鼠型菌,无沙鼠型菌检出。当黄鼠鼠疫流行后,长爪沙鼠鼠疫出现流行高峰的时候,所分离的鼠疫耶尔森菌皆为沙鼠型。两种鼠疫流行的高峰从不重叠,均为黄鼠鼠疫流行之后,才出现长爪沙鼠鼠疫的流行。

从总体趋势看,随着自然环境条件的变化,1970 年以后原达乌尔黄鼠疫源地被逐步扩大的长爪沙鼠疫源地的流行空间所侵入。这主要是由于人类不合理的经济活动使其原始草原

植被的破坏,导致长爪沙鼠向东部草原区域扩散的结果,从而使沙鼠型鼠疫耶尔森菌由原来的荒漠草原扩散到了草原地区。目前我们认为重叠范围包括锡林郭勒盟的正镶白旗及镶黄旗的大部分地区,正蓝旗为局部区域。

三、达乌尔黄鼠疫源地的生态环境

(一) 地理地貌

内蒙古的该疫源地,地理位置约处于北纬 41°42′~46°45′与东经 113°30′~123°30′之间。地貌可分为 4 种类型:

1. 大兴安岭东南麓低山丘陵区,由东北向西南逐渐递降,海拔在 1 500m 以下,相对高度在 200~500m 之间。主要代表地区有兴安盟的科尔沁右翼前旗、科尔沁右翼中旗,通辽市的扎鲁特旗,赤峰市翁牛特旗的中西地区、阿鲁科尔沁旗北部地区等区域。

2. 在大兴安岭东南麓低山丘陵区以南为西辽河平原区,以平原为主,地势较平坦,由北向南逐渐降低。在其中有河流的切割,形成了较多的沟谷、河谷阶地及河漫滩。海拔高度在 170~255m 之间。代表地区有赤峰市的阿鲁科尔沁旗南部地区、巴林右旗东南部地区,通辽市的科尔沁区、奈曼旗等地区,多数地区被开垦为农耕地。

3. 分布西辽河平原南北两侧为沙地,代表地区有通辽市的大部分地区,赤峰市翁牛特旗的东部地区。海拔高度 180~240m 之间。

4. 在阴山山脉之北,浑善达克沙地以南,大兴安岭西侧,内蒙古乌兰察布高原以东为察哈尔丘陵区。地处大兴安岭南麓以西与松辽平原疫源地隔山相望。西与荒漠草原长爪沙鼠疫源地相接,南有阴山、燕山山脉所阻隔。由东南向西北倾斜,多为丘陵地貌,尚有丘间平原和高平原台地分布于其中。其北部逐渐过渡到浑善达克沙地,部分宜垦区已经开垦为农耕地。海拔高度在 1 000~1 700m 之间,包括锡林郭勒盟的多伦县、正蓝旗、正镶白旗及镶黄旗。

(二) 气候

该疫源地的气候以温带大陆性季风气候为主。有降水量少而不匀,风大、寒暑变化剧烈的特点。其特点表现为春季气温骤升,多大风天气,夏季短促而炎热,降水集中,秋季气温剧降,霜冻往往来临早。年最高气温可达 40℃,年最低气温可达零下 44.3℃,年平均气温仅为 2~6℃,昼夜温差大,寒冷季节长。年降水量 300~1 000mm,主要集中在 6~8 月份,无霜期 110~160 天。

(三) 土壤

该疫源地的大兴安岭南麓的低山丘陵北部地区的土壤以黑土和灰色森林土为主,低山丘陵南部地区的土壤以暗栗钙土为主。

大兴安岭东南麓低山丘陵区以南的西辽河平原区大部分未开垦地区的土壤主要以栗钙土、暗栗钙土为主,少量退化栗钙土。在其余开垦地区的土壤主要以黄绵土、栗褐土为主。

分布西辽河平原南北两侧的沙地,主要以固定风沙土,半固定风沙土和流动风沙土为主。

察哈尔丘陵区的土壤以栗钙土、暗栗钙土及退化栗钙土为主。

(四) 植被

低山丘陵区的植被主要包括森林草原植被、草甸草原植被;森林草原的优势植物为贝加尔针茅(*Stipa baicalensis*)、羊草(*Leymus chinensis*)、线叶菊(*Filifolium sibiricum*);西辽河平原大部分为垦殖后的农耕区,种植着玉米、高粱及谷子等农作物。西辽河平原沙地生长着固沙的冷蒿(*Artemisia frigida*)等。察哈尔丘陵干草原以贝加尔针茅为建群种,大针茅(*Stipa grandis*)、克氏针茅(*Stipa kryloyii*)、糙隐子草(*Cleistogenes squarrosa*)及冷蒿为常见种。

四、达乌尔黄鼠疫源地的动物宿主与媒介

(一)动物宿主

该疫源地共发现6科30属45种啮齿目与兔形目动物,包括黄鼠、长爪沙鼠、褐家鼠、(北)社鼠、小家鼠、黑线仓鼠、黑线姬鼠、大林姬鼠(朝鲜姬鼠)、五趾心颅跳鼠、肥尾心颅跳鼠、三趾跳鼠、五趾跳鼠、蒙古旱獭、蒙古兔、雪兔、达乌尔鼠兔、蒙古鼠兔、东北鼠兔、小飞鼠、松鼠、花鼠、岩松鼠、黑线毛足鼠(蒙古毛足鼠)、小毛足鼠、蒙古短尾仓鼠、布氏田鼠、子午沙鼠、巢鼠、灰仓鼠、大仓鼠、长尾仓鼠、蒙古兔尾鼠、鼹形田鼠、东方田鼠、莫氏田鼠、狭颅田鼠、蒙古田鼠、棕色田鼠、蒙古高山䶄、红背䶄、棕背䶄、麝鼠、中华鼩鼱、草原鼩鼱、东北鼩鼱。

黄鼠为该疫源地的代表种和优势种,在该疫源地各个不同地区均有广泛分布;长爪沙鼠在达乌尔黄鼠疫源地内数量和分布变化较大,在空间和时间上都呈现较大波动;家栖鼠类农区分布多于牧区;小型鼠类中,常见的有黑线仓鼠、五趾跳鼠;其余啮齿动物数量少且分布局限。

1. 主要储存宿主　黄鼠是该疫源地唯一的主要宿主,广泛分布于该疫源地各个地区和各种生境类型。

(1)地理分布:黄鼠在内蒙古的大兴安岭林区和阿拉善荒漠地带以外的内蒙古其他地区均有分布。其中中部草原地带数量较多。在中国黑龙江、吉林、辽宁、河北北部及山西、陕西省北部都有分布。在国外主要分布于蒙古国和俄罗斯。

(2)生活习性:黄鼠的最适栖息生境是低山丘陵草原区坡麓脚。垄岗、波状洼、灌丛和耕地等生境也有少量黄鼠栖息。

黄鼠为冬眠动物,大多昼间出洞。出洞时间多为一天中温度最舒适时间,4~5月多在中午活动,6~8月约在9时或16时活动。因生态期的改变其活动范围也会发生改变。交尾期活动频繁,活动范围较大。哺乳期活动范围最小。多数黄鼠在9~10月开始冬眠,次年3~4月出蛰,种群数量高峰在7~8月。

黄鼠性喜独居,仅在交尾期偶有雌雄同居。母鼠于5月分娩,幼鼠于6月下旬至7月初开始出洞活动,在出生当年便于母鼠分居。

黄鼠的居住洞道挖掘与改造,由于黄鼠居住洞的洞口使用时间较长后或冬眠前(只进行新洞道的挖掘),特别是土质松软的地区,原来的洞口会被风吹、日晒、降雨、幼鼠活动及天敌破坏等情况下,形成一个明显凹陷较大且很不规则形的洞口。此时不仅容易暴露其洞口目标,而且在大雨季节容易汇积雨水而流入洞内。所以黄鼠在其居住洞道距地面一定的深度进行部分洞道的新建,尽管黄鼠挖掘洞道的基础有所不同,但在其挖掘洞道时却有一个共同的特点,即在居住的新洞道挖掘后,新的洞口圆滑并与其原来的旧洞口相距一段的距离。其建造过程是从原洞道内,在距离地面一定的深度时,向地面挖掘出部分新的洞道和洞口。建造过程是将挖掘新洞道的土,从原洞道推向地面并堵塞原洞口及与其相连接的一段洞道,建洞道时推出的新土堆积在原洞口及其周围,新土也往往被分散在较大的地面上。冬眠时只进行洞道的建造,距地面10cm左右停止挖掘,待次年出蛰时才挖开洞口,主要作用一是为保

障冬眠洞内的温度变化幅度较小,其次也可防止天敌的入侵。因此,不仅新洞口较难被发现,特别是经过风天或雨天后原洞口较快地消失,这种活动对保障黄鼠本身的安全有重要的意义。但鼠疫监测工作人员利用黄鼠的这一特点,发现原洞口几乎没有植被,而且地表面土层的颜色与其他地方有明显的区别,可以在其附近发现一个几乎垂直于地面的一个新洞口(习惯称为"缸洞"),从而开始布放鼠铗而捕获,对捕获的黄鼠进行鼠疫病原学和血清学检验。

(3)动物生态学及动物病流行病学意义:黄鼠是达乌尔黄鼠疫源地的主要宿主。早在1917—1920年伍连德就黄鼠鼠疫进行了报道,但于1948年才首次在内蒙古的赤峰市的敖汉旗和通辽市的科尔沁区(原称通辽县)境内从黄鼠及其寄生蚤体内分离到鼠疫耶尔森菌。

黄鼠有冬眠期,黄鼠-传播媒介(跳蚤)及病原体的传播链也因此受到影响,进而影响着达乌尔黄鼠疫源地动物间及人间鼠疫的流行周期。黄鼠一般在3月下旬出蛰,其体温回升,此时鼠疫耶尔森菌感染的个体有的度过冬眠期(通过在3月下旬挖黄鼠巢发现部分感染者未度过冬眠期,死于巢穴内并出现了严重的腐败现象,且从骨髓分离出鼠疫耶尔森菌),鼠疫耶尔森菌在其体内继续增殖。4月中旬左右进入交尾期,鼠间接触增多,从而导致早春鼠疫动物病流行。一般于6~7月,进入哺乳期和幼鼠分居期。此时由于当年出生的黄鼠外出地面活动和窜洞活动频繁,易感动物数量成倍增加,且寄生蚤数量增多,形成了动物间鼠疫的流行高峰。11月后随着黄鼠开始冬眠,黄鼠鼠疫流行进入静息状态。

2. 其他染疫动物　在内蒙古境内该疫源地发现的自然感染鼠疫的动物有14种,包括啮齿目10种,有黄鼠、褐家鼠、小家鼠、长爪沙鼠、黑线姬鼠、三趾跳鼠、五趾跳鼠、布氏田鼠、黑线仓鼠、草原鼢鼠;兔形目2种,有蒙古兔、达乌尔鼠兔;食肉目2种,有沙狐、獾。在我国其他地区的达乌尔黄鼠疫源地,还发现在狭颅田鼠、大仓鼠、东北鼢鼠、赤狐、艾鼬中有自然感染鼠疫的现象。其中,染疫数量最多的是黄鼠,其次是褐家鼠,长爪沙鼠和小家鼠占比可达1%以上,其他种类均小于1%。

褐家鼠是该疫源地的次要宿主动物。褐家鼠与黄鼠互相交窜并可进行媒介蚤交换,将黄鼠鼠疫通过其寄生蚤的传播引发人间鼠疫。

其他动物感染鼠疫的概率低,可以参加动物鼠疫流行,在疫源地的保持和鼠疫流行中仅起辅助作用,均为偶然宿主。

(二)媒介

1. 媒介蚤类组成　该疫源地共发现蚤类7科35属92种(亚种)(表2-3),其中分布范围较广、数量较多、与主要鼠类关系密切的有10余种。2008—2013年该疫源地27个疫源旗县鼠疫监测工作中,捕获黄鼠19 196只中检出染蚤鼠8 596只,检出体蚤12种31 514匹,所获蚤类按数量构成比依次排列是:方形黄鼠蚤松江亚种(81.92%)、阿巴盖新蚤(8.49%)、光亮额蚤(6.62%)、二齿新蚤(2.64%)、角尖眼蚤指名亚种(0.23%)、短附鬃眼蚤(0.06%)、秃病蚤(0.02%)、原双蚤田野亚种(0.01%)、五侧纤蚤指名亚种(0.01%)、圆指额蚤指名亚种(0.003%)、前凹眼蚤(0.003%)、丛鬃双蚤指名亚种(0.003%)。黄鼠洞干获蚤6种(亚种)7 055匹,所获蚤类按数量构成比依次排列是:方形黄鼠蚤松江亚种(85.51%)、阿巴盖新蚤(5.54%)、二齿新蚤(5.13%)、光亮额蚤(3.35%)、角尖眼蚤指名亚种(0.44%)、短附鬃眼蚤(0.03%)。黄鼠巢穴获蚤8种(亚种)7 415匹,所获蚤类按数量构成比依次排列是:方形黄鼠蚤松江亚种(65.54%)、阿巴盖新蚤(19.65%)、光亮额蚤

（7.57%）、二齿新蚤（6.39%）、角尖眼蚤指名亚种（0.55%）、短附鬃眼蚤（0.12%）、秃病蚤蒙冀亚种（0.12%）、五侧纤蚤指名亚种（0.05%）。方形黄鼠蚤松江亚种是该疫源地主要宿主黄鼠体蚤的广布种和优势种其占所获体蚤的 81.92%、洞干蚤的 85.51%、巢蚤的 65.54%。该疫源地寄生蚤广布种、常见种为阿巴盖新蚤、光亮额蚤、二齿新蚤、角尖眼蚤指名亚种 4 种（亚种）蚤类，每年均能获取，而且数量也相对较多。其余蚤种无论是从发现的频率还是数量上均是该疫源地的稀有种。

2. **染疫媒介** 该疫源地已发现自然感染的媒介有 13 种（亚种），包括方形黄鼠蚤松江亚种和蒙古亚种，在该疫源地染疫蚤中占比最高；印鼠客蚤占比排名第二；不等单蚤、二齿新蚤、阿巴盖新蚤、光亮额蚤、有角尖眼蚤指名亚种、近代新蚤东方亚种、秃病蚤蒙冀亚种、人蚤染疫者在该疫源地也有检出。此外从黄鼠体和獾体寄生的草原血蜱及鼠疫病死者衣物中的臭虫中也曾检出过鼠疫耶尔森菌。

3. **主要媒介** 方形黄鼠蚤是达乌尔黄鼠疫源地主要宿主动物黄鼠的主要寄生蚤，该疫源地检出的黄鼠蚤，包括松江亚种和蒙古亚种。在 1950—1997 年统计的 7 种蚤分离出鼠疫耶尔森菌 272 株。以上两亚种黄鼠蚤（199 株），占染疫数的 73.16%，占比最高；印鼠客蚤（17 株）占 6.25%，排名第二，其他 5 种蚤共计仅分离出鼠疫耶尔森菌 14 株。

其中方形黄鼠蚤松江亚种为该疫源地的主要传播媒介。历史调查数据显示每次动物鼠疫流行时几乎都能从方形黄鼠蚤中检出鼠疫耶尔森菌。

（1）方形黄鼠蚤松江亚种分布及宿主动物：方形黄鼠蚤松江亚种分布于我国北方的草原地带，在内蒙古东部的兴安盟、通辽市及赤峰市的所有旗县区均有分布，锡林郭勒盟东南部的旗县和呼伦贝尔市的草原地区亦有分布。国内在黑龙江省、吉林省、辽宁省及河北省东北部地区也有其分布区。宿主为黄鼠、达乌尔鼠兔、长爪沙鼠、黑线仓鼠、布氏田鼠，黑线姬鼠、蒙古毛足鼠（黑线毛足鼠）、小毛足鼠、东北鼢鼠、草原鼢鼠、五趾跳鼠、褐家鼠、蒙古旱獭、蒙古兔及艾鼬等，主要宿主动物为达乌尔黄鼠。

（2）方形黄鼠蚤松江亚种在鼠疫传播流行中的生态学及流行病学意义：方形黄鼠蚤松江亚种主要寄生于黄鼠，通过黄鼠间的近距离接触实现体蚤的交换和扩散。费荣中等（1993年）研究测得方形黄鼠蚤松江亚种随黄鼠体在 15~29 天内扩散的最大直径为 760~780m，接近鼠疫流行范围的下限（800m），说明方形黄鼠蚤松江亚种的一次传播足以使鼠疫在一定的范围内扩散。

方形黄鼠蚤松江亚种在与其宿主隔绝后因其饥饿，有向其洞外迁移的现象，进而转移到偶然遇到经过附近的其他动物体或人体上。此外研究还发现，黄鼠在洞外死亡后 15 分钟内该蚤便开始离体，1 小时已有 39.13% 的跳蚤离开鼠尸，3 小时已达 69.57%。6 小时高达 89.13%，该结果高于吴厚永等（1996 年）观察 6 小时离体率的 77.69%。不同时间的离体时间见（表 2-6），方形黄鼠蚤松江亚种至 24 小时全部离开，比吴厚永等（1996 年）观察的最后离体的时间延长了 3 小时之多，该蚤的这种游离迁移现象在鼠疫传播及扩散中具有重要流行病学意义。但在达乌尔黄鼠疫源地的生态系中，黄鼠由于感染鼠疫耶尔森菌在其洞外死亡后，寄生蚤在死亡宿主体停留时间可以超过 72 小时。大兴安岭东南麓低山丘陵区黄鼠鼠疫流行期间，发现黄鼠死亡者大于 12 小时的 2 只分别检获该蚤 27 匹及 16 匹，死亡大于 24 小时者的 1 只，检获该蚤 9 匹，死亡大于 72 小时的 1 只，检获该蚤 14 匹。这 4 组蚤（66 匹）均分离出鼠疫耶尔森菌（染疫的黄鼠发现于 5 月份）。在 1987 年于疫源地采用投毒饵进行（保护性人群）杀灭黄鼠，对死亡于地面的黄鼠（鼠死亡时间大于 12 小时，小于 24 小时）进行了蚤类调查,了解其蚤类的游离情况,结果死亡黄鼠的鼠体染蚤率为29.73%、总蚤指数为0.68,明显低于同时期活鼠体的染蚤率56.52%和总蚤指数1.17(表2-7),调查结果说明死亡的鼠体有游离蚤的发生,但仍有相当部分的蚤可能并没有游离或游离后又重新跳跃返回到宿主体上(表2-7)。蚤类在宿主死亡后可暂时离开宿主,但蚤类可能在野外的生态系环境下不适应长时间生存或栖居,所以可能在一定的时间内又重新跳跃返回到死亡的宿主体上。在疫源地蚤类的游离情况与模拟实验差异较大,因为模拟实验的蚤类只要跳离宿主后,就被粘蚤纸(粘蚤物质)所黏捕,无法再进行跳跃活动,不能重新跳跃返回到死亡宿主体上,所以在疫源地生态系的实际情况与模拟的实验结果有较大的差异性。

表2-6　黄鼠死亡后方形黄鼠蚤松江亚种离体调查分析(马立名,1980年)

时间/小时	单位时间内 离体蚤数/匹	单位时间 离体率/%	累计离体 蚤数/匹	累计 离体率/%
1	36	39.13	36	39.13
2	8	8.7	44	47.83
3	20	21.74	64	69.57
4	11	11.97	75	81.52
5	6	6.52	81	88.04
6	1	1.09	82	89.13
7	0	0	82	89.13
8	4	4.35	86	93.48
9	0	0	86	93.48
10	0	0	86	93.48
11	1	1.09	87	94.57
12	2	2.17	89	96.74
13	0	0	89	96.74
14	0	0	89	96.74
15	0	0	89	96.74
16	1	1.09	90	97.83
17	0	0	90	97.83
18	0	0	90	97.83
19	1	1.09	91	98.91
20	0	0	91	98.91
21	0	0	91	98.91
22	0	0	91	98.91
23	0	0	91	98.91
24	1	1.09	92	100.00

表2-7 赤峰市低山丘陵区鼠疫疫源地黄鼠活体与死亡鼠体寄生蚤的比较

月份	鼠存活情况	总调查鼠数/只	带蚤鼠数/只	鼠体染蚤率/%	获蚤总数/匹	总蚤指数	蚤分类和数量/%				
							方形黄鼠蚤松江亚种	阿巴盖新蚤	二齿新蚤	角尖眼蚤指名亚种	短附鬃眼蚤
5	活鼠	46	26	56.52	54	1.17	42	3	4	4	1
5	死亡	37	11	29.73	23	0.68	17	3	2	1	—
5	活鼠	46	26	56.52	54	1.17	(77.78)	(5.56)	(7.41)	(7.41)	(1.85)
5	死亡	37	11	29.73	23	0.68	(73.91)	(13.04)	(8.70)	(4.35)	—

注:死亡黄鼠,系采用投毒饵大面积灭鼠,装鼠袋时的鼠体死亡时间大于12小时,但小于24小时。

方形黄鼠蚤松江亚种的生活史中关键之一就是成虫羽化后,需要在较短的时间内寻找获得适当的宿主进行吸血,特别具有在自然界寻找其自然宿主的生态习性,应该是在漫长的进化过程中形成方形黄鼠蚤松江亚种与宿主间的密切关系的适应性。方形黄鼠蚤松江亚种属于游离型寄生者,雌雄成虫能在宿主周围自由活动,绝大多数蚤类属于该型者。

在温度25℃及相对湿度75%的条件下,用豚鼠、褐家鼠、黄鼠、长爪沙鼠、小白鼠作为供血对象,了解其该蚤对长爪沙鼠及家栖类的褐家鼠等嗜吸程度,从而揭示该蚤在鼠疫传播与扩散中的流行病学意义。实验中获得有效蚤10 294只,豚鼠(1 988只)、褐家鼠(2 014只)、黄鼠(2 076只)、长爪沙鼠(2 111只)及小白鼠(2 105只),在5种鼠体的吸血率分布是:90.50%、89.42%、75.82%、63.81%及34.39%。在豚鼠和褐家鼠体的吸血率分别高达90.50%、89.42%。褐家鼠比主要宿主黄鼠体吸血率的75.82%高出13.60%;长爪沙鼠体的吸血率63.81%,次于黄鼠体的吸血率,小白鼠的吸血率最差,仅为34.39%。

在内蒙古达乌尔黄鼠疫源地1949—1958年的10年中,从检验中已准确分类的9种(有部分未分类者,未统计在内)啮齿动物中分离出1 613株鼠疫耶尔森菌,褐家鼠(196株)占12.15%居第二位;内蒙古该疫源地1950—1980年从各种动物分离出鼠疫耶尔森菌2 087只,长爪沙鼠体检出45只,占2.16%;赤峰市1948—1970年从4种鼠类分离出鼠疫耶尔森菌866株,长爪沙鼠体检出180株,占20.79%。上述该蚤的吸血率实验结果及鼠疫耶尔森菌分离监测数据说明,以实验的手段比较科学地揭示出褐家鼠、长爪沙鼠在达乌尔黄鼠疫源地以方形黄鼠蚤为媒介是其感染鼠疫的途径之一。同时在实验中用豚鼠和长爪沙鼠作为供血的宿主动物成功地养殖了该蚤,而用小白鼠作为供血动物最终传代没有获得成功,其原因有待今后进一步探索。该蚤对人的吸血率高达81.03%,比其自然宿主黄鼠的吸血率(75.82%)还高5.23%。这一结果说明在疫源地工作或生活的人员若直接接触到该蚤的染疫者,就有可能被叮咬而感染鼠疫。因而在活动性疫源地或动物鼠疫流行区域工作与生活的人员、鼠疫监测及流行病学调查的人员加强其防护尤为重要。进一步证明了达乌尔黄鼠疫源地在20世纪50年代以前,方形黄鼠蚤松江亚种将黄鼠鼠疫传播于褐家鼠(大家鼠)中所起的重要作用,同时实验结果也支持该疫源地的家鼠间的鼠疫来源于黄鼠鼠疫的理论。并对该疫源地:染疫黄鼠→染疫方形黄鼠蚤松江亚种→染疫家栖鼠类→染疫印鼠客蚤→人的鼠疫传播途径,该蚤对褐家鼠的吸血率(89.42%)高于黄鼠吸血率(75.82%)的13.60%,从吸血率方面提供了较科学的依据。

张洪杰等(1991年)应用避蚊胺和驱蚊灵2种驱虫剂对方形黄鼠蚤松江亚种的驱避效

果进行了研究,50%避蚊胺和30%驱蚊灵涂抹人体皮肤表面对该蚤具有良好的驱避效果,其最短的有效期均达5小时以上。因而在活动性疫源地或动物鼠疫流行区域工作及生活的疫源地的人员及进行鼠疫监测与流行病学调查的人员,使用其避蚊胺或驱蚊灵可以增强个人的防护能力。

鼠疫媒介的蚤类世代更替,其吸血、交配受精、产卵及各个发育期是维系鼠疫生态系的重要环节之一。在实验条件下方形黄鼠蚤松江亚种保证其供血的条件下,雌雄蚤共同喂血1小时,其吸血率可达48.48%,此时未发现受精的情况发生。当喂血到3小时,雌雄蚤的吸血率接近100%,此时的受精率仅为0.15%,说明此时已经开始自然交配。随着喂血时间的延长,其6小时、12小时及24小时,受精率分别可达:7.32%、51.03%及94.79%,说明该蚤通常在吸血后才能交配受精。该蚤按雌:雄=2:1的比例进行喂血12小时,雌蚤的受精率可达71.79%,说明其雄蚤有重复交配的行为。对雌蚤进行了单独喂血,将雌、雄蚤进行隔离,使其不能发生交配活动,但雌蚤在喂血的2天后仍然正常产卵。雌雄同置一容器内羽化后饥饿24小时的雌性未发现受精情况,说明吸血是该蚤产卵和交配的必要条件。雌蚤进行单独喂血的产卵高峰期与雌、雄共同喂血者基本一致,但所产之卵是未受精之卵,无法孵化出幼虫,符合其一般的规律性。

在实验条件下人工养殖方形黄鼠蚤松江亚种进行生活史观察,养殖温度控制在10℃、12.5℃、15℃、18℃、20℃、23℃、25℃、27.5℃、30℃(温度误差在±0.5℃以内),相对湿度控制在75%的条件下,该蚤除在10℃、12.5℃及30℃不能完成生活史外。其余的15℃、18℃、20℃、23℃、25℃、27.5℃均可完成其生活史,从卵发育到成蚤的生活史的平均发育期分别是:48.02天、37.94天、29.42天、23.05天、20.34天、21.42天。生活史的发育期雄性者普遍长于雌性,最适发育温度在20~23℃之间,随着温度的升高发育所需的时间逐渐缩短,当温度超过最适的发育温度时,如27.5℃时比23℃的发育期反而有所延长。相对湿度对该蚤的发育影响也较大,相对湿度在50%以下不能完成其生活史。温度在25℃及相对湿度在62%、75%、85%、92.5%、100%的条件下,均可完成其生活史,发育期分别是26.22天、20.34、19.39天、20.55天及21.22天,相对湿度在85%时完成生活史所需要的时间最短,最适发育的相对湿度在75%~85%之间,生活史的发育期雄性普遍长于雌性。

温湿度对蚤寿命的影响,在一定的湿度范围内,蚤的寿命随温度的升高而缩短。石杲等(1991年、1992年)研究了吸血与未吸血方形黄鼠蚤松江亚种在低温条件下的寿命较高温条件下为长(表2-8)。实验所用样本蚤由赤峰市卫生防疫站养蚤室提供未吸血蚤系24小时内羽化的成蚤,吸血蚤系24小时内羽化的成蚤接种于黄鼠体喂血30分钟后,在解剖镜下确定其吸血与否,吸血者为实验用吸血蚤。温度分别控制在15℃、20℃、25℃、30℃及相对湿度75.5%的条件下对雌、雄蚤分别测定其存活力。结果证明,在各温度组雌性者的存活力均大于雄性。未吸血的方形黄鼠蚤松江亚种在温度25℃及相对湿度32%时,雌蚤仅存活7.85天,雄蚤仅存活7.25天,但相对湿度在100%在时,寿命显著延长,雌蚤可存活18.40天,雄蚤可存活19.56天。各组蚤的存活力与温度之间均存在着显著的线性负相关,结果显示在15~30℃之间温度范围内,温度越高存活时间越短,温度越低存活时间越长。观察的结果同时也说明,在同一温度及相同性别的情况下,吸血组均高于未吸血组,在各组中雌性的存活力均大于雄性,而且随着温度的降低,其差别越明显(表2-8)。在同一温度下,相对湿度在100%、93%、85%、75%、63%、50%、43%及32%的条件下,相对湿度越高,该蚤成虫期的存活时间越长(表2-9)。对以黄鼠和长爪沙鼠作为宿主分别养殖获得子代成蚤,在相对湿度

100%及温度25℃的条件下进行了存活力对比观察,其结果表明两组雄性的存活力均大于雌性,进一步说明湿度高于临界湿度时雄性的存活力大于雌性者。以黄鼠养殖蚤的存活力无论雌、雄均高于以长爪沙鼠养殖蚤的存活力,这说明异宿主虽能使该蚤繁衍后代,但可能由于血液的某些成分对该蚤的存活力有其一定的影响,故导致其存活力下降。在黄鼠和长爪沙鼠混合分布的疫源地,在黄鼠鼠疫流行的同时,染疫的方形黄鼠蚤松江亚种亦能叮咬长爪沙鼠,导致其长爪沙鼠参与流行黄鼠型鼠疫耶尔森菌的动物病。

表2-8　方形黄鼠蚤松江亚种在不同温度下吸血与未吸血存活力比较

单位:天

温度/℃	性别	未吸血			吸血		
		n	x	sd	n	x	sd
15	雌	60	23.833 3	7.243 8	60	26.400 0	6.077 8
15	雄	60	21.550 0	6.929 2	60	25.766 7	5.803 4
20	雌	60	17.100 0	6.275 3	60	19.650 0	6.826 0
20	雄	60	14.616 7	6.250 1	60	16.200 0	6.205 1
25	雌	60	12.350 0	2.925 9	60	13.916 7	6.751 0
25	雄	60	10.417 0	2.709 8	60	12.616 7	6.491 3
30	雌	60	5.450 0	1.390 0	60	6.883 3	1.506 6
30	雄	60	5.450 0	1.160 8	60	6.800 0	1.720 5

注:实验室的相对湿度75.5%。

表2-9　方形黄鼠蚤松江亚种在不同湿度下的寿命

单位:天

性别	相对湿度/%							
	100	93	85	75	63	50	43	32
雌	18.40	14.42	13.95	12.35	11.95	9.75	8.90	7.85
雄	19.56	16.02	12.87	10.42	10.42	8.27	8.15	7.25
合计	18.98	15.22	13.42	11.38	11.18	9.02	8.52	7.58

注:实验温度25℃。

4. 其他蚤类的媒介地位　二齿新蚤广泛分布于黄鼠疫源地的,有文献认为它可能是该疫源地的主要鼠疫传播媒介,其染菌率较高,曾多次从其体内分离出鼠疫耶尔森菌,该蚤主要寄生于褐家鼠和其他小型啮齿动物,可以在家鼠与黄鼠间转移交换,但是由于该蚤无论在黄鼠疫源地和沙鼠疫源地其宿主非优势群,且属巢蚤型,直接导致其媒介效率较低,因此二齿新蚤被认定为该疫源地的次要媒介。

阿巴盖新蚤及光亮额蚤也经常在动物鼠疫流行期间检出鼠疫耶尔森菌,被认定为该疫源地的另外2种次要媒介。鼠疫流行病学监测证实:角尖眼蚤指名亚种及阿巴盖新蚤2种蚤体内有鼠疫耶尔森菌检出,证明这些蚤在鼠疫自然疫源地内的动物鼠疫流行过程中参与了传播或保存鼠疫耶尔森菌的作用。印鼠客蚤是褐家鼠的主要寄生蚤,还可见于黄鼠、黑线仓鼠、黑线姬鼠、小家鼠等鼠体,因此可能引发在不同宿主动物间鼠疫动物病的传播。此外,黄鼠鼠疫可通过褐家鼠及其寄生蚤传染于人,印鼠客蚤过去在达乌尔黄鼠疫源地数量较多,印鼠客蚤仅作为该疫源地次要媒介,要注意监测目前印鼠客蚤的分布和数量情况,来评估其目前和未来可能产生的潜在风险性。

五、达乌尔黄鼠疫源地的动物间鼠疫疫情

从1949年到2020年对达乌尔黄鼠疫源地动物鼠疫的调研、检索和监测中,先后从达乌尔黄鼠疫源地的宿主动物分离到鼠疫耶尔森菌2 400株(从22旗县区的12种动物分离出),黄鼠体检出鼠疫耶尔森菌2 020株,占84.17%;褐家鼠仅检出196株,仅占8.17%,褐家鼠检菌仅发现于1949—1958年之间,而且96.94%发现于1949—1955年的黄鼠鼠疫大流行期间。从1950年到2020年鼠疫动物病的调研和监测中,先后从媒介动物分离出鼠疫耶尔森菌272株(组,从16个旗县区的8种媒介分离出),方形黄鼠蚤199组,占73.16%;印鼠客蚤17组,仅占6.25%,该蚤染疫仅发现于1950年、1953—1955年的4个年份。其他6种媒介分离鼠疫耶尔森菌16株,仅占5.88%,未分类者40株,仅占14.71%。黄鼠及主要寄生蚤方形黄鼠蚤松江亚种分布广、数量多而且稳定,从而科学地证明达乌尔黄鼠疫源地在中国的存在,其主要宿主为黄鼠(达乌尔黄鼠),主要媒介是方形黄鼠蚤松江亚种,在内蒙古该疫源地的西段地区方形黄鼠蚤蒙古亚种也是主要的媒介。该疫源地在内蒙古地区的疫源地从1959年以后,在没有褐家鼠和印鼠客蚤参与的情况下,其后近50年该疫源地的黄鼠鼠疫几乎不断流行,维持了疫源性的存在,因而科学地证明褐家鼠只能成为次要宿主,印鼠客蚤仅为次要媒介。

2000—2020年,该疫源地的宿主动物鼠疫F1抗体血清阳性率2004年最高。2000—2009年共检出103份阳性血清,其中松辽平原区30份,察哈尔丘陵区73份。松辽平原区在2000年、2006年和2007年3个年份没有检出,察哈尔丘陵区只有2002年和2009年2个年份未检出,其他年份两部分疫源地都检出过阳性血清。2010年以后,只有2012年在松辽平原区检出过1份阳性血清。该疫源地被认为至少2013年以来一直处于静息状态。2000—2020年该疫源地鼠密度时高时低,2016年以后迅速下降。整体平均鼠密度为0.85只/hm²,2003年最高为1.31只/hm²。鼠体染蚤率呈现2000年和2007年两个高峰,2007年达到峰值63.73%,之后总体呈下降趋势。2000—2020年该疫源地平均体蚤指数为1.78,2001年为最大值3.51,之后呈现持续下降趋势。2000—2020年该疫源地洞穴染蚤率在2005年达到最大值67.72%,同年洞穴蚤指数也最高,为8.33,之后一直维持在相对较低的水平(图2-3)。

六、达乌尔黄鼠疫源地的人间鼠疫疫情

内蒙古达乌尔黄鼠疫源地的人间鼠疫据《昭乌达盟鼠疫防治站1955年的鼠疫防治工作总结》记录,赤峰市(原昭乌达盟)的克什克腾旗的马家营子1887年6月到7月发生人间鼠疫30例,均死亡,1895年在柳条沟营子等发病30例,死亡25例。1927年日本医生在通辽市鼠疫流行地区,解剖了数具尸体,于肺脏分离到鼠疫耶尔森菌,这是黄鼠疫源地首次从该种病死体内检出鼠疫耶尔森菌(于昌沛等,2007年)。

(一)人间鼠疫流行概况

据疫史资料记载从1917年至1959年的43年中,仅1956年未发现人间鼠疫病例,其余42年均记录了人间鼠疫流行,共发病70 708例,死亡58 355例,病死率高达82.53%,涉及内

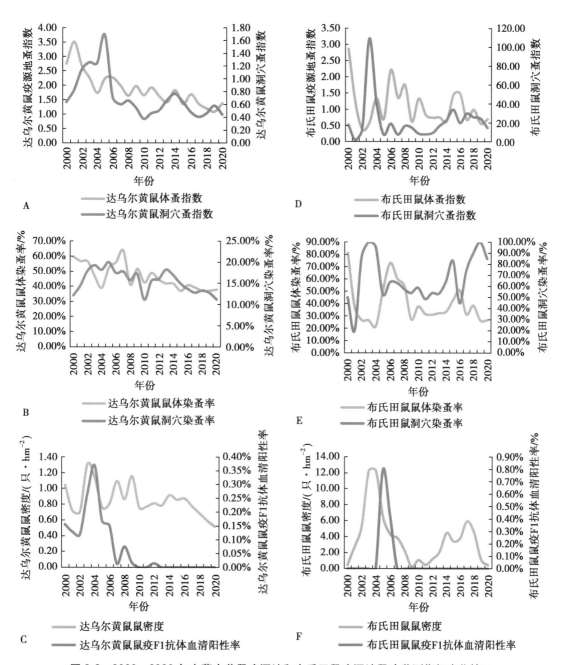

图 2-3　2000—2020 年内蒙古黄鼠疫源地和布氏田鼠疫源地鼠疫监测指标变化情况

A. 黄鼠疫源地黄鼠体蚤指数与洞穴蚤指数；B. 黄鼠体染蚤率与黄鼠洞染蚤率；C. 黄鼠鼠密度与黄鼠鼠疫 F1 抗体血清阳性率；D. 布氏田鼠疫源地布氏田鼠体蚤指数与洞穴蚤指数；E. 布氏田鼠鼠体染蚤率与布氏田鼠洞穴染蚤率；F. 布氏田鼠鼠密度与布氏田鼠鼠疫 F1 抗体血清阳性率。

蒙古东部 4 个盟(市)24 个旗(县、区、市)(表 2-10,中国医学科学院流行病学微生物学研究所,1981;于昌沛等,2007)。从 1917 年到 1949 年的 33 年中发病 70 462 例,平均每年发病 2 135.2 例。1950—1959 年的 10 年间仅有 246 例,平均每年仅 24.6 例,旧中国人间平均年发病数是新中国的 86.8 倍。

表 2-10 内蒙古达乌尔黄鼠疫源地 1917—1959 年人间鼠疫流行统计表

年份	发病人数/人					死亡人数/人				
	通辽市	赤峰市	兴安盟	锡林郭勒盟	合计	通辽市	赤峰市	兴安盟	锡林郭勒盟	合计
1917	—	—	—	31	31	—	—	—	31	31
1918	23	—	—	—	23	21	—	—	—	21
1919	408	—	—	—	408	400	—	—	—	400
1920	91	—	—	—	91	75	—	—	—	75
1921	101	—	—	—	101	71	—	—	—	71
1922	39	—	—	—	39	31	—	—	—	31
1923	458	—	—	—	458	426	—	—	—	426
1924	100	—	—	—	100	73	—	—	—	73
1925	103	—	—	—	103	103	—	—	—	103
1926	98	—	—	—	98	97	—	—	—	97
1927	782	—	—	—	782	771	—	—	—	771
1928	1 009	30	30	—	1 069	938	30	29	—	997
1929	215	—	—	—	215	199	—	—	—	199
1930	128	16	—	—	144	82	14	—	—	96
1931	109	—	50	—	159	99	—	50	—	149
1932	122	132	20	—	274	112	114	20	—	246
1933	972	507	300	—	1 779	856	468	300	—	1 624
1934	370	58	—	—	428	367	50	—	—	417
1935	177	227	—	—	404	167	219	—	—	386
1936	89	95	—	—	184	89	89	—	—	178
1937	454	24	—	—	478	346	24	—	—	370
1938	690	59	—	—	749	513	50	—	—	563
1939	572	47	—	—	619	432	44	—	—	476
1940	1 798	35	—	—	1 833	1 420	35	—	—	1 455
1941	1 269	31	—	—	1 300	1 146	30	—	—	1 176
1942	957	477	—	25	1 459	788	466	—	25	1 279
1943	3 634	109	26	33	3 802	2 672	71	26	33	2 802
1944	1 685	32	—	4	1 721	1 416	30	—	4	1 450

年份	发病人数/人					死亡人数/人				
	通辽市	赤峰市	兴安盟	锡林郭勒盟	合计	通辽市	赤峰市	兴安盟	锡林郭勒盟	合计
1945	1 600	1 304	692	—	3 596	1 315	1 227	681	—	3 223
1946	1 887	2 038	211	—	4 136	1 524	1 860	138	—	3 522
1947	19 305	11 733	1 016	—	32 054	16 139	10 012	779	—	26 930
1948	2 293	8 661	234	—	11 188	1 436	6 543	151	—	8 130
1949	323	260	7	47	637	185	220	6	46	457
1950	15	7	6	—	28	10	3	3	—	16
1951	47	—	9		56	22	—	5		27
1952	16	—	—		16	6	—			6
1953	25	—	18		43	18	—	14		32
1954	41	7	23		71	16	5	11		32
1955	11	—	4		15	6	—	3		9
1956	—					—				
1957	1		1		2	1		—	1	2
1958	9		—		9	2				2
1959	6	—	—		6	5	—	—		5
合计	42 032	25 889	2 646	141	70 708	34 395	21 604	2 216	140	58 355

从 1945 年到 1959 年中,1945—1949 年平均年发病多达 10 322.2 例,1950—1954 年平均年发病已下降到 42.8 例,到 1955—1959 年平均年发病仅 6.4 例(表 2-11)。

表 2-11 内蒙古达乌尔黄鼠疫源地 1945—1959 年人间鼠疫发生死亡比较表

年份	发生例数/例	%	死亡例数/例	%	病死率/%
1945—1949	51 611	99.53	42 262	99.69	81.87
1950—1954	214	0.42	113	0.27	50.80
1955—1959	32	0.06	18	0.04	56.25
合计	51 857	100.00	42 393	100.00	81.75

注:1945—1949 年平均年发病 10 322.2 例,1950—1954 年平均年发病 42.8 例,1955—1959 年平均年发病 6.4 例。

1949 年后对人类鼠疫采取了卓有成效的控制措施,仅用 10 年的时间就控制了人间鼠疫,自 1960 年以后虽然黄鼠鼠疫持续流行,但再未发现人间鼠疫病例。

(二)人类鼠疫流行特点

1. 传染源与传播途径

(1)人类作为传染源:在 1949 年前,多次通过人间鼠疫作为传染源使之传播和流行。由于肺鼠疫传播速度快、感染率高、病型危重及病死率高,因而人作为传染源是危害最大的传播途径。1949 年后,由于采取了有效的防治措施,通过空气飞沫传播的病例明显减少。从通辽市 1951—1959 年 71 例人间鼠疫传染来源统计显示,通过该途径的只有 26 例,占 36.62%(表 2-12),在该疫源地从 1960 年以后至今再未发现人间鼠疫。

表 2-12 内蒙古通辽市 1951—1959 年 71 例人间鼠疫传染来源统计表

传染来源	病例数/例	%
接触染疫黄鼠及媒介	8	11.27
接触染疫家鼠及媒介	35	49.30
接触肺鼠疫患者	26	36.62
剥食蒙古兔感染	2	2.82
合计	71	100.00

(2)褐家鼠及寄生蚤作为传染源:该传播途径是由主要宿主-黄鼠感染鼠疫后将鼠疫传播于褐家鼠,染疫的褐家鼠通过寄生蚤-印鼠客蚤等在褐家鼠之间传播,染疫的印鼠客蚤叮咬人而造成腺鼠疫流行。从通辽市 1951—1959 年 71 例人间鼠疫传染来源统计显示,通过该途径者 35 例,占 49.30%(表 2-12)位列第一。但 1958 年之后随着褐家鼠鼠疫终止流行,这种传播方式在该疫源地亦终止。

(3)主要宿主黄鼠及媒介作为传染源:从通辽市 1951—1959 年 71 例人间鼠疫传染来源统计显示,通过主要宿主黄鼠及媒介作为传染途径的仅 8 例,占 11.27%(表 2-12)位列第三。

(4)剥食染疫动物而感染鼠疫:主要是狩猎者通过剥食染疫的动物,径皮肤创伤口或消化道感染,该种感染途径在不同的历史时期均有发生。在 1957 年 10 月锡林郭勒盟正蓝旗的上都河苏木一人因剥死狐狸皮感染腺鼠疫而死亡。1959 年在通辽市的科尔沁左翼中旗有 2 起因剥食蒙古兔而感染腺鼠疫,后继发肺鼠疫,造成发病 5 例,死亡 4 人。

2. 人类鼠疫的流行季节性及年际变化 人类鼠疫流行的季节性变化受社会因素影响外,决定于疫源地主要宿主动物鼠疫流行的季节影响,还要取决传播于人类途径的综合性因素的影响。在 1958 年以前该疫源地褐家鼠及寄生蚤作为传染源,人类鼠疫要晚于动物鼠疫,一般从 4 月份开始,8 月份达最高峰,12 月份终结(表 2-13)。

表 2-13 内蒙古通辽市 1 871 例人间鼠疫发病月份统计表

月份	病例数/例	%	月份	病例数/例	%
1	—	—	8	682	36.45
2	—	—	9	642	34.31
3	—	—	10	144	7.70
4	11	0.59	11	3	0.16
5	17	0.91	12	4	0.21
6	52	2.78	合计	1 871	100.00
7	316	16.89			

在鼠疫的年际流行过程中,发病百例以上者 28 个年份,主要发生于 1919—1949 年。发病千例以上者有 11 个年份,主要发生于 1928—1948 年。最严重的流行有 2 个年份均发病万例以上,1947 年达最高峰,发病 32 054 例,1948 年次之达 11 188 例。从 1917 年到 1949 年的 33 年中发病 70 462 例,平均每年发病 2 135.2 例。1949 年后的 1950—1959 年的 10 年仅有 246 例,平均每年仅 24.6 例,旧中国人间平均年发病数是新中国的 86.8 倍。

1945—1959 年中,1945—1949 年平均年发病多达 10 322.2 例,1950—1954 年平均年发病已下降到 42.8 例,到 1955—1959 年平均年发病仅 6.4 例(表 2-11)。

人类鼠疫的流行起源于动物鼠疫,历史上的几次鼠疫大流行都是在动物鼠疫大流行的同时或稍后发生的。新中国成立后,随着鼠疫防控体系的完善,防控措施和方法的科学化,即使出现 1954 年动物鼠疫的大流行,但仅波及人间鼠疫 71 例,死亡 32 例。尽管 1970—1971 年再次发生动物鼠疫大流行,仍然取得未波及人间的巨大成果。事实说明,当代条件下人类鼠疫的周期性流行是可以得到有效控制。

3. **人类鼠疫的地区分布** 内蒙古达乌尔黄鼠鼠疫源地 1917—1959 年人间鼠疫流行史可以看出,在不同的历史时期,不同地区受经济状况,自然条件等诸多因素的影响,人间鼠疫的地区分布有着很大的差异性。在内蒙古 4 个盟(市)中通辽市的发病人数最多,多达 42 032 例,占 59.44%,所占比例最大。另外流行年份也最多,从 1917—1959 年的 43 个年份,有 41 年发生了人间鼠疫,有 95.35% 年份发生了人间鼠疫流行。赤峰市的发病人数及流行年份次之,发病达 25 889 例,占 36.61%,从 1917—1959 年的 43 个年份,有 22 年发生了人间鼠疫,有 51.16% 年份流行了人间鼠疫。兴安盟发病人数和流行年份均位列第三,发病 2 646 例,占 3.74%,从 1917—1959 年的 43 个年份,有 15 年发现了人间鼠疫,说明有 34.88% 年份流行了人间鼠疫。锡林郭勒盟发病人数和流行年份最少,仅发病 141 例,仅占 0.20%,从 1917—1959 年的 43 个年份,仅有 6 年发现了人间鼠疫,仅有 13.95% 年份发现了人间鼠疫。

4. **年龄及性别与鼠疫的关系** 人类对鼠疫耶尔森菌都具有感受性,没有性别和年龄的差异性,表 2-14 所示结果,在性别方面只有例数较少者出现了差异,说明是由于样本较少造成的差异性。

表 2-14 内蒙古通辽市 1 859 例各型人间鼠疫性别分布统计表

鼠疫型	男		女		合计
	例数/例	%	例数/例	%	
腺型鼠疫	871	57.53	643	42.47	1 514
皮肤型鼠疫	29	63.04	17	36.96	46
肺型鼠疫	11	55.00	9	45.00	20
败血症鼠疫	130	47.79	142	52.21	272
混合型鼠疫	3	75.00	1	25.00	4
眼型鼠疫	3	100.00	—		3
合计	1 047	56.32	812	43.68	1 859

在年龄组方面,由于资料所限未能按年龄组的发病率进行计算所致,因高年龄组的人口基数较少,从而造成高年龄组病例所占比例减少所致(表 2-15)。

表 2-15 内蒙古通辽市 1 869 例人间鼠疫年龄分布统计表

年龄组/岁	0~9	10~19	20~29	30~39	40~49	50~59	60~69	大于70	合计
病例数	320	528	322	236	216	135	83	29	1 869
%	17.12	28.25	17.22	12.63	11.56	7.22	4.44	1.55	100.00

七、达乌尔黄鼠疫源地动态变化趋势

达乌尔黄鼠疫源地的农区、半农区,由于经济广为开发,旱田改造为水田,植树造林,过去控制主要宿主——黄鼠(以前称灭鼠拔源)数量中使用氯化苦、磷化铝鼠蚤双灭药物,及后来使用的抗血凝灭鼠药物等,并结合爱国卫生运动的普及,每年进行大规模的家栖鼠类的消杀,居住环境的明显改善,大量杀虫剂的应用,使印鼠客蚤几乎绝迹,传播到人间的鼠疫媒介已基本消失。再者近代种子农药及除草剂的使用,使原来农区及半农半牧区黄鼠的分布范围大大缩小,原来重度流行区的黄鼠种群呈连续分布状态,现在已经出现明显的不连续状态,多数呈岛状或点状分布,大范围的密度出现了大幅度的下降,多数地区的密度在每公顷0.1~0.2 只之间。加之黄鼠是雌雄独居,又属于冬眠动物,而且每年只繁殖一次,同时多年坚持的疫源地保护性灭鼠,尽管达乌尔黄鼠疫源地的动物疫情时有发生,流行强度明显减弱,流行范围非常局限。对赤峰市的红山区、松山区、元宝山区及喀喇沁旗等 4 个疫源地区2016—2020 年的监测中所捕获和检验的材料进行了统计和分析,5 年共检验材料 2 201 份,每年平均 440.2 份,每年监测 90 天,平均每天不足 5 份材料。鼠疫防治知识宣传与普及,人群自我防护意识的加强,所以从 1960 年以后,70 余年该疫源地再未发现人间鼠疫疫情,充分证明过去及现阶段采取的防控措施是卓有成效的,达到了控制人间鼠疫疫情的目的。

目前静息的达乌尔黄鼠疫源地的动物间鼠疫流行 20 年来处于极低水平,偶尔可监测到宿主动物血清 F1 抗体阳性,呈现时隐时现的特点,符合鼠疫耶尔森菌在鼠疫自然疫源地里内源性保存的机制。动物种群、媒介昆虫和生境等自然生态改变则随时可能使其动物间鼠疫极低的流行状态改变,从而导致疫源地复燃。察哈尔丘陵区达乌尔黄鼠疫源地的长期沙化,达乌尔黄鼠疫源地与长爪沙鼠疫源地的地理分布上交叉和重叠,有时也出现长爪沙鼠鼠疫的流行,如 2020 年在正蓝旗从长爪沙鼠检出了鼠疫耶尔森菌。在长爪沙鼠疫源地的鼠疫监测中也屡次发现血清 F1 抗体阳性的黄鼠,但由于血清抗体不能鉴别动物感染的鼠疫耶尔森菌株的类型,因此难以确定抗体阳性的黄鼠感染的是对大型动物及人毒力仅强于布氏田鼠鼠疫耶尔森菌株的长爪沙鼠菌株,还是毒力更强的黄鼠鼠疫耶尔森菌株。虽然没有病原学证据(分离到鼠疫耶尔森菌),但也不能排除达乌尔黄鼠疫源地复燃的可能性。

第四节 长爪沙鼠疫源地

一、长爪沙鼠疫源地的发现与概况

据疫史资料记述,在内蒙古的中西部及毗邻地区 20 世纪初期多次发生人间鼠疫流行,初发病例多为腺鼠疫。据伍连德等(1937 年)及伍连德(2011 年)记述山西省 1917—1918 年暴发的人间鼠疫,死亡 16 000 余人,其暴发的鼠疫源自内蒙古的扒子补隆(今内蒙古巴彦淖尔市乌拉特前旗乌梁素海西岸的新安镇)。1928 年在达拉特旗,因多人挖鼠仓,剥食死鼠、

死兔而感染鼠疫。

1954年巴彦淖尔市的杭锦后旗及临河区(原临河市)的人、鼠间鼠疫流行过程中,内蒙古鼠疫防治所第六站(原绥远省鼠疫防治站)在6~7月于人间疫村附近从自毙的长爪沙鼠(*Meriones unguiculatus*)体及洞干所获的同形客蚤指名亚种(*Xenopsylla conformis conformis*)分离出鼠疫耶尔森菌,首次证实中国存在长爪沙鼠疫源地。1955年后在集宁市到二连浩特市的铁路线两侧(属于锡林郭勒盟的二连浩特市和苏尼特右旗)开展了动物鼠疫流行病学调查,逐渐发现新的疫区。1969年4月在黄河河套以南的鄂尔多斯高原的鄂托克前旗的上海庙牧场发现长爪沙鼠鼠疫流行,仅在几个月内,疫情快速波及数千平方千米,动物疫情持续流行到1976年,流行范围波及鄂托克前旗和鄂托克旗1万km²余。在此后的10年动物鼠疫调查及监测中未发现动物疫情,于1987—1990年又一次发现了动物疫情多点暴发,其流行范围进一步扩大。

包头市的九原区(原包头市郊区,1999年更名为九原区)1928年在东园村有腺鼠疫发生,1946年在什大股及壕赖沟曾发现人间腺鼠疫15例。其后在该地区曾多次发现长爪沙鼠成批死亡,于1973年的鼠疫调查期间,在对长爪沙鼠血清的检测中,发现了滴度较高的鼠疫血凝阳性血清,这一检测结果表现出了动物鼠疫流行病学的阳性指征。直到1982年发现动物鼠疫的暴发流行,在哈林格尔镇(原全巴图乡和哈林格尔乡)从长爪沙鼠分离出103株鼠疫耶尔森菌,其后的1983年、1985—1986年均发现了动物鼠疫流行,在长爪沙鼠(17株)、秃病蚤蒙冀亚种(*Nosopsyllus laeviceps kuzenkovi*)(4株)、二齿新蚤(*Neopsylla bidentatiformis*)(4株)及不常纤蚤(*Rhadinopsylla insolita*)(1株)分离出26株鼠疫耶尔森菌,长爪沙鼠中判定阳性血清15份(1983年),才证明了这一区域也是长爪沙鼠疫源地的组成部分。乌拉特前旗的乌拉山山前平原区是近代发生人间鼠疫流行的地区,但在20世纪的80年代以前,进行了多次动物鼠疫流行病学的调查和宿主动物及媒介的鼠疫细菌学检验,一直未发现动物鼠疫疫情。1986年发现了动物鼠疫暴发流行,动物疫情波及人间,发现2例人间腺鼠疫病例,其后发现动物疫情持续流行到1987年9月。乌海市的海南区1976年首次发现动物间疫情后,已有40余年未发现动物和人间鼠疫疫情,然而于2020年在该地区再次发现动物鼠疫疫情。

鄂尔多斯市杭锦旗伊和乌素苏木的哈夏图嘎查,于2014年8月分别从自毙的长爪沙鼠和捕获的2只长爪沙鼠的体蚤同形客蚤指名亚种2组(9只、15只)分离出鼠疫耶尔森菌,从而新判定杭锦旗为长爪沙鼠鼠疫疫源旗,2015年又从长爪沙鼠分离出5株鼠疫耶尔森菌,连续两年发现了动物鼠疫的流行。

长爪沙鼠疫源地在内蒙古分布于7个盟(市)29个旗(县、区、市),包括乌海市的海南区,呼和浩特市的武川县,包头市的达尔罕茂明安联合旗、固阳县、白云矿区、九原区、昆都仑区,鄂尔多斯市的鄂托克旗、鄂托克前旗、乌审旗、杭锦旗,巴彦淖尔市的乌拉特中旗、乌拉特前旗、杭锦后旗、临河区,乌兰察布市的察哈尔右翼后旗、化德县、商都县、四子王旗,锡林郭勒盟的二连浩特市、苏尼特右旗、太仆寺旗、正镶白旗、镶黄旗、正蓝旗(正镶白旗、镶黄旗、正蓝旗与达乌尔黄鼠疫源地重叠)、苏尼特左旗、锡林浩特市、阿巴嘎旗、西乌珠穆沁旗(苏尼特左旗、锡林浩特市、阿巴嘎旗、西乌珠穆沁旗4个旗(市)与布氏田鼠疫源地重叠),面积多达135 070km²,国内长爪沙鼠疫源地的稳定流行区(核心区域)均处于内蒙古地区。在疫源地的稳定流行区其动物鼠疫基本连年流行,流行强度大、范围广,时有波及人间。

二、长爪沙鼠疫源地与达乌尔黄鼠疫源地、布氏田鼠疫源地交叉特点

长爪沙鼠疫源地与其相邻的达乌尔黄鼠疫源地和布氏田鼠疫源地均发现了重叠的鼠疫

疫源地,一是长爪沙鼠~达乌尔黄鼠重叠疫源地,二是长爪沙鼠~布氏田鼠重叠疫源地。

(一) 长爪沙鼠疫源地与达乌尔黄鼠疫源地的交叉

长爪沙鼠疫源地东部区域的长爪沙鼠-达乌尔黄鼠重叠疫源地,在苏尼特右旗的朱日和地区,于1955年检出的6株菌,鼠疫耶尔森菌型均为松辽平原A型(以下简称"黄鼠型"),其中5株分离自长爪沙鼠,仅1株分离自达乌尔黄鼠(*Spermophilus dauricus*)。此后60余年中分离到数百株菌,全部为沙鼠型。

20世纪50年代的判定锡林郭勒盟的苏尼特右旗、镶黄旗、正镶白旗及正蓝旗为达乌尔黄鼠疫源地,鼠疫耶尔森菌型为黄鼠型,未发现沙鼠型鼠疫耶尔森菌。60年代以后在商都县发现了沙鼠型鼠疫耶尔森菌在侵入,1970年开始分离的36株鼠疫耶尔森菌,一半分离自长爪沙鼠,而另外一半分离自达乌尔黄鼠,菌型均为黄鼠型鼠疫耶尔森菌,说明长爪沙鼠参与了达乌尔黄鼠鼠疫的流行。5~6月分离出沙鼠型鼠疫耶尔森菌,沙鼠型鼠疫耶尔森菌只出现在浑善达克沙地内,而达乌尔黄鼠鼠疫只在沙地外流行。1971年沙地内未检到鼠疫耶尔森菌,而沙地外南部草原地区可以同时检出两型鼠疫耶尔森菌,说明长爪沙鼠鼠疫和达乌尔黄鼠鼠疫同时开始流行。从1972年到1975年及20世纪80年代以后又恢复了达乌尔黄鼠鼠疫的流行,上述时期检出的鼠疫耶尔森菌全部为黄鼠型菌。在正镶白旗南部进行了草原开垦农田,于开垦后的农区再未发现达乌尔黄鼠鼠疫的疫情,而在部分开垦后的地区及毗邻区域出现了范围超越70年代动物流行的区域,分离的鼠疫耶尔森菌全部为沙鼠型菌。尽管在该地区存在两型疫源地,但各自有其主要的分布区域,在调研和监测中共分离出537株鼠疫耶尔森菌,335株沙鼠型鼠疫耶尔森菌主要分布草原植被退化或已被开垦的地区,而202株黄鼠型鼠疫耶尔森菌主要分布于保持草原植被的干草原地区。

20世纪70年代沙鼠型菌遍布整个察哈尔丘陵,此时黄鼠型菌仅从化德县及商都县地区检出,但两型疫源地都保持着各自的特点,长爪沙鼠鼠疫是在达乌尔黄鼠鼠疫流行后才出现,长爪沙鼠鼠疫出现流行高峰时,所分离的鼠疫耶尔森菌皆为沙鼠型。在达乌尔黄鼠鼠疫流行时,其分离出的鼠疫耶尔森菌为黄鼠型,参与流行的长爪沙鼠所感染的菌株亦为黄鼠型菌,无沙鼠型鼠疫耶尔森菌。两种鼠疫流行的高峰从不重叠,发现长爪沙鼠鼠疫流行均晚于达乌尔黄鼠鼠疫流行。

从总体趋势看,随着自然环境条件的变化,1970年以后逐步扩大的长爪沙鼠疫源地的流行空间侵入到原来达乌尔黄鼠疫源地空间所致。这主要是由于人类不合理的经济活动使其原始草原植被的破坏,导致长爪沙鼠向东部草原区域扩散,从而使沙鼠型鼠疫耶尔森菌由原来的荒漠草原扩散到了草原地区,并通过长爪沙鼠鼠疫的流行传播到其他啮齿动物。从目前的状态分析,认为两型疫源地的重叠范围主要包括锡林郭勒盟的正镶白旗及镶黄旗的大部分地区,正蓝旗的局部区域。

(二) 长爪沙鼠疫源地与布氏田鼠疫源地的交叉

长爪沙鼠-布氏田鼠重叠疫源地,包括锡林郭勒盟的苏尼特左旗、锡林浩特市、阿巴嘎旗及西乌珠穆沁旗,而且2005年以后新发现的长爪沙鼠疫源地占据了原来布氏田鼠疫源地的较大的区域,出现长爪沙鼠鼠疫流行的主要原因是这一地区草场退化,土壤沙化等环境条件的变化,导致适于长爪沙鼠的栖息,从而使长爪沙鼠由西向东逐渐扩散,分布范围逐渐扩大,数量逐年增多,从而使长爪沙鼠鼠疫的流行逐步扩大蔓延到布氏田鼠疫源地的区域中。

现在长爪沙鼠在内蒙古的4个类型的鼠疫疫源地均有分布,特别是大发生的年代,不仅分布广泛,而且数量多。从沙漠、沙地,进入到荒漠草原,从荒漠草原逐步扩散到典型草原的区域中。除在长爪沙鼠疫源地广泛分布外,在达乌尔黄鼠疫源地几乎与达乌尔黄鼠同域分布,大发生的年代里其数量远远超过达乌尔黄鼠的数量,察哈尔丘陵地区的数量基本超过达乌尔黄鼠的数量。长爪沙鼠在赤峰市有 10 个、通辽市有 6 个旗县区分布,东部已经分布到兴安盟的科尔沁右翼中旗。蒙古旱獭疫源地的长爪沙鼠在满洲里市的鼠疫监测中占小型鼠的 1.93%、新巴尔虎右旗占小型鼠的 2.50%,其最东部已经分布到陈巴尔虎旗。

三、长爪沙鼠疫源地的生态环境

(一) 不同因素在长爪沙鼠疫源地风险等级评估中的探讨

1. 按动物与人间鼠疫发现情况及疫源地主要宿主生态环境的改造及疫源地的性质等进行的风险等级的评估

(1) 高风险地区(疫源地的核心地区或称疫源地的稳定流行区):近 2 年内发生人间鼠疫的地区或在 11 年内按常规监测方法(以下称监测),监测到 3 年次(包括 3 年以上)的动物鼠疫疫情,累计检出鼠疫耶尔森菌大于等于 10 株的地区。如苏尼特左旗、镶黄旗、四子王旗、乌拉特中旗、达尔罕茂明安联合旗、乌拉特前旗及化德县等。

(2) 中风险地区(也称动物鼠疫间断流行区):在 3~10 年内发现人间鼠疫或在 11 年内监测到动物鼠疫 2 年次或以上的疫情、累计检菌在 6~9 株的地区。

(3) 低风险地区(也称动物鼠疫波及区):在 11~50 年未发现人间鼠疫病例,在 40 年内监测到 1 年次的动物鼠疫疫情的地区。

(4) 极低风险地区(通过人为因素使疫源性基本消除的地区):在 41 年及以上的年份,监测中未发现动物鼠疫疫情,50 年以上未发现人间鼠疫病例的地区。通过改造主要宿主栖息地(引水灌溉,植树造林,开垦田地及城市化建设等多种措施),使疫源地的疫源性基本消除的地区,如杭锦后旗、临河区等地区。

2. 按生境类型的风险等级评估

(1) 高风险生境:非地带性生境,主要包括内陆性河流形成的河谷低地,湖盆低地,一些大型的风蚀洼地。这些地方能够汇积雨雪水,地下水相对丰富。其代表植物有芨芨草、白刺及盐爪爪等。其土壤为盐渍土、盐渍沙土。分布的优势鼠种为:长爪沙鼠、子午沙鼠、大沙鼠及蒙古兔尾鼠等非冬眠鼠类,同时还分布有跳鼠科的鼠类、达乌尔黄鼠及淡尾黄鼠。

另外,有一部分人类文化生境,主要是人为修建的铁路和公路两侧。这些地区植物生长良好,为长爪沙鼠、子午沙鼠、大沙鼠及蒙古兔尾鼠等宿主动物提供了丰富的食物来源及栖息环境,所以密度长期处于高水平状态,动物鼠疫发生频率较高。

(2) 中风险生境:过渡型生境,主要分布于地带性生境与非地带性生境之间的过渡地区。代表植物有:红砂、珍珠、小针茅及葱属等。土壤结构与地带性生境相类似。适于淡尾黄鼠及达乌尔黄鼠栖息,与河谷低地的非地带性生境鼠类可以频繁接触、串洞,随之使寄生蚤得以交换,在河谷低地等非地带性生境发生动物鼠疫时,经常波及该生境中。

(3) 低风险生境:地带性生境:主要为高平原台地,没有明显的沙层覆盖。植被以戈壁针茅为代表种,各种小针茅,多年生、旱生丛生禾草为优势种。土壤为棕钙土,适于冬眠鼠类淡尾黄鼠及达乌尔黄鼠的栖息。

在一些地段植被严重破坏,变为一年生种子植物为主的次生变型地区时,可出现长爪沙鼠连片分布的情况,其数量也较多,在长爪沙鼠大发生的年份,该鼠可较广泛地分布于该类生境中。在长爪沙鼠鼠疫流行强度较大、波及范围广时,可以波及该生境中。

（4）极低风险生境：流动沙地、灌溉区、林地及城市化建设区等地区，基本无主要宿主长爪沙鼠的分布，所以长爪沙鼠鼠疫动物病的发生很少会波及该区域。

3. 人群活动状况的风险等级评估

（1）高风险人群：疫区的放牧人群、核心疫源地高频次的生产建设人群，动物鼠疫流行时旅游景区的游客等人群。

（2）中风险人群：动物鼠疫流行时的疫区人群，进入此区域的人群。

（3）低风险人群：动物鼠疫流行区的毗邻地区的人群，进入此区域的人群。

（4）极低风险人群：在40年以上未发现动物鼠疫疫情，50年以上未发现人间鼠疫病例的疫源地人群及进入此区域的人群。

4. 季节性风险等级的评估 对1954—2021年内蒙古长爪沙鼠疫源地人间鼠疫病例进行了分析，得出下列结果：

（1）高风险月份：人间鼠疫病例发生3次及以上的月份：5月（4次）、7~8月（15次）、11月（4次），5月和11月是动物鼠疫流行高发的月份，也是动物鼠疫传染到人间鼠疫的高风险月份。7~8月份是内蒙古最炎热的季节，由于天气炎热，人群防护水平差。长爪沙鼠体的主要媒介同形客蚤指名亚种及秃病蚤蒙冀亚种体蚤指数处于高峰期，特别是同形客蚤指名亚种7~8月在长爪沙鼠的体指数处于最高峰期，而且是4~5月高峰期的4.75倍。秃病蚤蒙冀亚种其此时在长爪沙鼠的体蚤指数亦处于高峰期，该时期体蚤处于活跃期，染疫蚤在此时易游离于地面。7~8月份温度较高，植被在此时期较好，植物的株高也较高，并且植被的盖度也较大，染疫鼠死亡后在较短的时间内发生腐败现象，其染疫死鼠难以被鼠疫监测工作者或基层的鼠情监测人员和当地的农牧民发现。染疫鼠死亡并腐败后，其鼠体上的疫蚤游离于地面后等待其他动物或人的来临，伺机寻找新的寄主。此时的季节在内蒙古是较炎热的时期，人群在此季节防护水平较差，进入此区域后增大了感染的风险性。由于上述因素导致人群感染风险明显增加，成为高风险的月份。

（2）中风险月份：人间鼠疫病例发生1~2次的月份，9月（1次），10月（虽然未发现病例），这2个月是动物鼠疫流行的中等发生月份，气温也适于疫蚤叮咬人群，人群容易引发感染鼠疫。

（3）低风险月份：3月、4月、6月为低风险月份，其一由于这几个月动物鼠疫流行强度处于低水平状态，其二气温较低，人群在疫源地活动的服装、鞋袜穿着较厚，防护相对比较好，但仍然有感染鼠疫的风险的可能性。

（4）极低风险月份：1月、2月及12月为极低风险月份，虽然可以发现动物鼠疫疫情，但蚤类由于天气寒冷，染疫蚤游离后很快被冻僵，基本无法跳跃，加上天气寒冷人群在疫源地活动时所穿的服装、鞋袜较厚达到了防护的效果，不容易被疫蚤所叮咬。所以在1月、2月及12月只要不剥食感染鼠疫的动物，在这些月份当今该疫源地不会由辖区的疫源地引发人群感染鼠疫的风险性。

5. 人群防护意识对鼠疫风险等级评估

（1）高风险：在疫源地内的人群或进入疫区的人群（下同），认识不到自我防护的重要意义。

（2）中风险：人群有防护的意识，偶尔进行防护。

（3）低风险：人群进行防护，但其防护级别达不到防护的要求。

（4）极低风险：人群在疫源地内的高、中等风险月份均进行防护，且防护级别达到其防护的要求。

6. 主要宿主密度、寄生蚤指数及上一年度降水量对鼠疫流行的风险等级评估

（1）高风险：主要宿主长爪沙鼠的密度大于 5 只/hm²；长爪沙鼠的体蚤指数大于 0.8；上一年度降水量，达到近 5 年平均降水量的 180% 以上。

（2）中风险：主要宿主长爪沙鼠的密度小于 5 只、大于 3 只/hm²；长爪沙鼠的体蚤指数大于 0.5；上一年度降水量，达到近 5 年平均降水量的 150% 以上。

（3）低风险：主要宿主长爪沙鼠的密度小于 3 只、大于 1 只/hm²；长爪沙鼠的体蚤指数大于 0.2；上一年度降水量，达到近 5 年平均降水量的 120% 以上。

（4）极低风险：主要宿主长爪沙鼠的密度小于 1 只/hm²；长爪沙鼠的体蚤指数小于 0.2；上一年度降水量，与近年 5 年平均降水量相近似。

（二）疫源地概况

1. **地貌**　该疫源地的主要地区分布于荒漠草原地带，少部分延伸到干草原地带，位于东经 106°30′~114°50′、北纬 37°34′~45°00′之间。以黄河为界，分为北部的乌兰察布高原中温型荒漠草原地带、草原地带和南部的鄂尔多斯高原暖温型荒漠草原、草原地带两大块疫源地，大部分地区仍保持着原始的草原生态系面貌。

依据史培军等（1987 年）利用遥感技术对内蒙古地貌进行研究后的地貌分类和分区。在该疫源地的乌兰察布高原属于中温型荒漠草原区，处于阴山山脉以北的干燥剥蚀、剥蚀层状高平原，地形平坦，地幅广阔，地势南高北低，呈层状逐级下降。海拔由南部的 1 500m 下降到北部中蒙边界的 1 000m 左右。北部属于乌兰察布层状覆沙、残积高平原小区；中部属于乌兰察布波状残积高平原小区。在中蒙边界附近内蒙古二连浩特市东南部，分布着浑善达克沙地属于浑善达克（小腾格里）风积、洪积沙地小区，沙地小区向西延伸出沙带，沙地小区内的起伏微波，很少有大的沙丘形成。在沙地小区北部属于锡林郭勒波状残积高平原小区。在此小区北部属于锡林郭勒层状覆沙残积高平原小区；在中蒙边界内蒙古一侧属于中蒙边界残积丘陵小区。在该疫源地的北部小区有较多的大小不同的湖盆洼地和淖尔（蒙语为湖泊之意），南部小区以干沟河谷较多，并有各类洼地和淖尔相通。每年大多数时间河床干涸，只在雨季才由坡流给水形成季节性河流。季节性河床下有地下河流，流向蒙古国，这一区域地下水位较高。在季节性河流灌流到北部湖盆前形成喇叭口地带，包括河谷低地和湖盆低地的许多地段，这些地区往往是动物鼠疫频发的地区。锡拉木伦河下游的江南河谷、艾不盖河流域及白音布尔河流域分别是四子王旗、达尔罕茂明安联合旗及乌拉特中旗动物鼠疫的频发地域。

该疫源地的鄂尔多斯高原属于暖温型荒漠草原、草原地带，鄂尔多斯高原，起伏不平，西北高东南低，地形复杂，东、西及北三面被黄河所环绕，南与黄土高原相连。地貌类型多样，既有高平原，又有开阔坦荡的波状高原，还有丘陵、沙地及沙漠。海拔 900~1 500m。鄂尔多斯高原的亚西部属于鄂尔多斯层状覆沙、残积高平原小区。西部北段属于鄂尔多斯波状残积高平原小区，东北部属于东胜-和林覆沙、残积丘陵小区。北部属于库布齐沙带西段风积沙漠小区。西部南段属于鄂尔多斯（毛乌素沙区西段、宁夏河东沙区）风积、残积沙漠小区。沙漠小区内的沙丘高大而密集。在南北沙漠小区之间的中东部属于毛乌素风积、洪积沙地小区，大多为固定半固定沙丘、极少部分为流动性新月形沙丘与大面积的沙地，鼠疫疫源地主要分布于这一带。该地区水分条件较差，降水少而蒸发量大，地表水及地下水均缺乏，再者由于近期人类经济活动的加剧，使环境破坏较为严重，风沙地貌极其发达，地表积沙层较厚等生境特点成为长爪沙鼠及其寄生蚤等适于沙地栖居的动物及昆虫广泛分布的特征，这些条件也为长爪沙鼠鼠疫的流行提供了适宜的生态系,因而成为动物鼠疫的较为频发之地。

2. **气候** 该疫源地具有大陆性气候的特点,南部地区属暖温带,北部地区属中温带,四季分明,光能资源十分丰富。水热空间分布的不均衡性,时间分布相对集中性,使其该地区的热能和水分不能充分发挥作用,该特点决定了生态系中生物群落的形成与发展,在长期的进化过程中形成了耐干旱的动、植物类群。

乌兰察布高原年降水量150~250mm之间,从东南向西北逐渐减少的特点,北部部分地区年降水量不足100mm,蒸发量为2 000~2 500mm,蒸发量远远大于降水量。年平均气温为2~5℃,7月份平均气温为19~22℃,1月份的平均气温为-18~-15℃。因全年多风则不仅加剧了地面水分的蒸发,更造成了地表剥蚀作用的动力条件,从而形成众多的风积沙丘及风蚀洼地,随之不断改变着土层结构和植被的演替,其后影响着不同鼠类的栖息条件。有利于长爪沙鼠的栖息地逐渐扩展东移,使原来布氏田鼠疫源地和察哈尔丘陵黄鼠疫源地的较大部分的地区被长爪沙鼠所分布,随之发生了沙鼠鼠疫的流行。

鄂尔多斯高原年降水量在250mm以上,主要集中于夏季,约占70%。蒸发量2 200~2 400mm,蒸发量远大于降水量。该地区与乌兰察布高原气候条件较为相近,也有其自己的具体特征。由于海洋季风的作用比较微弱,所以趋于干旱,但由于处于低纬度地带,其热量指标已接近暖温型。年均气温为7℃,7月份的平均气温为22~23℃,1月份平均气温为-13~-10℃。

3. **土壤** 疫源地大部分地区属于温带内蒙古、甘肃和新疆(亚洲中部型)半荒漠和荒漠土壤地区的半荒漠棕钙土地带。棕钙土是在干旱气候条件下逐渐形成的,具有草原向荒漠过渡性的特点。在河谷低地、湖盆低地及一些闭合或半闭合风蚀洼地及周围地区,形成沙质盐化土,有比较厚的浮沙层是沙鼠亚科等群居性非冬眠啮齿动物适宜挖洞造穴久居的栖息之地。在鄂尔多斯高原其更趋于干旱,加之人类经济活动(挖甘草、麻黄等)逐年的加剧,使其环境破坏较为严重,风沙地貌及其发达而广泛,地表沙层较厚,成为长爪沙鼠更广泛的分布区。在荒漠草原过渡带的北端是浑善达克沙地,几乎全部为风沙地貌。沙地以南逐步过渡到以栗钙土为主的干草原带,则地带性土壤为高原台地覆盖着沉积的黄土层,湖盆低地或洼地及周围地区则盐化栗钙土。

4. **植被** 在地貌、气候及土壤等生态因子的影响下形成了植被带,它是反映该疫源地复杂多变的最基本的因素和条件。不同的植被结构表现出各类不同的生境,不同生境内的宿主、媒介的分布和种群数量决定了动物鼠疫的空间和流行规律性的特点。

乌兰察布高原形成了荒漠草原占优势的自然景观,层状高平原上还分布着一些干河道和湖盆洼地,是盐化草甸和盐生植被所占据的生境。在东侧和南侧过渡到典型草原,西侧则属于草原化荒漠过渡到典型荒漠的连接区域。该疫源地以荒漠草原为主体,荒漠草原带的河谷低地、湖盆洼地、盐渍低地等特异性生境中往往形成芨芨草(*Achnaterum splendens*)盐生草甸及盐生荒漠等植被,成为荒漠草原带植被组合的特征。

荒漠草原的主要优势种和建群种:小针茅(*Stipa klemenzii*)、沙生针茅(*Stipa glareosa*)、戈壁针茅(*Stipa gobica*)、短花针茅(*Stipa breviflora*)、无芒隐子草(*Cleistogenes songarica*)、多根葱(*Allium polyrrhizum*)、戈壁天冬(*Asparagus gobicus*)、大苞鸢尾(*Iris bungei*)、狭叶锦鸡儿(*Caragana stenophylla*)、兔唇花(*Lagochilus ilieifolius*)、叉枝鸦葱(*Scorzonera divaricata*)、小亚菊(*Ajania achilleoides*)及旱蒿(*Artemisia xerophytica*)等。以小针茅草原、短花针茅主要类型的荒漠草原,持续放牧退化演替为小亚菊群落或冷蒿(*Artemisia frigida*)+无芒隐子草群落。另外还有旱生小灌木、小半灌木如亚菊属的著状亚菊(*Ajania achilloides*)也是荒漠草原的优

势种类(由内蒙古农业大学李青丰教授提供)。

荒漠草原的植物群落中,常有一类夏雨型的一年生草本植物,这些植物在降雨丰富的年份里占相当大的优势,而且在非地带性的生境里发挥着重要的作用,但在降水量少的干旱年份其作用甚微。如在时令河河谷低地及湖盆洼地等生境中,由于地表覆沙层较厚,具有良好的保水性能,同时地下水位较高,而且具有相对丰富的土壤肥力,从而使这些夏雨型草本植物常常和芨芨草草甸、荒漠植被的盐爪爪属的几种小半灌木所建群的盐爪爪(*Kalidium foliatum*)、细枝盐爪爪(*Kalidium gracile*)、尖叶盐爪爪(*Kalidium cuspidatum*)、白刺(*Nitraria tangutorum*)及红砂(*Reaumuria songarica*)等形成植物茂盛、动物种类丰富的景象。这些环境不仅为其种类较多的啮齿动物提供了充足的食物来源,同时由于白刺的匍匐茎的固沙作用,可形成较大的白刺风积沙丘,这样可为啮齿动物提供良好的造穴环境和隐蔽的场所。在这种"绿洲"的条件下,几乎所有的荒漠地区分布的啮齿动物基本都可以在该类生境中栖息,而且群种数量相对稳定,所以该类生境成为动物鼠疫持续存在的地区。

鄂尔多斯高原温暖型荒漠草原,该地区短花针茅的作用显著增加,而戈壁针茅的作用趋于减弱。冷蒿、油蒿(*Artemisia ordosica*)和薔状亚菊等小灌木广泛分布,在空间上占有明显的优势。在该地区的西部边缘有藏锦鸡儿(*Caragana tibetica*)、红砂、珍珠(*Salcola passerina*)及猪毛菜(*Salsola collina*)等荒漠植被。在北部地区有些小型的湖盆洼地、风蚀洼地及时令河河谷的分布,此区域地下水位较高,形成了芨芨草盐化草甸及白刺、盐爪爪等荒漠植被,这些非地带性生境是各种耐旱性啮齿动物集中栖息的地方。

四、长爪沙鼠疫源地的动物宿主与媒介

(一)动物宿主

该疫源地共发现6科30属48种啮齿目与兔形目动物,调查数据显示2000—2012年在内蒙古长爪沙鼠疫源地内共捕获啮齿动物2目6科24种85 080只,各年度捕获啮齿动物种类波动在15~21种之间,平均每年为18种。24种啮齿动物包括:达乌尔黄鼠、赤颊黄鼠(淡尾黄鼠)、长爪沙鼠、子午沙鼠、大沙鼠、布氏田鼠、鼹形田鼠、黑线毛足鼠(蒙古毛足鼠)、小毛足鼠、黑线仓鼠、蒙古短尾仓鼠、灰仓鼠、大仓鼠、三趾跳鼠、三趾心颅跳鼠、五趾跳鼠、五趾心颅跳鼠、蒙古羽尾跳鼠、达乌尔鼠兔、蒙古兔尾鼠、大家鼠(褐家鼠)、小家鼠(鼷鼠)、草原鼢鼠、蒙古兔。

长爪沙鼠为该疫源地的优势种,数量多,分布广。达乌尔黄鼠、子午沙鼠、五趾跳鼠、三趾跳鼠、大家鼠、小家鼠(鼷鼠)、黑线仓鼠、蒙古短尾仓鼠、黑线毛足鼠(蒙古毛足鼠)、小毛足鼠、蒙古兔分布较广。还有些区域性分布的啮齿动物,如蒙古兔尾鼠在乌兰察布北部荒漠草原地区广泛分布,在鄂尔多斯荒漠草原则没有分布;赤颊黄鼠(淡尾黄鼠)与蒙古兔尾鼠分布区域基本一致,分布的主要地区包括苏尼特左旗、苏尼特右旗、二连浩特市、四子王旗、达尔罕茂明安联合旗、乌拉特中旗等靠近中蒙边境的狭长地带,甚至在一些地段取代达乌尔黄鼠,成为高平原台地的优势种;大沙鼠在白刺、盐爪爪、柽柳等荒漠植被生长的非地带性生境内越往西分布范围越大;蒙古羽尾跳鼠主要分布于上述地带的高平原台地生境内;花鼠仅分布于阴山山地灌丛及沟谷中。达乌尔鼠兔的主要分布生境为向干草原过渡地带植被较好的小生境内,其他地段则分布很少。

1. 主要储存宿主 长爪沙鼠为该疫源地的主要储存宿主。

(1) 地理分布:长爪沙鼠在内蒙古分布十分广泛,除大兴安岭林区和阿拉善沙漠地区

外,内蒙古其他地区几乎都有分布,其中数量最多的地区为西部荒漠草原和大青山以南的农业区。在中国与内蒙古相邻和相近的省份,河北、山西、陕西、甘肃、宁夏、青海、黑龙江、吉林、辽宁等地也有分布。在国外主要分布于蒙古国和俄罗斯。

（2）生活习性:长爪沙鼠家族群居。栖息地多为沙质土壤的荒漠草地、固定半固定沙丘、林耕地、渠背、田埂等。根据栖息地分布辐射范围,其栖息型大致分为居住地分布在荒漠草原河谷低地的风成白刺包和固定沙丘形成的岛状栖息;沿着沟谷两岸、道路两侧、农田边缘等形成的带状栖息;在较大面积上,单位面积上较低密度分布的弥散式栖息。

长爪沙鼠为非冬眠动物,大多昼间出洞。出洞活动最频繁时间:夏季为7~10时,17~21时;冬季为10~15时。早间气温升高后,其出洞时间也随之提前。

长爪沙鼠繁殖,在1985年据包头郊区卫生防疫站对包头市的黄河北岸、乌拉山及大青山地区的长爪沙鼠雌性幼年、亚成年、成年及老年组妊娠率进行了观察,其逐月的妊娠率几乎每月都可发现妊娠的亚成年、成年及老年组雌性鼠。幼年组(172只)不参加繁殖,亚成年组(661只)、成年组(314只)及老年组(142只)妊娠率分别是:6.20%、18.47%及11.97%,平均妊娠率9.00%。高峰期在2月、6月及8月(图2-4)。

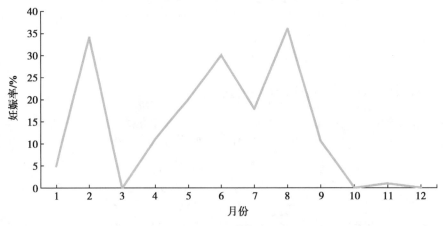

图2-4　长爪沙鼠雌鼠逐月妊娠率

长爪沙鼠具有迁徙的习性。宁夏对长爪沙鼠的切趾标记流放实验结果证实,其最远可迁徙至1 500m以外。野外长爪沙鼠密度监测中多次出现原来长爪沙鼠高密度地区突然鼠密度显著下降。原来鼠密度较低的地段,在数天内数量骤增的现象,证实长爪沙鼠具有迁徙习性。胡志忠等(1992年)在内蒙古包头市进行了长爪沙鼠的切趾标记流放实验,观察结果证实该鼠的迁徙不仅有成片迁移,而且还存在个体迁徙,发现一只标记雄性个体流放3个月后迁徙直线距离达4 120m,这种长距离的迁徙在鼠疫动物流行病学方面有其重要意义。据赤峰市疾病预防控制中心(原卫生防疫站)石呆等及赤峰市阿鲁科尔沁旗疾病预防控制中心(原卫生防疫站)赵海军等对阿鲁科尔沁旗达乌尔黄鼠疫源地长爪沙鼠的分布进行调查的结果,也发现该鼠有其群体性迁徙的现象。在20世纪80年代赤峰市阿鲁科尔沁旗地区北部丘陵地区及南部的绍根、柴达木平原地区没有长爪沙鼠的分布,在相邻的查干诺尔地区有其分布。1985年在阿鲁科尔沁旗查干诺尔地区调查时,长爪沙鼠密度平均每公顷35只(密度在每公顷18~184只之间)。从20世纪90年代开始迁徙到毗邻查干诺尔地区的东部区域,其后而持续向东北方向群体性迁徙,首先迁徙到相邻的平原区柴达木地区,而后又迁徙到平原区的绍根地区,最后迁徙到北部的丘陵地区。

(3) 生态学及动物病流行病学意义:长爪沙鼠为中小型荒漠草原啮齿动物,是长爪沙鼠疫源地主要宿主,达乌尔黄鼠疫源地及布氏田鼠疫源地的次要宿主。1947年蒙古国首次自长爪沙鼠体内检出鼠疫耶尔森菌,1954年我国内蒙古首次从长爪沙鼠体内及洞干的同形客蚤指名亚种体内检出鼠疫耶尔森菌。

长爪沙鼠寿命长短、繁殖速度及栖息居住、生活习性等对动物病的发生和流行强度都有一定影响。长爪沙鼠没有冬眠期,其寿命在1岁半左右,繁殖能力旺盛,年龄为2.5~7个月的部分亚成年个体已能参加繁殖,几乎可全年繁殖活动的鼠种。因此,尽管长爪沙鼠对鼠疫耶尔森菌强毒株的感受性和敏感性都比较高,又因其性喜群栖,动物病流行风险高,很容易造成大量集中死亡。但由于其极强的繁殖能力,在最适生境内仍能保持一定的数量水平。经过几十年的调研和监测长爪沙鼠鼠疫的流行有其明显的季节性,形成5月和11月2个高峰。在动物鼠疫流行高峰期稍后是人间鼠疫出现的高峰,此外温暖的季节(7月、8月)出现了人间鼠疫的另一高峰。

宿主数量及分布的变化也直接影响着动物病的流行特点。长爪沙鼠有与其他鼠类混居的现象。在弥散式栖息地带常常有长爪沙鼠与少量达乌尔黄鼠混居现象,也曾发现其与达乌尔鼠兔、子午沙鼠等混居现象。这种不同鼠类混居的现象,增加了动物各种传染病的流行风险。另一方面,长爪沙鼠与其他鼠类也存在明显的种间斗争,因而出现长爪沙鼠与其他鼠类在某地区此消彼长,此长彼消的现象。长爪沙鼠为达乌尔黄鼠疫源地的次要宿主,其在达乌尔黄鼠疫源地空间和时间分布都呈现较大变化。相关调查显示长爪沙鼠在通辽市、赤峰市阿鲁科尔沁旗等地都曾出现过不同规模的数量增多及分布范围扩大。在与荒漠草原地带接壤的察哈尔丘陵区西部,许多地段在1970—1972年长爪沙鼠数量甚至超过黄鼠数量而成为优势种,并将沙鼠型鼠疫耶尔森菌带入,出现了达乌尔黄鼠鼠疫与长爪沙鼠鼠疫同时流行、重叠分布的流行特点。

2. **其他染疫动物** 达乌尔黄鼠与该疫源地主要宿主长爪沙鼠有混合分布及寄生蚤交换现象,广泛分布于该疫源地内,使动物鼠疫流行有充分的迂回空间,寄生蚤交换引发的动物间鼠疫传播也可延长流行持续时间。达乌尔黄鼠对沙鼠型鼠疫耶尔森菌具有高感受性、低敏感性和一定抗性,且数量稳定,当长爪沙鼠染疫数量锐减后,其可填充其数量,发挥鼠疫耶尔森菌保存及传播的宿主作用。

子午沙鼠常与长爪沙鼠,北部地区还与蒙古兔尾鼠、大沙鼠混合栖居,且有多种共同寄生蚤。其在该疫源地的分布也较为广泛。密切的接触及较大的数量基数,以及子午沙鼠对该疫源地鼠疫耶尔森菌具有的抗性,使子午沙鼠亦可在长爪沙鼠数量锐减后,替代其主要宿主地位,使动物鼠疫继续存在下去。但子午沙鼠与长爪沙鼠及其他动物间鼠疫共存于一个地区或一类生境,未有子午沙鼠鼠疫单独存在的地区,因此认为子午沙鼠只是长爪沙鼠鼠疫流行的积极参加者。

蒙古兔尾鼠鼠疫伴随长爪沙鼠鼠疫和子午沙鼠鼠疫而流行,具有连续性和长期性。因其对鼠疫耶尔森菌感染后菌血症时间较长,寄生蚤可充分发挥传递作用甚至带菌越冬,对疫源性的保存和延续发挥较重要作用。

赤颊黄鼠(淡尾黄鼠)在该疫源地分布广泛且数量稳定,带菌时间较长,且可重复感染鼠疫耶尔森菌,可增加动物鼠疫的扩散空间并延长流行时间。

大沙鼠常与长爪沙鼠、子午沙鼠等其他宿主动物同栖现象,对该疫源地鼠疫耶尔森菌具有较高抗性,感染后其寄生蚤可充分吸血,对疫源性的保存发挥较重要的作用。

在该疫源地还曾检出蒙古兔、三趾跳鼠、五趾跳鼠、蒙古羽尾跳鼠、蒙古短尾仓鼠等染疫动物。

(二) 媒介

1. **媒介蚤类组成** 该疫源地共发现蚤类 8 科 31 属 97 种(亚种)(表 2-3),其中分布范围较广、数量较多的蚤有秃病蚤蒙冀亚种、秃病蚤田鼠亚种、同形客蚤指名亚种、近代新蚤东方亚种、二齿新蚤、方形黄鼠蚤蒙古亚种、光亮额蚤、人蚤、迟钝中蚤指名亚种、原双蚤田野亚种、角尖眼蚤指名亚种、不常纤蚤、弱纤蚤等。数量较多,但分布范围局限于特定区域,具有明显地域性的蚤种有簇鬃客蚤、喉瘟怪蚤、修长栉眼蚤指名亚种、长吻角头蚤、叶状切唇蚤突高亚种、吻短纤蚤、盔状新蚤等。分布广而数量较少的有阿巴盖新蚤、圆指额蚤指名亚种、丛鬃双蚤指名亚种、凶双蚤、长突眼蚤、多刺细蚤、印鼠客蚤(目前分布范围比较小)、短跗鬃眼蚤等。其他一些蚤种,或者分布范围局限,或者数量很少,还有是专性寄生于某种寄主的蚤种。

2. **染疫媒介** 该疫源地已发现自然感染的蚤类有 28 种(亚种)。参照 1981—1990 年及 2003—2012 年染疫蚤种类数据,证实在染疫蚤中构成比排在前三位的是秃病蚤蒙冀亚种、近代新蚤东方亚种和同形客蚤指名亚种。二齿新蚤、长突眼蚤、吻短纤蚤、盔状新蚤、长吻角头蚤等所占比例亦较高。

3. **主要媒介** 1988 年纪树立等研究者指出该疫源地主要传播媒介为秃病蚤、近代新蚤东方亚种和同形客蚤指名亚种,三种并列为主要传播媒介。

(1)秃病蚤:该疫源地检出的秃病蚤有秃病蚤蒙冀亚种和秃病蚤田鼠亚种 2 个亚种。分布上蒙冀亚种更广,且在二者交错分布区内占优势;田鼠亚种则仅分布于该疫源地西部。

1)分布及宿主动物:秃病蚤田鼠亚种分布于内蒙古巴彦淖尔市(临河市、五原县、磴口县、杭锦后旗、乌拉特中旗、乌拉特后旗)、包头市达尔罕茂明安联合旗、乌兰察布市的四子王旗以及阿拉善盟。在我国陕西、甘肃、青海、宁夏、新疆也有分布。国外分布于蒙古国。宿主包括长爪沙鼠、子午沙鼠、达乌尔黄鼠、灰仓鼠、三趾跳鼠、小家鼠等。其中长爪沙鼠、子午沙鼠为主要宿主动物。

秃病蚤蒙冀亚种在内蒙古长爪沙鼠疫源地各类生境均有广泛分布,是荒漠草原的代表蚤种。在我国河北北部、山西亦有分布。国外分布于俄罗斯的高加索、中亚及西伯利亚地区,伊朗及蒙古。宿主为长爪沙鼠、子午沙鼠、大沙鼠、小毛足鼠、淡尾黄鼠、蒙古短尾仓鼠、达乌尔黄鼠、黑线仓鼠、蒙古兔尾鼠、三趾跳鼠、褐家鼠和赤狐等。其中长爪沙鼠、子午沙鼠为主要宿主动物。

2)秃病蚤在鼠疫传播流行中的生态学及流行病学意义:主要传播媒介是指主要宿主的主要寄生蚤,分布广、数量多,对维持鼠疫流行和保存鼠疫自然疫源性起主要作用。多年现场调查及实验研究资料证实,秃病蚤在维持动物鼠疫流行和保存鼠疫自然疫源性方面起主导作用。秃病蚤包括蒙冀亚种和田鼠亚种,该疫源地以上两个亚种寄生蚤在染疫媒介中占比始终位列前三,特别是蒙冀亚种还广泛分布于该疫源地各类生境。成蚤具备携带鼠疫耶尔森菌过冬的能力。在疫源地的不同地区和全年各月均发现染疫者,在疫区和实验条件下都能叮咬人。因此,认为该蚤在长爪沙鼠疫源地内具有传播和保存鼠疫耶尔森菌的能力。

(2)近代新蚤东方亚种

1)分布及宿主动物

①分布:刘俊(1992 年)报道近代新蚤分布于苏联的东南欧、中亚及西伯利亚、蒙古人民

共和国。我国有 3 个亚种(全世界已发现 5 个亚种),波状亚种主要分布于新疆和青海,俄亚种分布于新疆,东方亚种分布于内蒙古中部和东部、山西北部和吉林。近代新蚤东方亚种主要寄生于长爪沙鼠及子午沙鼠巢内,数量占较高比例。全年均可出现,秋冬季形成数量高峰。Vakhrusheva 和 Zhovtyi(1975 年)在苏联对该蚤的季节消长及发生代数也进行了研究,并得到了相似的结果。

据郑国雄和田大猷(1958 年)年报告,近代新蚤东方亚种广泛分布于内蒙古西部地区,尤其以长爪沙鼠和黄鼠属的动物混居地带比率较大,为此地区主要蚤种之一。此蚤与长爪沙鼠关系最密切,尤以巢内指数更高,如在 1957 年 4~6 月调查,平均每巢在 20 只以上。最高者竟达 486 只。近代新蚤东方亚种占长爪沙鼠全部寄生蚤的 47.6%,所以,可看作是它的主要寄生蚤。在内蒙古北部荒漠草原鼠疫疫源地内调查资料中整理出各种宿主获取的 44 992 匹蚤类中,近代新蚤东方亚种为 23 178 匹,占 51.52%。在不同的生境类型内,随着宿主动物的分布种类不同,近代新蚤东方亚种所占的比例差异很大。在河谷低地内,由于宿主动物种类多、数量大,近代新蚤东方亚种可以在几种主要宿主体寄生,成为其共同的寄生蚤,它可占总蚤数量的 64.7%。而在高平原台地和过渡带,那里的主要鼠类是赤颊黄鼠(淡尾黄鼠)以方形黄鼠蚤蒙古亚种绝对优势,近代新蚤东方亚种居次要地位,只分别占高平原台地和过渡带总蚤数的 2.4% 和 3.6%。

近代新蚤东方亚种在国外分布于苏联西伯利亚的外贝加尔东部、吐温自治区以及蒙古人民共和国的巴彦洪戈尔、戈壁阿尔泰等地,寄生于布氏田鼠和其他啮齿动物,为草原型的蚤。

②主要宿主:在中温型荒漠草原地区,近代新蚤东方亚种的宿主比较广泛,主要寄生于蒙古兔尾鼠、长爪沙鼠、子午沙鼠等;与主要寄生宿主动物分布于同一地区的其他鼠种,包括黄鼠属、仓鼠亚科、田鼠亚科、沙鼠亚科以及蒙古兔,鼬类等亦有寄生和携带。以调查地区为例,近代新蚤东方亚种占蒙古兔尾鼠蚤种类组成的 73.06%,依次占长爪沙鼠、子午沙鼠、大沙鼠和淡尾黄鼠的 32.68%、20.95%、3.27% 和 0.81%。

2) 近代新蚤在鼠疫传播流行中的生态学及流行病学意义:近代新蚤东方亚种分布较广、宿主也较广泛,尤其在草原以及半荒漠的某些地区数量也较多。1957 年内蒙古锡林郭勒盟的苏尼特右旗首次从该蚤体内分离出鼠疫杆菌。它在内蒙古长爪沙鼠疫源地中起着主要媒介作用。

岳明鲜(1993 年)等通过实验进行了菌栓蚤存活保菌能力和叮咬动物传病能力的观察发现:跳蚤形成菌栓后的存活力因种或受环境影响不同而有别,平均寿命为 1 周或更短。本试验结果表明,不同的温度、湿度条件对近代新蚤形成菌栓后的寿命有较明显的影响。低温、高湿条件有利于菌栓蚤的存活和保菌时间的延长。而在布氏田鼠鼠疫流行高峰的春季,当地的气温偏低(4~6 月为±10℃),适宜的温度环境,使菌栓蚤寿命延长。这样,在一段时间内,出现大量的菌栓蚤,有效地传播鼠疫耶尔森菌,造成敏感动物的感染甚至死亡,促进了动物鼠疫的流行、扩散以及延长流行持续的时间。

感染蚤叮咬传病试验结果表明,两种宿主动物(共 19 只)虽然被大量感染蚤叮咬,其中被 200 匹以上叮咬的鼠 5 只(布氏田鼠 4 只,长爪沙鼠 1 只),仅有 1 只受感染,说明蚤感染鼠疫耶尔森菌后,由口器带菌叮咬通过机械传播,形成鼠疫感染的机会较少。而这 1 只被 19 匹蚤叮咬受染的长爪沙鼠死于鼠疫,也不是由口器带菌机械传染,因为叮咬过程中有 5 匹已形成菌栓或半菌栓状态,实际仍是菌栓蚤叮咬的结果。通过菌栓蚤叮咬长爪沙鼠试验,有的个体死于鼠疫全身化也进一步得到证实。

而菌栓蚤叮咬的 4 只长爪沙鼠中,有 1 只被感染并死于全身化,一则说明既往实验曾证明的长爪沙鼠对布氏田鼠型菌的高敏感性,二则说明作为长爪沙鼠主要寄生蚤的近代新蚤其有效的媒介作用。

据在长爪沙鼠疫源地调查,近代新蚤东方亚种数量高峰出现于寒冷季节,1~2 月巢蚤指数高达 100 以上,鼠巢疫蚤可存活 4~5 个月以上。本次试验结果,近代新蚤东方亚种能在低温饥饿状况下、长期保存鼠疫耶尔森菌(276 天),首次以实验手段证实了在长爪沙鼠疫源地该种蚤可以携带鼠疫耶尔森菌度过漫长的冬季。它是长爪沙鼠疫源地主要传播媒介之一,对疫源的保存和延续起着重要的作用。

岳明鲜(1993 年)等报道近代新蚤东方亚种形成率雌蚤高于雄蚤,这与苏联学者对方形黄鼠等蚤菌栓形成试验所得雌蚤比雄蚤栓塞率高的结果相一致。分析其原因,形成菌栓的能力可能与吸血量和吸血频次有关。试验注意到,近代新蚤东方亚种吸血量,雌蚤大于雄蚤。就此现象分析,雌蚤由于其体大、寿命长以及生理活动及产卵繁殖等原因,需不断得到营养补充,来维持正常的生理活动,因此吸血频次和吸血量明显大于雄蚤。而雄蚤最初吸含有鼠疫耶尔森菌动物的血液时,进入消化道的菌量就少于雌蚤,之后摄取的营养也同样少于雌蚤,因此难于造成鼠疫耶尔森菌繁殖积聚,影响雄蚤菌栓形成,这或许是造成该种蚤性别间菌栓率差异的原因之一。相同的温、湿度条件下,仅不同的吸血频次造成了它们之间菌栓率非常悬殊的差别,表明营养条件对于跳蚤菌栓形成有着至关重要的作用。高吸血频次可以提高菌栓形成率。以两种宿主动物感染该种蚤后,在短时间内即可形成菌栓,菌栓形成期集中。这一特点,为近代新蚤东方亚种传播鼠疫创造了极为有利的条件。在鼠疫疫源地,该蚤寄生于多种啮齿动物。形成菌栓的蚤,可以通过广泛交换宿主,很快将鼠疫耶尔森菌传给其他鼠类,造成染疫动物数量的不断增加,短期内即可充分发挥有效媒介作用,加剧鼠疫动物病的流行。

不同地区近代新蚤东方亚种自然感染差异很大,其在长爪沙鼠疫源地北部荒漠草原的大部分地区数量较多,占疫蚤总数的近 30%,在南部暖温型荒漠草原长爪沙鼠疫源地中,近代新蚤东方亚种数量极少。凡分布该蚤的地区,鼠疫动物病连年不断地发生,证实了近代新蚤东方亚种对动物鼠疫的传播作用,特别是在保存疫源性方面起重要作用。但近些年内蒙古鼠疫的监测中近代新蚤东方亚种的分布范围小,尤在鄂尔多斯高原长爪沙鼠疫源地最为显著,几乎未见该蚤,但该疫源地的沙鼠鼠疫经常会有流行,有时流行非常猛烈。该疫源地鼠疫流行中近代新蚤东方亚种并未参与,但这块疫源地不依赖于近代新蚤东方亚种作为媒介可以较长期的存在,可见此疫源地近代新蚤东方亚种未起到媒介作用。其次,2000—2011年内蒙古长爪沙鼠疫源地病原学检验统计数据显示在该疫源地检出鼠疫耶尔森菌的年份少,近代新蚤东方亚种鼠疫耶尔森菌阳性率低,仅为 0.54%,远远低于秃病蚤(5.24%)、同形客蚤指名亚种(4.94%)的阳性率和检菌数。在 2000—2011 年仅 2003 年近代新蚤东方亚种检出 4 株鼠疫耶尔森菌,仅占媒介检菌数量的 0.75%,而主要媒介秃病蚤、同形客蚤指名亚种在 12 年中每年均检出鼠疫耶尔森菌。因此,在鄂尔多斯高原长爪沙鼠疫源地近代新蚤东方亚种并非主要媒介。

(3) 同形客蚤指名亚种

1) 分布及宿主动物:同形客蚤指名亚种是荒漠草原的广布种,分布于内蒙古鄂尔多斯市(东胜区、准格尔旗、乌审旗、鄂托克旗、鄂托克前旗、杭锦旗、达拉特旗)、呼和浩特市(昆都仑区、达尔罕茂明安联合旗)、乌海市(海南区)、乌兰察布市(察哈尔右翼前旗、四子王旗)、锡林郭勒盟(二连浩特市、苏尼特左旗、苏尼特右旗)、巴彦淖尔市(乌拉特中旗、乌拉特前旗、乌拉特后旗)及阿拉善盟(阿拉善左旗、阿拉善右旗、额济纳旗)等地。主要宿主是长爪沙鼠和子午沙鼠。

我国山西、陕西、宁夏、甘肃、青海、新疆等省区也有分布。在国外分布于蒙古国、俄罗斯、阿富汗和伊朗等国。主要寄生于沙鼠亚科动物。

2) 同形客蚤指名亚种在鼠疫传播流行中的生态学及流行病学意义:同形客蚤指名亚种是仅次于秃病蚤另一种在长爪沙鼠疫源地寄生于长爪沙鼠的主要蚤种,较广泛分布于荒漠草原区,尤以鄂尔多斯暖温型荒漠草原区数量为多。其宿主动物众多,寄生于长爪沙鼠、子午沙鼠、红尾沙鼠、柽柳沙鼠等多种宿主。由于这些宿主动物生活习性相近,常常混居,再加之不同鼠类互相利用洞群的习性,增加了寄生蚤间宿主交换的概率,促进了动物鼠疫的广泛传播。

同形客蚤指名亚种可吸嗜多种宿主动物血及人血,由于其跳跃力及对人的攻击性强,在动物鼠疫传染到人时起重要作用。在20世纪70—90年代,在该疫源地发生的人间腺鼠疫患者时间恰是同形客蚤指名亚种数量多、疫蚤多(染疫蚤占总疫蚤数的18.16%)和活动性强的5—9月,同样证实同形客蚤指名亚种在鼠疫从动物间传染到人间方面起主要作用。

4. 次要媒介及偶然传播媒介　该疫源地的次要媒介共10种,包括方形黄鼠蚤蒙古亚种、二齿新蚤、不常纤蚤、弱纤蚤、叶状切唇蚤突高亚种、喉瘟怪蚤、簇鬃客蚤、角尖眼蚤指名亚种、吻短纤蚤和盔状新蚤。目前发现的偶然传播媒介包括阿巴盖新蚤、长突眼蚤、多刺细蚤、迟钝中蚤指名亚种等。

(1) 方形黄鼠蚤蒙古亚种分布及宿主动物:该疫源地方形黄鼠蚤蒙古亚种广泛分布于荒漠草原地带生境内,与其主要宿主达乌尔黄鼠和赤颊黄鼠(淡尾黄鼠)分布一致。在内蒙古呼和浩特市,包头市(白云矿区、达尔罕茂明安联合旗),乌兰察布市(卓资县、四子王旗),锡林郭勒盟(二连浩特市、阿巴嘎旗、西乌珠穆沁旗、苏尼特左旗、苏尼特右旗、太仆寺旗、正镶白旗、镶黄旗),巴彦淖尔市(杭锦后旗、乌拉特中旗、乌拉特前旗、乌拉特后旗),阿拉善盟(阿拉善右旗)均有检出。宿主为蒙古兔、艾鼬、达乌尔鼠兔、达乌尔黄鼠、淡尾黄鼠、蒙古短尾仓鼠、黑线姬鼠、蒙古毛足鼠、小毛足鼠、长爪沙鼠、蒙古兔尾鼠。

我国河北北部及陕西、甘肃、宁夏与内蒙古、青海、新疆接壤地区也有分布。国外方形黄鼠蚤分布于苏联在20世纪50年代确立的四大鼠疫疫源地区(黑海沿岸地区、外高加索地区、中亚细亚地区、贝加尔地区)。

(2) 方形黄鼠蚤蒙古亚种在鼠疫传播流行中的生态学及流行病学意义:方形黄鼠蚤蒙古亚种是甘宁黄土高原阿拉善黄鼠鼠疫自然疫源地的主要媒介。根据《内蒙古鼠疫》分析,在内蒙古高原长爪沙鼠疫源地因其在长爪沙鼠鼠疫流行区数量较少,且随主要宿主的冬眠而蛰伏于巢穴内,在长爪沙鼠鼠疫秋冬季流行高峰期不起作用,被认定为次要传播媒介。内蒙古长爪沙鼠疫源地2003—2012年啮齿动物调查结果显示,方形黄鼠蚤蒙古亚种在该疫源地的数量有所增加,在内蒙古长爪沙鼠疫源地查获的37种蚤类中构成比排在第4位,大大提高了其在鼠疫传播中的媒介意义。

五、长爪沙鼠疫源地的动物间鼠疫疫情

从1954年到2021年,内蒙古共检出鼠疫耶尔森菌10 400株,平均每年152.94株,其中从长爪沙鼠疫源地检出6 892株,平均每年101.35株,长爪沙鼠疫源地检出的数量占全部检菌数的63.27%。检菌最多的年份是1970年,共检出鼠疫耶尔森菌1 564株,其中在长爪沙

鼠疫源地检出 1 131 株,占当年检菌总数的 72.31%。由此可以说明,长爪沙鼠疫源地是内蒙古动物鼠疫的主要流行区域。

1981—2021 年共调查样方 50 663.95hm²,捕获长爪沙鼠 191 900 只,平均密度为每公顷 3.79 只。1984 年和 1985 年密度最高,分别为每公顷 10.11 只和 12.64 只。夜行鼠类调查共布鼠夹 1 080 792 夹次,捕获夜行鼠类 41 938 只,平均捕获率为 3.88%。长爪沙鼠体蚤调查(1970—2021 年),共调查鼠体 174 577 只,染蚤鼠体 54 834 只,平均染蚤率为 31.41%,平均蚤指数为 0.94。长爪沙鼠巢蚤调查,共调查鼠巢 7 363 个,染蚤鼠巢 4 145 个,鼠巢平均染蚤率为 56.29%,蚤指数为 7.42。鼠类病原学检验,共检验各种鼠类 325 588 只,检出菌的鼠数为 2 735 只,阳性率为 0.84%。检验各种鼠类血清 105 015 份,阳性血清为 1 077 份,血清阳性率为 1.03%(图 2-5)。

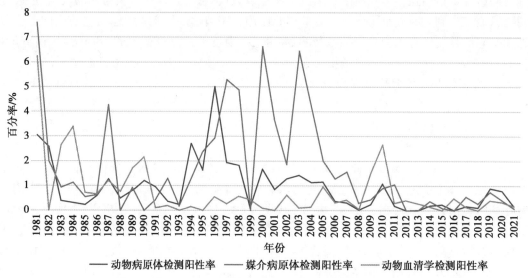

图 2-5　1981—2021 年长爪沙鼠疫源地宿主动物病原学与血清学监测情况

长爪沙鼠疫源地自 1954 年首次检出鼠疫耶尔森菌后,到 1968 年共有 8 个年份在小范围内流行,其余 7 个年份未发现流行。1969 年至今除了 2012 年和 2013 年在鼠疫监测中未检出鼠疫耶尔森菌外(但仍从动物血清中检出了阳性血清 12 份,其中 2012 年 7 份、2013 年 5 份),其他年份均检出了鼠疫耶尔森菌。1970—1972 年、1980—1983 年、1989—1991 年、2000—2005 年和 2019—2020 年出现了 5 次动物间鼠疫大流行,其他年份主要为散发或流行(图 2-5)。

六、长爪沙鼠疫源地的人间鼠疫疫情

据内蒙古鼠疫疫史调查,1901—1945 年在内蒙古长爪沙鼠疫源地的呼和浩特市、包头市、鄂尔多斯市、巴彦淖尔市、乌兰察布市、锡林郭勒盟及乌海市等 7 个盟(市),调查结果为:1901—1945 年的 45 年中发病 17 682 人,死亡 17 405 人,病死率高达 98.43%。

长爪沙鼠疫源地的人间鼠疫病例一般是在动物间鼠疫大流行期间或流行过后发生,感染途径基本为蚤叮咬(秃病蚤吸血率 92.3%)或接触染疫动物。人间病例流行多为散发,病型起初多数是腺型,少数转为败血型鼠疫或肺鼠疫。1954—2021 年,共计报告人间鼠疫 25 例,死亡 8 例,病死率 32.00%(表 2-16)。职业多为在疫源地内的从业人员,如放牧人员和农民等。

表 2-16 1954—2021 年长爪沙鼠疫源地人间鼠疫病例概况

年份	地点	发病数/例	死亡数/例	临床分型
1954	杭锦后旗	8	3	腺鼠疫
1970	乌拉特中旗	1	1	腺鼠疫
1970	苏尼特左旗	1	0	腺鼠疫
1972	商都县	1	0	腺/皮肤
1986	乌拉特前旗	2	0	腺鼠疫
1987	鄂托克前旗	1	0	败血型
1987	鄂托克前旗	1	0	腺鼠疫
1991	四子王旗	1	1	腺鼠疫→败血型
2004	苏尼特右旗	1	0	腺鼠疫→肺鼠疫
2019	苏尼特左旗	2	1	肺鼠疫
2019	镶黄旗	1	0	腺鼠疫
2019	四子王旗	1	0	腺鼠疫
2020	乌拉特中旗	1	0	腺鼠疫
2020	达尔罕茂明安联合旗	1	1	肠鼠疫
2020	乌拉特前旗	1	1	腺鼠疫
2021	鄂托克旗	1	0	腺鼠疫

内蒙古长爪沙鼠疫源地近年的鼠疫流行再次警醒了人们对鼠疫防治重要性的认识,包括远距离传播。长爪沙鼠疫源地 2019—2021 年人间与动物鼠疫疫情分布于 20 个旗(县、区、市)(表 2-17,图 2-6、图 2-7 由内蒙古赤峰市疾病预防控制中心刘艳华主任医师、杭州市西湖区疾病预防控制中心贺兆锴、中国疾病预防控制中心段然制作),发生人间鼠疫 8 例,死亡 3 例,病死率 37.50%,分离出鼠疫耶尔森菌 238 株(表 2-17)。2019—2021 年内蒙古的动物及媒介检出鼠疫耶尔森菌占全国的 51.74%。

表 2-17 内蒙古自治区 2019—2021 年鼠疫病例数、宿主与蚤类检菌数

旗(县、区、市)	人间鼠疫例数/例			宿主及蚤类检菌数/株		
	2019 年	2020 年	2021 年	2019 年	2020 年	2021 年
苏尼特左旗	2(死亡 1 例)			15	1	
镶黄旗	1			3	6	
四子王旗	1			6	13	1
乌拉特中旗		1		17	13	
达尔罕茂明安联合旗		1(死亡)		28	22	
乌拉特前旗		1(死亡)		0	2	
化德县				10	9	2
察哈尔右翼后旗				3	5	

续表

旗(县、区、市)	人间鼠疫例数/例			宿主及蚤类检菌数/株		
	2019 年	2020 年	2021 年	2019 年	2020 年	2021 年
商都县				7	3	
正镶白旗				5	1	
二连浩特市				3	1	
苏尼特右旗				16	4	
鄂托克旗			1	2		4
锡林浩特市				1		
阿巴嘎旗				1		
正蓝旗					2	
西珠乌穆沁旗					4	
海南区					2	
武川县					11	11
鄂托克前旗						4
合计	4(死亡 1 例)	3(死亡 2 例)	1	117	99	22

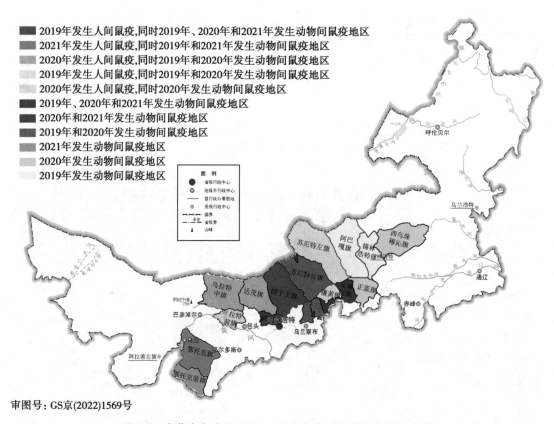

■ 2019年发生人间鼠疫,同时2019年、2020年和2021年发生动物间鼠疫地区
■ 2021年发生人间鼠疫,同时2019年和2021年发生动物间鼠疫地区
■ 2020年发生人间鼠疫,同时2019年和2020年发生动物间鼠疫地区
■ 2019年发生人间鼠疫,同时2019年和2020年发生动物间鼠疫地区
■ 2020年发生人间鼠疫,同时2020年发生动物间鼠疫地区
■ 2019年、2020年和2021年发生动物间鼠疫地区
■ 2020年和2021年发生动物间鼠疫地区
■ 2019年和2020年发生动物间鼠疫地区
■ 2021年发生动物间鼠疫地区
■ 2020年发生动物间鼠疫地区
■ 2019年发生动物间鼠疫地区

审图号: GS京(2022)1569号

图 2-6 内蒙古自治区 2019—2021 年人间与动物鼠疫分布图

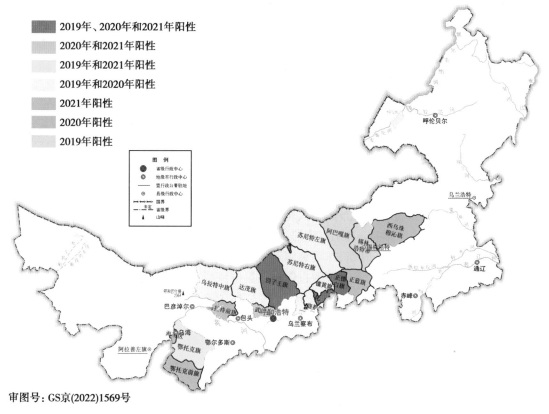

审图号：GS京(2022)1569号

图 2-7　内蒙古自治区 2019—2021 年长爪沙鼠疫源地动物疫情分布

图例说明（图左侧）：
- 2019年、2020年和2021年阳性
- 2020年和2021年阳性
- 2019年和2021年阳性
- 2019年和2020年阳性
- 2021年阳性
- 2020年阳性
- 2019年阳性

七、长爪沙鼠疫源地的动态变化趋势

　　长爪沙鼠疫源地目前是内蒙古 4 种类型疫源地中动物间鼠疫流行最为活跃和猛烈的疫源地，长爪沙鼠作为目前内蒙古动物间鼠疫流行的最优势种群，随着近几年内蒙古部分地区草原沙漠化严重，已经逐步侵蚀了其他鼠疫自然疫源地。由于察哈尔丘陵区达乌尔黄鼠疫源地的长期沙漠化，长爪沙鼠疫源地与达乌尔黄鼠疫源地地理分布上交叉重叠，有时也出现长爪沙鼠鼠疫的流行，如 2020 年在正蓝旗从长爪沙鼠检出了鼠疫耶尔森菌。随着长爪沙鼠疫源地动物间鼠疫的持续流行，长爪沙鼠疫源地与布氏田鼠疫源地的交叉面积不断增大，也经常出现长爪沙鼠鼠疫在布氏田鼠疫源地范围内流行，比如 2019 年和 2020 年长爪沙鼠鼠疫大流行时分别波及了阿巴嘎旗、锡林浩特市和西乌珠穆沁旗。

　　长爪沙鼠疫源地在 1970—1972 年、1980—1983 年、1989—1991 年、2000—2005 年和 2019—2020 年出现了 5 次大流行，约每 10 年出现一次大流行，其他年份主要为散发或流行。长爪沙鼠疫源地人间鼠疫病例一般在动物间鼠疫大流行期间或流行过后发生，多为散发且多数为腺型鼠疫，少数转为败血型或肺鼠疫。1954—2021 年间共发病 25 例、死亡 8 例，病死率 32%。其中，1954—1960 年发病生 8 例，1961—2021 年共发病 17 例。特别是在此次 2019—2020 年动物间鼠疫大流行期间，至今已发生了 8 例人间鼠疫病例，并出现了少数病例的远距离流动，再次警示人们鼠疫远距离传播的可能性以及防治的重要性。

第五节 布氏田鼠疫源地

一、布氏田鼠疫源地的发现与概况

我国在历史上一直没有布氏田鼠(*Lasiopodomys brandti*)鼠疫的记录,也无布氏田鼠鼠疫感染人类的记载。据调查锡林郭勒盟北部地区,于 1950 年、1957 年及 1964 年在阿巴嘎旗的那仁宝力格苏木和东乌珠穆沁旗达赉苏木的边境地区曾发现过大批布氏田鼠的死亡,提示有鼠疫流行的可能性。1964 年曾对部分死鼠进行了鼠疫病原学检验,结果未分离出鼠疫耶尔森菌。1970 年 5 月份在我国内蒙古自治区锡林郭勒盟的阿巴嘎旗北部那仁宝力格苏木的野外发现不明原因的数量较多的布氏田鼠死亡,内蒙古鼠疫防治研究所和锡林郭勒盟卫生防疫站首次从布氏田鼠的尸体中分离出鼠疫耶尔森菌,从而首次证实了我国存在布氏田鼠鼠疫。

几乎是在 1970 年的同一时期,在锡林郭勒盟的阿巴嘎旗、苏尼特左旗东北部及锡林浩特市北部典型草原地带出现了大范围的布氏田鼠鼠疫流行。前后参加调研工作的单位还有中国医学科学院流行病学微生物学研究所、吉林省地方病第一防治研究所及北京军区医科所等单位。

1970 年,检验各种动物共 53 826 只,判定感染鼠疫的啮齿动物 280 只,其中布氏田鼠 247 只,占染疫啮齿动物数的 88.21%;长爪沙鼠(*Meriones unguiculatus*)27 只,占染疫啮齿动物数的 9.64%;其次在达乌尔黄鼠(*Spermophilus dauricus*)、黑线仓鼠(*Cricetulus barabensis*)、蒙古(黑线)毛足鼠(*Phodopus campbelli*)、五趾跳鼠(*Allactaga sibirica*)、小家鼠(*Mus musculus*)及达乌尔鼠兔(*Ochotona daurica*)各检出染疫者 1 只,分别占染疫啮齿动物数的 0.36%。另外在蚤类检出 15 株鼠疫耶尔森菌,其中光亮额蚤(*Frontopsylla luculenta*)13 株(组)、方形黄鼠蚤(*Citellophilus tesquorum*)1 株(组)、多刺细蚤(*Leptopsylla pavlovskii*)1 株(组),分别占86.67%、6.67% 及 6.67%。染疫沙鹏(*Oenanthe isabellina*)(雀形目中的鹟科、鹏属的小型鸟类)1 只。当年疫情先后波及 18 个苏木和牧场,判定疫点 108 处,流行面积多达 20 000km²,表现出流行强度大,波及范围广的特点。

《中国鼠疫自然疫源地的发现与研究》及《中国鼠疫自然疫源地》均把该疫源地定名为:"锡林郭勒高原布氏田鼠鼠疫自然疫源地",并简称为:"锡林郭勒高原布氏田鼠疫源地",本节以下简称为布氏田鼠疫源地。

世界现存田鼠约 109 种,广泛分布于欧洲、亚洲、美洲和非洲大陆,是亚热带草原、温带草原及荒漠草原栖居的典型代表种,其中有 13 种田鼠自然感染鼠疫,分布于欧亚大陆者 10 种,美洲有 3 种,全球已发现 5 类田鼠型鼠疫自然疫源地,其分别为:

第 1 类,苏联高加索山地普通田鼠疫源地;

第 2 类,苏联帕米尔高原吉沙尔桧柏田鼠疫源地;

第 3 类,蒙古国巴彦洪格尔、俄罗斯吉沙尔-达尔瓦查及中国布氏田鼠疫源地;

第 4 类,美国加利福尼亚加州田鼠疫源地;

第 5 类,中国青藏高原青海田鼠疫源地。

以布氏田鼠为主要宿主的鼠疫疫源地发现于 1956 年,主要分布在蒙古国巴彦洪格尔地区和俄罗斯吉沙尔-达尔瓦查布氏田鼠疫源地,中国布氏田鼠疫源地是上述疫源地的延伸部分。

近年根据布氏田鼠和青海田鼠(*Lasiopodomys fuscus*)二者的特征,认为与其 *Microtus* 属物种有较大的差别,应作为一个独立的毛足田鼠属(*Lasiopodomys*)(王玉山等,2007 年),布氏田鼠和青海田鼠的分类应归属于毛足田鼠属(*Lasiopodomys* Tokuda,1941 年),规范的汉语名称应该称为布氏毛足田鼠(*Lasiopodomys brandti*,Radde,1861 年),但为了避免与沿用 50 年之久的布氏田鼠疫源地习惯的称谓发生不必要的混乱,故本书对布氏毛足田鼠(*Lasiopodomys brandti*)汉语名称仍称其为布氏田鼠。田鼠型鼠疫耶尔森菌与古典型鼠疫耶尔森菌都是由原始古老的鼠疫耶尔森菌同步起源、进化,并与旱獭鼠疫趋同进化为另一分支。其最突出的生物学特征是,只在局限范围内形成动物鼠疫。在欧亚大陆不同地区形成的以田鼠型鼠疫耶尔森菌为主体的鼠疫疫源地,保存了田鼠型鼠疫耶尔森菌,维持了田鼠型鼠疫耶尔森菌和田鼠、鼠兔鼠疫生物群落的种族延续。而田鼠型鼠疫耶尔森菌虽然也经历了相当漫长的进化过程,但在几万年的进化中迄今几乎没有明显的变化,并相当顽强固守在局限的以田鼠型鼠疫耶尔森菌为主体的鼠疫自然疫源地。此阶段称为趋同进化期,田鼠型鼠疫耶尔森菌代表其鼠疫耶尔森菌在进化的过程中表现出一种较为原始的状态。根据种群遗传结构和种群谱系关系分析确定支系次序和位置,揭示种群谱系关系、分布和进化关系,根据变异了解种群遗传分布,结合化石、古动物学和古地质学证据推测田鼠种群的历史、迁移及扩散路线。田鼠疫源地在长期与相关啮齿动物共同进化过程中表现出明显的地理聚集现象,由此可推测全球不同田鼠型鼠疫来源于共同的祖先,布氏田鼠疫源地可能较青海田鼠鼠疫疫源地分化时间更早。

该疫源地在中国境内仅分布于内蒙古的锡林郭勒高原的草原带,包括内蒙古锡林郭勒盟的锡林浩特市、阿巴嘎旗、西乌珠穆沁旗、东乌珠穆沁旗及苏尼特左旗等 5 个旗(市),丛显斌、刘振才(2014 年)对该疫源地的面积确定为 66 414km²,丛显斌等(2019 年)对该疫源地进一步确定为锡林浩特市、阿巴嘎旗、西乌珠穆沁旗、东乌珠穆沁旗及苏尼特左旗等 5 个旗(市),涉及 17 个乡(镇、苏木),疫源地面积 68 438km²,比 2014 年确定的疫源地面积增加了 2 024km²。

二、布氏田鼠疫源地与长爪沙鼠疫源地交叉特点

据范蒙光等(2014 年)记述,布氏田鼠-长爪沙鼠重叠鼠疫疫源地包括锡林郭勒盟的西乌珠穆沁旗、阿巴嘎旗、锡林浩特市及苏尼特左旗 4 个旗(市)。苏尼特左旗在 20 世纪 70 年代初已确定为长爪沙鼠疫源地,2005 年首次确定阿巴嘎旗、锡林浩特市和西乌珠穆沁旗为长爪沙鼠疫源地。布氏田鼠疫源地的锡林浩特市、阿巴嘎旗、西乌珠穆沁旗、苏尼特左旗及东乌珠穆沁旗等 5 个旗(市),现在只有东乌珠穆沁旗 1 个旗单独存在布氏田鼠疫源地。其余 4 个旗(市)均存在布氏田鼠和长爪沙鼠 2 个类型的重叠疫源地,出现了较大范围的重叠区域。在该疫源地出现长爪沙鼠鼠疫流行的主要原因是这一地区草场退化,土壤沙化等环境条件的变化,适于长爪沙鼠种群的栖息,从而使原布氏田鼠疫源地的较大的区域被逐渐扩散蔓延东移的长爪沙鼠鼠疫的流行而侵入之。长爪沙鼠在原布氏田鼠疫源地的分布范围逐渐扩大,数量逐年增多,从而导致了原布氏田鼠疫源地被长爪沙鼠鼠疫的逐渐流行东移,扩大蔓延而侵入之。

三、布氏田鼠疫源地的生态环境

(一) 地理地貌

布氏田鼠疫源地位于东经 112°05′~117°06′,北纬 44°~46°之间,地形以高平原为主体,

兼有多种地貌单元,它的北面、东面和南面均有丘陵或低山隆起,但地形切割不甚剧烈。区内也有一些内陆河流和洼地,这一高原区的东半部以乌拉盖河为中心,形成乌珠穆沁盆地,中部有阿巴嘎熔岩台地,南部是面积相当广阔的浑善达克沙地。地势南高北低,自西南向东北倾斜。西部和北部地形平坦,东南部多低山丘陵,盆地错落其间,海拔高度在 800~1 300m 之间。

(二) 气候

气候属中温带半干旱大陆气候,春季多风易干旱,夏季温凉雨不均,秋季凉爽霜雪早,冬季漫长冰雪多。年均气温-2~3℃,大部地区年均气温在 0~3℃间,北部中蒙边境地区和灰腾梁一带年平均气温 0℃以下,1 月平均气温-17℃以下,北部多在-20℃以下,部分地区日最低气温-40℃以下,局部地区-45℃以下。全年无霜期在 100~120 天。年降水量在 200~400mm,集中在 7~9 月,占年降水量的 70%左右,年度间的降水变化幅度大,丰水年与贫水年降水差距大。年蒸发量平均约为 1 746.5mm,约是降水量的 5.8 倍。年均风速大部分在4~5m/s,西南部 5m/s 以上。最大风速普遍在 24~28m/s,局部瞬间 34m/s。大风日数(≥8级),全年 60~80 天,全年盛行偏西风。

(三) 土壤

该疫源地按李天杰等(1983 年)土壤的区划,疫源地东部区域属于温带东北和内蒙古东部及阿尔泰东南部森林草原和草原土壤地区的干草原栗钙土地带,土壤以栗钙土为主,同时还有盐碱土、风沙土等。疫源地西部地区属于温带内蒙古、甘肃和新疆(亚洲中部型)半荒漠和荒漠土壤地区的半荒漠棕钙土地带;土壤以棕钙土和灰钙土为主。

(四) 植被

疫源地东部分布着草甸草原、中部为典型草原、西部地区逐步向荒漠草原过渡,属世界四大草原之一的欧亚大草原的组成部分。

在温凉半湿润的大气候条件下,含有较丰富的中生性双子叶草本植物,以中旱生草类为优势成分的草原植物群落称为草甸草原。最有代表性的建群植物、优势植物及特征种是:大针茅(Stipa grandis)、羊草(Leymus chinensis)、线叶菊(Filifolium sibiricum)、西伯利亚羽茅(Achnatherum sibiricum)、无芒雀麦(Bromus inermis)、扁穗冰草(Agropyron cristatum)、黄花(Hemerocallis minor)、歧花鸢尾(Iris dichotoma)、野火球(Trifolium lupinaster)、蓬子菜(Galium verum)及裂叶蒿(Artemisia tanacetifolia)等(由内蒙古农业大学李青丰教授提供)。

由典型旱生性多年生草本植物组成的草原植被称为典型草原。典型草原植被广泛分布于疫源地大部分地区,其植物区系组成中,禾本科草与蒿类植物占优势,最有代表性的建群种与特征种是:克氏针茅(Stipa kryloyii)、大针茅(较少),在疫源地的西部地段基本被克氏针茅所取代,中部地区大针茅较少和克氏针茅处于并存状态、本氏针茅(Stipa bungeana)、糙隐子草(Cleistogenes squarrosa)、米氏冰草(Agropyron michnoi)、落草(Koeleria cristata)、黄囊苔草(Carex korshinskyi)、寸草苔(Carex duriuscula)、双齿葱(Allium bidentatum)、山葱(Allium senescens)、小叶锦鸡儿(Caragana microphylla)、草本樨状黄芪(Astragalus melilotoides)、扁蓿豆(Melilotoides ruthenica)、达乌里胡枝子(Lespedeza davurica)、细叶柴胡(Bupleurum scorzonerifolium)、麻花头(Serratula centauroides)、冷蒿(Artemisia frigida)及变蒿(Artemisia commutata)等(由内蒙古农业大学李青丰教授提供)。

在典型草原植被里镶嵌着非地带性植被,其主要分布在湖盆洼地,河谷阶地及固定、半固定沙丘。一类是盐生荒漠植被,代表植物有:白刺(Nitraria tangutorum)、红砂(Reaumuria soongorica)、盐爪爪(*Kalidium foliatum*)等灌木或半灌木。另一类是盐生草甸植物,代表植物有:芨芨草(*Achnatherum splendens*)、马蔺(*Iris lactea*)等。还有少部分沙地植被,代表植物有沙蒿及一些沙地灌木。在这些非地性植被内一般很少有布氏田鼠的分布。

四、布氏田鼠疫源地的动物宿主与媒介

(一)动物宿主

该疫源地共发现6科29属44种啮齿目与兔形目动物。布氏田鼠是该疫源地的优势种,广泛分布于疫源地的各个地区,除一些非地带性生境外,在地带性生境的各个地段和各类中、小生境都可栖息。长爪沙鼠、达乌尔黄鼠、达乌尔鼠兔、黑线毛足鼠(蒙古毛足鼠)、五趾跳鼠等为该疫源地的常见鼠种,分布有明显的区域性,较为局限。达乌尔黄鼠围绕丘陵坡麓和道路两旁土质较为坚实的地方栖居分布较多。长爪沙鼠喜居于河谷和湖盆低地等非地带性生境内,在居民点周围和植被退化严重的地方,有片状或岛状分布;该疫源地西端向荒漠草原过渡的地区,长爪沙鼠的数量逐渐增多。达乌尔鼠兔多分布于植被丰茂的一些地段,在布氏田鼠分布区内呈片状分布。五趾跳鼠和黑线毛足鼠(蒙古毛足鼠)是广布性鼠种,多与布氏田鼠混合分布,无特定的集中分布地区。蒙古旱獭主要分布于沿中蒙边界的丘陵山地草原,呈带状分布。

1. **主要储存宿主** 布氏田鼠是布氏田鼠疫源地的主要宿主。

(1)地理分布:布氏田鼠分布范围比较广,其中心地区在蒙古国的乌兰巴托南部的克鲁伦河流域地区,南至我国河北省的尚义县和张北县地区,北部延伸到俄罗斯的外贝加尔湖东南部地区,东部可达内蒙古的呼伦贝尔高原的典型草原的鄂温克族自治旗地区。东南部可达吉林省的通榆县和镇赉县;个别年份向西可以扩展到内蒙古乌兰察布的二连浩特市和察哈尔右翼后旗荒漠草原地带。我国内蒙古大兴安岭以西和集(宁)二(连)铁路以东地区是布氏田鼠的主要分布区,大兴安岭东麓的台地草原也有少量分布。分布除上述地区外,还包括新疆的康西瓦地区。

(2)生活习性:布氏田鼠为群居性鼠种。主要栖居于针茅草原,尤喜栖居于植被覆盖度为15%~20%,冷蒿、多根葱及隐子草较多的地方。在芨芨草滩、杂草丛生的地区,或是植被覆盖度低于5%或高于25%时,一般数量较少。

布氏田鼠为非冬眠动物,其主要在白天活动。在冬季1~2月间,一般都将洞口堵塞,在洞穴内靠其贮粮生活,但在无风晴朗的日子也会外出活动。春季自3月中旬开始,地面活动迅速增加,呈现以11~13时为活动高峰的单峰形分布。此时活动范围为四季之首,最远可达500m。夏季,地面活动范围最小但活动时间最长,超过15~16小时,出洞早,归洞晚,呈现清早、傍晚两个活动高峰。秋季活动频次与夏季相似,出洞时间推迟,归洞时间前提,活动高峰恢复到单峰。

布氏田鼠具有迁徙的习性。鼠密度高低、雨量、植被等因素是其迁徙的主要原因。在越冬后春季出现扩散和迁徙现象明显。在食物缺乏时或其他因素的影响下,迁徙的距离可达4~16km,在迁徙过程中可造成大批死亡。1970年3月上旬,在满洲里市附近的图木拉牙河岸发生了该鼠数量惊人的迁徙现象,大批横过结冰的河面,涌进了城镇的街区,曾发现一只家猫一夜之间,捕抓到该鼠近50只。在该鼠迁移前曾发现该地区有大批该鼠的死亡,每公顷可发现地面该死鼠27只之多,挖洞后发现鼠洞中贮存的粮草已经成了空仓。该鼠迁徙的特性,在布氏田鼠鼠疫的流行和扩散有其重要的流行病学意义。

（3）动物生态学及动物病流行病学意义：布氏田鼠是布氏田鼠疫源地的主要宿主。1956 年蒙古国首次从布氏田鼠体内分离出鼠疫耶尔森菌。1970 年我国在内蒙古锡林郭勒盟从自毙布氏田鼠体内首次分离出鼠疫耶尔森菌。

因季节变化，布氏田鼠的活动情况、携带寄生蚤情况发生的改变使布氏田鼠鼠疫动物病呈现出明显的流行强度季节变化。据锡林郭勒盟地方病防治站的调查研究：4～5 月为鼠疫动物病的流行高峰，此期间布氏田鼠地面活动增加，又值交尾繁殖盛期。此时地面食物贫乏，觅食活动频繁，原双蚤田野亚种指数高，增加了鼠疫动物病的传播风险。6～8 月鼠疫动物病流行强度急剧下降甚至静息，此期间第一批孕鼠正处分娩哺乳期，同时地面食物丰盛，布氏田鼠活动范围相对缩小，主要传播媒介数量下降到最低水平，以上均降低了传播风险。9 月略有回升，此期间布氏田鼠开始为群居越冬储备食物，营建巢穴，接触增多，且寄生蚤数量增多，因此流行强度略有回升。

布氏田鼠种群数量与鼠疫动物病流行水平相互影响。1970—1981 年锡林郭勒高原布氏田鼠疫源地监测数据显示，该疫源地鼠疫动物病流行的年际动态突出表现在与布氏田鼠种群数量年际变化的一致性。布氏田鼠种群数量高峰年往往伴随发生鼠疫动物病的大流行；种群数量下降时，流行减弱甚至静息。此外相关资料显示布氏田鼠在鼠疫大流行过的地区，其数量分布虽不均匀，但鼠密度处于较低水平。

2. 其他染疫动物　1970—2010 年该疫源地共发现 12 种自然感染鼠疫的动物，合计 1 306 只。啮齿目 9 种，分别是：布氏田鼠（1 153 只）、长爪沙鼠（132 只）、达乌尔黄鼠（8 只）、黑线仓鼠（1 只）、蒙古（黑线）毛足鼠（2 只）、五趾跳鼠（1 只）、褐家鼠（1 只）、小家鼠（1 只）及蒙古高山䶄（1 只）。兔形目 1 种，达乌尔鼠兔（3 只）。布氏田鼠占 88.28%，长爪沙鼠占 10.11%，其他动物数量甚少。曾检出 2 只赤狐和 1 只沙鹏（雀形目中的鹟科、鹏属的小型鸟类）染疫。

长爪沙鼠为该疫源地的次要宿主。蒙古旱獭与布氏田鼠等鼠类在该地区有共同栖居及寄生蚤交换现象。

（二）媒介

1. 媒介蚤类组成　该疫源地共发现蚤类 7 科 31 属 76 种（亚种）（表 2-3），1970—1981 年监测数据显示数量最多的为布氏田鼠主要寄生蚤原双蚤田野亚种、近代新蚤东方亚种、光亮额蚤。数量较多的有方形黄鼠蚤、角尖眼蚤指名亚种、多刺细蚤、不常纤蚤、二齿新蚤、圆指额蚤指名亚种、秃病蚤蒙冀亚种、阿巴盖新蚤、谢氏山蚤、丛鬃双蚤、鼠兔倍蚤。还包括个别其他蚤类。

2. 染疫媒介　该疫源地已发现自然感染的蚤类有 8 种，包括原双蚤田野亚种、近代新蚤东方亚种、光亮额蚤、二齿新蚤、方形黄鼠蚤、秃病蚤蒙冀亚种、多刺细蚤、同源栉眼蚤指名亚种。

3. 主要媒介　近代新蚤东方亚种、光亮额蚤、原双蚤田野亚种被认定为该疫源地的主要传播媒介。刘俊、高志一等对以上三种蚤的实验研究证实，在动物鼠疫传播方面，原双蚤田野亚种和光亮额蚤强于近代新蚤东方亚种，主要体现在形成菌栓的原双蚤田野亚种和光亮额蚤可有效传播于该疫源地主要宿主动物布氏田鼠，而近代新蚤东方亚种叮咬布氏田鼠后未见鼠死亡。但近代新蚤东方亚种在鼠疫耶尔森菌保存方面具有更大优势，其在低温下带菌时间在三种蚤中最长。

（1）近代新蚤、光亮额蚤、原双蚤田野亚种的生态特点及构成：

1）叮人吸血能力:将一定数量的蚤放在一个容器内,然后把手伸入后让蚤自由叮咬吸血(自由式叮咬),在实验室条件下,经用大量的蚤多次进行了试验,发现近代新蚤东方亚种、光亮额蚤及原双蚤田野亚种都可可人吸血,但吸血率均较低。但当将蚤用容器固定在手臂上(固定式叮咬)可以增加蚤与皮肤的接触机会,蚤对人的叮吸血率比自由式有明显的提高,近代新蚤东方亚种固定式吸血率是自由式10~24倍(表2-18、表2-19)。在吸血试验中发现,部分蚤吸血需几次叮咬才能成功,只叮咬不吸血的蚤数在布氏田鼠疫源地中为吸血蚤数的50%。蚤在接触皮肤后,找到适宜的部位,便开始叮吸血活动,吸血时间一般为3~10分钟,在增加蚤与皮肤的接触机会时,蚤的叮吸血率明显提高。

表2-18　布氏田鼠疫源地三种主要媒介蚤叮人吸血能力的情况(自由式)

蚤类名称	性别	组数	蚤数/匹	吸血组数/组	吸血数/匹	吸血组率/%	吸血率/%
光亮额蚤	雌蚤	21	974	7	8	33.33	0.82
	雄蚤	21	1 007	8	15	38.09	1.49
原双蚤田野亚种	雌蚤	10	233	0	0	0.00	0.00
	雄蚤	10	161	1	1	10.00	0.62
近代新蚤东方亚种	雌蚤	10	500	2	2	20.00	0.40
	雄蚤	10	552	1	1	10.00	0.18

表2-19　布氏田鼠疫源地三种主要媒介蚤叮人吸血能力的情况(固定式)

蚤类名称	性别	组数	蚤数/匹	吸血组数/组	吸血数/匹	吸血组率/%	吸血率/%
光亮额蚤	雌蚤	13	112	13	74	100.00	66.07
	雄蚤	11	162	11	96	100.00	59.26
原双蚤田野亚种	雌蚤	10	62	2	3	20.00	4.84
	雄蚤	13	91	1	3	7.69	3.30
近代新蚤东方亚种	雌蚤	10	73	2	3	20.00	4.11
	雄蚤	10	67	3	3	30.00	4.48

2）生活史:光亮额蚤和原双蚤田野亚种的生活史是在温度23℃及相对湿度76%的条件下进行的,光亮额蚤和原双蚤田野亚种完成一个生活史分别需36.72天和26.9天(表2-20),光亮额蚤的生活史明显长于原双蚤田野亚种。近代新蚤东方亚种的生活史在温度20℃及相对湿度87%的条件下完成的,由于近代新蚤东方亚种属于巢型蚤类,因为巢穴内的温度较恒定,基本接近该温度,再者巢穴内相对湿度较高,故选择了上述条件进行试验和观察,在此条件下近代新蚤东方亚种完成一个生活史需42.78天(表2-20)。

3）构成:布氏田鼠洞干寄生蚤调查:布氏田鼠疫源地中,在1978年、1983—1986年及2013—2017年进行了布氏田鼠洞干寄生蚤类的调查,调查洞干3 757个,染蚤洞干数122个,洞干染蚤率3.25%。洞干获蚤203匹,总蚤指数为0.054。其中近代新蚤东方亚种16匹,占总蚤数的7.88%,指数为0.004,位于光亮额蚤(占总蚤数的18.72%,指数为0.01)、原双蚤田野亚种(占总蚤数的 13.30%,指数为 0.007)之后,位列第三位(表 2-21)。在锡林郭勒盟的达乌尔黄鼠疫源地的布氏田鼠洞干寄生蚤类调查中,调查布氏田鼠洞干 1 815 个,未获得近代新蚤东方亚种。

表 2-20　布氏田鼠疫源地三种主要媒介蚤的生活史

单位:天

蚤类名称	光亮额蚤	近代新蚤东方亚种	原双蚤田野亚种
温度/℃	23±0.5	20±1	23±0.5
相对湿度	76% R. H	87% R. H	76% R. H
卵期	4.88(3~6)	7.19(6~8)	3.65
幼虫期	15.09	18.34	13.07
1 龄期	5.26(3~6)	7.44(5~11)	3.34
2 龄期	2.93(2~5)	3.00(1~6)	2.56
3 龄期	6.9(5~10)	7.9(6~13)	7.17
蛹(茧)期	16.75(11~19)	17.25(14~23)	10.18
卵→蚤	36.72	42.78	26.90

表 2-21　布氏田鼠疫源地 10 年布氏田鼠洞干寄生蚤类种群组成

年份	调查洞干数/个	染蚤洞干数/个	洞干获蚤数/匹	洞干染蚤率/%	蚤指数	蚤分类及数量				
						近代新蚤东方亚种	光亮额蚤	原双蚤田野亚种	方形黄鼠蚤蒙古亚种	不常纤蚤
1978	800	36	61	4.50	0.076	13	22	19	5	
1983	800	34	44	4.25	0.055					
1984	600	30	66	5.00	0.083					
1985	950	2	9	0.21	0.110		3	4		2
1986	530	20	23	3.78	0.043	3	13	4	3	
2013	23	0	0	0.00	0.000					
2014	9	0	0	0.00	0.000					
2015	20	0	0	0.00	0.000					
2016	19	0	0	0.00	0.000					
2017	6	0	0	0.00	0.000					
合计	3757	122	203	3.25	0.054	16	38	27	8	2

注:在获的蚤 203 匹,进行分类者 92 匹,其余 111 匹未分类,1978 年多刺细蚤 1 匹,未分类 1 匹,未列入表中。

布氏田鼠体寄生蚤调查:布氏田鼠疫源地中的布氏田鼠体寄生蚤的季节分布(1971 年)如图 2-8 所示(表 2-22),近代新蚤东方亚种在 4~10 月中,4~5 月处于高峰,从 6 月逐步趋缓,而原双蚤田野亚种在 4 月为最高峰,然后急剧下降。

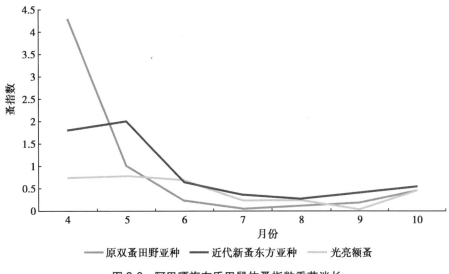

图2-8　阿巴嘎旗布氏田鼠体蚤指数季节消长

表2-22　阿巴嘎旗1971年布氏田鼠三种体蚤指数的季节消长

蚤种	月份						
	4	5	6	7	8	9	10
原双蚤田野亚种	4.27	1	0.22	0.05	0.09	0.18	0.45
近代新蚤东方亚种	1.8	2	0.64	0.36	0.27	0.41	0.54
光亮额蚤	0.73	0.77	0.68	0.23	0.23	0.03	0.45

　　布氏田鼠疫源地中,在2014—2020年进行布氏田鼠体寄生蚤类调查,共调查鼠体6 340只,染蚤鼠体2 342只,染蚤率36.94%。获蚤6 003匹,总蚤指数为0.95。其中近代新蚤东方亚种3 597匹,占总蚤数的59.92%,指数为0.57,蚤数的比例及指数均位列第一。而光亮额蚤(占总蚤数的24.43%,指数为0.23)均位列第二,原双蚤田野亚种(占总蚤数的11.61%,指数为0.11)均位列第三。在锡林郭勒盟长爪沙鼠疫源地的布氏田鼠体寄生蚤类调查中,近代新蚤东方亚种占总蚤数的51.49%,位列第一,光亮额蚤(占总蚤数的22.11%)仍位列第二,而原双蚤田野亚种仅占总蚤数的0.66%,仍然位列第三,但比例明显降低。而在锡林郭勒盟的达乌尔黄鼠疫源地的布氏田鼠体寄生蚤类调查中,调查1 038只布氏田鼠,并未获得近代新蚤东方亚种。

　　(2)近代新蚤东方亚种

　　1)分布及宿主动物(见长爪沙鼠疫源地近代新蚤东方亚种)

　　2)近代新蚤东方亚种在鼠疫传播流行中的生态学及流行病学意义

　　①近代新蚤的生态特点

　　生活史:在温度20℃±1℃及相对湿度87%的条件下,实验养殖近代新蚤东方亚种从卵到成蚤完成一个生活史平均42.78天。

　　卵:卵呈椭圆形,乳白色,有光泽,具有一定黏性。少数卵散产在养蚤袋的皱褶处,多数卵产于宿主的粪便中。孵化率为94%。卵的孵化期平均为7.19天(6~8天)。

　　幼虫期:幼虫从卵孵出后所留下的空卵壳上可见一纵向裂缝,是破卵器的孵化刺划破的痕迹。刚孵化出的幼虫没有静伏于载卵的黑布片下面,而是较活跃地在养殖器皿中活动。边爬行边吞食饲料颗粒。幼虫摄食后体色由白色变为黑褐色,幼虫无足,无眼,呈蛆状,身体分为 14 节。1 龄幼虫发育期平均为 7.44 天(5~11 天),蜕皮率为 31.91%;蜕皮时表皮自头部破裂,然后由头至尾蜕下。2 龄幼虫发育期平均为 3.00 天(1~6 天),蜕皮率为 86.67%;在 2~3 龄幼虫头部背面的破卵器已经不存在,是因为随着第一次蜕皮时,破卵器也一并蜕去。3 龄幼虫发育期平均为 7.90 天(6~13 天)。雌性幼虫较雄性幼虫发育要快一些。成熟的 3 龄幼虫停止进食,逐渐变为白色,有光泽,随后吐丝结茧。在内蒙古实验养殖的几种主要媒介蚤,一般 2 龄幼虫发育期最短,1 龄幼虫发育期长于 2 龄幼虫发育期,但明显短于 3 龄幼虫发育期。则近代新蚤东方亚种的 1 龄幼虫的发育期与 3 龄幼虫发育期几乎相等,然而秃病蚤蒙冀亚种 1 龄幼虫的发育期与其他几种蚤的 1 龄幼虫发育不同,该蚤 1 龄幼虫的发育期最短。

蛹(茧)期:平均羽化期为 17.25 天(14~23 天),羽化率为 56.52%。多数雌蚤羽化时间比雄蚤要短。成熟的 3 龄幼虫吐丝结茧,茧壳粘有沙粒和饲料等物质,呈不规则的椭圆形。初结茧后的幼虫近似于 U 字形,静伏于茧内,此时为前蛹期,若在此时受到震动刺激后的幼虫方能破茧而出,多数情况下以后形成裸蛹。前蛹蜕皮后即成为蛹。由卵发育到成虫整个生活史周期平均为 42.78 天(表 2-20)。

寿命观察:在低温实验条件下−5℃、−11℃、−15℃进行了该蚤的寿命观察,其结果是:雌蚤平均寿命分别为 53.30(5~80)天、16.96(1~35)天及 1 天;雄蚤平均寿命分别为 49.70(15~85)天、17.44(1~33)及 1 天。在−5℃、−11℃的条件下雌蚤平均寿命长于雄蚤,而−15℃的条件下二者均仅为 1 天。蚤类在适度的存活温度条件下,较低的温度有利于蚤类寿命的延长。实验结果说明,当低于蚤类耐受的低温生存的条件时,温度越低对蚤类的存活伤害越大,其寿命越短。当近代新蚤东方亚种处于−5℃的条件下,温度越低存活时间越短,−15℃的条件下雌、雄蚤二者的寿命仅为短短的 1 天。

布氏田鼠巢穴寄生蚤类的调查:在布氏田鼠疫源地中,2014—2020 年进行了布氏田鼠巢穴蚤类的调查,调查鼠巢穴 148 个,染蚤巢穴 133 个,染蚤率 89.86%。获蚤 4 443 匹,总蚤指数为 30.02。其中近代新蚤东方亚种 3 201 匹,占总蚤数的 72.05%,指数为 21.63,和体蚤一样仍高居首位;光亮额蚤(占总蚤数的 20.37%,指数为 6.11)与体蚤相似仍位列第二,而原双蚤田野亚种仅占总蚤数的 6.10%,仍然与体蚤一样位列其第三。而在锡林郭勒盟长爪沙鼠疫源地的布氏田鼠巢穴蚤类调查中,调查鼠巢穴 5 个,近代新蚤东方亚种占总蚤数的 47.95%仍然高居首位。而光亮额蚤占总蚤数的 11.11%,仍位列第二,而调查中未获得原双蚤田野亚种。而在锡林郭勒盟的达乌尔黄鼠疫源地的布氏田鼠巢穴蚤类调查中,调查布氏田鼠巢穴 54 个,并未获得近代新蚤东方亚种,而光亮额蚤占总蚤数的 59.67%,高居首位。原双蚤田野亚种则仅占总蚤数的 7.54%,仅位列第 8 位(达乌尔黄鼠疫源地的布氏田鼠巢穴中共获 9 种蚤类),仅位列圆指额蚤指名亚种之前。上述调查结果说明近代新蚤东方亚种及部分蚤类有明显的地域性分布特征,从而也说明不同疫源地的主要媒介是在疫源地综合生态系中长期进化和适应的结果。

②近代新蚤东方亚种在鼠疫传播流行中的作用:鼠疫流行状态下蚤类的检菌阳性率:在布氏田鼠疫源地里,在 1970—2010 年的 7 个年份中,判定染疫媒介 8 种 173 组,其中近代新蚤东方亚种 29 组,占 16.76%,仅次于光亮额蚤指名亚种的 17.92%。在 1970—2010 年该蚤有 3 个年份检出鼠疫耶尔森菌,分别是 1971 年(26 组)、2008 年(1 组)及 2010 年(2 组,

丛显斌等,2019年)。对1971年的5种染疫蚤共74组,按月份进行统计分析,全部分布在4~6月份,4月检出31组,阳性率6.11%;5月检出40组,阳性率8.07%;主要集中在4~5月份。而6月仅检出3组,阳性率0.96%;染疫的近代新蚤东方亚种分离出19组(阳性率2.79%),该染疫蚤也分布于4~6月份,4月检出3组,阳性率2.38%;5月检出14组,阳性率11.67%;6月检出2组,阳性率1.74%,该蚤的疫蚤检出高峰期处于5月份。

菌栓蚤的实验:应用锡林郭勒高原型(简称"田鼠型")鼠疫耶尔森菌感染布氏田鼠,经用大量蚤叮咬感染鼠疫后濒死菌血症的布氏田鼠,并对吸血的近代新蚤东方亚种进行了抽样培养,结果该蚤培养出现阳性结果,说明只要在形成高菌血症的鼠体吸血,吸血蚤可感染鼠疫耶尔森菌。近代新蚤东方亚种在叮吸濒死菌血症的布氏田鼠感染鼠疫耶尔森菌后有菌栓蚤形成。在温度为19~21℃时,吸血感染后的第3天开始形成菌栓蚤,以后逐渐有蚤形成菌栓,菌栓蚤形成的时间可延续到感染后的第33天(表2-23)。

表2-23　近代新蚤东方亚种在19~21℃及87% R.H. 条件下菌栓形成情况

实验组	感染日期	试验蚤数	菌栓蚤数	菌栓率/%	菌栓形成的时间分布/天										
					3	6	9	12	15	18	21	24	27	30	33
1	1.15	332	104	31.32	44	11	23	3	6	5	5	6	1	—	—
2	3.19	264	122	46.21	44	5	20	8	22	15	6	2	—	—	
3	3.22	198	26	13.13	—	4		10	1	9					
4	5.30	249	181	72.69	—	99	52	12	5	13					
5	5.8	130	80	64.54		36	24		6		5				2	1
6	5.18	340	163	47.06		113	3	6	20	13	3	4	1		

注:第1、2、6组间隔3天供血1次,第3组为间隔6天供血1次。第4、5组首次间隔6天供血1次,以后间隔3天供血1次。

1~5组感染动物为布氏田鼠,6组的感染动物为长爪沙鼠。

在温度4~6℃的条件下菌栓蚤出现的时间相对较晚,菌栓形成的速度也较慢,近代新蚤东方亚种在感染后的第18天才出现菌栓蚤,菌栓蚤的出现一直可延续到第72天。在实验观察中,该蚤被鼠疫耶尔森菌感染后停止喂血,在4~6℃的环境中部分蚤可存活276天,其后仍可培养出鼠疫耶尔森菌,首次以实验手段证实了在疫源地该种蚤可以携带鼠疫耶尔森菌度过漫长的冬季。该蚤是该疫源地的主要传播媒介之一,对疫源性的保存和延续起着非常重要的作用。该蚤的菌栓形成率雌蚤高于雄蚤,这与苏联学者对方形黄鼠等蚤菌栓形成试验所得雌蚤比雄蚤栓塞率高的结果相一致。分析其原因,形成菌栓的能力可能与吸血量和吸血频次有关。试验注意到该蚤雌性的吸血量大于雄性。就此现象分析,雌蚤由于其体大、寿命长以及生理活动及产卵繁殖等原因,需不断得到更多的营养补充,来维持正常的生理活动,因此吸血频次和吸血量明显大于雄蚤。而雄蚤最初吸食含有鼠疫耶尔森菌动物的血液时,进入消化道的菌量少于雌蚤,之后摄取的营养也同样少于雌蚤,因此难于造成鼠疫耶尔森菌繁殖积聚,影响雄蚤菌栓形成,这或许是造成该种蚤性别间菌栓率差异的因素之一。

在相同的温、湿度条件下,仅不同的吸血频次造成了它们之间菌栓率非常悬殊的差别,表明营养条件对于跳蚤菌栓形成有着至关重要的作用。高吸血频次可以提高菌栓形成率,以两种宿主动物感染该种蚤后,在短时间内即可形成菌栓,菌栓形成期比较集中。这一特点,为近代新蚤东方亚种传播鼠疫创造了极为有利的条件。在鼠疫疫源地该蚤寄生于多种啮齿动物,形成菌栓的蚤可以通过广泛交换其宿主,可较快地将鼠疫耶尔森菌传给同种鼠或其他鼠类,造成染疫动物数量的不断增加,短期内即可充分发挥有效的媒介作用,加剧鼠疫动物病的流行。

(3) 原双蚤

1) 分布及宿主动物:原双蚤田野亚种被认定为布氏田鼠疫源地的主要媒介。按动物区系,其分布属于东北区的松辽平原亚区、华北区的黄土高原亚区、蒙新区的东部草原亚区,以及西部荒漠亚区(东部)。分布于内蒙古锡林郭勒盟(二连浩特市、多伦县、阿巴嘎旗、西乌珠穆沁旗、苏尼特左旗、苏尼特右旗、太仆寺旗、正镶白旗、正蓝旗),赤峰市(阿鲁科尔沁旗、巴林左旗、克什克腾旗),宿主为布氏田鼠、五趾跳鼠、北方田鼠、赤狐、鼬、达乌尔鼠兔、达乌尔黄鼠、蒙古短尾仓鼠、三趾跳鼠、蒙古兔尾鼠、蒙古高山䶄等。

除内蒙古外,我国河北、辽宁、黑龙江、吉林、山西和甘肃等地也有分布。国外分布于俄罗斯的外加贝尔和蒙古国。

2) 原双蚤在鼠疫传播流行中的生态学及流行病学意义:高志一等进行了原双蚤田野亚种存活时间观察实验证实,温度对原双蚤田野亚种形成菌栓后的存活时间有非常显著的影响。另有研究证实原双蚤田野亚种形成菌栓后可存活较长时间,在低温条件下存活时间更长,因低温下蚤活动差、代谢慢,能量消耗少。另一方面原双蚤田野亚种形成菌栓后存活时间较长,说明该蚤对田鼠型鼠疫耶尔森菌的相互适应关系。这对鼠疫疫源保存及动物间鼠疫流行都有重要意义。

形成菌栓后原双蚤田野亚种在低温下带菌可存活较长时间的特性也很好地解释了原双蚤田野亚种数量高峰与布氏田鼠鼠疫动物病流行高峰出现在每年4~5月的现象。此时布氏田鼠疫源地气温较低,适合原双蚤田野亚种生存,此外低温条件也有利于菌栓蚤存活,进而增加了宿主转移的机会,促进疫情在宿主动物间的传播。

(4) 光亮额蚤

1) 分布及宿主动物:光亮额蚤分布于内蒙古包头市(白云矿区),乌兰察布市(四子王旗),锡林郭勒盟(二连浩特市、多伦县、阿巴嘎旗、西乌珠穆沁旗、东乌珠穆沁旗、苏尼特左旗、太仆寺旗、正镶白旗、正蓝旗、镶黄旗),赤峰市(红山区、元宝山区、松山区、宁城县、林西县、喀喇沁旗、巴林左旗、敖汉旗、阿鲁科尔沁旗、翁牛特旗、克什克腾旗、巴林右旗),兴安盟(阿尔山市),巴彦淖尔市(乌拉特中旗)。宿主为布氏田鼠、长爪沙鼠、赤狐、鹰、灵鼬、艾鼬、蒙古旱獭、褐斑鼠兔、达乌尔鼠兔、达乌尔黄鼠、黑线仓鼠、蒙古短尾仓鼠、蒙古毛足鼠、子午沙鼠、五趾跳鼠、蒙古羽尾跳鼠、蒙古兔尾鼠、鼹形田鼠、红背䶄、蒙古高山䶄。

2) 光亮额蚤在鼠疫传播流行中的生态学及流行病学意义:蚤类传播鼠疫的能力受多种因素影响。孙莲芝等试验证明光亮额蚤属于高感染和高菌栓形成蚤。光亮额蚤菌栓蚤在低温条件下,存活时间延长,这一特性有利于布氏田鼠鼠疫在动物间流行时间的延长及范围的扩大。试验还证实了光亮额蚤为菌栓不牢固蚤类,菌栓蚤叮咬布氏田鼠后,大多数蚤菌栓脱落,这种菌栓脱落蚤有一定的传播鼠疫作用。基于以上,证实该蚤对维持鼠疫动物流行病和保持自然疫源性方面起重要作用,是锡林郭勒高原布氏田鼠疫源地的有效传播媒介之一。

4. 次要媒介及偶然传播媒介 二齿新蚤和方形黄鼠蚤染疫蚤数量占比仅次于该疫源地三种主要媒介,且广泛分布于疫源地内,具有较大数量,可认为是次要传播媒介,对动物鼠疫的传播和延续起辅助或促进作用。

五、布氏田鼠疫源地的动物间鼠疫疫情

锡林郭勒高原布氏田鼠疫源地与长爪沙鼠疫源地有部分交叉,目前亦处于静息状态,且较长时间未分离到菌株。2000—2020 年,布氏田鼠疫源地只在 2005 年和 2006 年检出宿主动物血清鼠疫 F1 抗体阳性(阳性率分别为 0.80% 和 0.42%),其他年份的鼠疫 F1 抗体监测均为阴性。鼠体染蚤率和疫源地蚤指数在 2006 年分别达到最大值 73.34% 和 2.21,此后一直处于相对较低水平,在 2016 年前后又达到一个小高峰,但远低于 2006 年水平。该疫源地 2000—2020 年平均洞穴蚤指数为 17.8,2003 年达到最大值 109.20,之后时高时低。2000—2020 年平均鼠密度是 3.28 只/hm²,该疫源地鼠密度在 2004 年达到最大 12.26 只/hm²,此后急剧下降,在 2009 年降到最低点 0.21 只/hm²,也正是在鼠密度下降的过程中发现了宿主动物血清 F1 抗体阳性;之后鼠密度再度上升,2017 年再度达到一个小高峰。2000—2020 年洞穴染蚤率呈现两头高中间低的特点,2003 年和 2019 年均为 100%(图 2-3)。

六、布氏田鼠疫源地未发现人间病例

经布氏田鼠疫源地调查证实,在 1970 年及 1975 年出现的布氏田鼠鼠疫暴发流行,其流行区域的室内和蒙古包周围都可以发现死鼠,并检出了鼠疫耶尔森菌。因此,人类在布氏田鼠疫源地内存在自然感染鼠疫的机会,但迄今为止,未发现人间鼠疫典型病例,国外也未见到布氏田鼠鼠疫对人致病的报道;青藏高原青海田鼠疫源地经调查亦无人间鼠疫报道。一般认为,精氨酸依赖型的鼠疫耶尔森菌株其毒力较低,布氏田鼠疫源地的鼠疫耶尔森菌依赖其精氨酸,且对某些动物的毒力较弱。特别是布氏田鼠鼠疫耶尔森菌对人的毒力弱和侵害力低,对猕猴及蒙古绵羊该型菌不敏感,赤狐及家猫对该型菌极不敏感。

用锡林郭勒高原型鼠疫耶尔森菌曾对人体进行划痕接种研究,受试者未采取任何治疗措施,没有出现任何鼠疫症状。接种前后 7 天鼠疫血清学检验均阴性。接种后 15 天,血凝滴度 1:20++,30 天后仅 1 位受试者的血凝滴度为 1:20++,其余者为阴性,结论为该菌型与应用人群免疫接种用的 EV 菌苗相似,同时该疫源地自 1970 年发现以来,已过去 50 余年之久,从未发现锡林郭勒高原型鼠疫耶尔森菌感染人间鼠疫的病例。经过多方面的研究,发现该类型的鼠疫耶尔森菌与其他型鼠疫耶尔森菌有很多不同的特征,至少表明对人群的威胁性是极低的。田鼠型是鼠疫耶尔森菌中极独特的类型,仅造成兽(畜)间鼠疫耶尔森菌自然感染,对人无致病力,尚无引发人间鼠疫报道。

七、布氏田鼠疫源地的动态变化趋势

通过 2005 年以来发现新的疫情可以看出,此疫源地性质变得更加复杂,对当地人群构成了严重的威胁性,今后应进一步加强研究和防治工作。长爪沙鼠是目前我国动物间鼠疫流行的最优势种群,随着近些年内蒙古部分地区草原沙化严重,更多布氏田鼠栖息地被长爪沙鼠种群逐步侵蚀,使得布氏田鼠疫源地与长爪沙鼠疫源地的交叉重叠范围更大。但随着长爪沙鼠疫源地动物间鼠疫的持续流行,布氏田鼠疫源地与长爪沙鼠疫源地的交叉面积不断增大,也经常在布氏田鼠疫源地的范围内出现长爪沙鼠鼠疫的流行。原布氏田鼠疫源地的阿巴嘎旗、锡林浩特市和西乌珠穆沁旗,在 2019 年和 2020 年长爪沙鼠鼠疫大流行时又被波及。同时也不能排除布氏田鼠鼠疫耶尔森菌株与长爪沙鼠鼠疫耶尔森菌株在共同生境下发生重组和进化,导致布氏田鼠菌株毒力增加的可能性。今后布氏田鼠疫源地内长爪沙鼠

的数量和分布将会呈现出主导的地位,要警惕由长爪沙鼠迁移而引起动物鼠疫流行对人群的威胁性。

参考文献

[1] 伍连德,陈永汉,伯力士,等.鼠疫概论[M].上海:上海海港检疫所,1937.

[2] 伍连德.鼠疫斗士——伍连德自述(上)[M].程光胜,马学博译.王丽凤校.长沙:湖南教育出版社,2011.

[3] 刘继有,张万荣.内蒙古鼠疫[M].呼和浩特:内蒙古人民出版社,1997.

[4] 刘俊,石杲.内蒙古蚤类[M].呼和浩特:内蒙古人民出版社,2009.

[5] 方喜业,许磊,刘起勇,等.中国鼠疫自然疫源地分型研究Ⅰ.生态地理景观特征[J].中华流行病学杂志,2011,32(12):1232-1236.

[6] 方喜业,周冬生,崔玉军,等.中国鼠疫自然疫源地分型研究Ⅲ.鼠疫耶尔森菌 DFR/MLVA 主要基因组型生物学特征[J].中华流行病学杂志,2011,33(5):536-539.

[7] 方喜业,周冬生,崔玉军,等.中国鼠疫自然疫源地分型研究Ⅳ.主要基因组型生物学特征[J].中华流行病学杂志,2012,33(6):626-629.

[8] 丛显斌,刘振才.中国鼠疫及其防治(2001—2010)下册[M]//张忠兵,王建军,赵钢,等.第四章内蒙古自治区鼠疫及其防治(2001~2010).长春:吉林科学技术出版社,2014:348.

[9] 张贵军,田无非,陈磊,等.2020 年全国鼠疫监测工作总结[J].中国地方病防治,2021,36(鼠疫监测增刊):1-8.

[10] 高共,王升文.中国鼠疫宿主动物及其防治[M].兰州:甘肃科学技术出版社,2012.

[11] 赵肯堂.内蒙古啮齿动物[M].呼和浩特:内蒙古人民出版社,1981.

[12] 刘俊,王建军,杨秀峰.内蒙古蚤类的鼠疫流行病学意义[J].中国媒介生物学及控制杂志,2011,22(6):576-578.

[13] 方喜业,杨瑞馥,刘起勇,等.中国鼠疫自然疫源地分型研究Ⅱ.鼠疫自然疫源地分型方法研究[J].中华流行病学杂志,2012,33(2):234-238.

[14] 龚正达,于心,刘起勇,等.中国鼠疫自然疫源地分型研究Ⅵ.鼠疫媒介生物学特征[J].中华流行病学杂志,2012,33(8):818-822.

[15] 方喜业.中国鼠疫自然疫源地[M].北京:人民卫生出版社,1990.

[16] 俞东征.鼠疫动物流行病学[M].北京:科学出版社,2009.

[17] 丛显斌,刘振才,李群.中国鼠疫自然疫源地(1950-2014)[M].北京:人民卫生出版社,2019.

[18] 内蒙古草场资源遥感考察队.内蒙古草场资源遥感应用研究(三)[M]//史培军,林儒耕,刘树人.内蒙古地貌的遥感应用研究.呼和浩特:内蒙古大学出版社,1987:59-76.

[19] 李天杰,郑应顺,王云.土壤地理学(第二版)[M].2 版.北京:高等教育出版社,1983.

[20] 刘伯熙,段然,王浩珲,等.内蒙古自治区不同生态系鼠疫自然疫源地动物鼠疫流行现状及流行风险简析[J].中华预防医学杂志,2022,56(1):9-14.

[21] 刘东艳,王勇,张闻洋,等.2009—2018 年呼伦贝尔高原蒙古旱獭鼠疫疫源地宿主动物监测结果分析[J].疾病监测,2019,34(7):599-603.

[22] 王卓,陈显赫.呼伦贝尔高原蒙古旱獭鼠疫自然疫源地现状及防治对策研究[J].中国地方病防治杂志,2017,32(8):875.

[23] 赵卉东,范蒙光,岳明鲜,等.呼伦贝尔蒙古旱獭鼠疫自然疫源地的历史变迁[J].中国地方病防治杂志,2000,15(02):118-119.

[24] HE Z,WEI B,ZHANG Y,et al. Distribution and Characteristics of Human Plague Cases and Yersinia pestis Isolates from 4 Marmota Plague Foci,China,1950—2019[J]. Emerg Infect Dis,2021,27(10):2544-2553. DOI:10. 3201/eid2710. 202239.

［25］WU LTE,TUCK GL. Investigations into the relationship of the tarbagan(mongolian marmot)to plague［J］. Lancet,1913,182(4695),529-535.

［26］LIEN TEH WU,TUCK G. L. Department of Health and Quarantine,General Administration of Customs of China. Monthly report on epidemic risk monitoring of infectious diseases at ports. Epidemic surveillance［EB/OL］.［2021-11-27］. http://wss. customs. gov. cn/wss/yqjc/index. html.

［27］中国医学科学院流行病学微生物学研究所［M］.中国鼠疫流行史,1981.

［28］郭鹏飞,郎炳聚,张耀星.多伦县首次发现鼠疫自然疫源地［J］.中国地方病防治杂志,1998,13(2): 110-112.

［29］石杲,马春林,李建华,等.阿鲁科尔沁旗鼠疫流行病学调查［J］.中国地方病防治杂志,1990,5(3): 176-177.

［30］石杲,王延华,李卫东,等.西辽河平原西北侧低山丘陵黄鼠疫源地的发现与研究［J］.医学动物防制, 1994,10(2):77-79.

［31］郑智民,姜志宽,陈安国.啮齿动物学［M］//马勇,杨奇森,周立志.第三章啮齿动物分类学与地理分 布.上海:上海交通大学出版社,2008:34-74.

［32］卢叶香,李海云,石杲.内蒙古兔形目与啮齿目(松鼠科及跳鼠科)的名称变化的分析［J］.医学动物防 制,2010,26(12):1135.

［33］王玉山,刘起勇,丛显斌,等.中国鼠疫自然疫源地宿主动物名称与分类地位［J］.中国媒介生物学及 控制杂志,2007,18(2):127-133.

［34］韩常新,石杲.内蒙古兔形目的种类及鉴别［J］.医学动物防制,2010,26(9):833.

［35］范蒙光,李建云,常子丽,等.内蒙古达乌尔黄鼠疫源地主要宿主寄生蚤调查结果分析［J］.医学动物 防制,2015,31(9):945-948.

［36］白林庆,司晓艳,涛波.内蒙古主要鼠疫传播媒介蚤类的分布特征及其流行病学意义［J］.实用预防医 学,2015,22(5):639-641.

［37］费荣中,迟艳玲,王志钢,等.应用^{125}I标记法观察方形黄鼠蚤随鼠体扩散的范围［J］.地方病通报, 1993,8(1):65-67.

［38］吴厚永,费荣中.方形黄鼠蚤的研究［M］.赤峰:内蒙古科学技术出版社,1996.

［39］王志钢,徐宝娟,迟艳玲,等.方形黄鼠蚤松江亚种生殖生理特征的实验观察［J］.寄生虫与医学昆虫 学报,1997,4(2):102-105.

［40］张洪杰,吴厚永,刘泉.两种驱虫剂对方形黄鼠蚤松江亚种驱避效果的观察［J］.医学动物防制, 1991a,7(4):263-264,267.

［41］张洪杰,吴厚永,刘泉.方形黄鼠蚤松江亚种在不同动物体上吸血率的观察［J］.地方病通报,1991b,6 (4):107-108.

［42］石杲,费荣中,许顺,等.方形黄鼠蚤松江亚种存活力研究［J］.中国地方病防治杂志,1991,6(3): 164-166.

［43］石杲,费荣中,许顺,等.方形黄鼠蚤松江亚种存活力研究——拟合 logistic 曲线的应用［J］.医学动物 防制,1992,8(1):10-13.

［44］刘俊.长爪沙鼠鼠疫自然疫源地鼠疫媒介研究概述［J］.中国地方病防治杂志,1992,7:17-20.

［45］郑国雄,田大猷.两种蚤与鼠疫流行病学的关系［J］.鼠疫丛刊,1958,(1):51.

［46］张玉梅,刘俊.近代新蚤生活史的观察［J］.中华流行病学杂志,1993,14(特刊7号):65.

［47］岳明鲜,高志一,孙莲芝.近代新蚤东方亚种菌栓蚤存活保菌能力的观察［J］.中华流行病学杂志, 1993,14(特刊7号):67.

［48］内蒙古草场资源遥感考察队.内蒙古草场资源遥感应用研究(三)［M］//雍世鹏,李博,曾泗弟,等.内 蒙古植被的遥感分析与制图.呼和浩特:内蒙古大学出版社,1987:101-109.

［49］范蒙光,李建云,尉瑞平,等.内蒙古长爪沙鼠疫源地2000~2012年啮齿动物调查［J］.中国地方病防

治杂志,2013,28(4):268-270.

[50] 胡志忠,伊格言,武法章,等.长爪沙鼠的空间分布特点和迁徙调查[J].中国地方病防制杂志,1992,7:64-65.

[51] 尉瑞平,范蒙光,李建云,等.内蒙古长爪沙鼠鼠疫疫源地蚤类的某些特点[J].中国媒介生物学及控制杂志,2014,25(2):170-173.

[52] 李保荣,石杲,刘俊.内蒙古高原长爪沙鼠鼠疫疫源地媒介现状分析[J].中国媒介生物学及控制杂志,2013,24(3):249-251.

[53] 王淑纯,宋延富.鼠疫研究进展[M]//樊振亚.布氏田鼠鼠疫的研究.北京:中国环境科学出版社,1988:47-54.

[54] 马逸清.黑龙江省兽类志[M].哈尔滨:黑龙江科学技术出版社,1986.

[55] 杨海,雷新耀,王戬,等.试论田鼠起源和田鼠型鼠疫分布[J].现代预防医学,2009,36(24):4672-4674.

[56] 范蒙光,李建云,尉瑞平,等.我国布氏田鼠型鼠疫疫源地动物鼠疫流行病学调查发现长爪沙鼠型鼠疫[J].中华地方病学杂志,2014,35(5):522-525.

[57] 刘振才,海荣,李富忠,等.青藏高原青海田鼠鼠疫自然疫源地的发现与研究[J].中国地方病防治杂志,2001,16(6):321-327.

第三章

青海鼠疫生态

　　青海省存在着青藏高原喜马拉雅旱獭鼠疫疫源地和青藏高原青海田鼠鼠疫疫源地两种类型的鼠疫疫源地。这两种类型的疫源地其自然生态环境、宿主动物、传播媒介、空间结构、动物鼠疫流行过程以及对人的威胁性等,都有各自的特点,个别地区两个疫源地在空间上相互重叠,使得青海省鼠疫自然疫源地结构变得复杂而多样,鼠疫防控形势十分严峻。

　　青海省喜马拉雅旱獭鼠疫自然疫源地最早发现是自 1954 年从该省海南州贵德县常牧乡上岗察地区喜马拉雅旱獭体内分离到第一株鼠疫菌始,最早判定的人间鼠疫是 1958 年 8 月 17 日海北州祁连县野牛沟察汗河地区农民剥食旱獭引起的腺鼠疫继发肺鼠疫,造成其他 5 人感染的原发性肺鼠疫。最早分离到鼠疫菌的媒介是来自 1960 年海北州门源县马场地区的斧形盖蚤和海北州海晏县甘子河的谢氏山蚤。之后,随着海南州同德县巴水乡、玉树州称多县拉布乡、玉树州囊谦县尕羊乡等地相继判定为新的疫源地,疫源地分布于全省 33 个县(市)、121 个乡(镇),疫点有 695 处,疫源面积近 20 万 km^2。在疫源地内现已查明有 23 种宿主动物和 12 种媒介节肢动物能够自然感染鼠疫。其中,广泛栖息于草甸草原上的喜马拉雅旱獭是该鼠疫自然疫源地的主要宿主动物;斧形盖蚤和谢氏山蚤是喜马拉雅旱獭的主要寄生蚤,也是该鼠疫自然疫源地的主要媒介动物。自然疫源地内鼠疫病原体为喜马拉雅旱獭型鼠疫菌,其特征是毒力强,感染后鼠疫患者的临床表现严重,最容易发生肺鼠疫传播流行,而且病死率极高,可达 100%。青海省动物鼠疫 1945—2020 年期间连年不断,每年的 3~12 月间均有流行;人间疫情的局部暴发也时有发生,自 1958 年确诊第一例鼠疫患者到 2011 年共发生人间鼠疫疫情 198 起,发病 468 例,死亡 240 例,病死率为 51.28%,2012 年至今近十年无人间鼠疫发生。

　　青海田鼠鼠疫自然疫源地是 2001 年发现于玉树州称多县珍秦、清水河、扎朵 3 个乡镇,面积 9 291km^2,零星分布于海拔 3 700~4 400m 的嵩草、苔草、杂类草沼泽化草甸、高山嵩草、杂类草草甸等地。青海田鼠是该疫源地的主要储存宿主,其数量稳定,是当地的优势种群,细钩黄鼠蚤和直缘双蚤指名亚种是该疫源地的主要传播媒介。目前研究表明,青海田鼠型鼠疫菌与布氏田鼠型鼠疫菌生物学性状相同,而布氏田鼠型鼠疫菌对不同种动物有选择性毒力,对人侵袭力差,危害小。

第一节　青藏高原喜马拉雅旱獭鼠疫自然疫源地

　　青藏高原喜马拉雅旱獭疫源地位于中国的西部,介于东经 79°~103°之间,北纬 30°~39°之间。截至 2016 年底,疫源地覆盖青海、甘肃、四川、新疆、西藏的 92 个县(市、区),涉及区域面积超过 100 万 km^2,是中国 12 个鼠疫自然疫源地中面积最大的疫源地,也是世界上海拔最高的鼠疫自然疫源地。该疫源地鼠疫染疫动物种类多,鼠疫菌毒力强,是中国动物和人间鼠疫疫情持续流行的活跃地区之一。喜马拉雅旱獭是该疫源地的主要宿主动物,它属于典型的高原动物,广泛栖息在青藏高原区高寒灌丛草甸和高寒草原地带的各类草甸草原上,自海拔2 700~5 450m均可见其活动;喜马拉雅旱獭主要寄生蚤为斧形盖蚤和谢氏山蚤,谢氏山蚤分布于中国的甘肃、青海、西藏、四川、新疆、内蒙古、黑龙江等地;斧形盖蚤主要分布于甘肃、青海、新疆、四川和西藏。

一、青海省喜马拉雅旱獭鼠疫疫源地概述

青海省地处祖国西部,是青藏高原的重要组成部分,为我国五大牧区之一,全省面积72.23万 km²,其中牧草地面积47.24万 km²,以高寒荒漠,高寒草甸、草原,温性草原为主。境内地势高峻,地表重峦叠嶂,山脉起伏,河流纵横,湖泊遍地,气候干燥而寒冷,为典型的高原大陆性气候。青海省喜马拉雅旱獭鼠疫疫源地处青藏高原喜马拉雅旱獭鼠疫自然疫源地的中心地带,位于青藏高原东北部,北及东部与甘肃接壤、东南与四川毗邻,西南接西藏,西北临新疆,介于东经89°35′~103°04′和北纬31°90′~39°19′之间。喜马拉雅旱獭分布面积几乎与草原面积相等,现已查明喜马拉雅旱獭鼠疫疫源面积近20万 km²。

(一) 疫源地的发现

1949年前,青藏高原喜马拉雅旱獭鼠疫自然疫源地是旧中国最闭塞、最落后的地区之一,鼠疫流行可能未引起当时社会的关注,几乎没有任何文献记载。从甘肃拉卜楞寺院的经卷记载中首次获悉:在1754年前,在今青海省河南蒙古族自治县一户蒙古族人家,因猎食喜马拉雅旱獭发生鼠疫,后导致寺院一人被感染,从而导致寺内百余人死亡。当地似有鼠疫发生,其原因是人体接触到老鼠、狐狸及其他鼠类尸体而传染此病,可见鼠疫流行历史之久远。1954年,中央卫生部委派原长春鼠疫防治所联合西北卫生处与青海省防疫队共同进行青海省有史以来的鼠疫调查,并于同年5月,在贵南县上岗察地区(现属贵德县)的喜马拉雅旱獭体内首次分离出鼠疫菌,发现了鼠疫动物病流行,首次通过细菌学方法证实了青藏高原地区鼠疫自然疫源地的存在。此后,相继在甘肃、西藏和新疆境内的喜马拉雅旱獭及其体外寄生物中分离出鼠疫菌,发现了这一类型鼠疫自然疫源地的不同组成部分。例如,1959年发现祁连山至阿尔金山(东部)鼠疫自然疫源地和甘南鼠疫自然疫源地;1963年发现青南高原鼠疫自然疫源地;1966发现年冈底斯山(北麓)鼠疫自然疫源地;1973年发现中昆仑山北坡鼠疫自然疫源地;1976年发现藏东北鼠疫自然疫源地;1985年发现东昆仑山疫源地等。

(二) 疫源地的空间分布

1. 疫源地的行政区分布 青海省有44个县级行政单位,存在动物间鼠疫流行的有33个县,包括海西州的乌兰、天峻、都兰3个县,德令哈、格尔木2个市和茫崖、冷湖2个行委(现合并为茫崖市),海南州的共和、兴海、贵德、贵南、同德5个县,海北州的祁连、门源、刚察、海晏4个县,玉树州的玉树、称多、治多、杂多、囊谦、曲麻莱6个市县,黄南州的同仁、尖扎、河南、泽库4个市县,果洛州玛多、玛沁县2个县及海东市的循化县和西宁市的湟源县,另有4个县包括果洛州的达日、班玛、久治3县和海东市的互助县发现有血清学阳性材料。唐新元等建立青海省鼠疫防治地理信息系统,并通过检索制图功能展现出33个鼠疫疫源县在电子地图上各自的空间分布范围,其余地区均为非疫源县(图3-1)。

依据鼠疫疫源地的判定标准,青海省上述33个疫源县通过血清学判定的地区为果洛州属的甘德、达日、久治3个县(特别说明:互助县因血清学阳性滴度低而未判定为疫源县),其他30个县为细菌学判定地区,详见图3-2。青海省自1958年确诊第一例鼠疫患者,截至

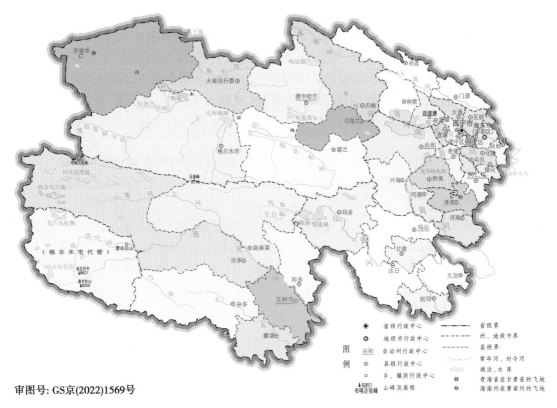

审图号: GS京(2022)1569号

图 3-1 青海省 33 个疫源县的地理分布图

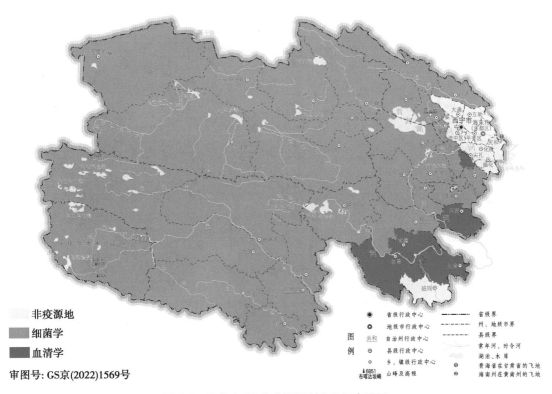

审图号: GS京(2022)1569号

图 3-2 青海省 33 个疫源县判定依据专题图

2021 年共发生人间鼠疫疫情 198 起,发病 468 例,分布在青海省的 25 个不同县(市)。人间鼠疫病例的分布范围见图 3-3。青海省从动物中分离出鼠疫菌 980 余株,动物间鼠疫按鼠疫菌株分离年代进行统计的地区分布如图 3-4 所示。鼠疫菌菌株的分离地点主要分布在海西州乌兰县、天峻县、都兰县、海西州直辖区(冷湖、茫崖行委)和格尔木市,海北州刚察县、祁连县、海晏县、门源县,海南州共和县、贵德县、兴海县,玉树州玉树市、囊谦县、杂多县、曲麻莱县、治多县,果洛州玛多、玛沁县,黄南州泽库、同仁市,海东地区循化县,西宁市湟源等 23 个市县区。

2000—2020 年,共分离鼠疫菌 200 余株,主要分布在海北州祁连县,海南州兴海、同德县,海西州乌兰和天峻县、德令哈和格尔木市,玉树州玉树、称多、治多、囊谦、曲麻莱等 12 个市(县、区)。

2. 疫源地鼠疫地理分布带　青海省境内地理景观复杂,地形地貌独特,依地形区不同可划分为青南高原区、柴达木盆地区、祁连山地(含青海湖地区)和河湟谷地区。因青藏高原有众多山脉,如昆仑山、阿尔金山、祁连山、巴颜喀拉山、可可西里山、唐古拉山、念青唐古拉山、冈底斯山等,上有山脊的积雪和裸岩地带,下有植被稀疏的滩地,限制了喜马拉雅旱獭的活动。所以,喜马拉雅旱獭是一种受自然生态严格限制的啮齿动物,主要栖息在谷地中的溪流两侧和在草皮密实的高山草原和草甸草原地带。青海省疫源地内能够维持喜马拉雅旱獭生存的区域,只占青海省青藏高原中喜马拉雅旱獭分布区域的一小部分。而实际上则被广阔的无鼠疫地区分割成若干相对独立的鼠疫疫源地,隔着不能维持疫源地存在的山脊、河流谷地、干旱盆地和高寒荒漠等地区。例如,在相对平坦的青南高原的草原地带喜马拉雅旱獭也主要集中在能够积水的低洼地带周围,群落与群落间常有广阔的、高度盐碱化的半荒漠地

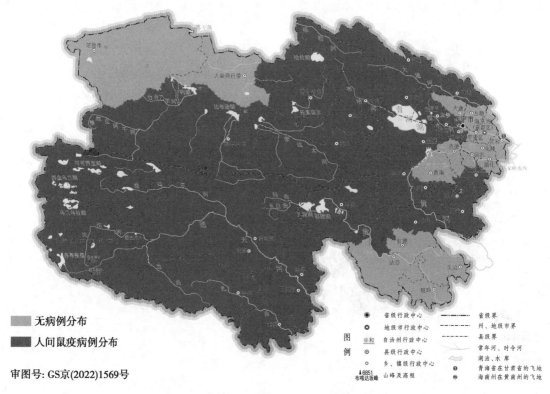

无病例分布

人间鼠疫病例分布

审图号: GS京(2022)1569号

图 3-3　青海省人间鼠疫病例分布单值专题图

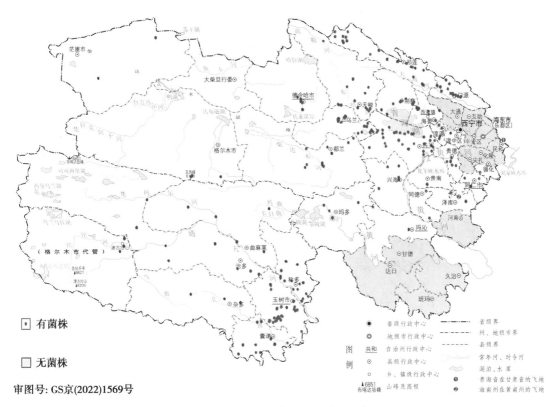

审图号: GS京(2022)1569号

图 3-4　青海省鼠疫菌株检出地区分布图

带相分割。因而,在这些地区内,鼠疫疫源地也不是均匀分布的,常常可以见到鼠疫在一条山谷中猛烈流行,而相邻的山谷却尚未受到影响的现象。在高寒草甸景观地带,鼠疫疫情发生频率最高,为本疫源地喜马拉雅旱獭鼠疫生物群落形成和发育的优势景观地理分布带。

（三）疫源地自然景观

1. 地貌、景观特征　青海省位于青藏高原东北部,境内多山,山地面积占全省面积 1/5。省内大部分地区海拔在 3 000m 以上,地势西高东低呈阶梯状,地势高峻,地形重峦叠嶂。青海省 33 个疫源县地貌、景观特征示意见图 3-5 和图 3-6。本地区以高山山地地貌为主,兼有山地丘陵、丘陵、高山平原、河岸阶地、宽谷滩地、山间盆地、戈壁、湖泊与谷地等多种地貌类型。境内的山脉起伏连绵,昆仑山、阿尔金山、祁连山、唐古拉山、可可西里山、巴颜喀拉山、阿尼玛卿山构成山地地貌的骨架,山脉崎岖延伸,将青海省划分成五个地理地貌、植被类型、气候特征、动物组成等方面各具特色的地形区。

（1）羌塘高原区:东南、西北走向的昆仑山脉,其南侧与之平行的可可西里山、祖尔肯乌拉山、唐古拉山和昆仑山向东南延伸的余脉,以及从北向南排列的布尔汗布达山、巴颜喀拉山,和坐落在东面呈东南走向的阿尼玛卿山构成了青藏高原青海境内的主体部分。藏北部分的地区与昆仑山以南、唐古拉山以北、包含可可西里山和祖尔肯乌拉山构成羌塘高原亚区,该地区自然条件极为恶劣,海拔一般都在 5 000m 以上,湖泊繁多,植被低矮稀疏,分布在青海省境内的区域为羌塘高原的东北部,约占全省面积五分之一,该区涵盖部分海西州及玉树州无人区。

（2）青南高原区:昆仑山向东南延伸的余脉、唐古拉山向东延伸的余脉、阿尼玛卿山、布

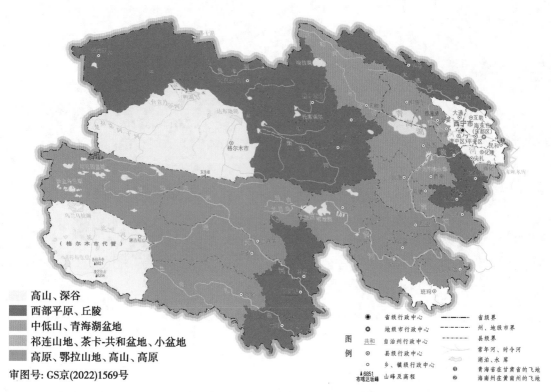

高山、深谷
西部平原、丘陵
中低山、青海湖盆地
祁连山地、茶卡-共和盆地、小盆地
高原、鄂拉山地、高山、高原

审图号: GS京(2022)1569号

图 3-5　青海省 33 个疫源县的地貌示意图

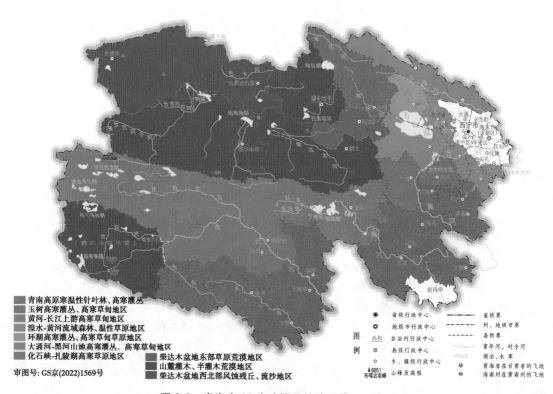

青南高原寒温性针叶林、高寒灌丛
玉树高寒灌丛、高寒草甸地区
黄河-长江上游高寒草甸地区
湟水-黄河流域森林、温性草原地区
环湖高寒灌丛、高寒草甸草原地区
大通河-黑河山地高寒灌丛、高寒草甸地区
化石峡-扎陵湖高陵高寒草原地区
柴达木盆地东部草原荒漠地区
山麓灌木、半灌木荒漠地区
柴达木盆地西北部风蚀残丘、流沙地区

审图号: GS京(2022)1569号

图 3-6　青海省 33 个疫源县的地理景观示意图

尔汗布达山、鄂拉山、日月山至青海南山以南的区域构成青海藏南亚区,即青南高原。这一地区除东及东北隅外,一般海拔多在4 000m以上。虽然横断山脉对西南季风有阻挡之势,但气流曲折迁回逆流而上,以微弱的气势影响着青南高原边缘,因此,该区自然条件明显好于羌塘高原。该区出现大片的高寒嵩草草甸草原,部分地区分布有针叶林及灌丛,该区面积约占全省面积的1/2。本区主要涵盖黄南州同仁市和尖扎县、泽库县、河南县,玉树州玉树市和称多县、治多县、杂多县、囊谦县、曲麻莱县,果洛州玛沁县、班玛县、玛多县、达日县、甘德县、久治县,海南州贵南县、贵德县、同德县、兴海县、共和县。

(3)青藏高原向黄土高原的过渡区:日月山、大通山以东和祁连山系之大坂山以南,阿尼玛卿山余脉以北构成青南高原和祁连山地向黄土高原的过渡地区,该区的地理景观、地表植被、气候特征由西向东变化明显。该地区为农业区或兼有半牧区。该区以农业生产为主,兼有林、渔业生产,是青海省地势最低,自然条件最好的地区。本区主要包含西宁市湟中区和湟源县、大通县,海东市乐都区、平安区和互助县、化隆县、循化县、民和县。

(4)祁连山区:祁连山东西向延绵800km^2,南北向跨越300km^2,向东残留于黄土高原过渡地带。其支脉托来南山、疏勒南山、木里山、党河南山、宗务隆山、大坂山、大通山构成青海省境内的祁连山区。该区山脉与谷地交错,谷地海拔在3 000~4 000m,冲积平原广阔,青海湖盆地地势平坦。该地区受益于沿黄河河谷和湟水河谷而上的东南季风,降水较多,加之地势较低,气温也较高,自然条件明显优于青南高原的大部区域。本区主要包含海北州祁连县、门源县、刚察县、海晏县。

(5)柴达木盆地区:祁连山支脉党河南山、野牛脊山、象皮山以西,阿尼玛卿山支脉鄂拉山、布尔汗布达山以南,昆仑山以南,阿尔金山以东南围成柴达木盆地区。该区属蒙新区西部荒漠亚区。盆地周围环以群山,盆地内最低处海拔仅2 600m,地势较平坦,但多为荒漠、戈壁、沙漠,风沙较大,植被覆盖度较低,日温变幅悬殊。本区主要包含海西州格尔木市、德令哈市、茫崖市和天峻县、乌兰县、都兰县和大柴旦行政区。

2. 气候特征

(1)冬寒夏凉,春秋相连:青海省内年平均气温在-4~8℃之间,比同纬度的黄土高原和华北平原低8~12℃。冬季严寒而漫长,1月份平均气温为-18~-8℃,虽然不太寒冷,但与同纬度东部平原相比,仍比较寒冷(华北平原1月平均气温高于-8℃),而且持续时间长,青海省日平均气温≤0℃的日数在海拔2 000~4 000m的地区为4~6个月,4 000m以上的地区则要超过6个月。夏季凉爽而短促,7月份平均气温为6~20℃,比较温凉,是良好的避暑胜地。

(2)日温差大而年温差小:青海省地面植被稀少,岩石裸露,增温散热都快,因此,青海省成为全国日气温变化最大的地区之一。全年气温日较差为12~16℃,比东部沿海平原地区高出一倍以上。年气温日较差1月份为14~22℃,7月份为10~16℃,冬季大于夏季。最大日较差可达25~34℃,海晏县三角城在1955年3月16日这一天,气温日较差竟达36.6℃,实为罕见。不少地方一日之内,要经历"早春、午夏、晚秋、夜冬"四个季节。气温的年较差为20~30℃,大致与长江中下游和淮河流域相近,比同纬度的平原地区小4~6℃,其原因是夏季地面温度低,冬季又较少受冬季寒潮的侵袭。

(3)干旱少雨:青海省深居内陆,远离海洋,又受地形影响,大部分地区属非季风区,降水量较同纬度的东部地区稀少,年降水量在50~450mm,冷湖镇仅为15mm。全省降水量最多的是久治县,多年平均降水量为774mm,1981年曾达到1 030.8mm。年降水量集中于5~9月份,从东南向西北递减,且降水多夜雨。

（4）青海省气象灾害较多：主要为干旱、冰雹、霜冻、雪灾和大风。夏季多雷暴和冰雹，地势起伏大、降水较多的祁连山东段和玉树州南部，雷暴和冰雹日数最多，分别达到 60 天和 80 天（囊谦县）、15 天和 25 天（称多县清水河地区）以上，全省每年有几万公顷的农田受冰雹灾害减产或绝收。冬季青南地区常发生雪灾。除西宁及其以东的湟水谷地盛行偏东风外，其余大部分地区盛行高原偏西风。年平均风速西北大于东南，最大风速出现在柴达木盆地西北角茫崖镇和阿拉尔地区。是全国大风（指 8 级以上的风）较多的地区之一，年平均大风日数以青南高原西部为最多，达 100 天以上，柴达木和东部河湟谷地最少，25 天左右。每年冬春季节，风多势强，开春以后，高原气温回升，但空气湿度低，降水少，地表干燥，加之境内及邻省植被稀少，多荒漠，每当出现大风天气，瞬间飞沙走石，天昏地暗，群众称之为"黄风"。常受大风及沙尘暴侵袭，给农牧业生产造成一定危害。

（5）日照长、辐射强：青海省虽地处中纬度，但地势高，空气稀薄，干燥少云，太阳辐射被大气层反射和吸收得较少，因此日射强烈，阳光灿烂，日照充足。太阳辐射是造成气候差异最基本的因素。年太阳辐射量高达 5 860~7 400MJ/m²，比同纬度的东部季风区高出 1/3 左右，仅低于西藏自治区，居全国第二位。全年日照时数长决定了太阳总辐射量高。平均每天日照时数为 6~10 小时，夏季长于冬季，西北多于东南。冷湖镇全年日照时数 3 553.9 小时，比有名的"日光城"拉萨还要高，居全国各城镇之首。

（6）地区气温差异大，垂直变化明显：青海省大部分地区海拔 4 000m 左右，高峻的地势极大地改变了受地理位置所制约的气候特性，在温带干旱气候的背景上，又重重地抹上了一层鲜明的高原气候色彩。例如全省年平均气温比黄土高原和华北平原低 8~12℃，同内蒙古及东北三省差不多，气温在水平分布上向北推移了 10 个纬度。从青海省气温分布图上，我们可以清楚看出气温随高度递减的趋势，无论 1 月还是 7 月，最低气温均出现在青南高原和祁连山区等地势较高的地区，最高气温则出现在地势较低的柴达木盆地和河湟谷地。等温线总体呈封闭环状结构，大致与等高线一致；气温的垂直变化十分明显，它对人们日常生产生活有着深刻的影响。在辽阔的牧区，则形成了"马放滩，羊放湾，牦牛上高山"的适应当地的放牧习惯。

总之，青海省幅员辽阔，境内地形复杂多样，地势高低悬殊，因此形成了"八方各异气，千里殊风雨"的地方气候和小气候。各地区气候有明显差异，东部湟水谷地，年均气温在 2~9℃，无霜期为 100~200 天，年降水量为 250~550mm，主要集中于 7~9 月，热量水分条件皆能满足一熟作物的要求。柴达木盆地年平均温度为 2~5℃，年降水量近 200mm，日照长达 3 000 小时以上。东北部高山区和青南高原温度低，除祁连山、阿尔金山和江河源头以西的山地外，年降水量一般在 100~500mm。青海地处中纬度地带，太阳辐射强度大，光照时间长，年总辐射量可达 5 860~7 400MJ/m²，直接辐射量占辐射量的 60% 以上，年绝对值超过 418.68kJ，仅次于西藏，位居中国第二。

3. **土壤** 青海省祁连山东部山区、青海省东部农业区、青南高原的黄南州及海南州北部地区以灰褐土区和斑毡状巴嘎土为主；玉树州、果洛州和海南州南部地区以草毡土地（高山草甸土）为主；昆仑山以南广阔区域以莎嘎土地（高山草原土）为主；柴达木盆地则为灰棕漠土，盆地周围为漠土和寒漠土；青海湖—茶卡盆地地区以山地栗钙土、黑钙土和黑毡土为主。在海拔 3 600~4 300m 的阳坡多为碳酸盐灰黑土带（亚高山草甸土），4 300~4 600m 多为草毡土带，4 600m 以上多为高山碎石带（此层系雪线与草甸间的过渡带，因冻融作用和雪水冲洗、风化等致使该层岩石裸露，随时堆砌）；而在海拔 3 600~4 100m 的阴坡多为淋溶灰黑土或灰黑土带;4 100~4 500m 多为黑毡土带(亚高山草甸土),4 500~4 700m 多为草毡土或黑毡土带,4 700m 以上为高山碎石带或高山冰雪带。

4. **植被**　青藏高原鼠疫自然疫源地内植被的分布随土壤分布的规律有着相应变化,青藏高原疫源地内分 10 个植被地带,其分界与土壤地理分区的分界有相当的一致性。

(1) 温带草原地带:地处青海河湟谷地,海拔 1 750~3 200m 的山地阳坡和半阳坡,基本为芒草、赖草和猪毛蒿草原,覆盖度为 20%~50%。

(2) 温带半灌木、灌木荒漠地带:东北部为东祁连山地寒温性针叶林、草原区,其森林植被阴坡为青海云杉林,阳坡为祁连圆柏林;灌丛植被为多种杜鹃、箭叶锦鸡、毛枝山居柳和金露梅;草甸植被主要是嵩草;草原植被为多种针茅;荒漠植被有合头草、珍珠猪毛菜、尖叶盐爪爪等。西北部为西祁连-东阿尔金山地半灌木、荒漠草原区,以山地荒漠植被和草原植被为主。南部为柴达木盆地半灌木、灌木荒漠、盐沼区,有驼绒藜、膜果麻黄、红砂、尖叶盐爪爪等。

(3) 暖温带灌木、半灌木荒漠地带:地处青藏高原的西北缘,植被类型较贫乏。从海拔高处向低处分布有驼绒藜、糙点地梅及针茅等。

(4) 山地寒温性针叶林地带:多为高山峡谷,在河谷阶地主要为白刺花灌丛,海拔3 000m 以上有冷杉林、云杉林和圆柏林。

(5) 高寒灌丛、草甸地带:除少量寒温性针叶林外,基本上为灌丛草甸植被,有金露梅、高山柳、绣线菊、箭叶锦鸡儿和多种杜鹃。

(6) 高寒草原地带:主要为多种针茅、硬叶苔草、藏籽蒿和垫状点地梅。

(7) 温性草原地带:地处冈底斯山脉和念青唐古拉山脉以南西南部多为高寒草原植被,以针茅和嵩草等为建群种;东北部为灌丛、草原植被,低海拔地区以西藏狼牙刺和三刺草为主,高海拔地区阴坡是多种杜鹃,阳坡是绢毛蔷薇、小檗、白草和嵩草。

(8) 高寒荒漠地带:植被单调低矮,最重要的建群种有驼绒藜、西藏亚菊、硬叶苔草、藏荠等。

(9) 温性荒漠地带:以驼绒藜为建群种的半灌木荒漠和以沙生针茅为共建种的驼绒藜草原化荒漠构成了山地植被的基带。石砾地段有灌木亚菊,在河漫滩有赖草、硬叶苔草及嵩草等草甸植被。

(10) 青海省祁连山地及其青南高原的东南部的部分地区:有云杉林、桦木林、圆柏林等,该地区的草场类型有嵩草、苔草草甸或草原化草甸,也有针茅、苔草、禾草草原或草甸化草原;寒冻荒漠化草原主要见于羌塘高原邻近地区及海拔 4 100m 以上地区;风蚀荒漠化草原及荒漠主要见于柴达木盆地盆壁及盆地腹地。盆地靠近阿尔金山东南侧,即冷湖以西以南,茫崖镇以东,有由第三纪地层组成的"白龙堆"及由风沙土组成的长条状流动或半流动沙丘,亦有盐渍土组成的硬戈壁或砾石戈壁。前者寸草不生,后者在有地下水溢出地表的地方或湖泊周围偶见沙生植物,如骆绒藜等,其他地方几乎全部裸露。

(四) 疫源地主要宿主动物

青藏高原鼠疫自然疫源地内染疫动物种类繁多,包括啮齿类动物、食肉目和偶蹄目的动物,其中啮齿动物 45 种,啮齿动物隶属于 2 目 9 科 27 属 45 种,动物组成种类较少但数量很多。

经过 60 多年的鼠疫自然疫源地调查,青藏高原鼠疫自然疫源地内现已发现有 23 种动物自然感染鼠疫,它们是:喜马拉雅旱獭、青海田鼠、小家鼠、五趾跳鼠、根田鼠、灰尾兔、高原鼠兔、沙狐、赤狐、藏狐、家犬、艾鼬、家猫、猞猁、狗獾、兔狲、荒漠猫、藏系绵羊、藏原羚、西藏山羊、岩羊、牦牛、胡兀鹫,其中18种动物是用鼠疫细菌学方法证实的,另有5种染疫动物是用鼠疫血清学方法判定。青海省鼠疫疫源地染疫动物首次证实的名录见表3-1,它们包括啮齿目和兔形目动物的喜马拉雅旱獭、青海田鼠、小家鼠、五趾跳鼠、根田鼠、高原鼠兔;偶蹄目动物中的藏系绵羊、藏原羚、西藏山羊、牦牛;食肉目动物的赤狐、沙狐、犬、猫、艾鼬、猞猁、狗獾、兔狲、荒漠猫;鸟类动物胡兀鹫。其中,以喜马拉雅旱獭检菌数最多,其次为青海田鼠,其他小型啮齿动物居次要地位,食肉目和偶蹄目皆属偶然宿主,但其流行病学意义,特别是对人类的威胁不容忽视。

表3-1 青海省部分鼠疫疫源地染疫动物首次证实名录

种类名称	分类	宿主地位	判定方式	首判时间	首判地点
喜马拉雅旱獭 *Marmota himalayana*		主要宿主		1954	贵德县常牧乡
青海田鼠 *Microtus fuscus*				2001	称多县珍秦乡
小家鼠 *Mus musculus*	啮齿目	次要宿主		1963	门源县青石嘴镇
五趾跳鼠 *Allactaga sibirica*				1961	兴海县河卡乡
根田鼠 *Microtus oeconomus*			细菌学	1965	玉树县上拉秀乡
** 高原鼠兔 *Ochotona vurzoniae*	兔形目	次要宿主		1954	河南县托叶玛乡
藏系绵羊 *Ovis aries*				1975	玉树县上拉秀乡
藏原羚 *Procapra picticaudata*	偶蹄目	偶然宿主		1982	玉树县下拉秀乡
西藏山羊 *Capra aegagrus hirchs*				2005	玉树县结古镇
牦牛 *Bos grunniens*			血清学	2001	格尔木市唐古拉山镇
赤狐 *Vulpes vulpes*				1960	共和县黑马河乡
沙狐 *Vulpes corsac*				1960	共和县黑马河乡
家犬 *Canis familiaris*				1963	玉树县结古镇
家猫 *Felis domestica*			细菌学	1974	杂多县结扎乡
艾鼬 *Mustela eversmanni*	食肉目	偶然宿主		1965	祁连县野牛沟乡
猞猁 *Lynx lynx*				1960	共和县黑马河乡
狗獾 *Meles meles*				1978	囊谦县觉拉乡
兔狲 *Felis manul*			血清学	1984	格尔木市唐古拉山镇
荒漠猫 *Felis bieti*				1994	称多县拉布乡
胡兀鹫 *Gypaetus barbatus*	隼形目	偶然宿主	血清学	1986	玛沁县下大武乡

注:据以往资料记载,此菌株的寄主为达乌尔鼠兔。经过青海省地方病预防控制所及黄南州、河南县疾病预防控制中心等单位多年调查,该地区无达乌尔鼠兔栖息,只存在高原鼠兔和间颅鼠兔,而达乌尔鼠兔与高原鼠兔的体形、门齿等分类特征极为相似,故特更正为高原鼠兔。

综合大量流行病学,生态学与生物学研究成果,啮齿类中的喜马拉雅旱獭是青藏高原喜马拉雅鼠疫自然疫源地主要宿主,而且为单宿主型。喜马拉雅旱獭属啮齿目动物中松鼠科啮齿动物中的穴居种类,广泛分布于我国的青藏高原及毗邻的印度、尼泊尔、巴基斯坦等地区的各类高寒(高山)草甸草原。它主要以草地植物部分种类的根茎为食,包括早熟禾、高山嵩草、委陵菜、珠芽蓼、藏嵩草、棘豆、紫菀以及各种杂类草。喜马拉雅旱獭对鼠疫菌呈高感受性,中敏感性状态。由于各地区动物鼠疫流行强度不同,其带菌率亦有差异,一般活体喜马拉雅旱獭的自然带菌率为0.1%左右,病死旱獭可达48%以上,其检菌数占染疫动物总数的96%。在祁连山地、青海湖周围与青南高原的动物鼠疫流行区,喜马拉雅旱獭自然带菌率平均为 2.02%（211/10 453），自毙旱獭检菌率比自然带菌率高，尤其在动物鼠疫猛烈流行或暴发流行区，检出率高达 67.57%（32/46），而且自鼠疫间接血凝试验普遍应用于鼠疫监测后发现喜马拉雅旱獭的鼠疫间接血凝阳性率可达 5.52%～21.2%，血凝滴度介于 1∶20～1 280。

（五）疫源地主要传播媒介

在青藏高原喜马拉雅鼠疫自然疫源地内，蜱、螨、虱子和臭虫作为鼠疫传播媒介也有记载。寄生于啮齿动物的节肢动物主要为蚤类，在青藏高原鼠疫自然疫源地中共收集到蚤类 8 科 48 属 207 种（亚种），其特点是数量多、分布广。青海省已发现 142 种蚤，在喜马拉雅旱獭体表、喜马拉雅旱獭洞干和巢穴中检获 50 种蚤，隶属 5 科 18 属。先后判定鼠疫染疫节肢动物共 12 种：斧形盖蚤、谢氏山蚤、腹窦纤蚤深广亚种、人蚤、红羊新蚤、圆指额蚤、原双蚤指名亚种、细钩盖蚤、直缘双蚤指名亚种、草原硬蜱、血红扇头蜱和古北拟额虱。其中，斧形盖蚤和谢氏山蚤是青藏高原鼠疫自然疫源地内主要宿主动物-喜马拉雅旱獭的主要寄生蚤，所占比例高达 90%，具有较高的传播能力，在维持主要宿主的鼠疫流行和保持自然疫源性方面起主要作用。蚤在动物鼠疫流行病学中的作用各不相同，蚤指数、染蚤率及疫蚤检出数量与动物鼠疫流行情况一致，在动物鼠疫流行期起主要的传播作用。

六十多年来，青海省在蚤类与鼠疫关系的研究方面做了大量工作，通过多年的动物鼠疫流行病学监测，证实青海存在有 2 种类型的鼠疫自然疫源地。疫源地内首次分离鼠疫菌蚤类统计见表 3-2。其中，青藏高原喜马拉雅旱獭鼠疫自然疫源地的主要媒介为斧形盖蚤和谢氏山蚤，自然带菌者尚有腹窦纤蚤深广亚种、人蚤、二齿新蚤、原双蚤指名亚种、圆指额蚤上位亚种；青海田鼠鼠疫自然疫源地的主要媒介为直缘双蚤指名亚种和细钩盖蚤。

表 3-2　青海省首次分离鼠疫菌的蚤类统计情况表

蚤种	疫源地类型	媒介地位	时间/年	地点	宿主
斧形盖蚤 *Callopsylla dolabris*		主要媒介	1956	兴海县	喜马拉雅旱獭
谢氏山蚤 *Oropsylla silantiewi*			1956	兴海县	喜马拉雅旱獭
腹窦纤蚤深广亚种 *Rhadinopsylla li ventricosa*		次要媒介	1956	兴海县	喜马拉雅旱獭
人蚤 *Pulex irritans*	喜马拉雅旱獭疫源地		1967	共和县	喜马拉雅旱獭
二齿新蚤 *N. bidentatiformis*			1963	门源县	小家鼠
原双蚤指名亚种 *Amphipsylla primaris primaris*		偶然媒介	2003	西大滩	喜马拉雅旱獭
圆指额蚤上位亚种 *F. wagneri superjecta*			1991	泽库县	五趾跳鼠
细钩盖蚤 *Callopsylla. sparsilis*	青海田鼠疫源地	主要媒介	2001	称多县	青海田鼠
直缘双蚤指名亚种 *Amphipsylla tuta tuta*			2001	称多县	青海田鼠

（六）疫源地病原体

青海省青藏高原鼠疫自然疫源地内鼠疫病原体为喜马拉雅旱獭型鼠疫菌,感染后鼠疫患者的临床表现严重,最容易发生肺鼠疫传播,而且病死率也高。大多数喜马拉雅旱獭型鼠疫菌为强毒菌,四种毒力因子(荚膜抗原、鼠疫杆菌素Ⅰ、毒力抗原因子、色素沉着因子)检测均为阳性,小白鼠毒力试验 LD_{50}(半数致死量)$\leqslant 1\,000$。青海省不同地区分离到的喜马拉雅旱獭型鼠疫菌依据其遗传生物型结合地理分布可分为青藏高原型、祁连山型鼠疫菌遗传生物型。但因不同疫源县的地理环境、海拔、植被及动物种类等不同,虽然,该疫源地内鼠疫病原体为喜马拉雅旱獭型鼠疫菌,但是造成它们的营养需求、生化特性表型、基因型等都存在差异。

二、青海鼠疫宿主动物和媒介节肢动物

鼠疫是一种典型的自然疫源性疾病,这类疾病的生态系统具有高度的复杂性,涉及广大空间中的大量生物的和非生物的因素,在鼠疫的生态系统中,生物群落由病原体、宿主动物和传播媒介三大部分组成。鼠疫自然疫源地是在相应的地理景观下,鼠疫宿主、媒介、病原体在长期进化过程中经过生物竞争,进而相互适应,通过自然原则而形成的一个牢固的统一体。鼠疫菌、宿主、媒介之间以及和生态环境中的每个成员有着互相依存、互相制约的关系,鼠疫菌主要通过媒介在宿主动物间传播并在自然界长期循环延续。

（一）青海省疫源地内宿主动物

1. 青海省动物分类　青藏高原鼠疫自然疫源地内的动物属古北界、中亚亚界、青藏区和蒙新区。青海省地域辽阔,自然环境复杂,山地动物和草地动物居多。依据李德浩等描述,总体上可分为 4 个类群:

（1）高地森林草原动物群:在青南高原的一部分和祁连山地,受南来气流影响,植被多样,生长茂盛。不同植被类型随着地形地势、海拔、坡向变化而交错分布。这一地区分布的是高地森林草原动物群,比如白唇鹿、林麝、马麝、马鹿、鼯鼠、兔、喜马拉雅旱獭等。

（2）高地草原、草甸草原动物群:在青南高原大部,受南来气流影响,牧草生长茂盛,草原、草甸、草甸草原类型随地区、海拔、坡向变化而发生明显变化。这一地区分布的是高地草原、草甸草原动物群,代表种有赤狐、藏狐、雪豹、野驴、白唇鹿、原羚、岩羊、喜马拉雅旱獭等。

（3）高地寒漠动物群:在青海西部地区,唐古拉山地,自然条件单一,植被以高寒荒漠为主,植物匮乏,种类多为针茅、嵩山属、硬叶苔草。这一地区分布的是高地寒漠动物群,主要有野驴、藏羚、野牦牛等。

（4）温带荒漠半荒漠物群:在柴达木盆地、茶卡盆地、阿姆多高原,以及湟水河谷两侧的部分低山地区,环境缺水,超旱生叶退化或特化的小乔木、灌木和半灌木构成稀疏植被,主要种类是白刺、梭梭、蒿、沙蒿等。这一地区分布的是温带荒漠半荒漠物群,种类有鹅喉羚、野驴、子午沙鼠、长耳跳鼠、五趾跳鼠、三趾跳鼠、毛足鼠等。

2. 青海省啮齿动物种类组成及区系分布　青海省啮齿动物种类丰富,种群结构复杂,已报道和发现啮齿动物 2 目 9 科 27 属 45 种(表 3-3)。其中,鼠兔就有 9 种,主要分布在草原、灌丛、针阔混交林、荒漠半荒漠等多种景观,说明青海省气候和地理环境非常适宜于鼠兔的生存繁殖。青海省啮齿类动物大多为广布性鼠类,适应力强,分布于各种地理景观,一般在田间小埂、灌丛根部、草原地表上筑洞。高原兔、长尾仓鼠为本地区常见种,在 2 200~5 300m 的不同海拔段都能发现它们的踪迹,栖息于草原、灌丛及农田居民区等多种生境,以

表 3-3　青海省啮齿动物种类和区系分布

动物名称	区系成分	区系分布						
		I	II	III	IV	V	VI	VII
草兔 *Lepus capensis*	P	0	0	0	0	0	0	1
高原兔 *L. oiostolus*	P	1	1	1	0	1	1	1
红耳鼠兔 *Ochotona erythrotis*	P	0	0	1	1	0	1	1
格氏鼠兔 *O. gloveri*	P	0	0	0	0	0	0	1
拉达克鼠兔 *O. ladacensis*	P	0	0	0	0	0	1	0
西藏鼠兔 *O. thibetana*	O	0	0	0	1	0	0	1
尖颅鼠兔 *O. cansus*	P	0	0	1	1	1	0	1
狭颅鼠兔 *O. thomasi*	P	1	0	1	1	0	0	1
达乌尔鼠兔 *O. daurica*	P	0	0	0	0	0	0	1
高原鼠兔 *O. curzoniae*	P	0	0	0	0	0	0	0
大耳鼠兔 *O. macrotis*	P	0	0	0	0	0	1	0
小飞鼠 *Pteromys volans*	P	0	0	0	1	0	0	0
沟牙鼯鼠 *Aeretes melanopterus*	O	0	0	0	1	0	0	0
黄耳斑鼯鼠 *Petaurista xanthotis*	O	0	0	1	0	0	0	1
花鼠 *Tamias sibiricus*	P	0	0	0	1	0	0	1
阿拉善黄鼠 *Spremophilus alaschanicus*	P	0	0	0	1	0	0	0
喜马拉雅旱獭 *Marmota himalayana*	P	1	1	1	1	0	1	1
中国蹶鼠 *Sicista concolor*	P	0	0	1	1	0	0	1
林跳鼠 *Eozapus setchuanus*	P	0	0	1	1	0	0	1
五趾跳鼠 *Allactaga sibirica*	P	1	1	1	0	0	1	1
三趾跳鼠 *Dipus sagitta*	P	1	0	1	0	0	0	0
长耳跳鼠 *Euchoreutes naso*	P	1	0	1	0	0	0	0
子午沙鼠 *Meriones meridianus*	P	1	0	1	0	0	0	1
高原鼢鼠 *Myospalax baileyi*	P	0	1	1	1	1	0	1
甘肃鼢鼠 *M. cansus*	P	0	0	0	1	0	0	0
斯氏鼢鼠 *M. smithi*	P	0	0	0	1	0	0	0
罗氏鼢鼠 *M. rothschildi*	P	0	0	0	0	0	0	1
小毛足鼠 *Phodopus roborovskii*	P	1	1	1	0	0	0	0
藏仓鼠 *Cricetulus kamensis*	P	0	1	1	0	0	1	1
长尾仓鼠 *C. longicaudatus*	P	1	1	1	1	1	1	1
灰仓鼠 *C. migratorius*	P	0	0	1	0	0	0	0
甘肃绒鼠 *Eothenomys eva*	P	0	0	0	1	0	0	0

动物名称	区系成分	区系分布						
		I	II	III	IV	V	VI	VII
斯氏高山䶄 *Alticola stoliczkanus*	P	0	0	0	0	0	1	1
蒙古黄兔尾鼠 *Eolagurus przewalskii*	P	1	0	1	0	0	0	0
白尾松田鼠 *Pitymys leucurus*	P	1	0	0	0	0	1	1
松田鼠 *P. irene*	P	0	0	1	1	1	0	1
根田鼠 *P. oeconomus*	P	1	1	1	0	1	0	1
青海田鼠 *Microtus fuscus*	P	0	0	0	0	0	0	1
麝鼠 *Ondatra zibethicus*	P	1	0	0	0	0	0	0
大林姬鼠 *Apodemus peninsulae*	P	0	0	0	1	1	0	1
黑线姬鼠 *A. agrarius*	P	0	0	0	1	0	0	0
小家鼠 *Mus musculus*	P	1	0	1	1	1	0	1
褐家鼠 *Rattus norvegicus*	O	0	0	0	1	1	0	0
黄胸鼠 *R. tanezumi*	O	0	0	0	1	0	0	0
北社鼠 *Niviventer confucianus*	O	0	0	0	0	0	0	1

注:P. 古北型;O. 东洋型;I. 柴达木盆地;II. 青海湖北山地;III. 青海祁连山地;IV. 湟水谷地;V. 黄南山地;VI. 青海羌塘高原;VII. 果洛玉树高原。

草类、嫩枝、农作物幼苗、蔬菜和豆类为食。高寒草甸和林缘灌丛生境中兔形目种类分布较多,其他生境则是啮齿目种类分布占优势。

张荣祖将青海省划分为 4 个亚区,分别为黄土高原亚区、西部荒漠亚区、羌塘高原亚区和青海藏南亚区。在此基础上,黄薇等结合青海省地貌、植被、气候等环境因素,以自然地理条件分异和主要的地理阻隔为依据,又进一步将青海省啮齿动物地理区划分为 9 个地理单元(表 3-4)。青海省环青海湖地区自然景观和啮齿动物实际分布情况,除将共和、刚察和海晏县并为一个地理单元——环青海湖地区,其余单元划分与之相同。

表 3-4 青海省动物地理区划

0 级(界)	I 级(区)	II 级(亚区)	III 级(单元)
古北界	华北区	黄土高原亚区	湟水河谷
	蒙新区	西部荒漠亚区	柴达木盆地 青海西祁连山地
	青藏区	羌塘高原亚区	青海羌塘高原
		青海藏南亚区	青海东祁连山地 青海中祁连山地 黄南山地 环青海湖地区 果洛玉树高原

（1）黄土高原亚区：黄土高原亚区位于青藏高原的东北部，下属湟水河谷单元，面积小，是黄土高原与青藏高原之间的过渡地带，其西、南二侧与青海藏南亚区相毗邻，海拔1 800～3 100m之间，地貌以河岸阶地和丘陵为主，属高原温带干旱气候。植被多属干草原型，是青海的主要农业区。主要宿主动物有草兔、阿拉善黄鼠、红耳鼠兔、藏鼠兔、高原鼢鼠、朝鲜姬鼠、黑线姬鼠、小家鼠、褐家鼠、高原松田鼠、飞鼠以及灰鼯鼠等。

（2）西部荒漠亚区：西部荒漠亚区位于青藏高原的最大干旱盆地—柴达木盆地及青海西祁连山地。盆地边缘的高山海拔高达4 000m以上，盆地底部为2 600～3 000m。从边缘至底部依次为高山、戈壁、丘陵、平原、湖泊5个地带。本亚区属高原温带极干旱气候，植被多为半灌木、灌木荒漠型，主要宿主动物有五趾跳鼠、三趾跳鼠、长尾仓鼠、子午沙鼠、小毛足鼠、普氏兔尾鼠等。

（3）青海藏南亚区：青海藏南亚区位于青藏高原的东部和南部，含青海东、中祁连山地及黄南山地、环青海湖地区和果洛玉树草原单元。地形以山地、谷地和山间盆地为主，山地海拔可超过4 000m，其他大多在3 000～4 000m之间，气候属高原温带或亚寒带气候，较湿润。植被以草甸、草甸草原和灌丛为主。本亚区生态环境丰富，宿主动物种类繁多，主要有高原鼠兔、藏鼠兔、甘肃鼠兔、狭颅鼠兔、红耳鼠兔、长尾仓鼠、青海田鼠、中华鼩鼱、喜马拉雅旱獭、藏仓鼠、高原松田鼠、甘肃鼢鼠、林跳鼠、灰鼯鼠、花鼠、朝鲜姬鼠、五趾跳鼠、小毛足鼠、三趾跳鼠等。

（4）羌塘高原亚区：即青海羌塘高原单元，地处青藏高原腹地，北连西部荒漠亚区，东南两侧与青海藏南亚区相毗邻，是本高原面积最大，地势最高的一个亚区。海拔多在4 200m以上，地貌以山地丘陵、高山平原和湖泊盆地为主，属高原寒带干旱气候或高原亚寒带气候，生态条件十分严峻，植被稀疏矮小，大多为高寒草原和高寒荒漠。本亚区宿主动物较贫乏，是我国唯一缺少真正的鼠科宿主动物的一个地理亚区。主要宿主动物有大耳鼠兔、拉达克鼠兔、白尾松田鼠、高原鼠兔、喜马拉雅旱獭等。

3. 主要鼠疫染疫动物 青海省经过近六十多年的鼠疫自然疫源地调查，现已发现青海省各鼠疫疫源县染疫动物种类见表3-5，其中，啮齿类动物有喜马拉雅旱獭、青海田鼠、五趾跳鼠、小家鼠、根田鼠、高原鼠兔等6种；食肉类动物有赤狐、沙狐、猞猁、艾鼬、狗獾、家猫、犬等7种；偶蹄类动物藏原羚、藏系绵羊、西藏山羊等3种。

鼠疫细菌学和鼠疫血凝试验是动物鼠疫监测中不可缺少的两项重要的监测方法。青海省鼠疫疫源地染疫动物中以喜马拉雅旱獭检菌数最多，在1954—1995年染疫动物中所占比例最大96.14%，居于非常突出的位置；1954—2012年鼠疫监测期间青海省内不同地区、宿主、媒介体内分离的940株喜马拉雅旱獭鼠疫自然疫源地鼠疫菌中，从主要宿主喜马拉雅旱獭体内分离鼠疫菌为597株，从次要宿主藏系绵羊体内分离16株、牧犬12株；另外，124株鼠疫菌分离自媒介节肢动物体内。其中，啮齿类动物喜马拉雅旱獭检菌数占染疫动物的91.42%（597/653）其他小型啮齿类动物仅占0.76%（5/653）；偶蹄类动物位居第二2.76%（18/653）。藏系绵羊参与鼠疫流行在世界上并不多见，但在青藏高原，不论从鼠疫菌的分离数量还是作为传染源引起的人间鼠疫，藏系绵羊在流行病学上的地位仅次于喜马拉雅旱獭位于第二位。近年来，青海省藏系绵羊动物鼠疫对人类的危害日趋严重。藏系绵羊自然感染鼠疫的现象为喜马拉雅旱獭鼠疫自然疫源地独有。青海省自20世纪70年代开始应用血清学方法开展鼠疫监测和鼠疫疫源地调查工作，其中，鼠疫血凝试验是鼠疫监测中鼠疫血清学一项非常重要的监测手段。至2014年底共检出动物鼠疫F1阳性血清1 372份，血凝阳性

表 3-5　青海省各鼠疫疫源县染疫动物种类

疫源县	染疫动物种类	疫源县	染疫动物种类
贵德县	喜马拉雅旱獭	门源县	喜马拉雅旱獭、犬
贵南县	喜马拉雅旱獭	祁连县	喜马拉雅旱獭
兴海县	喜马拉雅旱獭、五趾跳鼠、犬	海晏县	喜马拉雅旱獭
同德县	喜马拉雅旱獭、沙狐	刚察县	喜马拉雅旱獭
共和县	喜马拉雅旱獭、沙狐,狐狸(未鉴别是沙狐或是赤狐)、猞猁、犬	河南县	高原鼠兔
		泽库县	喜马拉雅旱獭
玉树市	喜马拉雅旱獭、犬、根田鼠、藏系绵羊、西藏山羊、家猫	同仁市	喜马拉雅旱獭
		尖扎县	喜马拉雅旱獭
杂多县	喜马拉雅旱獭、家猫	玛沁县	喜马拉雅旱獭
囊谦县	喜马拉雅旱獭、狗獾	玛多县	喜马拉雅旱獭
治多县	喜马拉雅旱獭、犬、藏系绵羊	茫崖行委	喜马拉雅旱獭
曲麻莱县	喜马拉雅旱獭	冷湖行委	喜马拉雅旱獭
称多县	喜马拉雅旱獭、青海田鼠	循化县	喜马拉雅旱獭
都兰县	喜马拉雅旱獭	湟源县	喜马拉雅旱獭
天峻县	犬、喜马拉雅旱獭	合计	喜马拉雅旱獭、五趾跳鼠、小家鼠、根田鼠、青海田鼠、高原鼠兔、犬、家猫、猞猁、赤狐、沙狐、艾鼬、狗獾、藏系绵羊、藏原羚、西藏山羊
格尔木市	喜马拉雅旱獭、沙狐,人、艾鼬		
乌兰县	犬、喜马拉雅旱獭		
德令哈市	喜马拉雅旱獭		

材料检出年代、地区及动物见表 3-6。喜马拉雅旱獭血清学检测鼠疫 F1 抗体血凝试验阳性率在 16.30% ~ 21.20% 之间,各地区间有差异,与流行强度及流行期有关。

表 3-6　1970—2014 年鼠疫血凝阳性点动物种类情况

年份	县数	乡镇数	血凝阳性数	血凝阳性动物种类
1970	循化县	1	2	旱獭(2)
1971	湟源县	1	1	旱獭(1)
1973	海晏县	1	113	旱獭(113)
1976	玉树县	1	8	藏系绵羊(8)
1977	玉树县	2	38	藏系绵羊(38)
1979	治多县		1	其他动物(1)
1979	曲麻莱县		1	其他动物(1)
1979	称多县		1	其他动物(1)
1979	格尔木	1	4	旱獭(4)
1979	泽库县	1	22	藏系绵羊(15)、犬(5)、旱獭(2)

年份	县数	乡镇数	血凝阳性数	血凝阳性动物种类
1979	同仁县	1	1	犬(1)
1979	玛沁县	1	1	犬(1)
1979	茫崖行委	1	7	旱獭(1)、犬(6)
1980	乌兰县	1	2	旱獭(2)
1981	贵南县	2	7	藏系绵羊(7)
1981	玉树县	2	7	藏系绵羊(4)、犬(3)
1981	囊谦县	1	1	旱獭(1)
1981	乌兰县	1	8	犬(8)
1982	贵南县	1	1	犬(1)
1982	玉树县		3	其他动物(3)
1983	海晏县	1	7	旱獭(3)、犬(4)
1983	玛沁县	1	4	旱獭(2)、犬(2)
1983	刚察县	1	6	旱獭(1)、藏系绵羊(5)
1983	玛多县		14	旱獭(11)、犬(3)
1984	格尔木	1	15	旱獭(11)、犬(3)、其他动物(1)
1984	海晏县	1	5	旱獭(1)、犬(4)
1984	泽库县	1	1	旱獭(1)
1985	泽库县	1	1	犬(1)
1985	贵南县	1	2	旱獭(1)、犬(1)
1985	兴海县	1	1	旱獭(1)
1985	共和县	1	1	犬(1)
1985	天峻县	1	2	犬(2)
1985	乌兰县	1	17	旱獭(1)、犬(16)
1985	海晏县	1	2	犬(2)
1985	刚察县	1	1	旱獭(1)
1985	同仁县	1	37	旱獭(18)、犬(19)
1985	玛沁县	1	5	旱獭(3)、犬(2)
1985	玛多县	1	5	旱獭(5)
1986	玛多县	1	32	旱獭(31)、犬(1)
1986	同仁县	1	61	旱獭(57)、犬(4)
1986	治多县		61	其他动物(61)
1986	贵南县	1	151	旱獭(124)、犬(27)

续表

年份	县数	乡镇数	血凝阳性数	血凝阳性动物种类
1986	兴海县	1	7	旱獭(7)
1986	曲麻莱县		61	其他动物(61)
1986	称多县		6	其他动物(6)
1986	乌兰县	1	4	旱獭(2)、犬(2)
1986	祁连县	1	22	旱獭(9)、犬(13)
1986	刚察县	1	4	旱獭(4)
1986	泽库县	1	9	其他动物(9)
1986	玛沁县	1	2	其他动物(2)
1987	刚察县	1	4	旱獭(4)
1987	贵南县	1	68	旱獭(62)、犬(6)
1987	兴海县	1	27	旱獭(27)
1987	海晏县	1	1	其他动物(1)
1987	乌兰县		3	旱獭(1)、犬(1)、藏系绵羊(1)
1987	祁连县	1	13	旱獭(6)、犬(7)
1987	海晏县	1	4	旱獭(4)
1987	泽库县	1	1	犬(1)
1987	玛多县	1	2	旱獭(2)
1988	玛多县	1	3	旱獭(3)
1988	贵南县	1	1	旱獭(1)
1988	乌兰县	1	2	犬(2)
1988	祁连县	1	18	旱獭(5)、犬(13)
1989	乌兰县	1	4	旱獭(4)
1989	祁连县	2	9	旱獭(5)、犬(4)
1990	玉树县		10	其他动物(10)
1990	囊谦县		10	其他动物(10)
1990	玛多县		1	沙狐*(1)
1990	格尔木	1	3	旱獭(1)、犬(2)
1991	囊谦县		7	其他动物(7)
1991	格尔木	1	18	其他动物(18)
1991	乌兰县	1	37	旱獭(21)、犬(16)
1991	祁连县	1	4	其他动物(4)
1991	海晏县	1	3	其他动物(3)

续表

年份	县数	乡镇数	血凝阳性数	血凝阳性动物种类
1991	泽库县	1	8	犬（8）
1992	祁连县	1	1	其他动物（1）
1992	囊谦县		4	其他动物（4）
1992	格尔木	1	1	其他动物（1）
1992	乌兰县	2	14	旱獭（1）、犬（13）
1992	泽库县	1	4	旱獭（2）、其他动物（2）
1992	同仁县	1	5	犬（5）
1993	泽库县	1	25	旱獭（16）、其他动物（9）
1993	乌兰县		2	其他动物（2）
1993	同仁县	1	1	旱獭（1）
1993	同仁县	1	2	旱獭（2）
1994	贵南县	1	1	旱獭（1）
1994	乌兰县	1	12	犬（12）
1995	同仁县	1	2	犬（2）
1995	囊谦县	1	3	犬（3）
1995	乌兰县	2	16	犬（16）
1996	玉树县		19	犬（12）、其他动物（7）
1996	囊谦县		13	其他动物（13）
1999	玉树县	1	1	藏系绵羊（1）
1999	囊谦县	1	9	犬（9）
1999	格尔木	1	3	犬（3）
1999	乌兰县	1	8	犬（8）
2009	兴海县	1	4	旱獭（4）
2000	玉树县	1	1	其他动物（1）
2000	乌兰县		17	其他动物（17）
2001	同德县	1	2	旱獭（2）
2001	格尔木	1	2	藏系绵羊（1）、牦牛（1）
2001	乌兰县	1	4	犬（4）
2002	乌兰县	1	18	犬（16）、旱獭（2）
2002	同德县	1	4	旱獭（4）
2002	格尔木	1	3	犬（3）
2002	德令哈	1	8	旱獭（6）、犬（2）

续表

年份	县数	乡镇数	血凝阳性数	血凝阳性动物种类
2002	门源县	1	1	藏系绵羊(1)
2003	德令哈	1	1	犬(1)
2003	格尔木	1	1	犬(1)
2004	格尔木	1	2	犬(2)
2004	共和县	1	1	犬(1)
2004	祁连县	1	15	犬(11)、其他动物(4)
2004	湟源县	1	1	人(1)
2005	玉树县	1	1	旱獭(1)
2005	乌兰县	1	9	犬(9)
2005	格尔木	1	3	藏系绵羊(3)
2005	同仁县	1	1	其他动物(1)
2005	祁连县	1	6	犬(6)
2006	玉树县	1	12	藏系绵羊(12)
2006	格尔木	1	7	犬(7)
2006	乌兰县	2	11	犬(11)
2006	湟源县	1	1	人(1)
2007	乌兰县	2	2	犬(2)
2008	天峻县	1	1	其他动物(1)
2008	乌兰县	2	14	犬(14)
2009	乌兰县	3	3	犬(3)
2009	共和县	1	1	犬(1)
2010	兴海县	1	4	旱獭(4)
2010	乌兰县	2	11	犬(11)
2011	玉树县	1	3	旱獭(3)
2011	乌兰县	1	1	犬(1)
2011	湟源县	1	1	人(1)
2012	乌兰县	2	2	犬(2)
2013	乌兰县	2	10	犬(10)
2014	乌兰县	1	1	犬(4)
2014	德令哈	1	1	犬(3)
合计			1 372	

4. 喜马拉雅旱獭作为鼠疫疫源地主要宿主的生物学特性 喜马拉雅旱獭是青藏高原鼠疫自然疫源地内草原、草甸的优势种,广泛分布于青藏高原、川西及滇西北、甘南山地、祁连山地、阿尔金山及昆仑-喀喇昆仑山地,是典型的高原栖息性啮齿动物,主要栖息于各类高寒草甸草原,其数量资源十分可观。综合大量流行病学、生态学与生物学研究成果,确定青藏高原鼠疫自然疫源地为单宿主型,喜马拉雅旱獭是这一疫源地中鼠疫的主要储存宿主,同时亦表明本疫源地的主要宿主为单宿主型。

（1）喜马拉雅旱獭在各类染疫动物中的鼠疫菌检菌率高:青海省鼠疫自然疫源地内自毙旱獭的检菌率高达 67.70%。在 24 种各类染疫动物中,喜马拉雅旱獭的检菌率所占比例最大,为 88.04%,居于非常突出的地位。并且普遍分布于 5 个省（自治区）的 76 个县、市、镇级行政区划内的各疫源地内,其他各种疫源动物均处于次要宿主或偶然宿主位置,在疫源地内的分布也极为分散。

（2）喜马拉雅旱獭种群自然带菌率高:据 1956—1965 年统计资料显示,在祁连山地、青海湖周围与青南高原的鼠疫流行区,喜马拉雅旱獭平均自然带菌率为 2.02%,其自然带菌率在各地区间存在差异,可能与季节和流行强度有关。

（3）喜马拉雅旱獭鼠疫 F1 抗体动态:喜马拉雅旱獭血清学检测鼠疫 F1 抗体血凝试验阳性率在 16.30%~21.20% 之间,各地区间也有差异,同样与流行强度及流行期有关。

（4）对鼠疫菌的感受性与敏感性:青海省于 1974—1983 年开展的喜马拉雅旱獭感染鼠疫实验和调查结果表明,喜马拉雅旱獭对旱獭型鼠疫菌的感受性与敏感性个体差异较大,群体间也有所不同,但具有较高的感受性和中等敏感性。喜马拉雅旱獭体表寄生的媒介昆虫均能自然感染鼠疫。

5. 喜马拉雅旱獭的形态及种群特征 喜马拉雅旱獭广泛栖息于青藏高原的各类草甸草原,在高寒草甸、温性草原和高寒草原植被类型的生境中,数量均比较稳定,在牧草丰富的生境中密度达 6.8 只/hm²,平均密度一般在 1 只/hm²。一般分布在海拔 2 400~5 450m 之间。在青海东部黄河沿岸海拔 2 000m 的地区也发现活动的踪迹;在祁连山地和青南高原多见其在海拔 2 700~4 300m 的地区活动;在西藏念青唐古拉山、冈底斯山海拔高达 5 450m 的一些地区仍有喜马拉雅旱獭栖息。

（1）形态及野外鉴别特征:喜马拉雅旱獭别名为哈拉、曲娃（藏名译音）。其体形粗壮,体长达 500mm 左右,耳壳短小,颈部粗短,躯体肥胖。尾短而稍扁平,其长不逾后足长之 2 倍。四肢短而粗,前足 4 指,后足 5 趾。指（趾）端具爪。爪发达适于掘土。雌兽乳头 5 对或 6 对。

自鼻端经两眼眉间到两耳前方之间有似三角形的黑色毛区,即"黑三角",此黑三角愈近鼻端愈窄,色调愈黑,嘴四周为黄白色、淡棕黄色或橘黄色;眼眶黑色,面部两颊到耳外侧基部呈淡黄褐色或浅棕黄色、明显有别于"黑三角";耳壳呈深棕黄色或深黄色;颈背和体背部同色,呈沙黄色,棕黄色或草黄色,毛基部黑褐色,中段草黄色或浅黄色,毛尖黑色;背部至臀部黑色毛尖多显著,常形成不规则的黑色细斑纹;体侧黑色毛尖显然较少,故体侧毛色比体背毛色稍浅;体腹面毛稀,毛色呈灰黄色、淡棕色或草黄色;肛门和外阴周围深棕色或深棕黄色;四肢和足上面呈淡棕黄色或沙黄色,下面与体腹面同色,足掌和爪黑色;尾巴背面毛色与体背雷同,毛端约 1/4 为黑色或黑褐色,尾腹面近基部 1/2 为棕黄色或褐黄色,端部 1/2 为黑褐色。毛色随年岁、地区不同而变异,幼体毛色多较成体灰黄或暗,有少数白化个体。

其头骨粗壮结实,略似三角形。鼻骨较宽而长,前端略超过门齿,后端超过前颌骨后缘,镶入额骨前端;眶上突发达,向下外方微弯,眶间区凹陷较浅而平坦;颧弓后部明显扩张,鳞骨前下缘的眶后突起甚小;矢状脊较低,枕骨大孔前缘呈半椭圆形,腭弓狭长,其后缘超过前颌骨的后缘;下颌骨喙状突后缘近乎垂直,不显著向后弯曲,喙状突与关节突之间的切迹深而较窄;上门齿大,前面无沟,上颌第三前臼齿显著,呈圆柱形;上颌第四前臼齿较大,并臼齿化;上颌臼齿前二枚几乎等大,第三臼齿较大,均具发育较好的原尖、前尖和后尖,且沟深脊显;下颌第四前臼齿之原小尖及下原尖发达。

(2) 种群特性:旱獭属于啮齿目松鼠科旱獭属动物,栖息于平原草原、山地草原及高寒草甸草原地区,全世界现存约有 14 个种,我国产 4 种,青藏高原产 1 种即喜马拉雅旱獭。喜马拉雅旱獭是青藏高原草甸草原上广泛栖息的动物,它的数量不因草间草原上不同的植被群落而发生显著的变化,主要受地形的影响。山麓平原和山地阳坡下缘是喜马拉雅旱獭数量集聚的高密度地区,阶地、山坡上和河谷沟壁为中等,其他地区均为少数或没有。这是最一般的规律,不受各地海拔高度的影响。

喜马拉雅旱獭 6~8 月地面活动较频繁,一般白天活动。夏季,上午 7~11 时,下午 4~8 时最为活跃,中午隐藏洞内,地面活动较少。春季或秋季主要在上午 10 时至下午 4 时气温适宜时出洞活动。在地面觅食时,一般不远离洞群,常在离洞口 30~50m 范围内活动,最远不超过 500m。两个洞群的个体基本不互相接触,居住的洞穴除了本家族外,其他洞群的个体不能进入,不同家族成员的窜洞现象只发生在临时洞。在正常情况下居住比较固定,只在特殊情况下,如洞群附近安置帐篷或人类活动特别频繁,以及农业开垦等,才出现迁移现象。

6. 喜马拉雅旱獭洞穴小环境及生态学特征　喜马拉雅旱獭营家族生活,通常数个家族形成一个群聚,群聚中个体活动及取食范围互有重叠。个体间接触密切,群聚中常有个体迁出迁入现象。山坡下部和山麓平原的旱獭群洞穴密集,在人类影响不显著的地区,这些洞群没有或少有废弃现象,一旦死亡时就出现弃洞,即有附近旱獭群中的个体迁入补充。

(1) 洞穴特点:喜马拉雅旱獭的洞穴由主洞(越冬洞)、副洞(夏洞)及临时洞(避敌洞)组成。主洞构造复杂,洞深,洞口较多,内有窝巢,巢内垫有干草;副洞的构造较简单而浅,洞口 1~2 个,有时也产仔于副洞中;临时洞为逃避天敌之用,其构造简单,多在巢域的外围。

(2) 生态特征:喜马拉雅旱獭每日出洞时间常依太阳照射洞口而定,其活动频率主要随生态习性的季节变化而定。它们整个活动时期的生态习性的变化与其生理特点有密切关系,生态习性的季节变化致使种群内部个体间的接触关系发生季节性变化。具冬眠习性,出蛰后营昼间生活,幼獭出生后要经过两次冬眠,才脱离母体建立自己的家族。一个旱獭家族常常由 10 余头,甚至 20~30 头个体组成,生活在相互连通的洞群之中。数个家族形成一个群体,占据一片地段,多在 10 月至来年 4 月入蛰冬眠。旱獭 3 岁性成熟,出蛰之后,即开始交配,交配期延续 1 个月左右。一年繁殖一胎,每胎产仔 2~9 个,平均 5.7 个,但以 2~4 只为最多,胚胎子宫斑与产仔数一致。方喜业等认为,喜马拉雅旱獭种群数量的稳定特征与其较低的繁殖率有关。在高寒草甸草原地带,雌獭妊娠率为 50%~65%;在干旱的中昆仑山高山草原带,妊娠率仅 25.90%。雌獭妊娠率与胚胎子宫宫斑的年度差异不显著。仔獭出生后哺乳 2~3 周,自仔獭出生到成龄有很大一部分夭折,但在仔獭哺乳期很少死亡,离乳后经过冬眠到第二年的春季出蛰时,大约可死亡 50%。以后每成长一年死亡 1/3~1/2。因此,在正常情况下,喜马拉雅旱獭群体出生率与死亡率大致相等,其数量变动不大,在各类景观地带中其数量变化幅度不显著,属本地的优势种群。

喜马拉雅旱獭以禾本科、莎草科及豆科植物的茎、叶为食,间食种子及花序,也经常食用地上及洞口附近活动的昆虫(主要为鞘翅目昆虫)。在农田附近亦食青稞、燕麦,油菜和土豆等作物的绿色茎叶部分。出蛰后,体内尚残留少量脂肪,待交尾期过后体质极度消瘦,6 月份体质最弱,8 月份体内脂肪又开始增加,至冬眠前其体内(皮下和腹腔)脂肪量一般可达 1.0~1.5kg。其寿命可达 8 年,其种群 1~8 龄的年龄组成,依次占比为 41.67%,24.24%,14.39%,10.99%,4.54%,2.65%,1.14%,0.38%。性别比为 1.2:1,雄獭多于雌獭。

喜马拉雅旱獭各个活动时期的生态特点归纳如下:出蛰期(恢复活动期)出洞时间很短促,多晒太阳,几不觅食,外出活动有时间间隔;活动初期(性行为期)每天都有活动,串洞、追逐频繁,以进行性活动为主,进食时间很短,很少警戒;活动中期(繁殖营养期)可见幼体活动,而雌性活动则减少,进食时间与范围逐渐增多,为保护幼体守望增多,窜洞和交往则显减少;活动后期(抚育营养期)进食时间增加,成体取食范围稍有缩小,为幼体守望警戒增加,幼体活跃、进食频繁;入蛰期(入蛰活动期)活动范围缩小,进食减少,挖冬眠洞,啃草入洞,最后入蛰。

喜马拉雅旱獭各地入蛰和出蛰的时间不一,随高原上的物候期的区域变化而转移。张荣祖等认为喜马拉雅旱獭出蛰期在草类萌发以前(约半月)以持续的较高气温(5℃以上)为主导的综合气候条件作信号;入蛰期在植物大都枯萎后及持续的低温(0℃以下)为主导的综合气候条件为信号。

7. 青海省喜马拉雅旱獭对栖息地植被条件选择 青海省喜马拉雅旱獭鼠疫生物群落形成和发育的优势生境地理分布带在高寒草甸景观地带,鼠疫疫情发生频率最高,占 88.04%,高山草原次之,占 9.35%,高寒草原仅占 2.62%。旱獭在高寒草甸地带的山地阳坡、半阳坡多呈连续分布,在高寒草原地带分布呈局灶化,在高山草原带分布介于二者之间,且多栖息于山地阳坡。2017 李红英等利用 ArcGIS 软件,将青海省喜马拉雅旱獭活动样点数据,根据 GPS 采集的经纬度信息,将青海省喜马拉雅旱獭活动样点数据空间化到与其他地理信息数据相同的坐标系(CGS2000 坐标系)中,在现场采集的 352 个样点中剔除两两距离小于 3 公里的样点,使保留的 84 个样点尽可能均匀分布。其中,29 个样点发现有喜马拉雅旱獭活动,10 个样点在历史上均发生过旱獭间鼠疫疫情,其他样点有旱獭活动洞穴分布,可视为可靠的喜马拉雅旱獭分布地。84 个有喜马拉雅旱獭活动的野外样点,其植被覆盖度均值为 0.708 5,范围为 0.313 3~1.000 0(植被覆盖度取值范围为 0~1,0 代表云、水体和冰雪等非植被覆盖的区域,数值越大代表植被覆盖程度和植被生产力越大)。在 9 个草地类型中,高寒草甸占青海省总面积的 39.78%,主要位于青海的东南部地区,分布着 59 个旱獭发现样点,占样点总数的 70.24%(59/84);温性草原和高寒草原分别占青海省总面积的 3.81% 和 13.49%,旱獭发现样点分别有 21 和 4 个,占样点总数的 25.00% 和 4.76%;而其他草地类型未见旱獭发现样点(表 3-7)。

8. 鼠疫在喜马拉雅旱獭中的流行特征

(1)"獭—蚤—獭"循环过:在青海省鼠疫自然疫源地内,鼠疫菌以"獭—蚤—獭"的循环过程生存、繁衍,形成稳固的鼠疫自然疫源地。鼠疫在旱獭营地面生活的整个时期内均可流行。监测中发现,旱獭在初出蛰时就可检出染疫,这些个体显然是在前一年度感染,带菌入蛰,在初春发病,而这些个体则成为新年度中流行的最初传染源。进入 5 月份,旱獭体蚤指数达到高峰期,促成疫病流行扩大。随着气候转暖,旱獭开始交配、繁育和分巢,特别是 6~7 月为旱獭的哺乳期,活动范围大,旱獭接触频繁,鼠疫的流行也达到高峰。8 月份以后,旱獭逐渐肥育准备进入冬眠,机体的抵抗力增强,鼠疫发病逐渐减少。旱獭在冬眠期间代谢水平极低,已经感染的个体也不出现显性发病,但可能在次年出蛰后迅即发病死亡,或不显示任何疾病表现存活很长时间,然后才突然出现急性疾病表现,并可能成为传染源。

表 3-7 不同草地类型下喜马拉雅旱獭发现样点数统计结果(n=84)

草地分类	平均海拔/m	海拔范围/m	面积/km²	面积百分比/%	旱獭发现样点数/个	所占比例/%
低地草甸	2 850	2 691~3 758	5 684	0.79	0	0.00
山地草甸	3 637	2 625~5 002	1 294	0.17	0	0.00
温性草原	3 039	1 676~5 040	27 543	3.81	21	25.00
温性荒漠	3 310	1 795~5 078	30 603	4.24	0	0.00
温性荒漠草原	3 158	1 941~4 196	2 288	0.32	0	0.00
高寒草原	4 507	2 280~5 307	100 683	13.94	4	4.76
高寒草甸	4 351	3 236~5 126	287 308	39.78	59	70.24
高寒草甸草原	4 216	2 132~5 799	3 953	0.55	0	0.00
高寒荒漠	4 294	2 960~5 033	13 111	1.82	0	0.00
其他	3 752	1 643~6 798	249 879	34.59	0	0.00

(2) 喜马拉雅旱獭间的鼠疫偶尔波及食肉类、偶蹄类、小型啮齿类和人类。

1) 食肉动物捕食患病的喜马拉雅旱獭感染鼠疫:许多种类的食肉动物捕食患病的喜马拉雅旱獭后感染鼠疫,形成典型的鼠疫过程,这种鼠疫有可能传播到人类,但多数只形成流行病学盲端,对维持鼠疫自然疫源地没有实质性的作用。本疫源地中已经证实 8 种食肉动物感染鼠疫。其中,几类狐狸在传播鼠疫中有较重要的作用;犬能够感染鼠疫,也有报道能够通过犬体表的跳蚤将鼠疫传播至人,但这只是一种推断,没有实际的试验证据。大多数的牧犬感染鼠疫后并不发病,但能产生抗体。由于牧区的犬活动范围很大,并能够捕获各种患病的动物。因而,在青海省疫源地中以犬作为指示动物来进行鼠疫监测,是一种有效的方法。

2) 偶蹄类动物舔食喜马拉雅旱獭脏器及遗骸感染鼠疫:偶蹄类食草动物的食物中常缺乏无机盐类,因而具有舔食含盐物体的习性,舔食感染鼠疫的喜马拉雅旱獭脏器及遗骸可能是感染鼠疫的原因。在偶蹄类的感染中,藏系绵羊感染具有特殊意义。藏系绵羊是我国证实能够感染并传播鼠疫的唯一绵羊品系,感染后能够形成败血症并死亡,在脏器、血液和肉体中都可以分离到鼠疫菌,因而,屠宰患病、死亡的羊以及剥皮食肉可以造成感染的扩散。在青海省疫源地中,藏系绵羊的鼠疫构成了人类感染的第二位原因。

3) 喜马拉雅旱獭间的鼠疫也可能感染小型啮齿动物:在青海省鼠疫疫源地中,小型啮齿类动物虽然数量多但感染率很低,加之人类与小型啮齿类动物的接触不频繁,因而在鼠疫的传播中作用小。

(3) 喜马拉雅旱獭间的鼠疫侵袭人类:在青海省鼠疫疫源地中,人类感染鼠疫第一位的原因,是猎捕、接触和剥皮(食)喜马拉雅旱獭,其中又以剥皮危险性最高。剥皮时不仅手部接触染疫动物的血液,可以通过微小伤口感染;而且在剥离时撕裂旱獭的皮下毛细血管,可以产生大量含菌的微滴,直接造成吸入感染,从而引起原发性的败血症或肺鼠疫。高原地区肉类不容易煮熟,因而食用染疫动物的肉类,即使经过烹调,也可能通过消化道黏膜而引起全身性感染。屠宰病死牲畜和捕猎其他的野生动物,也经常是人类感染鼠疫的原因,感染过程与喜马拉雅旱獭感染途径基本相同。

9. **与人类生活密切相关的偶然宿主** 在青海省鼠疫自然疫源地中,有一些偶尔感染鼠疫而死亡的啮齿类或食肉类动物,称为鼠疫偶然宿主。已知14种动物为偶然宿主(表3-8)。其中,藏系绵羊、牦牛、西藏山羊等偶蹄类动物与人类生活关系密切,它们自然感染鼠疫的现象为青藏高原喜马拉雅旱獭鼠疫自然疫源地独有。食肉类动物染疫就其分布和数量仅次于喜马拉雅旱獭,犬和猫与人类接触密切,而且食肉类动物感染鼠疫后对鼠疫具有高感受性和高抗性,呈隐性感染特征,一般发病症状也较轻,大部分能自愈。依据这一规律,在青海省喜马拉雅旱獭鼠疫监测中选用家犬作为该疫源地鼠疫流行的指示动物。食肉类和有蹄类动物作为人类鼠疫的传染源有着重要的流行病学意义。

表3-8 青海省鼠疫疫源地偶然宿主动物名录

序号	种名	分类	判定方式	首判时间	检出地点
1	藏系绵羊	偶蹄目	细菌学	1975	玉树县上拉秀乡
2	藏原羚			1982	玉树县下拉秀乡
3	西藏山羊			2005	玉树县结古镇
4	牦牛		血清学	2001	格尔木市唐古拉山镇
5	赤狐	食肉目	细菌学	1960	共和县黑马河乡
6	沙狐			1960	共和县黑马河乡
7	家犬			1963	玉树县结古镇
8	家猫			1974	扎多县结扎乡
9	艾鼬			1965	祁连县野牛沟乡
10	猞猁			1960	共和县黑马河乡
11	狗獾			1978	囊谦县觉拉乡
12	兔狲		血清学	1984	格尔木市唐古拉山镇
13	荒漠猫			1994	称多县拉布乡
14	胡兀鹫	隼形目	血清学	1986	玛沁县下大武乡

(1)藏系绵羊:藏系绵羊为偶蹄目牛科盘羊属家畜,其肉、皮、毛等均与人类生活有密切关系,是青海省畜牧业主要产品。在自然条件下为摄取钙、磷、盐分等,有舔食动物尸体和尸骨的习性,经口腔黏膜或蚤叮咬途径感染鼠疫,青海从20世纪60年代起就曾发生多起由剥食病死藏系绵羊而感染并导致人间鼠疫发生与流行的事件,但直至70年代中期才获得藏系绵羊体内的鼠疫菌。1975年9月1日,首次在青海省玉树州玉树县上拉秀乡,自藏系绵羊体内分离到鼠疫菌,从而证实了其可以自然感染鼠疫并成为人类鼠疫的传染源。王文华等的实验结果表明藏系绵羊在自然条件下能感染鼠疫,并对鼠疫大约有4‰的相对自然感染率。青海喜马拉雅旱獭疫源地鼠疫病例因剥食藏羊而感染鼠疫约占13%,由藏系绵羊作为传染源引起的人间鼠疫1975—2010年共10起,发病25例,死亡13例(表3-9)。其流行病学地位仅次于旱獭而位居第二。2005年6月下旬,玉树县(原)果青牧场牧民报告当地有自毙旱獭,但未收集到可检材料。7月7日再次发现自毙旱獭并采集到残骨,经鼠疫细菌学检验分离到鼠疫菌,确定该地区当年有动物间鼠疫流行。7月下旬部分藏系绵羊出现精神不振、不

吃草、行动迟缓等现象。8月2日发现有藏系绵羊和山羊死亡,并从其体内分离到鼠疫菌。此次疫情一直持续至8月23日,共死亡藏系绵羊13只,西藏山羊1只,分离鼠疫菌6株。据流行病学调查,在藏系绵羊鼠疫流行期间伴有狐狸、狼、家猫等食肉动物的死亡。通过对2005年玉树县(原)果青牧场1 051份藏系绵羊血清的检测,发现鼠疫F1抗体阳性血清64份,阳性率6.08%,滴度介于1:20~1 280。表明局部地区藏系绵羊鼠疫的暴发流行时,其阳性率远远高于藏系绵羊分布区的阳性率,而且流行期的阳性率较高。2006年再次对玉树县(原)果青牧场藏系绵羊进行调查,共采集血清1 005份,检出阳性血清7份,滴度介于1:20~1:160。其中1:20的1份;1:40的3份;1:80的1份;1:160的2份。这次藏系绵羊鼠疫中随着鼠疫F1抗体水平的下降,阳性率降也随之下降(0.70%)。2001—2010年,对海西地区2 271只藏系绵羊进行血清学调查,发现了藏系绵羊隐性感染的现象,血清阳性率为2.60%。2011年10月,在德令哈机场所在地调查藏系绵羊1 000只,未发现阳性血清;2013年,在海西州克鲁克镇和巴格他拉镇,采集改良藏系绵羊血清572份,检出阳性血清4份。

表3-9 1975—2010年藏系绵羊引起的10起人间鼠疫汇总

起次	发生时间	发生地点	首发病例感染方式	发病人数	死亡人数	病原学结果
1	1975.08	玉树县上拉秀	剥食死羊	2	1	分离2株菌
2	1977.11	玛多县扎陵湖	剥食死羊	4	2	羊皮RIHA滴度1:320
3	1979.06	囊谦县那索尼	接触病死羊	1	1	
4	1979.09	玉树县下拉秀	剥食死羊	3	2	分离2株菌
5	1980.07	玉树县巴塘乡	剥食死羊	1	1	
6	1982.06	玛多县扎陵湖	剥食死羊	2	2	
7	1983.09	玛沁县哇哈麻滩	剥食死羊	1	0	
8	1988.10	杂多县莫云乡	剥食死羊	2	2	
9	1989.06	杂多县扎青乡	剥食死羊	2	2	分离2株菌
10	1997.11	囊谦县觉拉乡	剥食死羊	7	0	

2005年,玉树县(原)果青牧场藏系绵羊鼠疫暴发流行中,在短期内有大量藏系绵羊死亡,它们不可能同时舔食同一只染疫旱獭,而且发病时有咳嗽、打喷嚏等症状。因此,认为有空气飞沫传播的可能。藏系绵羊鼠疫流行最早发生的时间是在6月,检菌高峰为11月,由藏系绵羊引起的人间鼠疫可出现在旱獭入蛰后的10~11月,由此看出藏系绵羊鼠疫发生的时间较旱獭鼠疫明显滞后。关于藏系绵羊感染鼠疫的途径问题,大多认为偶蹄类具有舔食动物尸骨的习性以获得机体所需的盐类,一旦接触染疫旱獭,鼠疫菌可经口腔黏膜破损处侵入而感染;或在接触染疫獭尸体时,被其体表的疫蚤叮咬而感染。

(2)牦牛:牦牛为偶蹄目牛科牛亚科牦牛属家畜,是野牦牛的家生同类。青藏高原特有牛种,一种典型的高寒动物,性极耐寒,广泛分布于青藏高原的牧区草原,与人类生产生活密切相关。

2001年8月,青海省格尔木市卫生防疫站鼠疫监测队在青海省格尔木市唐古拉山乡二道沟地区的鼠疫监测中,采集牦牛血清10份,经血清学检验,其中1份牦牛血清检出鼠疫F1

抗体,滴度为1:80。此次以血清学试验判定牦牛自然感染鼠疫尚属首次。

在青藏高原喜马拉雅旱獭鼠疫自然疫源地内,牦牛鼠疫的传染来自旱獭鼠疫及其污染物,属二次性感染。由于有蹄类动物摄取自体所需的钙、磷等化合物,有舔食旱獭等动物尸骸的习性,其感染途径主要为经口感染和昆虫叮咬;另外,当旱獭鼠疫流行时,旱獭死亡后大量寄生蚤游离,无疑对牦牛具有较强侵袭力。

(3)西藏山羊:西藏山羊为偶蹄目牛科山羊属家畜,为国家级畜禽资源重点保护品种之一,其肉、皮、毛等均与人类生活有密切关系,主要产于西藏、青海、四川、甘肃部分地区。2005年8月在青海省玉树州玉树县果青地区,发现一牧民家中在剥取自家不明原因发病死亡的山羊,经剖检取材,细菌学检验分离到鼠疫菌,首次证实青藏高原西藏山羊自然感染鼠疫。该地区7月上旬细菌学证实喜马拉雅旱獭鼠疫流行,并波及畜间,对自毙动物剖检取材进行细菌学检验,先后分离到鼠疫菌,其中西藏山羊1株菌,藏系绵羊2株,喜马拉雅旱獭7株。对流行地区2户牧家1 093只羊采样,经血清学检验:西藏山羊20份(阳性5份,抗体最高滴度1:10 240),阳性率25%;藏系绵羊血清1 073份(阳性66份,最高滴度1:640),阳性率6.15%;喜马拉雅旱獭阳性1份,牧犬阳性8份,证实果青地区动物、畜间鼠疫流行猛烈。

(4)家犬:家犬为食肉目犬科犬属动物,广泛栖息于青海省各类生态环境中,与人类生活有密切关系。尤其是牧区,牧民户户圈养牧犬,活动范围广泛,有叼食喜马拉雅旱獭的习性,对鼠疫菌既敏感又有抗性。青海省首次自犬体内分离到鼠疫菌是1963年10月10日,在青海省玉树县(原)结古镇甘达乡坎达队扎西科甘沟窝北山阳坡自毙雄犬体内,其后在治多、乌兰、共和、刚察、门源及祁连等县境又多次从家犬中分离出鼠疫菌。王文华等模拟自然感染实验证明,家犬可通过舔食或吞食疫獭脏器而感染鼠疫。感染的家犬在临床上仅出现一时性的中度发热反应(1~3天),或毛被蓬松、精神萎靡等症状,甚至无临床表现,一般可以自愈。实验犬吞食感染后,10天内采血5次(隔日一次),进行增菌分离培养及动物实验,结果均未能分离到鼠疫菌;家犬血清的间接血凝试验阳性率为15.60%~32.00%,最高滴度1:2 560。因此,家犬鼠疫多为其在狩猎过程偶然猎食病死獭(鼠)或疫獭(鼠)尸体有关,在喜马拉雅旱獭鼠疫自然疫源地常用家犬作为指示动物来进行动物流行病学监测。1973—1990年,青海省应用间接血凝试验共检测了鼠疫疫区和非疫区喜马拉雅旱獭血清94 005份,犬血清6 707份,羊血清31 282份,小型啮齿动物血清799份。其中,朱锦沁等于1973—1984年在海北州刚察、海晏县的鼠疫疫源地和果洛州达日、久治等非疫源地内对喜马拉雅旱獭及犬的调查显示,在已判定的鼠疫自然疫源地内喜马拉雅旱獭血凝阳性率为0~16.29%,阳性血清的血凝滴度为1:20~1:5 120;非疫源地内喜马拉雅旱獭血清均为阴性,有动物鼠疫流行的地区内犬血清阳性率可达22%以上,个别地区高达89%,血凝滴度为1:40~1:10 240,非鼠疫疫源地内犬血清均为阴性。同一动物间鼠疫流行区内犬血清的血凝阳性率和血凝滴度均高于喜马拉雅旱獭,因此,犬血清的检查作为判定鼠疫疫源存在的依据是可行的。1985年在果洛州达日县、甘德县分别从喜马拉雅旱獭、犬血清中检测出鼠疫F1抗体,确定达日县、甘德县为动物鼠疫血清阳性的疫源县。

在青海省鼠疫自然疫源地内,患病旱獭及自毙旱獭是家犬的主要动物饲料来源,致使家犬的鼠疫自然感染率甚高,家犬主要寄生蚤为犬栉首蚤和人蚤,偶可检出印鼠客蚤(南方)和斧形盖蚤、谢氏山蚤(西北地区)。它虽然在人类鼠疫流行中不是直接传染源,但在动物间鼠疫流行中似起到促进鼠疫流行的作用。

(5)家猫:家猫为食肉目猫科猫属动物,广泛栖息于青海省各类生态环境中,与人类生活有密切关系。在牧区,家猫野猫互窜,因叼食野生动物及自毙喜马拉雅旱獭尸体而感染鼠疫,青海仅有 2 株分离自猫的鼠疫菌。国内首次记录是 1974 年 9 月 23 日,在青海省玉树州杂多县结扎乡的自毙猫体内分离到鼠疫菌。

10. 野外其他自然感染鼠疫的偶然宿主动物

(1) 藏原羚:藏原羚属偶蹄目羚羊亚科,别名藏黄羊、西藏黄羊、黄羊、小羚羊。是典型的高原野生资源动物,栖息于各类草原上,主要以草类为食。以往发现过藏原羚体内含有鼠疫抗体,但只于 1982 年 7 月 28 日在青海省玉树州玉树县下拉秀乡康毛沟的自毙藏原羚体内分离到 1 株鼠疫菌。

1) 形态及野外鉴别特征:个体较小,大小似家山羊,体长不过 1m,最大体重不超过 20kg,四肢细、蹄子狭窄,体形矫健,行动轻捷,吻部短宽,前额高突,眼大而圆,耳短小,尾短。通体灰褐色,被毛厚而浓密,毛形直而稍粗硬,特别是臀部的后腿两侧的被毛,硬直而富弹性,四肢下部被毛短而致密,紧贴皮肤;脸颊灰白色,臀部纯白色,尾背黑色,尾下及二侧白色,胸、腹部、腿之内侧乳白色;吻部、颈、体背、体侧和腿外侧灰褐色,吻端亦披毛,头额、四肢下部色较淡呈乳灰白色。雄体有 1 对镰刀状细角,雌体无角。

颅全长在 160~185mm 之间。眼眶发达,呈管状,泪骨狭长,前缘几呈方形,后缘凹而形成眼眶的前缘,上缘边缘凸起,但不与鼻骨相接触,鼻骨后段两侧面较平直,末端略尖;牙齿狭小,上前臼齿之后角发达而成突出的齿棱,第二、三上前臼齿之前角亦有此类齿棱,上臼齿有类似的前、中齿棱。

2) 生态特征:藏原羚为典型的高原动物,栖息于各种类型的草原上,活动上限可达海拔 5 100m。据观察,藏原羚无固定的栖息地,在平缓的山坡、平地以及起伏的丘陵等均可见到。一般多集小群生活,数量不等,数只或十数只羊群较为常见,但在夏季也遇有单只活动的原羚。而冬季往往结成数十只至百只以上的大群一起游荡。雌雄、成幼终年一起生活,交配季节开始于冬末春初,每年繁殖一次,交尾期间,雄体之间没有激烈的殴斗,只在群内相互驱赶,个别的雄体有时被逐出群外,但交尾期一过,又合群生活。藏原羚的产羔季节集中于 7 月下旬至 8 月中旬间。初生幼羔体色与成体相同,但在头额处常具一白斑,产下不久的幼羔即能跟随母体活动,数天后就能疾驰奔跑,产羔期间的母羊无选择特殊环境的习性。主要以各种草类为食。清晨、傍晚为主要的取食时间,常到湖边、山溪饮水。在食物条件差的冬、春季节,白天的大部分时间也在进行取食活动。省内除东部农业区及柴达木盆地外,几乎都有分布。

(2) 赤狐:赤狐为食肉目犬科动物,别名红狐、狐子。以捕食其他动物为食,适应性强,分布于青海省海拔高或低的各类草原。由于其猎食染疫的啮齿动物而感染鼠疫,其染疫数量仅次于犬,居第二位。第 1 株自赤狐体内检获的鼠疫菌,为 1960 年 9 月 27 日在青海省海南州共和县黑马河乡石乃亥水库处。因其皮毛有较高的经济价值,故剥狐狸皮时感染并发生鼠疫流行在青海曾有多起,其中,于 2001 年 5 月 17 日,青海省同德县河北乡赛羊村乎角沟牧民因剥狐狸皮感染鼠疫死亡,后经尸体解剖,从其脏器内分离到鼠疫菌,从自毙狐狸尸体内也同时分离到鼠疫菌。

1) 形态及野外鉴别特征:赤狐形似小的家犬,吻短尖,通体浅棕色或浅黄色,尾粗长,其长度往往超过头体长的一半,尾毛蓬松柔软,行动时,常下垂拖至地面。四肢、耳壳比藏狐的显长,头额、颈背、前背浅棕黄色,后背稍显淡黄褐色;体侧色调要比背部显得稍淡,一般呈现乳黄或浅黄色;耳背暗褐或黑褐色;颈下、胸、腹部以及前后腿内侧白色至污白色;四肢前面有隐约的暗纹;尾端白色外,其余色调与体背颜色相同。赤狐的毛色个体变异甚大,往往在同一地区发现有灰黄褐色、棕黄色和鲜黄褐色的个体,也有偏向于黑色(黑化)的。

头骨吻部显著宽短与藏狐,其中部亦无收缩的趋势,两侧第二上前臼齿后缘之间的外侧吻宽多在 23mm 以上;颧弓粗壮发达,腭骨颧突和颞骨颧突均比藏狐的显宽,翼间窝亦宽,最大可达 23mm;听泡比藏狐明显鼓突,第一上臼齿发达,次尖明显,第二上臼齿较小,不及前者的 1/2,其次尖也较弱,下裂齿强大,长度可达 17mm。

2)生态特征:赤狐环境适应性强,不论低海拔的农区还是高海拔的各种类型的草原都有其活动足迹,日夜均有活动。冬季大雪季节,赤狐经常潜至农舍附近觅食,偶尔也会盗食家畜;夏季也猎食一些雉、鹑和其他鸟类。春末夏初产仔,每胎多至 6 只,平均 4 只。往往利用旱獭洞或山岩的缝隙深处作巢,产下的幼体后直至其能站立活动后,成体才把它们引至洞外,然后跟随父母寻找食物直至其独立生活。青海省境内的赤狐为西藏亚种,几乎分布全省境内。

(3)沙狐:沙狐为食肉目犬科动物,别名狐狸、狐子。

1)形态及野外鉴别特征:形状与其他狐种相似,但个体小,尾短,耳背既无赤狐那种的暗色,亦无藏狐那样的黄色,背部毛被略微呈波状弯曲。沙狐在本省三种狐种中为个体最小的一种,就现有标本看,平均体长为 577.50mm(藏狐为 593.50mm,赤狐为 685.00mm),尾长 249mm 左右;耳明显比赤狐的小而与藏狐相近似。虽然整体毛被显软,但远不及赤狐毛那样柔软、长而疏松,其被毛类型介于赤狐与藏狐之间,但藏狐背部的毛竖直,而沙狐背毛上段稍微弯,致使毛被表面呈现一些波状的弯曲。尾端钝圆形,除吻部白色外,整个额面、头顶、耳背、二耳之间,沿颈背直到尾背的 2/3 长度均为一致的微褐红土白色,背脊间有少量褐黑色针毛掺杂,所以色调略微显深,体侧毛色与背部完全一致;颌、喉、颈下、胸、腹、鼠蹊以及四肢内侧白色;尾端一段白色,尾下毛色稍淡于尾背色调。

头骨外形与赤狐相比有很大区别,主要表现在颧弓后部明显向外扩张,吻部狭长,在第二上前臼齿一带表现出收缩的趋势,前额骨前尖在鼻骨两侧向前沿伸得很长,眶间宽的量度(约 21.00mm),也比赤狐的(27.20~28.50mm)短,牙齿结构上与赤狐无特殊的区别。沙狐、藏狐、赤狐三种狐的头骨标本,沙狐、藏狐的头骨与赤狐有很大的差别,但前二者之间,不论其外形、或各部的结构均非常近似。

2)生态特征:在本省境内,沙狐的栖息地类型、分布高度似乎与藏狐无明显不同,二者往往生活在同一环境中。常在日间出没,往往漫游于开阔的环境中,捕食对象与藏狐、赤狐相同,常利用山坡的岩石洞、旱獭洞为其巢穴。省内的草原地区一般均有其分布,但数量不多。据在长江源地区观察,其栖息高度最高可至海拔 5 100m 左右,活动于高寒草甸上在同一地区的狼穴四周,曾发现过被狼食用后仅存的沙狐头骨。

(4)艾鼬:艾鼬为食肉目鼬科小型动物,别名臭狗子、臭鼬。栖息于多种环境。青海省首次于 1965 年 9 月 21 日在海北州祁连县野牛沟从自毙艾鼬体内获得 1 株鼠疫菌。

1)形态及野外鉴别特征:个体大小与黄鼬不相上下,头形稍圆、尾短,其长度不及头体长的一半。头脸似乎黑白,通体呈现污白褐黑色或黄褐黑色;耳廓宽圆,除上耳缘白色外,其余为褐色至暗褐色,四肢短;吻端、嘴唇白色或污白色,鼻黑色,眼区褐色至褐黑色;脸颊灰白、褐灰或乳白色,额、后头和颈背为极淡黄褐色;肩部褐略沾微黄,前背以乳黄为主,稍染微褐色,有些个体从头后至前背均呈浅黄至浅褐黑色;后背至臀部暗褐微黄或褐黑微黄色;颏部褐色,喉、胸、鼠蹊及四肢均褐黑或黑色;前、后肢间的体侧和腹部呈现比较显著的淡黄或污白黄色;腹部中央有较浓的褐色而显现出模糊的带纹,除尾基部(主要在尾背)呈现有淡黄或微黄色外,其余全为褐黑或黑色。身上披毛蓬松,较长。

头骨坚实,矢状脊、人字脊显著发达;鼻骨前缘切线呈半圆形,后部显著狭窄收缩,鼻骨与额骨及额骨与上颌骨间的缝合线呈 W 形;泪骨在眼眶前缘具钩状突,前腭骨鼻突狭条状,眶后宽明显小于眶间宽,翼间窝呈倒的 U 形;听泡明显比黄鼬的鼓突。牙齿构造与黄鼬类似,但上、下颌第一枚前臼齿之齿冠稍向外斜,第二下臼齿比黄鼬的更退化。

2)生态特征:艾鼬遍布全省,栖息于多种类型的环境中,白天、夜间均有活动。主要以小型啮齿类为食,有时亦捕食一些在地面营巢的鸟类及其幼体,偶尔也偷吃野兔的幼仔。

(5)猞猁:猞猁系食肉目猫科动物体形较大的一种,别名马猞猁。在针叶林、灌丛草原、高寒草原、荒漠、半荒漠草原和高山草原都有其足迹,捕食各种鼠类、旱獭、兔、鼠兔和一些鸟类,也猎食羊、麝、狍等中型动物。青海省首次于 1960 年 7 月 28 日在海南州共和县黑马河乡大水桥地区自毙猞猁体内分离到鼠疫菌。

1)形态及野外鉴别特征:外形似猫,但比猫大很多,是猫科动物中体较大的一种,耳尖上有明显的丛毛,脸面酷似猫,身体粗壮,四肢粗长、矫健,尾极粗短,尾尖呈钝圆。两颊有下垂的长毛,腹毛也很长。猞猁的毛色变异很大,有乳灰、棕褐、土黄褐、灰草黄微褐及浅灰褐等色型,但有些部位的色调是比较恒定的,如外耳缘黑色或黑褐色,内耳缘乳灰色,耳尖丛毛纯黑色,其中夹杂数根白色毛。上唇暗褐色或黑色,下唇污白色至暗褐色。颌两侧各有一块褐黑色斑,尾端一般纯黑色或褐色。四肢前面、外侧均具斑纹,胸、腹、鼠蹊为一致的污白色或乳白色。

头骨轮廓短圆,吻部宽短,额骨平,眶后突向两侧伸出,颧弓宽。顶骨矢状脊和人字脊显著,齿列的后缘不达到腭的后缘。上、下齿强大,上颌少 1 枚前臼齿,上裂齿为第二上前臼齿长度的 1 倍半,下裂齿较第二下前臼齿长,两齿叶间的内侧凹陷较宽而深。

2)生态特征:在针叶林、灌丛草原、高寒草原、荒漠、半荒漠草原和高山草甸等都有猞猁的足迹。栖居于岩石洞、石缝或倒木下,视、听觉发达,捕食各种鼠类、旱獭、兔、鼠兔、松鼠和一些鸟类,有时也猎食羊、麝和狍等中型动物。据记载,猞猁善于爬树,亦能游泳。

(6)狗獾:狗獾为食肉目獾亚科动物,别名獾猪。在河谷、灌丛、草原及森林等地挖洞穴居,有冬眠习性,性凶猛,杂食性,在捕食染疫动物或在喜马拉雅旱獭洞穴暂居被蚤叮咬感染鼠疫,青海省于 1978 年 10 月 27 日在玉树州囊谦县觉拉乡卡达地区从自毙狗獾体内分离到鼠疫菌。

1)形态及野外鉴别特征:身体肥壮呈长简状,吻端尖,头形尖长,鼻垫与上唇之间有一狭窄的毛区,头脸有黑、白相间的宽阔纵纹,奔跑时头朝下。耳壳明显,端部尖;尾长均为头体长的 1/3;四肢短,前、后足底裸露,前趾爪长而锐利,后趾爪明显短,爪呈暗玉石色,基部色稍深;上体自头开始直至臀部呈均匀的褐(黑)白相间的色泽,因背毛基部白色,中间一段褐黑色,毛尖又为白色;脸面部具三道白色或污白色纵纹,其为二道褐色纵纹所间隔,而脸颊一侧的白纹往后一直延伸至肩侧、体侧;耳缘除了中间一小段为黑色外,全为纯白色,耳内黑色;吻周污白,颌、颈上、胸、腹部和四肢纯黑色或黑褐色;尾背基段与上体同色,尾端、尾下污白色,鼠蹊污白色。

头骨轮廓略狭长,脑颅形似梨。本种与猪獾头骨的区别是听泡显著鼓凸,翼骨纤细,且左、右两翼骨面相向对立(翼骨面与额面相垂直),枕后区不特别向两侧扩大;顶面观时,前者略呈弧形,后者较平直,后头宽显著小于颧宽,眶间部相对收缩比猪獾的明显,吻部背面几乎无凹陷。

2）生态特征:河谷、灌丛、草原及森林均有狗獾栖息,挖洞穴居,有冬眠习性,产仔于春末、夏初。只要不受干扰、獾的栖居地是很固定的,狗獾是一种夜行性兽类,黄昏开始活动,直至翌日太阳升起以前,活动范围较大、往返路线亦较固定,性凶猛,杂食性。

（7）兔狲:兔狲为食肉目猫科猫亚科兔狲属动物,别名海青、羊猞狲。栖息于沙漠、荒漠、草原或戈壁地区,能适应寒冷、贫瘠的环境,常单独栖居于岩石缝里或利用旱獭的洞穴。夜行性动物,多在黄昏开始活动和猎食。主要以鼠类为食,也吃野兔、鼠兔、沙鸡等,以野禽、旱獭和各种鼠类为食。于1984年在青海省海西州格尔木市唐古拉山镇的兔狲血清中含有高滴度鼠疫抗体。

1）形态及野外鉴别特征:体形较粗而肥,尾粗而浑圆,耳短,圆形,两耳相距较远;体后部背面和尾巴具有黑色横纹,体重3~4kg。青海境内有两种体色,一种背面沙黄色,背毛基部浅灰色,上部锈棕色,尖端黄白色;另一种背面青灰色,背毛基部浅灰色,毛尖黑褐,身上毛长而密,绒毛丰厚。背中线棕黑色,体后部有数条隐暗的黑色细横纹。头部灰色,带有一些黑斑,眼内角白色,颊部有两条细黑纹,下颌黄白色;体腹面乳白色,颈下方和前肢之间浅褐色,四肢颜色较背部淡些,亦有两三条短而模糊的黑色横纹;尾粗而浑圆,有6~8条黑色斑纹,尖端黑色。幼兽身上横纹显著,比较宽而长,尾上有明显的6条环纹。

头骨较低,吻部宽而陡斜,眼眶上缘略隆起故额部平,眶后突尖,有时和颧骨眶突相连成一骨质眼环;鼻骨外缘略凹些,前额骨之后部鼻骨联结处比较细,额骨延长到泪孔之前与额骨相连接;下颌冠状突的顶端比较薄,其前缘凸,后缘凹;牙齿裂齿内叶很小,上颌前白齿2对,缺少第一对小前白齿。

2）生态特征:兔狲常栖息在荒漠草原或丘陵地区,青海境内多分布在海北、海南、海西、黄南、果洛、玉树等州和海东市农业区的"脑山"地区,是比较显著的漠原动物,常单独栖居,筑巢在岩石裂缝或石块下面,也利用旱獭的旧洞,巢穴通路弯曲,深2.30m左右。夜行性,多在黄昏开始活动和猎食,冬季食物缺乏时白天也出来觅食,或移居村落附近。视觉和听觉发达,遇危险时则迅速逃窜或隐蔽在临时的土洞中,叫声似家猫,但性情较粗野。食物以鼠类为主,包括高原鼢鼠、长尾仓鼠、西藏鼠兔、小家鼠等,有时也捕食雉鸡类,如蓝马鸡、环颈雉、石鸡、高原山鹑等。在1~2月交配,4月底或5月初生产,仔数通常为2~4只,2岁成熟。

（8）荒漠猫:荒漠猫是猫科猫属的一种哺乳动物,别名草猞猁、漠猫。它们不畏气候的恶劣,在荒漠、山林边缘、高山灌丛和高山草甸等地带生活,主要捕食一些小型的动物。青海省荒漠猫是指名亚种,它1994年在青海省玉树州称多县拉布乡荒漠猫血清中查到高滴度鼠疫抗体。

1）形态及野外鉴别特征:体形较家猫大,尾长,四肢略长,耳端生有一撮短毛。体长610~680mm,尾长295~310mm,体重4~8kg。体背部棕灰或沙黄色,背中线不明显,身上毛长而密,绒毛丰厚;头部与体背颜色一致,上唇黄白色,胡须白色;鼻孔周围和鼻梁棕红色,两眼内角各有一条白纹,额部有三条暗棕色纹,背面棕色,边缘棕褐,耳尖生有一撮棕色笔毛,耳内侧毛长而密,呈棕灰色;眼后和颊部有二横列棕褐色纹;四肢外侧各有4~5条暗棕色横纹,四肢内侧和胸、腹面淡沙黄色;尾末梢部有5个黑色半环,尖部黑色。

荒漠猫比兔狲头骨粗实,吻部短宽,鼻骨后部也较宽,颧弓粗而宽,额骨略隆起,后部平,听泡凸圆,很显著,胸室大而近圆形,矢状脊短,人字脊显著。牙齿构造似虎、豹的牙齿,上门齿成一横列,犬齿发达,裂齿尖锐。

2）生态特征：荒漠猫栖息在荒漠草原、丘陵地区和海拔 3 300m 左右的山地，常单独栖居。筑巢在岩石裂缝或石块下面，黄昏开始活动，常在夜间猎食，白天躲在洞中休息，幼崽常在午后出来玩耍、晒太阳。视觉、嗅觉和听觉发达，遇敌能快速逃脱或隐蔽于临时洞穴中。食物以鼠类为主，包括鼢鼠、鼠兔、长尾仓鼠等，还捕食鸟类和雉鸡。冬季食物缺乏，时常潜入村舍盗食家禽。交配期在 1~2 月间，似家猫，怀孕母兽在 5 月产仔，仔数一般为 2~4 只。地理分布多见于大通、互助、湟中、乐都、民和、尖扎、同仁、门源、祁连、刚察、海晏、共和、天峻、都兰、格尔木等地区。

（9）胡兀鹫：胡兀鹫为隼形目鹰科兀鹫亚科胡兀鹫属动物，也名胡秃鹫、大胡子雕、髭兀鹫。1986 年果洛州玛沁县下大武乡胡兀鹫血清中发现含有高滴度鼠疫抗体。

1）形态及野外鉴别特征：体形大，颏下有一小簇直硬的黑色须簇，上体黑色显银灰色光泽，羽干白色，胸有一黑领，跗跖被羽，嘴形高大侧扁。雄鸟：额和头顶具黄白色绒羽，耳羽和头后淡乳黄色，夹杂黑色羽毛；后颈、颈侧、颊乳黄色；背、肩、腰和尾上覆羽银灰色，具黑色羽缘，轴斑白色；尾羽银灰色，显黑，羽轴白色，飞羽黑色，夹杂灰色，羽轴白色；覆羽和背同色，颊、喉、胸、腹及跗跖的羽毛及尾下覆羽乳黄白色；上胸有黑色胸带呈领子状。雌鸟似雄鸟，虹膜乳黄色，嘴黑褐色，趾呈铅灰色，爪黑色。

2）生态特征：栖息于海拔 2 000~5 000m 的高山、草原，单独或结群活动。翅长尖而大，易与秃鹫相区别，在高空长时间翱翔。胡兀鹫以吃鸟类和有蹄类特别是山羊为主，也还吃野兔、雉鸡、旱獭等，但以尸骸为主要食物，尤其嗜食骨头。在山顶石洞中营巢，用野兽毛细枝作铺垫。卵为椭圆形，呈蔷薇褐的底色，有不鲜明的暗色斑，亦有带黄白底色，具赤褐色及灰紫色斑纹。4 月雏鸟出壳，6 月底长出羽毛，7 月底至 8 月初出飞，雏羽带灰褐色。

胡兀鹫属居留型留鸟，青海分布有 1 个亚种即北方亚种，多见于祁连、杂多、玉树等地区。它以尸体为主要食物，对净化环境有一定作用，但它还会食鸟、兽类和家畜等，有一定的危害。

（10）小家鼠：小家鼠为啮齿目鼠亚科小型啮齿动物，别名：鼷鼠、小鼠、小耗子。1963 年 7 月 7 日，从青海省海北州门源县青石嘴镇浩门农场自毙小家鼠体内分离出 1 株鼠疫菌。

1）形态及野外鉴别特征：小家鼠是小鼠属中体形中等的种类，体长为 65~100mm，尾细长，其长不超过体长，约为体长的 70%，尾上鳞环显明。躯体被毛柔软而不具刺毛。四肢小巧，前后足具 5 指（趾），前足拇指很小，具扁而厚的指甲，其余指（趾）具细爪。体背面毛色较浅淡，呈淡褐色、黄褐色或灰褐色，毛基深鼠灰色。有的体侧为棕黄或米黄色。体腹纯白色，或毛基稍染不明显的浅灰色调。前后足纯白色，或污白色。尾双色但不很明显，上面淡褐色，下面污白色。

头骨略狭长，吻部短厚，通常吻高（吻部的最小垂直距离）大于吻长（颧骨板下前缘至前颌骨前端距离）1/2 或接近吻长之 2/3；无眶上脊，眶间宽通常小于 4mm；颧骨板呈弧形，或向前方凸呈半圆形；腭骨孔狭长，其后缘达第一上臼齿的前内齿突前缘水平线。翼间窝狭窄或略宽；上颌门齿齿冠后面具缺刻，第一上臼齿的长度大于后面 2 个臼齿长度之总和，咀嚼面具 3 个横脊，第一横脊舌面齿突后移与第二横脊之中间齿突平行；第二上臼齿的第一横脊仅留舌侧齿突，其余齿突退化，第二横脊的 3 个齿突发育正常；第三横脊缺乏舌侧齿突；第三上臼齿很小，具 3 个齿突；下颌白齿 3 枚，大小依次变小，齿尖呈 2 纵列排列。

2）生态特征：小家鼠栖息环境极其广泛，遍布青海各地，栖息于荒漠、农田、帐篷、库房和房舍等广泛环境内，特别是在春季或秋季，有室内外之间的季节性迁移活动。小家鼠在人房或田野均可全年繁殖,每胎产仔可因季节和食物关系而不同,一般每胎为4.5~7.8只。其主要食物为各种作物的果实、草籽,以及人类和家畜的食物等。

（11）五趾跳鼠:五趾跳鼠别名五指跳鼠、跳兔,栖息于海拔2 500m的山麓枣园及丘陵地带的羽茅、苔草草地上,青海省见于同德、贵德、天峻、海晏、共和、玛多等地,是具有冬眠习性的啮齿目跳鼠科的动物。1961年6月11日,从青海省海南州兴海县河卡乡所在地西南1公里地区的自毙五趾跳鼠体内分离到鼠疫菌,该菌株生化特性有别于本省其他鼠疫菌株,它分解鼠李糖、蜜二糖,不还原硝酸盐,且毒力相对喜马拉雅旱獭型菌株较弱,为青海地区三株特殊菌之一。

1）形态及野外鉴别特征:体形较大,是跳鼠科中体形最大的种类。体长超过130mm,后肢比前肢长达3~4倍,后足长为72~76mm,平均为73.6mm,具5趾,第一和第五趾的趾端不达中间3个趾的基部;耳较长,其长超过颅全长;尾基长,平均超过体长,尾端具毛穗;体背面毛色明显较暗,呈暗灰棕褐色;体腹面纯白色;前后足背面具白色短毛;尾基部上面与体背同色,尾端具黑白相间的平毛穗。

头骨吻部细长,脑颅宽大而隆起,无明显的脊;颧弓较细弱,后部较宽,有垂直向上的分枝,沿眶下孔外缘的后部伸至泪骨附近;腭孔甚长,末端超过上前臼齿,达第一上臼齿的前缘;听泡较小,不膨大;上门齿强烈向前倾斜,唇面无沟,上前臼齿较大,呈柱状;第一、二上臼齿咀嚼面较复杂;下颌前臼齿缺失,臼齿3枚,第一枚较大,向后逐渐变小。

2）生态特征:栖息于海拔2 500m的山麓草原及丘陵地带的羽茅、苔草草地上。以植物的绿色部分和种子为食,亦取食昆虫。具冬眠习性。

（12）高原鼠兔:高原鼠兔别名黑唇鼠兔、鸣声鼠、阿乌那（藏名译音）。为兔形目鼠兔科动物,是青藏高原特有种。本省仅于1954年8月11日在黄南州河南蒙古族自治县托叶玛乡南15km的克萨木地区捕获的活鼠兔体内,分离到鼠疫菌1株,以后多年在青海地区剖检过大量鼠兔类动物,均未发现染疫个体。

1）形态及野外鉴别特征:体形中等,上下唇缘黑褐色,酷似达乌尔鼠兔,体长平均169mm;耳小而短圆,耳壳具明显的白色边缘;后肢略长于前肢,前后足的指（趾）垫常隐于毛内,爪较发达;无尾,雕兽乳头3对;一般夏毛色深,毛短而贴身,冬毛色淡,毛长而蓬松;夏毛体上面呈暗沙黄褐色或棕黄色;上下唇及鼻部黑褐色,耳壳背面浅黑褐色,耳缘具白边,耳壳后面与颈背间有淡黄色或浅黄白色披肩;额部至臀部毛基均为暗灰色或深灰褐色,毛中段浅黄色,毛端浅棕黄色,并杂有黑色长毛;体侧色淡,近似沙黄棕色,体下面毛色呈浅黄白色或近白色;毛基暗灰色,毛端黄白色或淡黄色,有的个体腹部中央具棕黄色条纹;四肢外侧同体背毛色,内侧较淡;足背面土黄色或污白色,掌面具浅黄褐或污白色短毛。冬毛被毛长而柔软,体上面是浅沙黄色或黄白色,体例毛色较背部更浅淡,体下面近似白色。

头骨的鼻骨狭长,前端膨大,向后逐渐变窄;额骨无卵圆孔,前端微凹陷,向前下方倾斜,中部隆凸,后端和顶骨急向下方倾斜,至脑颅后端趋于平缓,故侧视头骨明显呈弧形。颧弓粗壮,不向外侧扩展,两边颧弓近乎平行向后延伸;门齿孔和腭孔合为一似梨形大孔;犁骨裸露可见,听泡显然较小,其长平均为10.8mm;下颌骨较平直,切迹近圆弧形。上门齿2对,第一对强大而弯曲,第二对小而扁棒状;齿隙较长,其长通常超过上齿列长;上倾前臼齿3枚,第一枚较小,呈扁柱形,第二枚较大,舌面具2突出棱,第三枚与臼齿相似;上颌臼齿2枚,第一、二白齿唇面具2个突出棱,第二白齿的舌面具2个明显的突出棱和1个很小的后突出棱;下颌门齿1对,前臼齿2枚,臼齿3枚。

147

2）生态特征：广泛栖息于海拔 3 200~5 200m 的高山,草原草甸、草甸草原、高寒草甸及高寒荒漠草原带。在山间盆地、湖边滩地、河谷阶地、山麓缓坡、山前冲积的洪积扇及碎屑砾石山坡营群居生活。高原鼠兔以昼间活动为主,冬季不冬眠,每天活动时间,因季节和地区有所变化。一般来说,早上日出就开始出洞,上午 8~10 时是高峰,中午日照强烈,活动显著下降,午后 17~19 时为一天的第二个活动高峰。洞穴构造大致分两类,简单洞系,夏季(7、8月份)较多,洞道浅而短;复杂洞系,洞长达 20m 左右,洞道分支很多,互相沟通形成网状,内有巢室、盲洞、粪便贮存结构等。高原鼠兔以植物为食,尤以禾本科及豆科植物为甚,每日平均食鲜牧草 77.3g,日食量占体重的 52%(皮南林,1973 年)。冬季无贮饲草的习性。它的繁殖因为地区、海拔高度而不同,一般每年繁殖 1~2 次,于当年的 4~7 月(或 3~9 月)进行,每胎产仔 1~8 只,平均为 4.6 只。有人认为高原鼠兔通常 1 年繁殖 2 次,有少数个体繁殖 3次,并且可能是"一夫一妻"的单婚制。广泛分布于青海境内的各州、县。

（13）达乌尔鼠兔:达乌尔鼠兔别名鸣声鼠、啼兔、达乌里鼠兔、鼠兔、蒙古鼠兔。

1）形态及野外鉴别特征:体形较高原鼠兔略小,体长 126~190mm,后足长通常不及30mm;上下唇四周非明显的黑褐色,呈白色或污白色;耳壳较短而圆,其长平均为 20.2mm,白色耳缘显著;后肢略长于前肢,指(趾)垫不明显外露并较小,爪较弱。达乌尔鼠兔夏毛短而稀,毛色鲜亮;冬毛长而密,毛色浅淡。夏毛一般背面呈黄褐色,浅黄灰色,并常杂有全黑色的长毛;从吻端至臀部多呈黄褐色或沙褐色;眼周具黑色边缘;耳壳背面黑褐色,内面褐色或沙黄褐色,耳缘具白色短毛形成的白边,耳后颈背具淡黄白色的披肩;躯体腹面灰白色,胸部中央有棕黄色斑,体侧毛色浅淡,呈沙黄色,无黑色毛尖;四肢外侧同体背毛色,内侧较淡,足上面污白色或沙黄色,足掌呈沙黄褐色或黄褐色。

头骨较高原鼠兔稍小,颅全长平均 40.4mm;鼻骨狭长,其长不超过 15mm;额骨稍隆起,不及高原鼠兔显著;颧弓不向外明显扩展;门齿孔和腭孔合为梨形大孔;犁骨裸露可见,听泡明显较大,外侧鼓胀,其长平均 12.3mm。牙齿结构与高原鼠兔相似。

2）生态特征:达乌尔鼠兔栖息于海拔 3 000m 以下沟谷的阶地(干旱草原)、农田、小灌丛内。省内见于贵德、同德、共和、贵南以东低海拔地区,不进入高寒草甸草原。我国分布于黄河以北的广大地区,国内有 3 个亚种,青海省为甘肃亚种。

（14）根田鼠:根田鼠别名经济田鼠、田鼠。是数量较大的啮齿目田鼠科动物,在青海省六州一地均有分布。仅于 1965 年 8 月 31 日,在玉树州玉树县上拉秀乡南 1km 处的河漫滩稀疏金露梅灌丛收集的 1 只自毙根田鼠体内分离到 1 株鼠疫菌,此菌株为世界首次发现,其生化特性为鼠李糖阳性,脱氮阴性,为青海地区 3 株特殊菌之一。

1）形态及野外鉴别特征:根田鼠为中小型动物,体长 88~125mm,不超过 150mm;尾较长而细,通常为体长之 1/3 或 1/4;耳壳正常,露出被毛外,并被以短毛;后足较小,通常小于20mm,后足掌部仅近踵部被毛,其余部分均裸露,足垫明显可见。根田鼠外形似青海田鼠,但耳后无淡色斑,足趾爪细而弱,尾被毛较短,尾端毛束白色。身体背面自吻部沿额部、颈背部、背部到臀部毛色一致,呈深棕褐色或灰褐色,毛基为黑色或黑灰色,耳壳毛色与体背同;体腹面毛基黑色,毛尖白色或棕白色,腹面呈灰白或淡棕黄色;尾两色分明,上面黑褐色,下面灰白或淡黄色;前后足背面污白色或淡灰褐色,爪淡褐色,非黑色。

头骨比较坚实,吻短,眶上脊十分发达,并在眶间中部汇合,成一条隆起较高的矢状脊;颧弓向外稍扩展,脑颅后部缩狭;腭骨后缘与翼状骨连结,两边翼窝较大;听泡膨胀而大,其长在 7mm 以上。牙齿结构与田鼠属各种类似,第一上白齿两侧各具 3 个凸角,第二上白齿的舌侧具 2 个凸角,唇侧有 3 个凸角;第三上臼齿舌侧有 4 个凸角,唇侧 3 个凸角,第一下臼齿的横叶之前具 4 个封闭齿环;第五个齿环却与前方似新月形的小叶相通,第二、三下臼齿结构基本与本属各种相似。

2)生态特征:根田鼠栖息于海拔 2 000~3 800m 的山地、森林、草甸草原、灌丛和高寒草甸原等地带,其典型生境为上述景观的潮湿地段,如溪流沿岸、灌丛草原河滩地,泉水溢出地带和沼泽草甸等。以禾本科植物的绿色部分、草籽及嫩树皮等为食。青海省的海北、海南、海东、黄南、果洛、玉树及海西州均有根田鼠的分布。

（二）疫源地的传播媒介——蚤类

蚤类是重要的医学昆虫类群之一,是人和动物多种重要传染病的传播媒介。在青海省鼠疫自然疫源地内,鼠疫菌以节肢动物为媒介经吸血而传播。蚤、蜱、螨、虱子和臭虫都是鼠疫传播媒介,蚤叮咬的感染方式是虫媒传染病的经典传播方式,经蚤到人的传播条件和蚤叮咬的感染方式在各类疫源地内发生的频率不同。

1. 青海省蚤类的研究概况　有关青海地区的蚤类研究,基本上是从新中国成立后才着手进行的。1949 年前,这是俄国的柯兹洛夫 1899—1901 年来青海进行殖民考察的产物。1954 年,长春鼠疫防治所和西北、青海防疫队开展联合调查首次发现并证实了喜马拉雅旱獭鼠疫自然疫源地。六十年来,随着本省对鼠疫自然疫源地广泛而持久的调查与监测,青海省的蚤类研究也取得了显著成绩。截至 2020 年底的初步统计,已正式出版的专著已达 7 部之多,特别是由蔡理芸、詹心如、吴文贞、李超教授编著完成的《青藏高原蚤目志》较全面和系统地介绍了青藏高原地区蚤的分类和区系研究,为鼠疫防治研究和鼠疫媒介蚤类的控制奠定了良好的基础。

1949 年以前,青海省蚤类分类方面的零星研究或局部调查报告主要来自一些西方学者记述,仅有 6 个蚤种:圆指额蚤（*Frontopsylla wagneri*）（布尔汗布达山）端圆盖蚤（*Callopsylla kozlovi*）（玛多）扇形盖蚤（*C. kaznakovi*）（玉树）直缘双蚤指名亚种（*Amphipsylla tuta tuta*）（玛多、同德）五侧纤蚤邻近亚种（*Rhadinopsylla dahurica vicina*）（玉树）近缘纤蚤（*R. accola*）（玉树）。新中国成立后,青海省蚤类区系研究全面展开,尤其在 20 世纪 70 年代后,发现并记述蚤类 4 个新属（亚属）和 53 个新种（亚种）,这些新属、新种的发现,为研究青海地区及我国蚤类的区系组成提供了宝贵的资料。特别指出 1997 年由蔡理芸等编著完成的《青藏高原蚤目志》,全书约 60 万字,插图 600 余幅,详尽记述了青海高原地区的蚤类 7 科 48 属 203 种和亚种,较全面和系统地介绍了青藏高原地区蚤的分类和区系研究。

目前,青海省共收集到蚤类 8 科 48 属 207 种（亚种）,在鼠疫自然疫源地发现 142 种蚤,在喜马拉雅旱獭体表、喜马拉雅旱獭洞洞干和巢穴中检获 50 种蚤,隶属 5 科 18 属。从青海 2 型疫源地的 9 种（亚种）蚤体内检出了鼠疫耶尔森菌,其中主要媒介蚤 4 种,次要媒介和偶然媒介 5 种（亚种）;同时对圆指额蚤上位亚种（*F. wagneri superjecta*）无棘鬃额蚤（*F. aspiniformis*）秃病蚤田鼠亚种（*Nosopsyllus laeviceps ellobii*）直缘双蚤指名亚种（*A. tuta tuta*）谢氏山蚤（*Oropsylla silantiewi*）细钩盖蚤（*C. sparsilis*）和斧形盖蚤（*C. dolabris*）7 种（亚种）蚤实验感染鼠疫菌后形成栓塞率的情况做了报道。从而奠定了直缘双蚤指名亚种、细钩盖蚤在青海田鼠鼠疫疫源地中传播鼠疫的媒介作用。同时也从朝鲜叉蚤（*Doratopsylla coreana*）、刷状同瘴蚤指名亚种（*Amalaraeus penicilliger penicilliger*）、哗倍蚤指名亚种（*Amphalius clarus clarus*）、端圆盖蚤、斧形盖蚤、青海双蚤（*Amphipsylla qinghaiensis*）、红羊新蚤（*Neopsylla hongyangensis*）、似方双蚤指名亚种（*A. quadratoides quadratoides*）等 8 种（亚种）蚤体内检出巴尔通体

（*Bartonella*）。

2. 青海省蚤类组成、区系分布及类别　目前,我国已发现的蚤类为 4 总科 10 科 75 属 655 种和亚种,青海地区已知蚤类 169 种和亚种,隶 4 总科 8 科 43 属,约占我国已知蚤类种数的四分之一,是我国蚤类种数最多的省、区之一。

青海与中国蚤类各科的属、种(亚种)数量的比较见表 3-10,表中青海省切唇蚤科的种所占比例最大达 38.46%,其次是角叶蚤科和蠕形蚤科的种,分别占 33.33% 和 29.03% 左右,部分蚤类组成及数量空间分布见图 3-7、3-8,青海缺少臀蚤科和柳氏蚤科的蚤种。

表 3-10　蚤类各科的属、种(亚种)数量的比较

科别	青海省		中国		青海占比/%	
	属	种(亚种)	属	种(亚种)	属	种
蚤科	4	6	9	23	33.33	13.04
蠕形蚤科	3	12	3	31	100.0	29.03
切唇蚤科	1	1	1	4	100.0	38.46
多毛蚤科	1	5	1	13	50.0	11.62
栉眼蚤科	10	39	14	201	56.25	16.11
蝠蚤科	1	2	6	30	45.0	22.15
细蚤科	12	51	16	181	75.0	28.18
角叶蚤科	11	53	20	159	55.0	33.33

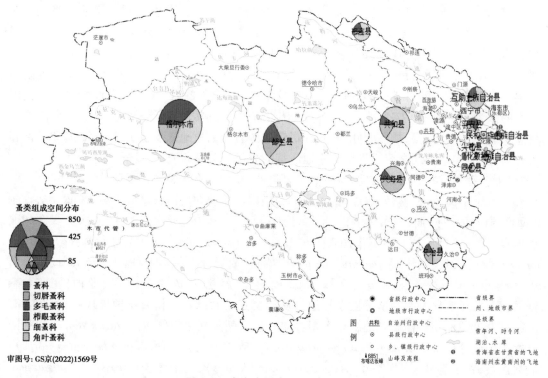

审图号: GS京(2022)1569号

图 3-7　青海省蚤类组成空间分布

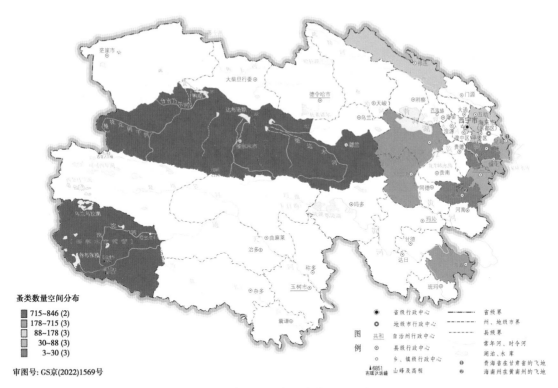

图 3-8 青海省蚤类数量的空间分布

在动物地理上,青海境内均属古北界,其区系成分自然以古北种居多,广布种和兼有种主要分布于东部近边缘地区。青海省蚤类组成、区系分布及类别见表 3-11。从表中看出:青海地区有古北种计 108 种(亚种),属于古北种的青海特有种计 33 种(亚种),两者合计 141 种(亚种),占青海蚤类总数的 83.43%;广布种、兼有种分别为 5、22 种(亚种),各占 2.96%、13.02%;青海特有种约占青海蚤类种数的五分之一,这充分反映了青海蚤类区系成分的高原特色。

表 3-11 青海蚤类区系分布及成分

类别			区系分布				区系成分		
			河湟谷地	柴达木盆地	祁连青南山地	羌塘高原	古北种	兼有种	广布种
蚤科 *Pulicidae*	武蚤属 *Hoplopsyllus*	冰武蚤宽指亚种 *H. glacilis profugus*		+	+	+	+		
	蚤属 *Pulex*	人蚤 *P. irritans*	+	+	+				+
	角头蚤属 *Echidnophaga*	鼠兔角头蚤 *E. ochotona*			+			+	
		铁氏角头蚤 *E. tiscadaea*	+	+	+		+		

类别			区系分布				区系成分		
			河湟谷地	柴达木盆地	祁连青南山地	羌塘高原	古北种	兼有种	广布种
蚤科 Pulicidae	客蚤属 Xenopsytlla	印鼠客蚤 X. chepis			+				+
		同形客蚤指名亚种 X. conformis conformis		+	+		+		
蠕形蚤科 Vermipsyllidae	鬃蚤属 Chaetopsylla	熊鬃蚤 C. tuberculaticeps			+		+		
		同鬃蚤 C. homoca	+		+	+	+		
		近鬃蚤 C. appropinquans			+		+		
		圆头鬃蚤 C. globiceps			+		+		
		中间鬃蚤 C. media			+		⊕		
	蠕形蚤属 Vermipsylla	花蠕形蚤 V. alakurt			+		+		
		似花蠕形蚤中亚亚种 V. perplexa centrolasia			+		+		
		祁连蠕形蚤 V. qilianensis			+		+		
		不齐蠕形蚤新月亚种 V. asymmetrica lunata			+		⊕		
	长喙蚤属 Dorcadia	麅长喙蚤 D. dorcadia			+		+		
		青海长喙蚤 D. qinghaiensis	+		+		⊕		
		羊长喙蚤 D. ioffi			+		+		
切唇蚤科 Coptopsyllidae	切唇蚤属 Coptopsylla	叶状切唇蚤突高亚种 C. lamellifer ardua		+			+		
多毛蚤科 Hystrichopsyllidae	多毛蚤属 Hystrichopsylla	孟达多毛蚤 H. mengdaensis	+				⊕		
		黑水多毛蚤 H. heishuiensis			+		+		

续表

类别			区系分布				区系成分		
			河湟谷地	柴达木盆地	祁连青南山地	羌塘高原	古北种	兼有种	广布种
多毛蚤科 *Hystrichopsyllidae*	多毛蚤属 *Hystrichopsylla*	詹氏多毛蚤 *H. zhani*	+				⊕		
		多刺多毛蚤 *H. multidentata*			+		+		
		圆凹多毛蚤 *H. rotundisinuata*			+			+	
栉眼蚤科 *Ctenophthalmidae*	狭蚤属 *Stenoponia*	多刺狭蚤 *S. polyspina*	+		+		+		
		短距狭蚤 *S. formozoui*			+		+		
		山狭蚤 *S. Montana*	+				+		
		喜马狭蚤 *S. himalayana*	+		+		+		
	新蚤属 *Neopsylla*	阿巴盖新蚤 *N. abagaitui*	+	+	+		+		
		类新蚤 *N. compar*	+		+		+		
		曲棘新蚤 *N. teratura*			+		+		
		宽新蚤 *N. mana*			+	+	+		
		近代新蚤波状亚种 *N. pleskei ariana*			+	+	+		
		二齿新蚤 *N. bidentatiformis*	+		+		+		
		红羊新蚤 *N. hongyangensis*	+	+	+		+		
		盔状新蚤 *N. galea*	+	+	+		+		
		细柄新蚤 *N. angustimanubia*	+		+	+	+		
		无规新蚤 *N. anoma*	+					+	

类别			区系分布				区系成分		
			河湟谷地	柴达木盆地	祁连青南山地	羌塘高原	古北种	兼有种	广布种
栉眼蚤科 *Ctenophthalmidae*	新蚤属 *Neopsylla*	副规新蚤 *N. paranoma*	+		+		+		
		鞍新蚤 *N. sellaris*			+		+		
		棒形新蚤 *N. clavelia*	+					+	
	继新蚤属 *Genoneopsylla*	长鬃继新蚤 *G. longisetosa*	+		+		⊕		
	副新蚤属 *Paraneopsylla*	棒副新蚤 *P. longisinuata*		+		+	⊕		
		长窦副新蚤 *P. longisinuata*			+		+		
	杆突蚤属 *Wagnerina*	古杆突蚤 *W. antique*	+	+	+		+		
		锥鬃杆突蚤 *W. subulispina*			+		⊕		
	新北蚤属 *Neartopsylla*	短指新北蚤 *N. brevidigita*	+		+		+		
		鼢鼠新北蚤 *N. myospalaca*			+		+		
	狭臀蚤属 *Stenischia*	奇异狭臀蚤 *S. mirabilis*	+		+			+	
		地低狭臀蚤 *S. humilis*	+				+		
	纤蚤属 *Rhadinopsylla*	吻长纤蚤 *R. jaonis*	+		+		+		
		腹窦纤蚤深广亚种 *R. li ventricasa*	+	+	+	+	+		
		腹窦纤蚤浅短亚种 *R. li murium*		+	+	+	+		
		吻短纤蚤 *R. dives*			+		+		
		五侧纤蚤指名亚种 *R. dahurica dahuirca*	+		+		+		

续表

类别			区系分布				区系成分		
			河湟谷地	柴达木盆地	祁连青南山地	羌塘高原	古北种	兼有种	广布种
栉眼蚤科 *Ctenophthalmidae*	纤蚤属 *Rhadinopsylla*	五侧纤蚤背突亚种 *R. dahurica dorsiprojecta*			+		+		
		五侧纤蚤邻近亚种 *R. dahurica vicina*	+	+	+	+	+		
		五侧纤蚤天山亚种 *R. dahurica tjanschan*		+	+	+	+		
		乌兰纤蚤 *R. ulangensis*		+			⊕		
		两列纤蚤 *R. ioffi*	+	+	+		+		
		近缘纤蚤 *R. accola*	+		+		⊕		
	叉蚤属 *Doratopsylla*	朝鲜叉蚤 *D. coreana*	+		+			+	
	栉眼蚤属 *Ctenophthalmus*	甘肃栉眼蚤 *C. gansuensis*	+					+	
蝠蚤科 *Ischnopsyllidae*	蝠蚤属 *Ischnopsyllus*	印度蝠蚤 *I. indicus*			+			+	
		长鬃蝠蚤 *I. comans*	+		+			+	
细蚤科 *Leptopsyllidae*	细蚤属 *Leptopsylla*	矮小细蚤 *L. nana*		+	+		+		
		缓慢细蚤 *L. segnis*	+		+				+
		栉头细蚤腹凹亚种 *L. pectiniceps ventrisinus*	+		+		+		
	中蚤属 *Mesopsylla*	迟钝中蚤指名亚种 *M. hebes hebes*		+			+		
		异样中蚤 *M. anomala*		+			⊕		
	寄禽蚤属 *Ornithophaga*	异样寄禽蚤青海亚种 *O. anomala qinghaiensis*			+		⊕		
	小栉蚤属 *Minyctnopsyllus*	三角小栉蚤 *M. triangularus*	+				+		

155

类别			区系分布				区系成分		
			河湟谷地	柴达木盆地	祁连青南山地	羌塘高原	古北种	兼有种	广布种
细蚤科 *Leptopsyllidae*	靴片蚤属 *Catceopsylla*	具钩靴片蚤 *C. aduncata*	+		+		⊕		
	青海蚤属 *Chinghaipsylla*	双窦青海蚤 *C. bisinuosa*			+		+		
		宽指青海蚤 *C. ampliodigita*	+		+		⊕		
	栉叶蚤属 *Ctenophyllus*	丛鬃栉叶蚤 *C. hirticrus*			+		+		
	茸足蚤属 *Geusibia*	结实茸足蚤 *G. torosa*	+		+				+
		介中茸足蚤 *G. intermedia*	+		+		⊕		
		无突茸足蚤指名亚种 *G. apromina apromina*		+	+	+	⊕		
		半圆茸足蚤 *G. hemispaers*	+				+		
	额蚤属 *Frontopsylla*	无棘鬃额蚤 *F. aspinformis*	+		+		+		
		圆指额蚤上位亚种 *F. wagneri superjecta*		+	+	+	⊕		
		毛额蚤 *F. tomentosa*			+				+
		棕形额蚤指名亚种 *F. spadix spadix*	+		+				+
		圆截额蚤 *F. rotunditruncata*			+		⊕		
		巨凹额蚤 *F. megasinus*	+						+
		异额蚤 *F. hetera*	+		+		+		
		窄板额蚤青海亚种 *F. nakagawai qinghaiensis*	+		+		⊕		
		似升额蚤介中亚种 *F. eLatoides intermedia*	+				+		

续表

类别			区系分布				区系成分		
			河湟谷地	柴达木盆地	祁连青南山地	羌塘高原	古北种	兼有种	广布种
细蚤科 *Leptopsyllidae*	额蚤属 *Frontopsylla*	负鬃额蚤 *F. setigera*			+		+		
		角额蚤 *F. cornuta*			+		+		
		拉普兰额蚤 *F. lapponica*			+		+		
		前额蚤后凹亚种 *F. frontalis postcurva*		+	+	+	+		
		前额蚤贝湖亚种 *F. frontalis baikal*			+		+		
		前额蚤灰旱獭亚种 *F. frontalis baibacina*		+	+	+	+		
		前额蚤阿拉套亚种 *F. frontalis alata*			+		+		
	眼蚤属 *Ophthalmopsylla*	角尖眼蚤深窦亚种 *O. praefecta pernix*	+	+	+	+	+		
		长突眼蚤 *O. kiritschenkoi*		+	+		+		
	怪蚤属 *Paradoxopsyllus*	介中怪蚤 *P. intermedius*			+			+	
		低突怪蚤 *P. inferioprocerus*		+			+		
		窄窦怪蚤 *P. augustisinus*			+		⊕		
		直狭怪蚤 *P. stenotus*	+	+	+		⊕		
		侯瘰怪蚤 *P. kalabukhovi*		+			+		
	双蚤属 *Amphipsylla*	少棘双蚤 *A. paucispina*	+		+		+		
		矩形双蚤 *A. orthogonia*		+	+	+	+		
		原双蚤指名亚种 *A. primaris primaris*	+		+	+		+	

续表

类别			区系分布				区系成分		
			河湟谷地	柴达木盆地	祁连青南山地	羌塘高原	古北种	兼有种	广布种
细蚤科 *Leptopsyllidae*	双蚤属 *Amphipsylla*	原双蚤田野亚种 *A. primaris rnitis*		+			+		
		镜铁山双蚤 *A. jingtieshanensis*		+	+		+		
		青海双蚤 *A. qinghaiensis*	+	+	+	+	+		
		细钩双蚤 *A. tenuihama*	+	+	+		+		
		共和双蚤 *A. gongheensis*		+			⊕		
		长鬃双蚤 *A. Longispina*		+	+	+	+		
		直缘双蚤指名亚种 *A. tuta tuta*			+	+		+	
		直缘双蚤察里亚种 *A. tuta chaliensis*			+		+		
		方指双蚤 *A. quadratedigita*		+	+	+	+		
		似方双蚤指名亚种 *A. quadratoides quadratoides*	+		+		+		
角叶蚤科 *Ceratophyllidae*	缩栉蚤属 *Brevictenidia*	菱形缩栉蚤 *B. mikulini*		+	+		+		
	倍蚤属 *Amphalius*	哗倍蚤指名亚种 *A. clarus clarus*	+	+	+	+	+		
		鼠兔倍蚤 *A. runatus*	+		+		+		
		卷带倍蚤指名亚种 *A. spirataenius spirataenius*	+	+	+		+		
		卷带倍蚤孟达亚种 *A. spirataenius mengdaensis*	+						
	副角蚤属 *Paraceras*	獾副角蚤扇形亚种 *P. melis flabellum*	+		+			+	
	山蚤属 *Oropsylla*	谢氏山蚤 *O. silantiewi*	+	+	+	+	+		

类别			区系分布				区系成分		
			河湟谷地	柴达木盆地	祁连青南山地	羌塘高原	古北种	兼有种	广布种
角叶蚤科 Ceratophyllidae	黄鼠蚤属 Citellophilus	方形黄鼠蚤蒙古亚种 C. tesquorum mongolicus	+				+		
	盖蚤属 Callopsylla	昌都盖蚤 C. changduensis	+		+		+		
		鼯鼠盖蚤 C. petaurista	+		+			+	
		细钩盖蚤 C. sparsilis	+	+	+	+	+		
		斧形盖蚤 C. dolabris	+		+	+	+		
		指形盖蚤 C. digitata	+	+	+		⊕		
		端圆盖蚤 C. kozlovi	+		+	+	+		
		扇形盖蚤 C. kaznakovi		+	+	+	+		
		青海盖蚤 C. qinghaiensis			+		⊕		
		兀鹫盖蚤 C. gypaetina			+		+		
		囊形盖蚤 C. bursiforma			+		⊕		
		双盖蚤 C. gemina	+		+		+		
		北山盖蚤 C. beishanensis	+				⊕		
		方缘盖蚤 C. waterstoni			+		+		
	巨槽蚤属 Megabothris	具刺巨槽蚤 M. calcarifer		+	+		+		
		扇形巨槽蚤 M. rhipisoides			+		+		
	角叶蚤属 Cerstophyllus	燕角叶蚤端凸亚种 C. farreni chaoi	+		+			+	

类别			区系分布				区系成分		
			河湟谷地	柴达木盆地	祁连青南山地	羌塘高原	古北种	兼有种	广布种
角叶蚤科 *Ceratophyllidae*	角叶蚤属 *Cerstophyllus*	南山角叶蚤 *C. nanshanensis*			+		+		
		短突角叶蚤 *C. olsufjevi*			+		+		
		甲端角叶蚤 *C. sclerapicalis*			+		+		
		李氏角叶蚤 *C. liae*		+	+		⊕		
		粗毛角叶蚤 *C. garei*	+		+		+		
		北方角叶蚤 *C. borealis*			+		+		
		冥河角叶蚤灰沙燕亚种 *C. styx riparius*			+				+
		宽圆角叶蚤天山亚种 *C. enefdei tjanschani*	+		+			+	
		禽角叶蚤欧亚亚种 *C. gallinae tribulis*	+		+			+	
		燕雀角叶蚤 *C. fringillae*	+	+	+		+		
		斜尖角叶蚤海岛亚种 *C. vagabundus insularis*	+		+		+		
		梯指角叶蚤 *C. dimi*	+	+	+		+		
		喜鹊角叶蚤 *C. picatilis*			+		⊕		
		曲扎角叶蚤 *C. chutsaensis*	+	+	+	+	+		
		中华角叶蚤 *C. sinicus*			+		+		
		贵南角叶蚤 *C. quinanensis*			+		⊕		
		青海角叶蚤 *C. qinghaiensis*			+		⊕		

续表

类别			区系分布				区系成分		
			河湟谷地	柴达木盆地	祁连青南山地	羌塘高原	古北种	兼有种	广布种
角叶蚤科 *Ceratophyllidae*	病蚤属 *Nosopsyllu*	裂病蚤 *N. fidus*	+	+	+		+		
		端突病蚤 *N. apicoprominus*		+			+		
		秃病蚤指名亚种 *N. laeviceps laeviceps*	+	+	+		+		
		秃病蚤田鼠亚种 *N. laeviceps ellobii*	+	+			+		
	同瘴蚤属 *Amalaraeus*	刷状同瘴蚤指名亚种 *A. penicilliger penicilliger*	+				+		
		刷状同瘴蚤孟达亚种 *A. penicilliger mengdaensis*	+		+		⊕		
		疑似同瘴蚤有角亚种 *A. penicilliger angularis*	+	+	+	+	+		
	单蚤属 *Monopsyllus*	不等单蚤 *M. anisus*	+		+				+
		冯氏单蚤 *M. fengi*	+				+		
		新月单蚤 *M. scaloni*	+	+			+		
		钩状单蚤 *M. hamutus*			+		⊕		
		叉状单蚤 *M. foricus*	+		+		⊕		

注:+表示该亚区有分布或所属区系成分;⊕表示青海特有种。

3. 青海蚤类区系与其宿主区系的关系　蚤类与其宿主是协同进化的,在论及蚤的区系形成和演化问题时,针对有代表性的宿主及其寄生蚤的有关情况作一些具体分析是必要的。在青海乃至整个青藏高原,值得一提的应是喜马拉雅旱獭和鼠兔(*Ochotona sp.*)以及它们的寄生蚤。喜马拉雅旱獭是一种既耐寒又较为耐旱的草原啮齿动物,属于青藏高原特有种,它的主要寄生蚤基本上只有3种,即斧形盖蚤、谢氏山蚤和腹窦纤蚤深广亚种。后两种蚤乃是亚洲大陆多种旱獭的共同寄生虫,斧形盖蚤则为青藏特有种,基本上仅寄生于喜马拉雅旱獭。这一事实揭示,谢氏山蚤和腹窦纤蚤深广亚种有可能是随其宿主一起进入本高原的,并且在进入本高原后尚未进一步发生种的分化。斧形盖蚤在种的形成上则较上述两种蚤为晚,可能是旱獭进入青藏高原后,在自然选择压力下,由当时寄生于别种宿主动物的亲缘类型逐渐适应其新的宿主动物并演化为一新的类型。据资料统计,全世界盖蚤属已知约 30 余种,主要分布于欧亚大陆,其中见于青海高原者就有 10 余种之多。

全世界现存的鼠兔有 14 种,我国的一些学者则划分为 25 种之多。其中,青藏高原的种就占这个属的种总数的近三分之二,且不少种为本高原所特有。据古生物资料,现存的鼠兔乃由古鼠兔亚科(Sinolagomyinae)演化而来。这个亚科现已全部绝灭,它们的化石曾在亚洲见于党河南端上游(在青藏高原的北缘)的第三纪渐新世地层中,在北美洲和非洲的这类化石则见于第三纪的中新世,显然较亚洲者为晚。因此,青藏高原不仅是现代鼠兔的分布中心,而且有可能是它们的起源中心。这些特点同样反映在其寄生蚤上,全世界寄生于鼠兔属动物的蚤不下 20 个属,其中,具有代表性的属有青海蚤属、倍蚤属、栉叶蚤属、茸足蚤属和缩栉蚤属等。就属这一级而言,全世界寄生于鼠兔的各个蚤属在青藏高原的各种鼠兔中几乎均有寄生;相反,青海蚤属至少在目前尚未见于本高原以外的鼠兔上。

4. 青海省鼠疫染疫媒介　六十年来青海省在蚤类与鼠疫关系的研究方面做了大量工作,通过多年的动物鼠疫流行病学监测,现已证实在青海高原鼠疫自然疫源地有 9 种(亚种)蚤体内检出了鼠疫耶尔森菌,其中主要媒介蚤 4 种,斧形盖蚤、谢氏山蚤、细钩盖蚤(C. sparsilis)直缘双蚤指名亚种;次要媒介和偶然媒介 5 种(亚种),即人蚤(Pulex irritans)二齿新蚤(N. bidentatiformis)腹窦纤蚤深广亚种(R. li ventricasa)圆指额蚤上位亚种(F. wagneri superjecta);同时李超等在实验条件下对圆指额蚤上位亚种、无棘鬃额蚤、秃病蚤田鼠亚种(Nosopsyllus laeviceps ellobii)、直缘双蚤指名亚种、谢氏山蚤、细钩盖蚤(C. sparsilis)和斧形盖蚤 7 种(亚种)蚤进行了媒介效能研究,确定了直缘双蚤指名亚种、细钩盖蚤在青海田鼠鼠疫疫源地中传播鼠疫的媒介地位。

九种媒介蚤类首次分离鼠疫菌的时间、地点和宿主等,见表 3-12,主要媒介蚤类为斧形盖蚤和谢氏山蚤,自然带菌者有人蚤、二齿新蚤、腹窦纤蚤深广亚种、圆指额蚤上位亚种、原双蚤指名亚种;青海田鼠鼠疫自然疫源地的主要媒介为直缘双蚤指名亚种和细钩盖蚤。表 3-12 中需要说明的是二齿新蚤在我国达乌尔黄鼠、长爪沙鼠和布氏田鼠三种类型的鼠疫自然疫源地内,都曾报道过自然感染鼠疫菌,青海省 1963 年 7 月在门源县从寄生于小家鼠体外的二齿新蚤体内分离出 1 株鼠疫菌。

表 3-12　青海省蚤类首次分离鼠疫菌统计

蚤种	疫源地类型	媒介地位	时间/年	地点	宿主
斧形盖蚤	喜马拉雅旱獭疫源地	主要媒介	1956	兴海县	喜马拉雅旱獭
谢氏山蚤		主要媒介	1956	兴海县	喜马拉雅旱獭
腹窦纤蚤深广亚种		次要媒介	1956	兴海县	喜马拉雅旱獭
人蚤		次要媒介	1967	共和县	喜马拉雅旱獭
二齿新蚤		偶然媒介	1963	门源县	小家鼠
原双蚤指名亚种		偶然媒介	2003	西大滩	喜马拉雅旱獭
圆指额蚤上位亚种		偶然媒介	1991	泽库县	五趾跳鼠
细钩盖蚤	青海田鼠疫源地	主要媒介	2001	称多县	青海田鼠
直缘双蚤指名亚种		主要媒介	2001	称多县	青海田鼠

5. **斧形盖蚤和谢氏山蚤是主要媒介的研究**　斧形盖蚤和谢氏山蚤是青藏高原鼠疫自然疫源地内主要宿主动物——喜马拉雅旱獭的主要寄生蚤,具有较高的传播能力,在维持主要宿主的鼠疫流行和保持自然疫源性方面起主要作用。据报道,青海喜马拉雅旱獭主要寄生蚤的季节消长是在旱獭营地面活动期间,最早3月份从昆虫体分离到鼠疫菌,至10月末终止,高峰在7月份(占昆虫总检菌数的34.30%)为单峰型。喜马拉雅旱獭主要寄生蚤斧形盖蚤和谢氏山蚤检菌情况基本一致,斧形盖蚤检菌明显高于谢氏山蚤,分别占检菌数的42.40%和23.60%但检菌高峰均在7月份,同为单峰型;自1954—2020年间由蚤叮咬引起的人间鼠疫19起,占疫情总数的9.90%。可见,蚤类与鼠疫菌之间的关系绝非一般的生物学上的寄生关系,蚤类在青海高原动物鼠疫流行和保存过程中起重要的媒介作用。

(1) 斧形盖蚤和谢氏山蚤是喜马拉雅旱獭的主要寄生蚤。从旱獭体表、洞干和巢穴发现的33种蚤中,斧形盖蚤和谢氏山蚤占绝对优势,但在不同的草原类型中两者的构成比和季节消长有所不同,在高寒草甸景观区,蚤总指数平均为13.50只,斧形盖蚤占67.70%~83.30%,谢氏山蚤占15.40%~29.80%;在高寒草原景观区,蚤总指数平均为2.0只,两蚤比例十分接近分别为44.60%与52.60%;在高山草原景观区,蚤总指数平均为4.4只,斧形盖蚤占0.00%~22.20%,谢氏山蚤高达70.40%~100%。

(2) 斧形盖蚤和谢氏山蚤是本疫源地鼠疫菌的主要携带者。1954—1996年对676株染疫蚤检菌结果,斧形盖蚤和谢氏山蚤占蚤检菌总数的94.82%,斧形盖蚤占43.93%,谢氏山蚤占50.89%。

(3) 蚤指数季节消长与旱獭鼠疫流行高峰相平行或早于旱獭鼠疫流行高峰。斧形盖蚤和谢氏山蚤数量变动有两个高峰,5月出现春季数量高峰,主要由斧形盖蚤促成,这个峰值与旱獭鼠疫流行高峰重叠或略早于流行高峰;9月呈现秋季数量高峰,主要由谢氏山蚤促成,前峰高于后峰。

6. **蚤类与鼠疫传播有关的研究**

(1) 蚤类消化道形态、结构研究:蚤类消化道是由食管、前胃、中肠、后肠等结构组成。前胃是整个消化系统的重要组成部分,结构特殊,一般位于后胸背板和第一腹节内。蚤前胃宽度明显大于长度,雌性大于雄性。人蚤前胃体形最大,扁圆状;谢氏山蚤次之;斧形盖蚤前胃大小基本相差无几,呈圆球状;腹窦纤蚤深广亚种与前三种蚤相比,前胃较小,略呈椭圆状,刺短、稀疏色淡,刺缘间纹路模糊;红羊新蚤前胃最小,宽约为长的近1倍,呈灯笼状;直缘双蚤指名亚种和细钩盖蚤与旱獭寄生蚤相比无明显区别,两蚤前胃呈蜂巢状,较饱满鼓圆,长略大于宽(表3-13)。前胃刺具有的凹槽和齿有利于血液的沉积和细菌的聚集及繁殖,情况严重时形成菌栓。刺越密、齿越多,上述作用越有效,这可能是鼠疫媒介蚤在前胃刺上的形态基础。从表3-13可见,斧形盖蚤、谢氏山蚤和人蚤的前胃刺数量、刺形及端部形态都较相近,不同点在于人蚤刺粗大,齿多且钝,刺间隙较大,而斧形盖蚤和谢氏山蚤齿虽较人蚤少,但刺密集,刺间隙小,凹槽深。吸血消化时人蚤前胃内血液能顺利流过,鼠疫菌滞留机会少,菌栓形成率低,斧形盖蚤和谢氏山蚤血液易在前胃沉积,利于菌栓形成,这与鼠疫监测实际工作中斧形盖蚤和谢氏山蚤自然带菌率高相符。

近年来,马英等对自然感染鼠疫的7种媒介蚤即人蚤、红羊新蚤、腹窦纤蚤深广亚种、直缘双蚤指名亚种、谢氏山蚤、细钩盖蚤、斧形盖蚤等前胃的细微结构,进行了较为系统和详细的观察,胃刺形状、大小和数量、刺基部和末端形状等在不同蚤种因属种不同而有差异,详见表3-14。斧形盖蚤、谢氏山蚤和人蚤的前胃刺数量、刺形及端部形态都较相近,不同点在于人蚤刺粗大,齿多且钝,刺间隙较大,而斧形盖蚤和谢氏山蚤齿虽较人蚤少,但刺密集,刺间隙小,凹槽深。吸血消化时人蚤前胃内血液能顺利流过,鼠疫菌滞留机会少,菌栓形成率低,斧形盖蚤和谢氏山蚤血液易在前胃沉积,利于菌栓形成,这与鼠疫监测实际工作中斧形盖蚤和谢氏山蚤自然带菌率高相符。也支持了金萍:前胃刺具有的凹槽和齿有利于血液的沉积和细菌的聚集及繁殖,情况严重时形成菌栓,刺越密、齿越多,上述作用越有效。同时,首次发现了人蚤前胃刺末端 W 形的刺体呈 S 形弯曲,直缘双蚤指名亚种呈蛇头形喙状反折的刺,并得出蚤种不同其前胃的超微结构亦不同,表现出科的相似性。

表 3-13　青海 7 种染疫蚤消化道度量及数量

单位:μm

蚤种	性别	消化道		前胃		前胃刺			前胃刺数量/根
		长	宽	长	宽	最长	最短	平均	
斧形盖蚤	♀	1 186	382	179	217	64	40.9	53.8	689
	♂	825	309	133	205	53.8	38.4	46.6	520
谢氏山蚤	♀	1 444	464	218	256	64	38.4	57.9	720
	♂	1 340	443	154	243	58.8	38.4	49.7	648
腹窦纤蚤深广亚种	♀	876	258	174	205	51.2	35.8	44	492
	♂	1 031	258	89	154	33.2	30.7	32.8	374
人蚤	♀	1 237	312	256	307	71.2	48.6	64.5	664
	♂	1 258	454	179	225	66.6	53.8	57.6	548
红羊新蚤	♀	1 495	309	82	149	46.1	38.4	41.5	448
	♂	1 083	309	77	133	43.5	35.8	39.9	384
直缘双蚤指名亚种	♀	1 309	464	144	231	56.3	40.9	50.1	482
	♂	1 279	448	121	205	43.5	30.7	39.9	396
细钩盖蚤	♀	1 155	505	174	213	56.3	41	49.7	576
	♂	1 134	495	136	179	40.9	38.4	39.4	520

表 3-14　青海 7 种染疫蚤消化形态及形态

蚤名	前胃刺基	前胃刺末端	刺上齿	
			数目/枚	分布范围*
斧形盖蚤	四棱形	矛形、弯叉形	8~12	1/2、2/3
谢氏山蚤	三角形	矛形、舌形	5~12	1/3、2/3
腹窦纤蚤深广亚种	长方形	喇叭口形、弯叉形	5~8	1/2、2/3
人蚤	漏斗形	W 形、针形、大叉形	20~28	全长 2/3
红羊新蚤	矛形	喇叭口形、舌形、针形	6~8	1/3、1/2
细钩盖蚤	五棱形	矛形、弯叉形	6~12	1/2、2/3
直缘双蚤指名亚种	六棱形	W 形、舌形	6~10	1/3、1/2

*　分布范围是指单侧齿列长度比刺的长度。

　　(2) 蚤感染鼠疫菌的试验研究:对鼠疫自然疫源地内的斧形盖蚤、谢氏山蚤、圆指额蚤上位亚种、无棘额蚤和秃病蚤田鼠亚种等蚤种进行了实验感染鼠疫的观察,表明:这五种蚤在 16℃±2℃、20℃±2℃、24℃±2℃ 三个温度组,相对湿度 65%±5% 下均能感染鼠疫,总的感染率为 16.22%,其中以 24℃±2℃ 环境组的感染率最高,为 24.75%(表 3-15)。

表 3-15 不同温度条件下五种蚤感染鼠疫菌的能力

蚤种		16℃±2℃		20℃±2℃		24℃±2℃		蚤总数/匹(%)
		蚤数/匹	阳性数/%	蚤数/匹	阳性数/%	蚤数/匹	阳性数/%	
圆指额蚤上位亚种	♀60	7(11.67)	60	9(15.00)	60	17(28.33)	180(18.33)
	♂60	8(13.33)	60	9(15.00)	60	21(35.00)	180(21.11)
秃病蚤田鼠亚种	♀60	9(15.00)	60	13(21.67)	60	15(25.00)	180(20.56)
	♂60	11(18.33)	60	11(18.33)	60	17(28.33)	180(21.66)
无棘额蚤	♀60	3(5.00)	60	8(13.33)	60	9(15.00)	180(11.11)
	♂60	7(11.67)	60	7(11.67)	60	8(13.33)	180(12.22)
斧形盖蚤	♀60	4(6.70)	7	1(14.29)	11	4(36.36)	78(11.54)
	♂60	7(11.67)	11	2(18.18)	12	3(25.00)	83(14.46)
谢氏山蚤	♀60	3(5.00)	8	2(25.00)	9	2(22.22)	77(9.10)
	♂60	4(6.70)	7	2(28.57)	8	3(37.50)	75(12.00)
合计	600	63(10.50)	393	64(16.28)	400	99(24.75)	1 393(16.22)

对青海鼠疫自然疫源地内的斧形盖蚤、谢氏山蚤、圆指额蚤上位亚种、无棘额蚤和秃病蚤田鼠亚种等蚤种进行了实验感染形成鼠疫菌栓的观察,研究在三个温度 20℃、25℃、30℃ 和三个相对湿度 55%、75%、95% 条件下,选用鼠疫菌株 Pgm^+A_{1122} 和菌株 91001,对 5 种蚤定量感染 7 批,经 35 天的观察竟未见 1 只跳蚤形成菌栓,见表 3-16。说明蚤形成菌栓的能力是多种因素相互作用的结果,不同的蚤种自净能力亦不同,并不是所有的蚤种感染鼠疫后均能形成菌栓,尽管使用的是鼠疫强毒菌株进行感染,鼠疫菌在某些蚤体内仍不能繁殖。

表 3-16 鼠疫菌感染蚤形成菌栓的观察

菌株	蚤种	感染蚤数/只	形成菌检蚤数/只
Pgm^+A_{1122}	秃病蚤田鼠亚种	102	0
	无棘额蚤	96	0
	秃病蚤田鼠亚种	87	0
	无棘额蚤	90	0
91001	圆指额蚤上位亚种	34	0
	斧形盖蚤	12	0
	谢氏山蚤	18	0

蚤可分为狭嗜血性和广嗜血性的种类。前者只能吸取一定种类动物的血液,越出这一范围就不能生存,而广嗜血性的蚤种可以吸食多种动物的血液。在自然状态下斧形盖蚤和谢氏山蚤的带菌率最高,对宿主选择的特异性较强表现为狭嗜血性,但在实验室新羽化的斧形盖蚤和谢氏山蚤能吸兔血、羊血、猪血,从而感染鼠疫菌,见表 3-17。表现为广嗜血性的特性,说明喜马拉雅旱獭寄生蚤(斧形盖蚤、谢氏山蚤)在饥饿状态下可以不择宿主吸血,这种类型的跳蚤,对于鼠疫的扩散和感染人类具有重要的意义。

表 3-17 应用不同的动物血液蚤吸血率的比较

蚤种	兔血			羊血			猪血		
	蚤数/只	吸血蚤数/只	吸血率/%	蚤数/只	吸血蚤数/只	吸血率/%	蚤数/只	吸血蚤数/只	吸血率/%
圆指额蚤上位亚种	120	57	47.50	108	21	19.44	112	10	8.93
秃病蚤田鼠亚种	118	64	54.24	106	18	16.98	110	11	10.00
无棘额蚤	102	48	47.06	113	14	12.39	104	9	8.65
斧形盖蚤	35	8	22.86	33	3	9.09	31	3	9.68
谢氏山蚤	27	6	22.22	29	5	17.24	26	2	7.69
合计	402	183	45.52	389	61	15.68	383	35	9.14

7. 蚤类媒介与鼠疫关系的研究 蚤作为鼠疫的传播媒介,是蚤类自身种的特征。蚤类叮咬已经感染了鼠疫,并正在菌血症过程中的啮齿动物,就可以受到感染。感染后,鼠疫菌在跳蚤体内增殖,可以用细菌分离的方法检出。许多种类的跳蚤都能够感染鼠疫,但并不是每一只吸血的跳蚤都能够感染,吸血后感染的个体比率称为感染率。跳蚤感染鼠疫之后,鼠疫菌进入蚤类的消化系统,依靠吸入的血液中的营养物质大量增殖,并可能随着粪便排出。然而感染鼠疫后,鼠疫菌只限存在于蚤的消化系统内,不进入血淋巴,也不感染蚤的其他器官和细胞。作为鼠疫传播媒介的蚤类还有一种重要的特征,即在蚤的前胃中形成栓塞。吸入的血液在鼠疫菌的血浆凝固酶的作用下凝结成血块,包裹着大量增殖的鼠疫菌,称为菌栓。菌栓不断增大,甚至堵塞前胃,使蚤发生饥饿。饥饿的蚤反复叮咬吸血,用力抽吸的结果使血液冲刷菌栓表面,带走大量的鼠疫菌,并通过口器反吐回被叮咬的动物体内。以这种方式,一只栓塞的跳蚤可以感染多只动物,因而是传播鼠疫的重要因素。吸血感染后发生栓塞的比率,称为栓塞指数。蚤类感染鼠疫后排出鼠疫菌,才最终能够导致鼠疫的传播。然而并不是每一只感染的跳蚤,甚至发生栓塞的跳蚤,都能完成传播。寄主是否受到感染,主要受吸血时寄主的状态,以及吸血过程中能够注入寄主体内的鼠疫菌量决定。栓塞蚤能够完成传播的比率称为传播指数。感染鼠疫,对蚤类也是一种病态,其寿命会缩短,发生栓塞的个体,寿命缩短更加明显。蚤在发生栓塞后存活时间越长,其可能叮咬的寄主数量就越多,传播鼠疫的能力自然就越强。因而,栓塞后存活时间与感染后存活时间的比,称为栓塞存活指数。

曾有人主张蚤类作为鼠疫媒介的能力为这四个指数的乘积。然而,鼠疫的媒介传播还有许多没有研究清楚的环节,恐怕不是上面介绍的简单公式所能完全概括的。在鼠疫自然疫源地中,当然也不可能只存在一种跳蚤,不同种类的跳蚤,以及其他种类的节肢动物,共同构成了疫源地内的节肢动物群落。

与鼠疫媒介生存于同样生境中的,也会有不能感染鼠疫,或不具备作为主要媒介条件的种类。节肢动物群落中这样的竞争性种类的比例,也对鼠疫自然疫源地能否存在产生重大影响。以与家鼠有关的蚤种为例,印鼠客蚤是世界公认的鼠疫媒介,而缓慢细蚤则基本上没有传播鼠疫的能力。因此在鼠疫疫源地中,如果印鼠客蚤在群落组成中占优势,发生动物间流行的可能性很大,相反,缓慢细蚤占优势时则意味着流行的中止。

8. 宿主及宿主生境对蚤类的影响 宿主及宿主生境影响蚤类生态特征,它们的特征又影响着鼠疫传播的机制。詹心如等对旱獭寄生蚤生态特征进行了较为系统的观察发现:斧形盖蚤、谢氏山蚤和腹窦纤蚤深广亚种为其真性寄生蚤,其中前两种寄生于旱獭体表为体蚤,后一种为巢蚤;并且斧形盖蚤和谢氏山蚤它们一年只有一个产卵盛期,前者在夏季,后者在秋季;腹窦纤蚤深广亚种一年有三个产卵盛期,分别出现于春、夏和秋季。

肖柏林等通过实验室对阿巴盖新蚤、红羊新蚤、似升额蚤介中亚种、无棘鬃额蚤、前额蚤灰獭亚种、青海双蚤、谢氏山蚤、方形黄鼠蚤蒙古亚种(*Citellophilus tesquorum mongolicus*)斧形盖蚤、秃病蚤田鼠亚种等 10 余种(亚种)蚤的养殖,观察了这些蚤种的生活史,温、湿度对蚤类生长发育和寿命的影响,蚤类越冬方式等生物学特点,为本高原蚤类的防制提供了科学依据。

三、青海省鼠疫流行简史

(一) 青海省人间鼠疫流行概况

1. **1949 年前的人间鼠疫流行概况**　1949 年前青海省是旧中国较为闭塞、落后的地区之一,鼠疫不可能引起当时社会的关注。因此,几乎没有任何文献记载。虽然在伍连德的《鼠疫概论》中有一些记述,但大多数缺乏有力的佐证无从考证。1954 年中央卫生部委派原长春鼠疫防治所与西北卫生处,青海省防疫队共同进行青海省有史以来的鼠疫调查,从甘肃夏河拉卜楞寺院"满巴扎昌"扎喜嘉木措首次获悉:远在 1754 年前,在河南县一户蒙古族人家,似有鼠疫发生,其原因是人体接触到老鼠、狐狸及其他鼠类尸体而传染此病,可见青海省人间鼠疫流行历史之久远。经过访问、座谈和查阅有关资料,海北州从 1928 年至 1949 年共发生人间鼠疫 17 起,死亡 329 人之多,流行地区为祁连、海晏、门源和刚察等县的部分地区;海南州共和县大水桥地区 1936—1937 年有大批旱獭死亡,随后人亦病死,症状为发热、头痛、咳嗽、昏迷,有的吐血,前后死亡 50 余人;共和县铁卜加地区 1945 年 7 月至 1946 年 3 月当地流行一种发热、全身疼、吐血、吐黄水、腹泻等症状的疾病,死亡 80 多人,死后尸体全身黑色。1919 年海南州兴海县水塔拉纳洞队俄后尕曾发生疑似肺鼠疫,死亡 3 人,死者症状为发热、咳嗽、吐黄水、吐血等;1929 年,兴海县河卡沙纳寺发生鼠疫,死亡数名阿卡;1944 年,仁什科发生疑似肺鼠疫死亡 4 人;1945 年兴海县羊曲大队卫向沟发生疑似肺鼠疫,死亡 4 人;1947 年和 1949 年兴海县子科滩镇黄清村干加地区发生疑似肺鼠疫,死亡 2 人和 7 人。另外,据调查,1949 年前青海省黄南州河南、泽库、尖扎和同仁都有疑似人间鼠疫的流行。1938 年 8 月尖扎县一牧民在贵南县上岗察与尖扎滩交界处捡到一死喜马拉雅旱獭后剥皮感染,当时症状为高热、咳嗽、咳痰、咯血、胸痛。此次疫情共发病 11 人,全部死亡。据不完全统计,自 1754 年至 1949 年近二百年间,在 19 个县(地区)发生疑似鼠疫 116 起,发病 1 799 人,死亡 1 728 人。

2. **1949 年后的人间鼠疫流行概况**　1950—1958 年,先后发生 52 起疑似人间鼠疫疫情。1953 年兴海县阿去乎部落和金强地区各发生疑似肺鼠疫流行,死亡 6 人和 5 人。1953 年 8 月 7 日海南州贵南县常牧乡上岗察(该乡自 1956 年起划归贵德县)发生 1 起由于接触染疫旱獭后感染的疑似肺鼠疫流行,发病 6 人全部死亡。1951 年黄南州尖扎县各发生疑似鼠疫流行,发病 5~6 人,仅 1 人治愈。1953 年、1954 年该地再次发生的疑似鼠疫,分别死亡 4 人和 3 人。

3. **1958 年后的人间鼠疫流行概况**　1958 年 8 月首次采用鼠疫细菌学方法判定了青海省祁连县野牛沟察什河滩发生的人间肺鼠疫疫情,由此解开了青海省鼠疫防治工作的新篇章。1958—2011 年除 1984 年、1999 年、2000 年、2002 年、2007 年、2008 年、2010 年 7 个年份和 2012 年至今,均没有发生人间鼠疫疫情。1958—2012 年共判定人间鼠疫疫情 198 起,发病 468 例,死亡 240 例。其中,发病超过 10 例的肺鼠疫流行有 8 次,分别是:1960 年 9 月 19 日兴海县子科滩青年农场因剥食旱獭引起的肺鼠疫流行,发病 20 例,死亡 7 例;1961 年 10 月17 日都兰县热水乡发生一起剥食病死绵羊引起的肺鼠疫流行,发病 11 例,死亡 10 例;1963 年 9

月 12 日曲麻莱县曲马河乡发生一起因剥食病死兔子引起的肺鼠疫流行,发病 10 人,死亡 8 人;1970 年 7 月 17 日共和县东巴二队发生一起剥食旱獭引起的肺鼠疫流行,发病 50 例,死亡 4 例;1974 年 8 月 25 日曲麻莱县叶格公社三队第二作业组发生一起剥食旱獭引起的肺鼠疫流行,发病 10 例,死亡 3 例;1983 年 1 月 15 日玛多县黑海公社二队加隆沟发生一起蚤叮咬引起的肺鼠疫流行,发病 11 例,死亡 5 例;2004 年 9 月 14 日玉树州囊谦县尕羊乡麦迈村发生一起蚤叮咬引起的肺鼠疫流行,发病 14 例,死亡 6 例;2009 年 7 月 24 日兴海县子科滩镇直亥沟发生一起因密切接触牧犬引起的肺鼠疫流行,发病 12 例,死亡 3 例。最近一次人间鼠疫疫情是 2011 年西宁市湟源县发生的一起因剥食旱獭引起的腺鼠疫继发败血症鼠疫,发病 1 例,死亡 1 例。

(二)青海省人间鼠疫流行特点

1. 传染源 青海省鼠疫疫源地鼠疫传染源主要是被感染鼠疫病原菌的啮齿动物,以及偶尔卷入人间鼠疫流行的其他脊椎动物,多为次要的或一时性的传染源。经调查发现青海省境内分布的啮齿动物有 44 种,隶属 2 目 8 科 26 属。自 1954 年首次分离到鼠疫菌以来,用鼠疫细菌学方法发现可自然感染鼠疫动物包括 6 种啮齿类动物,7 种食肉类,3 种偶蹄类。用血清学方法在兔狲、胡兀鹫、荒漠猫、牦牛 4 种动物血清中检测到鼠疫特异性抗体,从而使青海省染疫动物的数量达到 20 种。啮齿类包括 5 种啮齿目:喜马拉雅旱獭、五趾跳鼠、小家鼠、根田鼠和青海田鼠;1 种兔形目:高原鼠兔;食肉类包括家犬、家猫、猞猁、赤狐、沙狐、艾鼬、狗獾;有蹄类包括藏系绵羊、藏原羚、西藏山羊。鼠疫患者包括重症鼠疫患者均可出现菌血症,只有肺鼠疫患者才可以通过呼吸道将鼠疫菌排出体外,经空气在人间传播成为传染源。

2. 临床病型 对 1958 年以来的鼠疫病例进行鼠疫病型饼图展示,1958 年来人间鼠疫病型统计图见图 3-9。原发性肺鼠疫 216 例,腺鼠疫 105 例,通过病型百分比证实肺鼠疫占 46.15%,腺鼠疫占 22.44%,肺鼠疫和腺鼠疫是青海省鼠疫流行中最为常见的病型。其次为继发性败血症鼠疫(腺鼠疫继发败血症鼠疫 53 例,腺鼠疫继发败血症 1 例,肠鼠疫继发败血症鼠疫 6 例)和继发性肺鼠疫(腺鼠疫继发肺鼠疫 48 例,败血症鼠疫继发肺鼠疫 2 例,肠鼠

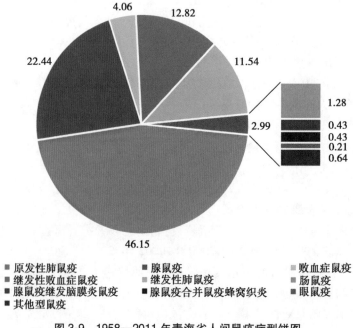

图 3-9 1958—2011 年青海省人间鼠疫病型饼图

疫继发肺鼠疫 3 例,眼鼠疫继发肺鼠疫 1 例。鼠疫发病超过 10 例的肺鼠疫流行有 8 次,21 世纪后发生 2 次,分别是:2004 年 9 月 14 日玉树州囊谦县尕羊乡麦迈村发生一起蚤叮咬引起的肺鼠疫流行,发病 14 例,死亡 6 例;2009 年 7 月 24 日兴海县子科滩镇直亥沟发生一起因密切接触病死牧犬引起的肺鼠疫流行,发病 12 例,死亡 3 例。

3. **传播途径** 青藏高原喜马拉雅旱獭鼠疫疫源地内染疫动物种类多,因此人类接触染疫动物的机会也会随之增多,通过直接接触或剥食旱獭而感染鼠疫是当地发生人间鼠疫的主要途径和方式。同样,青海省鼠疫疫源地内染疫动物种类也很繁多,通过直接接触或剥食旱獭而感染鼠疫亦成为人间鼠疫的传播的重要途径和方式。据统计,1958—2012 年共判定的 198 起人间鼠疫疫情中,因剥食旱獭发生 130 起,发病 165 人,占人间鼠疫疫情 65.66%;接触牧犬、家猫、牦牛、藏系绵羊等染疫动物引发的人间鼠疫计 30 起,发病 57 人,占人间鼠疫疫情 15.20%。其中,剥食藏系绵羊发生 13 起,发病 38 人;剥狐狸皮发生 6 起,发病 6 人;剥猞猁皮发生 2 起,发病 4 人;剥食黄羊发生 2 起,发病 2 人;接触牧狗发生 4 起,发病 4 人;接触野猫发生 2 起,发病 2 人;接触野兔发生 1 起,发病 1 人(表 3-18)。

表 3-18 1958—2011 年青海省人间鼠疫病例主要感染方式

感染方式	剥食旱獭	剥食藏系绵羊	剥食黄羊	剥狐狸皮	剥猞猁皮	接触牧狗	接触野猫	接触野兔	接触患者	蚤叮咬	传染源不详	合计
感染次数/起	130	13	2	6	2	4	2	1	20	16	2	198
发病人数/人	165	38	2	6	4	4	2	1	216	20	10	468

值得注意的是,2004 年玉树州囊谦县、2009 年海南州兴海县发生的 2 起肺鼠疫疫情均是当地牧民接触染疫牧犬而引起。鼠疫病例的传播途径还包括接触鼠疫患者和蚤叮咬,接触患者 20 起,发病 216 人;蚤叮咬发生 16 起,发病 20 人。

(1) 从宿主动物到人的传播:在喜马拉雅旱獭疫源地通过剥皮、食肉的方式,鼠疫菌经皮肤或口腔黏膜感染,捕食旱獭染疫占 70.20%,剥食藏系绵羊染疫占 9.60%,剥狐狸、猞猁皮染疫占 4.04%,接触狗、猫染疫占 3.03%,剥食黄羊染疫占 1.01%,接触兔染疫占 0.51%。

(2) 从蚤到人的传播:鼠疫的传播是虫媒传染病的经典传播方式,蚤类通过吸血传感染。据统计,经蚤到人的传播条件和蚤叮咬的感染方式在各类疫源地内发生的频率不同,家鼠鼠疫疫源地几乎可达 100%,而喜马拉雅旱獭疫源地为 8.08%。

(3) 从人到人的传播:肺鼠疫患者的咳嗽、咳痰可致大量鼠疫菌播散在空气中形成气溶胶而造成空气飞沫传播。60 年间因接触患者发病 34 起,占发病起数的 17.17%,发病数为 216 例,占发病总数的 46.15%。

4. **流行的季节性特点** 人间鼠疫流行季节为每年的 5~10 月,高峰期在 7、8、9 月份,人间鼠疫的增长与人们对旱獭的捕猎活动季节密切相关。鉴于旱獭为冬眠动物,流行呈单峰型。依据 1960—2009 年人间鼠疫分离菌株情况统计:1~3 月份离鼠疫菌 2 株,4~6 月份离鼠疫菌 214 株,7~9 月份离鼠疫菌 646 株,10~12 月分离鼠疫菌 80 株,分离高峰期为 4~9 月。菌株分离多寡与鼠疫病例呈相关性。

5. **流行的年际变化** 青海省动物鼠疫自然疫源地证实于 1954 年,1958 年确诊第 1 例人间鼠疫病例,至 2011 年为止,共发生人间鼠疫疫情 198 起,发病 468 例,死亡 240 例,病死率为 51.28%。除 1972 年、1984 年、1999 年、2000 年、2002 年、2007 年、2008 年、2010 年未发生人间鼠疫外,其他各年间都有人间鼠疫发生。其中,50 年代共发病 28 例,60 年代共发病 199 例,70 年代发病 102 例,80 年代发病 63 例,90 年代发病 36 例,2000—2011 年共发病 40 例。各年份大多为散发病例,2004 年出现了多点散发流行,共发生人间鼠疫 7 起,确诊鼠疫病例 20 例,死亡 9 例,病死率为 45.00%,是继 1983 年以来青海省鼠疫发病人数和疫情起数最多的 1 年,且 2004 年、2009 年发生了局部地区肺鼠疫暴发流行。

青海省人间鼠疫病例在各疫源县的近 60 年来的地区和年代分布见图 3-10 所示。在图中海南州共和县人间鼠疫病例最多,是因为 1970 年 7 月 17 日在共和县东巴二队发生过一起剥食旱獭引起的肺鼠疫流行,疫情发病 50 例,死亡 4 例而造成的。50 年代共发病 28 例,主要分布在海北州祁连、海晏、刚察、门源 4 县;60 年代共发病 199 例,主要分布在海北州门源、祁连、海晏、刚察县,海南州共和、兴海县,海西州都兰、乌兰、天峻县,黄南州同仁、河南县,玉树州杂多、玉树(现为玉树市)、曲麻莱、治多县,西宁市湟源、湟中等 17 个县;70 年代发病 102 例,主要分布在海北州刚察、门源县,海西州格尔木市、都兰、天峻县,海南州共和县,黄南州同仁、泽库县,果洛州玛多县,玉树州曲麻莱、玉树(现玉树市)、囊谦、治多、杂多县,西宁市湟源等 15 个县;80 年代发病 63 例,主要分布在海北州海晏、门源、祁连县,海南州共和县,黄南州泽库县,果洛州玛多、玛沁县,玉树州曲麻莱、称多、囊谦、玉树(现为玉树市)、治多等 12 个县;90 年代发病 36 例,主要分布在玉树州囊谦、称多、玉树(现为玉树市)、曲麻莱、治多县,海西州乌兰县、德令哈市,海东地区互助等 8 个县;2000—2011 年共发病 40 例,主要分布在玉树州囊谦、治多县,海南州兴海、同德县,海北州祁连县,海西州乌兰县及西宁市湟源、湟中等 8 个县。青海省东部农业区部分(主要是湟源、湟中)农民受经济利益驱动,

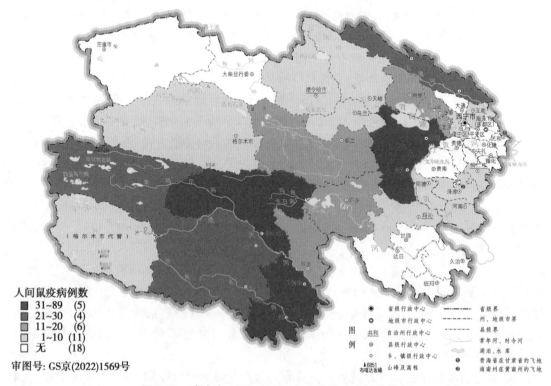

图 3-10　青海省 1958—2011 年人间鼠疫病例分布图

私自进入鼠疫自然疫源地区进行非法猎捕剥食喜马拉雅旱獭,而且捕獭地点远至甘肃、新疆、西藏和青海省动物鼠疫流行高发地区的青南地区和海西西部地区,感染发病后乘车返家,造成青海省多起鼠疫远距离传播的案例。仅 2001—2011 年青海省发生的 14 起人间鼠疫疫情中,有 7 起是由他们非法猎捕剥食喜马拉雅旱獭而引起的。

6. **地区分布**　发病地区主要分布在青海海西、海北、海南、黄南、玉树、果洛州及西宁市的 25 个县市,20 世纪 60—70 年代主要分布在青海湖环湖地区,80 年代后在玉树、祁连、天峻、乌兰、德令哈、格尔木等地区流行较为猛烈。

7. **鼠疫发病与年龄、性别、职业的关系**　1958 年确诊第 1 例人间鼠疫病例,至 2012 年为止,共发病 468 例,喜马拉雅旱獭疫源地人间鼠疫的人群分布具有明显的社会行为特征,患者多为当地农牧民和外来务工人员,其中,男性 342 例,女性 126 例,一般以 20~39 岁的成年男性居多,占总发病数的 20.60%,占首发病例的 68.40%。其原因主要是由于该年龄组的人员在野外参加各种生产活动,参与狩猎、剥食染疫动物、放牧等与染疫动物接触的机会增多有关。鼠疫在各年龄段均有发病,人类对鼠疫普遍易感,年龄最小的仅 15 月龄,最大 77 岁。

(三) 青海省动物鼠疫流行概况

1. **动物鼠疫的发现**　据史料记载,鼠疫病(俗称“哈拉病”)在青海地区东自尖扎县西至贵南县下岗差地区,西南至同德县东南至甘肃夏河至河南县以及同仁市,西南至泽库县等广袤地区,自 1911 或更早以前就有散在的断续发生与流行。1954 年根据青海省人民政府批准青海省卫生厅关于开展青海省贵南县常牧地区是否存在“鼠疫病灶”的计划,中央卫生部、西北卫生局、青海省卫生处派员联合组成青海省民族卫生工作队,对青海省贵南常牧区上岗察地区进行了鼠疫疫源地调查。通过调查了解该地区啮齿动物区系、密度及分布和蚤类指数等,以及搜集大量各种动物昆虫材料进行病原学检验,共检验各种材料 306 份,其中旱獭 209只,小型鼠类 27 只,野兔 6 只,旱獭体蚤一批(50 匹),旱獭巢蚤一批(161 匹),旱獭虱一批(4 匹)。以上检验材料中包括自毙旱獭 9 只,自毙小家鼠 1 只,自毙狐狸 1 只,自毙高原鼢鼠 1 只。以上材料均收集于以上岗察及岗察寺为中心,半径 20~40km 的范围内,其中上、下刚察 19 个点,以上岗察的古德盖、大里卡菌、郭木彭和下岗察的瓦龙盖为重点。自常牧区上岗察大里卡菌据点检获的一只活旱獭和常牧区曲玛塘的郭木彭地区的一只自毙旱獭中分别分离到一株鼠疫耶尔森菌。说明当地旱獭间鼠疫正在流行。这是青海省首次用细菌学方法分离到鼠疫菌,从而证实青海省存在旱獭鼠疫自然疫源地。此后,青海省开展了大规模的鼠疫疫源地调查和鼠疫监测工作,结果发现和证实旱獭间鼠疫流行经常波及犬、狐狸、猞猁等食肉动物和藏系绵羊、黄羊等食草类动物。2001 年青海省发现了青海田鼠鼠疫疫源地,使青海省鼠疫疫源地由单一的喜马拉雅鼠疫自然疫源地,增加为 2 种类型的疫源地。截至 2014年青海省共发现有 30 个县存在动物鼠疫流行,包括海西州的乌兰、天峻、都兰 3 县,德令哈、格尔木 2 市和茫崖(现为茫崖市)、冷湖 2 个行委;海南州的共和、兴海、贵德、贵南、同德 5 个县;海北州的祁连、门源、刚察、海晏 4 个县;玉树州的玉树、称多、治多、杂多、囊谦、曲麻莱 6个县;黄南州的同仁(现为同仁市)、尖扎、河南、泽库 4 个县;果洛州玛多、玛沁县 2 个县及海东地区的循化县;西宁市的湟源县。另有 4 个县包括果洛州的达日、班玛、久治 3 县和海东市的互助县发现有血清学阳性材料。目前,共有 20 种动物参与动物鼠疫流行,用鼠疫细菌学方法发现可自然感染鼠疫动物有 5 种啮齿类动物,7 种食肉类,3 种偶蹄类。其中啮齿类 4种:喜马拉雅旱獭、五趾跳鼠、小家鼠、根田鼠;兔形目 1 种:高原鼠兔;食肉类 7 种:犬、家猫、猞猁、赤狐、沙狐、艾鼬、狗獾;偶蹄类包括藏系绵羊、藏原羚、西藏山羊等 3 种。用血清学方法在兔狲、胡兀鹫、荒漠猫、牦牛中发现鼠疫 F1 抗体。另外,青海省共发现染疫媒介昆虫 12

种,分别是:斧形盖蚤、谢氏山蚤、腹窦纤蚤深广亚种、人蚤、原双蚤指名亚种、细钩盖蚤和直缘双蚤指名亚种、圆指额蚤上位亚种、二齿新蚤、草原硬蜱、血红扇头蜱和古北拟颚虱。

2. 1954—2020 年动物鼠疫流行情况 青海省自 1954 年首次在海南州贵南县常牧乡上岗察地区(该地区现隶属海南州贵德县)发现动物鼠疫到 2020 年,动物间鼠疫几乎连年不断。1954—1959 年发现动物鼠疫 7 起,波及海南、黄南和海北 3 个州的 6 个县。其中,贵南、河南、尖扎、门源和刚察县各 1 起、祁连县 2 起;1960—1969 年发生动物鼠疫 19 起,波及海南、海北、玉树和海西 4 个州的 8 个县(市)。其中,门源和都兰县各 1 起,兴海、刚察、玉树县(现为玉树市)和格尔木市各 2 起,海晏县 4 起,共和县 5 起;1970—1979 年发生动物鼠疫 11 起,波及海东、海西、海北、黄南和果洛 6 个(市)州的 10 个县(市、行委)。其中,乌兰、循化、刚察、海晏、玛沁、玛多县和冷湖镇(原)、茫崖镇(原)和德令哈市各 1 起,泽库县 2 起;1980—1989 年发生动物鼠疫 26 起,波及海南、海北、海西、玉树和果洛 6 个州的 15 个县(市)。其中,海晏、都兰、天峻、玛多、共和、贵南、曲麻莱和称多县各 1 起,乌兰、门源、兴海县和格尔木市各 2 起,玉树(现为玉树市)、囊谦县各 3 起,祁连县 4 起;1990—1999 年发生动物鼠疫疫情 27 起,波及玉树、海西、海南和黄南 4 个州的 11 个县(市),其中,都兰、曲麻莱、同德、泽库、治多县各 1 起,格尔木市 2 起,称多县 3 起,德令哈市和乌兰、囊谦县各 4 起,玉树县(原)5 起;2000—2009 年发生动物疫情 36 起,波及玉树、海西、海北和海南 4 个州的 9 个县(市)。其中,祁连、同德、兴海县各 1 起,称多、治多县和德令哈市各 3 起,天峻县 4 起,玉树县 5 起,格尔木市 6 起,乌兰县 9 起;2010—2020 年发生动物疫情 12 起,波及海西、海北和玉树 3 个州 7 个县(市)。其中,称多县和德令哈市各 1 起,祁连、玉树县(现为玉树市)各 2 起,乌兰县 4 起,天峻、都兰县各 1 起,见图 3-11 和表 3-19。

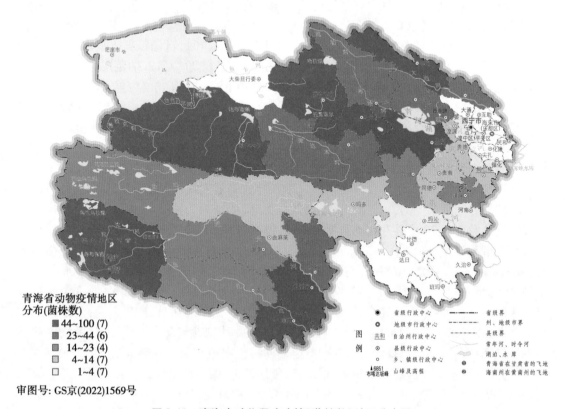

青海省动物疫情地区
分布(菌株数)
■ 44~100 (7)
■ 23~44 (6)
■ 14~23 (4)
□ 4~14 (7)
□ 1~4 (7)

审图号: GS京(2022)1569号

图 3-11 青海省动物鼠疫疫情(菌株数)地区分布图

表 3-19　青海各疫源县鼠疫菌的发现

疫源地	年份	玉树州						果洛州		黄南州				海西州						海南州					海北州				西宁市		海东地区
		王树市	囊谦	杂多	治多	曲麻莱	称多	玛多	玛沁	同仁	尖扎	河南	泽库	格尔木	德令哈	乌兰	都兰	茫崖	冷湖	共和	同德	贵德	兴海	贵南	海晏	刚察	门源	祁连	湟源	湟中	循化
A	1954											⊙										△									
	1956																									★					
	1957									△	△						△								△	△					
	1958																										★	★			
	1960																			◎											
	1961																														
	1962																												★		
	1963	★		★																											
	1964				★																										
	1965																													☆	
	1966															★															
	1967																														
	1970					△								△																	△
	1972																		△												
	1973		△																												
	1978							△	△				△																		
	1979																	△													
	1980						△														△										
	1985																							△							
	1991																														
	1995														☆																
B	2001	◇																													

注：A. 青藏高原喜马拉雅旱獭鼠疫自然疫源地；B. 青藏高原青海田鼠鼠疫自然疫源地
△：喜马拉雅旱獭　☆：人户　★：患者　◎：狐狸　⊙：高原鼠兔　◇：青海

综上所述,20 世纪 50~80 年代青海省动物鼠疫多发生在环青海湖地区和玉树地区,此后由于青海省在环青海湖地区开展了以"灭獭拔源"为主的鼠疫综合防治措施,致使该地区旱獭密度大幅度下降,从而极大地降低了动物鼠疫流行的强度。直到现阶段青海省海南州的共和、贵南、贵德三县和海北州的刚察县、海晏县和门源县等以往动物鼠疫流行较为严重地区一直处于相对静息状态。20 世纪 90 年代青海省动物鼠疫主要流行在青南地区的玉树州、海南州、海西州和黄南州的部分地区。尤其是玉树地区动物鼠疫流行异常猛烈,经常波及人,造成人间鼠疫的流行。进入 21 世纪以来,青海省玉树州、海西州和海北州的祁连县动物鼠疫流行呈现上升趋势。其中,多年来一直处于静息状态的兴海县鼠疫疫源地动物鼠疫,于 2009 年再次活跃,并波及人间造成人间肺鼠疫暴发流行,此次人间疫情和 2004 年囊谦县人间肺鼠疫暴发流行成为近 30 年来我国危害最为严重的人间鼠疫。

四、青海省鼠疫菌病原学生物学特性

青海省自 1954 年从海南州贵德县常牧乡上岗察地区喜马拉雅旱獭体内分离到第一株鼠疫菌发现鼠疫自然疫源地以来,在全省范围内进行了广泛而深入的疫源地调查和鼠疫监测工作,以鼠疫细菌四步检验为主要依据,从不同地区、宿主、媒介体内共分离鼠疫菌千余株,青海省鼠疫疫源地鼠疫菌地区分布见表 3-19 中所示。青海省最早人体分离鼠疫菌的时间是 1958 年 8 月 17 日在祁连县野牛沟察汉河,最晚是 2011 年 9 月湟源县分离的鼠疫菌;分离到鼠疫菌最早的月份是 4 月份,最晚是 11 月份。

(一) 生化特性

青藏高原喜马拉雅旱獭鼠疫自然疫源地分离的鼠疫菌进行生化性状试验,大部分鼠疫菌硝化反应阴性、脱氮阳性、均不形成靛基质、V-P 反应阴性、甲基红试验阳性、不分解尿素、不液化明胶、醋酸铅阳性、枸橼酸盐不生长、pH 不变、在奥腾培养基上经一昼夜后 pH 均改变(由绿色变为黄色)、在钼酸铵培养基上 24 小时后由玫红色消退变为淡黄色。对糖醇类的酵解试验:酵解阿胶糖、葡萄糖、甘露糖、甘露醇、甘油、水杨素;不酵解乳糖、蔗糖、蜜二糖、松山糖、山梨醇、鼠李糖、山梨糖;对麦芽糖的发酵不一,祁连、门源地区分离的鼠疫菌株不发酵麦芽糖,其余地区分离鼠疫菌在 24 小时内迅速酵解。

2015 年,祁美英对青海省 2 块疫源地内 1 267 株鼠疫菌进行糖醇类的酵解试验和生化性状试验,结果喜马拉雅旱獭鼠疫自然疫源地大部分鼠疫菌脱氮阳性 99.60%(1 208/1 213);对糖醇类的酵解试验,大部分鼠疫菌酵解阿胶糖、甘油,不酵解蜜二糖、鼠李糖,对麦芽糖在 24 小时内迅速酵解,但祁连、门源地区分离的鼠疫菌株不发酵麦芽糖,结果见表 3-20 中所示。

表 3-20　青海省鼠疫自然疫源地鼠疫菌生化性状及地区分布情况

主要宿主	菌株数	阿胶糖 +	阿胶糖 -	鼠李糖 +	鼠李糖 -	麦芽糖 +	麦芽糖 -	蜜二糖 +	蜜二糖 -	甘油 +	甘油 -	脱氨 +	脱氨 -	生化型	地区分布(省县)
喜马拉雅旱獭	1 131	1 126	5	4	1 127	1 131	0	17	1 114	1 131	0	1 126	5	青藏高原型	刚察、共和、乌兰、曲麻莱等[1]
	82	82	0	0	82	0	82	0	82	82	0	82	0	祁连山型	祁连、门源等
青海田鼠	54	0	54	54	0	54	0	54	0	54	0	0	54	川青高原型	青海:称多 四川:石渠

注:[1] 除包括刚察、共和、乌兰、曲麻莱等外还有循化、海晏、同仁、泽库、尖扎、河南、贵德、兴海、湟源、贵南、玛沁、玛多、玉树、杂多、称多、治多、囊谦、德令哈、格尔木、天峻、都兰、冷湖、芒崖、门源、祁连、同德。

（二）毒力特性

毒力是不同菌株的个体特征,是指某个菌株对某种动物能引起某种特异性疾病的能力,是细菌致病力强弱程度的体现。鼠疫菌和其他病原微生物一样,不同的菌株其毒力有明显的差异。毒力很强的细菌,只要几个菌便可引起易感动物发病或死亡,但毒力弱的即使感染量很大亦不引起易感动物发病。在自然界可以分离到强毒、中等毒力、弱毒和各种变异的鼠疫菌株,即使在同一次鼠疫流行和流行的不同时期所分离的鼠疫菌其毒力也有差异。一般来说,在流行的初期和高峰期所分得的鼠疫菌毒力较强,而流行末期鼠疫菌毒力较弱。在同一株强毒菌中也可分离出低毒或弱毒的鼠疫菌变异个体。研究鼠疫菌的毒力豚鼠是最好的实验动物,因为这种动物对鼠疫菌敏感,对鼠毒素反应弱,小白鼠则对鼠毒素敏感。鼠疫菌毒力通常以 MLD(最小致死量)或 LD_{50}(半数致死量)表示。代瑞霞等对青海省两块鼠疫自然疫源地分离的 392 株鼠疫菌进行了小白鼠毒力试验,结果见表 3-21。93.26%(367/392)的鼠疫菌为强毒菌。

表 3-21　青海省鼠疫菌毒力试验结果

疫源地类型	对实验动物毒力(LD_{50})/个菌				合计
	1~99	100~999	1 000~10 000	>10 000	
喜马拉雅旱獭鼠疫疫源地	323	42	8	14	387
青海田鼠鼠疫疫源地	0	2	2	1	5
合计	323	44	10	15	392

青海省各地区分离的 392 株鼠疫菌对小白鼠 LD_{50} 结果显示:LD_{50} 小于 100 的菌株有 323 株,占 82.39%(323/392);LD_{50} 大于等于 100 小于 1 000 的菌株有 44 株,占 11.22%(44/392);LD_{50} 小于 1 000 为强毒菌有 367 株,占 93.62%(367/392);LD_{50} 大于等于 1 000 小于 10 000 的菌株有 10 株,为中等毒力菌株,占 2.55%(10/392);LD_{50} 大于等于 10 000 的菌株有 15 株,为弱毒菌,占 2.55%(15/392),其中,LD_{50} 大于等于 1 亿的菌株有 5 株,占 1.27%(5/392),分布于共和县、兴海县、格尔木市和都兰县,分离宿主为人尸体、喜马拉雅旱獭和五趾跳鼠。

（三）毒力决定因子

Burrows 在研究鼠疫菌的毒力和抗原结构与鼠疫菌所表现的某些特征之间的关系时,提出关于鼠疫菌毒力多原性理论。这个概念的实质在于鼠疫菌的毒力和某些性状有关,毒力是鼠疫菌某些性状的综合表现,产生荚膜抗原($F1^+$)、毒力抗原(VW^+)以及是否依赖外源性 Ca^{2+},在氯化血红素培养基上形成色素的能力(Pgm^+),有无产生鼠疫杆菌素 I(PstI)的能力等均认为是与毒力有关的性状,并把这些性状称作毒力决定因子。WHO 鼠疫专家委员会认为,鼠疫菌毒力决定因子只有 4 个,即 F1、VW、Pgm 和 PstI。

代瑞霞以青海省内 1954—2012 年不同地区、宿主、媒介体内分离的 952 株鼠疫菌作为研究对象,进行了毒力因子试验,结果见表 3-22 所示,所有菌株均能产生荚膜抗原(F1),99.89%(951/952)菌株能产生鼠疫杆菌素 I(Pst I),89.18%(849/952)菌株能产生毒力抗原因子(VW),色素沉着因子(Pgm+)菌株占 83.61%(796/952),色素沉着因子(Pgm±)菌株占 6.93%(66/952),色素沉着因子(Pgm−)菌株占 9.45%(90/952)。83.60%(796/952)的鼠疫菌 4 种毒力因子检测均为阳性(荚膜抗原、鼠疫杆菌素 I、毒力抗原因子、色素沉着因子),93.26%(367/392)的鼠疫菌毒力检测结果显示为强毒菌。

表 3-22 青海省鼠疫自然疫源地鼠疫菌毒力因子检查

疫源地	生态型	菌株数	毒力因子								
			FI		PstI		VW		Pgm		
			+	-	+	-	+	-	+	-	+-
喜马拉雅旱獭疫源地	青藏高原型	879	879	0	879	0	796	83	732	85	62
	祁连山型	61	61	0	61	0	53	8	52	5	4
青海田鼠疫源地	青海田鼠型	12	10	0	11	1	0	12	12	0	0

（四）营养需求

鼠疫菌为典型的异养菌,它不能从简单的无机盐合成复杂的原生质,必须供给多种有机物,如蛋白质、蛋白胨、氨基酸及维生素等,以获得碳源和氮源,才能生长繁殖。Rao(1939年)认为鼠疫菌的生长需要脯氨酸、苯丙氨酸和胱氨酸,丝氨酸、丙氨酸、谷氨酸和蛋氨酸可以作为鼠疫菌的氮源和能源。血红素刺激鼠疫菌生长的作用较强,它和维生素 B_1、维生素 B_3 联合使用效果更好。Higuchi 及 Carlin(1958 年)用化学限定培养基对鼠疫菌营养要求进行研究,发现苯丙氨酸、半胱氨酸是鼠疫菌生长时必需氨基酸,同时证明鼠疫菌在 27℃时需要 L-谷氨酸、DL-亮氨酸、DL-缬氨酸、L-脯氨酸、DL-苏氨酸及甘氨酸,在 37℃下还需要异亮氨酸,说明鼠疫菌的营养需求与培养温度有关。

1. **青海鼠疫菌对氨基酸的需求及营养类型** 王秦宁等(1994 年)收集青海省喜马拉雅旱獭疫源地 1960—1992 年不同地区,不同宿主及媒介分离的 462 株鼠疫菌进行了对 7 种氨基酸的需求营养需求及突变的研究。利用 Lawton 氏最小培养基进行初筛,应用影印与定量法同步在 28℃下进行培养,结果见表 3-23。所测 462 株鼠疫菌均能在 Lawton 氏最小培养基上生长,而在 7 种氨基酸的限定培养基上,95% 的鼠疫菌株需要苯丙氨酸(Phe⁻)、甲硫氨酸

表 3-23 青海省 462 株鼠疫菌的营养类型

营养型		菌株数	%
基本营养型	Phe⁻	453	98.1
	Met⁻	456	98.7
	Cys⁻	453	98.1
营养依赖型	Val⁻	121	26.2
	Gly⁻	1	0.2
	Ile⁻	4	0.9
	Val⁻ Gly⁻	2	0.4
低营养型	Phe⁺	9	1.9
	Met⁺	5	1.1
	Cys⁺	8	1.7
	Met⁺ Cys⁺	1	0.2

注:-依赖;+不依赖;±半依赖。

（Met⁻）和半胱氨酸（Cys⁻）。少数菌株出现了营养突变,形成四种营养依赖型:缬氨酸依赖（Val⁻）、异亮氨酸依赖（Ile⁻）、甘氨酸依赖（Gly⁻）和缬、甘氨酸联合依赖（Val⁻Gly⁻）;四种低营养型:苯丙氨酸不依赖（Phe⁺）、甲硫氨酸不依赖（Met⁺）、半胱氨酸不依赖（Cys⁺）和甲硫、半胱氨酸联合不依赖（Met⁺Cys⁺）。试验表明,苯丙氨酸、甲硫氨酸和半胱氨酸是青海省鼠疫菌的基本生长因子,甘氨酸、缬氨酸、异亮氨酸,则是促进生长因子。

2. **鼠疫菌的营养需求和地理分布、宿主等的关系**　青海省不同地区鼠疫菌对氨基酸的需求不同,结果见表 3-24 中所示,青海省 33 个疫源县有 14 种营养类型,同一个疫源县内鼠疫菌的营养需求都存在差异。说明青海鼠疫菌虽然均分离自喜马拉雅旱獭疫源地,但因各自的地理环境、海拔、植被及动物种类等不同,因此造成它们对七种氨基酸的需求具有差异,表现出本疫源地鼠疫菌独特的营养需求差异。青海省鼠疫菌对氨基酸的营养需求是其长期存在于特定的生态环境所形成的一个独立系统,是长期进化的结果,其营养表型可能与毒力的表达无直接的联系。

表 3-24　青海省不同地区鼠疫菌对氨基酸的需求

群别	菌株数	%	从 Lawton 培养基中减							菌株来源
			Phe	Met	Cys	Val	Gly	Glu	Ile	
1	318	68.8	−	−	−	+	+	+	+	共和等 29 个疫源县
2	110	23.8	−	−	−	−	+	+	+	共和等 29 个疫源县
3	8	1.7	+	−	−	+	+	+	+	刚察、共和、湟源、乌兰、曲麻莱
4	3	0.7	−	+	−	+	+	+	+	刚察、祁连、囊谦
5	2	0.4	−	−	−	−	−	+	+	海晏、乌兰
6	1	0.2	+	−	−	−	+	+	+	囊谦
7	3	0.7	−	−	+	+	+	+	+	玉树、格尔木、玛多
8	5	1.1	−	−	−	−	−	+	+	刚察、天峻、玉树
9	1	0.2	−	+	−	−	+	+	+	兴海
10	4	0.9	−	−	−	+	+	+	−	都兰、玉树、贵德、乌兰
11	3	0.7	−	−	−	−	±	+	+	玉树
12	1	0.2	−	−	−	+	±	+	+	囊谦
13	2	0.4	−	−	−	−	−	+	+	杂多、囊谦
14	1	0.2	−	−	−	−	−	−	+	囊谦
合计	462	100.0								

注:−依赖;+不依赖;±半依赖。

对不同生态型的鼠疫菌营养型进行比较,发现青藏高原型和祁连山型的菌株均为 Phe⁻、Met⁻和 Cys⁻,以 Val⁻在青藏高原型中居多,结果见表 3-25。

同时也发现低营养型鼠疫菌似乎和宿主无关,但营养依赖型 Val⁻菌株多分布在本疫源地的主要贮存宿主喜马拉雅旱獭,结果显示见表 3-26。

表3-25　青海省不同生态型鼠疫菌的营养突变

生态型	菌株数/%	营养突变型/%							
		Val⁻	Gly⁻	Ile⁻	Val⁻Gly⁻	Phe⁺	Met⁺	Cys⁺	Met⁺Cys⁺
青藏高原型	412(89.2)	113(27.1)	1(0.2)	4(1.0)	2(0.5)	9(2.2)	4(1.2)	8(1.9)	1(0.2)
祁连山型	50(10.8)	8(16.0)	0(0.0)	0(0.0)	0(0.0)	0(0.0)	1(2.0)	0(0.0)	0(0.0)
合计	462(100.0)	121(26.2)	1(0.2)	4(0.9)	2(0.4)	9(1.9)	5(1.1)	8(1.7)	1(0.2)

表3-26　不同宿主鼠疫菌的营养突变

宿主	菌株数/%	营养突变型/%							
		Val⁻	Gly⁻	Ile⁻	Val⁻Gly⁻	Phe⁺	Met⁺	Cys⁺	Met⁺Cys⁺
M.H	324(70.1)	86(26.5)	1(0.3)	4(1.2)	2(0.6)	5(1.5)	3(1.9)	4(1.2)	0(0.0)
昆虫	57(12.3)	19(33.3)	0(0.0)	0(0.0)	0(0.0)	2(3.5)	1(1.8)	2(3.5)	0(0.0)
人	69(14.9)	15(21.7)	0(0.0)	0(0.0)	0(0.0)	2(2.9)	1(1.5)	2(1.5)	1(1.5)
其他	12(2.7)	1(8.3)	0(0.0)	0(0.0)	0(0.0)	0(0.0)	0(0.0)	0(0.0)	0(0.0)
合计	462(100.0)	121(26.2)	1(0.2)	4(0.9)	2(0.4)	9(1.9)	5(1.1)	8(1.7)	1(0.2)

注：M.H:喜马拉雅旱獭。

（五）对抗菌药物的敏感性

1. 鼠疫菌对新型抗菌药物的敏感性试验　一般认为磺胺类药物对鼠疫菌只有抑制作用,而无杀灭作用。对鼠疫菌有杀菌和抑菌作用的有链霉素、四环素、卡那霉素、庆大霉素、氯霉素、环丙沙星等。实验证明,大蒜、葱、中药浸液对鼠疫菌有一定抑菌、杀菌作用。有些细菌(如葡萄球菌、大肠杆菌、变形杆菌等)对鼠疫菌有拮抗作用。

祁芝珍等对4类30种抗菌药物进行药敏试验,其中β-内酰胺类药物16种、氨基糖苷类2种、大环内酯类4种、喹诺酮类8种。试验结果表明鼠疫菌对上述抗菌药物的敏感性依次为β-内酰胺类、喹诺酮类和氨基糖苷类。鼠疫菌对27种抗菌药物高度敏感,其敏感性见表3-27中所示。β-内酰胺类以青霉素的敏感性占首位,β-内酰胺类/酶抑制剂复合物居二,其中氨苄西林/舒巴坦优于阿莫西林/棒酸;头孢类的敏感性也较好,排第三位,四代产品中以第三代为优,第一代次之,第四代稍好,而第二代相对较低;排序为头孢唑肟>氨苄西林/舒巴坦>氨苄西林>头孢他啶>头孢克肟>头孢噻吩>头孢噻肟>氨曲南>头孢曲松>头孢西丁>阿莫西林/棒酸>头孢唑林>头孢吡肟>头孢哌酮>诺氟沙星>氧氟沙星>萘啶酸>头孢肤肟>壮观霉素>伊诺沙星>氟罗沙星>洛美沙星>链霉素>亚胺培南>吡哌酸>阿奇霉素,对红霉素中介,螺旋霉素和交沙霉素耐药。研究还证实,鼠疫菌强毒株与弱毒株对各种抗菌药物的敏感性试验结果经 t 检验($t=0.74$, $P>0.05$)无显著性差别。因此,体外药敏试验表明鼠疫菌对头孢唑肟最敏感,喹诺酮类以诺氟沙星优于其他同类药物。

2. 鼠疫菌耐药性的研究　40年代采用链霉素进行鼠疫的临床治疗以后,也陆续出现了耐链霉素菌株。1984年武文莲等先后通过人工连续增量超过13代的方法,在实验条件下获得了3株对链霉素具耐药性的强毒鼠疫菌突变菌株,耐链霉素突变型和原鼠疫株之间在染色体特性、菌落形态上没有明显差异,对部分糖醇类酵解稍缓慢但仍保持与原株相似的生化状态,毒力减低10倍但毒力因子均为阳性,其免疫原性和免疫活性和原株基本一致。1982

表 3-27 鼠疫杆菌对各种抗菌药物的敏感性

药物名称	抑菌环直径/mm	
	141 株	EV$_{76paris}$ 株
β-内酰胺类 β-Lactamspenicillins		
氨苄西林 Ampicillin	40.8	35.5
阿莫西林/棒酸 Amoxicillin/Clavulanic acid	38.3	35.0
头孢唑林 Cefazolin	38.3	34.5
头孢噻吩 Cephalothin	40.0	37.7
头孢呋辛 Cefuroxime	41.3	39.7
头孢西丁 Cefoxitin	38.5	33.3
头孢唑肟 Cefotaxime	52.3	52.0
头孢克肟 Cefixime	43.7	40.5
头孢哌酮 Cefoperazone	43.3	42.3
头孢曲松 Ceftriaxone	45.2	46.8
头孢噻肟 Cefotaxime	50.5	49.7
头孢他啶 Ceftazidime	42.0	41.5
头孢吡肟 Cefepime	37.2	33.5
亚胺培南 Imipenem	20.7	19.0
氨曲南 Azithromycin	47.8	45.0
氨基糖苷类 Aminoglycosides		
链霉素 Streptomycin	22.0	19.7
大观霉素 Spectinomycin	31.4	30.1
大环内酯类 Macrolides		
阿奇霉素 Azithromycin	20.3	22.0
交沙霉素 Jozamycin	12.2	11.5
红霉素 Erythromycin	22.7	18.8
螺旋霉素 Acetylspiramycin	—	—
喹诺酮类 Quinolones		
萘啶酸 Nalidixic acid	35.7	39.3
诺氟沙星 Norfloxacin	33.3	35.7
依诺沙星 Enoxacin	30.6	29.9
吡哌酸 Pipemidic acid	23.7	27.5
氧氟沙星 Ofloxacin	30.7	33.7
环丙沙星 Ciprofloxacin	35.2	34.8
洛美沙星 Lomefloxacin	33.6	36.1
氟罗沙星 Fleroxacin	30.0	31.7

年,晏慧芳将六七十年代从青海省不同鼠疫疫源地和宿主分离到的 313 株鼠疫菌在 pH 7.0 的肉汤中经过耐链霉素实验筛选出 27 株对链霉素有耐药性的鼠疫菌株,耐链霉素鼠疫菌分布比较广泛,在不同时间、不同地区、不同宿主中都存在。不论在染疫的啮齿类动物或是,喜马拉雅旱獭体内和其体外寄生的跳蚤体内,还是鼠疫患者及鼠疫尸体内,分离出的鼠疫菌均有耐链霉素菌株的存在,所以提示人们在发生人间鼠疫疫情时,以链霉素为首选药物的前提下,必须考虑在 pH 7.0 的条件下耐链霉素菌株存在的问题,检测此种耐药菌株对哪种药物敏感性高,以配合链霉素的应用,提高它的疗效,弥补它的不足是有必要的。耐链霉素菌株不仅在人工连续培养、pH 7.0 等的实验条件下存在,而且还在自然界中也存在。代瑞霞等对青海省不同地区、宿主、媒介分离的 134 株鼠疫菌进行了链霉素耐药性表型检测(即药敏试验),对链霉素最小抑菌环直径为 19mm,最大抑菌环直径为 36mm,且 ATCC25922 在质控范围内,鼠疫菌对链霉素高度敏感,其敏感株为 100%。

虽然青海省尚未发现对链霉素等传统治疗药物具有耐受性的鼠疫菌,但是监测发现存在着对传统治疗药物敏感性下降的现象,所以鼠疫菌耐药株的监测仍是一项经常性的工作。2006 年赵海红选择能作用于氨基糖的特定羟基的磷酸转移酶相关基因—氨基糖苷磷酸转移酶 strA 和氨基糖苷磷酸转移酶 strB 进行 PCR 扩增检测链霉素耐药基因,结果显示:国内 1943—2005 年各鼠疫疫源地 18 个生态型、不同宿主分离的 271 株有代表性的鼠疫菌,均未发现有抗链霉素基因的鼠疫菌。2018 年何建根据美国国立生物技术信息中心公布的耐氨基糖苷类链霉素 strA、strB 基因、耐 β-内酰胺类抗菌药物 tem、shv、ctx-m 基因,耐磺胺类药物 sul1、sul2、sul3 基因,分别设计引物对 282 株分离自青海省鼠疫自然疫源地鼠疫菌的 DNA 进行 PCR 扩增和链霉素、磺胺甲噁唑、头孢曲松钠 3 种药物的耐药性检测。结果:282 株菌株的 PCR 扩增结果均为阴性,尚未发现具有链霉素、磺胺类药及 β-内酰胺类抗菌药抗药基因的菌株。而且药敏试验显示,282 株菌株对链霉素、磺胺甲噁唑、头孢曲松钠均高度敏感。

(六) 质粒特征

质粒是细胞染色体或核区 DNA 外能够自主复制的很小的环状 DNA 分子。不同鼠疫疫源地的鼠疫菌所携带的质粒种类是不同的,大部分鼠疫菌通常携带规范的质粒,即携带的相对分子质量(M_r)为 $6×10^6$、$45×10^6$ 和 $65×10^6$ 3 种质粒。不同生态型鼠疫菌大质粒的特征:祁连山型菌株 M_r 基本为 $52×10^6$ 质粒;青藏高原型菌株 M_r 为 $52×10^6$、$65×10^6$、$92×10^6$ 质粒;青海田鼠型菌株 M_r 为 $65×10^6$ 质粒。

代瑞霞等对 1954—2012 年青海鼠疫自然疫源地分离的 725 株鼠疫菌进行了质粒谱的研究,共携带有 9 种质粒。其中,喜马拉雅旱獭鼠疫疫源地分离的 713 株菌包含 9 种质粒,M_r 分别为 $6×10^6$、$7×10^6$、$23×10^6$、$27×10^6$、$30×10^6$、$45×10^6$、$52×10^6$、$65×10^6$ 和 $92×10^6$。青海田鼠鼠疫疫源地的 12 株菌只携带 3 种质粒,M_r 为 $6×10^6$、$45×10^6$、$65×10^6$。青海鼠疫自然疫源地鼠疫菌主要以 M_r 为 $6×10^6$、$45×10^6$、$52×10^6$ 和 $65×10^6$ 的质粒为主,极少菌株携带 M_r 为 $92×10^6$ 的质粒。大质粒变异较大,而且独自规律地分布在特定的地理位置,具有分类属性,携带大质粒($52×10^6$、$65×10^6$ 和 $92×10^6$)鼠疫菌的地理分布特征:M_r 为 $52×10^6$ 质粒的菌株分布在祁连山南、北麓及青海湖周围的环湖地区;M_r 为 $92×10^6$ 质粒仅分布在格尔木市的唐古拉山、玉树、曲麻莱、治多地区;M_r 为 $65×10^6$ 质粒分布较广,包括青南高原、当金山口等地区。

(七) 青海省鼠疫菌外膜蛋白

在鼠疫菌研究的早期,人们就开始研究鼠疫菌产生的蛋白质。利用蛋白质均为良好抗原这一特点,通过抗原抗体反应来识别鼠疫菌产生的蛋白质。随着电泳技术的发展,人们能够分离和识别更多的蛋白质成分。通过细菌的蛋白质电泳图形,可以研究细菌合成蛋白质的种类以及数量,这些图形,可成为这种细菌种的或者某一类型菌株的特征。最初,是将细菌破碎之后直接进行电泳,获得总蛋白图形。我国的鼠疫菌分型研究中,就根据这种图形的特征,将鼠疫菌划分为不同的电泳型。然而,总蛋白图型太容易受细菌的生理状态的影响,而细菌的外膜蛋白图型则稳定得多。因而,外膜蛋白分析成为鼠疫菌研究的热点。

祁芝珍等对我国各生态型鼠疫菌外膜蛋白进行了比较研究,采用终浓度为 10g/L 的氯霉素 28℃下杀死鼠疫菌后,用 Trion-200 改进法进行外膜蛋白的提取。以 4% 积层胶、12% 分离胶行十二烷基硫酸钠聚丙烯酰胺凝胶电泳。根据低分子量标准蛋白和被试菌株的泳距作相关分析,得出各条蛋白带的相对分子量。聚丙烯酰胺凝胶电泳显示,鼠疫菌强毒标准株 141 与弱毒标准株 EV 能产生 21～22 条外膜蛋白带,其相对分子量分别是 29kD、30kD、31kD、32kD、33kD、34kD、35kD、36kD、39kD、40kD、41kD、44kD、45kD、47kD、54kD、63kD、65kD、70kD、80kD、82kD、88kD、105kD。各生态型鼠疫菌外膜蛋白与 141 菌株相比较电泳图谱相差不大。青藏高原型菌株与 141 株基本相似,祁连山型较 141 株少 39kD。

(八) 青海省鼠疫菌的生态型

代瑞霞以青海省内 1954—2012 年不同地区、宿主、媒介体内分离的 952 株鼠疫菌作为研究对象,采用的 6 项生化分型指标进行了生化试验,结果青海高原鼠疫菌的生态型为青藏高原型占 91.49%(871/952)、祁连山型占 6.41%(61/952)、青海田鼠型占 1.26%(12/952)。此结果基本符合纪树立等生化分型的结果,详见表 3-28。其中,有 4 株阿胶糖、甘油、鼠李糖、麦芽糖、蜜二糖、脱氮均为阳性。为 2004 年祁连县、称多县、曲麻莱县、囊谦县人间鼠疫人尸中分离的菌株;另外还有 4 株菌为甘油、阿胶糖、蜜、脱氮阳性,鼠李糖、麦芽糖阴性,为 2004 年囊谦县人间鼠疫人尸中分离的菌株。

表 3-28　青海省鼠疫自然疫源地鼠疫菌生化性状及地区分布

疫源地	菌株数	生化特性						生态型	地理分布
		阿胶糖	鼠李糖	麦芽糖	蜜二糖	甘油	脱氮		
青藏高原喜马拉雅旱獭疫源地	879	+[a]	−[b]	+	−[c]	+[d]	+[f]	青藏高原型	湟源、循化、海晏、刚察、同仁、泽库、尖扎、河南、共和、贵德、兴海、贵南、玛沁、玛多、玉树、杂多、称多、治多、囊谦、曲麻莱、德令哈市、格尔木市、乌兰、天峻、都兰
	61	+	−	−	−	+	+	祁连山型	祁连、门源
青藏高原青海田鼠疫源地	12	−	+	+	+	+	−	青海田鼠型	称多

注:[a] 阿胶糖有 2 株阴性菌;[b] 有 13 株鼠李糖阳性菌;[c] 有 16 株蜜二糖阳性菌;[d] 甘油 2 株阴性菌;[f] 有 5 株脱氮阴性菌。

对青海 61 株鼠疫菌根据纪树立等鼠疫菌糖醇酵解能力、形成亚硝酸盐的能力、对氨基酸的需求、鼠疫菌素的产生及其敏感性、色素沉着特征稳定性及内毒素含量指标进行分型结果见表 3-29,分为青藏高原型、祁连山型生态型。

表 3-29　青海省鼠疫菌生态型

主要宿主及地点	菌株数	糖酵解			营养型	Pgm⁺→Pgm⁻突变%（第10代）	电泳型	内毒素含量/ng	生态型
		阿胶糖	蜜二糖	麦芽糖					
祁连门源	32	+	−	(62.50)	Phe⁻	>85	Ⅱ	>7.2	Ⅰ（祁连山型）
其他各地	29	+	−	+	Phe⁻	>85	Ⅱ	>7.2	Ⅱ（青藏高原型）

（九）青海鼠疫菌的基因组型

杨晓艳等对 829 株青海喜马拉雅旱獭鼠疫疫源地和 12 株青海田鼠鼠疫疫源地分离的鼠疫菌，采用周冬生等利用全基因组芯片比较基因组学的研究获得了鼠疫菌 23 个差异区段（DFR），设计 23 对 DFR（DFR01～DFR23）分型引物和 PMT1（质粒验证引物）进行 PCR 扩增。各基因型鼠疫耶尔森菌的细菌差异片段分布情况见表 3-30，青海高原两类鼠疫自然疫源地共发现有 11 个基因组型，即 1b、5、7、8、10、14、21、30、32、44、36。

表 3-30　各基因型鼠疫耶尔森菌的细菌差异片段分布情况

基因型	菌株数/株	细菌差异片段																						
		1	2	3	4	5	6	7	8	9	10	11	12	13	14	15	16	17	18	19	20	21	22	23	PMT
1b型	20	−	+	+	+	+	+	+	+	+	+	+	+	+	+	+	+	+	+	+	+	+	−	+
5型	194	−	−	+	+	+	+	+	+	+	+	+	+	+	+	+	+	+	+	+	+	+	+	+
7型	24	−	−	+	+	+	+	+	+	+	+	+	+	+	+	+	+	+	+	+	+	+	+	+
8型	417	−	−	+	+	+	+	+	+	+	+	+	+	+	+	+	+	+	+	+	+	+	+	+
10型	8	−	+	+	+	+	+	+	+	+	+	+	+	+	+	+	+	+	+	+	+	+	+	+
14型	12	+	+	+	+	+	+	+	+	+	+	+	+	−	−	−	+	+	+	+	+	+	+	+
30	3	+	+	+	+	+	+	+	+	+	+	+	+	+	−	+	+	+	+	+	+	+	+	+
21	1	+	+	+	+	+	+	+	+	+	+	+	+	+	+	+	+	+	+	+	+	+	+	+
32	62	+	+	+	+	+	+	+	+	+	+	+	+	+	+	+	+	+	+	+	+	+	+	+
44	52	+	+	+	+	+	+	+	+	+	+	+	+	+	+	+	+	+	+	+	+	+	+	+
36	48	−	+	+	+	+	+	+	+	+	+	+	+	+	+	+	+	+	+	+	+	+	−	+

注："+"为阳性，"−"为阴性。

青海省鼠疫自然疫源地的 841 株菌株分为有 11 个基因组型，即 1b、5、7、8、10、14、21、30、32、44、36。其中 3 个为新的基因型，即 32、44、36，32 型，鼠疫菌基因组型的地区分布见表 3-31。新基因型中 32 型菌株分布于格尔木的唐古拉地区，占 7.37%（62/841）；44 型菌株分布于祁连和门源，占 6.18%（52/841）；36 型菌株分布于囊谦，占 5.71%（48/841）。青海高原喜马拉雅旱獭鼠疫疫源地鼠疫菌基因组型比较复杂，以 5、8 型为主，共 611 株，5 型多分布在青海的青南高原和海西西部地区，占 23.07%（194/841）；8 型菌株的分布区为祁连山南北麓、青海湖环湖地区及青海南山和宗务隆山等地区，占 56.00%（471/841）；8 型和 5 型的交汇处常同时有 2~3 种基因型的流行。1b 型菌株分布于冷湖、乌兰、泽库，占 2.38%（20/

841）；7 型菌株分布于循化、同仁、泽库、德令哈、囊谦，占 2.85%（24/841）。在 2004 年青海省囊谦县肺鼠疫暴发流行时所分离的 8 株菌株基因组型全部为 10 型。由于青海高原地形复杂，自然景观垂直成带十分明显，景观特征的多样性使得地区间生态系差异较大，草甸草原几乎占据整个青海，森林草甸草原出现于祁连山东部、玉树东南部，昆仑山—阿尔金山山地以干旱的高山草原为主，鼠疫菌为了适应不同的自然景观，基因组型发生变化也就不可避免。

表 3-31　青海鼠疫耶尔森菌基因组型的地区分布

	基因型	菌株数	地区分布
青海喜马拉雅旱獭鼠疫自然疫源地	5	194	格尔木、玉树、曲麻莱、治多、称多、杂多、囊谦、玛多、共和、贵德、贵南、同仁、茫崖、冷湖、都兰、河南、天峻、乌兰、门源、祁连
	8	417	祁连、门源、刚察、海晏、共和、兴海、同德、贵德、贵南、德令哈、乌兰、都兰、天峻、玛沁、泽库、湟源、玉树、格尔木
	10	8	囊谦
	7	24	循化、同仁、泽库等
	1b	20	冷湖、乌兰、泽库
	30	3	称多、祁连、曲麻莱
	21	1	兴海
	32	62	格尔木（唐古拉地区）
	44	52	祁连、门源
	36	48	囊谦
青海田鼠鼠疫自然疫源地	14	12	称多
合计		841	

在称多县青海田鼠分布区，鼠疫菌基因型属于 14 型，占 1.42%（12/841）。

五、青海省鼠疫的动态变化

1949 年后，党和政府十分重视鼠疫防治工作，在各级政府的领导下，经过鼠疫防治专业人员 60 多年长期不懈地努力，青海省鼠疫防治工作取得了突破性进展。我们基本查清了青海省鼠疫自然疫源地主要分布区和动物鼠疫流行规律，提出和实施了防治鼠疫的有效综合措施，在较短的时间内人间鼠疫的发生和流行逐年减弱，发患者数和死亡人数不断下降，趋于稳中有降的态势，这种趋势在青海东部尤为明显。但由于鼠疫的自然疫源性疾病的特点及鼠疫自然疫源地广泛存在，我们也清醒地意识到青海省鼠疫至今仍然是严重威胁青海省人民群众生命安全和社会稳定的重大传染病。目前，随着鼠疫防治措施的不断完善和改进，新型的鼠疫疫源地不断被发现，已经查明的疫源地范围也不断变化，而且各个疫源地的情况不一样，复杂多样；还有部分地区动物鼠疫流行依然猛烈，一些静息多年的地区依然可能暴发猛烈的人间肺鼠疫。因此，青海省的鼠疫防控工作依然任重而道远。

（一）青海省疫源地的动态变化

1954年5月首次在贵德县常牧镇上刚察地区喜马拉雅旱獭体内分离到鼠疫菌,确定青海省存在鼠疫自然疫源地。同年在河南县优平宁镇高原鼠兔体内分离到鼠疫菌。20世纪1956—1960年发现祁连山东部及青海湖周疫源地,先后判定刚察县、兴海县、尖扎县、海晏县、天峻县、同仁县、祁连县、共和县、门源县9个县市为鼠疫疫源县;60年代发现青南高原疫源地,判定玉树县、都兰县、杂多县、治多县、乌兰县、格尔木、曲麻莱、循化县8个县市;70年代发现阿尔金山疫源地,判定囊谦县、冷湖镇、泽库县、玛沁县、玛多县、湟源县、芒崖镇、称多县8个县;80年代判定贵南县1个县;90年代判定德令哈、同德县2个县。

2000—2010年间,青海省首次从青海田鼠和山羊体内分离到鼠疫菌(2001年、2005年);首次从细钩黄鼠蚤、直缘双蚤指名亚种(青海田鼠的主要寄生蚤,2001年)和原双蚤指名亚种(旱獭寄生蚤,2003年)中分离到鼠疫菌;首次从牦牛血清中查到鼠疫F1抗体(2002年、2005年),由此青海省染疫动物由16种增至19种,染疫媒介由9种增至12种。2001年在对称多县的鼠疫自然疫源地调查工作中,首次从青海田鼠体内分离到鼠疫菌,证实青海省称多县存在青海田鼠鼠疫自然疫源地,该疫源地青海田鼠的检菌率占10年检出菌株总数的5.41%;首次从青海田鼠的主要寄生蚤细钩黄鼠蚤和直缘双蚤指名亚种中分离到鼠疫菌。经过调查,确立了青海田鼠在该疫源地的宿主地位,自此青海省鼠疫自然疫源地由一种类型增至两种。2002年在格尔木的西大滩首次从牦牛血清中查到鼠疫F1抗体。2003年于格尔木唐古拉乡西大滩首次从喜马拉雅旱獭的寄生蚤原双蚤指名亚种中分离到鼠疫菌;2005年6月下旬,玉树县(原)果青牧场牧民报告当地有自毙旱獭,但未收集到可检材料。7月7日再次发现自毙旱獭并采集到残骨,经鼠疫细菌学检验分离到鼠疫菌,确定该地区当年有动物鼠疫流行。7月下旬部分藏系绵羊出现精神不振,不吃草,行动迟缓等现象。8月2日发现有藏系绵羊和山羊死亡,并从其体内分离到鼠疫菌。此次疫情一直持续至8月23日,共死亡藏系绵羊13只;山羊1只,分离鼠疫菌6株。据流行病学调查,在藏系绵羊鼠疫流行期间伴有狐狸、狼、家猫等食肉动物的死亡。通过对2005年玉树县果青牧场1 051份藏羊血清的检测,发现鼠疫F1抗体阳性血清64份,阳性率6.08%,滴度介于1∶20~1 280。2006年再次对玉树县果青牧场藏系绵羊进行调查,共采集血清1 005份,检出阳性血清7份,阳性率0.70%。滴度介于1∶20~160,其中1∶20 1份;1∶40 3份;1∶80 1份;1∶160 2份,发现新的鼠疫疫源乡4个,新疫点74个,其主要分布在格尔木市的西大滩和同仁县(原)的扎毛乡境内。2012年、2013年海东市互助县北山林区自旱獭体内检出鼠疫阳性血清3份,提示该地区可能存在动物间鼠疫流行。2000—2020年青海省共发现动物间鼠疫疫情50起,分离到鼠疫菌150株,见表3-32。表中所示动物鼠疫主要流行在海西州的乌兰、天峻、都兰县及德令哈和格尔木市,玉树州的玉树(原)、称多、治多县,海北州祁连县和海南州兴海县。

截至2020年底,青海省共判定33个疫源县,其中,细菌学判定29个县,血清学判定疫源县1个,即贵南县;血凝阳性县4个,即甘德县、化隆县、久治县和互助县(互助县因血凝滴度低未判定疫源县)。青海省共有疫源乡镇为118个,990个社区行政村疫源面积194 319.55km²,占全省面积的27.89%,存在青藏高原喜马拉雅旱獭和青海田鼠2种类型自然疫源地。虽然我们的监测力度已经很大,但根据近年来发生的人间鼠疫病例分布来看,我们的监测范围还远远没有全覆盖,许多地方发现鼠疫的存在是由于先发现人间鼠疫,后发现动物鼠疫。因此还应加大监测力度,提高监测质量。对于未知的鼠疫自然疫源地我们也不能放松警惕,在保证对原有鼠疫自然疫源地的监测基础上,扩大监测范围,以便尽快尽早地查明尚不清楚的鼠疫自然疫源地的范围和界限,降低鼠疫发生的危险(表3-32)。

表 3-32 青海省 2000—2021 年鼠疫菌分离情况统计表

年份	分离地区	分离菌株数/株	备注
2000	乌兰、天峻、德令哈	25	
2001	称多、德令哈、同德	12	
2002	称多、德令哈、格尔木、乌兰、玉树	7	
2003	格尔木、天峻、乌兰	9	
2004	格尔木、天峻、乌兰	10	
2005	格尔木、祁连、乌兰、玉树、治多	20	
2006	称多、格尔木、乌兰	5	
2007	格尔木、乌兰、玉树市、治多	9	
2008	天峻、乌兰、玉树市	12	
2009	天峻、乌兰、兴海、玉树	8	
2010	乌兰、玉树	2	
2011	乌兰、称多	2	
2012	玉树	1	
2013		0	*
2014	乌兰、祁连	4	
2015	乌兰	3	
2016	乌兰	1	
2017	乌兰	2	
2018		0	
2019	天峻	2	
2020	乌兰、都兰	16	
合计	11 个县(市)	150	

*全省未分离到菌,但乌兰县监测到 2 份高滴度反向血凝试验阳性旱獭脏器材料,证实当年乌兰县存在动物鼠疫流行;同年海东市互助县北山林区自旱獭体内检出鼠疫阳性血清 3 份,提示该地区可能存在动物间鼠疫流行。

(二)鼠疫防治工作的动态变化

青海省鼠疫防治工作经历了从无到有,从小到大,从单一向综合的发展过程,基本查清了境内鼠疫自然疫源地的主要分布区和鼠疫流行病学特征,制定了切实可行的鼠疫防治对策,取得了连续多年无人间鼠疫病例的显著成绩。

青海省鼠疫防治工作始于 1954 年,共经历了四个阶段:

1. 机构组建、疫源地调查和"灭獭拔源" 1954—1980 年,主要工作是采取专业队伍与群众运动相结合的工作方针,重点控制人间鼠疫的发生;落实"宣传教育、预防接种和疫区处理"为主要内容的综合防治措施。组建州、县两级鼠疫防治机构,初步开展辖区内鼠疫自然疫源地调查和小规模的疫区处理。特别是20世纪60~70年,针对环青海湖和祁连山地区鼠疫流行猛烈的态势,并为青藏铁路一期工程开工做准备,组织力量进行"灭獭拔源"。此项工作在当时对降低旱獭密度、减弱流行强度起到了积极的作用,但并没有消灭旱獭物种。在此期间是青海省鼠疫流行极为猛烈的时期,重点流行区是环青海湖地区和祁连山区,其动物鼠疫流行的乡和疫点分别占全省疫源乡和疫点总数的50%和69.34%。全省共判定鼠疫自然疫源县28个,疫源乡90个,疫点486处,分离鼠疫菌1 168株;发生人间鼠疫128起,发病313人,死亡176人,治愈137人。

2. 由点到面,全面检测　1981—1990年,随着国内对鼠疫流行规律认识水平的提高和防治研究工作的不断深入,对开展系统的鼠疫监测工作创造了条件。1981在青海省玉树县(原)哈秀地区首次开展动物鼠疫流行病学监测,并逐年向全省推广。这对系统地掌握鼠疫流行动态,鼠疫预测预报,调整防治对策,应对突发事件起到了积极的作用。期间共有19个县,39个乡有动物鼠疫流行,检菌1 010株,新增鼠疫自然疫源县1个(贵南县),疫源乡18个,疫点38处;发生人间鼠疫22起,发病44人,死亡24人,治愈20人,主要流行区集中在青海南部高原的玉树、果洛两州,全省总的流行状态趋于相对减弱阶段。

3. 健全网络、调整对策、积极开展防治工作　1991—2002年,随着我国由计划经济向市场经济体制的过渡,鼠防工作者积极探索新形势下的鼠疫防治对策,特别是疾病预防控制体制改革工作为鼠疫防治工作的发展和防治对策的调整带来了机遇,全省形成了省、州、县鼠疫监测网络和防治体系,确立了以宣传教育、疫情监测、疫情处理、防治研究、交通检疫、安全灭獭、预防接种等为主要内容的防治对策,积极有效地控制了鼠疫的流行。期间有13个县,21个乡,61个疫点存在动物鼠疫流行,检菌158株,新判定疫源县1个(同德县),疫源乡7个,疫点53个。主要流行区分布于柴达木盆地(乌兰县、都兰县、天峻县、德令哈市)和青海南部高原[玉树县(原)、囊谦县、治多县、称多县、曲麻莱县及唐古拉山地区]。

4. 加强鼠疫监测,巩固鼠疫防治工作成果,杜绝人间鼠疫,控制动物鼠疫流行　2003年来,全省现设4个国家级监测点、20个省级监测点,9个一般监测点,于每年5~10月份,各地按照《全国鼠疫监测方案》和《青海省鼠疫监测方案》的要求,分别组建鼠疫监测工作队,在动物鼠疫流行活跃地区,采用固定监测与流动监测相结合的方法,广泛收集可检材料,分析研判本地区鼠疫流行态势,通过灵敏的监测系统,及时发现动物间疫情,起到预测预报预警作用。每年组织专业人员在喜马拉雅旱獭密度较高地区和动物鼠疫流行较为猛烈地区开展保护性灭獭工作。保护性灭獭是青海省鼠疫防治工作的主要措施之一,通过降低喜马拉雅旱獭密度来降低动物鼠疫的流行强度。同时,为严防鼠疫通过要道传播和流行,每年7~10月由卫生计生、公安、交通等部门联合在果洛州玛沁县、玉树州称多县、海南州共和县、兴海县、贵德县、海东市平安县、化隆县、海北州海晏县、门源县各交通要道组织开展鼠疫交通检疫工作,严防鼠疫患者和旱獭等染疫物品通过交通工具远距离传播。2009年起实施《青海省卫生厅(原)实行医疗机构鼠疫患者首诊医生负责制》,要求各级医疗机构对前来就诊的鼠疫患者或疑似鼠疫患者,首诊医师必须全程负责和参与诊断、救治工作,不得推诿、扯皮、贻误救治或使疫情扩散蔓延。

经过近20年来与鼠疫的斗争,青海省的人间鼠疫发病率已有明显下降,动物鼠疫在某些地区也得到了控制,全省33个疫源县中贵德、湟源两县达到稳定控制,循化县经考核已经达到控制的标准,环湖地区的动物鼠疫流行强度也逐渐减弱。目前我们对已达标准的地区也经常进行疫情动态监测,巩固取得的成绩,2012年至今连续多年无人间鼠疫发生。

（三）青海省动物鼠疫重点流行区域

1. **柴达木盆地的海西州德令哈市北山地区和乌兰县北柯柯地区喜马拉雅旱獭动物鼠疫**　20世纪90年代两地区曾多年份自旱獭体及体外寄生虫分离到鼠疫菌多株,2000年分离鼠疫菌20株(獭体4株、獭蚤10株、獭虱6株),2001—2002年自该地区旱獭和旱獭寄生蚤中分离到鼠疫菌6株。证实该地区动物鼠疫流行猛烈,基础疫源地比较稳固,几经动物鼠疫疫区处理尚未扑灭,因为地处经济开发区和军事要地,是青海省鼠防界备受关注的一块疫源地。

2. **青海南部高原唐古拉山地区喜马拉雅旱獭动物鼠疫**　2001年在格尔木市鼠防监测点送来的血清复判材料中,自1份牦牛血清中检出鼠疫F1抗体(1∶80),自牦牛血清中检出鼠疫F1抗体,这在国内外尚属首次。随后2002年8月自唐古拉山乡喜马拉雅旱獭中检出鼠疫菌1株,说明当地存在旱獭动物鼠疫流行,并波及偶蹄类动物牦牛。因牦牛同藏系绵羊一样具有舔食病死动物及脏器遗骸的习性,感染鼠疫的可能性极大,检出鼠疫F1抗体并非偶然,提示需进一步开展牦牛动物鼠疫流行病学调查和实验室研究工作。

3. **青海南部高原边缘的海南州同德县喜马拉雅旱獭动物鼠疫**　1991年自同德县巴水乡的自毙旱獭体检出鼠疫菌,证实该地存在鼠疫自然疫源地,经过多年动物鼠疫疫区处理和鼠疫监测工作,显示动物鼠疫流行强度相对较弱。而在2001年5月与巴水乡间隔近200km的该县河北乡发生动物鼠疫流行,且波及人间,自狐狸体、人尸体检出鼠疫菌,自活体喜马拉雅旱獭血清中检出鼠疫F1抗体(1∶160)。提示该地区动物鼠疫流行渐趋猛烈,应加大鼠疫防治工作力度。

4. **青海南部高原腹地玉树州称多县青海田鼠动物鼠疫**　1997年在四川省石渠县自青海田鼠分离出鼠疫菌多株,证实该地区存在青海田鼠动物鼠疫流行。2001年自青海省称多县珍秦乡收集的670只青海田鼠和524只青海田鼠体蚤中,检出鼠疫菌12株,青海田鼠自然感染率为1.49%,动物鼠疫疫点3处,流行面积约34km²,证实本地区存在青海田鼠鼠疫自然疫源地及动物鼠疫流行,还有必要做进一步的研究。

5. **柴达木盆地北部边缘的都兰、天峻地区以及青海南部高原地区的"三江源自然保护区"动物鼠疫**　虽然近年来在青海南部高原的玉树地区[玉树县(原)、囊谦县、称多县、曲麻莱县等]及柴达木盆地的海西地区边缘(都兰县、天峻县)自主要宿主动物及体外寄生虫中分离到的鼠疫菌不多,但根据往年监测结果,上述地区部分区域喜马拉雅旱獭密度较高,且2020年分离到鼠疫菌,所以预测这些地区仍然是动物鼠疫流行的高发地区。

（四）影响鼠疫流行的有关因素

1. **重大建设项目带来的影响**　随着国家西部大开发战略的实施,涉及青海省的一些重大建设项目如青藏铁路二期工程,青藏公路,大型梯级水电站建设、西气东输、南水北调、退耕还林还草和生态环境建设及旅游资源开发等已经启动。这些重大项目的启动和实施,势必带来青海省鼠疫疫源地内流动人口增多,使得鼠疫感染人类的机会上升。同时这些工程建设项目的实施改变了宿主动物栖息的自然环境,动物鼠疫的流行也会受到一定程度的影响。经调查青海省李家峡水库蓄水后,坎布拉国家森林公园的旱獭密度增高,最高密度达每公顷5只,超过国家标准的50倍。提示在重大建设项目实施前和实施过程中,要进一步开展鼠疫卫生学评价和鼠疫卫生保障工作。

2. **生态环境的改变给鼠防工作带来的影响**　随着全球"温室效应"所带来的气候变暖,青海省近年来降水量不足,气候干旱,造成大部分地区鼠疫自然疫源地地区生态环境发生变化,沙漠化严重,致使旱獭向环境适宜地区迁徙,以寻求新的栖息地。在青海省海拔较低、原无旱獭踪迹的东部农业区(循化、化隆、民和、湟中四县)已发现有大量旱獭活动,且有啃食农作物的现象。另外,由于国家退耕还林还草政策的实施和"三江源自然保护区"的建立,鼠疫宿主动物赖以生存的自然环境将会得到优化,使得以往经过灭獭、灭鼠后的疫源地区染疫动物密度上升,促成动物鼠疫再度流行,给鼠防工作带来新的挑战。

3. **人间鼠疫远距离传播的问题** 青海省自 20 世纪 80 年代以来有多次鼠疫患者远距离流动的例证。1987 年青海东部农业区民工在玉树州称多县感染鼠疫后,曾三次乘车,行程千余公里,途经 3 个州 1 个市 5 个县,蒙混 5 个交通检疫站,最后被海东医院收诊隔离;1989 年甘肃省民乐县农民在青海省唐古拉山五道梁地区感染鼠疫后,乘农用拖拉机行程数百公里到达格尔木市,被格尔木市 22 陆军医院收诊隔离;1992 年海西州乌兰县赛什克乡农民在野外捕獭感染鼠疫后,收诊隔离在乌兰县蒙医院;1995 年海西州德令哈市一农民在野外捕獭感染鼠疫后,回到市区被德令哈市一街道门诊部收诊隔离;1997 年青海省海东地区互助县农业区一农民在兴海县大河坝地区从事副业劳动中,捕食旱獭感染鼠疫后行程 400km 多,途经西宁市到达互助县五峰乡卫生院被收诊隔离。

随着交通设施的改善以及流动人群的增加,给鼠疫远距离传播带来了便利条件。青海省输入性鼠疫的多次发生,已引起各级政府部门的高度重视,也是鼠疫防治工作者值得深层次探讨研究的课题。

4. **染疫动物远距离贩运问题** 1996 年秋,广东省部分集散市场和餐饮业陆续出现了以"雪狸"等命名的"野味",成为广东人的"盘中餐",后经查实是来自青海、甘肃等地的旱獭。1996 年 11 月至 1997 年 1 月查获旱獭 347 只;1998 年查获 70 只;1999 年查获 5 只;2000 年查获 130 只。1996 年 11 月 8 日,在青海省民和县被森林公安人员截获一批运往广州进行交易的 840 余只旱獭。2000 年甘肃省在截获运往广东的 218 只旱獭中检出鼠疫菌 5 株;2000 年 9 月 8 日青海省湟源县 8 位农民携带旱獭 26 只及獭皮 1 张乘格尔木至西宁的 760 次列车到湟源站时被查获。9 月 11 日在查获的旱獭体内经鼠疫细菌学检验分离到鼠疫菌 1 株。旱獭远距离贩运到广东等内陆省区已不是奇闻,虽然近两年有所收敛,但仍不能放松警惕,不可低估它所带来的潜在威胁。故应注重查源截留工作,防止染疫动物流入其他省份。

5. **国家重点建设项目鼠疫卫生学评价和卫生保障问题** 鼠疫是一种自然疫源性疾病,是一定地理环境中病原体、媒介、宿主三者在其种群进化过程中长期存在的一种医学生物学现象,自然环境的改变,必然带来自然疫源性疾病的流行病学改变。根据国家卫生法规要求,在重大建设项目施工前必须实施卫生学评价,以确保施工过程中卫生学保障问题。面对已经启动和待启动的重点建设项目,鼠疫卫生学评价工作机制尚未形成,在鼠疫疫源地内建设的大型基础设施如水库、公路、铁路等增加了防控工作的难度和不确定性。

第二节 青藏高原青海田鼠鼠疫疫源地

1997 年从四川省甘孜州石渠县俄多玛地区的青海田鼠体内首次分离到 54 株鼠疫菌,2000 年通过对青海田鼠鼠疫宿主作用、鼠疫菌生物学性状、鼠疫菌分子生物学特征、动物鼠疫流行规律、啮齿动物种群结构、媒介蚤类种群结构、青海田鼠鼠疫疫源地监测指标及方法等方面的调查研究,证实该地区的鼠疫自然疫源地为青藏高原高寒沼泽青海田鼠鼠疫自然疫源地,是我国第 11 种类型鼠疫自然疫源地。为确定青海省青海田鼠鼠疫自然疫源性及疫源地的空间结构、动物鼠疫流行特征,2001 年青海省开展了青海田鼠分布范围及青海田鼠鼠疫自然疫源地调查。共获得鼠类动物 777 只,其中青海田鼠 670 只,高原鼠兔 71 只,长尾仓鼠 23 只,喜马拉雅旱獭 9 只,沙狐 1 只。检查媒介昆虫 7 种,共 603 匹/210 组。670 只青海田鼠均进行了鼠疫细菌学检测,检测按 GB 15911—1995 中华人民共和国国家标准鼠疫诊断标准技术进行,共检出鼠疫菌 10 株,自然染菌率为 1.49%,其他鼠类均未检出鼠疫菌。检验媒介昆虫 7 种共 603 匹/210 组,从青海田鼠主要寄生蚤细钩盖蚤(*Citellop sparsilis*)和直缘双蚤指名亚种(*Amphip tuta tuta*)体中各分离出 1 株鼠疫菌,自然染菌率分别为 0.31% 和 0.39%。同时,用间接血凝方法检验血清 226 份,其中牧犬血清 72 份,检出鼠疫 F1 抗体阳性 4 份,滴度在 1∶40～1∶640 之间。青海田鼠血清 59 份,喜马拉雅旱獭血清 6 份,藏系绵羊血清 88 份,沙狐血清 1 份,结果均为阴性。本次调查首次从青海田鼠主要寄生蚤细钩盖蚤和直缘双蚤指名亚种体内分离出鼠疫菌,证实青海田鼠主要寄生蚤细钩盖蚤和直缘双蚤指名亚种自然感染鼠疫,填补了青海田鼠鼠疫自然疫源地研究中传播媒介不详的空白。同时,证实青海省存在青海田鼠鼠疫自然疫源地。

目前,青海省境内仅在玉树州称多县珍秦地区的珍秦、清水河、扎朵 3 个乡,发现青海田鼠鼠疫自然疫源地分布。青藏高原地区高山高寒草甸喜马拉雅旱獭鼠疫自然疫源地与青藏高原高寒沼泽青海田鼠鼠疫自然疫源地分布区域几乎重叠,但其病原分别是喜马拉雅旱獭型鼠疫菌和青海田鼠型鼠疫菌,其毒力一为强毒菌一为弱毒菌;喜马拉雅旱獭鼠疫自然疫源地的主要媒介为谢氏山蚤、斧形盖蚤、腹窦纤蚤深广亚种,青海田鼠鼠疫自然疫源地的媒介主要媒介为细钩盖蚤和直缘双蚤指名亚种。

一、宿主动物

青海田鼠对青海田鼠型鼠疫菌可以起到保存及延续作用,青海田鼠是该疫源地的主要贮存宿主。青海田鼠(*Microtus fuscus*)隶属啮齿目(*Ronentia*)田鼠科(*Arvicoligae*)田鼠属(*Microtus*),是青藏高原特有种。青海田鼠属小型啮齿动物,体形中等,其吻部短小,耳较小而圆,其长不及后足长,约为体长之 1/3 左右。尾粗短,尾长约为体长之 1/4,四肢粗短,爪强大,足掌裸露呈黑色。躯体被毛长而软,毛基灰色,毛端棕黄色,并混杂黑色长毛;腹面呈灰黄色,毛基灰色,毛端淡黄色或土黄色;吻、额、背和臀部毛色呈暗棕灰色;耳壳后基部的棕黄色斑相当明显;尾呈双色,上面毛色同体背色,下面沙黄色,尾端具黑褐色毛束;前后足背面与体背同色或稍污暗,足掌及趾(指)明显的黑色,爪黑色或灰黑色。

成体雄鼠体重 40.00～87.00g,平均 52.98g;体长 110.00～147.00mm,平均 124.41mm。成体雌鼠体重 40.00～78.00g,平均 50.72g;体长 110.00～140.00mm,平均 123.23mm。后足长 11.00～21.00mm,平均 18.60mm;耳长 8.00～13.00mm,平均 10.10mm。

青海田鼠头骨粗壮,其上颌骨长于鼻骨前端呈突出;鼻骨前端略有扩大,眶间部狭窄,左右眶上脊紧相接触;腭孔明显较大。青海田鼠上颌门齿向前下方斜伸,门齿唇侧面黄色,舌侧面白色。第三上臼齿的前叶甚小,其内缘不具凹角。第一下臼齿横叶前具有 4 个封闭的三角齿环,第五齿环常与前叶相通。第二下臼齿横叶前的第 3 第 4 齿环常沟通。

青海田鼠适应挖掘活动,群居性,白天活动,耐湿喜阳,在潮湿的嵩草草甸、稀疏灌丛草甸、苔草沼泽草甸均能栖息,以牧草及草根为食。

海拔跨度为 3 700～4 400m,但在海拔 4 600m 的高山草甸草地亦可见其有零散分布。青海田鼠喜栖居在疏丛型草地及灌丛草地等气候温和、土壤疏松、牧草比较丰茂,具有蒿草、委陵菜、苔草、赖草的草地,在沿河流域沼泽地带青海田鼠呈连续性分布,在山坡嵩草草甸、低矮小叶金老梅灌丛草甸则呈岛状分布。在个别地段青海田鼠与高原鼠兔、喜马拉雅旱獭呈垂直分布,即喜马拉雅旱獭分布于山坡,高原鼠兔分布于坡脚及过渡地带,青海田鼠分布于谷底沿河两侧。主要分布于通天河及黄河上游地区的沱沱河、曲麻莱、称多、清水河,玛多扎陵湖畔、玛沁等地。

二、传播媒介

迄今,在青海田鼠分布区的啮齿动物体表共采集到 19 种蚤,隶属蠕形蚤科鬃蚤属,多毛蚤科新蚤属、纤蚤属、叉蚤属,细蚤科额蚤属、双蚤属,角叶蚤科山蚤属、盖蚤属、角叶蚤属、倍蚤属等 4 科 10 属,分别是细钩盖蚤(*Callopsylla. sparsilis*)直缘双蚤指名亚种(*Amphipsylla. tuta*)、五侧纤蚤邻近亚种(*Rhadinopsylla. vicina*)、原双蚤指名亚种(*Amphipsylla. primaries*)、青海双蚤(*Amphipsylla. qinghaiensis*)、谢氏山蚤(*Oropsylla. silantiewi*)、斧形盖蚤(*Callopsylla. dolabris*)、曲扎角叶蚤(*Ceratophyllus. chutsaensis*)、同鬃蚤指名亚种(*Chaetopsylla. homoea*)、哗倍蚤指名亚种(*Amphalius. clarus*)、前额蚤灰旱獭亚种(*Frontopsylla. baibacina*)、阿巴盖新蚤(*Neopsylla. abagaitui*)、朝鲜叉蚤四川亚种(*Rhadinopsylla. coreana sichuanensis*)、棕形额蚤指名亚种(*Frontopsylla. spadix*)、镜铁山双蚤(*Amphipsylla. jingtieshanensis*)、似方双蚤指名亚种(*Amphipsylla. quadratoides*)、端圆盖蚤(*Callopsylla. kazlovi*)、昌都盖蚤(*Callopsylla. changduensis*)、扇形盖蚤(*Callopsylla. kaznakovi*)。其中,细钩盖蚤的数量约占 1/2,直缘双蚤指名亚种的数量约占 1/3,这两种蚤为青海田鼠鼠疫的主要寄生蚤。五侧纤蚤邻近亚种的数量约占 1/10。细钩盖蚤、直缘双蚤指名亚种、五侧纤蚤邻近亚种均能自然感染鼠疫。

李超等对青海田鼠鼠疫自然疫源地中的主要媒介蚤种直缘双蚤指名亚种和细钩盖蚤进行了传疫能力试验。在 65%±5% 湿度和 21℃±2℃ 的环境条件下,使蚤叮咬含有鼠疫菌的青海田鼠血液 1.5 小时,结果细钩盖鼠蚤媒介效能 = 感染潜能×媒介潜能×传疫潜能 = 12.05%×35.53%×0.067 415 7 = 0.003;直缘双蚤指名亚种媒介效能 = 感染潜能×媒介潜能×传疫潜能 = 3.77%×34.21%×0.084 507 = 0.001(表 3-33),进而证实了细钩黄鼠蚤和直缘双蚤指名亚种在传播鼠疫中的能力和作用,它们是青海田鼠鼠疫疫源地的主要传播媒介,细钩盖蚤和直缘双蚤指名亚种均能感染鼠疫,细钩盖蚤的感染率为 12.05%,直缘双蚤指名亚种的感染率为 3.77%。

表 3-33　青海田鼠媒介蚤种的传疫能力

蚤种	感染率/%	菌栓率/%	传疫潜能	媒介效能
细钩盖鼠蚤	12.05	35.53	0.067 415 7	0.003
直缘双蚤指名亚种	3.77	34.21	0.084 507	0.001

注:实验菌株为青海田鼠分离的 970001 株,传疫潜能 = 传疫次数/感染蚤数。

三、病原学特征

1. 青海田鼠型鼠疫菌的生化性状　按常规试管法分离于青海田鼠体内的鼠疫菌进行生化及糖醇类酵解试验,用鼠李糖、甘油麦芽糖、阿胶糖、蜜二糖、木胶糖、松三糖、乳糖、水杨素、山梨糖、甘露醇、七叶苷、糊精、蔗糖、半乳糖、纤维二糖、山梨醇、脱氮、尿素、枸橼酸盐培养基培养14天后观察，结果为鼠李糖+、甘油+、麦芽糖+、阿胶糖-、蜜二糖+、木胶糖+、松三糖-、乳糖-、水杨素+、山梨糖+、甘露醇+、七叶苷+、糊精+、蔗糖-、半乳糖+、纤维二糖-、山梨醇-、脱氮-、尿素-、枸橼酸盐-。2001年分离于青海田鼠体内的12株鼠疫菌的生化特性与布氏田鼠型鼠疫菌相似，均表现为甘油+、鼠李糖+、麦芽糖+、蜜二糖+、阿胶糖-、脱氮-，为田鼠型鼠疫菌，结果见表3-28。

2. 青海田鼠型鼠疫菌的毒力

（1）对小白鼠的毒力：将小白鼠分为8个组，每组10只。按1、10、10^2、10^3、10^4、10^5、10^6、10^7个菌在小白鼠鼠鼷部注射攻毒，每只小白鼠0.3ml。祁芝珍等进行青海田鼠与布氏田鼠鼠疫菌毒力试验，青海田鼠型鼠疫菌对小白鼠的LD_{50}为50.11个菌，95%置信区间9.48~105.52。

（2）对豚鼠的毒力：将豚鼠分为10个组，每组10只。按10、10^2、10^3、10^4、10^5、10^6、10^7、10^8、10^9、10^{10}个菌在豚鼠鼠鼷部注射攻毒，每只豚鼠0.5ml，结果青海田鼠型鼠疫菌对豚鼠的LD_{50}为2×10^5个菌，95%置信区间2.16×10^5~1.46×10^8。

（3）毒力比较：布氏田鼠型鼠疫菌对小白鼠的LD_{50}为100.00个菌，95%置信区间25.39~393.74；喜马拉雅旱獭型鼠疫菌对小白鼠的LD_{50}为25.12个菌，95%置信区间8.76~72.00。用LD_{50}95%置信区间进行分析，被试菌株对小白鼠的LD_{50}包含在同一总体之内，表明被试菌之间对小白鼠的毒力无显著性差异。布氏田鼠型鼠疫菌对豚鼠的LD为506.76×10^8，95%置信区间1.51×10^8~3.03×10^9；喜马拉雅旱獭型鼠疫菌对豚鼠的LD为501.45×10^3，95%置信区间71.88~2.91×10^3。用LD_{50}的95%置信区间进行分析，被试菌株对豚鼠的LD_{50}没有包含在同一总体之内，表明被试菌株之间对豚鼠的毒力有显著性差异，青海田鼠型鼠疫菌对豚鼠的毒力明显低于喜马拉雅旱獭型鼠疫菌，而高于布氏田鼠型鼠疫菌。

3. 青海田鼠型鼠疫菌的营养型　用完全培养基和Lawton氏最小培养基为基础，采用定量法加减氨基酸判定鼠疫菌的营养型。青海田鼠型鼠疫菌为精氨酸、亮氨酸营养依赖型，即Arg^-、Leu^-。青海田鼠型鼠疫菌在Lawton氏最小培养基上不生长，在培养基中加入Leu、Arg、Ser、Asp、Lys、Trp、Thr、His、Tyr、Pro等十种氨基酸后仅有41.67%的菌株能够生长，而且菌落直径在0.3~0.5mm之间。而在全培养基上，青海田鼠型鼠疫菌菌落发育良好。王祖郧等对青藏高原青海田鼠鼠疫自然疫源地分离的12株鼠疫菌进行了营养需求的研究，试验结果证实，营养型为精氨酸、亮氨酸营养依赖型（Arg^-、Leu^-）。

4. 质粒种类　按照Kado改良法，检测青海田鼠型鼠疫菌，青海田鼠型鼠疫菌携带常见的三种质粒，其大小为6MD、45MD、65MD。与布氏田鼠型鼠疫菌携带的质粒相同，与青海喜马拉雅旱獭型鼠疫菌携带的质粒明显不同。

5. 外膜蛋白　用改良法提取鼠疫菌的外膜蛋白，经分离、电泳、相对分子量测定。在28℃条件下培养的我国鼠疫标准菌株141号形成21条外膜蛋白带。据丛显斌等报道青海田鼠型鼠疫菌产生了24条外膜蛋白带，其分子量分别为87kD、82kD、80kD、76kD、73kD、70kD、65kD、61kD、58kD、56kD、50kD、47kD、44kD、40kD、37kD、36kD、35kD、34kD、30kD、29kD、27kD、26kD、21kD和18kD；在28℃条件下青海田鼠型鼠疫菌的YOPs种类与喜马拉雅旱獭型鼠疫菌相比缺少28kD、31kD和32kD的YOPs带。青海田鼠型鼠疫菌37℃培养条件下产生了 21 条外膜蛋白带,其分子量分别为 116kD、111kD、103kD、97kD、94kD、90kD、84kD、79kD、73kD、70kD、68kD、65kD、62kD、58kD、53kD、52kD、42kD、39kD、36kD、29kD 和 26kD。另外,从四川石渠以及青海称多青海田鼠及其体外寄生蚤分离的鼠疫菌株外膜蛋白带谱与布氏田鼠菌株有着相同的特点,缺少一条 32kD 的条带,而其他 16 种生态型菌株均含该蛋白带。锡林郭勒高原疫源地与青海田鼠疫源地地理分布相距甚远,但布氏田鼠型菌株与青海田鼠型菌株有着相同的生化性状,二者在外膜蛋白的表达上也出现了共同的特点,该特点也是 17 个生态型鼠疫菌外膜蛋白的特殊之处。

6. **毒力因子**　鼠疫菌有多个毒力决定因子,一般采用草酸镁培养基法确定 Vwa$^+$ 或 Vwa$^-$、用反向间接血凝试验方法检查鼠疫菌荚膜抗原 FraI、用刚果红培养基的方法确定 Pgm$^+$ 或 Pgm$^-$,按 Bahmanyar 方法检测鼠疫菌素 I(指示菌为假结核菌血清型 I 型)。青海田鼠型菌株的毒力决定因子为 FraI$^+$、Vwa$^+$、PstI$^+$、Pgm$^+$。

7. **青海田鼠型鼠疫菌鼠疫菌素 I 敏感性试验**　在同一鼠疫菌素 I 琼脂培养基上以 141 号鼠疫标准株为参照,分别点种测试的青海田鼠型菌株,在 28℃ 条件下进行 24 小时培养,培养产物为产生菌;同时在 28℃ 条件下将 I 型假结核菌和青海田鼠型菌株用赫氏血琼脂培养基进行 24 小时培养,培养产物为指示菌。将平皿开盖与菌落一起用浸有氯仿的棉纱熏 5 分钟,保持开盖并在 37℃ 温箱中倒置 15 分钟;将指示菌制备成约 10^{11}CFU/L 的菌悬液,取 2ml 菌悬液分别加入冷至 45℃ 左右的鼠疫杆菌素 I 指示菌种子层琼脂培养基中,混匀后覆盖于产生菌平皿的培养基表面上,使之形成均匀薄层,凝固后在 37℃ 温箱孵育 24~48 小时,产生菌培养物周围的抑菌环宽度大于 2mm 为鼠疫菌素 I 敏感。

青海田鼠型鼠疫菌均能抑制血清 I 型假结核菌的生长,141 号标准菌也有抑制青海田鼠型菌株生长的作用。在同一条件下,141 株对 I 型假结核菌的抑菌作用更强,也就是说青海田鼠鼠疫菌对鼠疫菌素 I 的敏感性低于 I 型假结核菌。青海田鼠鼠疫菌对自身产生的鼠疫菌素 I 表现出非常弱的敏感性。

8. **分子生物学特征**　用随机扩增多态性 DNA 技术对青海省称多县境内和四川省石渠县境内青海田鼠体内分离的 32 株鼠疫耶尔森菌的基因进行分析,其结果扩增产物在凝胶电泳上显示的条带,除 7 株菌略有不同外,其余 25 株均相同;用常规 SDS 裂解法提取鼠疫菌的染色体后,消化、电泳后转膜用 16s-23s-5srRNA 基因探针进行 southern 杂交后检测,检测显示:青海田鼠型鼠疫菌株呈现 3 种不同的图形,均有 6 条主要的构成带,即 686kb、405kb、388kb、242.5kb、176kb、77kb。布氏田鼠型鼠疫菌的图形与此十分近似,有 2 个条带位置不一致,最上方分子量最大的 1 条带较模糊,青海田鼠和布氏田鼠菌株虽有所不同但彼此接近。

9. **青海田鼠型鼠疫菌的基因型**　依据周冬生等鉴定的 22 个差异区段(DFR)分型体系,青海省分离到的青海田鼠型鼠疫菌均为 14 型,分布在青海省玉树州称多县珍秦镇。青海田鼠型鼠疫菌与布氏田鼠型鼠疫菌均缺失 DFR6、11、12、13、18、19、20 等 7 个片段。青海省青海田鼠型鼠疫菌的 *cafl* 基因、*Pla* 基因、*Hums* 基因均扩增得到了预定的完整序列。

四、青海田鼠鼠疫流行病学特点

1. **动物鼠疫流行季节**　青海田鼠全年均在地面活动不冬眠。依据 1997 年在珍秦地区南面的俄多玛地区对青海田鼠动物鼠疫流行的观察,6 月 25 日分离到第 1 株菌,至 7 月 30

日分离到最后 1 株菌,连续 7 天从自毙青海田鼠体内分离到鼠疫菌;6 月从青海鼠体内分离鼠疫菌 4 株,7 月分离鼠疫菌 50 株,8~9 月未分离到鼠疫菌,流行高峰在 7 月。2000 年 5 月下旬,在牧犬血清中检测出鼠疫 F1 抗体阳性,阳性率为 16.52%,滴度分布在于 1∶20~1∶2 560 之间;6 月 18 日分离到第 1 株菌,至 7 月 31 日分离到最后 1 株菌,40 多天中不断检出鼠疫菌;6 月分离到 7 株,7 月分离到 5 株,8 月未分到鼠疫菌。8 月检测青海田鼠鼠疫 F1 抗体阳性血清 4 份,阳性率 6.06%,滴度在 1∶80~1∶320 之间。2001 年 6 月分离到 6 菌株,检出青海田鼠 F1 抗体阳性血清 7 份;7 月分离到 1 菌株;8 月分离到 14 菌株,包括从青海田鼠寄生的细钩盖蚤体内分离到 3 株,从五侧纤蚤邻近亚种体内分离到 2 株,从直缘双蚤指名亚种体内分离到 1 株。同年 6 月在珍秦地区从青海田鼠体内检出 10 株菌,自然染菌率为 1.49%,其他鼠均未检出鼠疫菌;从细钩盖蚤和直缘双蚤指名亚种体中各检出 1 株菌,自然染菌率分别为 0.31% 和 0.39%。统计学方法分析结果表明,青海田鼠动物病流行高峰点在 7 月 10~11 日,流行高峰期从 6 月 18 日至 8 月 2 日,4 月下旬至 9 月上旬均有动物病流行,表现为单峰型。

青海田鼠动物鼠疫流行季节时间较长,在青海田鼠分布区,每年 9 月天气骤然转凉,之后天寒地冻,常有大雪覆盖地面,致使青海田鼠的地面活动显著减少,青海田鼠寄生蚤的生存也受到极端气候的限制,至翌年 5 月,气温才逐渐转暖。这期间很难监测青海田鼠动物鼠疫的流行情况。

2. **动物鼠疫流行强度**　青海田鼠喜群居,繁殖高峰期种群密度极高,不同洞系(家系)的青海田鼠个体间串行接触密切,因而青海田鼠动物鼠疫流行具有来势迅猛、流行速度快的特点;加上青海田鼠随食物而迁徙的特征,青海田鼠动物鼠疫流行波及面随之扩大。

1997—2001 年,在动物鼠疫流行期间,青海田鼠自然检菌率为 4.89%,其中,自毙鼠染菌率为 36.41%,活体染菌率为 0.68%。但在不同年代动物鼠疫流行强度有所不同。1997 年在该地区检验青海田鼠 175 只,分离鼠疫菌 54 株,检菌率为 30.85%。其中检验自毙青海田鼠 131 只,分离鼠疫菌 53 株,检菌率 40.46%;检验活体青海田鼠 44 只,分离鼠疫菌 1 株,检菌率为 2.27%。动物鼠疫疫点 9 处,动物鼠疫流行面积为 780km²。

2000 年俄多玛地区动物鼠疫流行期间,检验青海田鼠 676 只,分离鼠疫菌 12 株,自然染菌率为 1.78%。其中,检验活体青海田鼠 631 只,检出鼠疫菌 6 株,染菌率为 0.95%;检验自毙青海田鼠 45 只,分离鼠疫菌 6 株,染菌率为 13.33%。动物鼠疫疫点 3 处,即多纳沟、永波陇切,朵钦塞地玛,青海田鼠的血清阳性检出率为 6.06%。动物鼠疫流行范围 240km²。

2001 年 6~8 月检验青海田鼠 807 只,分离鼠疫菌 15 株,检菌率为 1.86%。其中,检验活体青海田鼠 788 只,分离鼠疫菌 3 株,检菌率 0.38%;检验自毙青海田鼠 19 只,分离鼠疫菌 12 株,检菌率为 63.16%。检验青海田鼠血清 109 份,IHA 阳性血清 8 份,阳性率为 7.34%,最高滴度为 1∶2 560。检验蚤类 160 组,分离鼠疫菌 6 株,检菌率为 3.75%。其中,检验细钩盖蚤 49 组,分离鼠疫菌 3 株,检菌率为 6.12%;直缘双蚤指名亚种 55 组,分离鼠疫菌 1 株,检菌率为 1.82%;五侧纤蚤邻近亚种 20 组,分离鼠疫菌 2 株,检菌率为 10.00%。检验犬血清 118 份,IHA 阳性 24 份,阳性率 20.34,流行面积 270km²。

3. **动物鼠疫空间分布**　根据张荣祖描述,青海田鼠广泛分布在长江源发源地以东的沼泽草甸湿润的高寒草甸。陈洪舰等在青藏铁路沿线进行青海田鼠鼠疫自然疫源地调查,调查发现青藏铁路沿线青海田鼠的分布从昆仑山以南至开心岭 300km 长的铁路线两侧 10km 内均有青海田鼠分布,分布面积约 100km^2,有些地方铁路路基直接穿越青海田鼠分布区,而在昆仑山以北至日月山,到目前为止尚未发现有青海田鼠分布。已知青海田鼠模式产地在折曲(木鲁乌苏河,为长江的南源),为青海省特产种,见于通天河及黄河上游地区的沱沱河、曲麻莱、称多(清水河)、玛多(扎陵湖畔)、玛沁等地。但目前仅在俄多玛和珍秦地区发现青海田鼠鼠疫自然疫源地,1997 年,在俄多玛地区青海田鼠动物鼠疫流行期间共分离到 54 株鼠疫菌,确定鼠疫疫点 9 处。在蒿草、苔草、杂类草沼泽草甸地区的青海田鼠体内分离鼠疫菌 47 株;2000 年该地区动物鼠疫流行期间分离到鼠疫菌 12 株,确定疫点 3 处。这个地区多为浅丘宽谷,相对平缓,地表水聚集地面潮湿,溪流丰富,海拔在 4 300m 左右。沼泽草甸的植被类型以黑茎苔草扁茎苔草为主,高寒草甸植被以蒿草耐草为主。该地区大部分为高寒草甸,沼泽草甸仅占 15.15%。地势低洼的浅丘缓坡汇集周围地表水,植物茂盛,为青海田鼠提供了栖居、取食、繁殖和抵御自然灾害的优越条件。

4. 不同寄主的寄生蚤交流现象　青海田鼠主要寄生蚤为细钩盖蚤和直缘双蚤指名亚种;喜马拉雅旱獭主要寄生蚤是斧形盖蚤和谢氏山蚤;高原鼠兔主要寄生蚤是五侧纤蚤邻近亚种和哗倍蚤;藏仓鼠主要寄生蚤是细钩盖蚤、青海双蚤和直缘双蚤指名亚种;沙狐主要寄生蚤是同絮蚤。青海田鼠鼠疫自然疫源地与喜马拉雅旱獭鼠疫自然疫源地处于同一地理区域,由于宿主动物的混合分布和相互串洞,形成了寄生蚤的相互交换。在自然条件下喜马拉雅旱獭与青海田鼠两型疫菌可能有交叉感染,1997 年以来,该地区虽然田鼠鼠疫流行猛烈,犬鼠疫血凝试验有较高的阳性检出率,且与青海田鼠流行分布区相一致,但在喜马拉雅旱獭中没有发现阳性材料。因此,在自然条件下青海田鼠鼠疫和喜马拉雅旱獭鼠疫的相互关系,还有待于进一步对该地区鼠疫流行动态的观察,这在扩大疫情蔓延上的意义不可忽视。

五、青海田鼠鼠疫对人危害性的深入研究

青海田鼠具有较强的迁徙性,它们一般栖息在地势较为宽阔平坦的高寒草甸,以潮湿的山麓、溪边、沟旁、河畔、湖边为中心,向潮湿而且牧草相对丰富的地方迁徙,通过标记流放发现其迁移距离可达 1 000km 以上,迁徙行为与食物和气候密切相关。自从 2001 年青海省证实了称多县存在青海田鼠鼠疫自然疫源地,并首次从青海田鼠寄生蚤细钩黄鼠蚤和直缘双蚤指名亚种体内分离到鼠疫菌以来,青海田鼠不断被发现,面积不断增加。虽然,目前研究表明青海田鼠型鼠疫菌和布氏田鼠型鼠疫菌生物学性状相同,对不同种动物有选择性毒力,对人侵袭力差,危害小,但是由于青海田鼠迁徙的特性,为鼠疫防治带来困难。青海省应加强对沱沱河、曲麻莱、玉树、玛多、玛沁等有青海田鼠分布地区的鼠疫调查工作,查清在青海省境内青海田鼠及其青海田鼠鼠疫自然疫源地的分布范围,进一步进行青海田鼠对人类危害的研究。

参考文献

[1] 王祖郧,李超.青海鼠疫[M].北京:人民卫生出版社,2016:1-50.

[2] 唐新元,王梅,陈洪舰,等.基于地理信息系统的青海省 60 年鼠疫流行病学特征[J].中国媒介生物学及控制杂志,2018,29(6):60-64.

[3] 安国强,李千,王梅,等.青海省海北藏族自治州蚤类分布与鼠疫带菌研究[J].海峡预防医学杂志,

2018,(3):9-10+16.

[4] 王梅,唐新元,王祖郎,等.青海省鼠疫疫源地分布特征的研究[J].中国媒介生物学及控制杂志,2015,26(2):194-195.

[5] 田富彰.喜马拉雅旱獭鼠疫自然疫源地[J].中国人兽共患病杂志,2000,16(4):95-97.

[6] 李敏.1954—1996年喜马拉雅旱獭鼠疫疫源地动物鼠疫流行态势[J].地方病通报,1999,14(2):25-26.

[7] 冯建萍,柏吉祥.青海省人间鼠疫流行特征及预防对策[J].青海畜牧兽医杂志,2017,(2):57-59.

[8] 郑谊,张爱萍,李千,等.青海省人间鼠疫流行病学分析[J].首都公共卫生,2017,11(2):50-52.

[9] 魏柏青.青海田鼠动物鼠疫流行规律的研究[J].中国人兽共患病杂志,2004,(6):547-548+525.

[10] 王祖郎,罗松达卫,于晓涛,等.青海省青海田鼠鼠疫自然疫源地的发现与研究[J].中国地方病学杂志,2004,(1):71-74.

[11] 祁芝珍,赵海红,李存香,等.我国青海田鼠与布氏田鼠鼠疫菌生物学特性的比较[J].中国地方病学杂志,2005,(5):17-19.

[12] 李红英,陈洪舰,李祥.青海省喜马拉雅旱獭对栖息地植被条件选择的初步研究[J].中华地方病学杂志,2017,36(6):400-403.

[13] 唐新元.基于GIS的青海省鼠疫疫源县的空间分布特征[J].青海畜牧兽医杂志,2016,46(2):17-18.

[14] 王振华,杨宝林,王晨明.青海高原鼠疫自然疫源地特征的研究[J].中国地方病学杂志,1985,02:70-73+62+119.

[15] 王丽,祁芝珍.青海自然感染鼠疫的脊椎动物及细菌分离简述[J].中国媒介生物学及控制杂志,1995,06:466-467.

[16] 陈洪舰.青海省首次发现荒漠猫自然感染鼠疫[J].中华流行病学杂志,1995,(04):198.

[17] 李积成,祁美英.青藏高原新发现的自然感染鼠疫的4种野生动物[J].中国人兽共患病杂志,2000,(02):108.

[18] 贺雄,王虎.现代鼠疫概论[M].北京:科学出版社,2010:113-124.

[19] 方喜业.中国鼠疫自然疫源地鼠疫[M].北京:人民卫生出版社,1990:40-43.

[20] 朱锦沁.青藏高原喜马拉雅旱獭疫源地鼠疫流行态势及控制对策[J].地方病通报,1996,01:80-83.

[21] 朱锦沁,李超,慕有.青藏高原喜马拉雅旱獭鼠疫疫源地简介[J].地方病通报,1996,03:45-47.

[22] 王梅,郑谊,唐新元,等.青藏高原蚤类60年研究概况[J].中国地方病防治杂志,2018,33(01):23-24.

[23] 朱锦沁,等.青藏高原鼠疫疫源地内鼠疫菌株生化性状和毒力试验的报告[Z].青海地方病工作三十年汇编鼠疫病原卷,1984,12:15-22.

[24] 代瑞霞,魏柏青,李存香,等.青海高原鼠疫病原生态学研究[J].中华预防医学杂志,2013,47(12):1083-1088.

[25] 熊浩明,魏柏青,祁美英,等.基于地理信息系统的青海省鼠疫菌毒力研究[J].中国人兽共患病学报,2014,01:45-48+16.

[26] 张全芬,魏有文,杨宁,等.青海省啮齿动物名录[J].医学动物防制,2007,23(4):317-319.

[27] 李海龙,马英,魏有文,等.青海省啮齿类动物地理分布格局探讨[J].中国媒介生物学及控制杂志,2013,05:418-421.

[28] 张荣祖,郑昌琳.青藏高原哺乳动物动物地理分布特征及区系演变[J].地理学报,1985,40(03):225-231.

[29] 张荣祖.动物地理分区(二)中国动物地理分区[J].生物学通报,1987,(03):1-3.

[30] 张继军,杨银书,李强.青海省啮齿动物种类与地理分布[J].中华卫生杀虫药械,2008,14(1):47-49.

[31] 李海龙,魏有文,李超,等.青海省医学革螨聚类分析和研究[J].中国人兽共患病学报,2014,01:67-73.

[32] 王文华,李超.藏系绵羊鼠疫的调查研究[J].中国地方病学杂志,2001,(06):69-70.

[33] 王祖郧,罗松达卫.青海省以染疫藏系绵羊为传染源的人间鼠疫流行病学分析[J].地方病通报,1999,(03):38-39.

[34] 朱祥泰.青海省玛多县首次从野生动物沙狐血清中分离出鼠疫F1抗体[J].地方病通报,1994,02:31.

[35] 吴克梅,汪元忠,王梅,等.1975—2007年青海省藏系绵羊鼠疫流行病学分析[J].中国地方病学杂志,2009,28(6):665-667.

[36] 唐新元.1975—2015年青海省藏系绵羊鼠疫流行病学分析[J].青海畜牧兽医杂志,2016,46(05):19-21.

[37] 王祖郧,王振华.青藏高原人间鼠疫频发因素分析与防控举措的探讨[J].疾病预防控制通报,2011,(01):44-46+65.

[38] 代瑞霞,杨晓艳,杨永海,等.青海高原藏系绵羊鼠疫病原生态学研究及流行病学意义[J].中华地方病学杂志,2014,33(5):492-494.

[39] 马明跃,齐洪文,肖勇,等.自牦牛血清中查出鼠疫F1抗体[J].地方病通报,2002,(2):4.

[40] 谢公保,韦志良,刘应庆.牧犬血清在动物间鼠疫监测中的流行病学意义[J].中国地方病防治杂志,1996,(03):173.

[41] 中国科学院西北高原生物研究所.青海经济动物志[M].西宁:青海人民出版社,1989:277-717.

[42] 梁杰荣.高原属兔的家庭结构[J].兽类学报,1981,1(2):159-165.

[43] 郑谊,李超,魏绍振,等.青海省三江源自然保护区蚤类区系分布[J].中国媒介生物学及控制杂志,2010,(2):124-127.

[44] 蔡理芸,詹心如,吴文贞.青海的蚤类区系,高原生物学集刊[M].北京:科学出版社,1987,87-108.

[45] 李积成,李超,祁美英.青海省鼠疫自然疫源地内的鼠疫菌染疾虫[J].地方病通报,1998,04:23-25.

[46] 魏绍振,李超,郑谊,等.青海省鼠疫自然疫源地主要媒介蚤生态及流行病学意义分析[J].现代预防医学,2010,37(16):3171-3172.

[47] 李超,李存香,丛显斌,等.青海田鼠主要寄生蚤鼠疫媒介效能的研究[J].中国地方病防治杂志,2001,16(特刊):17-18.

[48] 张全芬,杨正锡,马英,等.青海不同鼠疫自然疫源地内7中蚤前胃形态结构光镜研究[J].地方病通报,2003,18(4):15-19.

[49] 马英,杨正锡,张全芬.青海省不同鼠疫疫源地内7种媒介蚤前胃形态结构Ⅲ扫描电镜研究[J].中国人兽共患病杂志,2004,20(3):266-267.

[50] 李超,慕有,郑谊,等.五种蚤实验感染鼠疫的观察[J].地方病通报,1997,03:5-8.

[51] 李超,郑谊,吴克梅,等.秃病蚤田鼠亚种生物学特性的实验室观察[J].地方病通报,1989,4(10):107-109.

[52] 肖柏林,董桂琴,张全芬.方形黄鼠蚤蒙古亚种人工饲养方法的探究[J].贵阳医学院学报,1982,7(2):17-37.

[53] 肖柏林,董桂琴.斧形盖蚤的养殖及其生活史的初步观察[J].动物学研究,1985,6(4)增刊:1-9.

[54] 肖柏林.斧形盖蚤和谢氏山蚤改变宿主后的繁殖情况[J].地方病通报,1985,22(1):147-149.

[55] 肖柏林,董桂琴,张全芬.类新蚤的饲养及其生活史的观察[J].昆虫知识,1985,22(2):93-94.

[56] 肖柏林,张全芬.似升额蚤长指亚种的生活史[J].中国地方病学杂志,1986,5(2):123-124.

[57] 肖柏林,王敦清.二种蚤幼虫形态描述[J].昆虫学报,1988,31(1):96-98.

[58] 肖柏林.红羊新蚤幼期发育天数的观察[J].中国地方病学杂志,1990,9(6):332-334.

[59] 肖柏林.两种蚤的幼虫形态[J].昆虫学报,1990,33(2):250-253.

[60] 肖柏林,李志仑.前额蚤灰旱獭亚种幼虫形态的描述[J].昆虫学报,1993,36(3):375-378.

［61］ 肖柏林.红羊新蚤的幼虫形态及与二齿新蚤幼虫的比较［J］.昆虫学报,1993,36(1):67-69.

［62］ 肖柏林.曲扎角叶蚤幼虫的形态描述［J］.昆虫学报,1995,38(2):188-190.

［63］ 纪树立.鼠疫［M］.北京:人民卫生出版社,1988.25-40.

［64］ 李民,焦巴太,王丽,等.1991—2000 年青海省人间鼠疫流行病学分析［J］.中国地方病学杂志,2002, 21(5):431-432.

第四章

新疆鼠疫生态

第一节　新疆山地鼠疫自然疫源地鼠疫

一、新疆山地鼠疫自然疫源地人间鼠疫概述

新疆地理环境属山脉与盆地相间排列,呈"三山夹二盆"的地理地貌形态。北部阿尔泰山,南部为昆仑山系,天山横亘于中部,把新疆分为南北两半,南部是塔里木盆地,北部是准噶尔盆地。新疆的最低点是吐鲁番艾丁湖,低于海平面155m(也是中国的陆地最低点),最高点乔戈里峰,位于中国和巴基斯坦边界塔什库尔县境内,海拔8 611m。

新疆最早的人类鼠疫流行是伍连德等在其《鼠疫概论》中记述的发生于1894年的塔里木河流域人类鼠疫遗迹。其后是1901年7月发生在玛纳斯县二道马场的人间鼠疫,据叙述死亡200余人,流行50余天。同时,伍连德还记述了1902年新疆境内共有四区发现人间鼠疫,并被俄罗斯专家巴勒西叩夫司基(Paltshikovski)用细菌学证实。另据谢彬《新疆游记》所载:"和(和田)、于(于田)和洛(洛浦)三县,1913—1917年曾有瘟疫流行,迄今未息,人民死亡殆达十万(据洛浦呈报自民国二年秋迄今,疫死三万零二百人),田地荒芜,十室九空,地价减半购者犹难其人……此种瘟疫无端而至,起初之时,头疼发热,口渴,不思饮食,或项颈胁肋等处生一疬疽,或吐血,或腹泻,一二日即死。家病一人,全家传染,有三四日间而阖家全数死亡者。间有疬疽溃烂于外,幸免一死,然千万中不得一二人也。其疫惨厉视云南之疬子疮,东三省之鼠疫有过之无不及。"1914年呼图壁县小脑瓦勒地区发生人间鼠疫,死亡60人,流行持续达半月以上;1918年(或1917年)8月初,呼图壁县塔尔德牧场肺鼠疫暴发流行,流行持续26天,当地53名居民中38人感染,37人死亡;1935年6月中旬,乌恰县沙哈勒牧场肺鼠疫暴发流行,当地居民300余人中60余人死亡。该次疫情首发病例系剥取死旱獭皮而感染,且在此期间,曾有一商人自该牧场采购皮货返至疏附县城郊色满地区(农区),日内病死,酿成色满地区人类肺鼠疫流行,死亡28人。此次流行末期,前苏联鼠防人员通过解剖死者检验,证实为鼠疫;1938年7月,玛纳斯县二道马场黑台节廖地区一猎手捡到1只死旱獭,在剥皮后第3天发病,症状为头疼、发热、胸痛、咯血等,经4天死亡。该次亦在当地造成扩散流行,流行41天,21户113人感染,近80人死亡。

1938—1949年新疆无人类鼠疫疫情报道;1952—1993年新疆境内共计发生人类鼠疫11年次12起,疫情涉及7个县、8个乡、12个点。共计发病42人,死亡23人,平均病死率为54.7%。

1949年后,在新疆发生的12起人间鼠疫中有11起发生在北天山山地,除1987年发生在玛纳斯县清水河的1起是因剥食狍子引起外,其余均与直接接触旱獭有关。旱獭是新疆

山地鼠疫疫源地主要宿主和传染源[包括灰旱獭(*Marmota baibacina*)、红旱獭(*Marmota caudate*)、喜马拉雅旱獭(*Marmota himalayana*)]。人类感染的途径和方式主要是通过剥、食染疫旱獭或其他野生动物时,鼠疫菌经创面侵入人体,引起腺鼠疫或败血症鼠疫,如患者诊治不及时或误诊可继发肺鼠疫,再通过人与人接触,经呼吸道传播引发原发性肺鼠疫,遂形成人与人之间的肺鼠疫流行,此种人间鼠疫传播方式是新疆人类鼠疫流行的主要特点。

至于新疆的人类腺鼠疫,仅于1972年在新疆南疆的和田、洛浦和墨玉3县平原农业区发生过一次流行。据当年流行病学追溯调查,首发患者系来自昆仑山旱獭鼠疫自然疫源地,生前与旱獭有接触,回到山下农区后第2天发病,3日内死亡。流行病学调查分析认为:当地人蚤(*Pulex irritans*)很多,该患者作为传染源,通过人蚤将鼠疫菌传播给健康人,形成人→蚤→人传播链,从而酿成了此次腺鼠疫流行。此次疫情共计发病27人,死亡12人,从4例患者中检出鼠疫菌,初步认为此次疫情是由山地传入的。但鉴于谢彬在其1932年所著的《新疆游记》中记述过当地曾发生过大规模疑似人类鼠疫流行,又因从洛浦县鼠疫患者体内分离到的鼠疫菌在生化分型上与昆仑山山地喜马拉雅旱獭体内分离到的鼠疫菌不同。因此,不能完全排除和田平原荒漠存在鼠疫自然疫源地的可能。对此,有待今后进一步深入调查研究。

新疆人间鼠疫的流行季节多为6~8月,北天山山地鼠疫自然疫源地的患者主要为疫区活动的牧民及其他人群,南疆和田、洛浦和墨玉3县农区的患者则主要是当地居民。在新疆山地鼠疫自然疫源地内,目前尚未发现因被跳蚤叮咬而感染鼠疫的病例。

二、新疆山地鼠疫自然疫源地鼠疫耶尔森菌生物学特征

(一)生物化学表型与生态型

1. 生物化学表型分型　自1984年法国学者耶尔森和日本学者首次从患者体内分离出鼠疫菌后,鼠疫菌的生物学研究一直是全球各个国家及科技工作者的关注热点,至20世纪中期已初步建立起基于鼠疫菌在生长过程中对糖、醇等碳水化合物的代谢反应和对氨基酸等营养物质需求依赖差异性的鼠疫菌生物化学表型分型系统。我国学者在20世纪80年代在全国范围内开展了系统性的鼠疫菌生物分型研究,并根据鼠疫菌对甘油、葡萄糖、麦芽糖、阿胶糖、鼠李糖、蜜二糖的酵解性能和脱氮反应比较稳定,较为适合作为生化分型指标的特性,建立了一整套较为成熟的鼠疫菌生物化学分型技术和分型体系。张鸿猷、戴翔等对来自新疆山地鼠疫自然疫源地的不同地区、不同宿主的757株鼠疫菌进行了生物化学性状系统研究,将新疆山地鼠疫自然疫源地鼠疫菌分为3个生化型。此后,对新疆山地鼠疫自然疫源地部分鼠疫菌的生物学性状检测与此分型结果基本一致。

在上述7个生化指标中,甘油、葡萄糖和麦芽糖在新疆山地鼠疫自然疫源地的鼠疫菌生化反应中均为阳性,而其他4个生化指标则在不同疫源地中有差别(表4-1和表4-2)。

根据新疆山地鼠疫自然疫源地鼠疫菌的脱氮反应,新疆山地鼠疫菌分为A、B 2个群,A群鼠疫菌脱氮反应阳性,包括天山山地的北天山和南天山鼠疫自然疫源地,以及帕米尔高原、东昆仑山东段(E89°05′以东)若羌和少部分东昆仑山西段(E85°50′以东)且末鼠疫自然疫源地的鼠疫菌株。B群鼠疫菌脱氮反应阴性,包括昆仑山山地中部的和田、洛浦以及昆仑山山地东部西段(E85°20′以西)且末鼠疫菌株,生化型为Ⅲ型;鼠疫菌脱氮反应阳性菌株又可根据对鼠李糖和蜜二糖酵解性能分为Ⅰ型和Ⅱ型2个生化型,Ⅰ型包括天山山地北天山鼠疫自然疫源地分离菌株,鼠李糖和蜜二糖反应阳性,Ⅱ型2包括天山山地南天山鼠疫自然疫源地,以及帕米尔高原和东昆仑山东段和西段少部分鼠疫菌,对鼠李糖和蜜二糖反应阴性。

表4-1 新疆天山山地鼠疫自然疫源地鼠疫菌生物化学分型

疫源地	疫源县（市）	菌株来源	菌株数	生化特性							生化型
				葡萄糖	麦芽糖	甘油	阿胶糖	鼠李糖	蜜二糖	脱氮	
北天山	乌鲁木齐	灰旱獭、家犬、赤狐、谢氏山蚤、斧形盖蚤	29	+	+	+	+	+	+	+	Ⅰ型
	昌吉	灰旱獭、谢氏山蚤、人蚤、斧形盖蚤、古北拟额蚤	58	+	+	+	+	+	+	+	
	呼图壁	灰旱獭、谢氏山蚤、人	42	+	+	+	+	+	+	+	
	玛纳斯	灰旱獭、谢氏山蚤、狍、人、草原硬蜱	67	+	+	+	+	+	+	+	
	沙湾	灰旱獭、长尾黄鼠、银色山鼠(ⅲ)、谢氏山蚤、斧形盖蚤、方形黄鼠蚤、人蚤、草原硬蜱	45	+	+	+	+	+	+	+	
	乌苏	灰旱獭、长尾黄鼠、谢氏山蚤、方形黄鼠蚤、斧形盖蚤、似升额蚤、宽新蚤、草原硬蜱、光滑拟颚虱、人	235	+	+	+	+	+	+	+	
	精河	灰旱獭、长尾黄鼠、方形黄鼠蚤、似升额蚤、斧形盖蚤、宽新蚤、草原硬蜱、光滑拟颚虱、人	130	+	+	+	+	+	+	+	
	尼勒克	灰旱獭、长尾黄鼠	12	+	+	+	+	+	+	+	
	伊宁	狗獾	1	+	+	+	+	+	+	+	
	温泉	灰旱獭	4	+	+	+	+	+	+	+	
南天山	阿图什	灰旱獭	11	+	+	+	+	−	−	+	Ⅱ型
	阿合奇	灰旱獭	4	+	+	+	+	−	−	+	
	乌恰（北）	灰旱獭、山羊	27	+	+	+	+	−	−	+	

注：引自张鸿齐，新疆山地鼠疫自然疫源地，2013。

表 4-2　新疆帕米尔高原和昆仑山鼠疫自然疫源地鼠疫菌生物化学分型

疫源地	疫源县（市）	菌株来源	菌株数	生化特性								生化型
				葡萄糖	麦芽糖	甘油	阿胶糖	鼠李糖	蜜二糖	脱氮		
帕米尔高原	乌恰（南）	红旱獭、谢氏山蚤、腹窦纤蚤	38	+	+	+	+	−	±	+		Ⅱ型
昆仑山	若羌（东昆仑东部，E89°05′以东）	喜马拉雅旱獭、小家鼠、谢氏山蚤、腹窦纤蚤、古北拟鄂虱、草螨	25	+	+	+	+	−	−	+		
	且末（东昆仑西部，E85°50′以东）	喜马拉雅旱獭、谢氏山蚤、腹窦纤蚤、古北拟鄂虱	2	+	+	+	+	−	−	+		Ⅱ型
	且末（东昆仑西部，E85°20′以西）	喜马拉雅旱獭、谢氏山蚤、古北拟鄂虱	7	+	+	+	+	−	−	−		
	和田（中昆仑）	喜马拉雅旱獭、谢氏山蚤、古北拟鄂虱	20	+	+	+	+	−	−	−		Ⅲ型

值得讨论的是温泉县境的菌株虽分离于北天山,而生化性状则与南天山的菌株相同;分离于南天山灰旱獭的菌株,其生化性状又与帕米尔高原红旱獭的菌株一致。因此,利用上述生化指标分型虽然在一定程度上揭示了鼠疫菌与地理环境及主要宿主长期适应演变的相关性,但也反映出仅利用生化指标还不能完全显示鼠疫菌与主要宿主及所处地理环境的有机联系。因而,利用上述生化指标分型只能是一种粗线条的分型方法。

2. **生态分型**　纪树立、戴翔等曾对新疆的 100 株鼠疫菌进行了多项指标测定。根据生化反应、营养需求、电泳型等项测定结果,将新疆山地鼠疫自然疫源地的鼠疫菌分为 4 个群 6 个生态型。其中,天山山地鼠疫菌自然疫源地的鼠疫菌分为北天山东段型和北天山西段 A型、北天山西段 B 型 3 个型,帕米尔的属帕米尔高原型,昆仑山的鼠疫菌分昆仑山 A 型和 B型 2 个型(表 4-3)。

(二) 分子遗传学特征

1. 分子遗传进化与分型

(1) 差异区段(different region,DFR)分型:张渝疆等 2007 年采用 DFR 分析技术方法对新疆各型山地鼠疫自然疫源地 144 株鼠疫菌进行了分子遗传进化分析。研究中选择了周冬生等鉴定出的 22 个在鼠疫菌具有分型意义的 DFR 作为目标基因片段,将新疆山地鼠疫菌分为 7 个主要基因组型和 6 个次要基因组型(表 4-4)。

7 个主要基因组型分别为 Ⅰ 型、Ⅱ 型、Ⅲ 型、Ⅳ 型、Ⅴ 型和 Ⅺ 型、Ⅻ 型,分型编码是周冬生等对中国各型鼠疫自然疫源地 260 株鼠疫菌研究确定的分型编码。这 7 个主要基因组型分别存在于特定的地理区域中,并且在各主要基因组型中鉴别出次要基因组型,共计发现有 6个次要基因组型。其主要特征是:在不同类型的鼠疫自然疫源地中,主要基因组型是某一类型疫源地鼠疫菌的主要型别,而次要基因组型则是该类型疫源地中的鼠疫菌在主要基因组片段组成形式上与主要基因组一致,但存在极少数个别基因片段的缺失,鼠疫菌的数量明显比主要基因组型鼠疫菌要少(表 4-4)。

对比不同地理区域新疆山地鼠疫自然疫源地中依据 DFR 建立的鼠疫菌基因组型数据,可以清晰地发现在新疆 4 大类 6 个生态地理类型的鼠疫自然疫源地中都有其占主导地位的DFR 基因组型,同时在组内也存次要基因组型,展现出新疆山地鼠疫自然疫源地鼠疫丰富的基因组多样性(表 4-5)。

1) 北天山灰旱獭——长尾黄鼠鼠疫疫源地。该片疫源地位于天山山脉北坡,西起与哈萨克斯坦接壤的阿拉套山和别珍套山西端,东至天格尔山北坡的乌鲁木齐河,东西长约700km,海拔 1 500~3 300m,并依据宿主类型和鼠疫菌基因组型分为 3 块疫源地。

①北天山西段疫源地,西起与哈萨克斯坦接壤的天山山脉的阿拉套山和别珍套山西西端,东至博罗克努山西端,包括温泉、伊宁和尼勒克三县,主要宿主动物为灰旱獭和长尾黄鼠,灰旱獭占主要地位,鼠疫菌基因组型主要为 Ⅰ 型,另有少量 Ⅱ 型菌株;

②北天山中段疫源地,位于天山山脉博罗克努山西端至依连哈比尕山东端,包括精河、乌苏两县,主要宿主动物为灰旱獭和长尾黄鼠,长尾黄鼠占主要地位,鼠疫菌基因组型主要为 Ⅲ 型,其次为 Ⅱ 型菌株,另发现有少量 Ⅱ M1、Ⅱ M3 和 Ⅲ M1;

③北天山东段疫源地,位于天山山脉天格尔山乌鲁木齐河至依连哈比尕山之间,包括沙湾、呼图壁、玛纳斯和乌鲁木齐四县,主要宿主动物为灰旱獭,鼠疫菌基因组型主要为 Ⅱ 型,另发现有少量 Ⅱ M2、Ⅱ M3、Ⅱ M4 和 Ⅲ 型;

表 4-3 新疆山地鼠疫自然疫源地鼠疫菌的生态型

菌株来源		菌株数	糖醇酵解						营养型	Pgm+ 突变速率	Pst I 产生	Pst I 敏感	电泳型	内毒素	分群	生态型
			甘油	鼠李糖	阿胶糖	蜜二糖	麦芽糖	脱氮								
北天山 乌鲁木齐、昌吉、玛纳斯	灰旱獭	30	+	+	+	+	+	+	$trp^-\ thr^-$	<30	+	−	V	<7.2	C	北天山东段型
乌苏、精河	灰旱獭	11	+	+	+	+	+	+	thp^-	0	+	−	IV	<7.2	C	北天山西段 A 型
	长尾黄鼠	31	+	+	+	+	+	+	thp^-	0	+	−	IV	<7.2		
尼勒克	灰旱獭	3	+	+	+	+	−	+	phe^+	0	+	−	IV	<7.2	C	北天山西段 B 型
	长尾黄鼠	3	+	+	+	+	−	+	phe^+	0	+	−	IV	<7.2		
南天山 阿图什	灰旱獭	3	+	−	+	d	+	+	phe^+	>85	+	−	VII	<7.2	A	帕米尔高原型
帕米尔 乌恰	红旱獭	5	+	−	+	d	+	+	phe^+	>85	+	−	VII	<7.2	A	帕米尔高原型
昆仑山 和田	喜马拉雅旱獭	11	+	−	−	−	+	−	$Ileu^-\ Glu^-$	100	+	−	II	<7.2	B	昆仑山 A 型
洛浦	患者	3	+	+	+	+	+	−	$Ileu^-\ Glu^-$		+	−	II	<7.2	D	昆仑山 B 型

注：引自张鸿猷，新疆鼠疫，1994。

表 4-4 新疆山地鼠疫自然疫源地鼠疫菌基因组 DFR 分型

基因组型	菌株数	DFR 01	DFR 02	DFR 03	DFR 04	DFR 05	DFR 06	DFR 07	DFR 08	DFR 09	DFR 10	DFR 11	DFR 12	DFR 13	DFR 14	DFR 15	DFR 16	DFR 17	DFR 19	DFR 20	DFR 22	DFR 23	DFR PMT
I	14	0	1	1	1	1	1	1	1	1	1	1	1	0	1	1	1	1	1	1	1	1	1
II	57	0	1	1	1	1	1	1	1	1	0	1	1	0	1	1	1	1	1	1	1	1	1
II M1	1	0	0	1	1	1	1	1	1	1	0	0	1	0	1	1	1	1	1	1	1	1	1
II M2	1	0	0	1	1	1	1	1	1	1	0	1	1	1	1	1	1	1	1	1	1	1	1
II M3	2	0	0	0	0	1	1	1	1	1	0	1	1	0	1	1	1	1	1	1	1	1	1
II M4	1	0	0	0	0	1	1	1	1	1	0	1	1	0	1	1	1	1	1	1	1	1	1
III	33	0	1	1	0	1	1	1	1	1	0	1	1	0	1	1	1	1	1	1	1	1	1
III M1	1	0	1	1	0	1	1	1	1	1	0	0	1	0	1	1	1	1	1	1	1	1	1
IV	6	0	1	1	1	1	1	1	1	0	1	1	1	0	1	1	1	1	1	1	1	0	1
IV M1	1	0	1	1	1	1	1	1	1	1	1	1	1	0	1	1	1	1	1	1	1	0	1
V	4	0	0	1	1	1	1	1	1	1	1	1	1	0	1	1	1	1	1	1	1	0	1
XI	10	0	1	1	1	1	0	0	1	1	1	1	1	1	1	0	0	0	1	1	1	0	1
XII	1	1	1	1	1	0	0	0	1	1	1	1	1	0	1	0	0	0	1	1	1	0	1

注:"+":基因组中存在该 DFR,"—":基因组中缺失了该 DFR。
引自张渝疆,中华微生物学和免疫学杂志,2007。

表 4-5　各鼠疫菌 DFR 基因组型在新疆不同山地鼠疫自然疫源地中的分布

疫源地类型	地区（菌株数）	主要基因组型		次要基因组型	
		基因组型	数量（%）	基因组型	数量（%）
北天山西段灰旱獭鼠疫自然疫源地	温泉（4）、尼勒克（7）、伊宁（1）	Ⅰ型	11（91.7%）	Ⅱ型	1（8.3%）
北天山中段灰尾黄鼠鼠疫自然疫源地	精河（13）、乌苏（35）	Ⅲ型	33（68.8%）	Ⅰ型	2（4.2%）
				Ⅱ型	10（20.8%）
				ⅡM1型	1（2.1%）
				ⅡM3型	1（2.1%）
				ⅢM1型	1（2.1%）
北天山东段灰旱獭鼠疫自然疫源地	沙湾（12）、玛纳斯（8）、呼图壁（9）、	Ⅱ型	44（89.8%）	Ⅰ型	1（2.0%）
	昌吉（12）、乌鲁木齐（8）			ⅡM2型	1（2.0%）
				ⅡM3型	1（2.0%）
				ⅡM4型	1（2.0%）
				Ⅲ型	1（2.0%）
南天山灰旱獭鼠疫自然疫源地	阿合奇（1）、阿图什（2）、乌恰北（3）	Ⅳ型	4（66.7%）	Ⅱ型	1（16.7%）
				ⅣM1型	1（16.7%）
帕米尔高原红旱獭鼠疫自然疫源地	乌恰南（13）	Ⅳ型	13（100%）		
中昆仑喜马拉雅旱獭鼠疫自然疫源地	和田（7）、洛甫（3）	Ⅺ型	9（90%）	Ⅻ型	1（10.0%）
东昆仑喜马拉雅旱獭鼠疫自然疫源地	且末（1）、若羌（5）	Ⅴ型	4（66.7%）	Ⅺ型	1（16.7%）
				Ⅱ型	1（16.7%）
合计	144				

注：引自张渝疆，中华微生物学和免疫学杂志，2007。

2）南天山灰旱獭鼠疫疫源地。该片疫源地位于南天山山脉西段南坡,包括阔克沙勒山、喀拉铁克山和吐尔尕特山,海拔2 900~4 000m,与吉尔吉斯斯坦接壤。包括阿合奇、阿图什和乌恰北部。主要宿主动物为灰旱獭,鼠疫菌基因组型主要为Ⅳ型,另有少量Ⅱ型和ⅣM1型菌株。

3）帕米尔高原——阿赖山红旱獭鼠疫疫源地。帕米尔高原是亚洲各大山系的山结,在新疆境内为帕米尔高原的东部。该片疫源地位于帕米尔高原顶面至阿赖山,与吉尔吉斯斯坦帕米尔高原——阿赖山鼠疫疫源地接壤,海拔2 900~5 000m,包括阿克陶和乌恰南部。主要宿主动物为红旱獭,鼠疫菌基因组型主要为Ⅳ型。

4）昆仑山喜马拉雅旱獭鼠疫疫源地。昆仑山是横贯中国西部的高大山脉,南靠藏北高原,北邻塔里木盆地与柴达木盆地,西接帕米尔高原,东至柴达木上游谷地,东西长约2 500km,南北宽150~350km,分为东昆仑、中昆仑和西昆仑。新疆境内昆仑山长约1 800km。鼠疫疫源地分别位于中昆仑和东昆仑。

①中昆仑山鼠疫疫源地。位于玉龙喀什河中上游东岸和西岸,海拔2 900~4 300m。包括和田和洛甫2县。主要宿主动物是喜马拉雅旱獭,鼠疫菌基因组型主要为Ⅺ型,次要基因组型为Ⅻ型。

②东昆仑山鼠疫疫源地。位于东昆仑山北支脉的西北端向东延伸至青海境内,东与青海境内的鼠疫疫源地相邻,南接藏北高原,属高原地貌,海拔3 200~5 000m。主要宿主动物是喜马拉雅旱獭,鼠疫菌基因组型主要为Ⅴ型,另有少量Ⅱ型和Ⅺ型菌株。

依据新疆山地鼠疫自然疫源地鼠疫菌的DFR分型结果,张渝疆等通过构建系统发育树进一步分析了各个基因组型间的系统发育关系(图4-1和图4-2)。

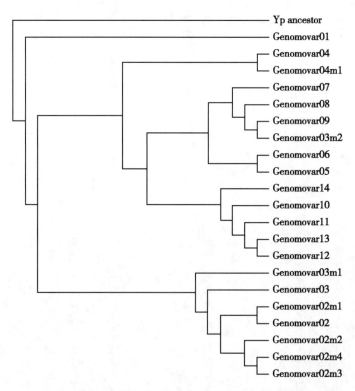

图4-1　新疆山地鼠疫自然疫源地鼠疫菌基因组DFR的系统发育树
注:引自张渝疆,中华微生物学和免疫学杂志,2007。

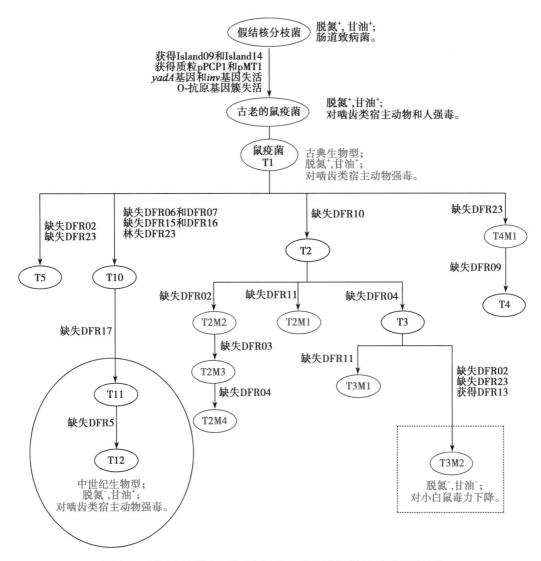

图 4-2　新疆山地鼠疫自然疫源地鼠疫菌基因组 DFR 的平行微进化

从新疆各类型山地鼠疫自然疫源地鼠疫菌 DFR 的系统发育和微进化分析,可以窥探到鼠疫菌在新疆复杂多样的山地鼠疫自然疫源地中表现出十分活跃的多元进化能量,极大丰富了该地区鼠疫菌基因组型的多样性,有利于鼠疫菌的保存、进化和演变,这些鼠疫菌基因组型在生态学上表现出的对策,很可能就是该片疫源地稳定存在的原因之一。

李艳君等 2008 年在原有 22 个 DFR 差异区段基础上增加了一个 DFR,共计使用 23 个 DFR 差异区段对包括新疆在内的 909 鼠疫株进行了基因组遗传多样性和进化分析。这些鼠疫菌均是来自我国 15 个鼠疫自然疫源地的代表性菌株,其中包括新疆 4 个山地类型鼠疫自然疫源地鼠疫菌 186 株和准噶尔盆地鼠疫自然疫源地鼠疫菌 15 株。研究结果将我国各鼠疫自然疫源地菌株划分为 32 个基因组型。其中,新疆山地和准噶尔盆地鼠疫自然疫源地鼠疫菌可分为 13 个基因组型,包括 7 个主要基因组型和 6 个次要基因组型,与张渝疆等研究结果基本一致(表 4-6)。

表 4-6　新疆鼠疫自然疫源地鼠疫菌的基因组型分布

疫源地类型	菌株数	基因组型												
		01a	01b	02	03	04	05	11	15	16	17	25	28	31
帕米尔高原疫源地	13	0	0	0	0	*11*	0	0	0	1	0	1	0	0
南天山疫源地	14	0	1	3	0	*9*	0	0	0	0	0	0	0	1
北天山东鼠疫疫源地	46	2	0	*43*	0	0	0	0	0	1	0	0	0	0
北天山中鼠疫疫源地	71	3	0	*24*	10	0	0	0	0	*32*	0	0	0	2
北天山西鼠疫疫源地	17	*15*	0	2	0	0	0	0	0	0	0	0	0	0
中昆仑鼠疫疫源地	14	1	0	0	0	0	0	*12*	0	0	0	0	1	0
东昆仑鼠疫疫源地	11	1	0	1	0	*6*	0	0	0	0	1	0	0	2
准噶尔盆地鼠疫疫源地	15	0	0	0	0	0	0	0	*15*	0	0	0	0	0

注:表中斜体加黑数字的列是主要基因组型的编号,数字的数代表在疫源地中检测的鼠疫菌数。
引自李艳君,PLoS ONE,2008。

李艳君等通过对新疆鼠疫菌株的 DFR 谱与全国其他地区鼠疫菌的 DFR 谱的比较,发现新疆菌株的 DFR 谱明显高于其他地区,而且这种 DFR 谱演化的复杂性和多样性很可能与中亚鼠疫进化发展和疫源地扩大密切相关。

(2) 可变数量串联重复序列分析(MLVA):李博等 2021 年采用 MLVA 方法对新疆 4 类鼠疫人蚤疫源地 18 株鼠疫菌进行了进化分析研究,18 株来自不同疫源地的鼠疫菌可被 14 个 VNTR 位点分为 3 个群、12 个基因型,被 14+12 个位点分为 3 个群、15 个基因型,且同类型鼠疫自然疫源地鼠疫菌可聚为一个分支(图 4-3 和图 4-4)。

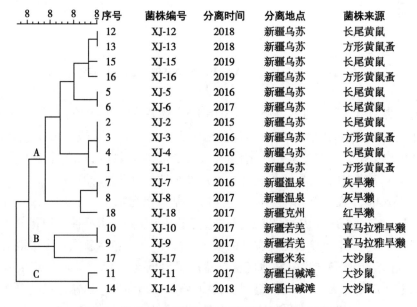

图 4-3　18 株鼠疫菌 14 个 VNTR 位点聚类分析结果
注:引自李博,中国媒介生物学及控制杂志,2021。

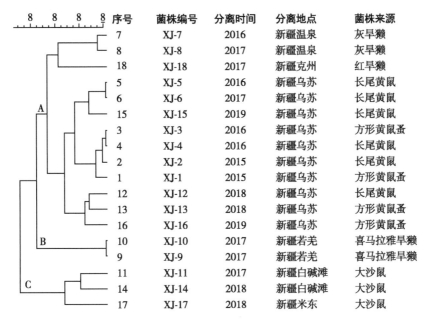

图 4-4　18 株鼠疫菌 14+12 个 VNTR 位点聚类分析结果

注:引自李博,中国媒介生物学及控制杂志,2021。

　　李博等通过对比 14 个 VNTR 位点和 14+12 个 VNTR 位点的聚类分析结果,发现 14 个位点将噶尔盆地大沙鼠与昆仑山喜马拉雅旱獭 2 类鼠疫自然疫源地的鼠疫菌聚类为一个分支,而 14+12 位点可将新疆 3 个山地鼠疫自然疫源地鼠疫菌聚类为一个大类,明显区分于准噶尔盆地大沙鼠鼠疫自然疫源地鼠疫菌聚类分支,展现出更好的分辨效果;同时,李博等将研究结果与其他地区鼠疫自然疫源地 22 株照菌株数据进行重新聚类分析,发现新疆鼠疫菌基因组分型与鼠疫自然疫源地空间分布密切,存在明显地区聚集性,且同一鼠疫疫源地不同时期分离株尽管存在部分 VNTR 位点重复数差异,但在聚类上未产生分离。如 1985 年与 2017 年东昆仑山地鼠疫自然疫源地的若羌县分离株,尽管 2 个时间点的鼠疫菌存在 10 个位点的差异,但在聚类分析上依然表现较近的亲缘关系。这一研究结果表明,新疆鼠疫菌种群内部遗传进化时刻在发生,但在同一疫源地内来说是相对稳定的(图 4-5)。

　　2. rpoZ 基因变异与气候　崔玉军等 2013 年在对新疆北天山灰旱獭——长尾黄鼠鼠疫自然疫源地乌苏古尔图鼠疫菌进行单核苷酸多态性(SNP)序列比对分析中,发现 1967—2006 年间在该地区的 78 株鼠疫菌中有 71 株的基因组大小高度一致,但有 7 株鼠疫菌失去了致病岛 pgm 位点,1 株失去了 pMT 质粒。这 8 株鼠疫的基因序列中有 54 个单核苷酸多态性及 76 处插入或删除,有 8 个独立的变异,包括 3 个 SNPs 和 5 个插入或缺失,且突变区域位集中发生在一个很小的基因片段区域,即 RNA 聚合酶 ω-亚基 rpoZ 基因(276bp)中。因北天山山鼠疫自然疫源地古尔图鼠疫菌的这一突变发生的时间节点在 1987 年以前,发生概率为 16.3%(8/49),而在 1987 年后的 29 株鼠疫菌中未发现(图 4-6),且既往的研究发现 rpoZ 基因参与细菌生物膜形成的调控。2020 年崔玉军等对这 8 株 rpoZ 基因突变鼠疫菌进行了生物膜表达水平的实验研究,发现该 8 株鼠疫菌在培养 24 小时后生物膜形成水平较参考菌株显著升高(ANOVA test, $F=161.48$, $P<0.001$)(图 4-7)。

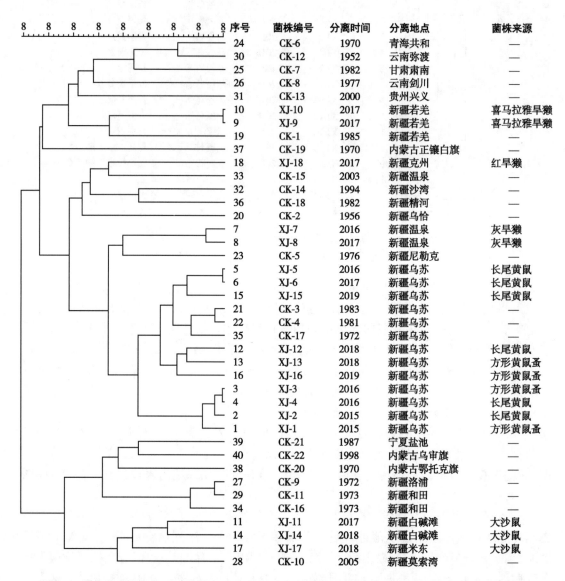

	序号	菌株编号	分离时间	分离地点	菌株来源
	24	CK-6	1970	青海共和	—
	30	CK-12	1952	云南弥渡	—
	25	CK-7	1982	甘肃肃南	—
	26	CK-8	1977	云南剑川	—
	31	CK-13	2000	贵州兴义	—
	10	XJ-10	2017	新疆若羌	喜马拉雅旱獭
	9	XJ-9	2017	新疆若羌	喜马拉雅旱獭
	19	CK-1	1985	新疆若羌	—
	37	CK-19	1970	内蒙古正镶白旗	—
	18	XJ-18	2017	新疆克州	红旱獭
	33	CK-15	2003	新疆温泉	—
	32	CK-14	1994	新疆沙湾	—
	36	CK-18	1982	新疆精河	—
	20	CK-2	1956	新疆乌恰	—
	7	XJ-7	2016	新疆温泉	灰旱獭
	8	XJ-8	2017	新疆温泉	灰旱獭
	23	CK-5	1976	新疆尼勒克	—
	5	XJ-5	2016	新疆乌苏	长尾黄鼠
	6	XJ-6	2017	新疆乌苏	长尾黄鼠
	15	XJ-15	2019	新疆乌苏	长尾黄鼠
	21	CK-3	1983	新疆乌苏	—
	22	CK-4	1981	新疆乌苏	—
	35	CK-17	1972	新疆乌苏	—
	12	XJ-12	2018	新疆乌苏	长尾黄鼠
	13	XJ-13	2018	新疆乌苏	方形黄鼠蚤
	16	XJ-16	2019	新疆乌苏	方形黄鼠蚤
	3	XJ-3	2016	新疆乌苏	方形黄鼠蚤
	4	XJ-4	2016	新疆乌苏	长尾黄鼠
	2	XJ-2	2015	新疆乌苏	长尾黄鼠
	1	XJ-1	2015	新疆乌苏	方形黄鼠蚤
	39	CK-21	1987	宁夏盐池	—
	40	CK-22	1998	内蒙古乌审旗	—
	38	CK-20	1970	内蒙古鄂托克旗	—
	27	CK-9	1972	新疆洛浦	—
	29	CK-11	1973	新疆和田	—
	34	CK-16	1973	新疆和田	—
	11	XJ-11	2017	新疆白碱滩	大沙鼠
	14	XJ-14	2018	新疆白碱滩	大沙鼠
	17	XJ-17	2018	新疆米东	大沙鼠
	28	CK-10	2005	新疆莫索湾	—

图4-5　鼠疫菌分离株与对照菌株14+12位点多位点可变数目串联重复序列分析分型的聚类分析结果

注：引自李博，中国媒介生物学及控制杂志，2021。

210

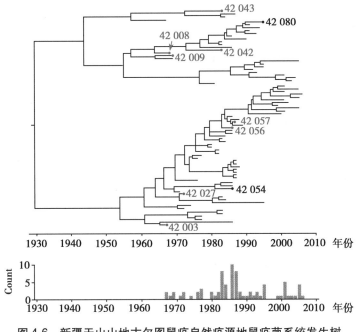

图 4-6　新疆天山山地古尔图鼠疫自然疫源地鼠疫菌系统发生树
注:红色标注鼠疫菌编号为发生了 rpoZ 基因突变株;
引自崔玉军,Nature Communications,2020。

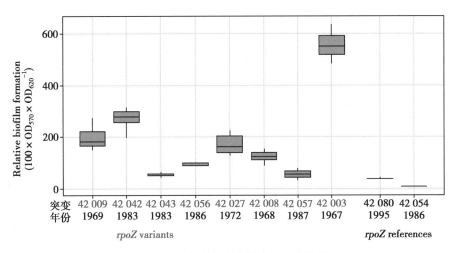

图 4-7　rpoZ 基因突变株生物膜表达量
注:引自崔玉军,Nature Communications,2020。

2020 年,崔玉军等对古尔图地区长期气候数据进行了统计分析,发现 *rpoZ* 变异的系统发育分支存在于月平均气温和月平均降水水平较低的时期,并设计了气候较冷和较干燥,以及其他七个可能的气候组合(较冷、较暖、较湿或较干燥的气候,或其四种可能的组合)与 *rpoZ* 变异之间进行统计检验,发现在 rpoZ 变异发生的系统发育分支时间段内,古尔图生态系统的气候明显更冷、更干燥($P<0.009\,2$,permutation test),而在其他 7 个气候组合检验中,较干燥与较温暖和较干燥 2 种气候组合与 *rpoZ* 变异发生显著相关($P<0.039\,6$ 和 $P<0.030\,4$,permutation tests),其他气候组合不显著。同时,崔玉军等对降水和温度的检验分析,认为降水不足是

$rpoZ$ 变异增加的重要因素,而温度的作用则不那么确定,而各年度 $rpoZ$ 变异量检验,则证实较冷、较干燥年份与 $rpoZ$ 变异发生数量显著相关($P<0.042\ 3$,permutation testing)。

媒介蚤在鼠疫宿主动物间传播鼠疫的机制研究表明,鼠疫菌在蚤前胃中形成的生物膜是提高传播效率的有效传播途径之一,而 $rpoZ$ 变异与鼠疫菌生物膜形成有关,故不难想象 $rpoZ$ 变异与鼠疫在动物间的流行是否存在某种联系。同时,气候和鼠疫流行强度的关系在不同生态系统之间的表现是有所不同的,在某些鼠疫生态系统中相关性明显,而在其他鼠疫生态系统中则不存在。故,崔玉军等认为,虽然在天山山地古尔图鼠疫自然生态系统中发生的这 8 个鼠疫菌 $rpoZ$ 基因独立进化事件,有可能是在局部地区生态系统更冷和更干燥的气候压力条件下,鼠疫菌为了生存做出的进化选择,但仅从有限的生态系统监测数据以及 $rpoZ$ 变异可能进化的时间框架的重叠,是很难判断出气候、鼠疫流行与 $rpoZ$ 变异之间的因果关系的。

三、北天山灰旱獭-长尾黄鼠鼠疫自然疫源地

(一)鼠疫自然疫源地分布与动物鼠疫流行特点

1. **生态地理景观** 天山是世界七大山系之一,也是全球干旱地区最大的山系,位于地球上最大的一块陆地欧亚大陆腹地。同时,天山也是世界上最大的独立纬向、距离海洋最远的山系。天山东西横跨中国、哈萨克斯坦、吉尔吉斯斯坦和乌兹别克斯坦四国,全长2 500km,南北平均宽 250~350km,最宽处达 800km 以上,托木尔峰是天山山脉的最高峰,海拔 7 435.3m,锡尔河、楚河和伊犁河都发源于天山。在中国境内的天山山脉横亘于塔里木盆地和准噶尔盆地之间,将新疆大致分成两部分,即天山以南的塔里木盆地和天山以北的准噶尔盆地。新疆境内的天山山脉由三列大致平行的山岭组成,包括北天山、中天山和南天山。北天山以乌鲁木齐河为界,东部为东天山,西部为西天山。鼠疫自然疫源地分布于天山山脉的北天山的西天山和南天山 2 个支脉中。

北天山鼠疫自然疫源地所处的北天山气候湿润,降水较多,7 月份平均气温约 4℃,年降水量约 600mm,山区降水量多集中于 6~8 月,垂直植被带分带非常明显。3 500m 以上为冰川作用高山带,山地冰川发育丰富,冰蚀地貌、冰碛地貌广布,为河流的源头;2 900~3 500m为冰雪寒漠带,也是冰缘作用高山、中山带,古冰川遗迹广布,发育有多年冻土,冻融作用强烈;在冰雪寒漠带下部为高山草甸带,建群种为蒿草等。冰雪寒漠带与永久雪线相连,植物十分稀疏;2 700~2 900m 为亚高山草甸,代表植物群丛为蓼、苔草等;1 600~2 700m 为流水侵蚀中山带,阴坡为云杉林,阳坡为干草原,该地带降水最丰富,林中常混有天山花楸和柳树等阔叶树种,林间草甸草原植被主要由中性蒿草所组成,如鸡脚草等;1 600m 以下为干燥低山、丘陵,气候干旱,为荒漠草原和荒漠,以长芒针茅等为主。

北天山山地土壤特点也是随着海拔的垂直高度变化而呈垂直分布的规律性更替。天山北坡基带为灰漠土或灰棕漠土,700~3 300m 之间依次为灰漠土、山地棕钙土、山地栗钙土、山地黑钙土、山地灰褐色森林土、亚高山草甸土、高山草甸土。

由于北天山山地生态系统植被丰富度高,群落结构复杂、多样,造就了该生态系统中亦存在相当丰富的啮齿动物群类,其中既有固有的草甸草原动物群,又有随着荒漠上升而渗入的荒漠动物群,如砂土鼠、跳鼠等。鼠疫主要宿主动物灰旱獭和长尾黄鼠主要分布于森林草甸草原带,其次为山地草原带和亚高山草甸草原带。

2. **疫源地分布** 北天山疫源自然疫源地位于北天山的西天山山脉北坡,东西长约

700km,在海拔 1 500~3 300m 之间,介于 E79°58′~87°50′,N43°10′~45°25′,由天格尔山灰旱獭疫源地、依连哈比尔尕山-博罗克努山灰旱獭-长尾黄鼠疫源地和阿拉套山-别珍套山灰旱獭-长尾黄鼠疫源地组成 3 块疫源地组成,面积约 3.03 万 km²,涉及新疆沿天山北坡的乌鲁木齐县(1983)、昌吉市(1960 年)、呼图壁县(1958 年)、玛纳斯县(1955 年)、沙湾县(1988年)、乌苏市(1964)、精河县(1956 年)、尼勒克县(1975 年)、伊宁县(1999 年)和温泉(2004年)10 个县(市)。具体地理景观和分布如下:

①天格山灰旱獭鼠疫自然疫源地。位于北天山山脉天格山北坡的乌鲁木齐河与玛纳斯河之间,行政区域包括乌鲁木齐县、昌吉市、呼图壁县和玛纳斯县 4 个县(市)。

天格山主脊多在海拔 4 000m 以上。海拔 2 700~3 700m 为高山草甸草原,1 600~2 700m为山地森林草甸草原带,1 200~1 600m 为低山丘陵草原带。主要鼠疫宿主动物灰旱獭在上述 3 个植被垂直带均有分布,但灰旱獭最适生境是山地森林草甸草原带,群落覆盖度约为 60%。

②依连哈比尔尕山-博罗克努山灰旱獭-长尾黄鼠鼠疫自然疫源地。位于玛纳斯河与阿恰勒河之间,由 3 小片疫源地组成。第 1 小片位于北天山山脉依连哈比尔尕山北坡,金沟河及其上游东侧支流与奎屯河之间,海拔 1 800~3 000m;第 2 小片位于北天山山脉博罗克努山北坡古尔图河及其上游西侧支与精河及其上游东侧支之间,海拔 1 800~3 200m;第 3 小片位于博罗克努山西端北侧支南坡,海拔 1 800~3 200m。3 小片疫源地行政区域包括分沙湾、乌苏、精河、尼勒克和伊宁 5 个县。

依连哈比尔尕山是北天山山脉中山势最高,冰川面积最大的一支山岭,是中国境内天山山系第二个大的山结。该山东段地貌、气候、植被与其东侧的天格山相似,气候比较湿润。其西段略显干燥。灰旱獭分布在其北坡,与在博罗科努山北坡的分布大致相同,覆盖度为 10%~20%,平均密度约 1 只/hm²。长尾黄鼠在北坡仅分布在后山带,其覆盖度约为 15%;博罗克努山比依连哈比尔尕山较低较窄,河流较小,年降水量少,气候比较干旱,低山草原与山地森林草原带,均相应上升 100m 左右。其西端突然岔开分成南北两条支岭。两条支岭中间的沟谷,向西倾斜并敞开,濒临伊犁谷地。因为该沟谷疫源地分布于博罗科努山北侧支岭的南坡,所以称之为博罗科努南坡疫源地。长尾黄鼠在博罗克努山北坡的群落覆盖度约为 40%。

③阿拉套山-别珍套山灰旱獭-长尾黄鼠鼠疫自然疫源地:位于温泉县北部的阿拉套山南坡和南部的别珍套山北坡及其山顶面上区域,行政区划包括温泉县。

阿拉套山和别珍套山都是北天山的博罗克努山西端向东偏北方向延伸发育的 2 条山脉,此三条山脉在西端结合形成山结,海拔最高处为厄尔格图尔格山海拔高度 4 569m。阿拉套山位于这 3 条山脉的最北部,从三山山结处向东偏北延伸,呈西高东低逐步向东倾斜,东至阿拉山口呈部分低矮丘陵,东西长 200km 余,南北宽度为 5~30km,其山脊最高海拔为4 033m,是中国与哈萨克斯坦的分水岭;别珍套山位于三条山脉的中间,从三山山结处向东延伸,北隔博尔塔拉河与阿拉套山相望,南邻赛里木湖与博罗克努山相接,主要分水岭由东向西逐渐升高至海拔 2 600~4 000m。阿拉套山缺乏山前荒漠地带,多数地带无开阔平原,山体的垂直度较陡,从山脚海拔 1 000m 到山地草原上线 2 800m 直线距离不到 10km,形成众多的南北走向的纵沟,每条纵沟宽度仅有几百米,有些沟的宽度仅有 100~200m。海拔 1 000~1 800m 为山前荒漠草原带,植被以锦鸡儿、针茅、蒿子、兔儿条等构成。海拔 1 800~2 600m为山地草原,主要植被以狐茅、异燕麦、苔草、早熟禾、针茅、糙苏、蒿子、勿忘草、锦鸡儿等构成;海拔 2 600m 以上为高山草甸,植物组成有蒿草、苔草、猪牙蓼、斗蓬草、早熟禾、冷龙胆、火绒草、老芒麦、老鹳草、萎棱菜、唐松草、飞蓬、白头翁、蒲公英、千叶蓍、勿忘草、鬼箭锦鸡儿等;别珍套山也多为南北方向的纵沟组成,纵沟切割深度 30~100m 以上,长度一般为 3~6km,东部有较开阔的荒漠草原地带,向西逐渐缩小或形成山地草原。主要植被分布带和植被组成与阿拉套山一致,灰旱獭和长尾黄鼠分布一致,主要分布在海拔 1 800~3 200m 山地草原和高山草原地带,呈连续分布,东部密度较小,局部形成点状分布,西部密度较高。灰旱獭定点法平均密度 1.9~3.8 只/hm²,长尾黄鼠平均密度 9.2~12.0 只/hm²。

3. 动物鼠疫流行特点　据张鸿猷等对北天山山地 1995 年以来灰旱獭和长尾黄鼠不同月份鼠疫菌检出率的统计,天山山地灰旱獭鼠疫流行季节为 5~9 月,流行曲线为单峰型,高峰为 7~8 月,占 75% 以上。长尾黄鼠鼠疫与此相同,鼠疫流行季节亦为 5~9 月,流行曲线为单峰型,高峰为 7 月,占 53.4%。发现的自然感染鼠疫动物有 8 种,包括灰旱獭、长尾黄鼠、银色山鼦、家犬、赤狐、狗獾、狍。其中,灰旱獭和长尾黄鼠为鼠疫的主要宿主动物;自然染疫昆虫有 11 种,包括谢氏山蚤、方形黄鼠蚤、斧形盖蚤、似升额蚤、腹窦纤蚤、宽新蚤、人蚤,以及草原硬蜱、古北拟颚虱、光滑拟颚虱。其中,谢氏山蚤和方形黄鼠蚤为主要鼠疫传播媒介蚤。

据 2001—2010 年北天山灰旱獭-长尾黄鼠疫源地 12 个监测点监测数据统计,在此期间北天山灰旱獭-长尾黄鼠疫源地共计分离鼠疫菌 324 株,年均鼠疫菌检出数为 36 株,且为连续分布。其中,自长尾黄鼠及其体蚤分离鼠疫菌的数量占 84.0%;病死动物鼠疫菌检出率远高于活体旱獭或长尾黄鼠,灰旱獭活体和病死獭鼠疫菌检测率分别为 0.077 ‰和 11.4%,长尾黄鼠分别为 2.83 ‰和 31.4%;体蚤鼠疫菌检出率也是以长尾黄鼠体蚤检出率高,灰旱獭和长尾黄鼠体蚤检菌率分别为 0.017 ‰和 2.29 ‰。

另据"十二五"期间北天山灰旱獭-长尾黄鼠鼠疫自然疫源地鼠疫监测数据统计,该疫源地动物鼠疫流行亦呈现活跃持续流行状态,2011—2015 年共计检出鼠疫菌 96 株,且可连续连年检出,年均检出鼠疫菌 19.2 株(表 4-7)。

表 4-7　"十二五"期间新疆动物间鼠疫疫情分布表

疫源地	年份	动物病原检验		媒介病原检验		鼠疫抗体检验		鼠疫菌总数/株	阳性地区数/县次
		检验数/只	阳性数/株	检验数/只	阳性数/株	检验数/份	阳性数/份		
北天山灰旱獭-长尾黄鼠疫源地	2011	3 934	12	11 998	6	4 217	16	18	3
	2012	4 267	9	9 111	5	4 267	28	14	2
	2013	4 260	14	10 366	17	3 868	31	31	3
	2014	3 619	4	8 834	5	4 207	32	9	3
	2015	3 226	18	11 456	6	3 532	2	24	4
	合计	19 306	57	51 765	39	20 091	109	96	15
南天山灰旱獭鼠疫源地	2011	915	0	1 199	0	998	0	0	0
	2012	924	0	1 160	0	997	8	0	1
	2013	917	0	1 089	0	988	0	0	0
	2014	877	0	743	0	964	0	0	0
	2015	856	0	967	0	930	1	0	1
	合计	4 489	0	5 158	0	4 877	9	0	2

续表

疫源地	年份	动物病原检验		媒介病原检验		鼠疫抗体检验		鼠疫菌总数/株	阳性地区数/县次
		检验数/只	阳性数/株	检验数/只	阳性数/株	检验数/份	阳性数/份		
帕米尔高原红旱獭鼠疫疫源地	2011	611	0	1 372	0	692	0	0	0
	2012	648	0	493	0	651	0	0	0
	2013	606	0	1 738	0	619	6	0	1
	2014	629	0	1 443	0	806	9	0	1
	2015	621	0	1 476	0	884	3	0	1
	合计	3115	0	6 522	0	3652	18	0	3
昆仑山喜马拉雅旱獭鼠疫疫源地	2011	684	2	475	0	688	0	2	2
	2012	743	0	888	0	700	0	0	0
	2013	683	0	261	0	667	0	0	0
	2014	503	0	271	0	466	2	0	1
	2015	438	0	427	0	413	0	0	0
	合计	3 051	2	2 322	0	2 934	2	2	3

注:引自杨波、张渝疆,疾病预防控制通报,2016。

此外,该疫源地宿主动物血清学监测指标也显示同样的结果。2001—2010 年在北天山灰旱獭-长尾黄鼠疫源地 12 个监测点共检验出动物阳性血清 653 份,其中,灰旱獭 97 份,长尾黄鼠阳性 490 份,牧犬阳性 66 份。动物血清鼠疫抗体阳性率 10 年间平均阳性率为 1.73%±1.02%,为新疆四类山地鼠疫自然疫源地中最高的,且年际间波动不大;另据 2011—2015 年该疫源地监测数据统计,5 个年度宿主动物或牧犬中检出鼠疫菌抗体阳性样本 109 份,年均阳性率 21.8%(表 4-7)。

从动物鼠疫的流行范围来看,北天山灰旱獭-长尾黄鼠疫源地与其持续活跃流行的趋势是一致的,据该疫源地"十二五"期间鼠疫监测数据显示,在该疫源地各年度亦均可监测到动物间鼠疫疫情,5 年期间累计有 22 个县(市)次发生动物间鼠疫疫情,年均 3.0 个县(市)次。5 年期间共有 5 个县(市)发生过动物间鼠疫疫情,占北天山山地鼠疫疫源县(市)的 50%(5/10)。

(二)宿主动物生态特征与宿主作用

1. 动物区系组成 北天山鼠疫自然疫源地内共记载啮齿动物 11 科(亚科)22 属 32 种:蒙古兔(*Lepus tolai*)、大耳鼠兔(*Ochotona rpoylei*)、伊犁鼠兔(*O. iliensis*)、灰旱獭(*Marmota baibacina*)、长尾黄鼠(*Citellus Undulates*)、赤颊黄鼠(*C. erythrogenys*)、天山黄鼠(*C. relictus*)、普通松鼠(*Sciurus Vulgaris*)、林睡鼠(*Dyromys nitedula*)、小五趾跳鼠(*Allactaga elater*)、西伯利亚五趾跳鼠(*A. sibirica*)、褐家鼠(*Rattus norvegicus*)、小地兔(*Pygeretmus pumilio*)、三趾毛脚跳鼠(*Dipus sagitta*)、天山蹶鼠(*Sicista Tianschanica*)、小家鼠(*Mus musculus*)、小林姬鼠(*Apodemus sylvaticus*)、灰仓鼠(*Cricetulus migratorius*)、鼹形田鼠(*Ellobius Talpinus*)、草原兔尾鼠(*Lagurus lagurus*)、黄色兔尾鼠(*L. luteus*)、水䶄(*Arvicola terrestris*)、狭颅田鼠(*Micratus gregalis*)、经济田鼠(*M. oeconomus*)、社会田鼠(*M. socialis*)、普通田鼠(*M. arvalis*)、天山林䶄(*Clethrionomys frater*)、银色山䶄(*Alticola argentatus*)、大沙鼠(*Rhombomys Opimus*)、柽柳沙鼠

（*Meriones tamarisinus*）、子午沙鼠（*M. meridianus*）、红尾沙鼠（*M. erythrourus*）。

该疫源地的主要鼠疫宿主动物是灰旱獭和长尾黄鼠。灰旱獭在北天山山地的分布领域非常广阔,基本上呈连续分布,主要分布范围为海拔 1 200~3 600m 之间的低山草原带、森林草甸草原带、亚高山和高山草甸草原带,森林草甸草原带是其最适生境。包括阿拉套山、别珍套山、博罗克努山、依连哈比尔尕山、天格尔山以及乌肯山的南北坡和巴音布鲁克、尤鲁都斯高山盆地。分布的北界延至阿拉套山北端,东界至于高度荒漠化的天山达坂城垭口,西部与哈萨克斯坦和吉尔吉斯斯坦境内的天山山地的灰旱獭分布区相连,向南延伸至南天山。

长尾黄鼠在天山山地的分布区大体和灰旱獭相似,主要分布在博罗克努山、依连哈比尔尕山、乌肯山、巴音布鲁克、艾维尔沟一带广阔山地。在北天山北坡,从赛里木湖西部的别珍套山向东经精河一直连续分布到乌苏西部的古尔图河西岸。古尔图河以东至三屯河近 400km 一段山地为分布断裂区;头屯河至乌鲁木齐河谷又出现长尾黄鼠,但分布面积甚为局限。

小型啮齿类中的银色山䶄、天山林䶄、经济田鼠,在高山草甸带以下的各景观带中几乎到处可见。社会田鼠主要分布于依连哈比尔尕山北坡的山地草原带。普通田鼠在本山地和谷地中均有出现,但数量较少。灰仓鼠、小林姬鼠和小家鼠,遍布整个山地和谷地。在巴音布鲁克和尤鲁都斯盆地,栖息着大量的草原兔尾鼠和狭颅田鼠。鼹形田鼠是本山地的习见种,主要栖息于森林草甸草原和山地草原土层较厚、植物繁茂地段。天山黄鼠和赤颊黄鼠分布范围不大,前者断续分布于博罗克努山南坡的喀什河谷和特克斯河南岸 1 500m 以下的山地草原,为天山山地唯一的食蝗鼠类;后者见于博尔塔拉谷地温泉一带的阿拉套山的低山草原,分布局限,数量不多。林睡鼠和天山蹶鼠多分布于森林草原和山地草原带上部,以山柳和花楸为主并杂有幼龄云杉的林丛内,但数量甚少。在山地草原带的灌丛及林缘偶可见蒙古兔。昭苏一带山地栖有少量大耳鼠兔。在山地草原带的中下部,经常有红尾砂土鼠和小五趾跳鼠渗入。

2. 小型啮齿动物群落结构　据该疫源地精河、乌苏和呼图壁 3 县 1990—2014 年部分监测数据统计,该疫源地小型啮齿动物群落组成包括 8 属 9 种,捕获率 3.2%。小林姬鼠、灰仓鼠和小家鼠为优势种,分别占 30.1%、24.7% 和 23.6%,其次为银色山䶄,占 4.5%,再次为普通田鼠、林睡鼠和社会田鼠,分别占 1.9%、1.4% 和 1.2%,经济田鼠、鼹形田鼠和鼩鼱为稀有种类,分别占 0.6%、0.5% 和 0.2%。

3. 主要鼠疫宿主动物的种群结构

（1）灰旱獭

1）年龄结构和预期寿命。杨赣源等对天山山地 1 700 余只灰旱獭种群的年龄结构及其繁殖、预期寿命等进行了详细研究。依据灰旱獭臼齿磨损程度,灰旱獭种群可分为 12 个年龄组,种群年龄组构成呈基部宽、顶部窄的锥形(图 4-8)。

据杨赣源等的研究,灰旱獭存活曲线属 Eugen P. odum 的 C 型种群增长曲线,幼体死亡率较高,当年出生平均死亡率高达 50.8%,2~8 龄成年组趋于稳定,8 龄组后存活率下降,属稳定增长型种群结构。另据灰旱獭野外寿命调查显示,雄性灰旱獭最长寿命约为 11 年,雌性为 12 年。杨赣源等对灰旱獭种群的期望寿命研究为,雄性 2.88 年,雌性 3.44 年,种群内禀增长力净生产力(R_0)为 3.36,平均世代时间(T)7.14 年,瞬时增长率(γ_m)0.17/年,年周限增长率(λ)1.18。

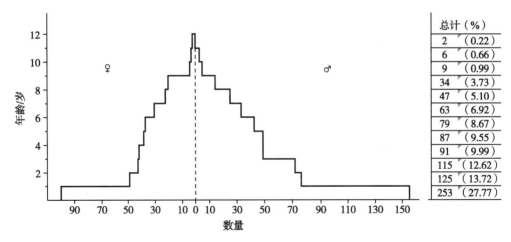

总计（%）
2（0.22）
6（0.66）
9（0.99）
34（3.73）
47（5.10）
63（6.92）
79（8.67）
87（9.55）
91（9.99）
115（12.62）
125（13.72）
253（27.77）

图 4-8　灰旱獭种群年龄结构

注：引自杨赣源，兽类学报，1988。

2）空间分布。将北天山灰旱獭-长尾黄鼠鼠疫自然疫源地按生态地理区域和宿主动物组成上的差异，划分为 3 个空间分布区域。

①北天山东段区域：该区域西起依连哈比尔尕山东端，东至天格尔山，行政区划上从西向东依次包括沙湾县、玛纳斯县、呼图壁县、昌吉市和乌鲁木齐县，灰旱獭是该区域的主要鼠疫宿主动物，长尾黄鼠分布数量较少；

②北天山西段南分支区域：该区域是天山山脉北坡西段南北两个山系的南山系，东起依连哈比尔尕山东端，西至博罗克努山西段，包括依连哈比尔尕山和博罗克努山，行政区划上从东向西依次包括乌苏市和精河县，是北天山灰旱獭-长尾黄鼠鼠疫自然疫源地双宿主的代表区域，灰旱獭和长尾黄鼠为该疫源地的主要鼠疫宿主动物，但长尾黄鼠鼠疫菌检出数量明显占优；

③北天山西段北分支区域：该区域是北天山博罗克努山西端向东偏北方向延伸出来的 2 个山脉，最北面向东偏北延伸的是阿拉套山，位于博罗克努山和阿拉套山中间由西向东走向的是别珍套山，行政区划上属温泉县，主要鼠疫宿主动物为灰旱獭和长尾黄鼠，但以灰旱獭为主。

南天山灰旱獭鼠疫自然疫源地为单宿主鼠疫自然疫源地，位于天山山脉南支脉，行政区划上从北向南依次包括阿合奇县、阿图什市和乌恰县北部。

对上述 4 个空间区域 2001—2015 年灰旱獭 7 月份 159 个样方密度水平统计分析，灰旱獭种群数量在上述 4 个区域存在空间分布上的差异（表 4-8）。

表 4-8　天山山地鼠疫自然疫源地中灰旱獭种群数量的空间分布

	北天山灰旱獭-长尾黄鼠鼠疫自然疫源地			南天山灰旱獭鼠疫自然疫源地
	北天山东段	北天山西段南分支	北天山西段北分支	
样方数（n）	64	53	8	34
平均密度（x̄±s）	1.52±0.9	2.66±1.13	2.85±0.41	1.61±0.58

在北天山灰旱獭-长尾黄鼠自然疫源地中，北天山东段灰旱獭平均密度显著低于西段的南分支和北分支（$P<0.01$，秩和检验），而与南天山基本一致（$P=0.296>0.01$，秩和检验）；北

天西段的南北两个分支区域基本一致($P = 0.012 > 0.01$,秩和检验)。

3）数量动态。据 2001—2015 年北天山和南天山鼠疫自然疫源地灰旱獭数量按年度统计分析,北天山疫源地东段和北天山西段南北 2 个分支,以及南天山疫源地 4 个空间区域的灰旱獭种群数量变动呈现不同幅度的年度间波动和 15 年长时间尺度上的基本恒定,平均密度分别为 1.52 只/hm²±0.90 只/hm²、2.66 只/hm²±1.13 只/hm²、2.85 只/hm²±0.41 只/hm² 和 1.61 只/hm²±0.58 只/hm²(图 4-9)。

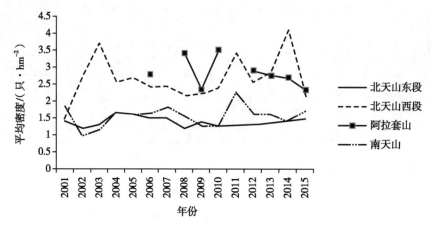

图 4-9　天山山地鼠疫自然疫源地灰旱獭种群数量动态

在北天山鼠疫自然疫源地东段灰旱獭种群数量是 4 个空间区域中最低,年度间波动最小,基本维持在 1.2~1.5 只/hm² 之间,仅在 2004 年和 2005 年分别达到 1.64 只/hm² 和 1.65 只/hm²,波动幅度为 32%;而对于北天山西段的南北 2 个分支区域的灰旱獭种群数量年度间变动,虽然长时间尺度上维持恒定,但还是存在明显差异的,不仅种群数量高,且变动幅度也明显较北天山东段和南天山大,北天山西段的南北 2 个分支区域的灰旱獭种群数量年度间变动幅度分别为 98% 和 42%;南天山灰旱獭年度间种群数量的波动较北天山东段大,年度间波动幅度在 0.96~2.28 只/hm² 间,但除去 2002 年的最低点和 2011 年的最高点,年度间波动幅度和平均密度仅较北天山东段略高,分别为 1.13~1.85 只/hm² 和 1.54 只/hm²,波动幅度为 46%。

（2）长尾黄鼠

1）年龄结构和预期寿命。据林纪春等对乌苏古尔图地区 500 余只长尾黄鼠种群年龄结构及其繁殖、预期寿命等进行了详细研究。依据长尾黄鼠臼齿磨损程度,长尾黄鼠可分为 Ⅰ~Ⅴ 5 个年龄组,乌苏古尔图地区长尾黄鼠种群年龄组构成呈基部宽、顶部窄的"金字塔"型,种群中幼体（Ⅰ龄组）占 46.24%,成体（Ⅱ~Ⅳ龄组）占 48.54%（包括Ⅱ龄组 29.49%、Ⅲ龄 19.05% 和Ⅳ 5.09%）,老龄（Ⅴ龄组）仅占 0.12%,说明该地区长尾黄鼠种群年龄结构符合自然界中稳定增长型种的基本模型;存活曲线研究发现该鼠种群的幼体死亡率较高,可达 74.3%,成年组死亡率明显下降,Ⅱ~Ⅴ龄组分别为 52.9%、66.7%、92.8% 和 100%,符合 Eugen P. odum 的"C"型种群增长曲线。长尾黄鼠寿命和种群内禀增长力研究发现,长尾黄鼠最长寿命雄性为 5 年,雌性为 4 年,预期雄性 0.76 年,雌性 1.10 年,与实际调查相符,种群内禀增长力净生产力（R_0）为 2.26,平均世代时间（T）2.64 年,瞬时增长率（γ_m）0.31/年,年周限增长率(λ)1.36,属稳定增长型种群结构。

从古尔图地区长尾黄鼠种群数量增长的组成来看,Ⅱ龄和Ⅲ龄组占增长种群的61.08%和28.8%,成为该鼠种群增长的基本年龄组,从繁殖力来看,Ⅱ龄和Ⅲ龄也是该地区长尾黄鼠种群数量动态的基础龄组。因此,林纪春等认为该地区长尾黄鼠种群数量变动的基础是由Ⅱ龄和Ⅲ龄长尾黄鼠的数量决定,而2龄组可完全左右种群数量曲线波动的绝对值,并在维持长尾黄鼠种群数量和平衡密度中起主导作用。

2)数量变动。据对北天山灰旱獭-长尾黄鼠鼠疫自然疫源地中,动物鼠疫流行以长尾黄鼠为主的乌苏古尔图和精河2个地区2001—2015年251样方302hm²的长尾黄鼠种群数量进行统计,2个地区的长尾黄鼠种群数量变动与天山山地鼠疫自然疫源地灰旱獭的种群数量变动规律一样,在15年的长时间尺度上,呈现出围绕平均密度水平做不同幅度的年度间波动,2个地区的长尾黄鼠平均密度分别为19.3只/hm²±6.1只/hm²和22.2只/hm²±4.6只/hm²(图4-10)。

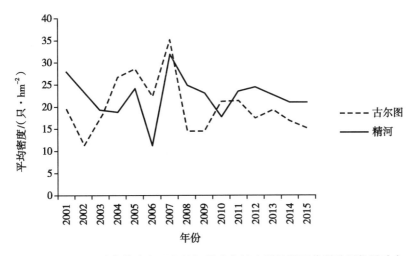

图4-10 天山山地乌苏古尔图和精河鼠疫自然疫源地长尾黄鼠种群数量动态

值得注意的是,在2001—2015年期间,2个地区均在2006年和2007年出现了一致性的种群数量大幅度降低和增高,以及2011—2015连续下降和古尔图地区2002—2006连续升高(图4-10)。

4. 主要鼠疫宿主动物的宿主作用

(1)灰旱獭

1)灰旱獭自然感染。据张鸿猷统计,1966—1992年在天山山地鼠疫疫源地内,旱獭血清鼠疫菌抗体检出率为0.29%,血凝抗体滴度在1∶64左右。细菌学灰旱獭鼠疫菌检出率为0.25%,其中,活獭检菌率仅为0.06%,病死旱獭为14.05%。同期,在南天山灰旱獭疫源地,灰旱獭自然带菌率0.5%,其中活旱獭为0.05%,病死旱獭为42.0%;另据2001—2010年在北天山和南天山灰旱獭血清检测统计,灰旱獭鼠疫菌抗体阳性率分别为0.38%和0.55%。而细菌学监测表明,在北天山疫源地,2001—2010年灰旱獭活体和病死獭鼠疫菌检测率分别为0.08‰和11.4%,南天山则分别为0.13‰和2.1%;"十二五"期间(2011—2015年),在北天山长尾黄鼠-灰旱獭鼠疫自然疫源地,灰旱獭血清鼠疫菌抗体阳性率为0.03%,

病死灰旱獭细菌学鼠疫菌检出率为 9.8%。

根据张鸿猷的部分资料统计,从灰旱獭分离出的 194 株鼠疫菌中,5 月份占 3%,6 月占 19.7%,7 月 39.2%,8 月 32.8%,9 月 5.2%。由此可见,新疆天山山地动物鼠疫流行季节为 5~9 月份,流行高峰为 7~8 月,流行曲线为单峰型。

上述数据显示,灰旱獭的自然带菌率远低于青藏高原喜马拉雅旱獭 2.02% 的自然带菌率。不同种群旱獭之间的自然带菌率差异,除了与该疫源地的鼠疫流行强度不同有关外,还与不同种群旱獭种群对鼠疫菌的感受性和敏感性不同有关。这点已为喜马拉雅与灰旱獭人工感染试验所佐证。

2) 灰旱獭对鼠疫菌的实验感受性和敏感性。张鸿猷等用强毒鼠疫菌感染灰旱獭,经一次感染不同菌量感染,抗体产生率约为 60%,抗体产生最早时间为感染后的第 10 天,最高滴度为 1:64。经多次加大菌量感染后可使未产生抗体的阴性个体中有部分产生抗体,最高滴度可升至 1:512,抗体滴度可维持半年之久。无论是在实验感染条件下,还是现场调查结果,灰旱獭的血凝阳性率及其抗体滴度均明显低于喜马拉雅旱獭,此种现象可能与灰旱獭的生理状况、遗传特征及免疫功能有关,确切的科学依据尚有待进一步研究。

（2）长尾黄鼠

1）长尾黄鼠自然感染。据张鸿猷对 1966—1992 年在北天山博罗克努山和依连哈比尔尕山双宿主疫源地长尾黄鼠鼠疫菌检测统计,在此期间剖检长尾黄鼠 16 293 只,发现阳性鼠 260 只,自然带菌率为 1.60%。其中,活鼠鼠疫菌检出率为 1.07%,病死长尾黄鼠为 46.1%;1964—1992 年在博罗克努山北坡的古尔图长尾黄鼠鼠疫菌检出率为 2.29%,较地区同期山地灰旱獭自然带菌率高出 10~20 倍;另据 2001—2010 年的数据统计,北天山灰旱獭-长尾黄鼠疫源地中长尾黄鼠活鼠和死鼠鼠疫菌检出率分别为 0.28% 和 31.4%,约为同期该疫源地灰旱獭鼠疫菌检出率的 35 倍和 3 倍。

对该疫源地长尾黄鼠自然感染鼠疫菌后的抗体数据进行分析,可以进一步明确长尾黄鼠在该疫源地动物鼠疫流行中的宿主作用。据张鸿猷对该疫源地 1975—1992 年长尾黄鼠血清鼠疫抗体检出数据统计,共计检测血清 1 481 份,总阳性率为 9.33%;乌苏古尔图 1984—1988 年长尾黄鼠血清平均阳性率 11.68%,最高滴度可达 1:20 480;另据盛广吉等对古尔图疫源地 1984—1986 年不同月份长尾黄鼠血清鼠疫菌抗体阳性率统计 4~9 月总阳性率为 13.44%,其中 4 月和 5 月分别为 26.69% 和 21.24%,6 月和 7 月有所下降,分别为 14.42% 和 10.33%,8 月和 9 月更低,分别为 4.78% 和 5.94%;

据张渝疆等统计,2001—2010 年北天山鼠疫自然疫源地中长尾黄鼠血清鼠疫抗体阳性率为 4.32%±2.38%,为该鼠疫自然疫源地长尾黄鼠、灰旱獭和牧犬 3 种鼠疫血清学监测动物中最高的,其中灰旱獭阳性率最低为 0.38%±0.26%,而作为鼠疫指示动物的牧犬则处于中间水平,平均阳性率为 2.72%±2.37%,如图 4-11 所示。可见作为动物鼠疫监测指标,在以长尾黄鼠为主的地区,长尾黄鼠的疫情指示意义要显著大于牧犬,而在以旱獭为主的地区,牧犬则具有明显的疫情指示价值。

2) 长尾黄鼠对鼠疫菌的实验感受性和敏感性。张鸿猷等曾对北天山鼠疫疫源地内的 30 只长尾黄鼠进行了人工感染试验。长尾黄鼠耐受感染量为 10^5 个鼠疫菌;$10^6 \sim 10^8$ 可使部分感染动物致死 3~9 天呈急性死亡的占 43.3%,13 天以后死亡的占 6.7%,50% 存活至

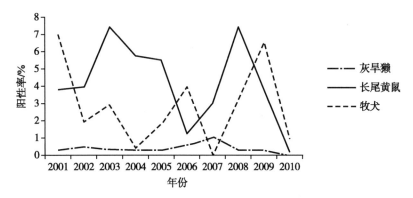

图 4-11 2001—2010 年北天山鼠疫疫源地不同动物鼠疫抗体阳性率比较

注:引自张渝疆,中国鼠疫及其防治,2014。

28 天实验结束。存活实验黄鼠经处死后细菌培养,有 1 只黄鼠中分离出鼠疫菌,其余 14 只黄鼠既未见有病变,也未检出鼠疫菌;10^9 时可致死全部试验动物,病理解剖观察病理变化主要为出血性炎症反应,且绝大多数死亡动物在接种局部及内脏均有肉眼可见的病理变化,且能检出鼠疫菌。

实验长尾黄鼠因攻毒剂量差异,可表现出存活天数和病理改变上的不同。随着攻毒剂量增加,病理改变也随之严重,随着攻毒后动物存活天数延长,病变渐转为恢复期改变。攻毒剂量大时以渗出、出血和坏死为主,攻毒剂量小时则以增生性病变为主。

另据张晓雪等长尾黄鼠感染鼠疫菌后的越冬实验观察。用 $10^4 \sim 10^9$ 剂量感染 90 只长尾黄鼠,10^4 组未分离到鼠疫菌外,其余各剂量组死于急性期鼠疫的黄鼠都检出了鼠疫菌。从死亡时间看,菌量越大,死亡时间越短,其中 10^9 剂量组死亡时间最短为 6 天,其余各剂量组分别为 9~28 天。呈急性过程死亡的黄鼠,局部淋巴结和内脏均有肉眼可见的病理改变(表 4-9)。

表 4-9 不同剂量鼠疫菌接种长尾黄鼠死亡情况

接种剂量	接种鼠种	死亡鼠数	死亡时间/d
10^4	10	2	15、28
10^5	20	5	9*、10*、14*、15*、28*
10^6	20	3	9*、10*、28*
10^7	20	3	9*、9*、10*
10^8	10	1	9*
10^9	10	4	6*、6*、6*

*代表鼠疫阳性鼠

注:引自张晓雪,地方病通报,2000。

张晓雪等对感染鼠疫菌后经过一个冬眠期存活的 23 只长尾黄鼠检测,除在 1 只实验鼠在局部注射淋巴结见有干酪样病变外,其余均未见有病变,鼠疫培养都未检出鼠疫菌。鼠疫菌抗体检测,实验长尾黄鼠抗体阳性率 68%,且 43.4% 的实验鼠抗体滴度在 1:32 ~

1：64之间，最高为1：128。张晓雪等认为实验长尾黄鼠感染鼠疫菌后经冬眠后可自然康复，并以此可解释在自然界中长尾黄鼠4～5月鼠疫菌检出率低的现象。同时，认为长尾黄鼠可以带菌进入冬季，但带菌越冬的可能性不大，其保菌作用可能低于该鼠的主要寄生蚤-方形黄鼠蚤。

（三）媒介生态特征

1. **媒介区系组成与主要鼠疫媒介**　据于心"新疆蚤类研究"（张鸿猷编著《新疆鼠疫》，1994：47-59页）记载，新疆天山山地已知的蚤类有30属76种和亚种。其中，从北天山鼠疫自然疫源地灰旱獭、长尾黄鼠，以及其他小型啮齿动物体外寄生和洞、巢内共发现蚤类10科（亚科）29属（亚属）67种（亚种），以及草原硬蜱（*Ixodes crenulatus*）、光滑拟颚虱（*Linognathoides laeviusculus*）和古北拟颚虱（*Linognathoides palaearctus*）。蚤类包括：

蚤科

蚤属：人蚤 *Pulex irritans*

蠕形蚤科

蠕形蚤属：花蠕形蚤 *Vermipsylla. Alakurt*、北山羊蠕形蚤 *V. ibexa*

鬃蚤属：多鬃鬃蚤 *Chaetopsylla lasia*、同鬃蚤 *Ch. Homoea*、圆头鬃蚤 *Ch. Globiceps*、粗鬃蚤 *Ch. Trichosa*

长喙蚤属：狍长喙蚤 *Dorcadia dorcadia*、羊长喙蚤 *D. ioffi*

多毛蚤科狭蚤亚科

狭蚤属：短指狭蚤 *Stenoponia suknevi*

新蚤亚科

新蚤属：宽新蚤 *Neopsylla mana*、近代新蚤东方亚种 *N. pleskei orientalis*、毛新蚤指名亚种 *N. setosa setosa*

副新蚤属：深窦副新蚤指名亚种 *Paraneopsylla ioffi ioffi*、直指副新蚤 *P. tiflovi*

少毛蚤亚科

杆突蚤属：檐杆突蚤双鬃亚种 *W. tecta biseta*

纤蚤亚科

纤蚤属纤蚤亚属：宽臂纤蚤 *Rhadinopsylla cedestis*

圆头纤蚤亚属：腹窦纤蚤深广亚种 *Rh. li ventricosa*、窄臂纤蚤 *Rh. Semenovi*

栉眼蚤亚科

栉眼蚤属：相似栉眼蚤指名亚种 *Ctenophthalmus assimilis assimilis*、田栉眼蚤 *C. arvalis*

蝠蚤科蝠蚤亚科

蝠蚤属：八栉蝠蚤 *Ischnopsyllus octactenus*、翼状蝠蚤 *I. plumatus*

细蚤科

细蚤属细蚤亚属：矮小细蚤 *Leptopsylla nana*

栉蚤亚属：林野细蚤 *L. nemorosa*、距细蚤 *L. lauta*

额蚤属额蚤亚属：升额蚤指名亚种 *Frontopsylla elata elata*、升额蚤毛亚种 *F. elata pilosa*、升额蚤矮小亚种 *F. elata humida*、似升额蚤指名亚种 *F. elatoides elatoides*

先额蚤亚属：具饰额蚤 *F. ornata*、奇额蚤 *F. ambigua*

鸟额蚤亚属：前额蚤阿拉套亚种 *F. frontalis alatau*、前额蚤贝湖亚种 *F. frontalis baikal*

怪蚤属:纳伦怪蚤 *Paradoxopsyllus naryni*、少鬃怪蚤 *P. paucichaetus*、阿拉套怪蚤 *P. alatau*、

双蚤属:俄双蚤 *Amphipsylla rossica*、内刺双蚤小头亚种 *A. kuznetzovi deminuta*、亚洲双蚤 *A. asiatica*、短须双蚤 *A. anceps*、棘丛双蚤 *A. dumalis*、原双蚤指名亚种 *A. primaris primaris*、原双蚤北疆亚种 *A. primaris beigiangensis*

角叶蚤科

副角蚤属:獾副角蚤扇形亚种 *Paraceras melis flabellum*

山蚤属:谢氏山蚤 *Oropsylla silantiewi*、阿州山蚤 *O. alaskensis*

黄鼠蚤属:方形黄鼠蚤七河亚种 *Citellophilus tesquorum dzetysuensis*、残存黄鼠蚤 *C. relicticola*

盖蚤属盖蚤亚属:里海盖蚤 *Callopsylla caspius*、脆弱盖蚤 *C. fragilis*、斧形盖蚤 *C. dolabris*

寄鸟蚤亚属:双盖蚤 *C. gemina*

巨槽蚤属:直角巨槽蚤 *Megabothris rectangulatus*

角叶蚤属:粗毛角叶蚤 *Ceratophyllus garei*、北方角叶蚤 *C. borealis*、宽圆角叶蚤天山亚种 *C. eneifdei tianshani*、梯指角叶蚤 *C. dimi*、中华角叶蚤 *C. sinicus*、燕巢角叶蚤 *C. caliotes*、宝石角叶蚤 *C. orites*、毛脚燕角叶蚤 *C. hirundinis*、禽角叶蚤欧亚亚种 *C. Gallinae tribulis*

病蚤属病蚤亚属:似同病蚤 *Nosopsyllus consimilis*、裂病蚤 *N. fidus*

瘴蚤属:刷状同瘴蚤塞特亚种 *Malaracus penicilliger syrt*

单蚤属:松鼠单蚤亚洲亚种 *Monopsyllus sciurorum asiaticus*

在北天山鼠疫自然疫源地内已发现的自然染疫昆虫有:谢氏山蚤、方形黄鼠蚤、斧形盖蚤、似升额蚤、腹窦纤蚤、宽新蚤、人蚤,以及草原硬蜱、古北拟颚虱、光滑拟颚虱。其中,谢氏山蚤和方形黄鼠蚤为主要媒介蚤。

2. 主要鼠疫宿主寄生蚤的群落特征与动态数量

（1）灰旱獭寄生蚤

1）群落组成与结构:据张鸿猷对北天山鼠疫疫源地不同空间分布区域的统计,在天格尔山灰旱獭疫源地有蚤 29 种和亚种,主要包括谢氏山蚤、人蚤、斧形盖蚤、腹窦纤蚤深广亚种、方形黄鼠蚤七河亚种、宽新蚤、似升额蚤指名亚种等。灰旱獭体蚤总蚤指数约为 3.4,其中谢氏山蚤约占 30%、人蚤约占 55%、斧形盖蚤约占 12%;而在北天山西段南支的依连哈比尔尕山-博罗克努山疫源地发现的蚤类有 32 种和亚种,灰旱獭体蚤总蚤指数约为 4.5,其中谢氏山蚤约占 70%、斧形盖蚤约占 14%、人蚤约占 20%、腹窦纤蚤约占 1%。长尾黄鼠体蚤总指数约为 8.3,其中方形黄鼠蚤约占 70%、似升额蚤约 24%、宽新蚤约 6%、腹窦纤蚤约 0.6%;在北天山西段北支的别珍套山-阿拉套山疫源地蚤类组成与北天山西段南支相似,但谢氏山蚤则占到灰旱獭寄生蚤总数的 83%,方形黄鼠蚤占到长尾黄鼠寄生蚤总数的 85%;据 2001—2015 年南天山鼠疫自然疫源地数据统计,灰旱獭染蚤率为 41.2%,平均蚤指数为 2.09,谢氏山蚤为绝对优势种,占 89.3%,其次为斧形盖蚤,占 6.4%,腹窦纤蚤占 4.0%。

同时,蚤类的分布与宿主分布的海拔高度相关。据张鸿猷统计,昌吉市、呼图壁县的灰旱獭体蚤以人蚤为主,而沙湾县的旱獭体蚤则以谢氏山蚤为主;在海拔高度上,发现 1 600～2 300m 间的旱獭体蚤以人蚤为主,2 300～2 800m 时则以谢氏山蚤为主(表 4-10)。

表 4-10 呼图壁县灰旱獭体蚤分布与海拔高度关系

年份	海拔/m	检獭数/只	检蚤总数/匹	各蚤构成比/%		
				谢氏山蚤	人蚤	斧形盖蚤
1986	1 600~2 300	70	750	5.33	90.53	4.33
	2 300~2 800	50	27	44.44	25.93	29.63
1990	1 600~2 300	68	224	25.89	64.73	9.38
	2 300~2 800	54	41	85.36	7.32	7.32

注:引自张鸿猷,新疆山地鼠疫自然疫源地,2013。

此外,灰旱獭蚤的分布与微小生态环境的时空改变有关。据张鸿猷记述,斧形盖蚤在北天山山地由东向西逐渐减少,至昭苏已几无可见;斧形盖蚤在沙湾南山海拔较高的主山带是灰旱獭寄生蚤的常见种类,而在海拔较低的前山带则非常少见。同时,在该地区的春末夏初,在海拔较低的前山带灰旱獭寄生蚤以人蚤为主,谢氏山蚤数量相对较少,而在海拔较高的主山带则人蚤甚少,谢氏山蚤占优。至夏末则人蚤数量骤减,谢氏山蚤数量增加。

灰旱獭洞干蚤指数普遍很低,而且也呈现出空间分布上的差异性。据张鸿猷记述,玛纳斯县境天山山地灰旱獭洞干总蚤指数为 0.23,其中,斧形盖蚤和人蚤为优势种,分别占 39% 和 29.3%,其次为谢氏山蚤,占 15%。另有中华角叶蚤、腹窦纤蚤、似升额蚤、前额蚤等均在 1.0% 以下,此外还有粗毛角叶蚤、禽角叶蚤、林野细蚤等多种鸟蚤,数量很少。另据曹学义等在沙湾县境天山疫源地海拔 1 800m 的森林草原带对灰旱獭獭巢的调查,灰旱獭巢蚤指数为 2.16,其中谢氏山蚤占 74.1%,人蚤占 22.2%。

据张鸿猷等记述,灰旱獭在 3~4 月的出蛰时期,斧形盖蚤种群中几乎皆为幼龄(1~2龄)成虫,而且此时该蚤于獭体的指数相当高。这一现象表明,它可能在旱獭巢内进行继代繁殖,维持种的延续。斧形盖蚤数量高峰期出现于 4、5 月份,与幼龄成虫大量出现有关。

2)数量动态:据 2001—2015 年北天山灰旱獭-长尾黄鼠疫源地灰旱獭体外寄生蚤监测数据统计,15 年间灰旱獭的平均染蚤率为 53.1%,总蚤指数 2.89。其中,谢氏山蚤和人蚤是灰旱獭的主要寄生蚤,分别占总蚤指数的 40.3% 和 39.4%;与此同时,在南天山疫源地的灰旱獭体蚤染蚤率和总蚤指数均较北天山低,分别为 41.2% 和 2.09,群落中蚤类的构成比也不同,谢氏山蚤占总蚤指数的 89.3%(图 4-12 和图 4-13)。

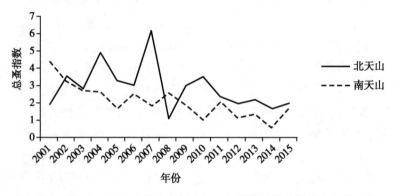

图 4-12 2001—2015 年北天山和南天山灰旱獭体蚤总蚤指数年季变化

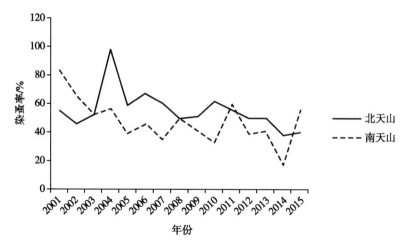

图4-13　2001—2015年北天山和南天山灰旱獭染蚤率年季变化

在2001—2015年15年期的尺度上,北天山和南天山灰旱獭体蚤群落数量动态变化是有差异的。在北天山,2001—2010年的前10年灰旱獭体蚤染蚤率和总指数在10年间呈现较大幅度波动,分别为59.3%和3.51,总蚤指数标准差可达1.35,2007年最高总蚤指数达6.19,最低值为2008年的1.10。而从2010年开始的后5年,灰旱獭的染蚤率和总蚤指数均较前10年有比较明显下降,分别为46.9%和2.00;而在南天山灰旱獭体蚤染蚤率和总蚤指数15年间虽有波动,但整体波动明显弱于北天山,整体上呈缓慢下降趋势(图4-12和图4-13)。

3) 群落的种多度与季节变动

①灰旱獭体外寄生蚤的种多度。据张渝疆等对1995—2005年北天山灰旱獭体外寄生蚤种多度的研究,北天山灰旱獭体表寄生蚤由谢氏山蚤、人蚤、斧形盖蚤、腹窦纤蚤和方形黄鼠蚤5种蚤类组成,呈现由春季到秋季逐月增加的趋势,其中5月最少,仅有谢氏山蚤和人蚤2种,6月为谢氏山蚤、人蚤、斧形盖蚤和腹窦纤蚤4种,7月和8月增加至5种;各蚤构成比中,谢氏山蚤和人蚤为主要构成蚤种,各占43.6%,其次是斧形盖蚤,占8.3%,腹窦纤蚤和方形黄鼠蚤仅占2.3%和2.1%。但在由春季到秋季的过程中,其体外寄生蚤的构成和蚤种一样产生明显的变化。谢氏山蚤5~8月由构成比的24.4%逐月增加至69.7%,而人蚤则相反,由75.6%逐月降至17.6%,二者构成比由5月的1.0∶3.1演变为8月的4.0∶1.0,但二者之和始终是灰旱獭体外寄生蚤的主体成分,占总蚤构成比的84.1%~100%(图4-14)。斧形盖蚤和腹窦纤蚤均为春末夏初的6月开始出现,但二者的构成随季节的变化有所不同。斧形盖蚤构成比以盛夏的7月为最高,占9.5%,呈单峰型,而腹窦纤蚤则在6月出现后,逐月下降(图4-15)。方形黄鼠蚤为灰旱獭体外寄生蚤中7月开始出现的蚤种,7~8月分别为3.9%和2.8%,呈逐月下降趋势。

②灰旱獭体外寄生蚤的多度。据张渝疆等对北天山鼠疫自然疫源地1995—2005年灰旱獭体蚤的分析,天山北坡灰旱獭体外寄生蚤的多度以5月最低,总蚤指数为1.15,6~8月保持在2.20~2.89之间,为5月的1倍以上,其中以盛夏的7月较低,为2.20,以春末秋初的6月和8月最高,分别为2.64和2.89,但6~8月的变动幅度仅为14%,而5月和6~8月的变动幅度为38%(图4-17)。

225

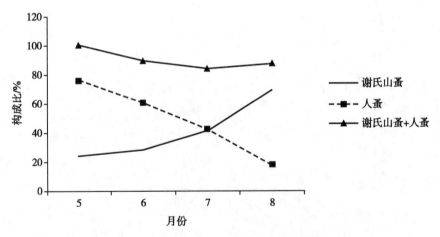

图 4-14　灰旱獭体表两种主要寄生蚤构成比变化图

注：引自张渝疆,第三届媒介可持续控制国际论坛论文集,2010。

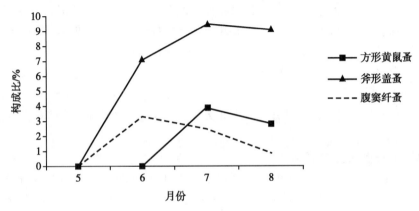

图 4-15　灰旱獭体表次要寄生蚤构成比变化图

注：引自张渝疆,第三届媒介可持续控制国际论坛论文集,2010。

从各蚤 5~8 月的多度来看,谢氏山蚤和人蚤依然是影响灰旱獭体外寄生蚤的多度的主要因素,均占总蚤指数的 40.3%,但二者在此期间的多度变化趋势是不同的。谢氏山蚤 5~8 月呈持续上升状态,由 5 月的最低值 0.28 上升至 8 月的 1.84,而人蚤则呈现出以 6 月为最高值的单峰型(图 4-16);斧形盖蚤和腹窦纤蚤都是在 6 月份才在灰旱獭体表出现,蚤指数也较低,分别为 0.21 和 0.10,分别占此期总蚤指数的 7.3% 和 3.5%,但其后的走势二者不同,前者逐月上升,8 月蚤指数达到最高值,为 0.24,构成比也占到此期的 9.1%,而后者则是逐月下降,8 月蚤指数降低至 0.02,构成比也下降至 0.09%;方形黄鼠蚤在灰旱獭体外仅出现在 7 月和 8 月 2 个时期,且蚤指数比较小,2 个时期的差别不大,7 月略多于 8 月,分别为 0.09 和 0.07(图 4-16)。

另据杨英中等对玛纳斯县灰旱獭密度与灰旱獭体外寄生蚤数量关系的研究,灰旱獭密度与其体外寄生蚤的染蚤率和蚤指数成正比关系,在玛纳斯县二道马场灰旱獭密度为 0.3 只/hm²,灰旱獭染蚤率和蚤指数分别为 54.7% 和 2.8,而在灰旱獭密度较低的三道马场,灰旱獭密度为 0.16 只/hm²,则灰旱獭染蚤率和蚤指数分别为 47.9% 和 1.8,两马场旱獭染蚤率有显著性差异($\mu=1.74$,$P<0.05$)。

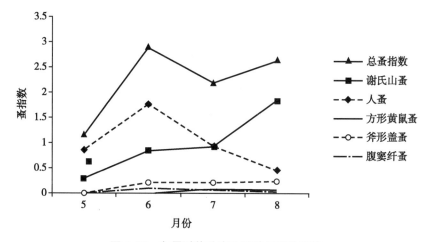

图 4-16　灰旱獭体外寄生蚤的蚤指数变化
注：引自张渝疆，第三届媒介可持续控制国际论坛论文集，2010。

③季节变动。据张鸿猷统计，灰旱獭体蚤的季节消长多为双峰型，第一高峰见于 3~5 月，6~7 月数量较低，8~9 月份出现第二高峰。但就不同蚤种来看，就不尽完全相同。谢氏山蚤为双峰型，即早春和晚秋各出现一个高峰；人蚤和斧形盖蚤则为单峰型，4~5 月份数量最多。

（2）长尾黄鼠寄生蚤

1）群落组成与结构：据张鸿猷对 1956—1962 年采集于精河、乌鲁木齐、赛里木湖等地长尾黄鼠体蚤统计，共发现体外寄生蚤 12 种，其中，方形黄鼠蚤占 75.3%，似升额蚤占 18.8%，腹窦纤蚤占 2.7%，宽新蚤占 2.0%，阿洲山蚤占 0.9%，谢氏山蚤、斧形盖蚤、人蚤、原双蚤、纳仑怪蚤、中华角叶蚤和粗毛角叶蚤仅占 0.7%；另据张鸿猷 1983—1986 年部分资料统计，尼勒克、精河、乌苏和沙湾县山地疫源地长尾黄鼠体蚤群落包括蚤类 9 种，总蚤指数为 7.88。其中，方形黄鼠蚤占 79.1%，似升额蚤占 14.9%，腹窦纤蚤占 3.0%，宽新蚤占 2.4%，前额蚤、中华角叶蚤、斧形盖蚤、阿洲山蚤和谢氏山蚤等合占 0.59%；据张渝疆等对 2001—2015 年北天山疫源地乌苏市、精河县、温泉县和伊宁县长尾黄鼠体蚤统计，长尾黄鼠体蚤染蚤率 92.1%，总蚤指数 7.28，体蚤群落中方形黄鼠蚤占 82.6%，似升额蚤占 15.7%，宽新蚤占 1.1%，腹窦纤蚤占 0.5%，其他尚有人蚤、阿洲山蚤等约占 0.1%。

长尾黄鼠洞干蚤群落组成与体蚤基本相同。据张鸿猷统计，1982—1992 年乌苏县古尔图山地探黄鼠洞 5 930 个，采集洞干蚤染洞率 93.0%，洞蚤指数为 0.85，其中，方形黄鼠蚤占 73.8%，似升额蚤占 19.1%，中华角叶蚤占 2.6%，腹窦纤蚤占 1.6%，宽新蚤占 0.2%，其他占 2.7%。

长尾黄鼠的巢蚤明显低于体蚤和洞干蚤。据张鸿猷统计，1982—1992 年在乌苏县古尔图与精河县依盖朱司隆山地共挖黄鼠巢 260 个，采集巢内蚤 3 796 匹，其中方形黄鼠蚤占 38.0%，腹窦纤蚤占 33.1%，似升额蚤占 21.3%，宽新蚤占 6.6%，其他蚤占 1.1%。长尾黄鼠巢内腹窦纤蚤数量明显增多。

2）数量动态：据 2001—2015 年天山灰旱獭-长尾黄鼠疫源地乌苏和精河 2 县长尾黄鼠体外寄生蚤监测数据统计，在此期间长尾黄鼠的平均染蚤率为 94.3%，总蚤指数 7.0。其中，方形黄鼠蚤为绝对优势种，占 81.7%，其次是似升额蚤，占 16.7%。在 15 年期的尺度上，长尾黄鼠体蚤群落动态的时间分布呈现稳定波动状态，2001—2010 年染蚤率波动幅度大于后 5 年,前 10 年平均染蚤率为 93.9%±3.8%,后 5 年为 95.1%±1.0%。同时,前 10 年的长尾黄鼠体蚤总蚤指数指标呈现出 2~3 年左右的波动周期,而后 5 年则显著延长(图 4-17和图 4-18)。

从个蚤指数年季间变化来看,方形黄鼠蚤蚤指数的年度变化显然与总蚤指数是一致的,且蚤指数变化的周期与染蚤率相一致(图 4-17 和图 4-18)。

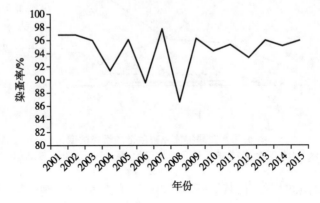

图 4-17　2001—2015 年北天山长尾黄鼠体蚤染蚤率年季变化

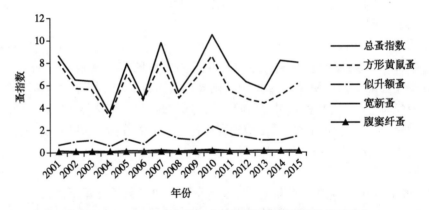

图 4-18　2001—2015 年北天山长尾黄鼠体蚤蚤指数年季变化

另据盛广吉等对 1983—1986 年乌苏县境古尔图山地长尾黄鼠不同月份体蚤指数分析,长尾黄鼠体外寄生蚤蚤指数 4~9 月变动呈现 5 月份为最高点的单峰型(图 4-19)。

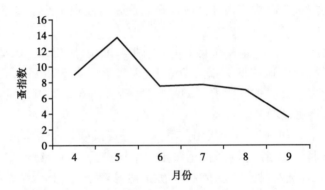

图 4-19　长尾黄鼠体外寄生蚤蚤指数 4~9 月变化图

（3）灰旱獭和长尾黄鼠寄生蚤的生态位关系：据张渝疆等2004年对北天山灰旱獭-长尾黄鼠疫源地中乌苏、精河、沙湾和尼勒克4个地区1998—2002年的灰旱獭和长尾黄鼠体外寄生蚤生态位关系研究。

1）在时间资源维上，灰旱獭和长尾黄鼠主要寄生蚤类都占有较大的生态位宽度，而次要媒介的生态位宽度则相对较小（表4-11）。

表4-11　长尾黄鼠和灰旱獭体外寄生蚤在时间资源维上的生态位宽度

宿主	谢氏山蚤	人蚤	方形黄鼠蚤	斧形盖蚤	腹窦纤蚤	似升额蚤	宽新蚤	猫栉首蚤
长尾黄鼠	0.665 2	—	0.884 6	0.458 7	0.348 0	0.795 7	0.543 5	0.448 2
灰旱獭	0.732 5	0.818 9	0.492 9	0.747 6	0.559 8			

注：引自张渝疆，地方病通报，2004。

在长尾黄鼠体外寄生蚤中，方形黄鼠蚤的生态位最大，为0.884 6，其次为似升额蚤和谢氏山蚤，分别为0.795 9和0.665 2；斧形盖蚤、宽新蚤和猫栉首蚤均为0.5左右，表明这三种蚤5~8月的4个时间资源单元中占有2个；腹窦纤蚤较小，为0.348 0。

在灰旱獭体外寄生蚤中，人蚤的生态位最大，为0.818 9，其次为斧形盖蚤和谢氏山蚤，分别为0.747 6和0.732 5，腹窦纤蚤和方形黄鼠蚤为0.5左右，分别为0.559 8和0.492 9。

2）在营养资源维上，人蚤、似升额蚤、宽新蚤和猫栉首蚤4种蚤在5~8月生态位宽度为0.5，以一种宿主作为其营养源。方形黄鼠蚤5月和6月的生态位宽度为0.5，7月和8月略高于0.5；谢氏山蚤和方形黄鼠蚤的类似，表明这2种蚤在数量较多的6~8月可偶尔扩散到其他宿主。斧形盖蚤和腹窦纤蚤6月生态位宽度分别为0.5和0.597 9，以一种宿主为营养源，7~8月2种蚤的生态位宽度迅速上升，超过0.8接近1，其中以7月最高，表明这2种蚤在这一时期对2种宿主的选择有一定的趋同性。

3）灰旱獭和长尾黄鼠主要寄生蚤之间在时间资源维上存在较高的生态位重叠，而次要寄生蚤之间的重叠值则较小。在营养资源维上不同宿主的蚤类，在气温较低的5月和6月生态位完全不重叠或重叠值较小，而同种宿主蚤类则完全重叠或重叠值较高。7月不同宿主的蚤类发生生态位重叠，而同种宿主蚤类的生态位重叠有所下降；8月各种蚤类的生态位重叠与7月发展趋势相反（表4-12和4-13）。

表4-12　灰旱獭体外寄生蚤在时间资源维上的生态位重叠

蚤类名称	生态位重叠值			
	人蚤	方形黄鼠蚤	斧形盖蚤	腹窦纤蚤
谢氏山蚤	0.770 8	0.830 8	0.947 2	0.658 4
人蚤		0.475 6	0.806 0	0.914 4
方形黄鼠蚤			0.819 8	0.452 0
斧形盖蚤				0.840 4

注：引自张渝疆，地方病通报，2004。

表 4-13　长尾黄鼠体外寄生蚤在时间资源维上的生态位重叠

蚤类名称	生态位重叠值					
	方形黄鼠蚤	斧形盖蚤	腹窦纤蚤	似升额蚤	宽新蚤	猫栉首蚤
谢氏山蚤	0.610 4	0.896 0	0.885 2	0.480 0	0.805 6	0.696 8
方形黄鼠蚤		0.466 4	0.426 8	0.982 8	0.576 8	0.444 8
斧形盖蚤			0.917 2	0.366 0	0.459 2	0.814 4
腹窦纤蚤				0.282 8	0.535 6	0.522 4
似升额蚤					0.481 2	0.430 8
宽新蚤						0.327 6

注:引自张渝疆,地方病通报,2004。

四、南天山灰旱獭鼠疫自然疫源地

(一) 鼠疫自然疫源地分布与动物鼠疫流行特点

1. **生态地理景观**　南天山背靠中天山,南邻塔里木盆地,包括阔克沙勒山、喀拉铁克山、吐尔尕特山等。三条山岭的主峰峰脊均在海拔 4 000m 以上,雪线 4 100~4 200m,最高山峰托木尔峰海拔 7 435m。南天山在高度、幅度上都比中天山、北天山高大宽阔,垂直分带不如北天山明显。3 750m 以上为冰川作用高山带,3 750~3 200m 为冰缘作用高山带,3 200~2 800m 为流水作用中山带,2 800~2 200m 为干燥剥蚀中山带,属荒漠草原。2 200m 以下为干燥剥蚀中山、低山、丘陵,属于荒漠。山坡大都基岩裸露,坡度很陡,广布石堆和岩屑锥,山口为洪积扇平原。

南天山属典型高山气候,寒冷干燥,年平均气温为-6~0℃,高山带 7 月平均气温 9℃,年降水量 200~300mm。垂直植被带为:2 800m 以下是山地荒漠草原,2 800~3 800m 为高山草原,3 800~4 000m 为高山草甸草原,4 000m 以上为裸岩冰雪带。高山草原带位于海拔 2 800~4 200m 之间,无森林带,高山草原带以下为半荒漠带。疫源地主要鼠疫宿主动物灰旱獭分布于海拔 2 900~4 000m 的高山草原和高山草甸草原带。

2. **疫源地分布**　南天山鼠疫自然疫源地位于南天山阔克沙勒山、喀拉铁克山和吐尔尕特山 3 条山岭的南坡,均为南天山山脉的组成部分,介于 E75°15′~78°30′,N40°05′~41°10′,面积 1.74 万 km²,涉及阿合奇县(1965 年)、阿图什市(1979 年)和乌恰县北部(1983 年)3 个县(市)。

南天山鼠疫自然疫源地由 3 块疫源地组成。第一块位于阔克沙勒山西段南坡,东西长约 22km,宽约 15km,海拔 3 000~4 000m。阔克沙勒山西起托什干河上游北岸,向东绵延至汗腾格里峰,横亘于阿合奇县北部,山体切割明显;第二块位于喀拉铁克山北坡,东西长37km,宽 15km,海拔 3 000~3 900m。喀拉铁克山位于阿图什市北部,向东延伸至阿合奇县南部,与阔克沙勒山平行走向,山体较为平缓。该山岭处于阔克沙勒山和吐尔尕特山中间,其间有托什干河纵向东流,两山隔水相望;第三块位于吐尔尕特山南坡,南北长 40km,宽10km,海拔 3 800~4 000m。吐尔尕特山位于卡拉特山西侧,乌恰县北部,山体平缓。该山岭是中国与吉尔吉斯斯坦的界山,吐尔尕特口岸是中国与吉尔吉斯斯坦的贸易口岸。

3. **动物鼠疫流行特点**　南天山疫源地是吉尔吉斯斯坦境内中天山灰旱獭鼠疫疫源地的延

续部分。动物鼠疫流行季节为5~9月份,流行高峰为7月,呈单峰型。在南天山鼠疫自然疫源地只发现灰旱獭与谢氏山蚤自然带菌,主要鼠疫宿主动物是灰旱獭,主要媒介蚤为谢氏山蚤。

据1965—2012年新疆鼠疫监测或疫源地调查数据统计,在此期间共计有33个年度开展了鼠疫细菌学监测,从其中10个年度自动物或媒介分离到鼠疫菌,其中从灰旱獭分离鼠疫菌31株,谢氏山蚤分离鼠疫菌3株,年均分离鼠疫菌1.0株;1975—2014年期间,有30个年度用间接血凝方法对动物血清开展了鼠疫抗体检测,从其中19个年度检验出灰旱獭鼠疫阳性血清87份,阳性率0.54%,犬鼠疫阳性血清114份,阳性率6.06%,合计动物血清阳性率1.1%;从鼠疫菌和阳性血清检出年度分布来看,在33个开展鼠疫病原学或鼠疫血清学监测的年度中,自21个年度检出鼠疫菌或动物鼠疫菌抗体阳性血清,鼠疫阳点分布在阿合奇、阿图什和乌恰县;另据2001—2010年南天山灰旱獭疫源地3个鼠疫监测点监测,动物鼠疫抗体阳性率平均阳性率为1.11%±1.25%,其中,灰旱獭血清阳性率0.55%,犬阳性率5.2%;据该疫源地"十二五"期间鼠疫监测数据统计,5个年度从灰旱獭检出鼠疫菌抗体阳性血清9份和牧犬阳性血清2份,平均动物血清鼠疫抗体阳性率0.22%;5年期间累计有2个县(市)次发生动物间鼠疫疫情,年均0.4个县(市)次,涉及阿图什和乌恰2县,占南天山山地鼠疫疫源县(市)的2/3(表4-7)。

(二)宿主动物生态特征

南天山山地受塔克拉玛干沙漠恶劣气候影响,鼠疫自然疫源地内啮齿动物和媒介蚤类匮乏,已发现的啮齿动物有9科(亚科)11属11种:蒙古兔(*L. tolai*)、灰旱獭(*M. baibacina*)、小林姬鼠(*A. sylvaticus*)、灰仓鼠(*C. migratorius*)、大耳鼠兔(*O. roylei*)、西伯利亚五趾跳鼠(*A. sibirica*,乌恰吐尔尕特山)、鼹形田鼠(*E. talpinus*,乌恰吐尔尕特山)、小家鼠(*M. musculus*)、狭颅田鼠(*M. gregalis*)、银色山鼠(*A. argentatus*)、子午沙鼠(*M. meridianus*)。主要鼠疫宿主动物是灰旱獭。

灰旱獭在南天山分布于海拔2 800m以上山地草原,栖息范围从山地荒漠草原上缘直至高山草甸草原,高山草原密度最高,洞群覆盖度25%~40%,密度1~2只/hm²;灰旱獭在南天山山地分布的南部界限位于阿赖山北端,苏约克-恰克马克河上游南岸的科克吐恩山北坡(乌恰县境内)。在苏约克河南岸的个别地段,灰旱獭与红旱獭重叠分布,即在上述地区内同时可见此两种旱獭。

小型啮齿动物中银色山鼠、小林姬鼠、灰仓鼠、狭颅田鼠、蒙古兔为本地区常见种,五趾跳鼠、鼹形田鼠为吐尔尕特南山坡所仅有。

(三)媒介生态特征

南天山气候严寒,植被稀疏,啮齿动物及其体外寄生蚤比较贫乏,据于心记载已发现的蚤类有5科19属33个种和亚种。其中从南天山鼠疫自然疫源地灰旱獭、小型啮齿动物体表和巢穴,以及鸟体等发现的蚤类有4科(亚科)12属(亚属)15种(亚种),以及草原硬蜱(*Ixodes crenulatus*)和古北拟颚虱(*Linognathoides palaearctus*)。蚤类包括:

蚤科

蚤属:人蚤 *Pulex irritans*

多毛蚤科纤蚤亚科

纤蚤属圆头纤蚤亚属:腹窦纤蚤深广亚种 *Rhadinopsylla li ventricosa*

细蚤科

细蚤属细蚤亚属:矮小细蚤 *Leptopsylla nana*

栉蚤亚属：林野细蚤 *L. nemorosa*

额蚤属额蚤亚属：天山额蚤 *Frontopsylla tianshanica*

鸟额蚤亚属：前额蚤贝湖亚种 *F. frontalis baikal*

眼蚤属眼蚤亚属：伏河眼蚤乌恰亚种 *Ophthalmosylla. Volgensis wuqiaensis* ssp. n.

双蚤属：亚洲双蚤 *Amphipsylla asiatica*、短须双蚤 *A. anceps*、原双蚤指名亚种 *A. primaries primaris*

角叶蚤科

倍蚤属：哗倍蚤天山亚种 *A. mphalius clarus tianshanensis*

山蚤属：谢氏山蚤 *Oropsylla silantiewi*

盖蚤属盖蚤亚属：脆弱盖蚤 *Callopsylla fragilis*、斧形盖蚤 *C. dolabris*

病蚤属病蚤亚属：裂病蚤 *Nosopsylla fidus*

谢氏山蚤是灰旱獭的主要寄生蚤，占体蚤指数的 95% 以上，其次为腹窦纤蚤，此外在灰旱獭洞干尚发现有前额蚤和中华角叶蚤。谢氏山蚤是该疫源地的主要鼠疫传播媒介。

五、帕米尔高原红旱獭鼠疫自然疫源地

（一）鼠疫自然疫源地分布与动物鼠疫流行特点

1. 生态地理景观　帕米尔高原是地球上两条巨大山带（阿尔卑斯-喜马拉雅山带和帕米尔-楚科奇山带）的山结，也是亚洲大陆南部和中部地区主要山脉的汇集处，包括喜马拉雅山脉、喀喇昆仑山脉、昆仑山脉、天山山脉、兴都库什山脉五大山脉。帕米尔高原海拔 4 000～7 700m，拥有许多高峰，最高峰位于喀喇昆仑山脉中国和巴基斯坦边境上的乔戈里峰（K2 峰），海拔 8 611m，为世界第二高峰。

新疆境内的帕米尔只是帕米尔高原的一部分，地处塔里木盆地西侧，是天山和昆仑山的连接部，北起苏约克-恰克马克河，南至叶尔羌河上游以西，包括公格尔山、穆士塔格山、阿赖山、萨雷阔勒岭和喀喇昆仑山北坡的一些山地。帕米尔高原不是一个平坦的高原面，是由几组山脉和山脉之间宽阔的谷地和盆地构成。在萨烈兹湖西北被南北走向的科学院山分为东西两部分。东帕米尔地形较开阔坦荡，由两条西北-东南方向的山脉和一组河谷湖盆构成，绝对高度 5 000～6 000m，相对高度不超过 1 000～1 500m，山体浑圆，山脉被宽浅的河谷分割，在海拔 4 000～5 000m 高处有冰碛平原和荒漠平原；西帕米尔则由若干条大致平行的东北-西南方向的山脉谷地构成，地形相对高差大，以高山深谷为特征。西帕米尔主要是强烈切割的高山地形，山脉的相对高度为 2 000～3 500m，河谷窄而深，山脊高出谷底达 3 000～4 000m，具有永久积雪和冰川的阿尔卑斯型山脉与深邃的峡谷交错分布，各种冰川地形广泛发育。

帕米尔高原顶面与高原的北坡坡面，在地貌、气候、植被等方面有明显差异。高原顶面在海拔 3 500～4 500m 之间，地形开阔，起伏和缓，但主脊多在 6 000m 以上，雪线 5 200m 左右。高原北坡则是属山地地貌，地形起伏较大；帕米尔高原气候极端寒冷干燥，9 月下旬气温可降至-18℃，年平均气温在 0℃ 或以下，高原顶面年降水量约 150mm，高原北坡和南天山支脉阿赖山南坡年降水量 300mm 左右；植被以草本和灌木为主，部分坡面有小片云杉林。高山草甸草原带位于 2 700～4 500m 之间，主要植被有针茅、优若藜等。斑点状的小片森林和灌木丛在草原带中，其面积占草原带面积的 10% 左右。1 700～2 700m 的植被主要为合头草、盐爪爪等，再下为琵琶柴等。克孜勒河北侧的玉石塔石疫源地近似高原地貌，2 800～

4 000m 为高山草甸草原带,草原带内没有森林和灌木丛。疫源地主要宿主动物红旱獭主要分布于海拔 3 000m 以上的高山草甸草原带。

2. 疫源地分布　帕米尔高原红旱獭鼠疫疫源地位于帕米尔高原北坡和天山南脉末端山岭阿赖山南坡,介于 E70°30′~74°37′,N38°40′~40°05′之间,与吉尔吉斯斯坦境内的帕米尔与阿赖山红旱獭疫源地相连,属帕米尔高原红旱獭鼠疫疫源地的组成部分,涉及乌恰县沙哈勒(1956 年)和阿克陶县(1983 年)2 县,面积 1.84 万 km²。

该疫源地由 3 片疫源地组成。一是阿克陶县木吉乡乌衣巴勒根疫源地,分布于帕米尔高原面上的萨雷阔勒岭北坡,长 15km,宽 7km;二是乌恰县吉根乡沙哈勒疫源地和吾克沙鲁乡托克求尔疫源地,分布在帕米尔高原西北坡的玛里塔巴山北坡,克孜勒河南岸,长 3km,宽 10km;三是乌恰县老乌恰乡阿勒吐鲁克和玉石塔石疫源地,地处阿赖山南坡,克孜勒河北岸,长约 15km,宽 15km。

3. 动物鼠疫流行特点　在帕米尔高原红旱獭鼠疫自然疫源地动物鼠疫流行季节为 5~8 月,流行高峰在 7 月,呈单峰型,仅从红旱獭、谢氏山蚤和腹窦纤蚤分离出鼠疫菌,主要鼠疫宿主动物是红旱獭,主要传播媒介为谢氏山蚤。红旱獭广布于帕米尔高原、喀喇昆仑山以及天山山系西南部。在我国红旱獭只分布于新疆喀喇昆仑山和帕米尔高原及阿莱山地,大体上南起叶尔羌河上游,沿国境线向西北延伸延至苏约克河和恰克马河。在苏约克河西岸附近的个别地段,红旱獭和灰旱獭呈镶嵌分布。在乌恰县的鼠疫自然疫源地内,红旱獭呈垂直分布,海拔 3 000~4 000m 之间,群落覆盖面积约占草原面积的 25%~40%。在地形较缓的山地呈弥漫型栖息,在沟谷地形中,则沿沟谷两侧坡脚呈树枝状栖息,有的构成网状;在阿克陶县鼠疫自然疫源地内,分布于慕士塔格峰西部的高原上,这里气候干旱,因此出现草原、荒漠草原、荒漠镶嵌分布现象。红旱獭垂直分布为 3 900~5 200m,呈明显的岛状、带状和点状。

据 1981—2000 年帕米尔高原红旱獭鼠疫自然疫源地连续 19 年的鼠疫监测数据统计,共计从该疫源地 6 个年度的红旱獭中检出鼠疫菌 18 株,鼠疫菌检出率为 0.15%,平均 3.2 年发生 1 次动物间鼠疫;另据 2001—2010 年该疫源地鼠疫监测数据统计,仅在 2007 年从病死红旱獭分离鼠疫菌 1 株。

据该疫源地 1981—2000 年连续 19 年的鼠疫血清学监测数据统计,共计从其中 8 个年度的红旱獭或牧犬中检出鼠疫菌抗体阳性样本,血清阳性率分别为 0.08% 和 5.7%;另据 2001—2010 年鼠疫监测数据统计,10 年间有 6 个年度从旱獭或牧犬中检出鼠疫菌抗体阳性样本共计 33 份,红旱獭和牧犬的血清阳性率分别为 0.27% 和 1.7%;"十二五"期间,该疫源地有 3 个年度从红旱獭或牧犬中监测到鼠疫菌抗体阳性血清样本 18 份,动物(红旱獭和牧犬)血清阳性率为 0.36%±0.4%,与 2001—2010 年基本一致(0.41%)。5 年期间累计有 3 个县(市)次发生动物间鼠疫疫情,年均 0.6 个县(市)次,涉及阿克陶县和塔什库尔干县 2 县,见表 4-7。

(二)宿主动物生态特征

1. 动物区系组成　该疫源地共发现啮齿动物 6 科 9 属 11 种:红旱獭(*M. Caudata*)、蒙古兔(*L. tolai*)、大耳鼠兔(*O. roylei*)、西伯利亚五趾跳鼠(*A. sibirica*)、小家鼠(*M. musculus*)、小林姬鼠(*A. sylvaticus*)、灰仓鼠(*C. migratorius*)、帕米尔松田鼠(*M. juldaschi*)、狭颅田鼠(*M. gregalis*)、银色山䶄(*A. argentatus*)、三趾毛脚跳鼠(*D. sagitta*),其中红旱獭和帕米尔松田鼠为优势种,其他啮齿动物种类比较贫乏。主要鼠疫宿主动物是红旱獭。

红旱獭为帕米尔高原特有的啮齿动物,广布于帕米尔高原、喀喇昆仑山西段及天山山系西南部,分布界限大体与本区的地理界限相吻合,南起叶尔羌河上游分,向北不超过苏约克-恰克马克河,向东不超过叶尔羌河。在地理区域上分布于塔什库尔干、阿克陶及乌恰县境的喀喇昆仑山西段、帕米尔高原及阿赖山山地3 000m以上的高山草甸草原带。

小型啮齿动物中帕米尔松田鼠多栖息于河谷草甸和比较湿润的山坡,数量较多。此外,在山地荒漠中可见有数量相当多的蒙古兔。在高山带可见银色山䶄、狭颅田鼠和大耳鼠兔。小林姬鼠、灰仓鼠、小家鼠在整个山地均有分布。其中,灰仓鼠和小林姬鼠分布较广,其他种类多局限在草甸、河谷灌丛、山脚石堆等非地带性生境。本区北部乌恰县境内的中、半山山地荒漠中有西伯利亚五趾跳鼠分布,且数量较多。

2. 小型啮齿动物群落结构 据该疫源地塔什库尔干县和乌恰县沙哈勒调查,该疫源地小型啮齿动物群落组成包括6属7种,捕获率2.2%。小林姬鼠、灰仓鼠和帕米尔松田鼠为优势种,分别占23.9%、19.4%和11.2%,其次是银色山䶄、小家鼠和狭颅田鼠,分别占5.8%、2.7%和1.7%,三趾毛脚跳鼠为稀有种类,占0.9%。

3. 主要鼠疫宿主动物的种群结构 帕米尔高原红旱獭鼠疫疫源地由帕米尔高原北坡和天山南脉末端山岭阿赖山南坡2块组成,行政区划上分属阿克陶县和乌恰县。对这2个地理区域2001—2015年的红旱獭种群数量监测数据统计,发现红旱獭种群在这2个地区的空间分布上发生了不同趋势的种群数量变动,见表4-14和图4-20。2001—2005年,乌恰县红旱獭种群数量呈快速下降趋势,平均密度由1.92只/hm²下降至1.47只/hm²,而阿克陶县红旱獭平均密度明显低于乌恰县,但则呈快速上升趋势,由0.31只/hm²上升至1.22只/hm²,2个地区间红旱獭种群密度存在显著性差异(P<0.01,t检验);至2006年2个地区的红旱獭种群密度趋于一致,2008年达到相同水平,并在2006—2015年的10年期间表现为基本一致的围绕平均密度1.37只/hm²±0.12只/hm²的年度间波动形态,各地区间的红旱獭种群密度无显著性差异(P=0.933>0.01,t检验)。

表4-14 2001—2015年帕米尔高原红旱獭鼠疫自然疫源地乌恰和阿克陶县红旱獭种群数量统计

年份	乌恰和阿克陶红旱獭平均密度/(只·hm⁻²)		帕米尔高原红旱獭平均密度/(只·hm⁻²)
	乌恰县	阿克陶县	
2001—2005	1.92±0.74	0.31±0.04	1.25±0.45
2006—2015	1.47±0.17	1.22±0.17	1.37±0.12

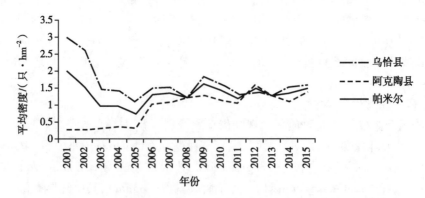

图4-20 2001—2015年帕米尔高原红旱獭鼠疫自然疫源地乌恰和阿克陶县红旱獭种群数量动态

（三）媒介生态特征

1. 媒介区系组成与主要鼠疫媒介 在帕米尔高原红旱獭鼠疫自然疫源地共从啮齿类、食肉类、鸟类等共发现蚤类 5 科（亚科）16 属（亚属）22 种（亚种），以及草原硬蜱（*Ixodes crenulatus*）、鼲厉螨（*Laelaps clethrinomydis*）、色阳厉螨（*Androlaelaps pavlovsrii*）、达呼尔血螨（*Haemogamasus dauricus*）、东北革螨（*H. mandschuricus*）、北野血革螨（*H. ritanoi*）、厩真厉螨（*Eulaelaps stabularis*）、显赫刺螨（*Hirstionyssus transiliensis*）、褪色巨螯螨（*Macrocheles decoloratus*）和古北拟鄂虱和古北拟颚虱（*Linognathoides palaearctus*）。蚤包括：

蠕形蚤科

鬃蚤属：同鬃蚤 *Chaetopsylla Homoea*

多毛蚤科新蚤亚科

新蚤属：子午新蚤 *Neopsylla meridiana*

副新蚤属：深窦副新蚤指名亚种 *Paraneopsylla ioffi ioffi*

纤蚤亚科

纤蚤属角头纤蚤亚属：五侧纤蚤邻近亚种 *Rhadinopsylla dahurica vicina*

圆头纤蚤亚属：腹窦纤蚤深广亚种 *Rh. li ventricosa*

细蚤科

双蚤属：亚洲双蚤 *Amphipsylla asiatica*、短须双蚤 *A. anceps*、田鼠双蚤指名亚种 *A. phaiomydis phaiomydis*、原双蚤指名亚种 *A. primaris primaris*

细蚤属细蚤亚属：矮小细蚤 *Leptopsylla nana*

栉蚤亚属：林野细蚤 *L. nemorosa*

额蚤属先额蚤亚属：奇额蚤 *Frontopsylla ambigua*

鸟额蚤亚属：前额蚤阿拉套亚种 *F. frontalis alatau*、前额蚤灰獭亚种 *F. frontalis baibacina*、前额蚤贝湖亚种 *F. frontalis baikal*

怪蚤属：纳伦怪蚤 *Paradoxopsyllus naryni*

角叶蚤科

山蚤属：谢氏山蚤 *Oropsylla silantiewi*

黄鼠蚤属：巨凹黄鼠蚤原始亚种 *Citellophilus lebedewi princeps*

盖蚤属盖蚤亚属：里海盖蚤 *Callopsylla caspius*

寄鸟蚤亚属：双盖蚤 *C. gemina*

角叶蚤属：粗毛角叶蚤 *Ceratophyllus garei*、中华角叶蚤 *C. sinicus*

旱獭寄生蜱为草原硬蜱，体虱为古北拟颚虱。

据张鸿猷统计，1982 年从乌恰县托尔古求地区红旱獭寄生蚤检出鼠疫菌 22 株，其中谢氏山蚤检出 19 株占 86.4%，腹窦纤蚤检出 3 株占 13.6%。虽然腹窦纤蚤在红旱獭体蚤中的构成比中不及谢氏山蚤，但该蚤在红旱獭巢穴中占明显优势，并在自毙染疫獭巢穴中腹窦纤蚤鼠疫菌组检测阳性率可达 36.4%，故认为此 2 种蚤是该疫源地的主要传媒媒介；至于矩凹黄鼠蚤，由于该蚤在该疫源地的帕米尔高原北坡和阿莱山南坡是红旱獭寄生蚤种，且国外于1951 年在阿赖谷地首次发现该蚤染菌，虽迄今在国内未从该蚤中分离到鼠疫菌，张鸿猷等仍推测矩凹黄鼠蚤可能也是该疫源地的主要鼠疫传播媒介之一。

2. 主要鼠疫宿主寄生蚤的群落特征与数量动态

（1）体蚤和洞干蚤群落组成：现已发现帕米尔高原红旱獭鼠疫自然疫源地内红旱獭的

寄生蚤约有 5 科 14 属 25 种和亚种,主要包括谢氏山蚤、矩凹黄鼠蚤原始亚种、腹窦纤蚤深广亚种和人蚤等。此外,红旱獭体外寄生昆虫还有草原硬蜱、古北拟颚虱等。

该疫源地主要鼠疫宿主动物红旱獭体蚤组成存在空间分布上的差异性。据 1961—2014 年该疫源地监测数据统计,在乌恰县所属区域,即帕米尔高原北坡和南天山南端的阿莱山南坡的 10 000 余只红旱獭体蚤群落结构组成中,矩凹黄鼠蚤占 77.7%、谢氏山蚤占 17.3%、腹窦纤蚤 4.9%。而在该疫源地帕米尔高原的面上区域,即阿克陶县所属区域,则是谢氏山蚤为优势种,占 61.8%,矩凹黄鼠蚤次之,占 38.2%;同时,红旱獭的洞干和巢穴蚤的组成也呈现微小环境的差异,在乌恰县,红旱獭洞干蚤中矩凹黄鼠蚤占 35.0%,前额蚤阿拉套亚种占 20.7%,腹窦纤蚤占 15.0%,前额蚤贝湖亚种占 13.3%,谢氏山蚤占 9.5%。而在巢穴蚤中窦纤蚤上升到主要位置占 60.7%,谢氏山蚤次之占 30.4%,矩凹黄鼠蚤则仅 8.8%,前额蚤阿拉套亚种仅占 0.1%。

据 2001—2010 年帕米尔高原红旱獭疫源地红旱獭体蚤监测数据统计,红旱獭染蚤率为 44.4%,总蚤指数为 2.42。其中,矩凹黄鼠蚤和谢氏山蚤为主要寄生蚤,蚤指数分别为 1.61 和 0.72,占总蚤指数的 66.5% 和 29.8%,腹窦纤蚤蚤指数 0.09,占 3.7%。

据 1982—2010 年间 21 个年度红旱獭洞干蚤调查,共计探洞 34 693 个,平均染蚤率 3.7%,波动范围在 0~9.4% 之间,平均蚤指数为 0.07。经鉴定共计获蚤 3 科 7 属 11 种(图 4-21)。

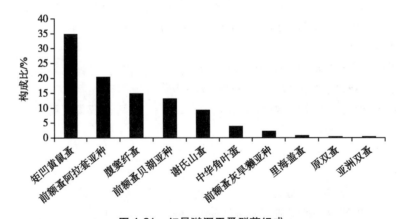

图 4-21　红旱獭洞干蚤群落组成

(2) 体蚤群落年季间数量动态:据帕米尔高原红旱獭疫源地 2001—2010 年 10 年监测数据统计,帕米尔高原红旱獭疫源地的红旱獭体蚤的染蚤率和蚤指数在 10 年期间出现同步波动变化,整体呈现两头低中间高的变化趋势。波动周期为 6 年,高峰为 2005 年,染蚤率和总蚤指数分别为 67.8% 和 4.63,最低为 2002 年和 2008 年,2 个低点的染蚤率和总蚤指数分别为 26.8%、0.39 和 23.8% 和 1.05(图 4-22)。

从个蚤的数量变动来看,矩凹黄鼠蚤年季间数量变化直接影响总蚤指数的变化趋势,且高度一致,而主要鼠疫媒介蚤谢氏山蚤则年度间波动不大,维持在相对恒定的水平,蚤指数 10 年间平均值为 0.793±0.293(图 4-23)。

(3) 体蚤和洞干蚤季节消长:据该疫源地乌恰县 1961—2014 年期间完整的按月红旱獭体蚤监测数据统计,共计梳检红旱獭 4 590 只,染蚤率为 48.0%,蚤指数 3.64。染蚤率以 8 月份最高,为 58.3%;6 月份较低,为 42.8%;蚤指数则以 5、6 月份较高,分别为 5.00 和 5.15;而 7、8 月份较低,分别为 2.57 和 2.50(图 4-24)。

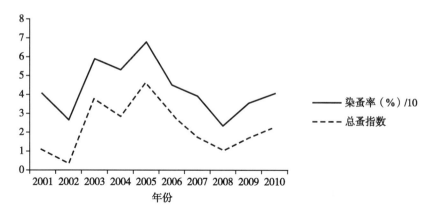

图 4-22　2001—2010 年帕米尔高原红旱獭疫源地红旱獭体蚤染蚤率和蚤指数

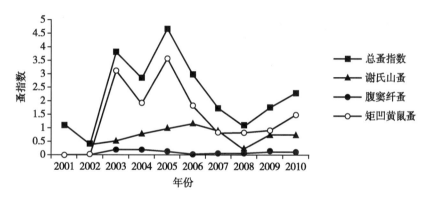

图 4-23　2001—2010 年帕米尔高原红旱獭疫源地红旱獭体蚤个蚤指数

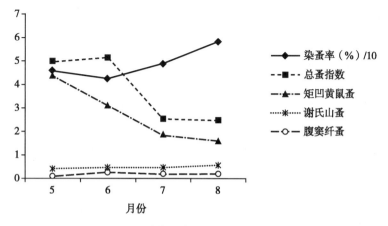

图 4-24　红旱獭体蚤染蚤率及各蚤指数季节变化

另据1982年在该疫源地乌恰县沙哈勒逐月对红旱獭洞干蚤调查,共计探洞2 580个,获蚤649匹,洞干蚤的染蚤率11.7%,洞蚤指数0.25,洞干蚤染蚤率和蚤指数呈逐月下降趋势(图4-25)。

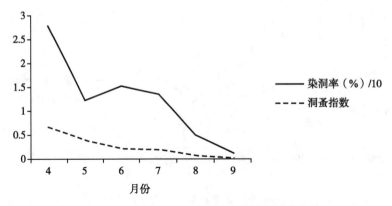

图4-25　红旱獭洞干蚤染蚤率及蚤指数季节变化

六、昆仑山喜马拉雅旱獭鼠疫自然疫源地

(一) 鼠疫自然疫源地分布与动物鼠疫流行特点

1. 生态地理景观　昆仑山是横贯中国西部的高大山脉,南靠青藏高原,北临塔里木盆地和柴达木盆地,西接帕米尔高原,东至柴达木河上游谷地。东西长约2 500km,宽150~300km,并被分为东昆仑山、中昆仑山与西昆仑山。新疆境内昆仑山段长约1 800km。

昆仑山比天山更为高峻,山脊平均在海拔约6 000m,少数山峰超过7 500m,如乔戈里峰海拔8 611m,是世界第二高峰。山地总的趋势是由西向东降低。西部帕米尔高原3 000~5 500m,中昆仑和西昆仑山超过5 000m,东昆仑山4 400~4 100m,东部阿尔金山为4 000~3 000m,山地高差很大。

昆仑山地地貌荒凉,气候极为干燥,年降水量约300mm,属于最干旱的荒漠山地。山地的垂直分带不如天山三地明显。5 000~5 500m以上为冰川作用带。昆仑山西部北坡雪线约为5 000m,高大山体冰川发育较多。向东雪线升至5 500~5 800m,冰川规模小,雪线以上冰川地貌较为典型,为几条大河部分补给水源。4 000~5 000m为冰缘高山带,冰融作用强烈,山高、坡陡,坡麓倒石堆广布。4 000~3 500m为荒漠草原,是重要牧场。3 500m以下为荒漠带,北坡黄土分布广泛。

昆仑山气候特点属典型的高山高寒气候,年降水量约300mm,植被垂直分布与天山迥然不同,没有针林地带,植被矮小稀疏,种类贫乏,荒漠可上升至3 000m左右,2 900~4 300m为高山草甸草原带,4 300m以上为高山荒漠带,充分反映出干旱荒漠之特点。昆仑山山地内部山区4 000m以上的高山带为垫状优若藜、藏艾菊等构成的荒漠,4 000m以下的河谷有水柏枝和藨等构成的稀疏灌丛。而山地外缘山脉4 000m以上为点地梅、藨草和苔草等构成的高山草甸。草原与荒漠草原分布海拔较高,山地荒漠带上限可达3 100~3 300m,以合头草荒漠为主,藨层荒漠为主,而西部莎车一带可升至4 000m,植被以冰草、早熟禾、针茅、羊茅和藨草为主。

2. 疫源地分布　新疆境内的昆仑山喜马拉雅旱獭鼠疫自然疫源地由中昆仑和东昆仑

山喜马拉雅旱獭疫源地组成,总面积 10.26 万 km²。中昆仑山疫源地分布于和田县境,1973
年发现,位于中昆仑山北坡南山草原带,海拔 2 900~4 300m,由 2 小片疫源地组成。第一小
片疫源地位于玉龙喀什河上中游西岸的比邻切克山南坡,东至玉龙喀什河,海拔 3 100~
4 000m。第二小片疫源地位于玉龙喀什河东岸幕士山南坡,西起玉龙喀什河,东至皮夏河,
海拔 3 100~3 800m。中昆仑喜马拉雅旱獭群落覆盖度约为 60%,1~3 只/hm²;东昆仑山疫
源地位于昆仑山北支脉的阿克塔格山东侧、阿其克库勒山、祁曼塔格山北坡与皮牙孜勒克塔
格山南坡,海拔 3 100~4 300m,介于 E85°12′~89°30′,N37°05′~37°56′,涉及且末(1987 年)
和若羌(1985 年)2 县。主要鼠疫宿主动物喜马拉雅旱獭分布于海拔 3 100~4 300m 高山草
原带,群落覆盖度为 30%~40%,密度 2~3 只/hm²。

3. 动物鼠疫流行特点　自 1973 年首次判定昆仑山地喜马拉雅旱獭鼠疫自然疫源地以
来,至 2000 年的 28 年间共有 19 个年度开展了动物鼠疫病原学检测,其中 5 个年度检出鼠疫
菌 52 株,喜马拉雅旱獭鼠疫菌检菌率为 0.2%。染疫动物有喜马拉雅旱獭、小家鼠,喜马拉
雅旱獭为主要宿主动物,占 97.1%;染疫媒介昆虫有谢氏山蚤、腹直纤蚤、革螨和古北拟鄂
虱,主要媒介蚤为谢氏山蚤。1973—2000 年有 18 个年度开展了鼠疫血清学监测,检出旱獭
鼠疫菌抗体阳性血清 11 份,阳性率 0.1%,牧犬阳性血清 17 份,阳性率 4.4%;另据 2001—
2015 年鼠疫监测数据统计,在此期间有 2 个年度自喜马拉雅旱獭检出鼠疫菌 4 株,6 个年度
检出鼠疫菌抗体阳性血清 35 份,其中旱獭阳性血清 31 份,喜马拉雅旱獭细菌检出率
0.04%,血清阳性率 0.38%,平均间隔 2.5 年监测到 1 次动物间鼠疫疫情(表 4-7)。

(二) 宿主动物生态特征

1. 动物区系组成　该疫源地共发现啮齿类动物 9 科 13 属 18 种:灰尾兔(*L. oiostolus*)、
大耳鼠兔(*O. royleis*)、拉达克鼠兔(*O. ladacensis*)、柯氏鼠兔(*O. koskwi*)、黑唇鼠兔
(*O. curzcniae*)、藏鼠兔(*O. thibetana*)、喜马拉雅旱獭(*M. himalayana*)、三趾毛脚跳鼠
(*D. sagitta*)、小家鼠(*M. musculus*)、小林姬鼠(*A. sylvaticus*)、灰仓鼠(*C. migratorius*)、藏仓鼠
(*C. kamensis*)、小毛足鼠(*Phodopus roborovskii*)、白尾松田鼠(*P. leucurus*)、斯氏山䶄
(*A. stoliczkanus*)、子午沙鼠(*M. meridianus*)、科氏三趾矮跳鼠(*Salpingotus kozlovi*)、五趾心颅
跳鼠(*Cardiocranius paradoxus*)。

喜马拉雅旱獭是该鼠疫自然疫源地的主要鼠疫宿主动物。

在该疫源地的中昆仑山地,喜马拉雅旱獭一般栖息于 2 800~4 300m 的高山草原带,在
3 000~4 300m 呈弥漫型分布,覆盖度在 30%~60%之间,平均密度 1 只/hm² 左右,在 2 800m
则为岛状或带状分布;在东昆仑山地主要栖息于 2 800~4 500m 之间,3 300~4 300m 的高山
针茅草原带为其最适生境,覆盖度在 20%~40%之间,平均密度 2~3 只/hm²。

小型啮齿动物主要栖息于 2 500~3 500m 的河谷滩地、风蚀沙丘及牧民住房,捕获率 8%左右。

2. 小型啮齿动物群落结构　据该疫源地和田县 1985—2014 年的调查,该疫源地小型啮
齿动物群落组成包括 10 属 12 种,捕获率 3.0%。其中三趾毛脚跳鼠、白尾松田鼠和灰仓鼠
为优势种,分别占 33.5%、22.3%和 21.0%,小毛足鼠为常见种类,占 7.8%,其次为斯氏山
䶄、子午沙鼠、小家鼠、藏仓鼠和黑唇鼠兔,分别占 4.1%、3.2%、2.3%和 2.3%,五趾心颅跳
鼠等 3 种仅占 0.15%。

3. 主要鼠疫宿主动物的种群结构　新疆境内的昆仑山喜马拉雅旱獭鼠疫自然疫源地
由中昆仑和东昆仑山喜马拉雅旱獭疫源地组成,行政区划上中昆仑源地所在地区属和田县,
东昆仑则包括且末和若羌 2 县。据和田和且末 2 县 2001—2015 年喜马拉雅旱獭种群数量

统计,这 2 个地区喜马拉雅獭种群数量的变动趋势有一定的相似之处,前者在 2001—2013 年间呈现了一个 U 形变动形态,而后者则在 2002—2010 年间呈现了一个 U 形走势,只不过后者的种群密度水平下降幅度较前者小,但从 2001—2015 年的尺度上看,东昆仑且末喜马拉雅旱獭种群数量变动呈"山"字形,平均密度较中昆仑和田高,为 0.58 只/hm² ±0.18 只/hm²,中昆仑和田地区为 0.33 只/hm² ±0.26 只/hm²(图 4-26)。

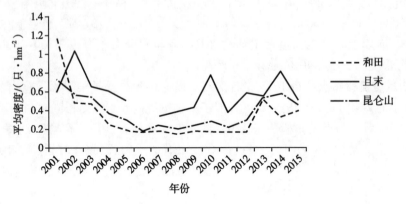

图 4-26 2001—2010 年昆仑山喜马拉雅旱獭种群数量动态

(三) 媒介生态特征

1. **媒介区系组成与主要鼠疫媒介** 该疫源地共计发现蚤类 6 科(亚科)21 属(亚属)38 种(亚种),以及古北拟鄂虱(*L. palaearctus*)。谢氏山蚤是昆仑山喜马拉雅旱獭鼠疫自然疫源地鼠疫主要传播媒介。蚤类包括:

蚤科

蚤属:人蚤 *Pulex irritans*

角头蚤属:禽角头蚤 *Echidnophaga. Gallinacea*

客蚤属:同形客蚤指名亚种 *Xenopsylla conformis conformis*

切唇蚤科

切唇蚤属:叶状切唇蚤喙状亚种 *Coptopsylla lamellifer*

多毛蚤新蚤亚科

新蚤属:曲棘新蚤 *Neopsylla teratura*、细柄新蚤 *N. angustimanubra*、近代新蚤东方亚种 *N. pleskei orientalis*

副新蚤属:球副新蚤 *Paraneopsylla globa*、棒副新蚤 *P. clavata*

纤蚤亚科

纤蚤属角头纤蚤亚属:五侧纤蚤邻近亚种 *Rhadinopsylla dahurica vicina*

圆头纤蚤亚属:腹窦纤蚤深广亚种 *Rh. li ventricosa*

细蚤科

细蚤属细蚤亚属:矮小细蚤 *Leptopsylla nana*

中蚤属:三趾跳鼠中蚤 *Mesopsylla sagitta*、软中蚤 *M. lenis*

额蚤属额蚤亚属:异额蚤 *Frontopsylla hetera*

鸟额蚤亚属:前额蚤灰獭亚种 *Frontopsylla frontalis baibacina*、前额蚤贝湖亚种 *F. frontalis baikal*

怪蚤属:纳伦怪蚤 *Paradoxopsyllus naryni*、刺怪蚤 *P. spinosus*、喉瘪怪蚤 *P. kalabukhovi*

双蚤属:镜铁山双蚤 *Amphipsylla jingtieshanensis*、短须双蚤 *A. anceps*、鼠双蚤指名亚种 *A. phaiomydisphaiomydis*、棘丛双蚤 *A. dumalis*、矩形双蚤 *A. orthogonia*、长鬃双蚤 *A. longispina*、方指双蚤 *Amphipsyllaquadratadigltas*

眼蚤属:长突眼蚤 *Ophthalmopsyllakiritschenkoi*

角叶蚤科

脚叶蚤属:曲扎角叶蚤 *Ceratophyllus chutsaensis*

倍蚤属:哗倍蚤天山亚种 *A. mphalius clarus tianshanensis*

山蚤属:谢氏山蚤 *Oropsylla silantiewi*

盖蚤属盖蚤亚属:脆弱盖蚤 *Callopsylla fragilis*、斧形盖蚤 *C. dolabris*、里海盖蚤 *C. caspius*

病蚤属病蚤亚属:似同病蚤 *Nosopsyllus consimilis*、裂病蚤 *N. fidus*

沙鼠亚属:土库曼病蚤指名亚种 *N. turkmenicus turkmenicus*、秃病蚤指名亚种 *N. laeviceps laeviceps*

2. **主要鼠疫宿主寄生蚤的群落特征与数量动态** 昆仑山喜马拉雅旱獭鼠疫自然疫源地喜马拉雅旱獭体蚤的群落结构因空间区域的不同而有所不同。据张鸿猷统计,在中昆仑山喜马拉雅旱獭疫源地,已发现的喜马拉雅旱獭寄生蚤有 16 种,其中,谢氏山蚤占 95%,腹窦纤蚤深广亚种占 2%,体蚤总蚤指数 1.5 左右;而在东昆仑山喜马拉雅旱獭疫源地,已发现喜马拉雅旱獭寄生蚤多达 32 种和亚种,其中,谢氏山蚤占 80%,腹窦纤蚤深广亚种占 18%,斧形盖蚤占 1%。

另据 2002—2015 年昆仑山喜马拉雅旱獭疫源地监测数据统计,喜马拉雅旱獭染蚤率为 27.1%,总蚤指数 1.14。其中,谢氏山蚤占 76.4%,斧形盖蚤占 24.0%,腹窦纤蚤占 0.003%。

从蚤群落的数量动态上来看,2002—2015 年期间,喜马拉雅旱獭染蚤率和总蚤指数均呈较大波动幅度的整体缓慢下降趋势,染蚤率和总蚤指数的波动幅度分别在 19.3%~41.3% 和 0.57~1.86 之间。其中,2003—2008 年期间,染蚤率和蚤指数呈现背离,前者呈现缓慢上升趋势,染蚤率由 22.4% 上升至 24.5%,而后者呈现较大幅度的下降趋势,总蚤指数由 1.29 下降至 0.57(图 4-27)。

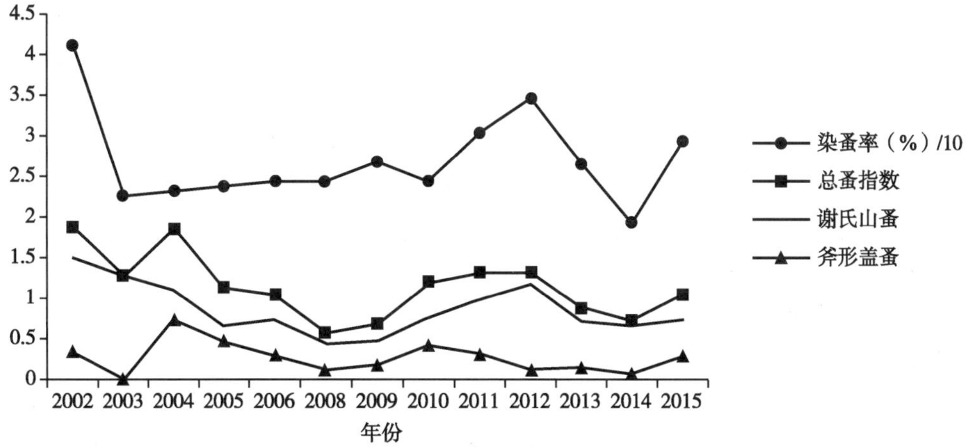

图 4-27 喜马拉雅旱獭染蚤率和蚤指数年季间变动

据该疫源地 1 625 只喜马拉雅旱獭体外寄生蚤月季节变化统计,5~9 月体蚤染蚤率和总蚤指数呈现整体上升的双高峰型,5 月为染蚤率和总蚤指数的最低点,分别为 23.5% 和 0.53。5~7 月在 6 月出现第一个小高峰,染蚤率和总蚤指数分别为 41.8% 和 1.03,而后 7~9 再次上升,9 月达最高点,染蚤率和总蚤指数分别为 48.8% 和 1.32(图 4-28)。

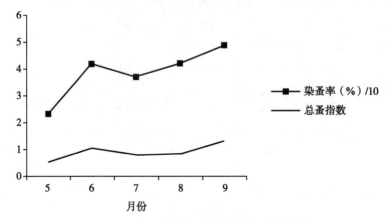

图 4-28　喜马拉雅旱獭体外寄生蚤季节变动

另据 2001—2015 年喜马拉雅旱獭鼠疫自然疫源地中小型啮齿类动物体蚤监测,共计获蚤 3 科 5 属 10 种,其中,曲棘新蚤为优势种,占 41.2%,短须双蚤和软中蚤次之,分别占 17.4% 和 11.0%。

七、新疆山地鼠疫自然疫源地主要鼠疫媒介蚤类的媒介效能

(一) 方形黄鼠蚤

1982 年钱存宁等曾在实验室对北天山灰旱獭-长尾黄鼠疫源地精河地区采集的长尾黄鼠寄生蚤-方形黄鼠蚤七河亚种进行了感染率、菌栓率方面的研究,发现该蚤的成龄蚤和幼蚤的感染率分别 73.3% 和 56.0%,菌栓率分别为 10.9% 和 3.1%(表 4-15 和表 4-16),明显高于该作者 1996 年来采用非鼠疫疫区蚤-方形黄鼠蚤阿尔泰亚种的相关指标,非疫区方形黄鼠蚤菌栓率为 7%,有显著性差异($X^2 = 6.20, P < 0.05$),而且疫区蚤的菌栓形成时间较非疫区蚤延长的很多,前者为 10~38 天,后者为 8~38 天。因此,钱存宁等认为在鼠疫自然疫源地内鼠疫菌和方形黄鼠蚤之间在长期的进化过程中,已经形成了朝着有利于鼠疫菌生存、繁殖的方向发展。同时,该作者等 1984 年亦发现感染鼠疫菌形成菌栓的 1 只方形黄鼠蚤七河亚种叮咬半小时可使实验小白鼠和长尾黄鼠发病死亡。1992 年钱存宁等试验证实感染鼠疫菌的方形黄鼠蚤可以带菌越冬,并在越冬后形成菌栓。

据 1955—2015 年北天山灰旱獭-长尾黄鼠疫源地长媒介昆虫分离鼠疫菌的统计,在此期间从方形黄鼠蚤等 7 种蚤、2 种蜱和 2 种虱共计 11 种媒介昆虫分离鼠疫菌 745 株,其中自方形黄鼠蚤分离出鼠疫菌占昆虫检出总数的 59.2%。

(二) 谢氏山蚤

据张鸿猷记述的文献记载,谢氏山蚤前胃保存的鼠疫菌量可以达到 4×10^6 个,足以使旱獭感染。温度在 8~10℃ 时,谢氏山蚤菌栓的形成率约为 25%,菌栓形成时间波动于 7~45 天,感染蚤可以存活 175 天,能保持感染能力 120 天;青海地方病防治研究所李超等对喜马

拉雅旱獭主要鼠疫媒介谢氏山蚤的实验研究也表明,该蚤在 16~24℃、湿度 65% ±5% 的条件下均能吸血感染鼠疫菌,感染率 5% ~37.5% 。

据 1955—2015 年北天山和南天山 2 个山地鼠疫自然疫源地鼠疫菌检测数据统计,在此期间从包括 7 种在内的 11 种媒介昆虫共计检出鼠疫菌 745 株,其中谢氏山蚤占 9.5%;在昆仑山喜马拉雅旱獭疫源地,据张鸿猷对 1973—1987 年的资料统计,从喜马拉雅旱獭体外寄生物检出的鼠疫菌中有 63% 出自谢氏山蚤,分组检出率约为 17.0%,单只检出率约为 5.3%;同时,据对该疫源地 1973—2003 年鼠疫监测数据统计,在此期间共计从谢氏山蚤、腹窦纤蚤、古北拟颚虱和革螨 4 种媒介昆虫分离鼠疫菌 19 株,其中谢氏山蚤占 63.2% 。因此,从谢氏山蚤在灰旱獭和喜马拉雅旱獭蚤类群落中的明显优势地位及其在鼠疫菌检出率中的突出贡献出发,谢氏山蚤在旱獭鼠疫传播的媒介作用是肯定的,同时其可作为鼠疫宿主的作用也不能排除。

表 4-15　方形黄鼠蚤鼠疫菌感染试验结果

批号	感染小白鼠[1]注射菌量	试验蚤数	阳性蚤数	阳性率/%
吸血蚤				
1. 雌	1 万/鼠	46	28	60.9
雄		16	9	56.3
2. 雌	10 万/鼠	114	91	79.3
雄		26	4	84.6
3. 雌	1 万/鼠	49	20	40.8
雄		2	1	50.0
4. 雌	1 万/鼠	160	148	92.5
雄		35	22	62.0
5. 雌[2]	(1 万~10 万)/鼠	45	37	82.2
雄		12	10	83.3
合计雌		414	324	78.3
雄		91	46	50.3
6. 雌	45 亿/鼠[3]	118	50	42.0
雄		85	18	21.2
幼蚤				
7. 雌	1 万/鼠	52	6	11.5
雄		11	4	36.7
8. 雌	1 万/鼠	160	99	61.9
雄		120	83	52.5
合计雌		212	105	49.5
雄		131	87	66.4

注:引自钱存宁,地方病防治杂志,1985。
[1]所有供血的感染鼠细菌学检查皆为阳性;
[2]系作蚤栓塞试验抽样检查证实感染存在的跳蚤;
[3]攻毒感染的是黄鼠。

表4-16　方形黄鼠蚤鼠疫感染菌栓形成试验结果

批号	感染蚤后的观察时间/d																								
	10			14			18			22			26			30			34			38		
	活蚤数	菌栓蚤数	%	活蚤数	菌栓蚤数	%	活蚤数	菌栓蚤数	%	活蚤数	菌栓蚤数	%	活蚤数	菌栓蚤数	%	活蚤数	菌栓蚤数	%	活蚤数	菌栓蚤数	%	活蚤数	菌栓蚤数	%
吸血蚤																								
1	74	2	2.7	44	2	4.5	29	2	6.9	26	1	3.8	21	1	4.8	19	1	5.3	11	1	9.1	9	1	11.1
2	109	1	0.9	95	3	3.2	85	2	2.4	77	2	2.6	50	1	2.0	27	0	0	12	0	0	8	0	0
3	94	2	2.1	88	2	2.3	82	0	0	80	0	0	73	0	0	67	0	0	44	0	0	–	–	–
4	188	15	8.0	146	1	0.7	98	2	2.0	84	3	3.6	69	0	0	55	1	1.8	19	0	0	–	–	–
5	106	0	0	91	2	2.2	79	5	6.3	68	4	5.9	55	4	7.3	42	1	2.4	23	0	0	19	0	0
合计	571	20	3.5	464	10	2.2	358	11	3.1	335	10	3.0	269	6	2.2	210	3	1.4	109	1	0.9	36	1	2.8

$$总栓塞率 = \frac{62}{571} = 10.86\%$$

批号	10			14			18			22			26			30			34			38		
	活蚤数	菌栓蚤数	%	活蚤数	菌栓蚤数	%	活蚤数	菌栓蚤数	%	活蚤数	菌栓蚤数	%	活蚤数	菌栓蚤数	%	活蚤数	菌栓蚤数	%	活蚤数	菌栓蚤数	%	活蚤数	菌栓蚤数	%
幼蚤																								
6	81	1	1.2	73	0	0	66	1	1.5	64	0	0	63	0	0	62	0	0	55	0	0	16	0	0
7	47	0	0	47	1	2.1	44	1	2.3	38	0	0	35	0	0	33	0	0	31	0	0	24	0	0
合计	128	1	0.8	120	1	0.8	110	2	1.8	102	0	0	98	0	0	95	0	0	86	0	0	40	0	0

$$总栓塞率 = \frac{4}{128} = 3.13\%$$

注：引自钱存宁，地方病防治杂志，1985。

（三）人蚤

人蚤是一个分类较为复杂的蚤类,在我国有和田人蚤狗株、双辽人蚤狗株、大理人蚤狗株及人蚤灰旱獭株。在新疆山地鼠疫自然疫源地中存在和田人蚤狗株和人蚤灰旱獭株2个亚种。据钱存宁等对这4个亚种的人蚤实验室实验观察,除和田人蚤狗株外,双辽人蚤狗株、大理人蚤狗株和人蚤灰旱獭株均未见形成菌栓。钱存宁等分别用人工感染患鼠疫败血症而濒死的灰旱獭和经人工饲养装置感染人蚤灰旱獭株,共计感染人蚤灰旱獭株5批次522只,均未形成栓塞,感染后细菌培养阳性只能持续直至12天,12天后再未分离出鼠疫菌;而对338只和田人蚤狗株的实验室实验,蚤菌栓的形成可持续到感染后14天,但菌栓形成率仅为3.4%。因此,钱存宁等认为和田人蚤狗株属于低菌栓率蚤类,在鼠疫传播中的作用有限,而至于人蚤灰旱獭株则更是媒介效能微弱;云南赵文红等对云南的人蚤亦进行了相关媒介效能试验,结果表明人蚤的媒介效能仅为印鼠客蚤的1/4,并结合云南鼠疫疫源地的鼠疫流行特征,认为人蚤在云南家鼠疫源地的动物间鼠疫流行中起不到传播媒介之作用,而在家鼠疫源地中的作用则主要体现人间鼠疫流行中。

基于上述实验和相关研究,钱存宁等认为人蚤作为一个特殊的蚤种,其传播鼠疫的媒介效能因其寄生的宿主不同,其起到的媒介作用也不同。在一些地区、一些宿主,人蚤可作为鼠疫传播媒介,如和田人蚤狗株,但其效能较低,因而可以合理解释1972年在新疆和田地区洛浦县玉龙喀什乡农业区发生的人间鼠疫,和田人蚤狗株是唯一的传播媒介,其引发的人间鼠疫呈腺鼠疫流行,具有十分明显的迁延性、局限性和接力式流行特点,而不同于新疆山地旱獭鼠疫引发的人间鼠疫多为凶猛的肺鼠疫。但钱存宁等也强调,即使人蚤这样的低鼠疫传播效能,因其分布广数量多,在发生人间鼠疫流行时,更能直接威胁健康人群,必须采取迅速有效的灭蚤措施,才能有效地控制腺鼠疫流行;至于在另一些地区或另一些宿主的寄生人蚤,其媒介能力则可能很低下,直至为零。因此,钱存宁等认为基于当前的研究水平,应针对不同鼠疫自然疫源地,甚至不同的小地理区划,对人蚤的媒介能力做专门的研究,以发现可能的地理或宿主差异株,这样才能够全面评价该疫源地内各株人蚤真实的鼠疫流行病学地位。

（四）其他蚤类

1. 似升额蚤和宽新蚤　似升额蚤和宽新蚤是北天山灰旱獭-长尾黄鼠疫源地长尾黄鼠常见3种蚤类中的2种,据1955—2015年该疫源地媒介昆虫鼠疫菌检出数据的统计,似升额蚤和宽新蚤的鼠疫菌检出率分别占媒介昆虫检出总数的12.6%和1.5%;钱存宁等对这2种的实验研究则发现,这2种蚤感染鼠疫菌后均不能形成菌栓,但可以在感染后带菌长达90天以上,故认为这2种蚤不是该疫源地鼠疫的有效传播媒介,对长尾黄鼠鼠疫的传播不具备本质性的意义,但在次要的、辅助性传染机制上具有一定意义,对维持该疫源地动物鼠疫流行有补充作用。

2. 腹窦纤蚤和斧形盖蚤　腹窦纤蚤和斧形盖蚤是旱獭的主要寄生蚤,在北天山灰旱獭-长尾黄鼠疫源地,这2种蚤是继谢氏山蚤和人蚤之后的常见蚤种,据该疫源地1955—2015年媒介昆虫鼠疫菌检出数据的统计,这2种的鼠疫菌检出率分别占媒介昆虫检出总数的2.8%和2.1%。但对于这2种蚤目前尚缺乏相应的实验研究,仅能依据其在宿主动物中的寄生数量和鼠疫菌检出情况,认为是动物鼠疫传播的媒介之一或为次要媒介。

值得注意的是斧形盖蚤在青海和甘肃两省的鼠疫自然疫源地内是喜马拉雅旱獭的主要寄生蚤类,而且鼠疫菌检出率居首。在青海省喜马拉雅旱獭疫源地,该蚤在旱獭体外寄生蚤中占 60%,鼠疫菌检出率可达 86.6%,故在青藏高原喜马拉雅旱獭疫源地,斧形盖蚤被认定为主要媒介之一。同时,腹窦纤蚤虽然在旱獭体表寄生数量低,但该蚤在喜马拉雅旱獭巢蚤中占绝对优势,且其媒介效能实验的菌栓形成率是谢氏山蚤的 2~4 倍。

第二节　新疆准噶尔盆地大沙鼠鼠疫自然疫源地

一、新疆准噶尔盆地大沙鼠鼠疫自然疫源地生态地理景观

(一) 地理地貌

准噶尔盆地大沙鼠鼠疫自然疫源地地处准噶尔盆地内。准噶尔盆地位于新疆天山北部,南缘紧接天山山脉北麓,北抵阿勒泰山,东临北塔山,西接天山山脉的阿拉套山和别珍套山山地,大体介于北纬 44°~47°、东经 82°~90° 之间,呈不等边三角形。该盆地主要部分在海拔 300~500m 之间,最低处约 200m。盆地东西长 850km,南北最宽处约 480km,面积约 330 000km²,其中荒漠面积约 123 000km²。

准噶尔盆地东部敞向蒙古国外阿勒泰戈壁,西部越准噶尔阿拉套山口与哈萨克斯坦的阿拉库尔荒漠相接,北部的额尔齐斯河谷是通向俄罗斯斋桑盆地的门户。准噶尔盆地地理景观与中亚荒漠鼠疫疫源地较为一致,动物地理区划上同属中亚型,是中亚-哈萨克斯坦荒漠与蒙古国戈壁间动植物区系交替过渡地带。中亚荒漠鼠疫疫源地于 1924 年首次发现于咸海北部,分布于哈萨克斯坦、乌兹别克斯坦和土库曼斯坦三国境内。疫源地范围北起乌依力河南岸,北纬 46°~48° 一线,南抵土库曼斯坦与前亚伊朗和阿富汗边界,西起里海东岸,越咸海,东至巴尔喀什湖东南,并沿伊犁河谷直到与中国新疆毗邻的潘菲洛夫一带沙地,总面积约 1.44 亿 hm²。此间,包括恩巴河与乌拉尔河下游河间干草原、里海东北沿岸低地、曼格斯套和乌斯秋尔特高地、咸海北部及咸海卡拉库姆、咸海东部图兰低地和锡尔河与阿姆河间的克孜尔库姆大荒漠、楚叶河下游至卡拉套山的穆云库姆及其北部的别特帕克达拉高原、土库曼斯坦的中央库姆及其周边大小库姆荒漠和里海东南部的克拉斯诺沃茨克高地。中亚荒漠鼠疫疫源地处于亚洲干旱与半干旱区,中南部沿海、沿湖一带多为低地草原,北部和东部多为平原和高平原或低山丘陵荒漠草原。

准噶尔盆地环形结构明显,地势平坦,东高西低,中心为古尔班通古特大沙漠,是中国第二大沙漠,多为固定、半固定的沙地,面积达 48 800km²。沙漠四周围为冲积平原,山前丘陵为洪积砾石荒漠。

准噶尔盆地地貌类型主要有:低山丘陵、河流冲-洪积平原、湖积平原、沙漠及剥蚀平原。额尔齐斯河与乌伦古河河间为阶地平原,北高南低,地形比较平坦,在风蚀和冲蚀作用下,局部地段发育阶地陡坎、低洼槽地貌;准噶尔盆地西北部的山前冲积洪积倾斜平原和湖滨滩地地形较平坦,唯有边缘地带风成地形复杂破碎;克拉玛依地区的准噶尔西部山前洪积倾斜平原,冲沟纵横,基岩出露。其中克拉玛依农业开发区,北依扎依尔山脉,南壤玛纳斯河下游冲积、湖积平原;古尔班通古特沙漠以北地段地貌形态呈构造阶梯、桌状山和单面山,或为劣地冲沟和狭窄山麓堆积带。出露的砂砾岩经风化剥蚀后,形成沙砾戈壁和薄层沙地;阜康荒漠地带为天山北麓古老冲积平原与扇缘带相交接地段。

(二) 气候

准噶尔盆地处温带干旱区,气候上属干旱中温带,年平均温度 5.0~5.7℃,1 月平均气温

-17℃,7月平均气温一般在20~25℃,艾比湖-克拉玛依可达28℃;盆地中心湿度很低,冬季雪被较厚,年均相对湿度不足50%,年降水量100~200mm,蒸发量则为1 500~2 300mm。

准噶尔盆地气候资源丰富,存在一定程度上的地区差异。其中阿勒泰年降水最多,达177mm,其次是和布克赛尔为142mm;阿尔泰山南麓至准噶尔盆地北部具中温及寒温带大陆性气候特征,夏季温和,冬季严寒,降水量少,蒸发量大,光照充足,气温年较差和日较差大。根据北屯至福海一线20多年的气象资料,该区域年平均气温3.4~4.5℃,年最高气温39.6℃,最低气温-46.9℃,年均降水量97.6~114.1mm,最大降水量174.4mm,最小降水量45.3mm,年均蒸发量1 933.4mm。该区域年均风速3m/s,最大风速40m/s,最多风向为西北风,年均大风天气(≥6级)60天,≥8级的风44.6天;克拉玛依位于盆地西部边缘的荒漠背景之上,该地年平均气温8℃,冬季严寒,年极端最低气温为-35.9℃,夏季炎热,极端最高气温可达42.9℃,年降水量平均为105mm,年蒸发量达3 545mm。春夏季多风,每年4~10月(1986—1995年资料平均)≥5级风的日数为119.7天,≥8级风日数为45.6天,最大风速可达42.2m/s,主风向为西北风。

(三) 土壤

准噶尔盆地属温带荒漠气候区,在荒漠中以漠土荒漠面积最大,多为固定、半固定的沙地,次为沙质荒漠和砾石荒漠。盆地土壤类型大部分为灰漠钙土、盐渍漠钙土和准灰漠钙土。具体表现形式为:额尔齐斯河与乌伦古河河间阶地平原地带性土壤为淡棕钙土,冲沟沟床为戈壁沙壤土;盆地西北部的山前冲积洪积倾斜平原和湖滨滩地土壤主要为砂砾土、灰棕荒漠土和盐碱土。谢米斯台库鲁克山南麓山洪冲积平原中下部为淡棕钙土和粗骨土,河谷冲积扇为石膏灰棕钙土、硫酸盐盐化草甸土。克拉玛依开发区在地势最低的北部,集中分布有较大面积的积钙土及盐土,东部边缘为风沙土;盆地中部与南部主要分布干沼土;盆地西南角有一小片盐碱较重及质地较粘的土壤;盆地中心区域的古尔班通古特沙漠以北荒漠地段主要分布棕钙土,母质主要是冲积坡积-残积物,质地多为沙质或沙壤质,其次是砾质洪积物或第三纪残积物,土层较薄。阜康以北荒漠地带(古老冲积平原)发育着碱化荒漠灰钙土和残余盐化碱化荒漠灰钙土。

(四) 植被

准噶尔盆地植物区系属于古地中海植物区系,主要以中亚地区的温带荒漠植物种为建群种。准噶尔盆地植被总体特点为低矮稀疏、种类贫乏、结构简单,植物叶色浅、多肉质、硬化而稀少。植被群落结构表现为多种生态-生活型,主要是超旱生的半乔木、灌木、半灌木、小半灌木以及一些春雨型的短命、类短命植物和夏雨型的一年生草本,具乔木、灌木和草本植物3层结构,其中小半乔木和小半灌木为植物群落的主要结构层,盖度10%~70%,以梭梭(*Haloxylon*)、白梭梭(*H. persicum*)、琵琶柴(*Reaumuria soongorica*)、柽柳(*Tamarix* L.)为主要建群种,并以灌木和草本植物构成地面植被。包括沙拐枣(*Calligonum leucocladum*,*C. jumceum*,*C. aphyllum*)、无叶豆(*Eremosparton songoricum*)、小半灌木蒿类(*Artemisia santolina*,*A. arenaria*)、黄花紫草(*Arnebia guttata* Bunge)、新疆假紫草(*Arnebia euchroma*)、沙大戟(*Chrozophora sabulosa*),多年生禾草——羽毛三芒草(*Aristida pennata*)、大赖草(*Leymus racemosus*),1年生草类——沙蓬(*Agriophllum arenarium*)、倒披针形虫实(*Corispermum lohmannianum*)、对节刺(*Horaninowia ulicina*)等,短命植物和多年生短命植物——英杰独尾草(*Eremurus inderiensis*)、齿稃草(*Schismus arabicus*)、东方旱麦草(*Eremopyron orentale*)、鹤虱(*Lappula samiglabra*)、四齿芥(*Teracme quadricornis*)、猪毛菜(*Salsola affjinia*)、扁蓄(*Polygonumavicu-*

lareL.）、角果藜（*Ceratocarpus arenarius*）、犁苞滨藜（*Atriplex dimorphostegia*）、碱蓬（*Suaeda glauca*）和针茅（*Stipa capillata*）等。

准噶尔盆地植物群落的分布因生境的基质、水分和盐分条件发生变化。植物群落一般常为单优势种，建群植物明显，主要为藜科的种类，伴生植物有 10 个科约 30 种。额-乌河间区段的乌伦古河以南平原地带，因土层薄，地下水位低，多生长耐旱的灌木半灌木，形成多种荒漠群落类型。河谷平原为落叶阔叶林，多为河漫滩杨柳林。准噶尔盆地西北部主要为盐柴类与梭梭群落，局部地区发育柽柳群落，建群植物有盐生假木贼、短叶假木贼、毛足假木贼、展枝假木贼、驼绒藜、梭梭、小蓬等。河谷为河漫滩草甸与沼泽草甸，优势植物属禾草、杂草类。克拉玛依地区也发育盐柴类和梭梭为主要建群种的荒漠植被，有梭梭、假木贼、琵琶柴等群落。古尔班通古特沙漠以北的荒漠地域，梭梭、琵琶柴群落广泛发育，群落中有一年生盐柴类层片、短命植物层片和黑色地衣层片。阜康北部荒漠碱化、残余盐化碱化荒漠灰钙土分布区的植被以梭梭、琵琶柴以及小半灌木类型的猪毛菜为主的群落，短命植物发育，生长较好。

二、新疆准噶尔盆地大沙鼠鼠疫自然疫源地鼠疫耶尔森菌病原学特征

（一）生物学表型与毒力

准噶尔盆地鼠疫自然疫源地鼠疫菌的生物学表型分析包括生物化学、营养需求、毒力因子和质粒谱组成 4 种表型分析。

1. **生物化学** 共对该疫源地分离的 26 株鼠疫菌进行了糖、醇等 22 项个生物指标的测定。其中，全部菌株甘油、葡萄糖、麦芽糖、甘露糖、甘露醇、果糖、菌藻糖和水杨素 8 项生化指标阳性，蔗糖、乳糖、山梨糖、山梨醇、赤鲜醇、尿素、靛基质、VP 和 MR 9 项生化指标阴性。脱氮、阿胶糖、鼠李糖和蜜二糖 4 项指标在 26 株菌种出现差异，可分为 6 个表型。结果见表4-17。

表 4-17　准噶尔盆地鼠疫自然疫源地鼠疫菌生化性状及表型类型

生物型	菌株数和比率/%	生化性状				
		甘油	脱氮	阿拉伯糖	鼠李糖	蜜二糖
Ⅰ	4(15.4)	+	-	+	-	-
Ⅱ	17(65.4)	+	-	+	-	+
Ⅲ	1(3.8)	+	+	-	+	-
Ⅳ	1(3.8)	+	+	-	+	+
Ⅴ	2(7.7)	+	+	+	-	-
Ⅵ	1(3.8)	+	+	+	+	+

脱氮实验可分为 2 类，一是硝酸盐还原阴性，包括生物表型 Ⅰ 和 Ⅱ，为该区域的主要生物表现型，共占 80.8%，按 Devigant（1951 年）和 Tumanskii（1957 年）此 2 种生物表型菌株划分为中世纪型（Devigant，1951 年；Tumanskii，1957 年），表型 Ⅰ 和 Ⅱ 的其他共同生化特点是阿拉伯糖酵解阳性，鼠李糖阴性，差别是蜜二糖前者不酵解，后者可酵解，并为该区域的主要生物表现型，占 65.4%；另一类是硝酸盐还原实验阳性，包括 Ⅲ、Ⅳ、Ⅴ 和 Ⅵ，此 4 种生物表型菌株划分为古典型。Ⅲ 和 Ⅳ 菌株阿拉伯糖酵解阴性，鼠李糖阳性，2 者差别也是蜜二糖酵解不

同。Ⅴ和Ⅵ菌株均是阿拉伯糖酵解阳性,差别是Ⅴ菌株不能酵解鼠李糖和蜜二糖,而Ⅵ菌株则相反。与硝酸盐还原相关的 *napA* 基因测序结果显示,该疫源地鼠疫菌均为该基因片段点突变所致。同时,临近天山山区鼠疫自然疫源地发现的部分中世纪菌株(40030、43028 和 2005 号)亦为 *napA* 基因点突变所致(图 4-29)。

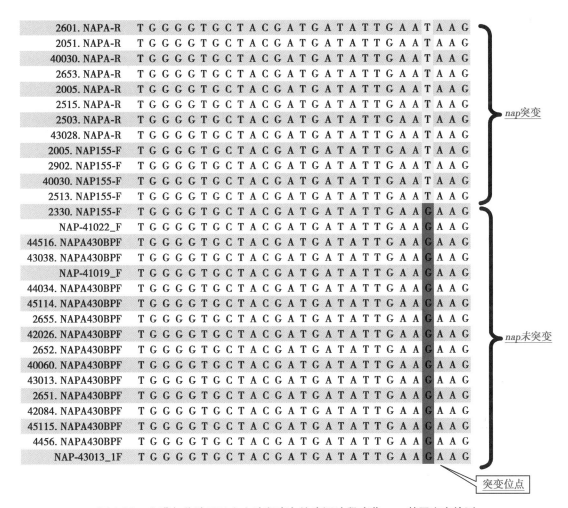

图 4-29 准噶尔盆地及天山山地鼠疫自然疫源地鼠疫菌 nap 基因突变检测

准噶尔盆地鼠疫自然疫源地鼠疫菌的生物化学分析结果呈现出主要生物表型显著,次要生物表型多样的多态性特征。主要生物表型(准噶尔Ⅰ型和准噶尔Ⅱ型)为脱氮、鼠李糖阴性,阿拉伯糖阳性与中亚荒漠和甘宁黄土高原和乌兰察布高原荒漠类型鼠疫自然疫源地鼠疫菌一致,也与中亚荒漠鼠疫菌的生物化学表型一致,是中世纪型鼠疫菌的典型生物表型特征(表 4-18)。这一生物表型特征可以推测为干旱荒漠地理气候条件下,鼠疫生态系统中鼠疫病原体的共同特点;其次,从该区的次要类型鼠疫菌的生物化学结果对比分析来看,该疫源地鼠疫菌的次要生物型与天山山区鼠疫菌的主要生物型的生化性状一致,天山山区鼠疫菌的次要生物型与准噶尔盆地鼠疫自然疫源地鼠疫菌的主要生物表型相同,这种生物表型呈现出的多态性,与该疫源地处于不同类型鼠疫自然疫源地交汇中心所应表现出的多态性生物学特点的理论推理是一致的。

表 4-18   准噶尔盆地及其他相关鼠疫自然疫源地鼠疫菌主要生物化学形状

生物型	菌株数和比率/%	生化性状				
		甘油	脱氮	阿拉伯糖	鼠李糖	蜜二糖
准噶尔Ⅰ	4(15.4)	+	-	+	-	-
准噶尔Ⅱ	17(65.4)	+	-	+	-	+
长爪沙鼠	-	+	-	+	-	-(+)
阿拉善黄鼠	-	+	-	+	-	+
天山山地中世纪型	-	+	-	+	+(-)	+
昆仑山中世纪型	-	+	-	+	-(+)	-(+)

2. 营养需求   以鼠疫菌在限定培养基上的生长能力确定其营养依赖型。最小培养基选用 Lawton 最小培养基,在最小培养基的基础上加上或减去一种氨基酸成分制成营养依赖性筛选用限定培养基。

准噶尔盆地鼠疫自然疫源地鼠疫菌的氨基酸营养实验结果表明,该区域鼠疫菌呈营养型多态性,营养型的表现形式与生物表型一致。多数菌株对苯丙氨酸、甲硫氨酸、缬氨酸依赖(Phe^-、Met^-、Val^-),占 92.3%,为该疫源地鼠疫菌的主要营养型,对应的生物表型为Ⅰ、Ⅱ和Ⅵ型;Ⅲ和Ⅳ型 2 株菌分别表现为对 Met、Val 依赖、Phe 低营养和 Phe、Met、Val、Try(色氨酸)4 种氨基酸共同依赖;Ⅴ型 2 株菌则均对 Phe、Met 和 Val 依赖,Ile(异亮氨酸)半依赖(表 4-19)。

表 4-19   准噶尔盆地鼠疫自然疫源地鼠疫菌营养需求

生物型	菌株数和比率/%	营养需求			
		Met^-,Val^-,$Phe^\pm$	Phe^-,Met^-,Val^-,$Ile^\pm$	Phe^-,Met^-,Val^-,Try^-	Phe^-,Met^-,Val^-
Ⅰ	4(15.4)				4
Ⅱ	17(65.4)				17
Ⅲ	1(3.8)	1			
Ⅳ	1(3.8)			1	
Ⅴ	2(7.7)		2		
Ⅵ	1(3.8)				1
合计	26	1	2	1	22

3. 毒力和毒力因子   准噶尔盆地鼠疫自然疫源地鼠疫菌的 FraⅠ、PstⅠ、VWa 和 Pgm 4种毒力因子检测结果表明,该区域所有鼠疫菌均能分泌鼠疫菌荚膜抗原(FraⅠ),产生鼠疫杆菌素 1(PstⅠ),大多数鼠疫菌不具备鼠疫毒力抗原(VWa),仅有生物表型Ⅲ、Ⅳ和Ⅴ的各1 株鼠疫菌具有 VWa 毒力因子。生物表型Ⅰ和Ⅱ中有 4 株鼠疫菌不含鼠疫色素沉着因子(Pgm),占表型Ⅰ和Ⅱ的 19.0%,其他 17 株鼠疫菌均为 Pgm^+,经卡方检验,Ⅰ和Ⅱ Pgm 菌株无显著性差异($\chi^2 = 0.000$,$P = 1.000 > 0.05$)。表型Ⅲ、Ⅳ、Ⅴ和Ⅵ 5 株鼠疫菌亦为 Pgm^+。结果见表 4-20。

表 4-20 准噶尔盆地鼠疫自然疫源地鼠疫菌的毒力和毒力因子

生物型	菌株数和比率/%	毒力因子				小鼠毒力（LD$_{50}$）Med（Min～Max）
		Fra1	Pst1	VWa	Pgm	
Ⅰ	4(15.4)	+	+	4(0)	1(3)	6.4(3.7～10)
Ⅱ	17(65.4)	+	+	17(0)	3(14)	11.5$[(1.1～6)×10^8]$
Ⅲ	1(3.8)	+	+	0(1)	0(1)	10.0
Ⅳ	1(3.8)	+	+	0(1)	0(1)	3.7
Ⅴ	2(7.7)	+	+	1(1)	0(2)	24.9(3.7～46)
Ⅵ	1(3.8)			1(0)	0(1)	8.0
合计	26			23(3)	4(22)	8.0$[(1.1～6)×10^8]$

小鼠毒力实验显示，该区域鼠疫菌对小白鼠的 LD$_{50}$ 中位数为 8.0$[(1.1～6)×10^8]$（表4-20）。

4. **质粒谱**　准噶尔盆地鼠疫自然疫源地鼠疫菌的质粒谱由 6、45、65Mdal 和 6、45、72Mdal 2 种类型。表型Ⅰ、Ⅱ、Ⅲ和Ⅳ为 6、45、65Mdal 型，占菌株数的 88.5%；Ⅴ和Ⅵ为 6、45、72 Mdal 型，占 11.5%（表 4-21）。

表 4-21 准噶尔盆地鼠疫自然疫源地鼠疫菌的质粒谱

生物型	菌株数和比率/%	质粒组成
Ⅰ	4(15.4)	6,45,65
Ⅱ	17(65.4)	6,45,65
Ⅲ	1(3.8)	6,45,65
Ⅳ	1(3.8)	6,45,65
Ⅴ	2(7.7)	6,45,72
Ⅵ	1(3.8)	6,45,72
合计	26	

对比其他类型鼠疫自然疫源地鼠疫菌质粒谱，准噶尔疫源地鼠疫菌主要质粒谱型与大多数疫源地鼠疫菌的质粒谱一致，但其中出现的 6、45、72Mdal 型是其他类型疫源地中未出现过的，该 72Mdal 质粒，与 Andrew A. Filippov 等人在西伯利亚南部的阿尔泰山疫源地鼠疫菌中发现的 69Mdal 质粒类似，其质粒谱型为 6、45 和 69Mdal。但与李敏等人在我国发现的 6、16、45 和 73Mdal 质粒谱型不同，可以初步确定为该疫源地鼠疫菌的新质粒谱组成型（图 4-30 和表 4-22）。

综合上述对该区域鼠疫菌在生化、营养需求、毒力和毒力因子，及质粒谱分析结果，显示出该区域鼠疫菌在生物表型上主要生物表型显著，次要生物表型多样，与已发现的其他类型鼠疫自然疫源地鼠疫菌存在明显的差异，使鼠疫病原体具备成为新类型鼠疫自然疫源地的基本条件。毒力和毒力因子结果亦表明该疫源地菌株为强毒鼠疫菌。

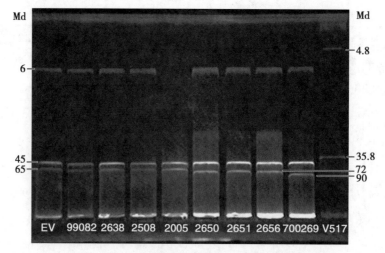

图 4-30　各类型鼠疫自然疫源地鼠疫菌质粒电泳图

注：EV、V517、700269 为质粒对照菌株；99082 为内蒙古长爪沙鼠疫源地菌株；
2638 为昆仑山喜马拉雅旱獭疫源地菌株；2005 为北天山灰旱獭——长尾黄鼠疫
源地菌株；2508、2650、2651 和 2656 为准噶尔盆地大沙鼠疫源地菌株

表 4-22　准噶尔盆地鼠疫自然疫源地及相关疫源地鼠疫菌质粒谱的比较结果

鼠疫自然疫源地类型	菌株数	质粒分子质量/Mdal			
		6	45	65	72
准噶尔盆地大沙鼠鼠疫自然疫源地	3	+	+	−	+
	23	+	+	+	−
北天山灰旱獭-长尾黄鼠鼠疫自然疫源地	1	−	+	+	−
	9	+	+	+	−
昆仑山喜马拉雅旱獭鼠疫自然疫源地	1	+	+	+	−
内蒙古长爪沙鼠鼠疫自然疫源地	1	+	+	+	−
合计	38	37	38	35	3

（二）基因组及其表型

1. **全基因组序列解析**　选择准噶尔盆地鼠疫自然疫源地 3 株不同生物表型的代表性鼠疫菌,采用 Illumina 进行全基因组测序。首先对每株菌构建了带有标签的双向文库,文库插入长度为 500bp。然后使用第二代高通量测序仪(Illumina GA)完成全基因组 DNA 测序。测序 reads 读长为 35~45bp,每株菌的平均测序覆盖深度达 61 倍。在过滤掉低质量数据后,使用基于图论的 SOAPdenovo 软件对测序 reads 进行了组装和分析,结果见表 4-23。

通过全基因组范围的 SNP 分析,发现准噶尔盆地分离株与分离自中亚库尔德斯坦地区的 KIM 株亲缘关系最为接近,同属于 2. MED1 群,但两者仍相差 28 个 SNP(图 4-31)。使用 BEAST 进行分化时间计算,推算出两群菌株的分化时间在 120 年前左右。该结果证明准噶尔盆地鼠疫自然疫源地鼠疫菌与中亚地区鼠疫自然疫源地菌株有密切关系,而与国内其他地区菌株遗传关系较远。但中亚地区菌株与准噶尔盆地菌株在 100 多年前就已经产生分化。因此,对准噶尔盆地及其周边和前苏联中亚地区鼠疫菌全基因组分析,虽然其准确源头仍有待更多菌株遗传信息来判定,但可以否定此次准噶尔盆地动物鼠疫是近期由中亚鼠疫传播而来的假设,结合该区域鼠疫历史调查结果,可以明确该地区鼠疫由静息转为再次流行的可能性极高。

表 4-23 准噶尔盆地鼠疫菌全基因组测序信息

鼠疫菌信息		测序菌株号		
		2504	2506	2654
分离地点		莫索湾	莫索湾	莫索湾
来源		大沙鼠幼体	大沙鼠	大沙鼠
系统发育分型		2. MED1	2. MED1	2. MED1
GenBank 序列登记号		ADOZ00000000	ADPA00000000	ADPB00000000
基因组信息	基因个数	4 524	4 358	4 453
	基因总长度(bp)	3 734 754	3 786 921	3 772 812
	GC 含量(%)	49. 02	48. 88	48. 87
	基因/基因组(%)	82. 19	82. 9	82. 65
	基因平均长度(bp)	825	868	847
	基因间区长度(bp)	809 073	780 641	791 471
	基因间区 GC 含量(%)	41. 55	41. 09	41. 43
	基因间区/基因组(%)	17. 8	17. 09	17. 34

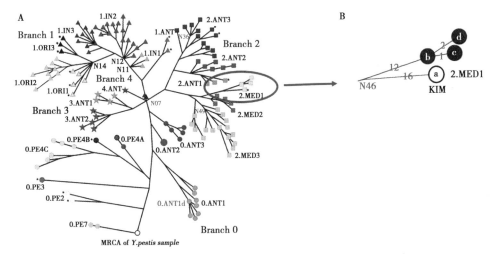

图 4-31 准噶尔盆地分离株在鼠疫菌全基因组系统发育树中的位置

图 A 是使用 133 株鼠疫菌全基因组序列中发现的 2 298 个 SNP 构建的最小生成树,其中红色圆圈指示出 3 株准噶尔盆地分离株的位置。图 B 是准噶尔盆地分离株与其近缘菌株的相互关系,分支上标记的数字是 SNP 差异数目。其中 a 代表中亚地区分离的 KIM 株,b 表示 2506,c 表示 2654,d 表示 2504。

2. 分子遗传进化分析 针对准噶尔盆地鼠疫自然疫源地鼠疫菌表现出的复杂性和多样性,采用基因组中不同功能代表区域和分别率不同的研究方法,对准噶尔及其周边地区鼠疫自然疫源地鼠疫菌进行了分析。包括可变重复序列(MLVA)、CRISPR、单核苷酸序列分析(SNP)和差异性区段分析(DFR)。

(1) 可变重复序列(MLVA)分析:共选择准噶尔盆地及周边鼠疫自然疫源地分离的 77 株鼠疫菌。其中,准噶尔盆地鼠疫菌 26 株,与该疫源地邻近或疫源地地理景观类似疫源地鼠疫菌 51 株,包括:北天山灰旱獭-长尾黄鼠鼠疫自然疫源地(21 株)、南天山灰旱獭和帕米尔高原长尾旱獭鼠疫自然疫源地(5 株)和昆仑山喜马拉雅旱獭鼠疫自然疫源地(9 株),青藏高原喜马拉雅旱獭鼠疫自然疫源地(8 株)、甘宁黄土高原阿拉善黄鼠鼠疫自然疫源地(5 株)和乌兰察布高原长爪沙鼠鼠疫自然疫源地(3 株)。

77 株鼠疫菌 MLVA 遗传聚类分析可分为 Ⅰ 和 Ⅱ 2 大类群(图 4-32)。

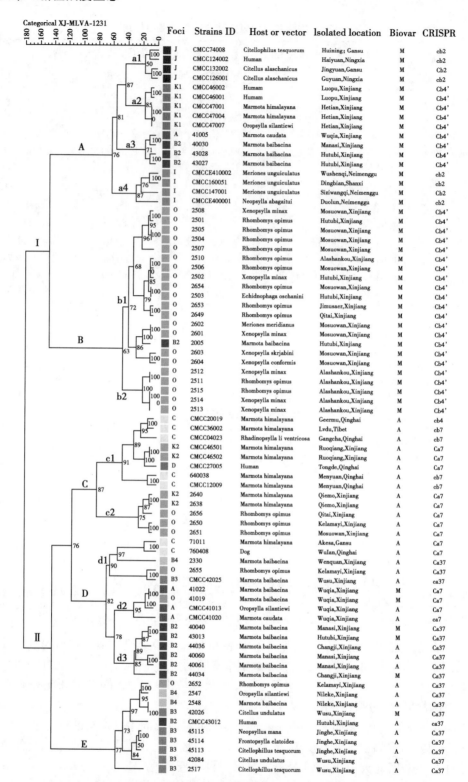

图 4-32　准噶尔盆地及其周边各型鼠疫自然疫源地鼠疫菌 MLVA 聚类图

Foci B2,B3,B4(红色、蓝色和灰绿色),北山山地北坡灰旱獭-长尾黄鼠疫源地;Foci A(灰黑色),天山山地南坡灰旱獭疫源地;Foci K1,K2(天蓝色、墨绿色),昆仑山喜马拉雅旱獭疫源地;Foci C,D(黄色、蓝色),青藏高原喜马拉雅旱獭疫源地;Foci O(绿色),准噶尔盆地大沙鼠疫源地;Foci J(紫色),黄土高原阿拉善黄鼠疫源地;Foci I(褐色),内蒙古长爪沙鼠疫源地。

1) 类群Ⅰ包括了准噶尔盆地鼠疫自然疫源地大部分鼠疫菌在内的中世纪型鼠疫菌,可分为 A、B 分支。

①分支 A 可分为 4 个小分支,分别对应着甘宁黄土高原、昆仑山山地、天山山地和乌兰察布高原荒漠鼠疫自然疫源地的中世纪型菌株;天山山地鼠疫菌(40030、43028 和 43027)脱氮阴性(中世纪型)也为 *napA* 基因突变所致。

②分支 B 是以准噶尔盆地鼠疫自然疫源地鼠疫菌为主的独立类群,占该疫源地菌株数的 80.8%,由西部和中东部 2 个亚群组成(图 4-33)。

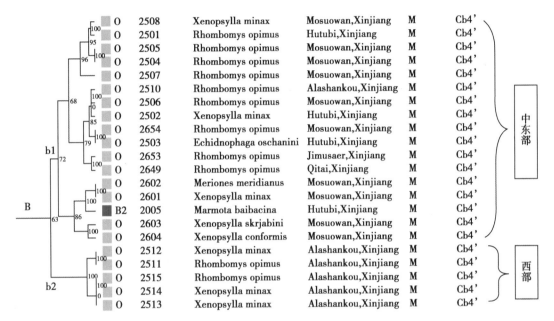

图 4-33　准噶尔主要生物表型鼠疫菌 MLVA 聚类图

分支 B 中的 2005 号系北天山山地鼠疫自然疫源地的鼠疫菌株,脱氮阴性,鼠李糖阴性,缺失 6Mdal 质粒,*napA* 基因与准噶尔盆地鼠疫菌相同,为点突变导致脱氮阴性。

2) 类群Ⅱ为中国西北部高原山地旱獭类型疫源地鼠疫菌类群,主要为古典型,可分为 C、D、E 3 个分支。

①准噶尔盆地的 5 株脱氮阳性的古典型鼠疫菌分属在 C、D、E 3 个分支中。

②天山山地中世纪型菌株(41022、41019、40040、43013、44034 和 42026 号)脱氮阴性,但 *napA* 基因发现点突变,与类群Ⅰ中天山山地中世纪型菌株不同。

基于 MLVA 数据对上述鼠疫菌的进化树分析可见,选用的不同类型鼠疫自然疫源地的鼠疫菌在遗传进化上都处于不同的进化分支上,肯定了准噶尔鼠疫菌为一个独立的遗传类型(图 4-34)。

(2) CRISPR 分析:对上述准噶尔盆地及周边鼠疫自然疫源地分离的 77 株鼠疫菌的 CRISPR 分析显示出鼠疫菌地理分布上的聚集性。准噶尔盆地、甘宁黄土高原、乌兰察布高原荒漠草原等鼠疫自然疫源地的鼠疫菌在 CRISPs 同为中世纪型,但准噶尔盆地连同其周边的天山山地鼠疫自然疫源地的中世纪型鼠疫菌同为 cb4',而与地理位置相隔较远的甘宁黄土高原和乌兰察布高原荒漠草原鼠疫自然疫源地的中世纪型不同,后者为 cb2 型,进一步肯定了准噶尔鼠疫菌为一个独立的遗传类型。

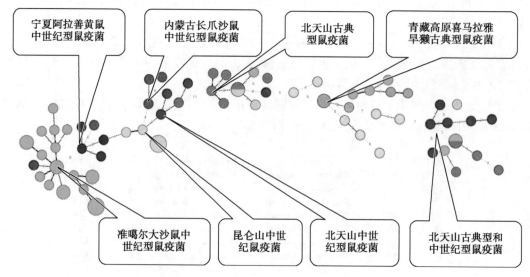

宁夏阿拉善黄鼠
中世纪型鼠疫菌

内蒙古长爪沙鼠
中世纪型鼠疫菌

北天山古典
型鼠疫菌

青藏高原喜马拉雅
旱獭古典型鼠疫菌

准噶尔大沙鼠中
世纪型鼠疫菌

昆仑山中世
纪鼠疫菌

北天山中世
纪型鼠疫菌

北天山古典型和
中世纪型鼠疫菌

图 4-34　准噶尔及其周边各型鼠疫自然疫源地鼠疫菌 MLVA 进化树

就准噶尔盆地及其周边的山地古典型鼠疫菌而言,它们在 CRISPRs 的组成上也表现出地理区域的一致性。在准噶尔盆地鼠疫自然疫源地发现的 5 株古典型鼠疫菌与天山地的主要类型菌株一样也为 ca37 型,而与青藏高原喜马拉雅旱獭的古典型鼠疫菌(Ca7)不同(图 4-32)。

(3) 与前苏联鼠疫菌代表性分离株的联合分析:准噶尔盆地与前苏联中亚沙漠鼠疫自然疫源地的生态环境极为类似,为特定鼠疫菌亚群生存创造了所需的环境条件。因此在 1949 年后我国和前苏联鼠疫专家就怀疑该地区存在鼠疫自然疫源地,并在 1950—1970 年进行了大规模鼠疫菌综合调查,但当时并未发现鼠疫菌株。为了验证 2005—2006 年间发现的准噶尔大沙鼠鼠疫分离株是否传播自前苏联鼠疫自然疫源地,使用 38 株前苏联分离株、28 株已知系统发育信息的 Medievalis 菌株及 20 株准噶尔盆地分离株的 VNTR 数据,用邻接法构建了系统发育树(图 4-35)。

结果表明准噶尔盆地菌株与前苏联里海北部疫源地 16、43 及中亚沙漠疫源地 18、21 和 27 的分离株最接近,其主要宿主分别是沙鼠 $M. meridianus$ 和 $R. opimus$。此外,两地区菌株的 CRISPR 基因型都是 Cb4',进一步表明其联系紧密。但是前苏联菌株 VNTR 的 Nei 基因多样性指数并不高于准噶尔盆地分离株(U 检验,$P = 0.28$,图 4-36);且全基因组数据分析表明,其他已知的中亚 2.MED1 群分离株(KIM),与准噶尔分离株遗传距离更远(28 个 SNP 差异)。这些结果均表明准噶尔盆地菌株不是中亚地区菌株的直系后代。也就是说,准噶尔盆地疫源地的形成不是邻近中亚疫源地菌株近期传播的结果。其成因可能有两种,一种可能是准噶尔盆地鼠疫自然疫源地一直存在,但经历了长达几十年的静息期,在此期间不会在宿主或跳蚤上分离到鼠疫菌。另一种可能是准噶尔疫源地起源于哈萨克斯坦疫源地 29 和 30 等,目前这些疫源地菌株的遗传信息尚不明确。需要在未来工作中收集更多的准噶尔盆地鼠疫自然疫源地及周边地区样本,通过遗传多样性分析,进一步追溯该疫源地的菌株源头。

(4) 单核苷酸序列分析(SNP):对准噶尔盆地及其周边鼠疫自然疫源地分离的 28 株鼠疫菌的 9 个 SNP 位点进行了多态性分析,发现准噶尔盆地鼠疫菌可聚类为中世纪型和古典

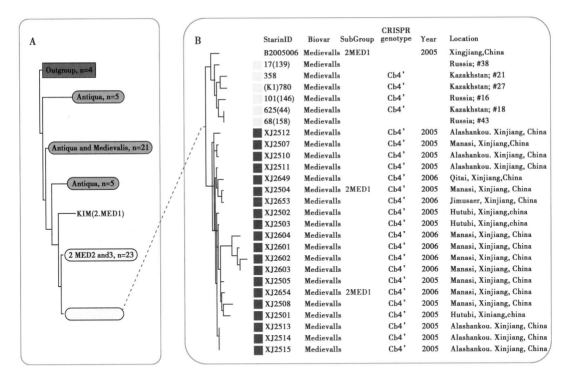

	StarinID	Biovar	SubGroup	CRISPR genotype	Year	Location
	B2005006	Medievalls	2MED1		2005	Xingjiang,China
	17(139)	Medievalls				Russia; #38
	358	Medievalls		Cb4'		Kazakhstan; #21
	(K1)780	Medievalls		Cb4'		Kazakhstan; #27
	101(146)	Medievalls		Cb4'		Russia; #16
	625(44)	Medievalls		Cb4'		Kazakhstan; #18
	68(158)	Medievalls		Cb4'		Russia; #43
	XJ2512	Medievalls		Cb4'	2005	Alashankou. Xinjiang, China
	XJ2507	Medievalls		Cb4'	2005	Manasi, Xinjiang,China
	XJ2510	Medievalls		Cb4'	2005	Alashankou. Xinjiang, China
	XJ2511	Medievalls		Cb4'	2005	Alashankou. Xinjiang, China
	XJ2649	Medievalls		Cb4'	2006	Qitai, Xinjiang,China
	XJ2504	Medievalls	2MED1	Cb4'	2005	Manasi, Xinjiang, China
	XJ2653	Medievalls		Cb4'	2006	Jimusaer, Xinjiang, China
	XJ2502	Medievalls		Cb4'	2005	Hutubi, Xinjiang,china
	XJ2503	Medievalls		Cb4'	2005	Hutubi, Xinjiang,china
	XJ2604	Medievalls		Cb4'	2006	Manasi, Xinjiang, China
	XJ2601	Medievalls		Cb4'	2006	Manasi, Xinjiang, China
	XJ2602	Medievalls		Cb4'	2006	Manasi, Xinjiang, China
	XJ2603	Medievalls		Cb4'	2006	Manasi, Xinjiang, China
	XJ2505	Medievalls		Cb4'	2005	Manasi, Xinjiang, China
	XJ2654	Medievalls	2MED1	Cb4'	2006	Manasi, Xinjiang, China
	XJ2508	Medievalls		Cb4'	2005	Manasi, Xinjiang, China
	XJ2501	Medievalls		Cb4'	2005	Hutubi, Xiniang,china
	XJ2513	Medievalls		Cb4'	2005	Alashankou. Xinjiang, China
	XJ2514	Medievalls		Cb4'	2005	Alashankou. Xinjiang, China
	XJ2515	Medievalls		Cb4'	2005	Alashankou. Xinjiang, China

图 4-35　准噶尔盆地鼠疫菌分离株主要基因型与前苏联菌株和全球中世纪型鼠疫菌代表株构建的系统发育树

图 A 中红色表示外群（假结核耶尔森菌），绿色表示与准噶尔分离株遗传距离较远的菌株；黄色表示准噶尔分离株及其近缘菌株。各分支进行了折叠，以便更好地反映菌株间的进化关系。图 B 中将准噶尔及其近缘菌株展开，其中黄色方块表示的是近缘分支中的前苏联分离株，蓝色方块表示准噶尔菌株。

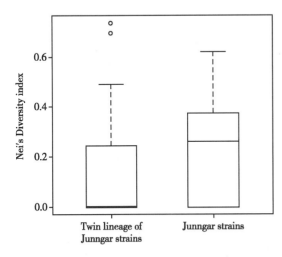

图 4-36　准噶尔盆地鼠疫菌分离株与其近缘菌株的多样性差异比较

图中纵坐标为 Nei 多样性指数（Nei's DI），用于衡量 VNTR 位点在不同群体间的多样性。

型 2 个类群，其中 1 中世纪型又分为 2 个不同的分支。值得注意的是，与准噶尔盆地鼠疫疫源地紧邻的北天山山地鼠疫疫源地的主要生物型菌株——古典型鼠疫菌，如温泉县（2 330 株）、乌苏市古尔图（2 517 株）和精河县（45 114 株）古典型鼠疫菌与准噶尔古典型鼠疫菌同在一个进化分支内容。同时，天山山地的次要生物型菌株——中世纪型鼠疫菌，如呼图壁县（2 005 株）与准噶尔鼠疫菌的主要生物型——中世纪型菌株又在同一进化分支内，说明这两块疫源地鼠疫菌在进化上存在一定程度的联系（图 4-37）。

（5）差异性区段分析（DFR）：对准噶尔盆地及其周边鼠疫自然疫源地的 32 株鼠疫菌进行差异性区段分析，其中准噶尔鼠疫菌 26 株，并与其他沙鼠型疫源地鼠疫菌的差异性区段结果进行比较，发现准噶尔盆地鼠疫菌存在遗传水平上的多态性，存在 1 个主要基因组型（准噶尔 1 型），占 73.1%（19/26），属中世纪型。另有 3 个次要基因组型，其中 2

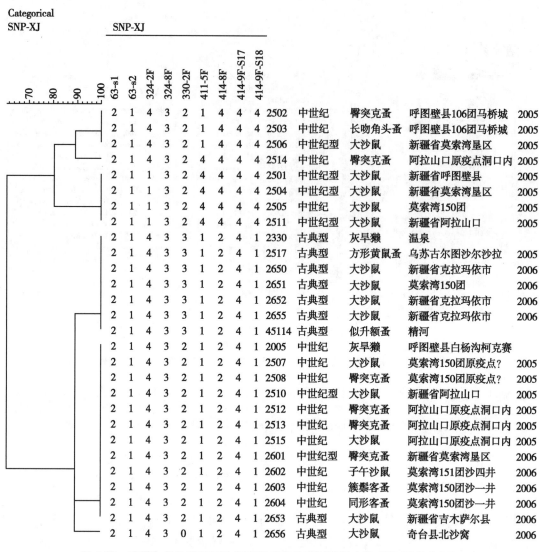

图 4-37 准噶尔盆地及其周边各型鼠疫自然疫源地鼠疫菌 SNP 聚类分析图

个属中世纪(准噶尔 2 型和 4 型),占 7.7%(2/26),另 1 个为古典型(准噶尔 3 型),与北天山 01 型基因组一致,占 19.2%(5/26)。共计分析了 23 条差异性区段。结果见表 4-24。

表 4-24 准噶尔及其周边和其他沙鼠型鼠疫自然疫源地鼠疫菌 DFR 结果

	1	2	3	4	5	6	7	8	9	10	11	12	13	14	15~17	18	19~23
长尾黄鼠	0	1	1	0	1	1	1	1	1	0	1	1	0	1	1	1	1
灰旱獭	0	1	1	1	1	1	1	1	1	1	1	1	0	1	1	1	1
喜马拉雅旱獭	0	0	0	1	1	1	1	1	1	1	1	1	1	1	1	1	1
长爪沙鼠	0	1	1	1	0	1	1	1	1	1	1	1	0	1	0	1	1
阿拉善黄鼠 1	0	1	1	1	0	0	1	1	1	1	1	1	0	1	0	1	1
阿拉善黄鼠 2	0	1	1	1	1	0	0	0	1	1	1	1	0	1	0	1	1

续表

	1	2	3	4	5	6	7	8	9	10	11	12	13	14	15~17	18	19~23
准噶尔Ⅰ型	0	1	1	0	1	0	0	1	1	0	1	1	0	1	0	0	1
准噶尔Ⅱ型	0	1	1	0	1	0	0	1	1	0	1	0	0	1	0	0	1
准噶尔Ⅲ型	0	1	1	1	1	1	1	1	1	1	1	1	1	0	1	1	1
准噶尔Ⅳ型	0	0	1	1	1	1	1	1	1	1	1	1	1	0	1	1	1

注:表中"0"代表本 DFR 片段缺失,"1"代表本 DFR 片段存在。

从聚类水平来看,准噶尔盆地鼠疫菌主要基因组型是一个独立的类群,与我国已存在的长爪沙鼠、阿拉善黄鼠、达乌尔黄鼠中世纪菌株比较,缺失了 4、10 和 18 片段;准噶尔盆地鼠疫菌的主要基因组型与北天山的长尾黄鼠基因组(古典型)相比,仅缺失了 6、7 和 15~18 个片段,具有比其他古典型遗传上更为密切的相关性。

上述准噶尔盆地及其周边鼠疫自然疫源地鼠疫菌遗传多态性研究表明:准噶尔盆地鼠疫自然疫源地鼠疫菌与中国和前苏联中亚鼠疫自然疫源地的鼠疫菌存在明显区别,是一个独立的分类类群,且与周边鼠疫自然疫源地存在较为密切的遗传进化上的联系。与其遗传关系最近的是前苏联里海北部疫源地 16、43 及中亚沙漠疫源地 18、21 和 27 的分离株,但不是中亚鼠疫菌的直系遗传后代。即准噶尔盆地鼠疫不是近期由中亚荒漠鼠疫疫源地鼠疫播散所致。此结果从病原体基因组上肯定了准噶尔盆地鼠疫自然疫源地为一个新类型鼠疫自然原地。

同时,本研究对不同区域鼠疫菌脱氮相关基因——nap 基因检测发现,类群Ⅰ(中世纪型)中来源于主要生物表型为古典型鼠疫自然疫源地的脱氮阴性鼠疫菌(40030、43028、43027),nap 基因发生了点突变,与准噶尔盆地的主要遗传类型的脱氮机制一致,也与中世纪型鼠疫菌的代表株 KIM 株相同(Pourcel,2004);而类群Ⅱ(古典型)的 6 株(41022、41019、40040、43013、44034 和 42026 号)中世纪型鼠疫菌则未发生 nap 基因点突变,说明中世纪型鼠疫菌的形成至少存在 2 种进化途径,与 Pourcel 发现的 1 株肯尼亚中世纪型鼠疫菌经 ML-VA 聚类至古典型鼠疫菌类群的结果一致。

三、新疆准噶尔盆地大沙鼠鼠疫自然疫源地鼠疫宿主动物

(一) 啮齿动物区系与群落结构

1. 群落组成和主要啮齿动物分布　准噶尔盆地动物区系为典型的中亚荒漠动物组成成分,种类丰富,有鹅喉羚(*Gazella subgutturosa*)、蒙古兔(*Lepus tolai*)、狼(*Canis lupus*)、沙狐(*Vulpes corsac*)、虎鼬(*Vormela peregusna*)、大耳猬(*Hemiechinus auritus*)、鼩鼱(*Sorex*),以及荒漠类型啮齿动物等哺乳动物 20 余种,其中在准噶尔盆地大沙鼠鼠疫自然疫源地涉及区域内发现啮齿动物 4 科 9 属 14 种,包括:大沙鼠(*Rhombomys opimus*)、子午沙鼠(*Meriones meridianus*)、红尾沙鼠(*M. erythrourus*)、柽柳沙鼠(*M. tamariscinus*)、三趾毛脚跳鼠(*Dipus sagitta*)、长耳跳鼠(*Euchoreutes naso*)、西伯利亚五趾跳鼠(*Allactaga sibirica*)、小五趾跳鼠(*A. elater*)、灰仓鼠(*Cricetulus. migratorius*)、短尾仓鼠(*C. eversmanni*)、长尾仓鼠(*C. longicaudatua*)、小林姬鼠(*Apodemus sylvaticus*)、小家鼠(*Mus musculus*)、蒙古兔(*Lepus tolai*)。

在准噶尔盆地,大沙鼠营家族性聚集洞群岛状形式分布在整个准噶尔荒漠区域。据

2005—2007年调查,在大沙鼠分布优势生境内,大沙鼠洞群平均覆盖度可达22.5%,洞群平均密度15.9个/hm²,洞群平均栖息率为70.2%,有鼠洞群平均鼠密度为3.1只/洞群,平均鼠密度为34.4只/hm²;子午沙鼠呈弥漫形式分布在整个准噶尔荒漠区域,分布区远大于大沙鼠的分布范围,在新疆的所有荒漠草原均有分布。包括整个准噶尔盆地、伊犁谷地、额敏谷地、托里谷地、和布克谷地、博尔塔拉谷地、巴里坤盆地、吐鲁番盆地、七角井盆地、哈密盆地,以及南疆的整个塔里木盆地、焉耆盆地、拜城盆地、乌什-阿合奇谷地、柯坪盆地,南部天山及昆仑山-阿尔金山的山地荒漠带也有分布。荒漠中的固定或半固定灌丛沙丘,沙梁及丘间低地为子午沙鼠的典型生境,喜筑洞于灌木和半灌木的基部,或草丛中。洞穴配置分散,不形成密集洞群。据2005—2007年调查,在准噶尔区域子午沙鼠占夜行鼠中总捕获率的64.0%,与大沙鼠共同成为该区域优势种类。三趾毛脚跳鼠占总捕获率的15.1%,红尾沙鼠占总捕获率的7.5%,小林姬鼠和灰仓鼠分别占3.4%和3.1%,其他8种鼠类的数量非常少,仅占总捕获率的6.9%。

柽柳沙鼠喜欢栖息在水分条件比较好、植物生长茂盛的地带。荒漠中的河漫滩灌木丛和生长芦苇、芨芨草的土质湿润地段,以及沿河两岸植被发育良好地区常是本种的优良生境。在准噶尔盆地主要分布于艾比湖周围及博尔塔拉河、精河、四棵树河、奎屯河等河流的下游一带;红尾沙鼠主要分布于新疆境内自准噶尔盆地西部和西南缘的艾比湖盆地、博尔塔拉谷地,向东一直分布到奇台一带。

西伯利亚五趾跳鼠和三趾毛脚跳鼠也是中亚荒漠的典型鼠种,前者分布范围西起阿拉山口东至北塔山、巴里坤、伊吾,北自阿尔泰山低山带,南至天山北坡山前平原,几乎整个准噶尔盆地皆有分布。准噶尔盆地栖息于山前蒿属草原、低山禾本杂草草原,以及盆地中心地带的粘土梭梭荒漠、琵琶柴荒漠、半灌木猪毛菜荒漠;后者三趾跳鼠分布于准噶尔盆地和塔里木盆地,在伊犁谷地,哈密盆地和昆仑山山地也有发现。栖息地为沙质半荒漠中的固定和半固定沙丘。在石砾荒漠中主要栖息在风积沙丘地段。此外,在准噶尔盆地的局部区域尚有小五趾跳鼠和大耳跳鼠的分布,前者分布于伊犁谷地、博尔塔拉谷地、额敏谷地、托里谷地、和布克谷地、额尔齐斯河-乌伦古河河谷平原、准噶尔盆地南缘及巴里坤山间盆地。栖息于沿山前一带的蒿属-针茅荒漠草原、芨芨草草原及盆地中的梭梭-琵琶柴半荒漠;后者在准噶尔盆地东部奇台、将军庙至八里坤、伊吾一带有分布,主要栖息于梭梭荒漠中的半固定沙丘地段,以及地表覆盖细碎小砾石的优若藜荒漠草原和旱生芦苇沙地。

2. 群落结构

(1) 群落组成:大沙鼠和子午沙鼠是准噶尔盆地鼠疫疫源地啮齿动物群落的主体成分。分布上大沙鼠营家族性聚集洞群岛状形式分布在整个准噶尔荒漠区域,子午沙鼠呈弥漫形式分布在整个准噶尔荒漠区域;数量上大沙鼠占大沙鼠洞群内捕总鼠数的72.9%,而子午沙鼠则占夜行鼠中总捕获率的64.0%;从疫源地内各鼠种间的生态关系分析表明,子午沙鼠的空间生态位宽度最大,为0.68,约是大沙鼠的2倍,其次是大沙鼠、红尾沙鼠和三趾毛脚跳鼠,小林姬鼠、柽柳沙鼠、灰仓鼠和西伯利亚五趾跳鼠的生态位宽度相对较小,小五趾跳鼠和小家鼠的生态位宽度非常小。大沙鼠和子午沙鼠在该生态系统中起主要作用。

2007—2016年在准噶尔荒漠区域的8个县(市、区)布夜行夹46 167夹次,共捕获小型夜行鼠11种3 146只,年度间捕获率在5.0~17.3只/百夹次之间,地区间在1.2~38.8只/百夹次之间,总捕获率为6.8只/百夹次,表现出年度间差异小,空间尺度上差异大,结果见表4-25。

表 4-25 准噶尔盆地鼠疫自然疫源地夜行鼠密度调查表

年份	布鼠夹数/把	捕鼠数/只	捕获率/(只·百夹次⁻¹)	各地区鼠密度分布/(只·百夹次⁻¹)								
				阿拉山口	昌吉	呼图壁	吉木萨尔	精河	克拉玛依	玛纳斯	乌鲁木齐市米东区
2007	1 500	138	9.2					14.8			5.4
2008	3 740	212	5.7	1.1		9.1	4.2	6.7	6.5		8.5
2009	800	56	7.0						6.5		8.5
2010	1 700	294	17.3	1.3	12.5			5.0	5.7	38.8	
2011	4 818	262	5.4				4.8		6.7		4.8
2012	6 800	337	5.0				4.9		5.2		
2013	6 240	360	5.8				6.1		5.3		6.3
2014	6 647	611	9.2				7.8		5.8		16.6
2015	8 387	418	5.0				4.7		5.8		4.6
2016	5 535	458	8.3				7.2		7.1		12.7
合计	46 167	3 146	6.8	1.2	12.5	9.1	5.7	8.8	6.0	38.8	8.4

表 4-26 准噶尔盆地鼠疫自然疫源地夜行鼠鼠种构成比

年份	捕获率/(只·百夹次$^{-1}$)	各鼠种构成比/%											
		子午沙鼠	三趾跳鼠	五趾跳鼠	红尾沙鼠	柽柳沙鼠	小家鼠	小五趾跳鼠	灰仓鼠	普通田鼠	大沙鼠	小林姬鼠
2007	14.8	97.75	0.00	1.12	0.00	0.00	0.00	0.00	0.00	1.12	0.00	0.00
2008	5.7	84.91	10.85	0.00	0.47	2.36	0.94	0.00	0.00	0.00	0.00	0.47
2009	7.0	60.71	26.79	5.36	1.79	5.36	0.00	0.00	0.00	0.00	0.00	0.00
2010	17.3	91.16	3.06	0.68	4.08	0.00	1.02	0.00	0.00	0.00	0.00	0.00
2011	5.6	81.33	7.11	3.56	4.00	2.67	0.00	0.44	0.00	0.00	0.44	0.00
2012	5.0	88.13	2.67	5.34	0.00	0.30	0.00	3.26	0.00	0.00	0.30	0.00
2013	5.8	73.89	3.06	18.06	2.78	0.00	2.22	0.00	0.00	0.00	0.00	0.00
2014	9.2	86.42	7.04	1.47	2.95	1.80	0.00	0.00	0.33	0.00	0.00	0.00
2015	5.0	75.12	17.94	0.96	1.20	3.35	0.96	0.00	0.48	0.00	0.00	0.00
2016	8.3	79.69	6.99	1.97	7.64	0.00	1.53	0.00	2.18	0.00	0.00	0.00
合计	8.4	81.91	8.55	3.85	2.49	1.58	0.67	0.37	0.30	0.11	0.07	0.05

在 2007—2016 年 8 个县(市、区)夜行鼠类数量的调查中,乌鲁木齐市米东区、克拉玛依市和吉木萨尔县 3 个监测数据均在 7 个年度以上,年度间的数量指标具有时间和空间尺度上的代表性,夜行鼠捕获率在 4.2~10.1 只/百夹次之间,其中以 2014 年最高为 10.1 只/百夹次,其次为 2009 年为 9.0 只/百夹次,而 3 个地区间的差异不大,乌鲁木齐市米东区最高为 8.4 只/百夹次,克拉玛依市和吉木萨尔县分别为 6.0 只/百夹次和 5.7 只/百夹次。

从其他 4 个地区的有限年度夜行鼠密度数据来看,玛纳斯县在 2010 年度出现了同年度相对于其他地区明显较高的鼠密度,达 38.8 只/百夹次,且鼠种仅有 2 种,子午沙鼠占94.8%(221/233),而阿拉山口 2008 年和 2010 年 2 个年度的鼠密度值均为最低,分别为 1.1 只/百夹次和 1.3 只/百夹次(表 4-26)。

从鼠类构成比来看,以子午沙鼠占优势,占 81.91%,其次是三趾毛脚跳鼠,占 8.55%,再次为西伯利亚五趾跳鼠、红尾沙鼠和柽柳沙鼠,分别占 3.85%、2.49% 和 1.58%,其他 4 种鼠类的数量非常少,仅占 1.57%(表 4-26)。

(2) 数量动态:从各年度间鼠类构成比来看,子午沙鼠始终处于优势地位,而处于构成比占第 2 至第 5 的鼠种则有年度间排序上的变化,即使引用 2011—2016 年乌鲁木齐市米东区、克拉玛依市和吉木萨尔县 3 个系统监测数据结果也一致(图 4-38)。

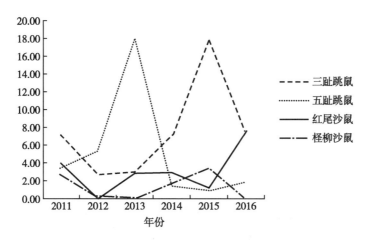

图 4-38 准噶尔盆地鼠疫自然疫源地主要鼠种年度间构成比分布图

(3) 群落关系:准噶尔盆地啮齿动物群落依据栖息特点可分为以大沙鼠洞群栖息生活和以子午沙鼠为主的营夜行活动为主的 2 种类型群落。大沙鼠洞群鼠类群落的丰富度、多样性和均匀性较荒漠夜行鼠类群落的低,优势度较高。在群落的组成比方面,前者以大沙鼠和子午沙鼠为群落的主要组成部分,分别占群落构成比的 49% 和 46.7%,其次为红尾沙鼠和毛脚跳鼠,其他三种鼠类在群落中的比例非常少,均在 1.0% 以下,为群落的稀有种类;荒漠夜行鼠类群落的多样性和丰富度明显较大沙鼠群落高,分别为 1.45 和 11.0,优势度较低,群落的构成比以子午沙鼠单一鼠种为优势种,构成比达 55.9%,毛脚跳鼠和红尾沙鼠也是该群落的次要组成鼠种,其他 7 种数量较少的鼠类,累计占群落构成比的 18.6%(表 4-27)。

(4) 种间关系:在准噶尔荒漠鼠类群落中,子午沙鼠的空间生态位宽度最大,为 0.68,几乎是位居第二位大沙鼠的 2 倍,其次是大沙鼠、红尾沙鼠和毛脚跳鼠,分别为 0.36、0.32 和 0.32,小林姬鼠、柽柳沙鼠、灰仓鼠和大五趾跳鼠的生态位宽度相对较小,分别为 0.2、0.15、0.13 和 0.1,小五趾跳鼠和小家鼠的生态位宽度非常小,仅为 0.04 和 0.02(表 4-28)。

表 4-27　准噶尔盆地鼠疫自然疫源地鼠类群落的组成

群落指标		群落类型	
		洞群 *	荒漠 *
捕获数/只		598	560
丰富度		7	11
优势度		0.46	0.35
多样性		0.9	1.45
均匀性		0.46	0.60
构成比/%	大沙鼠	49	0.14
	子午沙鼠	46.7	55.9
	红尾沙鼠	1.67	11.4
	柽柳沙鼠	0.84	3.21
	毛脚跳鼠	1.34	12.7
	大五趾跳鼠	0.33	2.14
	小五趾跳鼠	0	0.89
	灰仓鼠	0	4.11
	短尾仓鼠	0	0.89
	小林姬鼠	0.17	6.96
	小家鼠	0	0.36

* 洞群,指大沙鼠洞群鼠类群落;荒漠,指荒漠中不包括大沙鼠群落的荒漠鼠类群落。

表 4-28　准噶尔盆地鼠疫自然疫源地鼠类群落空间生态位宽度

指标	大沙鼠	子午沙鼠	红尾沙鼠	柽柳沙鼠	毛脚跳鼠	大五趾跳鼠	小五趾跳鼠	灰仓鼠	短尾仓鼠	小林姬鼠	小家鼠
生态位宽度	0.36	0.68	0.32	0.15	0.32	0.10	0.04	0.13	0.04	0.20	0.02

从疫源地内各鼠种间的生态关系分析表明,大沙鼠和子午沙鼠在生态位空间占有上都是最大的,分别达到 0.36 和 0.68,在该生态系统中起主要作用。

鼠间关系上大沙鼠仅与子午沙鼠存在 0.458 6 的生态位重叠,而与其他鼠类的重叠值都非常小,说明在自然界中大沙鼠与子午沙鼠间存在较为密切的接触,而与其他鼠类存在空间分布上的差异,而子午沙鼠则不同,与准噶尔荒漠中的各种鼠类均存在中等水平的生态位重叠,一方面说明子午沙鼠与其他鼠类接触较为密切,另一方面说明大沙鼠与其他鼠类的种间交流需借助子午沙鼠完成;除此之外,其他鼠类间的生态位重叠值均比较高,尤其是生态习性相似的种类间生态位重叠值更高,如小家鼠、小林姬鼠、灰仓鼠、短尾仓鼠和小五趾跳鼠之间的生态位重叠值均在 0.9 以上(表 4-29)。

表 4-29　准噶尔盆地鼠疫自然疫源地鼠类群落空间生态位重叠

	大沙鼠	子午沙鼠	红尾沙鼠	柽柳沙鼠	毛脚跳鼠	大五趾跳鼠	小五趾跳鼠	灰仓鼠	短尾仓鼠	小林姬鼠
子午沙鼠	0.458 6									
红尾沙鼠	0.129 0	0.533 9								
柽柳沙鼠	0.211 0	0.534 1	0.726 5							
毛脚跳鼠	0.039 9	0.535 6	0.800 9	0.748 1						
大五趾跳鼠	0.131 8	0.537 4	0.780 5	0.714 4	0.814 4					
小五趾跳鼠	0.002 8	0.542 3	0.869 0	0.798 5	0.898 9	0.869 3				
灰仓鼠	0.002 8	0.543 3	0.870 5	0.799 9	0.900 5	0.870 9	0.991 9			
短尾仓鼠	0.002 8	0.542 3	0.869 0	0.798 5	0.898 9	0.869 3	0.990 1	0.991 7		
小林姬鼠	0.025 6	0.558 8	0.883 0	0.793 9	0.905 0	0.883 9	0.999 6	0.999 9	0.999 6	
小家鼠	0.002 8	0.620 4	0.994 2	0.913 6	0.903 4	0.994 6	0.995 1	0.996 8	0.995 1	0.999 9

（二）主要鼠疫宿主动物

2006—2017 年采用鼠疫菌"四步检验法"共检验各类啮齿动物 7 606 只，分离鼠疫菌 27 株。其中，检验大沙鼠 4 181 只，分离鼠疫菌 24 株，检出率 5.74‰，占动物检菌数的 88.9%；检验子午沙鼠 2 788 只，分离鼠疫菌 2 株，检出率 0.72‰，占动物检菌数的 7.4%；检验其他动物 727 只，自三趾毛脚跳鼠分离鼠疫菌 1 株，检出率 1.38‰，占动物检菌数的 3.7%。

用血清学方法检测各类啮齿动物血清 8 513 份，鼠疫 F1 抗体阳性血清 571 份，其中大沙鼠血清检验 5 105 份，阳性 558 份，阳性率 10.9%；检验子午沙鼠 2 613 份，阳性 10 份，阳性率 0.38%；检验其他动物 795 份，阳性 3 份，阳性 0.38%。大沙鼠阳性血清数占总阳性血清的 97.7%（558/571）（表 4-30）。

表 4-30　准噶尔盆地鼠疫自然疫源地啮齿动物鼠疫抗体检验分布表

地区	大沙鼠			子午沙鼠			其他		
	检验数	阳性数	阳性率/%	检验数	阳性数	阳性率/%	检验数	阳性数	阳性率/%
阿拉山口	438	13	2.97	22	0	0.00	76	0	0.00
巴里坤	1	0	0.00	—			10	0	0.00
布尔津	18	0	0.00	62	0	0.00	60	0	0.00
昌吉	137	23	16.79	66	0	0.00	11	0	0.00
福海	3	0	0.00	14	0	0.00	41	0	0.00
阜康	161	41	25.47	47	0	0.00	7	0	0.00
富蕴	16	0	0.00	2	0	0.00	27	0	0.00
哈巴河	—			—			39	0	0.00
和丰	262	9	3.44	184	3	1.63	117	1	0.85
呼图壁	92	2	2.17	70	0	0.00	18	0	0.00

地区	大沙鼠			子午沙鼠			其他		
	检验数	阳性数	阳性率/%	检验数	阳性数	阳性率/%	检验数	阳性数	阳性率/%
霍尔果斯	8	7	87.50	—	—	—	—	—	—
吉木萨尔	1 744	157	9.00	1 142	0	0.00	96	2	2.08
精河	158	2	1.27	98	0	0.00	17	0	0.00
克拉玛依	683	119	17.42	208	1	0.48	77	0	0.00
玛纳斯	557	41	7.36	644	6	0.93	157	0	0.00
木垒	95	30	31.58	9	0	0.00	16	0	0.00
奇台	300	63	21.00	43	0	0.00	13	0	0.00
沙湾	69	3	4.35						
托里	—						4	0	0.00
乌鲁木齐市米东区	323	46	14.24						
乌苏	38	2	5.26	2	0	0.00	1	0	0.00
伊吾	2	0	0.00				8	0	0.00
合计	5 105	558	10.93	2 613	10	0.38	795	3*	0.38

*3份鼠疫F1抗体阳性血清均为三趾毛脚跳鼠。

上述准噶尔盆地鼠疫自然疫源地动物病原和血清流行病学调查数据表明,大沙鼠可成为该鼠疫自然疫源地的主要鼠疫宿主动物,子午沙鼠和三趾毛脚跳鼠参与了该疫源地动物间鼠疫流行。

(三) 大沙鼠种群分布与数量动态

1. 种群分布　大沙鼠是准噶尔盆地广泛分布的优势物种。其分布西起裕民县巴尔鲁克山西麓和中哈边界的阿拉山口一带,由此分南北两条线向东延伸。南线经博乐,沿精河、乌苏、沙湾等县的天山北麓,至玛纳斯县城附近,经昌吉、呼图壁、米泉,沿阜康、吉木萨尔、奇台等县的博格达山北麓,至木垒大石头;北线沿巴尔鲁克山南麓,向东绕经玛依尔山,至克拉玛依乌尔禾和布克赛尔夏子街,向东穿越古尔班通古特沙漠至木垒,北缘东行至杜热约沿乌伦古河南岸至中蒙国界。以县市级为单位来划分,分布涉及区域有博乐阿拉山口、精河、乌苏、克拉玛依、沙湾、玛纳斯、呼图壁、昌吉、石河子、五家渠、乌鲁木齐市米东区、阜康、吉木萨尔、奇台、木垒、巴里坤、伊吾、布尔津、福海、富组、青河、和丰、额敏和托里,共计24个县(市、区)。

利用空间信息技术("3S"技术),即遥感(remote sensing,RS)、地理信息系统(geographical information system,GIS)和全球定位系统(global positioning system,GPS)的合成技术优势,在生态位理论框架下(即将物种的分布数据与限制该物种分布的环境变量进行统计上的关联,建立分布与环境变量的关系,进而预测物种的地理分布或者潜在栖息地),利用GPS获得大沙鼠分布位置信息,发挥全球定位系统准确掌握大沙鼠分布位置信息、遥感技术快速获取大范围地表生态环境参数能力和地理信息系统的空间分析功能,结合RS获取环境变量,在GIS技术的支持下对大沙鼠分布点和环境变量图层进行除聚集性、投影转换、裁切等处理,利用 Maxent 软件建模,预测准噶尔盆地大沙鼠适生区潜在分布区域和范围。

研究区域涉及准噶尔区域 21 个县(市、区),采集记录点 569 个大沙鼠分布"有和无"的确切位置信息和环境信息,采用空间自相关统计方法,去除点与点间聚集性。共计使用了高程、坡度、坡向、土地覆盖物、NDVI、bio1~bio19 等 24 个环境变量地理环境信息,经处理后选取 13 个变量用于模型建立。其中,高程来源于美国国家航空航天局航天测绘数据集 SRTM30(http://www2.jpl.nasa.gov/srtm/),在 ESRI ArcGIS Desktop 9.3 环境下计算坡度和坡向;地表覆盖物类型数据来自欧洲航天局提供的 Glob Cover Land Cover version V2.2 产品(http://www.esa.int/esaEO/SEMXB7TTGOF_index_0.html);归一化植被指数来自 2011 年最大化合成 SPOT-VGT S10 旬值数据产品(http://free.vgt.vito.be),归一化植被指数(NDVI)是一个植被数量和植被生产力密切相关的植被指标,NDVI 值越大代表绿色生物量越大和光合作用越强;生物气候数据来自世界气候数据网站(http://www.worldclim.org/),共有 19 个生物气候变量(bio1~bio19)。

在此基础上随机选取的 142 个(75%)阳性点建立 Maxent 模型。模型的判别能力和拟合优度较高,AUC 值为 0.968,见图 4-39。未参与建模的 25% 大沙鼠发现点和大沙鼠未发现点验证预测模型,采用"尤登指数"最大时对应的栅格值作为阈值建立模型评价四格表,并计算各评价指标,灵敏度为 91.4%,特异度为 63.3%,准确度为 73.8%,阳性预测值为 59.7%,阴性预测值为 92.6%,Kappa 系数为 0.495。

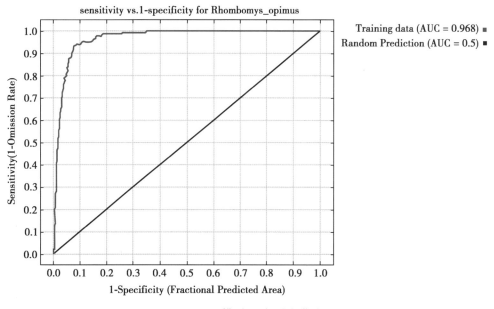

图 4-39 模型预测 ROC 曲线

预测结果显示准噶尔盆地大沙鼠主要分布在海拔 1 200m 以下,多为 200~900m,低纬度地区呈岛状弥散分布,分布覆盖了北疆地区准噶尔盆地及其周边大部分的县(市、区),总面积约 12 万 km²。

2. 种群数量动态 2007—2016 年在准噶尔盆地的 12 个县(市、区)进行了大沙鼠密度调查,其中 2007—2008 年仅在部分地区抽样调查,2009—2011 年为全面系统调查,2012 年后以准噶尔区域建立的 3 个固定鼠疫监测点进行重点调查,详细结果见表 4-31。

表 4-31 准噶尔盆地鼠疫自然疫源地大沙鼠密度调查表

地区	大沙鼠密度年度分布/（只·hm⁻²）										
	2007	2008	2009	2010	2011	2012	2013	2014	2015	2016	平均
阿拉山口	—	—	—	4.4	4.3	—	—	—	—	0.4	3.0
昌吉	—	—	0.7	0.3	0.7	—	—	—	—	—	0.6
阜康	—	—	—	1.0	3.9	—	—	—	—	—	2.4
呼图壁	—	—	1.3	1.8	3.7	—	—	—	—	—	2.3
吉木萨尔	—	15.3	6.0	3.4	2.7	4.3	5.2	8.2	4.3	3.5	5.9
精河	—	23.4	3.8	1.2	1.6	—	—	—	—	—	7.5
克拉玛依	—	—	9.2	5.1	2.8	16.7	22.3	22.6	22.6	12.6	14.2
玛纳斯	—	1.4	4.3	1.7	3.3	—	—	—	—	—	2.7
木垒	—	—	3.7	0.6	1.2	—	—	—	—	—	1.8
奇台	—	—	—	1.3	0.8	—	—	—	—	—	1.1
乌鲁木齐米东区	22.6	—	11.5	2.5	4.8	9.0	19.1	24.6	9.5	13.4	13.0
乌苏	—	—	5.2	1.7	2.5	—	—	—	—	—	3.2
合计	22.6	13.4	5.1	2.1	2.7	10.0	15.5	18.4	12.1	7.5	10.9

由表 4-31 可见，2007—2016 年的 10 年间大沙鼠密度处于波动状态，波动范围在 2.1~22.6 只/hm² 之间。2007 年准噶尔东部区域的乌鲁木齐米东区大沙鼠鼠密度为 22.6 只/hm²，2008—2016 年重点区域调查的平均大沙鼠鼠密度为 9.6 只/hm²，其中以 2014 最高，为 18.4 只/hm²，其次是 2013 年，为 15.5 只/hm²，最低年度为 2010 年和 2011 年，分别为 2.1 只/hm² 和 2.7 只/hm²。

从乌鲁木齐市米东区、克拉玛依市及吉木萨尔县 3 个较为完整的监测数据来看，2007—2014 年呈 U 形波动，谷底为 2010—2011 年，2 个峰值在 2007 年和 2014 年，间隔 7 年，2014 年后再次呈下降趋势，见表 4-31。此趋势 3 个监测点的数据是一致的，可以代表为准噶尔盆地鼠疫自然疫源地主要宿主动物大沙鼠的数量变动趋势。

从地区分布来看，由于除乌鲁木齐市米东区、克拉玛依市和吉木萨尔县 3 个点的监测数据较为系统外，其他各地区数据均处于 2009—2011 年的谷底阶段，不能代表各地区的 10 年间数据指标，但可以作为低谷阶段的代表数据。2009—2011 年，准噶尔盆地鼠疫自然疫源地大沙鼠平均鼠密度为 3.1 只/hm²±1.6 只/hm²，其中，乌鲁木齐市米东区最高为 6.3/hm²，其次为克拉玛依市，为 5.7/hm²，再次为阿拉山口和吉木萨尔县，分别为 4.4/hm² 和 4.1/hm²，其他地区均在 3.2/hm² 以下，最低的昌吉为 0.6/hm²（图 4-40）。

从乌鲁木齐市米东区、克拉玛依市和吉木萨尔县 3 个系统开展大沙鼠密度监测的数据来看，也以克拉玛依市和乌鲁木齐市米东区最高，分别为 14.2 只/hm² 和 13.0 只/hm²，其次为吉木萨尔县，为 5.9 只/hm²。

（四）大沙鼠的鼠疫宿主作用

鼠疫自然疫源地中动物鼠疫发生、发展和流行的规律是复杂的，其形成和存在是鼠疫生态系统中动物、媒介及其病原体在特定环境中长期进化发展的结果。其中，疫源地内的主要

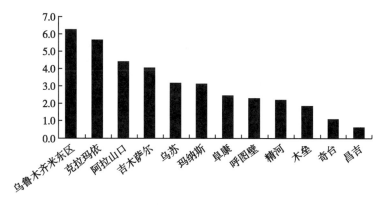

图 4-40　2009—2011 年准噶尔盆地不同地区大沙鼠数量分布图

动物对鼠疫菌感受性、敏感性和抗性等更是确定宿主动物作用及其动物鼠疫流行的重要因素。因而,长期以来世界各国的研究者一直对此问题给予了高度关注,几乎对全世界各种类型鼠疫自然疫源地的主要动物都进行了鼠疫菌感受性实验研究。发现不同的动物种类,即使是亲缘关系十分接近的种类对鼠疫菌的感受性也存在很大的差异,比如啮齿动物类的大沙鼠、子午沙鼠(*Meriones meridianus*)、长爪沙鼠(*Meriones unguiculatus*)和柽柳沙鼠(*Meriones tamariscinus*),食肉类动物的艾鼬 Siberian polecat(*Mustela eversmannii*)和雪貂 Domestic ferrets(*Mustela putorius furo*)等。对鼠疫菌高敏感动物如豚鼠、家兔、灵长类的等即使是感染极低剂量的鼠疫菌产生显著的病理反应,常常在感染的 2~5 天内就会造成几乎 100% 的死亡,不可能对疫源地鼠疫菌的保存和延续起到宿主的作用,但动物鼠疫的流行具有扩大或放大的效应;相反,另一类动物如大多数食肉类中的犬科动物、鼬科动物和部分啮齿动物等则对鼠疫菌表现出高度抗性,它们对鼠疫菌的敏感性低、抗性高,感染鼠疫菌后往往表现出一过性的反应,并产生抗体,不利于鼠疫菌在宿主体内的长期保存,故不可能对疫源地鼠疫菌的保存和延续起到储存宿主的作用。因此,人们提出并界定了能够成为储存宿主的动物应当具有以下几方面的特征:①具有一定的敏感性和感受性,能够形成菌血症;②具有一定的耐受性和个体差异;③具有一定的种群规模,常常是某一疫源地的优势种类,分布广泛且不均匀。

现场流行病学调查显示,大沙鼠种群数量、分布及其体外寄生蚤群落结构以及实验室鼠疫病原体的检测,大沙鼠作为该疫源地的主要宿主动物是毋庸置疑的,但其血清抗体流行病学调查则显示出鼠疫高抗性动物的特征,局部暴发鼠疫流行可至该动物鼠疫菌抗体携带率达 50% 以上,且现场发现的病死鼠非常少。因此,大沙鼠作为鼠疫宿主必有其现未掌握的新机制,采用系统实验生物学的方法研究其宿主作用对于认识该疫源地至关重要。

1. 对鼠疫菌的感受性

(1) 采用不同浓度鼠疫菌菌量鼠蹊部皮下攻击感染大沙鼠的实验研究结果表明,8.0×10^{4} CFU/ml 以下浓度不能使大沙鼠产生病理反应,肝脾脏培养未分离出鼠疫菌;7.4CFU$\times10^{5}$ 个菌/ml 剂量仅有 20% 个体感染,但并不能造成特异性死亡,且抗体产生需 2 周;大于 7.4×10^{5} 个菌/ml 剂量,随着剂量的增加,大沙鼠特异性感染率和死亡率同步增加,抗体产生所需时间也逐步缩短;7.4×10^{6} 个菌/ml 剂量组及其以上浓度剂量可使大沙鼠的特异性感染率达 80% 以上,但特异性死亡则出现在 7.4×10^{8} 个菌/ml 剂量组及其以上剂量浓度,但直至 3.0×10^{11} 个菌/ml 剂量浓度也不能达到 100% 的死亡率,最大特异性死亡率为 80%,特异性死亡时间为感染后的 3~7 天,最早抗体产生时间为感染后的第 5 天(表 4-32)。

表4-32　不同浓度鼠疫感染大沙鼠成体和幼体的实验结果

年龄	组别	剂量/CFU	死亡数/接种染数	特异性死亡数	特异性死亡天数/d	特异性感染率	存活率/%
成体	1	$7.4×10^5$	1/5	0		1	80
	2	$7.4×10^6$	0/5	0		4	100
	3	$7.4×10^7$	0/5	0		4	100
	4	$7.4×10^8$	2/5	1	3	3	60
	5	$7.4×10^9$	0/5	0		5	100
	6	$7.4×10^{10}$	4/5	4	3.8±0.4	5	20
	7	$3.0×10^{11}$	2/5	1	7	4	60
	对照	0	0/5	0			100
幼体	8	$7.4×10^6$	2/5	1	5	3	60
	9	$7.4×10^7$	0/5	0		5	100
	10	$7.4×10^8$	1/5	0		4	80
	11	$7.4×10^9$	0/5	0		5	100
	12	$7.4×10^{10}$	2/5	1	3	4	60
	对照	0	0/5	0			100

（2）亚成体和成体大沙鼠对鼠疫菌的感受性基本一致,排除了年龄差异导致宿主作用的变化(表4-32)。

（3）用 $2.0×10^9$ CFU/ml 的菌液 1ml 经鼠蹊部皮下感染大沙鼠后,肛温由感染前的38.1℃±0.76℃迅速上升,高峰期为 1~3 天,平均高峰期肛温为 39.2℃±0.4℃,第 4 天体温开始下降,至第 7 天降至 38.4℃,基本恢复正常,第 7 天后平均肛温为 38.6℃±0.65℃。感染后 1~3 天平均体温为 39.2℃±0.40℃与正常体温(38.1℃±0.76℃)有极显著性差异($t=6.143, df=64, P=0.000<0.01$);感染后 4~6 天平均体温为 38.7℃±0.48℃与正常体温有极显著性差异($t=3.307, df=64, P=0.002<0.01$);感染后 7~21 天平均体温为 38.3℃±0.65℃,与正常体温无显著性差异($t=0.881, df=64, P=0.381>0.05$)(图 4-41)。

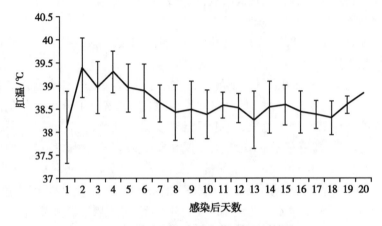

图 4-41　大沙鼠感染鼠疫菌后肛温变化图

大沙鼠感染鼠疫菌后的体重变化与体温的变化呈相反的趋势,感染后体重迅速开始下降,至第 3 天降至最低的 110.8g±9.7g,平均体重减少 11%,与感染前平均体重 123.6g±9.3g 有极显著性差异($t=-4.671, df=16, P=0.000<0.01$)。其后开始缓慢恢复,至 15 天后基本体重恢复至感染前的水平,第 15~20 天平均体重为 121.6g±14.6g,与感染前平均体重无显著差异($t=-0.467, df=23.270, P=0.645>0.05$)(图 4-42)。

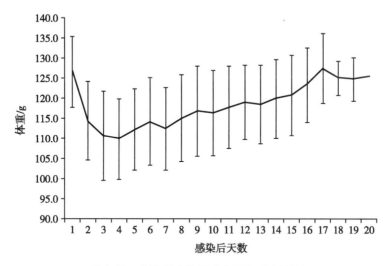

图 4-42　大沙鼠感染鼠疫菌后体重变化图

(4) 用 $2.0×10^9$ CFU/ml 的菌液 1ml 经鼠蹊部皮下感染大沙鼠,血液参数中除白细胞数在感染的第 3 天和 4 天有显著差异外,其他 7 个血液参数指标变化不大,且白细胞数在感染后的第 5 天即开始下降,10 天以后恢复至正常水平(表 4-33)。

(5) 大沙鼠感染鼠疫菌后的组织病理学改变显著较小鼠、豚鼠等敏感动物轻。组织病理学上肝脾肿大不显著,组织病变不明显。实验大沙鼠鼠蹊部皮下接种 1ml 极大浓度菌量($7.4×10^{10}$ CFU/ml)后,部分特异性死亡标本材料病变明显。可见肝脏和脾脏轻微肿大,部分标本可见微小粟粒状结节。心脏充血饱满,心血不凝。肺脏充血不明显肿大(图 4-43A);用本实验菌株攻击豚鼠,感染剂量为 $5.0×10^4$ CFU/ml,鼠蹊部皮下接种 1ml,特异性死亡标本可见明显的病理改变。肝和脾肿大显著,肝脏粟粒状节结明显,脾脏粟粒状节结呈密集分布,心脏和肺脏肿大、充血(图 4-43B)。

在光镜下,特异性感染死亡大沙鼠肝脏可见肝细胞水肿,肝窦扩张淤血,有脂肪变性,点状坏死、小灶性坏死等病理性改变。坏死组织由中性粒细胞和组织碎片组成坏死灶。部分标本可见肝细胞再生现象,库普弗细胞增生,灶性淋巴细胞浸润(图 4-44);脾脏组织可见脾窦扩张淤血,淋巴细胞减少,部分脾脏淋巴组织呈反应性增生,淋巴组织增生,组织细胞增生,局部小灶性坏死等病理性改变。坏死灶由中性粒细胞和组织碎片组成的(图 4-44);心脏组织轻度变性、肿胀、横纹模糊,肌间可见血管充血;肺脏可见血管扩张淤血,中性粒细胞浸润,肺泡间隔变宽;部分肺泡腔内有液体、红细胞、吞噬细胞,灶性坏死和出血,导致肺实变(图 4-44)。

在电镜下,特异性感染死亡大沙鼠可见肝细胞细胞器分布不均匀,核形不规则,异染色质增加并边集。核内小管增多,细胞内糖原减少,细胞基质、核基质密度降低,嵴数目减少,线粒体减少,溶酶体增加,毛细胆管微绒毛较多,血窦面绒毛较多,肝窦周隙可觉炎细胞游

表 4-33 大沙鼠感染鼠疫菌后的血液参数

实验天数	WBC(×10⁹/L)	RBC(×10¹²/L)	PLT(×10⁹/L)	HGB(g/L)	MCV(fL)	Lymph(×10⁹/L)	Mon(×10⁹/L)	Gran(×10⁹/L)
1	7.0±5.8	20.1±7.2	2 276±3 349	88.3±38.7	188.5±56.3	6.1±5.2	0.2±0.2	0.7±0.4
2	13.0±8.5	18.1±0.8	790.5±322	100±43.9	181.9±12.4	7.2±4.5	0.8±1.1	5.0±8.2
3	29.7	17.4	457	102.0	196.0	27.6	0.3	1.7
4	35.4±36.1	21.3±2.5	1 791±597.8	61.5±15.2	149.2±9.3	3.1±3.1	0.2±0.1	1.2±0.6
5	11.7±7.5	18.8±1.4	1 538±929.5	77.7±5.5	161.9±24.1	10.3±6.9	0.3±0.2	5.0±6.9
6	12.7±8.5	20.7±4.4	1 726±1 031	81.0±20.6	150.8±28.8	5.6±6.3	0.6±0.8	6.4±9.6
7	15.7±15.4	18.4±2.0	2 326±2 687	85.3±24.4	164.1±27.6	9.6±4.0	0.8±0.9	8.0±10.5
8	17.7±5.9	18.2±1.4	762.5±92.6	85.5±4.9	167.5±9.3	9.1±4.5	0.7±0.7	7.9±9.7
9	11.5±1.3	20.0±2.4	2 766±3 702	64.0±2.1	144.9±31.7	10.0±0.9	0.2±0.1	1.3±0.3
10	3.9±5.0	18.7±1.4	2 166±1 783	64.0±21.2	116.7±68.4	1.3±1.5	0.2±0.2	2.4±3.3
11	2.8±2.2	21.7±0.7	2 024	63.5±24.7	125.3±14.0	2.4±2.0	0.1±0.0	0.3±0.2
12	2.8±3.3	25.2±7.3	3 068±3 036	71.5±4.9	114.5±61.2	2.3±2.9	0.1±0.1	0.4±0.3
13	0.4	18.9	8 308	72.0	82.3	0.2	0.01	0.2
14	6.6±7.4	23.7±2.9	3 059±2 996	55.0±5.7	130.5±51.0	5.9±6.7	0.1±0.2	0.6±0.5
15	4.3±4.4	23.2±6.5	3 246±3 437	65.0±31.1	133.3±46.2	1.5±0.8	0.1±0.1	2.7±3.4
16	2.5±2.0	21.3±3.4	1 139±567.1	50.0±11.3	153.7±30.7	2.1±1.8	0.1±0.0	0.3±0.2
17	1.4±1.2	24.0±3.5	1 066±162.6	49.0±25.5	136.6±9.5	1.0±1.2	0.04±0.0	0.3±0.0
18	3.7±3.2	20.2±0.7	1 831±540.3	55.5±14.2	147.6±10.7	2.6±3.3	0.1±0.1	0.9±0.6
对照	4.1±0.55	6.5±0.10	115±32	136±11	73.2±4.1	3.5±0.6	0.1	0.5±0.1
大鼠	2.9~20.9	4.6~9.2	685~1 436	100~167	50.0~77.8	1.6~19.5	0~2.1	0.2~8.0

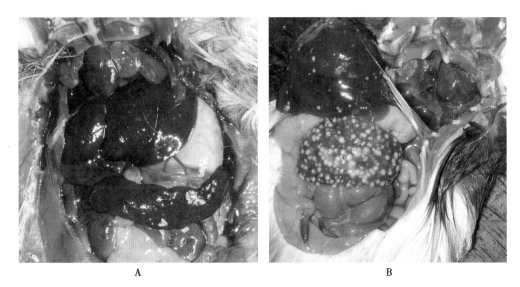

A   B

图 4-43　大沙鼠（A）和豚鼠（B）解剖图（示肝脾脏）

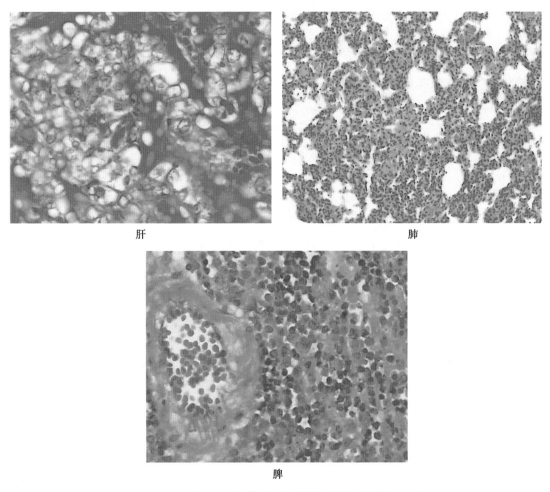

肝   肺

脾

图 4-44　肝脏组织、脾脏组织和肺脏组织病理切片（×400）

出,血窦腔内红细胞聚集,髓样小体较多,库普弗细胞内髓样小体增加(图4-45A);脾脏血窦腔内可见较多中性粒细胞,血窦腔闭塞,炎细胞细胞核形不规则,细胞内可见电子密度较高的小体结构,淋巴细胞减少,网状上皮细胞线粒体空泡变,淋巴细胞内也可见少量线粒体肿胀,并可见少数坏死的淋巴细胞,吞噬细胞内可见少量被吞噬的细菌(图4-45B);肺泡腔内局部可见Ⅰ型上皮细胞脱落,Ⅱ型上皮细胞内质网扩张,肺泡毛细血管内皮细胞肿胀,血管腔内中性粒细胞增多(图4-45C);心肌组织可见肌细胞核基质密度降低,核形不规则,肌原纤维排列松散。线粒体普遍肿胀,嵴排列松散,部分线粒体空泡变,间质内吞噬细胞髓样结构增加(图4-45D)。

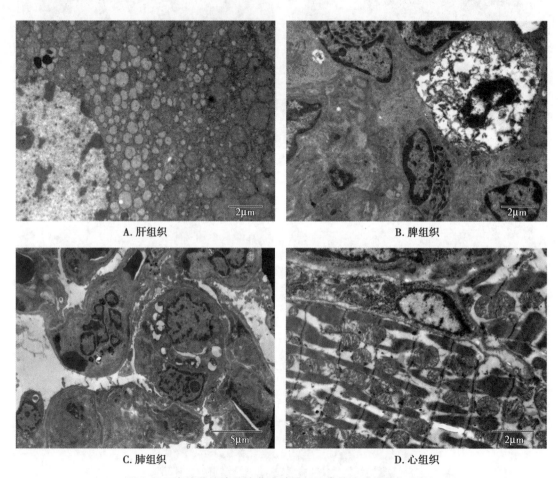

A. 肝组织

B. 脾组织

C. 肺组织

D. 心组织

图4-45 大沙鼠感染鼠疫菌后脏器组织电镜病理切片(×400)

(6)大沙鼠对鼠疫菌的感受性的个体差异:用$2.0×10^{10}$CFU/ml 1ml剂量经鼠蹊部皮下感染大沙鼠,共85只。在此浓度下,感染大沙鼠在1~6天内出现感染发病临床体征和死亡,存活率为33.3%~66.7%,7天以后的存活率为100%。细菌学检查表明,在1~6天内的死亡个体中,特异性死亡率曲线为抛物线型,高峰为第3天,由第1天的0迅速上升到第3天的50%,然后呈下降趋势,至第6天降为16.7%,第7~21天无特异性死亡个体。在1~6天的死亡期中,总死亡实验大沙鼠个体数占总实验个体数的44.1%,而特异性死亡数则占总实验个体数的29.4%,14.7%的实验大沙鼠为感染所致的非特异性死亡;在实验的第1~6天中,总的特异性感个体数为22只,其中10只特异性感染死亡,特异性感染后的存活率为54.5%,第7~21天为100%(表4-34)。

表 4-34　大沙鼠对鼠疫菌感受性的时间分布

感染天数	样本数	存活数	抗体产生数	特异性感染数	特异性死亡数	存活率/%	脏器带菌率	特异性感染率	特异性死亡率	肝脏细菌/(CFU·g⁻¹)		脾脏细菌/(CFU·g⁻¹)	
										致死	存活	致死	存活
1	6	4	0	1	0	66.7	16.7	16.7	0	0	0	0	3.46E+02
2	5	3	0	4	2	60.0	80.0	80.0	40.0	4.15E+04	1.50E+04	3.47E+07	8.06E+07
3	6	2	0	4	3	33.3	66.7	66.7	50.0	3.01E+05	1.73E+04	7.75E+09	3.89E+03
4	5	2	0	4	2	40.0	80.0	80.0	40.0	3.44E+10	7.95E+03	1.23E+11	6.76E+05
5	6	4	1	5	2	66.7	83.3	83.3	33.3	4.18E+07	1.50E+04	1.98E+10	0
6	6	4	0	4	1	66.7	66.7	66.7	16.7	3.44E+05	1.68E+04	8.06E+07	1.10E+03
7	5	5	2	4	0	100.0	60.0	80.0	0		1.85E+04	8.68E+07	0
8~21	45	45	38	38	0	100.0	4.4	84.4	0				
合计	84	69	41	64	10	82.1	32.1	76.2	11.9	3.44E+05	4.31E+01	8.68E+07	1.76E+03

上述实验结果表明,大沙鼠对鼠疫菌的感受性个体差异较大。76.2%的个体可特异性感染,11.9%的个体可因特异性感染死亡,死亡个体集中于1~6天。期间,有54.5%的感染个体可存活至第21天实验结束后。

上述实验表明:大沙鼠对鼠疫菌的敏感性和感受性阈值显著高于已确定为其他类型疫源地的主要宿主动物。如喜马拉雅旱獭,10×10^4个菌/ml可致旱獭全部感染,1/3特异性感染死亡;长爪沙鼠100个菌/ml致40%个体特异性感染死亡,10×10^4个菌/ml可达100%。此外,长尾黄鼠(*Citellus undulatus*)、达乌尔黄鼠(*Citellus dauricus*)、黄胸鼠(*Rattus flavipectus*)、草原土拨鼠 prairie dogs(*Cynomys ludovicianus*)、猫等的敏感性和感受性也远高于大沙鼠。同时,亦表明大沙鼠对鼠疫菌具有极高的耐受性或抗性,这种高抗性程度是现有已确定可作为鼠疫宿主动物中最高的,如已知抗性相对较高的喜马拉雅旱獭全部致死剂量为5×10^{10}个菌/ml,较大沙鼠低很多,且大沙鼠体重仅为喜马拉雅旱獭的约1/60。

2. 鼠疫菌在大沙鼠体内的功能代谢

(1) 从实验大沙鼠接种鼠疫菌后的脏器组织感染情况来看,实验第1天即可在大沙鼠脾脏组织中检查到鼠疫菌,脾脏组织中细菌载量为346CFU/g,带菌率为16.7%,而肝脏组织则在第2天检出鼠疫菌;第2天开始肝脏和脾脏组织中细菌感染量迅速增加,2~7天脏器组织带菌率为66.7%~83.3%,无显著的高峰期,第8天以后脏器带菌率下降,第14天和第15天分别自肝脏和脾脏检出2只实验大沙鼠携带鼠疫菌,8~21天的脏器带菌率为4.4%;从脏器组织细菌载量来看,特异性死亡个体肝脏和脾脏组织的细菌载量显著高于特异性感染后存活个体(图4-46)。特异性死亡个体肝脏平均细菌载量为6.9×10^9CFU/g,存活个体为1.29×10^4CFU/g;特异性死亡个体脾脏平均细菌载量为2.51×10^{10}CFU/g,存活个体为1.02×10^7CFU/g(表4-34)。特异性死亡个体肝脏和脾脏的细菌载量均呈现抛物线型,峰值均为第4天,分别为3.44×10^{10}CFU/g和1.23×10^{11}CFU/g;特异性感染存活个体肝脏组织细菌载量2~7天波动不大,平均为1.51×10^4CFU/g,第8天以后开始下降,第14天为4.31CFU/g,呈现迁延性低菌量带菌状态。而特异性感染存活个体的脾脏组织则呈现不规律的细菌载量变化,1~7天平均细菌载量为1.35×10^7CFU/g,高于肝脏组织,且脾脏组织不仅可在实验第1天检出鼠疫菌,且在第15天也可分离鼠疫菌,细菌载量为176CFU/g,高于肝组织,也呈现迁延性的带菌状态(图4-46)。在图中,脏器细菌载量数换算成自然对数值表示。

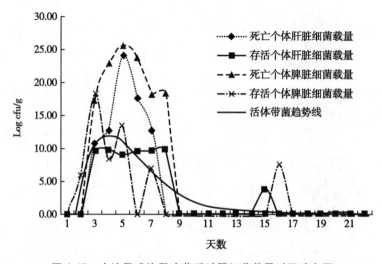

图4-46 大沙鼠感染鼠疫菌后脏器细菌载量时间动态图

（2）实验表明大沙鼠感染鼠疫菌后脏器组织细菌载量亦呈现个体间的极大差异性。特异性死亡个体肝脏和脾脏组织的细菌载量显著高于特异性感染后存活个体,存活个体中4.4%的个体至少可携带鼠疫菌至第15天,呈现低菌量迁延性的带菌状态,同时血清中可检测出鼠疫F1抗体。说明大沙鼠对鼠疫菌的感受性不仅存在丰富的多态性现象,而且鼠疫菌可在进入大沙鼠体内后,以低菌量的形式较长时间存在于少数大沙鼠机体内,不引起宿主动物发病和排斥,其比例约为4%。上述大沙鼠与鼠疫病原体的2种主要关系形式,可能是大沙鼠可作为主要宿主动物保存和传播鼠疫菌的重要原因。与此类似,Williams等1983认为一些从鼠疫感染中康复的宿主动物可转变为慢性感染,这种机制可能是动物鼠疫流行-静息-再流行循环往复的重要原因,Gazim等在研究Ground squirrels冬眠期鼠疫感染动态时亦发现,35.8%的个体感染鼠疫菌越冬后可形成低菌量长期慢性感染,感染期可持续8个月,认为这种现象对动物间鼠疫的再次流行至关重要。大沙鼠迁延性慢性感染带菌,或者说是隐性感染不仅在本次实验中得到证实,而且在既往的实验研究和现场调查中也有发现,贾明和等(1958年)的大沙鼠感染实验亦发现感染后25天的存活大沙鼠仍可自肝脾脏器中分离出鼠疫菌(资料未发表)。

（3）经皮下用鼠疫菌感染大沙鼠所反映出肝、脾脏细菌载量结果,可大致勾勒出大沙鼠对鼠疫菌感受性呈多态性的原因所在。特异性感染死亡个体的肝脾脏细菌载量显著高于存活个体,死亡个体肝脏细菌载量是存活个体的500 000倍以上,脾脏为2 000倍以上,说明大沙鼠的特异性死亡与鼠疫菌在肝脾脏内的大量增殖有关。此外,从肝脾脏鼠疫菌出现的时间的来看,脾脏在感染后的第1天可查到鼠疫菌,肝脏则在第2天,说明大沙鼠经皮下感染鼠疫菌后,鼠疫菌首先经淋巴系统进入脾脏并增殖,再经血液循环进入肝脏增殖形成败血性感染,感染期为2~6天,其后可形成迁延性慢性感染状态,导致长期隐性感染。大沙鼠阻碍皮下感染的鼠疫菌(相当于蚤类叮咬)病原体经淋巴系统进入脾脏的机体反应能力差异性,可能是导致大沙鼠对鼠疫菌感受性呈多态性的主要原因之一,这很可能是个体间细胞免疫或体液免疫差异所致。其次,鼠疫菌进入脾脏和肝脏后,机体对鼠疫菌生长抑制作用的差异性,也可能是大沙鼠鼠疫菌感受性多态性的又一重要原因,且部分个体可形成共生关系,即隐性感染。这种宿主和病原体的共生状态可因环境等其他因素的改变诱发宿主动物的急性感染,起到动物鼠疫再流行的传染源作用。

3. 鼠疫抗体动态及其保护性

（1）抗体增高:在首次接种鼠疫菌的大沙鼠中,大沙鼠的抗体反应因接种剂量的不同而有所差异。7.4×10^5CFU剂量组抗体首次出现在15天以后,仅有1只实验鼠产生抗体,抗体产生率较低,仅为25%。抗体反应不显著,第30天和60天抗体滴度均为1:64;7.4×10^6CFU和7.4×10^7CFU剂量组抗体首次出现在7~15天,至30天2组抗体产生率分别为75%和80%。抗体滴度增高缓慢,2组中各有1只实验鼠120天最高抗体滴度可达1:256,为初始期的3倍,2组105天平均抗体滴度增高分别为3.14倍和2.5倍;7.4×10^8CFU剂量组有75%的个体可在5~7天首次产生抗体,至15天抗体产生率达100%,第60天抗体滴度增高至1:128,是初始抗体滴度的3倍;7.4×10^9CFU剂量组首次抗体产生在5~7天,至15天抗体滴度可增加1倍;3.7×10^9CFU和7.4×10^{10}CFU剂量组抗体反应明显,均可在3~5天产生抗体,至第7天抗体产生率达100%,至第30天平均抗体滴度可达初始抗体滴度的10倍以上,7.4×10^{10}CFU剂量组至120天最高抗体滴度可达1:4 096。为便于统计处理,将抗体效价换算为连续计数,如1:8计为数字1,1:16计为数字2,1:32计为数字3,…,依次类推,1:4 096可计为数字10。首次感染和二次感染抗体统计结果见表4-35。

表4-35 大沙鼠首次感染和二次感染鼠疫菌后不同时间抗体动态变化

组别	感染菌量/CFU	样本数	抗体滴度（x̄±s）/阳性个体数					
			5d	7d	15d	30d	60d	120d
第一次感染	$7.4×10^{10}$	3	(0.33±0.58)/1	(2.33±0.58)/3	(4.33±1.15)/3	(6.0±1.0)/3	(7.33±1.15)/3	(8.33±1.53)/3
	$3.7×10^{10}$	2	(0.5±0.5)/1	(3.0±1.0)/2	(5.0±0.0)/2	(6.0±0.0)/2	—	—
	$7.4×10^{9}$	2	0	(2.5±0.71)/2	(4.5±0.71)/2	—	—	—
	$7.4×10^{8}$	3	0	(1.67±1.25)/2	(3.33±0.47)/3	(4.0±0.0)/1[b]	(5.0±0.0)/1[b]	—
	$7.4×10^{7}$	5	0	0	(2.0±1.22)/4	(3.0±1.73)/4	(4.25±0.5)/4	(5.33±0.58)/3[c]
	$7.4×10^{6}$	4	0	0	(1.75±1.09)/3	(3.0±2.24)/3	(4.0±0.82)/3	(5.5±0.5)/2[d]
	$7.4×10^{5}$	4	0	0	0	(1.0±2.0)/1	(4.0±0.0)/1	—
二次	$7.4×10^{5}$	9	(0.33±0.67)/2[a]	(2.78±1.55)/7	(4.11±0.74)/9	(5.67±0.67)/9	(6.67±0.47)/9	(7.33±1.41)/9

注：a 为第3d检测结果；b 仅剩1只实验鼠；c 仅剩3只实验鼠；d 仅剩2只实验鼠。

二次感染鼠疫菌的大沙鼠接种剂量与首次感染的最低接种剂量相同,但接种后的抗体反应强度显著高于首次接种。在感染的第 3 天即可检出抗体阳性,阳性率为 22.2% ,至第 7 天平均抗体滴度已达首次出现抗体滴度的 8 倍以上,抗体阳性率为 77.8% ,至第 15 天实验鼠全部产生抗体,平均抗体滴度是第 7 天的 1.5 倍,至第 90 天最高抗体滴度可达 1:2 048(图 4-47)。

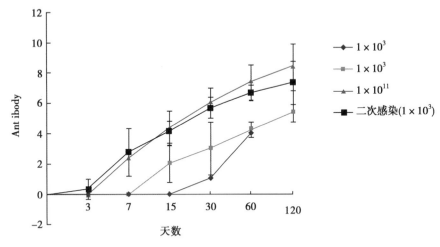

图 4-47　大沙鼠首次和二次感染鼠疫菌后鼠疫 F1 抗体免疫应答反应

（2）抗体衰减:实验共选取 5 个抗体滴度组(初始滴度为 1:256~1:4 096)共 17 只实验大沙鼠,为便于统计处理,按前述方法将抗体效价换算为连续计数,结果见表 4-36。

实验中已确定实验大沙鼠人工感染鼠疫菌后的 4 个月最高抗体滴度可达 1:4 096。现场调查结果显示,在自然感染状态下大沙鼠的最高抗体滴度未超过 1:8 192。因此,可理论假设在自然状态下,大沙鼠感染鼠疫菌后的抗体增高在 5 个月以内。因此,为更好掌握抗体衰减的连续变化,在制作抗体衰减变化图时将第 1 组的最高抗体滴度设置的 X 轴的 0 刻度上,第 2 组的最高抗体滴度值设置在第 1 组抗体曲线的相应数值上,依此类推,可得到超过实验天数 150 天的抗体衰减理论值(图 4-48)。

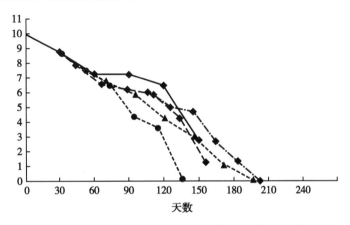

图 4-48　大沙鼠感染鼠疫菌后鼠疫 F1 抗体的衰减

由图可见,大沙鼠感染的鼠疫菌后的抗体衰减期较长,从 1:4 096 衰减值 0 最短时间为 140 天,最长可达 200 天。抗体衰减回归分析方程为:$y = 0.045x - 0.321$,模型相关系数 $R = 0.983$,$R^2 = 0.958$,模型拟合方差分析(ANOV)有统计学意义($F = 115.401$,$P = 0.000 < 0.001$)。

(3)抗体的免疫保护性:在本实验中,不管是用不同剂量浓度还是定量高剂量浓度鼠疫菌皮下感染大沙鼠,都可到 80% 以上的个体特异性感染,说明在最低浓度计量(7.4×10^5CFU)以上时,大沙鼠对鼠疫菌的感受性是较高的,可解释现场调查中可在部分地区检测到 30% 以上的高抗体比率现象。但本文实验和现场数据分析表明,大沙鼠群体中鼠疫抗体阳性比率高并不一定能够对大沙鼠群体产生免疫保护的作用,与 Rothschild 等人对大沙鼠鼠疫的分析一致。本文的抗体实验结果表明,大沙鼠从感染鼠疫菌产生抗体至抗体衰减完毕在 260~350 天之间。Korneyev 等人对大沙鼠的调查表明,当年生幼鼠约有 70% 能够越过冬季进入下一年度,而现场调查和实验室饲养大沙鼠的结果亦显示,仅有约 10% 的大沙鼠能够成活至 1 年以上,现场鼠疫血清学调查亦发现,在同一年份中大沙鼠成体的血清阳性率为 12.1%,而幼鼠仅在 1%~3% 之间。因此,即使第一年秋季大沙鼠群体的鼠疫血清抗体阳性率达到 30%,第二年春季动物鼠疫流行时具备抗体的个体数理论上也仅为 2% 左右。此外,Park 等人 2007 年从大沙鼠种群角度统计分析了哈萨克斯坦大沙鼠的鼠疫抗体动问题,认为大沙鼠种群的鼠疫抗体动态具有季节性波动的特征,结论认为这种群体抗体动态形式有利于鼠疫在宿主动物间长期存在。

4. 鼠疫宿主模式(表 4-36)

表 4-36 大沙鼠感染鼠疫菌后鼠疫 F1 抗体的衰减

实验组数	样本数	不同时间段抗体滴度					
		0d	30d	60d	90d	120d	150d
1	4	10.0±0.0	8.75±0.96	7.25±0.96	7.25±0.5	6.5±1.29	2.75±1.89
2	4	9.0±0.0	7.75±0.43	6.75±0.43	4.5±1.5	3.67±1.25	0
3	3	8.0±0.0	6.67±0.58	6.33±0.58	6.0±0.0	4.33±0.58	1.33±2.31
4	3	7.0±0.0	6.0±0.0	4.33±1.25	3.0±0.47	1.0±1.41	0
5	3	6.0±0.0	5.0±0.82	4.67±1.25	2.67±0.47	1.33±0.94	0

综上实验研究结果表明,大沙鼠对鼠疫菌的敏感性和感受性阈值显著高于已确定为其他类型疫源地的主要宿主动物,同时亦对鼠疫菌具有极高的耐受性或抗性,符合现场流行病病学调查中可检出高比率大沙鼠鼠疫抗体结果。但其实验结果亦从实验生物学角度证实了大沙鼠可以作为该疫源地的鼠疫主要宿主动物,其宿主作用模式如下:

(1)大沙鼠对鼠疫菌的敏感性、感受性和抗性存在较大的个体间差异,有利于鼠疫菌在大沙鼠种群中的保存和传播;

(2)部分个体可形成迁延性低菌量长期带菌状态,有利于大沙鼠长期保存鼠疫菌;

(3)大沙鼠对鼠疫菌的高耐受性和抗性可为大沙鼠提供更长的传染期窗口,有利于蚤类传播鼠疫菌;

(4)大沙鼠野外生活史周期不足使大沙鼠种群对鼠疫菌高抗体水平形成对大沙鼠种群长期的免疫保护屏障。

以上宿主作用模式是大沙鼠这种高抗性动物可作为鼠疫宿主的重要生理基础,作用方式不同于既往对鼠疫宿主动物的理论和实践认识,是对鼠疫宿主动物理论的发展和补充。

四、新疆准噶尔盆地大沙鼠鼠疫自然疫源地鼠疫媒介蚤类

（一）蚤类区系与群落结构

1. 区系组成与分布　准噶尔盆地蚤类组成十分丰富,2007—2016 年共计梳检啮齿动物 9 766 只,获体外寄生蚤 8 科 11 属 20 种 71 722 只。蚤类区系组成见表 4-37。

表 4-37　准噶尔盆地大沙鼠鼠疫自然疫源地蚤类组成

种类名称	宿主名称
臀突客蚤 *Xenopsylla minax*	大沙鼠、子午沙鼠、红尾沙鼠
簇鬃客蚤 *Xenopsylla skrjabini*	大沙鼠、子午沙鼠、红尾沙鼠、柽柳沙鼠等
粗鬃客蚤 *Xenopsylla hirtipes*	大沙鼠、子午沙鼠、红尾沙鼠
同形客蚤指名亚种 *Xenopsylla conformis conformis*	大沙鼠、子午沙鼠、红尾沙鼠、柽柳沙鼠等
长吻角头蚤 *Echidnophaga oschanini*	大沙鼠、红尾沙鼠、子午沙鼠、毛脚跳鼠等
叶状切唇蚤突高亚种 *Coptopsylla lamellifer ardua*	大沙鼠、子午沙鼠、红尾沙鼠、柽柳沙鼠等
重要狭蚤 *Stenoponia conspecta*	大沙鼠、子午沙鼠
子午狭蚤 *Stenoponia meridiana*	大沙鼠、子午沙鼠、红尾沙鼠
宽臂纤蚤 *Rhadinopsylla cedestis*	大沙鼠、子午沙鼠、毛脚跳鼠
修长栉眼蚤指名亚种 *Ctenophthalmus dolichus dolichus*	大沙鼠、子午沙鼠、红尾沙鼠
无额突怪蚤 *Paradoxopsyllus teretifrons*	大沙鼠、子午沙鼠
后弯怪蚤 *Paradoxopsyllus repandus*	大沙鼠、子午沙鼠、红尾沙鼠、西五趾等
短须双蚤 *Amphipsylla anceps*	灰仓鼠
长突眼蚤 *Ophthalmopsylla kiritschenkoi*	毛脚跳鼠、柽柳沙鼠
四鬃病蚤 *Nosopsyllus tarsus*	子午沙鼠、大沙鼠
秃病蚤指名亚种 *Nosopsyllus laeviceps laiveceps*	子午沙鼠、柽柳沙鼠、大沙鼠、红尾沙鼠等
土库曼病蚤指名亚种 *No. turkmenicus turkmenicus*	子午沙鼠、红尾沙鼠、大沙鼠
裂病蚤 *Nosopsyllus fidus*	灰仓鼠
真凶中蚤精河亚种 *Mesopsylla eucta shikho*	西五趾、毛脚跳鼠
软中蚤 *Mesopsylla lenis*	小家鼠

其中大沙鼠体外寄生蚤的染蚤率、总蚤指数和蚤种类均为最高,分别为 84.5%、8.29 和 16 种,柽柳沙鼠和红尾沙鼠染蚤率次之,分别为 71.4% 和 61.4%;蚤指数以大沙鼠和柽柳沙鼠最高,为 8.29 和 7.0,其次为红尾沙鼠和子午沙鼠,分别为 1.99 和 1.13;染蚤种类数以大沙鼠和子午沙鼠最多,分别为 16 种和 15 种,其次为红尾沙鼠,有 11 种;小家鼠、小林姬鼠、灰仓鼠、西伯利亚五趾跳鼠、小五趾跳鼠、三趾毛脚跳鼠体外寄生蚤的染蚤率和总蚤指数均较低。

（1）大沙鼠寄生蚤:2007—2016 年共在 14 个县(市、区)梳捡大沙鼠 5 770 只获蚤 14 种 58 138 只,各地区大沙鼠染蚤率在 68.7% ~ 95.6% 之间,平均 90.7%%。蚤指数在 3.78 ~ 15.58 之间,平均总蚤指数 10.44,其中乌鲁木齐市米东区大沙鼠的染蚤率和蚤指数均为最高,其次为阿拉山口、昌吉、呼图壁、吉木萨尔和克拉玛依(表 4-38)。

表4-38 2007—2016年准噶尔盆地鼠疫自然疫源地大沙鼠体外寄生蚤

地点	检蚤鼠数/只	染蚤鼠数/只	染蚤率/%	获蚤数/匹	总蚤指数	各蚤比例/%													
						X.s	X.m	X.h	E.o	N.l.l	P.t	X.c.c	C.l.a	P.r	N.t	C.d.d	R.c	S.c	O.k
克拉玛依	1 375	1 228	89.3	14 746	10.72	14.20	62.09	6.53	4.01	0.31	3.25	7.05	1.16	0.05	1.13	0.22	0.01	0.00	0.00
呼图壁	75	62	82.7	1 007	13.43	14.70	58.59	13.01	0.30	4.57	4.97	0.00	3.38	0.00	0.00	0.10	0.20	0.00	0.20
乌苏	38	30	78.9	202	5.32	15.35	55.94	1.49	9.41	10.40	0.00	0.00	7.43	0.00	0.00	0.00	0.00	0.00	0.00
阿拉山口	414	386	93.2	3 683	8.90	25.44	52.49	1.71	4.78	6.52	0.54	0.00	1.49	5.73	0.00	0.38	0.73	0.19	0.00
玛纳斯	199	158	79.4	965	4.85	16.48	34.92	38.86	0.31	6.32	0.00	0.00	3.11	0.00	0.00	0.00	0.00	0.00	0.00
奇台	139	106	76.3	853	6.14	51.11	9.03	30.71	1.64	2.46	0.00	1.52	2.58	0.00	0.00	0.00	0.00	0.94	0.00
精河	163	112	68.7	660	4.05	43.33	7.27	20.45	1.97	6.52	7.73	0.00	8.03	0.00	0.91	0.91	0.00	0.30	2.58
乌鲁木齐市米东区	1 300	1 243	95.6	20 260	15.58	65.49	3.15	18.82	1.76	3.10	4.55	0.55	1.50	0.00	0.02	0.51	0.41	0.13	0.00
和丰	67	57	85.1	383	5.72	53.79	2.09	18.54	5.22	12.53	0.00	0.00	1.04	5.74	0.00	0.26	0.78	0.00	0.00
昌吉	87	74	85.1	753	8.66	28.29	1.20	57.64	0.80	9.43	0.66	0.00	1.59	0.00	0.00	0.13	0.00	0.13	0.13
吉木萨尔	1 568	1 488	94.9	13 828	8.82	68.30	0.04	23.13	3.62	2.89	0.86	0.07	0.83	0.00	0.16	0.04	0.00	0.04	0.01
布尔津	17	13	76.5	110	6.47	98.18	0.00	0.91	0.00	0.91	0.00	0.00	0.00	0.00	0.00	0.00	0.00	0.00	0.00
阜康	64	50	78.1	242	3.78	60.33	0.00	4.13	0.00	30.99	0.00	0.00	4.55	0.00	0.00	0.00	0.00	0.00	0.00
木垒	64	46	71.9	446	6.97	70.85	0.00	22.87	4.04	1.79	0.00	0.45	0.00	0.00	0.00	0.00	0.00	0.00	0.00
合计	5 570	5 053	90.7	58 138	10.44	47.80	22.21	16.45	2.96	2.94	2.83	2.02	1.42	0.41	0.34	0.28	0.20	0.09	0.04

注：X.s，簇鬃客蚤（Xenopsylla skrjabini）；X.m，臀突客蚤（X.minax）；X.h，粗鬃客蚤（X.h.hirtipes）；E.o，长吻角蚤（Echidnophaga oschanini）；N.l.l，秃病指名亚种（Nosopsyllus laeviceps laeviceps）；P.t，无额突怪蚤（Paradoxopsyllus teretifrons）；X.c.c，同形客蚤指名亚种（X.conformis conformis）；C.l.a，叶状切唇蚤突高亚种（Coptopsylla lamellifer ardua）；P.r，后弯怪蚤（P.repandus）；N.t，四齿病蚤（N.tersus）；C.d.d，修长栉眼蚤指名亚种（Ctenophthalmus dolichus dolichus）；R.c，宽臂纤蚤（Rhadinopsylla cedestis）；S.c，重要簇蚤（Stenoponia conspecta）；O.k，长突眼蚤（Ophthalmopsylla kiritschenkoi）。

从准噶尔盆地大沙鼠体外寄生蚤的分布和数量指数来看,簇鬃客蚤分布最广,在所有的调查地区均有分布,数量上占总蚤指数的 47.8%,为该疫源地大沙鼠寄生蚤类的优势种;其次为臀突客蚤和粗鬃客蚤,分别占总蚤指数的 22.2% 和 16.5%,为该鼠疫自然疫源地大沙鼠常见寄生蚤。但这 3 种蚤类在疫源地内的分布有差异。呼图壁以西的阿拉山口、克拉玛依、乌苏和玛纳斯的准噶尔盆地西部区域,簇鬃客蚤占总蚤指数的 17.2%,臀突客蚤占 52.8%,而以东的昌吉、乌鲁木齐市米东区、阜康、吉木萨尔、奇台和木垒,前者占 57.4%,后者占 2.2%,表现出簇鬃客蚤由西向东增加,臀突客蚤减少的相互生态位互补分布格局。粗鬃客蚤则未出现区域性的较大差异,分布在所有调查区域,为主要广布种类(表 4-38)。

此外,长吻角头蚤、秃病蚤指名亚种和叶状切唇蚤突高亚种在大沙鼠寄生蚤群落中处于第三集团,但部分布上比较广泛,在调查 85% 以上的调查区域内都有捕获,可视为广布种类;后弯怪蚤、四鬃病蚤、修长栉眼蚤指名亚种和宽臂纤蚤捕获区域占调查区域的 40%~70%,数量占总蚤指数的 0.2%~0.41% 之间;重要狭蚤和长突眼蚤分布上在 40% 以下,数量上占总蚤指数的 0.1% 以下,为该地区的稀有种类(表 4-38)。

从不同地区大沙鼠染蚤率和总蚤指数的年度间分布上看,2007—2016 年大沙鼠染蚤率在 76.6%~96.9% 之间,总蚤指数在 4.9~12.0 之间,其中 2013 年是 10 年期间该疫源地大沙鼠染蚤率和总蚤指数最低年度,分别为 76.6% 和 4.9。从不同年度不同地区大沙鼠寄生蚤的趋势分析来看,除 2013 年外,阿拉山口、吉木萨尔、克拉玛依和乌鲁木齐市米东区大沙鼠各年度染蚤率均超过 80%,总蚤指数超过 6.1,表现出持续的大沙鼠寄生蚤数量居高。另从吉木萨尔、克拉玛依和乌鲁木齐市米东区大沙鼠 2010 年以来的系统监测数据也可得到同样的结果,3 个地区各年度大沙鼠平均染蚤率在 91.3%,总蚤指数在 8.4 以上(表 4-39)。

表 4-39　2007—2016 年准噶尔盆地鼠疫自然疫源地大沙鼠体外寄生蚤年度分布

地区	大沙鼠寄生蚤年度分布[染蚤率(总蚤指数)]									
	2007	2008	2009	2010	2011	2012	2013	2014	2015	2016
阿拉山口	—	91.3 (10.3)	87.0 (10.9)	97.2 (7.4)	—	84.6 (7.1)	—	—	—	—
布尔津			76.5 (6.5)			92.3 (10.8)				
昌吉			100.0 (21.1)	79.3 (3.7)			76.9 (4.0)			
阜康			94.4 (5.5)	85.7 (5.7)	100.0 (3.0)		67.6 (2.6)			
和丰			82.4 (10.5)	90.0 (5.6)		82.8 (3.6)	90.9 (4.0)			
呼图壁			96.2 (21.9)		75.8 (11.9)		75.0 (2.8)			
吉木萨尔	—	92.7 (12.4)	87.7 (10.6)	88.8 (6.1)	94.4 (8.4)	100.0 (11.5)	100.0 (7.6)	98.1 (8.5)	95.7 (8.2)	98.2 (5.4)

续表

地区	大沙鼠寄生蚤年度分布[染蚤率(总蚤指数)]									
	2007	2008	2009	2010	2011	2012	2013	2014	2015	2016
精河	—	78.5 (3.6)	64.9 (5.8)	52.2 (1.1)	—	68.8 (8.2)	37.5 (0.8)	—	—	—
克拉玛依	80.0 (6.1)	—	—	94.4 (6.5)	83.8 (10.4)	89.1 (10.8)	92.0 (4.6)	96.1 (13.1)	96.6 (18.7)	89.7 (9.9)
玛纳斯	—	79.3 (3.0)	95.2 (9.3)	78.2 (2.6)	—	78.5 (6.9)	72.4 (3.0)	—	—	—
木垒	—	—	90.9 (11.4)	100.0 (19.3)	—	—	57.9 (3.1)	—	—	—
奇台	—	—	89.7 (9.2)	83.3 (21.1)	71.4 (3.5)	96.7 (6.2)	—	—	—	—
乌鲁木齐市米东区	—	71.0 (16.5)	100.0 (38.3)	98.2 (20.4)	96.6 (17.8)	—	97.7 (16.2)	96.5 (10.5)	95.8 (17.9)	86.0 (10.0)
乌苏	—	—	65.0 (4.2)	—	91.7 (6.1)	—	100.0 (7.5)	—	—	—
合计	80.0 (6.1)	82.6 (9.2)	83.4 (12.0)	86.1 (9.1)	87.7 (8.7)	86.6 (8.1)	76.6 (4.9)	96.9 (10.7)	96.1 (14.9)	92.7 (8.3)

（2）主要夜行鼠类寄生蚤：2007—2013 年用夹夜法在准噶尔盆地鼠疫自然疫源地的 14 个县（市、区）共捕获梳捡夜行鼠 10 种 1 185 只，获蚤 18 种 2 331 只。其中，小林姬鼠、黄兔尾鼠、小家鼠和长耳跳鼠共计捕获 10 只，仅从小林姬鼠获秃病蚤指名亚种 1 只。其他啮齿动物体外寄生蚤种类及数量分布见表 4-40。

由表 4-40 可见，夜行鼠平均染蚤率为 20.2%，总蚤指数 1.20，以同形客蚤指名亚种和秃病蚤指名亚种为优势种类，蚤指数分别占总蚤指数的 27.1% 和 22.1%，其次为簇鬃客蚤和臀突客蚤，分别占 15.4% 和 12.0%，长突眼蚤等 9 种蚤占比在 1%~5% 之间，后弯怪蚤等 5 种蚤在 1% 以下（表 4-40）。

从准噶尔盆地鼠疫自然疫源地主要染蚤鼠寄生蚤蚤种构成来看，柽柳沙鼠体外寄生蚤的染蚤率和总蚤指数最高，分别为 68.4% 和 4.1，其次为子午沙鼠、红尾沙鼠和灰仓鼠，染蚤率和总蚤指数分别为 44.5%、42.1%、38.9% 和 1.28、1.58、1.39；子午沙鼠寄生蚤的种类最多，达 13 种，以同形客蚤指名亚种和秃病蚤指名亚种为主蚤种，分别占总蚤指数的 30.6% 和 24.6%，其次为簇鬃客蚤和臀突客蚤，分别为 14.3% 和 11.1%；柽柳沙鼠和红尾沙鼠寄生蚤种类数均为 10 种，蚤种间数量比较均匀，前者以同形客蚤、臀突客蚤、长突眼蚤和修长栉眼蚤 4 种蚤为主，蚤指数占总蚤指数的比率在 15%~20% 之间，其他 6 种蚤在 1%~10% 之间。后者则以同形客蚤、臀突客蚤、秃病蚤和簇鬃客蚤 4 种蚤为主，蚤指数占总蚤指数的比率在 15%~25% 之间，其他 6 种蚤亦在 1%~10% 之间。三趾毛脚跳鼠在适应寄生蚤方面亦表现出较强广谱性，寄生蚤种类数有 7 种，蚤种间数量较为均一，簇鬃客蚤和长突眼蚤均占 26.9%，其次为秃病蚤，占 14.7%，其他 4 种蚤在 2%~10% 之间（表 4-40）。

表 4-40　2007—2016 年准噶尔盆地鼠疫自然疫源地夜行鼠体外寄生蚤种类分布表

宿主*	检鼠数	染蚤数	染蚤率/%	获蚤数/匹	总蚤指数	各蚤比例/%**																	
						X.c.c	N.l.l	X.s	X.m	O.k	C.l.a	X.h	R.c	C.d.d	P.t	E.o	A.w	N.t	P.r	A.a	N.f	S.c	S.m
M.t	19	13	68.4	79	4.16	18.98	2.53	6.33	18.98	17.71	0.00	5.06	8.86	15.18	1.27	0.00	0.00	0.00	5.06	0.00	0.00	0.00	0.00
M.m	719	320	44.5	883	1.28	30.64	24.56	14.34	11.08	0.00	4.56	1.63	2.17	0.76	2.50	1.20	0.00	1.41	0.22	0.00	0.43	0.33	0.11
M.e	57	24	42.1	91	1.58	16.66	24.43	22.21	15.55	0.00	0.00	7.77	2.22	5.55	1.11	3.33	0.00	0.00	2.22	0.00	0.00	0.00	0.00
C.m	18	7	38.9	25	1.39	0.00	7.99	0.00	7.99	0.00	0.00	0.00	0.00	0.00	0.00	4.00	59.95	0.00	0.00	19.98	0.00	0.00	0.00
A.s	69	20	29.0	52	0.77	0.00	0.00	20.70	13.18	52.70	0.00	0.00	0.00	0.00	0.00	11.29	0.00	0.00	0.00	0.00	0.00	0.00	0.00
D.s	89	18	20.2	39	0.46	9.77	14.66	26.87	0.00	26.87	0.00	9.77	0.00	2.44	0.00	0.00	0.00	0.00	4.89	0.00	0.00	0.00	0.00
合计	971	402	20.2	1169	1.20	27.12	22.14	15.36	12.02	4.55	3.60	2.57	2.49	2.15	2.15	1.80	1.29	1.12	0.86	0.43	0.34	0.26	0.09

注：*，M.t，柽柳沙鼠（Meriones tamariscinus）；M.m，子午沙鼠（M. meridianus）；M.e，红尾沙鼠（M. erythrourus）；C.m，灰仓鼠（Cricetulus migratorius）；A.s，西伯利亚五趾跳鼠（Allactaga sibirica）；D.s，三趾毛脚跳鼠（Dipus sagitta）；**，A.w，丛鬚双蚤知名亚种（Amphipsylla vinogradoni vinogradoni）；A.a，短鬚双蚤（A. anceps）；N.f，裂病蚤（Nosopsyllus fidus）；S.m，子午获蚤（Stenoponia meridiana）；其他蚤种缩写注释见表4-38 注。

从准噶尔盆地鼠疫自然疫源地主要染蚤鼠寄生蚤的时间分布来看,柽柳沙鼠和子午沙鼠染蚤率和总蚤指数年度间均保持较高的水平,前者在染蚤率和总蚤指数在 60% 和 3.5 以上,后者在 20%~65% 和 1.35~1.82 之间;红尾沙鼠、三趾毛脚跳鼠和西伯利亚五趾跳鼠寄生蚤则出现较大幅度的波动(表 4-41)。

表 4-41　准噶尔盆地鼠疫自然疫源地夜行鼠体外寄生蚤年度分布

鼠种	2008 年		2009 年		2010 年		2011 年		2012 年		2013 年	
	染蚤率	蚤指数	染蚤率	蚤指数	染蚤率	蚤指数	染蚤率	蚤指数	染蚤率	蚤指数	染蚤率	蚤指数
柽柳沙鼠	60.0	3.80	—	—	62.5	3.63	—	—	—	—	83.3	5.17
子午沙鼠	63.0	1.82	38.7	1.35	23.4	0.40	56.3	1.77	52.1	1.81	64.5	0.84
红尾沙鼠	75.0	3.50	18.2	1.00	46.7	2.07	45.0	1.05	—	—	0.0	0.00
三趾毛脚跳鼠	57.1	1.21	27.3	0.27	11.1	0.44	0.0	0.00	0.0	0.00	29.2	0.65
西伯利亚五趾跳鼠	—	—	0.0	0.00	0.0	0.00	20.0	1.60	5.9	0.47	46.2	0.92
灰仓鼠									100	5.00	35.3	1.18
合计	63.0	1.82	33.0	1.11	24.6	0.57	45.5	1.42	44.7	1.61	47.8	1.10

2. **群落结构**　对 10 种啮齿动物的 19 种 12 000 余匹蚤类的研究表明,大沙鼠体外寄生蚤的染蚤率、总蚤指数和蚤种类均为最高,分别为 84.5%、8.29 和 16 种,染蚤种类数以大沙鼠和子午沙鼠最多,分别为 16 种和 15 种(表 4-42)。

表 4-42　准噶尔盆地鼠疫自然疫源地主要鼠体寄生蚤群落组成

鼠种	检蚤鼠数	染蚤鼠数	染蚤率	检蚤总数	总蚤指数	蚤种类数
大沙鼠	1 293	1 093	84.5	10 717	8.29	16
子午沙鼠	1 303	495	38.0	1 471	1.13	15
红尾沙鼠	132	81	61.4	263	1.99	11
柽柳沙鼠	28	20	71.4	196	7	5
毛脚跳鼠	228	35	15.4	77	0.337 7	8
西五趾	43	6	14.0	34	0.791	5
长耳跳鼠	3	2	66.7	5	1.666 7	4
小五趾跳鼠	15	2	13.3	3	0.2	1
小家鼠	13	2	15.4	3	0.230 8	3
小林姬鼠	46	3	6.5	5	0.108 7	1
灰仓鼠	40	9	22.5	18	0.45	4

对各啮齿动物体蚤的群落结构及其聚类关系研究表明,10 种啮齿动物体蚤群落可分为主体型沙鼠蚤类群落、中间型蚤类群落和辅助型蚤类群落。而大沙鼠蚤类群落正是主体型

群落,子午沙鼠体蚤群落为中间型群落,其鼠体蚤类群落与其他鼠类蚤类群落的相似性均值最大,达到0.683 6,与7种鼠体蚤类相似性超过0.6,说明子午沙鼠及其体蚤在疫源地生态系统的中间纽带作用(图4-49)。

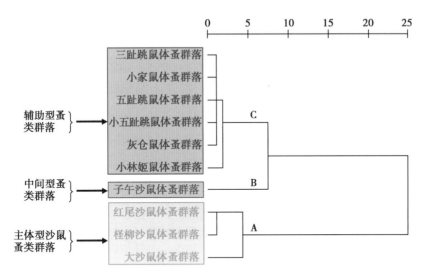

图 4-49　准噶尔盆地鼠疫自然疫源地主要鼠体蚤类群落聚类图

（二）主要鼠疫媒介蚤类及其生态作用

1. **大沙鼠寄生蚤的生态作用**　对准噶尔区域 14 个调查区 2 422 只大沙鼠的 8 科 10 属 19 种 22 188 匹蚤类群落研究表明:大沙鼠平均染蚤率 85.1%,总蚤指数 9.16,其中簇鬃客蚤占 52.9%,是疫源地大沙鼠的主要鼠体蚤,其次为臀突客蚤和粗鬃客蚤,分别占 16.8% 和 12.9%,其他 16 种蚤占 17.3%,为稀有种类。大沙鼠体蚤群落平均丰富度和多样性较高,分别为 1.66 和 1.555 6,优势度不显著,为 0.332,优势度适中为 0.528 3。大沙鼠体蚤种的组成在 0~6 种之间。但种的分布以 1 种和 2 种分布频次最高,二者占总样本的 65%,3 种共存仅占 15.3%。说明在大沙鼠体蚤群落种仅有 2 种蚤起主要作用。各蚤空间生态位占有量分析表明簇鬃客蚤的值最大为 3.4(图 4-50)。各蚤间的生态位重叠上,簇鬃客蚤与众多蚤类有着高的重叠指数,与 8 种蚤类的重叠指数超过 0.5,见表 4-43。表现出与其他蚤类共寄生能力,具备将病原体传播至能多媒介的效能,从而达到高效传播效果的作用,是最重要的大沙鼠疫源地媒介蚤。

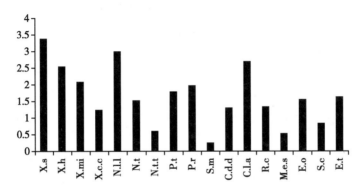

图 4-50　准噶尔盆地鼠疫自然疫源地大沙鼠体蚤生态位分布图

表 4-43　准噶尔盆地鼠疫自然疫源地主要蚤种种群间重叠指数

	X.h	X.mi	X.c.c	N.l.l	N.t	P.t	P.r	S.m	C.d.d	C.l.a	R.c	E.o	S.c
X.s	0.621	0.0784	0.6027	0.633	0.5584	0.4664	0.1798	0.3794	0.58	0.6775	0.532	0.5974	0.3428
X.h		0.297	0.3046	0.3254	0.436	0.5414	0.2642	0.2547	0.5184	0.6174	0.282	0.7116	0.5373
X.mi			0.0557	0.2022	0.0924	0.052	0.3541	0.319	0.0757	0.4661	0.0702	0.1991	0.0002
X.c.c				0.4108	0.0971	0.2462	0.2979	0.5399	0.2026	0.4555	0.5529	0.2074	0.2767
N.l.l					0.1933	0.1743	0.3056	0.35	0.2307	0.7441	0.418	0.429	0.1389
N.t						0.5267	0.0192	0.2279	0.6694	0.52	0.0651	0.29	0.0515
P.t							0.1138	0.0428	0.4331	0.5361	0.1752	0.3959	0.297
P.r								0.0999	0.4168	0.4359	0.3707	0.4899	0.3192
S.m									0.2077	0.4844	0.0685	0.1686	0.2354
C.d.d										0.439	0.4611	0.5733	0.6652
C.l.a											0.3474	0.5353	0.2232
R.c												0.3761	0.5049
E.o													0.5111

主要蚤类空间生态位占有量分析表明,簇鬃客蚤和粗鬃客蚤为春季主要媒介,而秋季则主要为臀突客蚤、秃病蚤、同形客蚤和叶状切唇蚤突高亚种,各蚤的生态作用存在季节上的交替(表 4-44)。

表 4-44　准噶尔盆地鼠疫自然疫源地主要蚤种季节间的生态位宽度

季节	生态位宽度					
	X.s	X.h	X.mi	X.c.c	N.l.l	C.l.a
春季	0.696	0.746	0.314	0.179	0.196	0.003
秋季	0.304	0.254	0.686	0.821	0.804	0.997

对准噶尔东部区域 1 074 只大沙鼠的 4 科 5 属 6 种 9 860 匹蚤的群落研究表明:该区域大沙鼠平均染蚤率 98.51%,总蚤指数 9.18,其中簇鬃客蚤(*Xenopsylla skrjabini*)占 65.8%,是大沙鼠的主要鼠体蚤,其次为粗鬃客蚤(*X. hirtipes*)占 27.8%,其他 4 种蚤占 6.4%。

从年季间时间维度看,大沙鼠染蚤率呈现持续高染蚤率状态,2010—2014 年各年度染蚤率均在 95% 以上,2012 年和 2013 年年度达 100%;从染蚤指数来看,大沙鼠染蚤指数也维持在较高水平,其中 2012 年最高,达 13.67,其他各年度在 7.02~8.51 之间。

从大沙鼠体蚤组成来看,2010—2014 年大沙鼠体蚤由 4~5 种蚤组成,无较大差异,簇鬃客蚤和粗鬃客蚤占总蚤指数的 91.6%~95.9%(95.1%,94.2%,95.9%,91.7%),差异性亦较小。

从大沙鼠寄生蚤类的寄主间的生态位来看(占有营养资源),簇鬃客蚤和粗鬃客蚤占有的资源均最多,处于第一阶层,分别为 0.939 8 和 0.924 1,其次为长吻角头蚤和秃病蚤指名亚种,处于第二阶层,第三阶层的则为叶状切唇蚤和重要狭蚤;从时间维来看,6 种蚤的三个生态位层次依然十分明显,且叶状切唇蚤和重要狭蚤在时间维上的生态位宽度较营养维更低,分别仅为 0.228 0 和 0.000 0(表 4-45)。

表 4-45 准噶尔盆地鼠疫自然疫源地东部区域大沙鼠体蚤生态位

资源维	簇鬃客蚤	粗鬃客蚤	长吻角头蚤	秃病蚤指名亚种	叶状切唇蚤	重要狭蚤
营养资源维	0.939 8	0.924 1	0.812 2	0.734 6	0.483 6	0.341 3
时间资源维	0.958 7	0.964 0	0.848 3	0.849 9	0.228 0	0.000 0

以上对准噶尔盆地鼠疫自然疫源地啮齿动物和媒介蚤类的种群组成、分布,以及对大沙鼠种群及其蚤类群落的系统生态学研究表明,大沙鼠寄生蚤臀突客蚤、簇鬃客蚤、粗鬃客蚤、长吻角头蚤、秃病蚤等是该疫源地媒介蚤类中的主体成分,对动物鼠疫流行有重要作用,各主要蚤类在季节上有生态分量的交替。

2. **染疫媒介蚤** 2005—2016 年,共计在准噶尔盆地 15 县(市、区)检测媒介蚤类 50 000 余匹,分离鼠疫菌 12 株,其中大沙鼠体蚤 9 株,占 75.0%,其他动物体蚤 3 株,占 25.0%(表 4-46)。

表 4-46 准噶尔盆地鼠疫菌流行病学检验分布表

地区	媒介鼠疫菌检出数[*]				合计
宿主/媒介名称	粗鬃客蚤	臀突客蚤	长吻角头蚤	同形客蚤[*]	
鼠疫菌数	1	7	1	3	12

注:同形客蚤 3 株鼠疫菌分别来自子午沙鼠体外寄生蚤 2 株,柽柳沙鼠体外寄生蚤 1 株。其他均为大沙鼠寄生蚤。

(三)簇鬃客蚤的媒介效能

1. 生态习性与侵袭力

(1)生态习性:簇鬃客蚤在饲养条件为温度 26℃±0.5℃、湿度 70%±5% 时,由卵发育为成虫的各期发育变态比率依次递减,孵化率(Mh)、化蛹率(Mp)和羽化率(Me)分别为91.0%、85.7% 和 82.1%,卵发育至成虫的成长率为 64.0%;各发育历期的发育天数各期不同,幼虫期为 5~6 天,平均为 5.55 天±0.502 天。卵期和蛹期分别为 9~12 天和 4~9 天,平均为 10.41 天±0.791 天和 5.84 天±1.616 天。由卵发育至成虫的历期为 18~27 天,平均为21.80 天±2.604 天;雌、雄簇鬃客蚤由卵发育至成虫的各历期间,雄性蚤的平均发育时间逐渐长于雌性蚤,卵期、幼虫期和蛹期雌雄蚤间的发育平均天数差分别为 0.16 天、0.58 天和2.62 天,雌雄间发育时间的显著性比较由无显著性差异变为有极显著性差异(表 4-47)。

表 4-47 簇鬃客蚤各发育历期发育天数和成长率($T_{26±0.5℃}$、$RH_{70±5\%}$)

发育变态期	观察总数	发育变态后数	发育变态比率/%	平均发育天数/d		显著性检验
				雌	雄	
卵-幼虫	100	91	91.0	5.49±0.506	5.65±0.487	$t=1.263, P=0.211>0.01$
幼虫-蛹	91	78	85.7	10.20±0.782	10.78±0.671	$t=3.030, P=0.004<0.01$
蛹-成虫	78	64	82.1	4.90±1.044	7.52±0.947	$t=9.947, P=0.000<0.01$
卵-成虫	100	64	64.0	20.59±1.140	23.96±1.492	$t=10.143, P=0.000<0.01$

注:发育变态比率:卵-幼虫为孵化率,幼虫-蛹为化蛹率,蛹-成虫为羽化率,卵-成虫为成长率。

在温度26℃±0.5℃、湿度70%±5%的条件下,100个簇鬃客蚤卵经27天的发育历期后,羽化的雌雄成虫数分别为41和23,雌雄性比为1.8∶1;在温度26℃±0.5℃、湿度70%±5%的条件下,以子午沙鼠为簇鬃客蚤成虫宿主血源,雌蚤的平均存活天数为20.50天±8.307天(12~40天)的状态下,雄蚤为13.56天±2.557天(6~18天),雄蚤存活天数显著小于雌蚤,有极显著性差异($t=-4.794,P=0.000<0.01$);在不供血的饥饿状态下,雌蚤为5.31天±1.687天(3~9天),雄蚤命为4.17天±1.108天(2~6天),雄蚤存活天数亦显著小于雌蚤,有显著性差异($t=-3.385,P=0.001<0.01$);两组间比较,供血蚤存活天数显著大于饥饿蚤,有极显著性差异($t=14.491,P=0.000<0.01$)。簇鬃客蚤成虫在饥饿状态和供血状态下的存活曲线(图4-51和图4-52)。

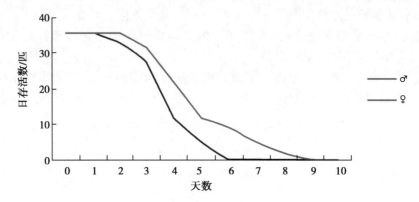

图4-51 簇鬃客蚤饥饿状态下的存活曲线

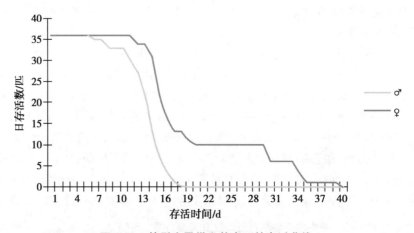

图4-52 簇鬃客蚤供血状态下的存活曲线

簇鬃客蚤在供血后的第3天开始产卵,至第30天停止产卵,每日平均产卵数(以组为单位)为23.46枚,一生平均产卵数为624枚±5.762枚。逐日每组蚤平均产卵数曲线见图4-53。

簇鬃客蚤每日平均产卵数以刚开始产卵的第1天最高,可达83枚。以后呈逐渐减少趋势。经采用SPSS进行统计分析,每日平均产卵数(n)与产卵时间(d)间的非线性回归方程为$y=e^{[4.548-0.140(x-2)]}$($x \geqslant 3$),方程参数a和参数b相关系数-0.758,决定系数$R^2=0.883$,表明所得回归模型拟合效果较好。该蚤单独配实验,产卵数显著下降,甚至不产卵,但群体实

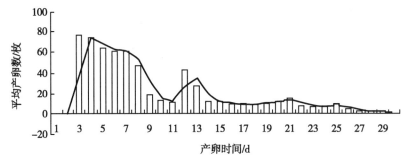

图 4-53　簇鬃客蚤逐日平均产卵数

验则可进行有效繁殖,说明该蚤具有集群效应。

该蚤生活史中表现出的短生活周期、高繁殖力特征,有利于其在适应条件的爆发式增长,不仅使其可成为该疫源地的鼠疫传播媒介,也对动物鼠疫的暴发流行有积极促进作用。

（2）侵袭力

饱血时间:簇鬃客蚤 60 分钟饱血吸血率可达 50% 以上,为 68.3%,120 分钟可全部饱血,饱血率为 100%（图 4-54）。

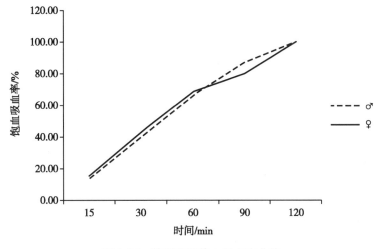

图 4-54　簇鬃客蚤饱血吸血率曲线

吸血量和消化时间:经测定簇鬃客蚤雌蚤饱血蚤和未饱血蚤体重分别为 0.10mg±0.06mg 和 0.18mg±0.09mg,进行重量和体积换算（大沙鼠血液比重为 1.6mg/μl）,簇鬃客蚤雌性吸血量为 0.05μl±0.02μl;雄性血液消化速率较雌性快,雄性第 12 小时、雌性第 13 小时100% 的实验蚤可完成血液消化,第 11 小时雌雄血液消化完成率分别为 43.3% 和 70.0%;血液消化完毕蚤立即进行二次吸血实验,结果与首次吸血一致（图 4-55）。

吸血频次和跳跃能力:以人体为血源,观察吸血过程中的吸血点更换频次,60 分钟吸血点更换频次为 1.6 次/h±0.2 次/h;簇鬃客蚤最大跳跃高度为 9cm,最小跳跃高度为 3.5cm（图 4-56）。

对人的侵袭能力:簇鬃客蚤雌蚤的侵袭率为 33.33%,雄蚤的侵袭率为 26.67%,雌雄间无显著性差异（$P=1.00$）,簇鬃客蚤的总侵袭率（I）= 30%。人被簇鬃客蚤叮咬后,30 小时

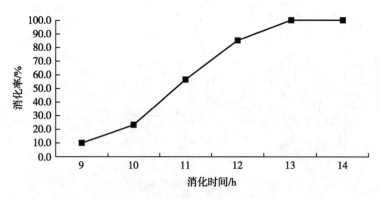

图 4-55　簇鬃客蚤消化比率曲线

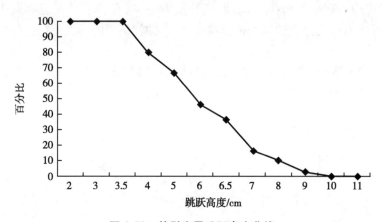

图 4-56　簇鬃客蚤跳跃高度曲线

内仅在叮咬处出现微小的红点,30~36 小时之间红点逐渐消失,36 小时后叮咬处开始出现皮肤过敏性反应及间隔性奇痒,100 小时后叮咬处可见破溃,有血渗出,7 天后叮咬处奇痒消失,恢复正常。人被簇鬃客蚤叮咬后(第 5 天)皮肤的过敏性反应(图 4-57)。

上述实验结果显示,簇鬃客蚤饥饿状态下具备侵袭进入该疫源地人类的能力(侵袭率为 30%)、雌性吸血量为 0.05μl±0.02μl、消化时间较快(13 小时即可完全消化)、吸血频次较高(1.6 次/h±0.2 次/h),并具备较高的跳跃能力,最高可达 9cm。因此,在准噶尔盆地鼠疫自然疫源地内,感染鼠疫菌的簇鬃客蚤对人类具有相当大的威胁。

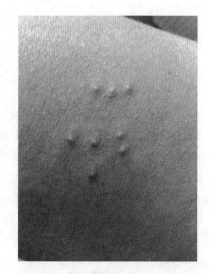

图 4-57　人被簇鬃客蚤叮咬后(第 5 天)的皮肤刺激性反应

2. 对鼠疫菌的感受性

(1) 簇鬃客蚤吸血浓度、频次与半数感染率(ID$_{50}$)

半数感染率(ID$_{50}$):簇鬃客蚤的初始感染率与感染菌血浓度呈正相关,感染率与菌血浓度为线性关系($R_2 = 0.89$,$P < 0.01$)。簇鬃客蚤半数感染率(ID$_{50}$)的吸入菌量为 2.04×10^5CFU(95% CI,$1.45 \times 10^5 - 3.18 \times$

10^5CFU），若达到这一浓度，实验菌浓度为 4.08×10^9CFU（表4-48）。这一感染菌量比 Lorange 等报道的印鼠客蚤（ $X.\ cheopis$ ）高出 40 倍（ 4.8×10^3CFU，95% CI，2.9×10^3 – 1.4×10^4CFU）。

表 4-48　不同浓度菌血浓度条件下簇鬃客蚤的初始感染率

感染菌血浓度/ （CFU·ml^{-1}）	吸入菌量/ （CFU·ml^{-1}）*	检验蚤数/匹	检验阳性数/匹	阳性率/%
1.0×10^8	5.0×10^3	24	4	16.7
1.0×10^9	5.0×10^4	32	13	40.6
2.0×10^9	1.0×10^5	30	13	43.3
5.0×10^9	2.5×10^5	49	25	51.0
8.0×10^9	4.0×10^5	42	27	64.3
1.0×10^{10}	5.0×10^5	48	36	75.0

* 簇鬃客蚤平均吸血量为 0.05μl。

（2）不同感染浓度和频次下簇鬃客蚤对鼠疫菌的感染力和感染蚤存活力：1.0×10^8、1.0×10^9、2.0×10^9、5.0×10^9、8.0×10^9 和 1.0×10^{10}CFU/ml 6 个菌血浓度饲喂簇鬃客蚤 2 小时后的饱血蚤鼠疫菌培养阳性率分别为 16.7%、40.6%、43.3%、51.0%、64.3% 和 75.0%，结果呈线性正相关（ $R^2=0.89$，$P<0.01$ ）。

分别以菌血浓度 1.0×10^9CFU/ml 饲血 3 次、1.0×10^{10}CFU/ml 饲血 1 和 2 次的方式饲喂簇鬃客蚤，不同时间段的蚤感染率和蚤体内鼠疫菌载量和见表 4-49。

表 4-49　不同感染浓度和频次下簇鬃客蚤对鼠疫菌的感染力

感染菌浓度 （CFU/ml）	吸血 次数	不同时间的蚤感染率（%）及蚤体内细菌载量（×10^4CFU/匹）*									
		1d	2d	3d	4d	5d	6d	7d	8d	9d	10d
1.0×10^{10}	1	78.6	46.7	73.3	72.7	69.2	42.9	46.2	40.0	20.0	20.0
1.0×10^{10}	2	86.7 (31.6± 5.1)^b	93.3 (4.9± 0.7)^b	100.0 (13.2± 0.9)^b	93.3 (10.4± 1.1)^b	86.7 (6.4± 0.7)^b	93.3 (7.3± 1.0)^b	86.7 (7.1± 0.7)^b	93.3 (8.1± 1.1)^b	86.7 (3.2± 0.6)^b	72.7 (1.0± 0.2)^b
1.0×10^9	3	79.2	87.0	81.0	72.2	76.5	68.4	72.2	70.6	66.7	64.3

* 表示簇鬃客蚤吸血量为 0.05μl，按供血血源的菌浓度计算即为 5.0×10^5CFU/ml。

由表 4-49 可见，簇鬃客蚤感染率在较高菌血浓度（ 1.0×10^{10}CFU/ml ）下，初始感染率 2 次吸血与 1 次吸血分别为 86.7% 和 78.6%，差异无统计学意义（Fisher 检验，$P=0.465$ ），但感染率衰减前者显著慢于后者，感染后 24 小时未出现如 1 次吸血的显著下降，二者分别为 93.3% 和 46.7%；在较低菌血浓度（ 1.0×10^9CFU/ml ）条件下，3 次吸血增加可显著升高初始感染率，由 40.6% 升高至 79.2%，且其后的感染率衰减趋势基本与高菌血浓度（ 1.0×10^{10}CFU/ml ）2 次吸血一致；在 1.0×10^{10}CFU/ml 浓度下，簇鬃客蚤感染后的细菌代谢第 1 天为 3.16×10^5CFU/匹，该菌量与簇鬃客蚤吸入菌量相当，其后呈下降-上升-再缓慢下降趋势。

3. 鼠疫菌在簇鬃客蚤体内的动能代谢　鬃客蚤在吸食菌血浓度为（ 1.0×10^{10} ）CFU/ml 的

鼠疫菌血液后,第 1 天总感染率为 80%,体内细菌载量为 3.16×10^5 CFU,该菌量与簇鬃客蚤吸入菌量相当(簇鬃客蚤吸血量为 0.05μl,按供血血源的菌浓度计算即为 5.0×10^5 CFU)。24 小时后蚤体内细菌量降至 4.9×10^4 CFU,减少 84.5%,48 小时后细菌载量再次上升至 1.32×10^5 CFU,其后呈缓慢下降趋势,第 4~8 天平均载量为 7.9×10^4 CFU,第 8 天以后蚤体内细菌数下降明显,至第 11 天降至 4.0×10^3 CFU。第 9~11 天平均载量为 1.5×10^4 CFU(表 4-50)。

表 4-50　鼠疫菌在簇鬃客蚤体内的代谢

实验天数	检验蚤数	阳性蚤数	阳性率/%	细菌载量(CFU/蚤)
1	5	4	80	$(3.16±5.09)×10^5$
2	5	5	100	$(4.9±0.65)×10^4$
3	5	5	100	$(1.32±0.93)×10^5$
4	5	4	80	$(1.04±1.10)×10^5$
5	5	3	60	$(6.4±0.67)×10^4$
6	5	5	100	$(7.3±1.01)×10^4$
7	5	4	80	$(7.1±0.67)×10^4$
8	5	2	40	$(8.1±1.08)×10^4$
9	5	2	40	$(3.2±0.64)×10^4$
10	5	1	20	$(1.0±0.22)×10^4$
11	5	1	20	$(4.0±0.08)×10^3$

从不同时间蚤感染率来看,感染率的变化与蚤细菌载量变化趋势基本一致,第 1~7 天蚤感染水平较高,平均感染率为 85.7%,第 8 天开始下降明显,第 8~11 天平均感染率为 30%。

4. 菌栓蚤的形成及寿命

(1) 浓度对簇鬃客蚤菌栓蚤的影响

感染蚤存活力:在 1.0×10^9 CFU/ml 和 1.0×10^10 CFU/ml 2 种浓度下,雌性簇鬃客蚤的平均存活天数分别为 10.22 天±3.26 天和 7.10 天±2.53 天,二者间有显著性差异(独立样本 t 检验,$P<0.001$),且均低于与对照组的 20.50 天±8.31 天,有极显著性差异。存活曲线图见图 4-58。

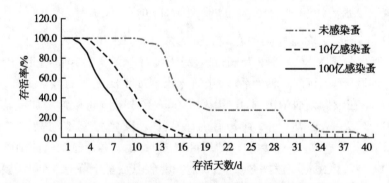

图 4-58　不同菌血浓度感染条件下簇鬃客蚤的存活力

菌栓形成力、存活力和感染力:簇鬃客蚤在吸食菌血浓度为 1.0×10^{10} CFU/ml 的脱纤维大沙鼠血血液后,菌栓形成经历无菌栓——部分菌栓——完全菌栓 3 个阶段。部分菌栓形成始于吸食含有鼠疫菌血液的第 2d 开始产生,高峰期为 2~4 天,平均部分栓塞率为 75.4%±8.4%,第 5 天开始下降,5~11 天部分栓塞率基本保持稳定,平均为 35.5%±4.2%。第 11 天以后部分栓塞率进一步降低,12~14 天平均部分栓塞率为 20.6%±1.9%;完全栓塞的发生期滞后于部分栓塞,高峰期为 5~7 天,平均完全栓塞率为 35.0%±2.7%。第 8 天开始下降,以后呈逐渐下降趋势,至 14 天降至 3.2%;无栓塞蚤的数量变动呈 V 形,1~4 天快速下降,由 100%下降至 10.2%,至 14 天无栓塞率为 74.2%。结果见表 4-51。

表 4-51　簇鬃客蚤菌栓形成及菌栓形态变化

实验天数	总蚤数	无栓塞率/%	部分栓塞率/%	完全栓塞率/%	部分栓塞蚤死亡率/%	完全栓塞蚤死亡率/%
1	39	100.0(39/39)	0(0/39)	0(0/39)	0.0	0.0
2	41	34.2(14/41)	65.9(27/41)	0(0/41)	11.1(3/27)	0.0
3	42	14.3(6/42)	78.6(33/42)	7.1(3/42)	0.0(0/33)	0.0(0/3)
4	49	10.2(5/49)	81.6(40/49)	8.2(4/49)	0.0(0/40)	0.0(0/4)
5	50	34.0(17/50)	28.0(14/50)	38.0(19/50)	35.7(5/14)	21.1(4/19)
6	49	30.6(15/49)	36.7(18/49)	32.7(16/49)	27.8(5/18)	37.5(6/16)
7	35	25.7(9/35)	40.0(14/35)	34.3(12/35)	28.6(4/14)	25.0(3/12)
8	43	41.9(18/43)	34.9(15/43)	23.3(10/43)	46.7(7/15)	50.0(5/10)
9	35	48.6(17/35)	34.3(12/35)	17.1(6/35)	41.7(5/12)	33.3(2/6)
10	32	53.1(17/32)	37.5(12/32)	9.4(3/32)	33.3(4/12)	0.0(0/3)
11	33	66.7(22/33)	30.3(10/33)	3.0(1/33)	20.0(2/10)	100.0(1/1)
12	39	66.7(26/39)	20.5(8/39)	12.8(5/39)	0.0(0/8)	0.0(0/5)
13	32	78.1(25/32)	18.8(6/32)	6.3(2/32)	0.0(0/6)	100.0(2/2)
14	31	74.2(23/31)	22.6(7/31)	3.2(1/31)	42.9(3/7)	0.0(0/7)

(2) 血源对簇鬃客蚤菌栓形成力和菌栓蚤存活力的影响:以大沙鼠血液为供血血源,用 1.0×10^{10} CFU/ml 菌血浓度感染簇鬃客蚤后,簇鬃客蚤菌栓形成经历无菌栓-部分菌栓-完全菌栓 3 个阶段,最长存活天数为 14 天;部分菌栓形成于感染后的第 2 天,高峰期为第 4 天,最大部分栓塞率为 81.6%。完全栓塞发生滞后于部分栓塞,最早在感染后的第 3 天形成,高峰期为第 5 天,最大完全栓塞率为 38.0%。栓塞形成平均天数在感染后的第 7.4 天。以豚鼠血液为血源的感染簇鬃客蚤菌栓形成和存活力不同于大沙鼠血源。簇鬃客蚤吸食豚鼠菌血后,在第 1 天即可形成完全菌栓,第 2 天则可全部形成完全栓塞,形成率达 100%。部分栓塞情况则在感染后的第 3 天由部分完全栓塞蚤消化血液后形成,仅为 7.7%,显著低于以大沙鼠血液为供血血源,且以豚鼠血液为供血血源的栓塞蚤存活时间仅为大沙鼠血源的 53.5%,为 2.3 天(表 4-52)。

表 4-52　不同血源簇鬃客蚤菌栓形成力与菌栓蚤存活力

感染血源	感染总蚤数/匹	平均部分栓塞率/%	平均完全栓塞率/%	栓塞蚤平均存活天数/d
大沙鼠	550	39.3	14.9	4.3
豚鼠	75	2.7	64.0	2.3

5. 不同感染模式下的鼠疫传播效能

（1）人工装置感染模式:对单只 BLAC 小鼠传染力:用菌血浓度为 $1.0×10^9$ CFU/ml 脱纤维大沙鼠血液人工饲血装置感染簇鬃客蚤 2 次,蚤初始感染率为 79%。单传感染蚤 21 匹（组）共计传染小鼠 262 只,传染阳性小鼠 7 只,传染阳性小鼠时间分布为 7~18 天,其中 7~13 天传染阳性小鼠 6 只（表 4-53）。

表 4-53　簇鬃客蚤单匹传染 BLAC 小鼠的传播效能

组别	实验组数	有效传鼠数/只	蚤平均寿命/d	每组蚤平均传鼠数/只	阳性率/%	阳性小鼠感染时间分布				
						7d	9d	11d	13d	18d
阳性	6	82	14.7±3.9	13.7±3.9	8.5(7/82)	1	1	1	3	1
阴性	15	180	13.0±4.2	12.0±4.2	0.0(0/180)	0	0	0	0	0
合计	21	262			2.7(7/262)	1	1	1	3	1

注:括号内数据为阳性鼠数/蚤传鼠数。

对小鼠的集传感染力:感染实验蚤数量以准噶尔鼠疫调查获得的大沙鼠体蚤指数为参考,按 5 匹感染蚤为一组测定传播效能,用菌血浓度为 $1.0×10^{10}$ CFU/ml 脱纤维大沙鼠血液人工饲血装置感染簇鬃客蚤 2 次,蚤初始感染率为 79%。共计 60 匹感染蚤分 12 个实验组,每组 5 匹,共计传染小鼠 73 只,传染阳性小鼠 4 只,总阳性率为 5.5%。12 个实验组中 3 组传染阳性,共计传染小鼠 19 只,传鼠阳性率为 21.1%。蚤传染阳性小鼠时间分布为 2~6 天（表 4-54）。

表 4-54　簇鬃客蚤多蚤叮咬 BLAC 小鼠的鼠疫菌传播力

传染时间/d	实验组数	每组平均蚤数/匹	叮咬小鼠数/只	阳性鼠数（只）/传染阳性组号	阳性率/%
1	12	5	12	0/0	0
2	12	5	12	1/7	8.3
3	12	5	12	1/10	8.3
4	12	3.6	12	1/3	8.3
5	9	2.8	9	0/0	0
6	9	2.1	9	1/3	11.1
7	5	1.6	5	0/0	0
合计	71		71	4/(7、10、3)	5.5

对大沙鼠的集传染力:感染蚤 1 000 匹,分 10 匹蚤组、30 匹蚤组和 60 匹蚤组 3 个实验组,每组分别叮咬 10 只大沙鼠,共计获得有效传染大沙鼠 26 只。10 匹蚤组和 30 匹蚤组传染阳性率分别为 44.4%、40.0%,60 匹显著高于前 2 组,为 71.4%（表 4-55）。

表 4-55　簇鬃客蚤多蚤叮咬大沙鼠的鼠疫菌传播力

组号	传染蚤数量/匹	有效感染鼠数/只	细菌培养阳性数/只	血清阳性数/只	发病鼠死亡时间/d	总阳性率/%
1	10	9	1	3	10	44.4
2	30	10	2	2	16	40.0
3	60	7	0	5	0	71.4

媒介效能:根据 Wheeler(1954 年)和 Kartman(1956 年)的媒介效能计算公式,簇鬃客蚤的感染潜能、栓塞潜能和传播潜能分别为 0.8、0.5 和 0.1,媒介效能为 $2.0×10^{-2}$(其中,感染潜能按照本文媒介感染实验菌浓度 $1.0×10^{10}$ CFU/ml 蚤感染阳性率计算;栓塞潜能为部分栓塞率与完全栓塞率之和;传播潜能按照本文 5 匹集传实验传染阳性率 5.5% 计算)。对比分析其他媒介蚤类以该理论方法得到的媒介效能,准噶尔盆地簇鬃客蚤的媒介效能是非常低的。如,我国各主要鼠疫自然疫源地传播媒介印鼠客蚤、方形黄鼠蚤、人蚤、不等单蚤和细钩黄鼠蚤等的媒介效能为 0.25、0.05、0.24、0.04 和 0.03,都远高于簇鬃客蚤的实验结果。

（2）自然宿主感染模式

感染力:用 $2.0×10^{10}$ CFU/ml 菌液感染的大沙鼠,获 17 只感染阳性鼠。17 只感染鼠共感染簇鬃客蚤 17 组,其中 15 组感染蚤培养阳性,阳性率 88.2%。15 组阳性组共计检验蚤 390只,其中检验阳性蚤 325 只,阳性组平均阳性率 83.3%±11.3%。

传染力:用 12 组经 $2.0×10^{10}$ CFU/ml 菌液感染阳性大沙鼠饲喂获取的阳性组簇鬃客蚤单只叮咬 BLAC 小鼠,共计 12 组(蚤)传染小鼠 156 只,阳性 22 只,总阳性率 14.1%。其中 4组传染小鼠阳性,组阳性率 30.0%。4 个阳性组共计传染小鼠 50 只,阳性 22 只,阳性率44.0%;传染阳性组蚤平均寿为 15.5 天±1.83 天,阴性组为 16.0 天±2.72 天(表 4-56)。

表 4-56　经大沙鼠感染簇鬃客蚤对 BLAC 小鼠的鼠疫菌传播效能

组别	实验组数	有效传鼠数/只	蚤平均寿命/d	每组蚤平均传鼠数/只	阳性率/%（阳性鼠数/蚤传鼠数）
阳性	4	50	15.5±1.83	12.5±2.22	44.0(22/50)
阴性	8	106	16.0±2.72	13.25±2.25	0(0/130)
合计	12	156			14.8(22/156)

感染阳性小鼠的时间分布为感染蚤吸血后的第 7~16 天(表 4-57)。

表 4-57　经大沙鼠感染簇鬃客蚤对 BLAC 小鼠的鼠疫菌传播效能

组别	阳性小鼠感染时间分布/d										
	1~6	7	8	9	10	11	12	13	14~15	16	17~20
阳性数	0	3	4	2	3	2	4	2	3	2	0

媒介效能:以 Macdonald 修正的媒介传播流行病模型公式计算,该蚤的媒介效能为 3.2。

上述实验结果表明,虽然簇鬃客蚤的感染率在传统感染模式和自然宿主感染模式下基本相同(6/21,28.6% vs. 4/12,33.3%),但后者对小鼠的感染能力显著要高于前者(44.00%

vs. 8.54% 和 14.10%　vs. 2.67% ,Fisher test,$P<0.001$）,提示簇鬃客蚤是具备较高的媒介效能的。

6. **不同媒介效能评价模型的比较**　蚤类传播鼠疫的媒介效能评价,国内多采用 Wheeler(1954 年)和 Kartman(1956 年)的媒介效能评价体系,而国际上目前多采用 Macdonald 修正的媒介传播疾病动力学标准流行病学模型。前者注重的是媒介蚤在传播鼠疫菌过程中的几个重要环节,进行实验室体系下指标评价,后者考虑到了鼠疫生态系统中宿主和媒介在鼠疫循环过程中相互影响的重要生态因素,如媒介在宿主体寄生密度水平以及宿主传染窗口期。

依据上述 2 个评价体系,Wheeler(1954 年)和 Kartman(1956 年)模型得到的簇鬃客蚤媒介效能为2.0×10^{-2},低于家鼠疫源地印鼠客蚤($Xenopsyllacheopis$)、人蚤($Pulexirritans$)以及黄鼠疫源地方形黄鼠蚤($Citellophilustesquorum$)等,但这些文献报道的蚤感染方式多种多样,感染方式有人工感染装置感染、自然宿主或实验小鼠人工感染发病后感染,感染血源有人、自然宿主〔黄胸鼠($Rattustanezumi$)〕、实验动物如小鼠等,使用的感染蚤有单只的,也有多只集传的。目前集传实验也没有统一的蚤数量使用标准和依据。因此,此类媒介效能实验得到结果参考意义需要商榷。对此,国际上对使用较为统一的媒介传播疾病效能研究方法给予了高度关注,强调在实验蚤种的目的性选择、温度控制、作用机制、血源选择、感染方式,以及最低传染实验蚤数量等几个方面,建立标准媒介效能研究体系。本文采用 Macdonald 修正的媒介效能模型测定的簇鬃客蚤媒介传播效能为 3.2,与新疆准噶尔区域鼠疫自然疫源地调查期间该区域动物鼠疫流行形势相符,与准噶尔盆地大沙鼠体蚤群落结构与流行病学关系的分析结果一致。较 Wheeler(1954)和 Kartman(1956)模型更有说服力。

7. **簇鬃客蚤鼠疫媒介效能实验模型参考指标**　依据簇鬃客蚤媒介效能实验中各个环节不同方法取得的实验结果,以及由此计算出的簇鬃客蚤媒介效能,并结合前期作者等对准噶尔鼠疫现场调查、大沙鼠宿主作用,以及簇鬃客蚤生活史、侵袭力和媒介传播效能等研究结果,总结提出如下簇鬃客蚤媒介效能实验模型参考指标:①实验中选用的实验蚤均应为同批次新羽化未吸血蚤。②实验温度和湿度环境条件应与蚤的自然生存条件一致,簇鬃客蚤实验环境条件:温度 26.0℃±0.5℃、湿度 70.0%±5.0%。③血源应根据实验目的选择相应的动物或人血血源,饲喂方式选择人工装置或宿主感染发病窗口期饲血方式。④菌血浓度不低于致目标蚤感染的半数感染率,在此浓度之上宜采用较低浓度 2~3 次饲血方式感染。⑤菌血浓度及蚤细菌载量计算,均应以活菌培养计数法获得数据为最终标准。⑥媒介效能集传实验使用媒介蚤数量应以自然条件下宿主的媒介蚤指数为基准根据实验目的进行调整。⑦在鼠疫疫源地自然条件下的媒介效能评价,供血血源宜选用自然宿主血源〔大沙鼠或子午沙鼠($Merionesmeridianus$)〕,评价模型选用 Macdonald 修正的媒介效能模型更为适宜。

五、新疆准噶尔盆地大沙鼠鼠疫自然疫源地的构成与动物鼠疫流行特点

(一) 鼠疫自然疫源地构成的异质性

1. **地理生态景观的差异性**　大沙鼠的分布与地理环境的海拔高度、纬度及土壤地质条件有关。在准噶尔盆地,大沙鼠主要分布在海拔 1 200m 以下,多为 200~900m,低纬度地区呈岛状弥散分布;大沙鼠分布区域的土壤地质主要为沙质荒漠丘陵,而在砾石荒漠和盐碱荒漠大沙鼠分布数量减少。大沙鼠分布区域地理环境描述见表 4-58。

表 4-58　准噶尔盆地大沙鼠鼠疫自然疫源地空间分布表

区域名称	地理位置	地貌、植被特征
古尔班通古特沙漠东段［（Ⅰ）后文简称沙漠东］	东起木垒北沙窝，西至昌吉，东西长约 210km，东经 87°～90°20′	该区域主要为古尔班通古特沙漠在西北季风作用下向东南部的延伸地带，沙丘起伏小，地势较为平坦，地表沙层薄，多为固定、半固定沙漠，具草原化特征。沙丘形态主要呈平行状、树枝状沙垄为主。灌木主要以梭梭为建群植物，分布广泛，林下主要以短命植物为主，覆盖度高
古尔班通古特沙漠中段［（Ⅱ）后简称沙漠中］	东起呼图壁，西至莫索湾，东西长约 90km，东经 86°20′～87°	为古尔班通古特沙漠中心地带，沙丘宏伟，起伏巨大，多为流动或半固定沙丘，南部边缘区域较为平坦，多为固定、半固定沙丘和丘间低地。自然植被以梭梭和一年生猪毛菜为主
古尔班通古特沙漠西段［（Ⅲ）后文简称沙漠西］	沙湾以西至克拉玛依，东经 84°51′～86°20′，东西长约 60km	为古尔班通古特沙漠西部边缘，主要地理景观表现为砂质化粘土荒漠、半荒漠或砾石戈壁，以梭梭、白梭梭、白刺、红砂、柽柳为主，短命植物覆盖度相对较低
准噶尔盆地西段［（Ⅳ）后简称盆地西］	乌苏以西至阿拉山口，东经 82°40′～84°51′，东西长 160km	位于准噶尔西部，由以艾比湖为中心低洼湿地及其周边冲积荒漠和周边山地丘陵荒漠组成，以平原地区粘土荒漠为主，伴固定、半固定沙丘、盐碱地等。丘陵地区以砾石戈壁和粘土荒漠为主，植物以白梭梭、梭梭为建群植物

2. 鼠疫宿主动物分布与疫源地风险等级的差异性　利用空间信息技术（"3S"技术）将大沙鼠分布点信息与大沙鼠分布的地理环境信息进行了有效关联。并基于阈值法，划分大沙鼠潜在分布的风险等级，划分阈值分别为敏感性最大时对应的栅格值和"尤登指数"最大时对应的栅格值。敏感性最大时的阈值为 0.06，代表大沙鼠潜在分布最大范围，定义为中风险区；"尤登指数"即敏感性+特异性−1，最大时的阈值为 0.4，该阈值划分后的敏感性和特异性均较高，其定义为大沙鼠分布最优区域，定义为高风险区。

以此标准，可将准噶尔盆地大沙鼠分布区域划分为高、中、低 3 个风险区域，分别对应大沙鼠优势分布区、潜在分布区和无大沙鼠分布区。

大沙鼠的潜在分布的中风险区域非常广泛，覆盖了北疆地区准噶尔盆地及其周边大部分的区县，总面积约 12 万 km²，约占总面积的 20%；高风险区域则相对较为集中，主要在准噶尔盆地的核心地区，总面积约 3.7 万 km²，约占总面积的 6.2%。从风险分布图上可见，有 5 个分布较为集中的高风险区域，分别位于精河县的北部地区，白碱滩区、乌尔禾区及和布克赛尔县的南部地区，玛纳斯县的北部地区，米东区、阜康市和吉木萨尔县，奇台县和木垒县。其中，吉木萨尔县、阜康市、和布克赛尔县、奎屯市、乌鲁木齐市米东区及克拉玛依市辖区、乌尔禾、白碱滩区的中风险地区分布面积较广，占区县总面积的 60% 以上；高风险地区主要分布在昌吉回族自治州、乌鲁木齐市米东区及克拉玛依市，其中米东区、克拉玛依市辖区及乌尔禾区的分布较广，占总面积的 56% 以上（表 4-59）。

表 4-59 预测大沙鼠分布的风险地区及总面积

单位:km²

地区	县	中风险	中风险比例	高风险	高风险比例
昌吉回族自治州	木垒县	5 879	0.45	1 704	0.13
	吉木萨尔县	5 413	0.67	2 861	0.35
	阜康市	6 479	0.74	3 964	0.46
	奇台县	9 511	0.56	3 015	0.18
	玛纳斯县	5 233	0.53	3 568	0.36
	呼图壁县	3 292	0.36	1 225	0.13
	昌吉市	2 330	0.32	1 257	0.17
塔城地区	塔城市	573	0.15		0.00
	和丰县	19 157	0.66	7 527	0.26
	裕民县	841	0.14		0.00
	托里县	3 113	0.15	539	0.03
	沙湾县	4 896	0.42	758	0.06
	额敏县	1 048	0.11		0.00
	乌苏市	6 319	0.42	1 566	0.10
吐鲁番地区	托克逊县	641	0.04		0.00
	吐鲁番市	756	0.05		0.00
阿勒泰地区	福海县	12 174	0.36	1 052	0.03
	青河县	950	0.06		0.00
	吉木乃县	675	0.10		0.00
	布尔津县	272	0.03		0.00
	阿勒泰市	121	0.01		0.00
	富蕴县	7 153	0.23		0.00
博尔塔拉蒙古自治州	精河县	6 280	0.55	2 741	0.24
	博乐市	2 696	0.36		0.00
伊犁哈萨克自治州	奎屯市	946	0.90		0.00
	新源县	858	0.12		0.00
	尼勒克县	464	0.05		0.00
	伊宁县	209	0.05		0.00

续表

地区	县	中风险	中风险比例	高风险	高风险比例
乌鲁木齐市	米东区	2 251	0.68	1 837	0.56
	达坂城区	760	0.13		0.00
克拉玛依市	市辖区	3 714	1.00	802	0.71
	乌尔禾	1 854	0.97	1 308	0.73
	白碱滩区	1 562	0.86	1 167	0.25
五家渠市		780	0.01	226	0.00
哈密地区	巴里坤县	428			

上述准噶尔盆地鼠疫自然疫源大沙鼠的分布和数量存在空间尺度上的异质性,蕴含区域上的鼠疫风险差异性。

3. 鼠疫媒介群落结构的异质性

(1)采用群落生态学的研究方法,对准噶尔盆地 21 行政区 19 种 12 792 蚤类按单位面积指数指标进行群落结构分析,聚类分析不同区域蚤类群落的结构关系,显示出准噶尔盆地鼠疫自然疫源地的蚤类群落,因地理地貌的差异可形成准噶尔西部艾比湖湿地粘土荒漠、准噶尔中东部古尔班通古特沙质荒漠和准噶尔周边山前冲积平原砾石荒漠 3 个蚤类群落(图4-59)。

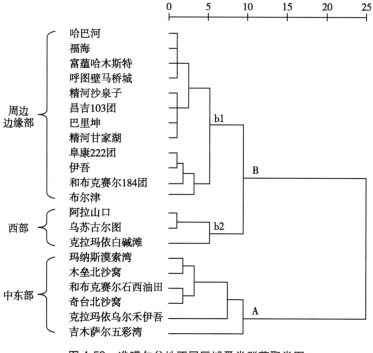

图 4-59　准噶尔盆地不同区域蚤类群落聚类图

中东部和西部地区呈现蚤类组成丰富,蚤种达11种以上,单位面积总蚤指数高,达200以上,高于准噶尔区域的平均水平。其差别表现为中东部以簇鬃客蚤为主,占总蚤指数的60%以上,而西部为主的臀突客蚤仅占0.17%,而西部地区则以臀突客蚤为主,占总蚤指数的40%以上,而中东部的优势种簇鬃客蚤则仅占16.3%;而噶尔盆地边缘区域蚤类群落则表现为蚤类丰富度低,总蚤指数低的特点,显著低于该区域中心地带的平均水平。这种不同区域蚤类群落的差异性与地理地貌生态环境相关一致。

(2)采用群落生态学研究方法对准噶尔盆地鼠疫自然疫源地14个区域采集的2422只大沙鼠8科10属19种22188匹体蚤进行群落分析。结果表明,不同地区大沙鼠体蚤群落在不同区域存在结构上差异性和地理上的聚集性,可归纳为5个聚类群,即准噶尔中东部群(A)、准噶尔边缘群(B)、准噶尔西部阿拉山口—克拉玛依群(C)、准噶尔中南缘呼图壁群(D)和准噶尔东南缘米东群(E)。见图4-60。

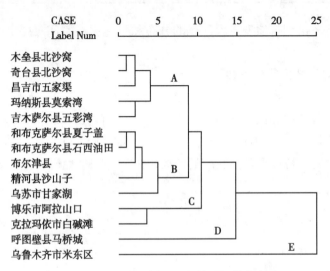

图4-60 准噶尔盆地大沙鼠体蚤群落聚类图

对5个群的蚤类群落分析表明,不同区域大沙鼠体蚤群落存在一定程度的差异。准噶尔东部群(A)的簇鬃客蚤平均比率显著高于其他组,存在极显著性差异($t = -61.756, P = 0.000 < 0.001, df = 8$);准噶尔中西部群(B)染蚤率显著低于其他组,存在显著性差异($t = -3.341, P = 0.013 < 0.05, df = 7$);准噶尔西部阿拉山口—克拉玛依群(C)的臀突客蚤比率显著高于其他组,存在显著性差异($t = -4.663, P = 0.001 < 0.05, df = 12$);准噶尔东北缘米东群(E)和准噶尔中南部呼图壁群(D)总蚤指数显著高于其他组,均存在极显著性差异($t = -17.122, P = 0.000 < 0.001, df = 12; t = -12.223, P = 0.000 < 0.001, df = 11$),但二者间臀突客蚤和粗鬃客蚤占体蚤总数的比率呈相反趋势,前者分别为1.0%和15.2%,后者为12.5%和0。

4. 鼠疫病原体分子遗传上的差异性

(1)基因组分析:在本书第二节的有关准噶尔鼠疫菌的分子遗传学研究结果显示,采用可变重复序列(MLVA)研究方法,准噶尔盆地已分离得到的21株中世纪型鼠疫菌可分为2个类群,即b1群和b2群,而这2类群分别对应准噶尔区域的中东部和西部地区,前者包括玛纳斯漠索湾、呼图壁、吉木萨尔县和奇台,而后者仅为阿拉山口,从而在基因组水平上证实准噶尔荒漠鼠疫自然疫源地可分为中东部和西部2个亚区域(图4-33);其次,采用单核苷酸序列分析(SNP)方法也证实准噶尔盆地鼠疫菌可分为 2 大类群,一类以准噶尔盆地分离鼠疫菌为主,占准噶尔鼠疫菌总数的 79.2%,是准噶尔鼠疫菌的主要类型,另一类为准噶尔鼠疫菌的次要型,占准噶尔鼠疫菌总数的 20.8%,是为天山山地鼠疫菌的主要类型(图 4-37);第三,差异性区段分析(DFR)分析同样显示出准噶尔盆地鼠疫菌存在显著的多样性,存在包括 1 个主要基因组型在内的 4 种基因组型(表 4-24)。

(2) 生物化学和质粒分析:对该疫源地分离的 26 株鼠疫菌的生物化学分析表明,准噶尔鼠疫菌存在 6 中生物化学表型。脱氮实验可分为 2 类,一是硝酸盐还原阴性,包括生物表型 Ⅰ 和 Ⅱ,为该区域的主要生物表现型,共占 80.8%,表型 Ⅰ 和 Ⅱ 差别是蜜二糖前者不酵解,后者可酵解,并为该区域的主要生物表现型,占 65.4%;另一类是硝酸盐还原实验阳性,包括Ⅲ、Ⅳ、Ⅴ和Ⅵ,为古典型鼠疫菌(表 4-60)。

表 4-60 准噶尔盆地鼠疫菌主要类型菌株及其他类型鼠疫疫源地生化表型的相关性

生物型	菌株数和比率/%	生化性状				
		甘油	脱氮	阿拉伯糖	鼠李糖	蜜二糖
准噶尔 Ⅰ	4(15.4)	+	−	+	−	−
准噶尔 Ⅱ	17(65.4)	+	−	+	−	+

准噶尔盆地鼠疫菌质粒普由 6、45、65Mdal 和 6、45、72Mdal 2 种类型。生物表型 Ⅰ、Ⅱ、Ⅲ 和Ⅳ为 6、45、65Mdal 型,占菌株数的 88.5%;Ⅴ和Ⅵ为 6、45、72Mdal 型,占 11.5%。

5. **动物鼠疫流行强度的异质性** 对准噶尔盆地 13 个行政区域 4 825 份大沙鼠血清的鼠疫抗体检测结果分析表明,在空间分布上,大沙鼠动物鼠疫流行主要存于准噶尔盆地中东部的古尔班通古特沙漠荒漠(Ⅰ、Ⅱ、Ⅲ)(阳性率为 8.39%)和准噶尔盆地西部低山平原粘土荒漠(Ⅳ)(阳性率为 1.56%)2 个地区。统计学分析 3 个区域阳性率结果,沙漠东段(Ⅰ)和中段(Ⅱ)大沙鼠血清鼠疫抗体阳性率无差异($x^2 = 0.00, P = 0.98 > 0.01$),其他各区域比较均存在显著性差异,说明在大的地理地貌尺度上,准噶尔盆地西部粘土荒漠和中东部的古尔班通古特沙漠荒漠是 2 个不同的流行区域,而古尔班通古特沙漠的西部(Ⅲ)和中东部也存在流行程度上的差异性(表 4-61)。

表 4-61 准噶尔盆地不同地理区域大沙鼠血清鼠疫抗体阳性率比较

	沙漠东(Ⅰ) (P值/χ²值)	沙漠中(Ⅱ) (P值/χ²值)	沙漠西(Ⅲ) (P值/χ²值)
沙漠中(Ⅱ)	0.98/0.00		
沙漠西(Ⅲ)	0.00/33.81	0.00/14.68	
盆地西(Ⅳ)	0.00/26.49	0.00/22.50	0.00/65.08

(二) 动物鼠疫流行特点

1. **分布范围** 2005—2015 年本项研究采用现场调查和空间信息技术(3S 技术)在准噶尔荒漠鼠疫自然疫源地涉及的 19 县(市、区)调查和模拟分析该疫源地主要宿主动物的分布及种群结构,采用生态学、现场流行病学和鼠疫检测检验技术共计病原学检测啮齿动物样本7 606 只,蚤类 35 022 匹,血清学检验啮齿动物血清 8 513 份。调查显示,主要宿主动物分布在准噶尔盆地所涉及的所有各县(市、区),分布面积约 16 万 km²;病原学检测分离鼠疫菌 39 株,分布于 8 个县(市、区);血清学检出鼠疫 F1 抗体阳性标本 571 份,分布在准噶尔盆地的 16 个县(市、区)(表 4-62)。

表 4-62 准噶尔盆地宿主动物及病原学和血清检验分布表

地区	县(市、区)	大沙鼠分布	鼠疫菌分布	鼠疫菌抗体分布
昌吉回族自治州	木垒县	+	−	+
	吉木萨尔县	+	+	+
	阜康市	+	−	+
	奇台县	+	+	+
	玛纳斯县	+	+	+
	呼图壁县	+	+	+
	昌吉市	+	+	+
塔城地区	和丰县	+	−	−
	沙湾县	+	−	+
	乌苏市	+	−	+
阿勒泰地区	福海县	+	−	+
	富蕴县	+	−	−
博尔塔拉蒙古自治州	精河县	+	−	+
	博乐市(阿拉山口)	+	−	+
伊犁哈萨克自治州	奎屯市	+	−	−
乌鲁木齐市	米东区	+	+	+
克拉玛依市	市辖区	+	−	+
	乌尔禾	+	−	+
	白碱滩区	+	+	+

从准噶尔盆地鼠疫主要宿主动物分布调查结果来看,虽然该疫源地存在微地理生态环境的差异,但大沙鼠的分布呈连续样分布,空间分布为整个准噶尔荒漠区域。其次,大沙鼠鼠疫菌抗体阳样本分布县(市、区)已占该疫源地涉及县(市、区)的 84.2%,并可依据阳性动物(包括病原学和血清学)分布的边境区域界限,及宿主动物连续分布覆盖区域,可以确定准噶尔盆地动物鼠疫流行涉及区域为整个准噶尔盆地,测算疫源地分布范围约 160 000km²。

2. 时空动态 对准噶尔盆地鼠疫自然疫源地 2005—2016 年从啮齿动物及其体外寄生蚤分离的 42 株鼠疫菌按季节进行统计分析,在时间尺度上,菌株分布为 5 月 17 株、6 月 14 株、9 月 2 株、10 月 9 株,呈现春季和秋季双高峰(图 4-61)。

以春季和秋季为变量,对 2005—2012 年准噶尔区域 13 个县(市、区)采集的 4 825 份大沙鼠血清鼠疫抗体检测结果进行统计分析。共计在 10 个县(市、区)检测出鼠疫 F1 抗体阳性血清 361 份,结果按季节统计分析表明,准噶尔盆地大沙鼠血清鼠疫菌抗体阳性率存在季节上的差异性($x^2 = 15.95, P = 0.00 < 0.01$),有统计学意义,秋季大沙鼠的抗体阳性比例数明

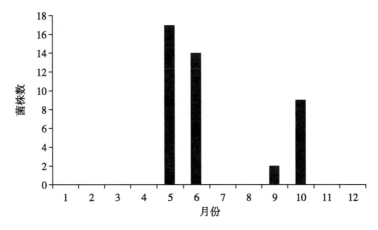

图 4-61　准噶尔荒漠鼠疫自然疫源地鼠疫流行的时间分布

显高于春季,说明大沙鼠动物鼠疫流行为春季至秋季的持续流行。

　　年季尺度上:在时间分布上,准噶尔盆地西部地区呈现下降趋势,阳性率由 2005 年的 7.59% 下降至 2008 年的 0.61%,其后一直处于静息状态;东部古尔班通古特沙漠荒漠地区的东(Ⅰ)、中(Ⅱ)、西(Ⅲ)3 个区段的阳性率的变化则有所不同,西段于 2006 年和 2010 年间出现 2 次流行高峰,高峰间隔期为 4 年,2010 年高峰期的阳性率则达 45.65%,为 3 个地理区段最高值。中段于 2006 年、2009 年和 2011 年出现 3 次高峰,高峰间隔期为 2.5 年,平均阳性率 8.92%,流行强度低于东、西段。东段是大沙鼠鼠疫最活跃的地区,各年度均可检出阳性血清,血清阳性率的变化呈现 2006 年、2009 年和 2012 年 3 个高峰期,高峰间隔期为 3 年(图 4-62)。

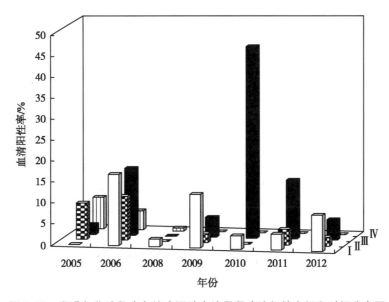

图 4-62　准噶尔盆地鼠疫自然疫源地大沙鼠鼠疫流行的空间和时间分布图

　　空间分布上:大沙鼠动物鼠疫流行主要存于准噶尔盆地中东部的古尔班通古特沙漠荒漠(Ⅰ、Ⅱ、Ⅲ)和准噶尔盆地西部低山平原粘土荒漠(Ⅳ)2 个地区,且存在流行程度上的差异性,前者大沙鼠鼠疫抗体阳性率为 8.39%,后者为 1.56%。

由此可见,准噶尔盆地的大沙鼠鼠疫流行存在地理区域上和时间上的双重波动,及地理区域上的异质性,可分为准噶尔盆地西部低山平原粘土荒漠和中东部古尔班通古特沙漠荒漠2个流行区域。

3. 动物鼠疫流行与宿主和媒介群落的相关性 以准噶尔盆地鼠疫自然疫源地14个区域22 000余只大沙鼠体蚤的群落结构参数聚类分析结果为基础,将其地域分布和鼠疫病原和大沙鼠鼠疫血清流行病调查结果相关联。发现在不同大沙鼠体蚤群落分支对应的地理区域内,动物间鼠疫的流行强度存在明显差异(表4-63)。

表4-63 准噶尔盆地大沙鼠蚤类群落与其鼠疫流行病学相关性

大沙鼠蚤类群落群	覆盖区域	已确定鼠疫疫源县	已检出鼠疫菌数	大沙鼠血清阳性率/%
A	木垒北沙窝、奇台北沙窝、吉木萨尔五彩湾、昌吉北沙漠、玛纳斯莫索湾	奇台、吉木萨尔、昌吉、玛纳斯	20	12.5
B	和布克萨尔县夏子盖、和布克萨尔县石西油田、布尔津、精河沙山子、乌苏甘家湖		0	1.4
C	博乐阿拉山口、克拉玛依白碱滩	博乐、克拉玛依	12	8.4
D	呼图壁马桥城	呼图壁	3	2.7
E	乌鲁木齐米东区	乌鲁木齐米东区	2	4.0

(1) A群组包括5个行政区县,已有4个确定为鼠疫疫源县(市),占80%,分离检验出的鼠疫菌数最多,占整个疫源地现分离菌株数的54.1%,大沙鼠血清阳性率最高,达12.5%,与其他群落组存在极显著性差异($t=3.444,P=0.005<0.01,df=12$),属高流行组;

(2) B群组包括5个地区,未分离鼠疫菌,未确定任何一个行政区为鼠疫疫源县(市),大沙鼠血清阳性率最低,为1.4%,远低于准噶尔区域大沙鼠平均阳性率(7.9%),与其他群落组的存在极显著性差异($t=3.663,P=0.004<0.01,df=10.320$),属低流行组;

(3) C群组的2个行政区县均以判定为鼠疫疫源县(市),分离检验出的鼠疫菌数仅次于群A组,占疫源地分离数的32.4%,大沙鼠血清阳性率也仅次于群A组,达8.4%,与高流行组(A)无显著性差异($t=1.843,P=0.139>0.05,df=4$),而与低流行组(B、D、E)存在极显著性差异($t=-9.352,P=0.000<0.01,df=5$);

(4) D群和E群均为现疫鼠疫疫源县(市),但2组的鼠疫流行强度均低于群A组和群C组,高于低流行的群B组,大沙鼠血清阳性率分别为2.7%和4.0%,与高流行组的群A、C组和低流行的群B组均无显著性差异($t=-2.458,P=0.054>0.05,df=6;t=1.829,P=0.136>0.05,df=4.307$)。

六、新疆准噶尔盆地大沙鼠鼠疫自然疫源地的动物鼠疫危害与疫区处理控制方法

(一)动物鼠疫危害

1. 风险传播途径 就人类鼠疫播散方式而言,人类自然感染的首发鼠疫病例大多数与在鼠疫自然疫源地内活动接触染疫动物或其媒介有关,是人类涉足自然鼠疫生态系统的结果。准噶尔盆地丰富的动植物类群为人类社会提供了巨大的利益源泉,使该疫源地大范围

和连续的动物鼠疫流行可对人类社会构成现实威胁,形成不同播散方式的鼠疫传播风险链。

第一类是经济、社会利益驱使下的人类主动接触风险播散链。其主要成因是准噶尔盆地丰富的动植物资源,这一方面为维护区域生态和谐与稳定提供了保障,另一方面为人类涉足其生态系统中获取最大利益提供了诱因。其中包含了科学研究价值和商业利益价值(矿产资源、油气资源、农牧业、自然资源等多种商业开发活动)2类利益性驱动人类介入到这一鼠疫生态系统中,直接或间接接触疫源地内鼠疫宿主动物或媒介,造成人类感染鼠疫的风险,包括2种鼠疫播散风险链。

第一条风险播散链是媒介介导的鼠疫风险播散链。即:人-"大芸"-蚤-人鼠疫播散风险链(图4-63)。

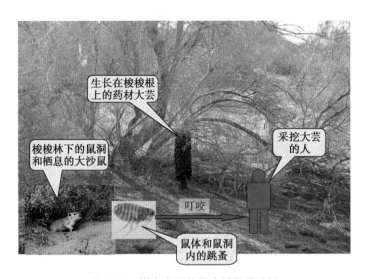

图4-63 媒介介导的鼠疫播散风险链

准噶尔盆地干旱荒漠植被和动物种类丰富,其间生长着大量的野生中草药,特别是一种叫作"大芸",即肉苁蓉的中草药具有较高的经济价值。据准噶尔盆地林业部门监测显示,每年在3~4月采挖季节(也是动物鼠疫流行高峰季节),均可发现大量准噶尔盆地周边及外来打工人员大涌入荒漠区域从事非法采挖活动。在此生态系统中,大芸寄生在梭梭根系上,梭梭又是大沙鼠食物链中不可或缺的主要食物,直接影响着大沙鼠的分布。因此,在梭梭生长周边常常有大沙鼠洞群密集分布,洞群洞道内生活着大量游离蚤,等待着路经大沙鼠和其他动物进行吸附和吸血。由此可见,梭梭、大芸、大沙鼠、蚤类构成了一个完整的小生态圈,人类因经济利益驱使介入此生态圈中获取大芸,极易导致大沙鼠洞群内蚤类侵袭而引发人类鼠疫。调查研究表明,在该区域媒介蚤类高发期,大沙鼠洞群内及其周边的蚤类数量是庞大的,洞群蚤指数达31.1。同时,对大沙鼠主要寄生蚤簇鬃客蚤侵袭力研究亦证实该蚤对人类具有较高的侵袭力。加之,准噶尔盆地干旱荒漠区对新疆的自然生态环境至关重要,生态环境脆弱,采挖中草药等经济相关活动受到严格管控。因此,采挖"大芸"者不仅其活动与鼠疫密切相关,且往往躲避监管者的管理,形成采挖"大芸"者活动风险监管难度大,发生风险后管控难度更大。因此,非法采挖"大芸"是准噶尔动物鼠疫对人类的主要风险因素之一。

第二条是大沙鼠直接介导的鼠疫风险播散链。大沙鼠是中亚荒漠生态系统的主要和重要物种,对维持生态系统的稳定和平衡至关重要,是多种科学研究活动不可缺少研究对象,有着大量捕获、研究需求。研究发现,虽然大沙鼠鼠疫菌毒力强,但大沙鼠却对鼠疫菌表现出高抗性,可携带鼠疫菌形成隐性长期感染,而自身则无任何病症反应,这对从事大沙鼠研究工作的非鼠疫专业技术人员无疑是存在巨大风险的(图 4-64)。

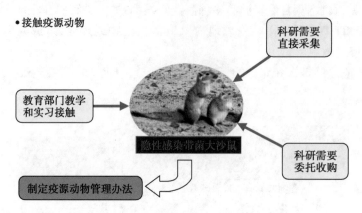

图 4-64　大沙鼠介导的鼠疫播散风险链

除此之外,此鼠疫自然疫源地动物鼠疫上存在第二类被动型鼠疫风险播散链,即称之为第三条鼠疫风险播散链——大沙鼠鼠疫通过其他动物介导的鼠疫风险播散链。

大沙鼠对人类活动敏感,喜远离人类栖息,除去人类主动接触,其鼠疫病传播至人类的风险较小。但大沙鼠营亲族式生活,栖息地洞群庞大,体外寄生蚤种类多、数量大,与子午沙鼠、跳鼠、虎鼬等存在较高的生态位重叠和体外寄生蚤交换,高强度鼠疫流行时,大沙鼠鼠疫易引发与其密切共生的动物及其体外寄生蚤感染鼠疫。而子午沙鼠、柽柳沙鼠、蒙古野兔等与人类社会接触密切,是疫源地内人类生活区域常见种类,有时甚至侵入居民房间屋内,其感染的鼠疫对人类的风险是巨大的。如 2009 年乌鲁木齐市米东区发生较高强度鼠疫流行时,柽柳沙鼠体蚤检出的鼠疫菌即是从紧邻居民房屋的捕获活体柽柳沙鼠获得。

综上所述,准噶尔盆地鼠疫存在 2 类 3 条鼠疫风险播散链,第一条对人类来说是被动型,需要从疫情监测入手,掌控疫情动态,防范动物鼠疫波及人间;而第二条和第三条则是在经济、社会利益驱使下的人类主动接触风险播散链,需要建立健全相关管理制度,落实各项鼠疫防控措施,抑弊取利,科学合理开发和利用,避免和有效管控动物鼠疫对人类社会的危害。

2. **风险区域**　采用空间信息技术("3S"技术)对准噶尔盆地鼠疫自然疫源地主要宿主动物大沙鼠进行了分布及分布风险等级的预测,发现大沙鼠在分布上有潜在分布最大区和大沙鼠最大可能分布区。最大可能分布区有 5 个集中的小片分布区:①精河县的北部地区;②白碱滩区、乌尔禾区及和布克赛尔县的南部地区;③玛纳斯县的北部地区;④米东区、阜康市和吉木萨尔县北部地区;⑤奇台县和木垒县北部地区。第一小片位于准噶尔盆地西部低山平原粘土荒漠中心区域,第 2~4 小片位于古尔班通古特荒漠的中心区域,5 个小片总面积约 37 304km^2;潜在分布的最大区位于 5 个最大可能分布区的周边,覆盖了准噶尔盆地及其周边大部分的县(市、区),总面积约 12 万 km^2。

根据最大可能分布区和潜在分布最大区的不同,将前者视为高风险区域,后者视为中危险区域,建立风险分布图。吉木萨尔县、阜康市、和布克赛尔县、奎屯市、乌鲁木齐市米东区及克拉玛依市辖区、乌尔禾、白碱滩区的中风险地区分布面积较广,占区县总面积的 60% 以上;高风险地区主要分布在昌吉回族自治州、乌鲁木齐市米东区及克拉玛依市,其中米东区、克拉玛依市辖区及乌尔禾区的分布较广,占总面积的 56% 以上(表 4-64)。

表 4-64 预测大沙鼠分布的风险地区及总面积

单位:km²

地区	县	中风险	中风险面积比例	高风险	高风险面积比例
昌吉州	木垒县	5 879	0.45	1 704	0.13
	吉木萨尔县	5 413	0.67	2 861	0.35
	阜康市	6 479	0.74	3 964	0.46
	奇台县	9 511	0.56	3 015	0.18
	玛纳斯县	5 233	0.53	3 568	0.36
	呼图壁县	3 292	0.36	1 225	0.13
	昌吉市	2 330	0.32	1 257	0.17
塔城地区	和丰县	19 157	0.66	7 527	0.26
	沙湾县	4 896	0.42	758	0.06
	乌苏市	6 319	0.42	1 566	0.10
阿勒泰地区	福海县	12 174	0.36	1 052	0.03
	富蕴县	7 153	0.23		
博州	精河县	6 280	0.55	2 741	0.24
	博乐市	2 696	0.36		
乌鲁木齐市	米东区	2 251	0.68	1 837	0.56
克拉玛依市	市辖区	3 714	1.00	802	0.71
	乌尔禾	1 854	0.97	1 308	0.73
	白碱滩区	1 562	0.86	1 167	0.25

在风险预测结果的基础上叠加人口分布,产生了大沙鼠主要分布区的人口分布风险预测结果。其中,中风险人口约 144 万,分布在 3 582km² 地区;高风险人口约 12 万,分布在 261km² 的地区。需要特别关注的区县有乌鲁木齐市、五家渠市、克拉玛依市、博乐市、精河县、奎屯市、阜康市、吉木萨尔县及木垒哈萨克自治县。

上述研究结果显示,准噶尔盆地鼠疫自然疫源地是一个分布十分广泛的异质性鼠疫自然疫源地,并由于该区域社会经济发展在新疆具有举足轻重的地位,经济发达,人口众多,疫区高风险区域涉及 18 个县(市、区),人口约 12 万。故,该区域动物间鼠疫对人类社会有着较高程度的风险威胁。

(二)疫区处理控制技术

1. 疫区处理技术方法概述 鼠疫疫区处理是在发生人间或动物间鼠疫时,对疫区实施无害化处理的疫情控制保障技术,在我国《国家鼠疫疫情控制应急预案》(卫生部,2007 年 9

月6日)和 GB 15978—1995《人间鼠疫疫区处理标准及原则》中都明确规定了在发生鼠疫疫情时,必须采取有效的疫区处理措施控制鼠疫疫情。我国现有十一类鼠疫自然疫源地,疫情控制时的疫区处理措施大多是采取磷化铝堵洞鼠(獭)蚤同灭的方法以杀灭疫区鼠(獭)类和蚤类,控制传染源,切断传播途径,达到控制疫情的目的。目前,甘肃、青海、西藏等旱獭疫源地多采用此方法,如青海玉树灾后鼠疫控制,甘肃人间鼠疫控制等。由于磷化铝堵洞鼠(獭)蚤同灭依赖于磷化铝在潮湿环境下分解产生磷化氢杀灭鼠蚤,干旱荒漠条件下不利于磷化铝分解,影响了杀灭效果,因此,在内蒙古、河北等长爪沙等鼠疫源地亦有采取烟幕弹(烟雾弹)灭鼠灭蚤技术控制疫情。

准噶尔盆地鼠疫自然疫源地是我国新类型鼠疫自然疫源地,地理环境条件恶劣,高温少雨,极度干旱,尤其是在动物鼠疫流行期,白天更为酷热,野外作业十分困难。同时,该疫源地主要宿主动物——大沙鼠营家族式聚集生活,栖息场所呈岛状分布在荒漠之中,其栖息的洞群庞大,洞群直径多在30~50m,有时甚至超过百米,出洞洞口多达几百甚至上千个,采用已有的疫区处理技术实施工作量和难度非常大。在早期该区域发生疫情时,作者等曾在阿拉山口和克拉玛依疫区采用磷化铝堵洞鼠蚤同灭的方法实施疫区处理,由于上述原因,并加之疫区交通不便,磷化铝堵洞鼠蚤同灭所需用水供应不上,虽然投入了大量人力、物力、财力,但依然对疫区处理范围、质量和效率造成很大影响。

针对该疫源地疫区处理需要,张渝疆等引进热烟雾机喷雾灭虫技术,经现场试验、疫区中试验证和大规模现场试验考核进行优化,并与我国传统鼠疫疫区处理的3种常用技术方法(即:磷化铝灭鼠灭蚤技术、热烟雾弹灭鼠灭蚤技术和杀虫粉灭蚤技术)进行短、中、长期灭效、成本及投入产出的比较,验证该技术在准噶尔盆地此类干旱荒漠鼠疫疫情控制时疫区处理的效果,建立了基于切断疫区传播媒介的热烟雾灭虫疫区处理控制技术(以下简称"热烟雾")。

2. 媒介控制效果

(1)鼠体蚤杀灭效果:用烟雾弹、杀虫粉(菊酯类)和热烟雾三种灭蚤方法处理鼠洞后,鼠体蚤指数和染蚤率均有下降,其中以热烟雾灭蚤方法效果最好,灭蚤后1~3天鼠体蚤指数和染蚤率下降率均为100%,30天为84.6%和78.6%,120天为74.1%和29.1%;杀虫粉(菊酯类)灭蚤实验组的效果其次,灭蚤后1~3天鼠体蚤指数和染蚤率下降率均为98.4%和86.3%,30天为2.6%和20.0%,120天为64.2%和17.3%;烟雾弹实验组灭蚤后1~3天鼠体蚤指数和染蚤率下降率均为88.9%和60.8%,30天为33.3%和45.5%,120天为49.4%和0(表4-65)。

表4-65 三种灭蚤方法杀灭鼠体寄生蚤效果

杀灭方法	灭蚤后1~3天			灭蚤后30天			灭蚤后120天		
	蚤指数	染蚤率	(蚤指数/染蚤率)下降率	蚤指数	染蚤率	(蚤指数/染蚤率)下降率	蚤指数	染蚤率	(蚤指数/染蚤率)下降率
Ⅰ	0.7	28.6	88.9/60.8	2.6	54.5	33.3/45.5	4.1	70.0	49.4/0
Ⅱ	0.1	10.0	98.4/86.3	3.8	80.0	2.6/20.0	2.9	90.0	64.2/17.3
Ⅲ	0	0	100/100	0.6	21.4	84.6/78.6	2.1	60.0	74.1/29.1
对照	6.3	73.0		3.9	100		8.1	84.6	

注:Ⅰ—烟雾弹实验组;Ⅱ—杀虫粉(菊酯类)实验组;Ⅲ—热烟雾灭蚤实验组。

（2）洞干蚤杀灭效果：用三种方法处理鼠洞也以热烟雾灭蚤方法效果最好，灭蚤后1~3天和30天洞干蚤指数和染蚤率下降率均为100%，120天均为25%；杀虫粉（菊酯类）灭蚤实验组灭蚤后1~3天鼠体蚤指数和染蚤率下降率均为90.9%和90.1%，30天均为80.0%，120天均为50%；烟雾弹实验组灭蚤后1~3天和30天鼠体蚤指数和染蚤率下降率均为100%，120天均为0（表4-66）。

表4-66　三种灭蚤方法杀灭大沙鼠洞干蚤效果

杀灭方法	灭蚤后1~3天			灭蚤后30天			灭蚤后120天		
	蚤指数	染蚤率	（蚤指数/染蚤率）下降率	蚤指数	染蚤率	（蚤指数/染蚤率）下降率	蚤指数	染蚤率	（蚤指数/染蚤率）下降率
Ⅰ	0	28.6	100/100	0	0.0	100/100	0.16	16.0	0/0
Ⅱ	0.01	1.0	90.9/90.1	0.02	2.0	80.0/80.0	0.08	8.0	50.0/50.0
Ⅲ	0	0	100/100	0	0	100/100	0.12	12.0	25.0/25.0
对照	0.11	11.0		0.1	10.0		0.16	16.0	

注：Ⅰ—烟雾弹实验组；Ⅱ—杀虫粉（菊酯类）实验组；Ⅲ—热烟雾灭蚤实验组。

从3种灭蚤方法的灭蚤效果来看，短期内3种方法对鼠体和洞干蚤均有明显的杀灭效果，其灭效排序：热烟雾>烟弹>粉剂，但差异不明显；从中长期效果来看，处理后1个月，热烟雾对鼠体蚤仍有较好抑制作用，鼠体蚤指数和染蚤率比对照低80%，其他2种方法已降至50%以下；从处理后3个月数据来看，灭蚤效果仍然为热烟雾>烟弹>粉剂，3种方法灭效差异不大，灭蚤效果低于中期，说明虽然3种处理方法对鼠体蚤和巢蚤有较好杀灭效果，但对蚤类卵和蛹长期杀灭效果不是十分理想，可考虑在实施过程中，于第一次杀灭后的30~40天进行一次补充灭蚤，以杀灭新孵化的蚤类幼虫和成虫。

（3）磷化铝熏蒸灭鼠效果：磷化铝灭鼠前堵洞对照样方堵洞421个，试验样方堵洞1 663个；计算有效洞口率，对照样方为14.25%，试验样方为9.02%，作x^2检验（$P<0.01$），试验样方和对照样方有效洞口率差异无统计学意义。计算校正值为61.2%。5月第一次灭鼠，3天后在第一次灭鼠样方地进行第二次灭鼠实验样方校正灭洞率为58%和23%。6月再次在5月试验样方地进行灭鼠试验，校正灭洞率为72.3%，试验样方校正灭洞率为99%（表4-67）。

表4-67　磷化铝熏蒸剂灭鼠效果

时间	地点	灭前盗开洞	灭后盗开洞	校正灭洞率
Ⅰ	对照样方	60	23	0
Ⅰ	实验样方	150	24	58%
Ⅱ	对照样方	24	23	0
Ⅱ	实验样方	24	7	23%
Ⅲ	对照样方	190	20	72.30%
Ⅲ	实验样方	270	1	99%

注：Ⅰ，5月第一次灭鼠；Ⅱ，5月第二次灭鼠；Ⅲ，6月灭鼠。

磷化铝熏蒸灭鼠灭蚤技术虽然在其他类型的鼠疫自然疫源地灭鼠灭蚤效果较好,但在荒漠型大沙鼠疫源地的效果并不理想,灭鼠的校正灭洞率为23%。

3. 疫区处理效率和成本

(1) 处理效率:鼠洞喷洒杀虫粉剂一方面需要鼠类在洞口的活动将杀虫粉黏附在鼠表体表并带入鼠巢内,以达到灭蚤的效果,属被动灭蚤。同时,杀虫粉剂的施放受天气的影响因素较多,如遇到刮风下雨等天气变化会将杀虫粉剂吹跑或掩埋,影响投药的效果。其次,由于大沙鼠洞群庞大,洞口多,在喷洒杀虫粉剂时不仅工作量大,而且施药量多,加大了药品和人工的成本投入。

烟雾弹熏蒸灭蚤与的磷化铝灭鼠灭蚤一样,同样面临着需要大量堵洞,影响实施效率和加大人工成本,同时也会因漏投漏堵而影响灭蚤的效果。

热烟雾机喷雾杀虫剂是通过燃烧与杀虫乳剂混合柴油而产生大量的含杀虫剂的烟雾,并通过强大的气体压力将烟雾喷洒到鼠洞内,并扩散到整个大沙鼠洞群内。因此,这种方法不受大沙鼠洞群庞大复杂的影响,仅需在一个洞口吹入烟雾,其他洞口冒出烟雾即可,可大大提高处理的效率和降低人工成本。同时,这种方法的药物喷洒均匀高,药物可滞留在整个大沙鼠洞群内,且药物用量少,可减少对环境的污染和降低药品成本。

因此,对研究3种方法灭蚤的原理和工艺流程,热烟雾灭蚤技术的效率明显高于其他2种灭蚤方法。

(2) 疫区处理综合成本:本研究从各种疫区处理方法的用药量成本和人工投入成本核算疫区处理的直接成本。在四种疫区处理方法中,在1天内处理1hm²的疫区面积,磷化铝熏蒸法的用工量最多,需要12.8人,其次为杀虫粉喷洒法和烟雾弹熏蒸法,分别为6.8人和6.4人,热烟雾喷雾法需要最少,仅为4人;从处理成本上来看,鼠洞喷洒杀虫粉方法成本最高,为2 516元,其次为烟雾弹熏蒸法和磷化铝熏蒸法,分别为1 568元和1 376元,热烟雾喷雾法最少,为680元(表4-68)。

表4-68　4种疫区处理方法在单位时间(1d)内处理单位面积(1hm²)消耗成本

疫区处理方法	药品成本费				人工成本费			合计成本/元
	药品名称	用药量	单价/元	药品费合计/元	人工数	人工费/元	人工费合计/元	
磷化铝熏蒸法	磷化铝	19kg	25	475	12.8	70	896	1 376
烟雾弹熏蒸法	杀虫烟雾弹	400个	2.8	1 120	6.4	70	448	1 568
杀虫粉喷洒法	杀虫粉	34kg	60	2 040	6.8	70	476	2 516
热烟雾喷雾法	环卫乐乳油	4L	100	400	4	70	280	680

(三) 现场疫区实际处理效果评估

1. 疫区概况　乌鲁木齐市米东区位于准噶尔盆地东南缘,东经87°35′,北纬44°17′。该地区东接阜康市、新疆生产建设兵团222团,西临昌吉市、五家渠市和新疆生产建设兵团农六师103团,北部与阿勒泰地区福海县接壤,区域总面积3 407km²,辖5镇2乡33万人。该区域境内除本辖区柏杨河乡农牧民外,尚住有乌鲁木齐市高新技术工业园区、新疆生产建设兵团102团场,以及新疆硅业、石油基地等500大型水库等重要工业和基础设施,是乌鲁木齐地区经济开发的重要区域。该地区夏季炎热干燥,冬季寒冷而漫长,7月平均气温为25.4℃,1月平均气温为-19.1℃,年降水量为156mm,属温带大陆性干旱气候。该区域荒漠总面积约393km²,海拔451m,为固定半固定沙丘,荒漠植被覆盖度良好,野生动物种类丰富,啮齿动物主要有大沙鼠、子午沙鼠、红尾沙鼠、柽柳沙鼠、西伯利亚五趾跳鼠、三趾毛脚跳鼠、蒙古兔等,以及狐狸、鹅喉羚、狼、虎鼬、鹰等多种珍稀野生动物。自2005年发现准噶尔盆地大沙鼠鼠疫自然疫源地以来,该地区被列为该鼠疫自然疫源地的重要组成部分。2006—2009年乌鲁木齐市疾控中心连续在该地区开展鼠疫调查,2008年检出大沙鼠鼠疫阳性血清5份,阳性率2.4%,发现动物间鼠疫流行线索。2009年检出阳性血清22份,阳性率上升至29.3%,是2008年的12.2倍,自三趾毛脚跳鼠和柽柳沙鼠体外寄生蚤同形客蚤分离出鼠疫菌2株,说明该地区动物间鼠疫流行处于较为猛烈的状态。

2. 动物鼠疫流行病学指标

(1)啮齿动物区系组成和密度:2007—2009年共布放鼠夹5 000余夹次,捕获啮齿动物500余只,主要包括大沙鼠、子午沙鼠、红尾沙鼠、柽柳沙鼠、西伯利亚五趾跳鼠、三趾毛脚跳鼠、小林姬鼠、小家鼠、灰仓鼠等。其中,大沙鼠洞群呈"岛状"分布,洞群覆盖率为10.8%,洞群密度为8.4洞群/hm²,鼠群栖息率为92.7%,有鼠洞群密度为7.8只/洞群。子午沙鼠呈弥漫性分布。

2009年在5月在102团17连居民区和荒漠区过渡地带布夜行夹200夹次,捕鼠17只。其中,三趾毛脚跳鼠11只,占61.1%,为主要鼠种,柽柳沙鼠和西伯利亚五趾跳鼠各3只,占17.6%,红尾沙鼠1只,占5.9%。

(2)蚤类组成:2009年在该地区共探大沙鼠洞口31个,获蚤963匹,鼠洞口游离蚤指数31.1,其中簇鬃客蚤764匹,占79.3%,鼠洞口游离蚤指数24.7,其次是粗鬃客蚤,占20.6%。

梳检大沙鼠12只,获体蚤817匹,体蚤总指数68.1,其中簇鬃客蚤737匹,占90.2%,体蚤指数61.4;其次是粗鬃客蚤,占8.9%;梳检柽柳沙鼠3只,获蚤16匹,体蚤指数5.3,其中同行客蚤占43.8%,簇鬃客蚤和粗鬃客蚤分别占25%和18.8;梳检三趾毛脚跳鼠11只,获蚤3匹,有簇鬃客蚤、裂病蚤。

(3)血清学:2009年共在该地区检验大沙鼠血清75份,检出鼠疫F1抗体阳性血清22份,血清阳性率29.3%,其中抗体滴度1:128以上的7份。

(4)病原学:2009年共在该地区检验自毙大沙鼠3只,三趾毛脚跳鼠2只,红尾沙鼠1只,自毙三趾毛脚跳鼠分离出鼠疫菌1株,检验蚤类51组1 780匹,自柽柳沙鼠体外寄生的同形客蚤分离出鼠疫菌1株。

3. 动物鼠疫疫区处理及评估 自2009年5月在该地区的自毙三趾毛脚跳鼠首次发现鼠疫F1抗原后,由新疆疾控中心即派专家赴现场开展调研和进行技术指导,经鼠疫病源学四步检验判定乌鲁木齐市米东区为新疆新的鼠疫疫源县(市),随后由新疆疾控中心协助乌鲁木齐市疾控中心在疫区进行进一步的现场调查,并在疫区居民点周边进行预防性灭鼠灭蚤工作。

(1)技术方案:采用热烟雾灭虫疫区处理控制技术对疫点及其周边进行疫区处理,杀灭媒介蚤,切断传播途径。使用灭虫药物为环卫乐乳油,含12%高效氯氰菊酯,使用剂量为4L/hm²;采用磷化铝堵洞法对居民区周边实施鼠蚤同灭,形成对居民区的有效保护;于疫区

313

处理后 3 天、10 天和 15 天进行 3 次现场调查和效果评估。

（2）效果评估

短期处理效果：3 次效果考核共计布鼠夹 900 夹次，捕获啮齿动物 9 只，其中三趾毛脚跳鼠 6 只，大沙鼠 1 只，柽柳沙鼠 1 只，西伯利亚五趾跳鼠 1 只，梳检鼠体蚤，染蚤率为 0；3 次共计探大沙鼠洞群 90 个，洞干染蚤率为 0（表 4-69）。

表 4-69 采用热烟雾灭虫疫区处理控制技术的疫区灭蚤效果

疫区处理后天数	布夹数	捕鼠数	染蚤率	获蚤数	蚤指数	探洞群数	染蚤洞群数	洞群染蚤率	获蚤数	洞群蚤指数
3	300	2	0	0	0	30	0	0	0	0
10	300	3	0	0	0	30	0	0	0	0
15	300	4	0	0	0	30	0	0	0	0

上述采用热烟雾灭虫疫区处理控制技术的疫区处理效果显示，经一次杀灭达到了处理预期效果。

长期处理效果：2010 年和 2012 年乌鲁木齐市疾控中心继续在该区域实施系统鼠疫监测，疫区处理前后该地区鼠疫监测结果见表 4-70。

表 4-70 2008—2011 年乌鲁木齐市米东区动物间鼠疫监测结果

阶段	年份	病原学检验				血清学检验		
		检验动物数/只	鼠疫菌数	检验媒介数/只	鼠疫菌数	检验血清数/份	阳性数/份	阳性率/%
疫区处理前	2009	93	1	1 780	1	88	25	28.41
疫区处理后	2010	145	0	2 310	0	113	2	1.77
	2011	91	0	1 508	0	190	0	0.00
	2012	—	—	—	—	224	8	3.57

上述监测数据表明，乌鲁木齐市米东区鼠疫疫区在实施疫区处理后，动物间鼠疫流行指标显著下降，2010—2012 年 3 年间均保持在极低的水平，动物和媒介未检出鼠疫菌，动物鼠疫抗体阳性率分别为 1.77%、0 和 3.57%，而同期，与该疫源地相邻周边疫区大沙鼠的鼠疫抗体阳性率分别为 3.03%、6.23% 和 13.48%，尤其是 2012 年与其紧邻的昌吉白沙窝和吉木萨尔红旗农场检出鼠疫菌 5 株，动物间鼠疫活跃流行。

参考文献

［1］张鸿猷,盛广吉,汤国厚.新疆鼠疫[M].乌鲁木齐:地方病通报编辑部,1994:1-34.

［2］张鸿猷,谢杏初,戴翔.新疆山地鼠疫自然疫源地[M].乌鲁木齐:新疆人民出版社,2013:1-148.

［3］曹汉礼,张渝疆.2000—2009 年新疆山地鼠疫自然疫源地动物鼠疫疫情形势分析[J].疾病预防控制通报,2011,26(1):1-6.

［4］张渝疆,曹汉礼,戴翔.新疆维吾尔自治区鼠疫及其防治(2001—2010)[M]//丛显斌,刘振才.中国鼠疫及其防治(2001—2010).长春:吉林科学技术出版社,2014:571-591.

［5］杨波,张渝疆,等."十二五"新疆维吾尔自治区鼠疫防控现状分析[J].疾病预防控制通报,2016,31(3):28-31.

［6］曹汉礼,张渝疆,戴翔,等.新疆温泉县鼠疫疫源地调查报告[M]//杨波,张渝疆,等.新疆鼠疫防治监测与研究(2003—2004)乌鲁木齐:新疆科学技术出版社,2006:148-152.

［7］张渝疆,戴翔,王信惠,等.新疆山地鼠疫自然疫源地耶尔森菌基因组分化和演变.中华微生物学和免疫学杂志[J],2007,27(2):160-166.

［8］YANJUN LI,ERHEI DAI,YUJIANG ZHANG,et al. Different Region Analysis for Genotyping *Yersinia pestis* Isolates from China[J]. PLoS ONE,2008:3(5):e2166.

［9］李博,崔燕,刘遵季,等.新疆鼠疫菌株多位点可变数目串联重复序列基因分型研究[J].中国媒介生物学及控制杂志,2021,32(6):666-671.

［10］YUJUN CUI,BORIS V. SCHMID,YUJIANG ZHANG,et al. Evolutionary selection of biofilm-mediated extended phenotypes in *Yersinia pestis* in response to a fluctuating environment[J]. Nature Communications,2020,11:281.

［11］杨赣源,张志坚,张兰英.灰旱獭年龄鉴定的方法[J].兽类学报,1986,6(2):125-129.

［12］杨赣源,张兰英,陈欣茹.灰旱獭生命表和繁殖的初步研究[J].兽类学报,1988,8(2):146-151.

［13］林纪春,张渝疆,张兰英.长尾黄鼠年龄鉴定及其种群年龄组成的研究[J].兽类学报,1989,9(3):216-220.

［14］林纪春,张渝疆,唐建国.长尾黄鼠生命表和繁殖研究[J].地方病通报,1990,3(8):107-111.

［15］张晓雪,冯玉明,林纪春,等.长尾黄鼠感染鼠疫菌越冬试验初报[J].地方病通报,2000,15(2):17-19.

［16］张渝疆,马江波,王启果.天山北坡鼠疫自然疫源地灰旱獭体外寄生蚤类的种多度[C]//中华预防医学会.第三届媒介可持续控制国际论坛论文集.杭州:2010:116-119.

［17］杨英中.玛纳斯县鼠疫疫源地灰旱獭密度变化对其寄生蚤指数的影响[J].地方病通报,1995,10(1):87-88.

［18］张渝疆,曹汉礼.灰旱獭和长尾黄鼠寄生蚤生态位的研究[J].地方病通报,2004,19(1):34-38.

［19］钱存宁,张晓雪.方形黄鼠蚤阿尔泰亚种的鼠疫感染试验研究[J].中国地方病学杂志,1985,4(2):135.

［20］钱存宁,张晓雪.方形黄鼠蚤阿尔泰亚种保存鼠疫菌越冬初步试验[J].防治研究通报,1984,7(2):17.

［21］钱存宁,张晓雪,冯玉明.感染鼠疫菌的方形黄鼠蚤阿尔泰亚种越冬后形成菌栓[J].地方病通报,1992,7(2):6,72.

［22］钱存宁,张晓雪,冯玉明,等.非鼠疫疫区方形黄鼠蚤成龄蚤的菌栓形成能力[J].地方病通报,1996,11(4):13.

［23］王祖郧,李超.青海鼠疫[M].北京:人民卫生出版社,2016:99.

［24］赵文红,何晋侯,梁云,等.人蚤传播鼠疫媒介效能的实验研究[J].中国地方病防治杂志,1996,11(4):206-207.

［25］钱存宁,张晓雪,冯玉明,等.似升额蚤的鼠疫流行病学意义[J].中国地方病学杂志,1989,8(6):371.

［26］钱存宁,张晓雪,冯玉明,等.宽新蚤的鼠疫流行病学意义[J].地方病通报,1988,3(1):46.

［27］蒋卫,阿不力米提,热娜,等.新疆准噶尔盆地的大沙鼠首次分离出鼠疫菌[J].中国人兽共患病杂志,2005,21(12):1051.

［28］叶瑞玉,曹汉礼,尹小平,等.新疆大沙鼠鼠疫传播媒介的初步调查[J].地方病通报,2006,21(1):36-38.

［29］热娜·吐尔地,布仁明德,张渝疆,等.新疆准噶尔盆地鼠疫菌生化和毒力测定[J].中国人兽共患病学报,2006,22(11):1086-1087.

［30］张渝疆,戴翔,阿不力米提,等.新疆准噶尔盆地鼠疫调查[J].中华流行病学杂志,2008,29(12):

136-144.

[31] 张渝疆,阿布力克木,王诚,等.新疆维吾尔自治区准噶尔盆地2007—2016年鼠疫流行态势分析[J].中华流行病学杂志,2017,38(10):1394-1398.

[32] 郭荣,戴翔,张渝疆,等.准噶尔盆地鼠疫自然疫源地动物鼠疫流行的空间和时间分布研究[J].中华流行病学杂志,2014,35(2):109-113.

[33] 王梅,雒涛,张渝疆,李群,等.基于生态位模型预测新疆准噶尔盆地大沙鼠适生区分布及风险评估[J].中华流行病学杂志,2014,35(9):1037-1041.

[34] 张渝疆,曹汉礼,戴翔.准噶尔盆地大沙鼠鼠疫自然疫源地[M]//丛显斌,刘振才.中国鼠疫及其防治(2001—2010).长春:吉林科学技术出版社,2014:281-308.

[35] 郭荣,辛有权,张渝疆,等.准噶尔盆地大沙鼠鼠疫自然疫源地耶尔森菌质粒谱的研究[J].中华微生物学和免疫学杂志,2009,29(4):291-293.

[36] 王信惠,热娜,张渝疆,等.准噶尔盆地鼠疫耶尔森氏菌营养需求的实验分析[J].疾病预防控制通报,2013,28(2):4-6.

[37] SURONG SUN,XIANWEI YANG,YUJIANG ZHANG,et al. Draft Genome Sequence of *Yersinia pestis* Strain 2501,an Isolate from the Great Gerbil Plague Focus in Xinjiang,China[J].Journal of Bacteriology,2012, 194(19):5447-5448.

[38] 王信惠,戴翔,布仁明德,等.准噶尔盆地鼠疫耶尔森的基因组型分析[J].中华微生物学和免疫学杂志,2008,28(10):925-927.

[39] YUJUN CUI,CHANG YU,YUJIANG ZHANG,et al. Historical variations in mutation rate in an epidemic pathogen,*Yersinia pestis*[J].PNAS,2013,110(2):77-582.

[40] YUJIANG ZHANG,TAO LUO,CHAO YANG,et al. Phenotypic and Molecular Genetic Characteristics of Yersinia pestis at an Emerging Natural Plague Focus,Junggar Basin,China[J].American Journal of Tropical Medicine and Hygiene,2018,98(1):231-237.

[41] 孟卫卫,阿布力克木,张渝疆,等.大沙鼠感染鼠疫菌的鼠疫F1抗体动态观察[J].中华预防医学杂志,2017,51(4):353-357.

[42] 李博,阿扎提,张渝疆,等.大沙鼠感染鼠疫菌的组织病理与超微病理实验观察[J].中华预防医学杂志,2017,51(2):172-175.

[43] YUJIANG ZHANG,XIANG DAI,RUIFU YANG,et al. Dynamics of Yersinia pestis and Its Antibody Response in Great Gerbils(*Rhombomys opimus*) by Subcutaneous Infection[J].PLos One,2012,7 (10):e46820.

[44] 王启果,孟卫卫,张渝疆,等.簇鬃客蚤生活史实验观察[J].中国媒介生物学及控制杂志,2012,23 (1):35-38.

[45] 王启果,古丽阿依,张渝疆,等.簇鬃客蚤对宿主侵袭力的实验观察[J].疾病预防控制通报,2013,28 (5):1-3.

[46] YUJIANG ZHANG,XIANG DAI,QIGUO WANG,et al. Transmission efficiency of the plague pathogen(*Y. pestis*)by the flea, *Xenopsylla skrjabini* ,to mice and great gerbils[J].Parasites & Vectors,2015,8:256-266.

[47] 张渝疆,阿扎提,雒涛,等.准噶尔盆地鼠疫自然疫源地大沙鼠寄生蚤群落结构及其鼠疫流行病学分析[J].中华流行病学杂志,2013,34(11):1096-1100.

[48] 王启果,曹汉礼,张渝疆,等.准噶尔盆地鼠疫自然疫源地鼠体蚤群落及其在动物鼠疫流行病学中的作用[J].中国媒介生物学及控制杂志,2013,24(1):11-16.

[49] 叶超,古丽阿依·包开西,张渝疆,等.准噶尔盆地鼠疫自然疫源地东部区域大沙鼠体蚤群落结构分析[J].疾病预防控制通报,2017,32(3):1-3.

[50] 张渝疆.基于自然生态模式的鼠疫媒介效能研究新思考[J].中华地方病学杂志,2017,36(6):391-394.

［51］ 岳锡宏,史深,张渝疆,等.基于不同媒介效能模型的簇鬃客蚤鼠疫媒介效能评价研究［J］.中国媒介
生物学及控制杂志,2021,32(5):564-569.

［52］ 张晓兵,雒涛,张渝疆,等.荒漠型鼠疫疫源地疫区处理方法的初步研究［J］.中国地方病防治杂志,
2009,24(2):96-99.

［53］ 丛显斌,殷文武,刘振才,等.鼠疫应急防控手册［M］.北京:北京大学医学出版社,2009:304-323.

第五章

云南鼠疫生态

第一节　黄胸鼠疫源地

黄胸鼠疫源地（简称家鼠疫源地）早在 1772 年云南鹤庆县志"乾隆三十七年鼠疫,人继之,次年又疫";1796 年赵州师道南《鼠死行》"东死鼠,西死鼠,人见死鼠如见虎。鼠死不几日,人死如坼堵……"及 1803 年楚雄县志"嘉庆八年夏,鼠死大疫"等记述中就已确切描绘了人类鼠疫与家鼠鼠疫的关系。1894 年 Yersin 在香港首次发现鼠疫菌,揭开了人类认识鼠疫的序幕。19 世纪末 Ogata(1897 年)和 Simond(1898 年)发现蚤类是鼠疫的传播媒介,为预防鼠疫提供了科学依据;1940 年国联医官伯力士在云南瑞丽垒允从鼠体分离到鼠疫菌。黄胸鼠鼠疫自 1772 年有记载以来,至 1956 年连续流行 185 年,死亡近百万人。该疫源地 1957 年静息,25 年后于 1982 年德宏州复燃。

一、自然概况

（一）分布

该疫源地分布于横断山脉以南,滇西、滇西南及滇南部地区,海拔 400~2 100m 的平坝(宽谷或盆地)居民区和农耕区景观地带。位于东经 97°18′~104°43′,北纬 21°09′~25°12′。先后有德宏、保山、大理、临沧、普洱、版纳、玉溪、红河、文山、昆明和曲靖 11 个州(市)49 个县(市、区)发生动物鼠疫流行。疫区面积约 79 216km²。疫源地范围涉及 511 个乡镇,5 312 个行政村,人口 1 667 万人。

（二）地理景观

位于横断山脉南部、云贵高原南部的西南山地亚区。山脉和峡谷呈南北走向,地形起伏大,垂直分布明显,海拔 1 500~2 600m,相对高度超过 1 000m。年均气温 11℃,1 月平均 4℃,7 月平均气温为 17~18℃,相对湿度 60%~80%,年降水量 1 000mm。土壤为红壤、红棕壤、紫色土。植被属亚热带阔叶林、2 500m 以下为云南松和栽培植物;2 500m 以上的山脊为亚热带阔叶林和亚热带松林;农田区均在 2 800m 以下,盆地山谷可种水稻,山地以玉米、小麦、马铃薯为主。

位于滇南和滇西南为横断山脉的末端,海拔 800~2 600m,境内为中山和山间盆地,年均气温 22~26℃,1 月平均气温 10~16℃,7 月平均气温约 30℃,相对湿度 80%,年降水量 1 000~2 000mm。土壤为赤红壤、红壤,植被属半常绿季雨林、热带灌丛和季节雨林区,高山榕、龙果为代表种。农田作物为水稻、甘蔗、波罗蜜、花生等。

二、地理区划

根据中国动物地理区划(1978 年),大部分地区属于西南区西南山地亚区,南部和西南部地区属于华南区滇南山地亚区。结合云南自然地理资料,将全省范围划分为五个动物地理小区,即:横断山中部小区(Ⅰ区)、横断山南部小区(Ⅱ区)、滇东高原小区(Ⅲ区)、滇西南山地小区(Ⅳ区)和滇南山地小区(Ⅴ区)(图5-1)。

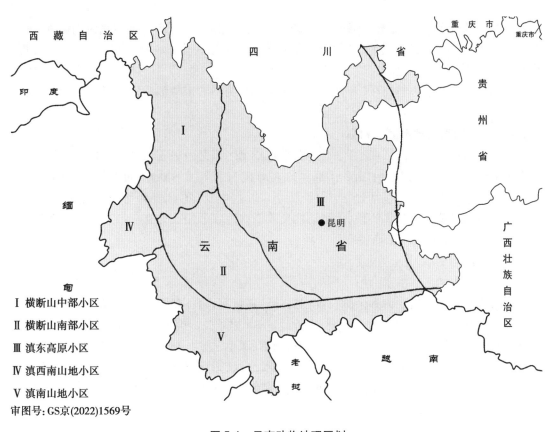

Ⅰ 横断山中部小区
Ⅱ 横断山南部小区
Ⅲ 滇东高原小区
Ⅳ 滇西南山地小区
Ⅴ 滇南山地小区

审图号:GS京(2022)1569号

图5-1 云南动物地理区划

(一) 横断山中部小区(Ⅰ区)

位于云南省西北部,为丽江、迪庆、大理所辖范围以西和漾濞、永平、保山所辖范围至腾冲高尖山一线以北,面积约69 730km²,境内高黎贡山、怒山和云岭山脉南北纵列,怒江、澜沧江和金沙江纵贯其间。海拔多在2 500~4 000m之间。包括玉龙、古城、剑川、鹤庆、大理、隆阳等6个疫源县;有啮齿动物63种,家栖鼠有褐家鼠、黄胸鼠、斯氏家鼠、小家鼠。野栖鼠以齐氏姬鼠和大绒鼠为优势种,该区有喜马拉雅旱獭分布。本小区分布的蚤类宿主动物最多。已知蚤类有9科41属123种(占蚤类种数的83.11%),其中云南特有种68种。

(二) 横断山南部小区(Ⅱ区)

位于横断山中部小区之南,东侧以元江河谷为界,西南侧以西区和华南区西段为分界线。面积约59 590km²。境内为怒山山脉和云岭山脉的南延部分,但高山峡谷形势已不像中部险峻,河流两岸较开阔。海拔多在1 500~2 500m。包括巍山、弥渡、施甸、凤庆、云县、临翔、双江、镇沅、景谷、墨江、宁洱、新平、元江、红河等14个疫源县。有啮齿动物38种,以黄胸鼠为优势种,小家鼠次之。全小区有蚤类8科20属27种(占蚤类种数的18.24%),其中云南特有种9种。本小区的种类多为横断山中部小区蚤类向南的延伸,但其种类明显减少。

（三）滇东高原小区（Ⅲ区）

位于横断山中部和南部小区的东侧,南连滇南山地小区,东接华中区西部山地高原亚区。境内多为起伏缓和的低山或丘陵。平均海拔在2 000m左右,面积约为171 800km²,是5个小区中最大的小区。包括祥云、富民、宜良、罗平、弥勒、开远、建水、个旧、蒙自、石屏、文山、砚山、丘北等13个疫源县。啮齿动物37种,家栖鼠类,中、南部以黄胸鼠为优势种,东北部褐家鼠为优势种。野栖鼠类,中部以齐氏姬鼠和小家鼠为优势,黄胸鼠次之;东北部以黑线姬鼠为优势种,齐氏姬鼠、大绒鼠次之。已知蚤类7科27属44种(占蚤类种数的29.73%)。其中为云南特有种18种。本小区蚤类多为横断山中部小区蚤类向东南的延伸,但数量亦明显减少。

（四）滇西南山地小区（Ⅳ区）

位于横断山中部和南部两小区的西侧,东连华南区滇南山地亚区的滇南山地小区,系高黎贡山的南延部分。境内为中山和山间盆地。海拔为727~2 600m。面积约为19 000km²,是最小的一个地理小区。包括盈江、梁河、陇川、瑞丽、芒市、腾冲、龙陵等7个疫源县。有啮齿动物43种,以黄胸鼠为优势种,食虫动物臭鼩鼱次之。已知蚤类有7科19属28种(占蚤类种数的18.92%),其中云南特有种7种。

（五）滇南山地小区（Ⅴ区）

位于横断山南部和滇东高原小区的南面,东连闽广沿海亚区,西北与滇西南山地小区相连,南接中南半岛,系横断山的余脉。境内山势已趋缓和,河谷开阔,山涧盆地较大而多。海拔一般在800~1 000m之间,个别地区可降至500m以下,面积约65 680km²。包括镇康、耿马、沧源、澜沧、孟连、思茅、江城、景洪、勐海、勐腊、绿春、屏边、马关等13个疫源县。啮齿动物50种,以黄胸鼠为优势种,小家鼠、斯氏家鼠次之;已知蚤类有7科19属24种(占蚤类种数的16.22%),其中为云南特有种5种。蚤类多为明显的热带亚热带种类。

三、宿主动物

（一）动物区系

云南省流行病防治研究所从1951年起,结合鼠疫、钩体病、恙虫病等自然疫源性疾病的防治研究,在全省范围内开展啮齿动物调查工作,采集了大量标本,取得了重要资料。同时中国科学院动物研究所、昆明动物研究所、云南大学生物系、昆明部队军科所等科研单位和大专院校,也先后多次进行了兽类考察。杨光荣(1989年)等综合现有文献资料报道,截至1987年,云南省已知啮齿动物8科,36属88种(表5-1)。

表5-1 云南省啮齿动物区系及分布

动物种类	地区分布
一、鼯鼠科 *Petauristidae*	
1. 毛足鼯鼠属 *Belomys*	
（1）毛足飞鼠 *B. pearsoni*	腾冲、祥云、勐海、景洪、勐腊、文山、绿春、屏边、文山
2. 复齿鼯鼠属 *Trogopterus*	
（2）复齿鼯鼠 *T. xanthipes*	丽江、剑川、大理
3. 鼯鼠属 *Petaurista*	

动物种类	地区分布
（3）红白鼯鼠 *P. alborufus*	大理、祥云、保山、芒市、腾冲、勐海、勐腊、勐海、绿春、文山、屏边
（4）灰鼯鼠 *P. xanthotis*	丽江
（5）灰头小鼯鼠 *P. elegans*	腾冲、大理、丽江、双江、云县、耿马、景洪、弥勒
（6）白斑小鼯鼠 *P. punctatus*	盈江、梁河、芒市、双江、耿马、景洪、绿春、屏边、个旧、蒙自
（7）小鼯鼠 *P. petaurista*	盈江
（8）麻背大鼯鼠 *P. albiventor*	腾冲、梁河、盈江、芒市、保山、大理
（9）霜背大鼯鼠 *P. philippensis*	盈江、瑞丽、芒市、龙陵、双江、耿马、临沧、云县、景谷、新平、思茅、勐腊、勐海、景洪、澜沧、江城、绿春、屏边、蒙自
4. 箭尾飞鼠属 *Hylopetes*	
（10）黑白飞鼠 *H. alboniger*	腾冲、盈江、双江、临沧、勐海、勐腊、绿春、蒙自、个旧、祥云
5. 羊绒鼯鼠属 *Eupetaurus*	
（11）羊绒鼯鼠 *E. cinereus*	贡山
二、松鼠科 *Sciuridae*	
6. 丽松鼠属 *Callosciurus*	
（12）赤腹松鼠 *C. erythraeus*	全省各地
（13）纹腹松鼠 *C. quinguestriatus*	盈江、梁河、芒市、瑞丽、陇川
（14）白背松鼠 *C. finlasoni*	弥勒
（15）兰腹松鼠 *C. pygerythus*	思茅、景洪、勐海、勐腊、绿春、屏边
（16）黄足松鼠 *C. flavimanus*	盈江
7. 花松鼠属 *Tamiops*	
（17）明纹花松鼠 *T. macclellandi*	梁河、盈江、芒市、瑞丽、陇川、双江、临沧、沧源、澜沧、勐海、勐腊、景洪、耿马、江城、绿春、屏边
（18）隐纹花松鼠 *T. swinhoei*	保山、凤庆、丽江、剑川、大理、腾冲、双江、思茅、景洪、勐海、勐腊、屏边、文山、丘北、江城、绿春
（19）倭花鼠 *T. maritimus*	思茅、景洪、勐海、勐腊、屏边、文山、丘北、江城、绿春
8. 长吻松鼠属 *Dremomys*	
（20）橙腹长吻松鼠 *D. lokriah*	贡山、泸水
（21）橙喉长吻松鼠 *D. gularis*	景东、绿春
（22）赤颊长吻松鼠 *D. rufigenis*	凤庆、双江、耿马、临沧、沧源、澜沧、孟连、勐海、景洪、思茅、景谷、个旧、蒙自、绿春、江城、屏边、文山
（23）珀氏长吻松鼠 *D. pyrrhomerus*	腾冲、云县、镇康、凤庆、弥勒、蒙自、新平、丽江、大理、剑川
（24）红腿长吻松鼠 *D. pyrrhomerus*	屏边
9. 巨松鼠属 *Ratufa*	

动物种类	地区分布
（25）巨松鼠 *R. bicolor*	腾冲、梁河、盈江、陇川、瑞丽、耿马、沧源、勐海、景洪、勐腊、绿春、思茅
10. 线松鼠属 *Mentes*	
（26）线松鼠 *M. berdmorei*	耿马、沧源、澜沧、勐海、景洪、勐腊
11. 岩松鼠属 *Sciurotamias*	
（27）侧纹岩松鼠 *S. forresti*	丽江、鹤庆、剑川、大理、祥云、弥渡、巍山、保山、腾冲、盈江、耿马、屏边、马关、丘北
12. 旱獭属 *Marmota*	
（28）喜马拉雅旱獭 *M. himalayana*	德钦、中甸

三、鼠科 *Muridae*

13. 攀鼠属 *Vernaya*

（29）云南攀鼠 *V. fulva*	兰坪、泸水、剑川、大理、景东
14. 长尾攀鼠属 *Vandeleuria*	兰坪、剑川、泸水、大理
（30）长尾攀鼠 *V. oleracea*	盈江、梁河、瑞丽、陇川、沧源、孟连、勐海、巍山
15. 笔尾鼠属 *Chiropodomys*	
（31）笔尾树鼠 *C. gliroides*	陇川、沧源
（32）景东树鼠 *C. jingdongensis*	景东
16. 巢鼠属 *Micromys*	
（33）巢鼠 *M. minutus*	全省各地
17. 壮鼠属 *Hadromys*	
（34）休氏壮鼠 *H. humei*	瑞丽、陇川
18. 姬鼠属 *Apodemus*	
（35）中华姬鼠 *A. draco*	腾冲、保山、盈江、梁河、陇川、芒市、中甸、剑川、大理、祥云、弥渡、罗平、文山、巍山、勐腊、双江、景洪
（36）高山姬鼠 *A. chevrieri*	泸水、腾冲、梁河、临沧、思茅、蒙自及文山一线以东、以北的绝大部分地区
（37）黑线姬鼠 *A. agrarius*	绥江、永善、水富
（38）大耳姬鼠 *A. latronum*	中甸、丽江、剑川、鹤庆、大理、腾冲
（39）大林姬鼠 *A. peninsulae*	德钦、中甸、昆明
19. 家鼠属 *Rattus*	
（40）斯氏家鼠 *R. rattus sladeni*	滇西、滇南、滇中绝大部分县市及滇东北河谷地区
（41）环齿鼠 *R. koratensis*	盈江、梁河、瑞丽、陇川、孟连、大理、勐海、景洪、沧源
（42）黄胸鼠 *R. flavipectus*	除德钦、贡山及昭通三县市未发现外均有分布

动物种类	地区分布
（43）大足鼠 *R. nitidus*	全省均有分布，以滇西北较多
（44）黄毛鼠 *R. losea*	金平、河口、绿春、文山
（45）高原罗赛鼠 *R. turkestanicus celsus*	德钦、中甸、维西、丽江
（46）褐家鼠 *R. norvegicus*	除西双版纳、瑞丽、贡山、德钦等滇南和滇西北的一些县外，均有分布，以滇东北地区分布数量最多，海拔84~3 300m
20. 白腹鼠属 *Niviventer*	
（47）社鼠 *N. confucianus*	全省各地
（48）刺毛鼠 *N. fulvescens*	除东川、丽江及迪庆未发现外，均有分布
（49）褐尾鼠 *N. cremoriventer*	贡山
（50）安氏白腹鼠 *N. andersoni*	丽江、鹤庆、梁河、盈江、陇川、腾冲、大理、巍山、新平、双江、沧源
（51）四川白腹鼠 *N. excelsior*	贡山、泸水、大理、德钦、中甸、维西
（52）灰腹鼠 *N. eha*	贡山、泸水、景东
（53）婆罗门鼠 *N. bramha*	贡山、泸水
21. 长尾巨鼠属 *Leopldamys*	
（54）白腹巨鼠 *L. edwardsi*	泸水、盈江、云县、沧源、建水、江城、景洪
22. 硕鼠属 *Berylmys*	
（55）青毛鼠 *B. bowersi*	盈江、梁河、陇川、大理、祥云、弥渡、云县、耿马、沧源、江城、思茅、开远
（56）大泡灰鼠 *B. berdmorei*	江城、勐腊
（57）小泡灰鼠 *B. manlpulus*	梁河、盈江、陇川、瑞丽、芒市
23. 刺鼠属 *Maxomys*	
（58）王鼠 *M. rajah*	勐腊、景洪
24. 大齿鼠属 *Dacnomys*	
（59）大齿鼠 *D. millardi*	贡山、泸水、云龙、金平
25. 板齿鼠属 *Bandicota*	
（60）板齿鼠 *B. indica*	腾冲、保山、梁河、盈江、陇川、瑞丽、双江、耿马、沧源、新平、镇沅、景谷
26. 小鼠属 *Mus*	
（61）小家鼠 *M. musculus*	全省均有
（62）卡氏小鼠 *M. caroli*	梁河、盈江、陇川、瑞丽、芒市、景谷、新平
（63）丛林鼠 *M. coorii*	泸水、陇川、梁河、勐海、大理、沧源、景洪
（64）仔鹿鼠 *M. cervicolor*	泸水、瑞丽、梁河、盈江、大理、孟连

动物种类	地区分布
（65）锡金小鼠 *M. pahari*	大理、腾冲、梁河、盈江、陇川、瑞丽、云县、凤庆、镇康、沧源、耿马、澜沧、勐海、开远、弥勒、丘北
（66）缺齿小鼠 *M. guiha*	孟连、大理
四、猪尾鼠科 *Platacanthomyinae*	
27. 猪尾鼠属 *Typhlomys*	
（67）猪尾鼠 *T. cinereus*	景东
五、仓鼠科 *Cricelidae*	
28. 绒鼠属 *Eothenomys*	
（68）黑腹绒鼠 *E. melanogaster*	陇川、瑞丽、大理、贡山、泸水
（69）大绒鼠 *E. miletus*	剑川、鹤庆、大理、祥云、弥渡、丽江、腾冲、保山、施甸、梁河、陇川、瑞丽、弥勒、蒙自、开远、建水、勐海
（70）克钦绒鼠 *E. cachinus*	梁河、陇川、瑞丽、贡山、泸水
（71）滇绒鼠 *E. eleusis*	鹤庆、景谷、绿春、盈江、梁河、陇川、瑞丽、腾冲、凤庆、双江、沧源、保山、云龙、剑川
（72）昭通绒鼠 *E. olitor*	昭通、云龙、永平、永德、景东
（73）玉龙绒鼠 *E. proditor*	中甸、维西、丽江
（74）中华绒鼠 *E. chinensis*	德钦、丽江
（75）西南绒鼠 *E. custos*	德钦、中甸、丽江、剑川、景东
29. 松田鼠属 *Pitymys*	
（76）白尾松田鼠 *P. irene*	中甸、德钦、贡山、泸水
30. 田鼠属 *Microtus*	
（77）克氏田鼠 *M. clarkei*	贡山、丽江、蒙自
（78）四川田鼠 *M. millicens*	新平
六、竹鼠科 *Rhizomyidae*	
31. 小竹鼠属 *Cannomys*	
（79）小竹鼠 *C. badius*	盈江、瑞丽、孟连
32. 竹鼠属 *Rhizomys*	
（80）中华竹鼠 *R. sinensis*	泸水、腾冲、大理、弥渡、祥云、景东、丽江、兰坪、屏边
（81）暗褐竹鼠 *R. wardi*	泸水、云龙
（82）银星竹鼠 *R. pruinosus*	
（83）大竹鼠 *R. sumatrensis*	耿马、勐海、景洪、勐腊、沧源、思茅
七、豪猪科 *Hystricidae*	

续表

动物种类	地区分布
33. 帚尾豪猪属 *Atherurus*	
（84）帚尾豪猪 *A. macrourus*	梁河、勐海、勐腊、沧源、绿春、瑞丽
34. 豪猪属 *Hystris*	
（85）棕色豪猪 *H. hodgsoni*	盈江、瑞丽、大理、巍山、丽江、勐腊、勐海、临沧、耿马、沧源、元江、个旧、蒙自、屏边、绿春
（86）云南豪猪 *H. yunnanensis*	腾冲、泸水
八、林跳鼠科 *Zapodidae*	
35. 蹶鼠属 *Sicista*	
（87）中华蹶鼠 *S. concolor*	中甸、德钦
36. 林跳鼠属 *Eozapus*	
（88）四川林跳鼠 *E. setchnanus*	中甸、德钦

（二）动物种群构成

云南部分疫源县的监测资料显示,1991—2020 年共鉴定鼠形动物 32 种 288 782 只,其中啮齿动物 24 种 281 135 只,占 97.35%;食虫目、攀鼩目动物 8 种 7 647 只,占 2.65%。

鉴定的 281 135 只啮齿动物中,黄胸鼠占绝对优势,占 73.45%;褐家鼠次之,占 18.93%;小家鼠占 4.37%;卡氏小鼠占 1.13%;大足鼠占 0.91%;斯氏家鼠占 0.45%;板齿鼠占 0.18%;社鼠占 0.13%;大绒鼠占 0.105%;齐氏姬鼠占 0.103%;其他鼠 14 种 673 只,占 0.24%,包括锡金小鼠、白腹鼠、斑胸鼠、赤腹松鼠、巢鼠、滇绒鼠、青毛鼠、针毛鼠、长尾攀鼠、蓝腹松鼠、中华姬鼠、侧纹松鼠等(图 5-2)。

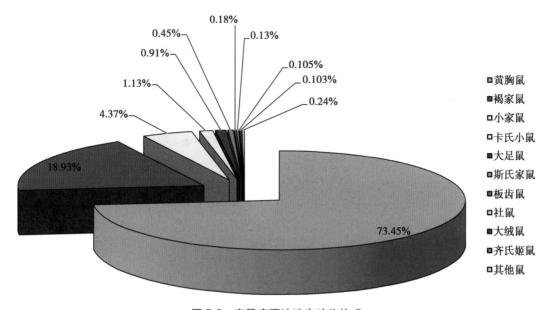

图 5-2　家鼠疫源地啮齿动物构成

鉴定的 7 647 只食虫目、攀鼩目动物中,臭鼩鼱居多 5 183 只,占 67.78%;短尾鼩 930 只,占 12.16%;树鼩 572 只,占 7.48%;灰麝鼩 480 只,占 6.28%;白尾鼹 426 只,占 5.57%;白尾梢麝鼩 48 只,占 0.63%;无鳞尾鼩 7 只,占 0.09%;长吻鼹 1 只,占 0.01%(图 5-3)。

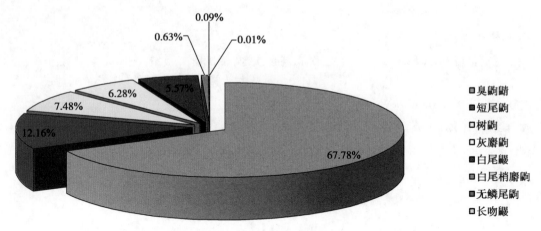

图 5-3 家鼠疫源地食虫、攀鼩目动物构成

1. 黄胸鼠数量 1991—2020 年间,在室内共布放 2 075 134 笼,捕获黄胸鼠 36 583 只,平均捕获率为 1.76%,波动范围在 0.82%~3.04% 之间;室外共布放 1 449 540 夹(笼),捕获黄胸鼠 41 997 只,平均捕获率为 2.90%,波动在范围在 1.15%~6.74% 之间。1996 年室内外捕获率均为最高,分别为 3.04% 和 6.74%(图 5-4)。

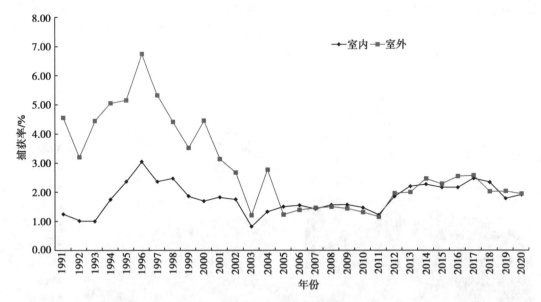

图 5-4 室内外黄胸鼠捕获率数量变化

2. 其他鼠数量 1982—2020 年,在室内外采用 5m 笼(夹)法,布放 25 038 484 笼(夹)次,捕获其他鼠 578 155 只,平均捕获率为 2.31%。除 1986 年捕获率较高(5.24%)外,其他年份相对稳定,波动范围在 0.88%~3.07% 之间(图 5-5)。

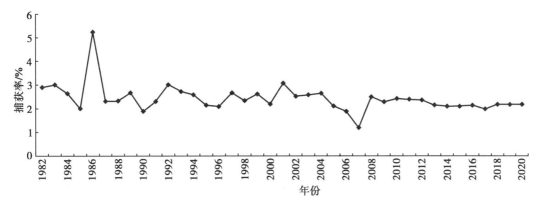

图 5-5　家鼠疫源地其他鼠捕获率数量变化

（三）染疫动物

1. **染疫动物**　1952—2020 年,用鼠疫细菌学方法,判定染疫动物 13 种 3 962 只,其中黄胸鼠 3 816 只,占 96.31%;褐家鼠 63 只,占 1.59%;大足鼠 22 只,占 0.56%;斯氏家鼠 20 只,占 0.50%;小家鼠 17 只,占 0.43%;臭鼩鼱 10 只,占 0.25%;豚鼠 5 只,占 0.13%;齐氏姬鼠 3 只,占 0.08%;灰麝鼩 2 只,占 0.05%;板齿鼠、大绒鼠、赤腹松鼠和巢鼠各 1 只,各占 0.03%(图 5-6)。

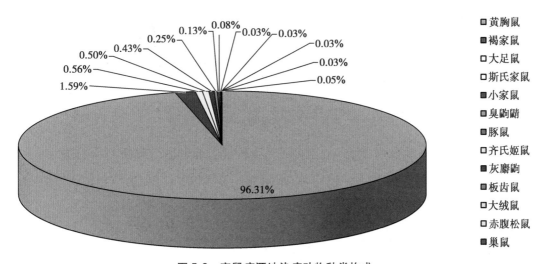

图 5-6　家鼠疫源地染疫动物种类构成

从年际分布来看,年均检出率为 0.18%,1952 年、1953 年、1982 年、1983 年和 1986 年检出率达 1% 以上,分别为 19.55%、7.89%、1.79%、1.0% 和 1.15%;判定的染疫动物分布于 33 个年份,1952—1956 年,动物鼠疫流行 5 个年份,判定染疫动物 1 068 只,占染疫动物的 26.96%;静息 25 年(1957—1981 年),未发现染疫动物;1982 年动物鼠疫再次流行,至 2020 年流行 28 个年份,判定染疫动物 2 894 只,占 73.04%。

2. **血凝阳性动物**　用间接血凝方法,1973—2020 年,判定血凝阳性动物 13 种,检出阳性血清 332 份,其中黄胸鼠 214 份,占 64.46%;犬 84 份,占 25.30%;臭鼩鼱 11 份,占 3.31%;斯氏家鼠 9 份,占 2.71%;褐家鼠 7 份,占 2.11%;猫 3 份,占 0.90%;大足鼠 2 份,占 0.60%;豚鼠和家兔各 1 份,占 0.30%(图 5-7、图 5-8)。

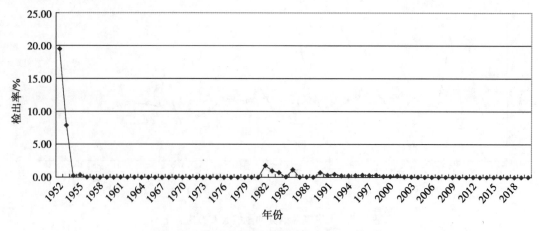

图 5-7 家鼠疫源地染疫动物年度检出率变化

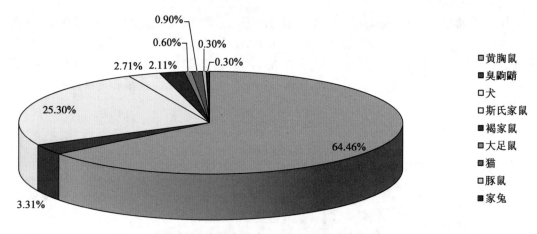

图 5-8 家鼠疫源地血凝阳性动物种类构成

（1）血凝阳性年度分布：1973—2020 年，用 IHA 方法检测动物血清 750991 份，检出阳性血清 332 份，阳性率为 0.04%。阳性血清分布于 28 个年度，1982—1984 年、1990—1992 年、2002 年和 2007 年阳性率达 0.1% 以上（图 5-9）。

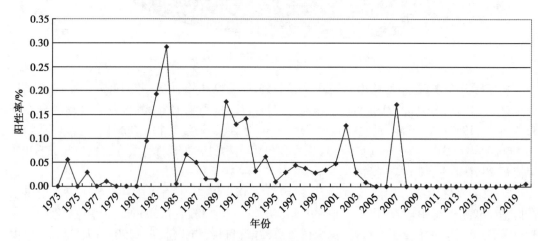

图 5-9 家鼠疫源地血凝阳性动物年度分布

（2）血凝阳性阳地区分布：所检出的332份阳性血清分布于33个县（市、区），检出最多的是瑞丽是89份，占26.81%；1987年从非疫源县宾川的褐家鼠检出阳性1份（表5-2）。

表5-2　黄胸鼠疫源地血凝阳性动物地区分布

县市	小计	黄胸鼠	褐家鼠	斯氏家鼠	大足鼠	臭鼩鼱	豚鼠	犬	猫	家兔
陇川	31	20				3		8		
瑞丽	89	63	0	9	2	8	0	6	1	0
芒市	35	17	0	0	0	0	0	17	1	0
盈江	26	5						21		
梁河	7	1						5	1	
隆阳	6	6								
施甸	13	13								
腾冲	2	1						1		
龙陵	5	5								
祥云	1	1								
宾川	1		1							
耿马	12	3						9		
临翔	1							1		
沧源	1	1								
云县	1	1								
镇康	8	8								
元江	11	11								
澜沧	2	2								
孟连	1	1								
墨江	2	2								
红河	1	1								
建水	5	5								
开远	4	1	3							
弥勒	9	9								
景洪	19	16						3		
勐海	12	1						11		
勐腊	4	2						2		
文山	8	8								

县市	小计	黄胸鼠	褐家鼠	斯氏家鼠	大足鼠	臭鼩鼱	豚鼠	犬	猫	家兔
砚山	6	5	1							
丘北	2		2							
马关	5	5								
富民	2							1		1
合计	332	214	7	9	2	11	1	84	3	1

（四）主要宿主

黄胸鼠作为本疫源地鼠疫的主要宿主的其依据如下：

1. 黄胸鼠为该疫源地的优势种 数量多、分布广、占全区种群组成的 72.45%；与其共栖的啮齿类及食虫类动物多达 24 种，它们相互接触，蚤类转换。

2. 是鼠类中检出鼠疫菌最多的鼠种，检出率为 0.95%（赵永龄，1988 年），占染疫动物的 96.31%。

3. 黄胸鼠染带 26 种蚤，印鼠客蚤为主要寄生蚤，该蚤占黄胸鼠体蚤的 38.41%～91.34%，个别地区可达 93.2%～98.1%。

4. 实验证实菌血症发生率为 37.8%，早期菌血症明显，能出现二次菌血症，维持 3～10天，平均 5.5 天，其潜伏期为 1～27 天；虽然感受性试验为高感受、高敏感、低抗性动物，但个体差达 9 265 625 倍，抗性鼠为 14.16%～20%，慢性带菌时间长（29 天），有利于蚤类长期多次叮咬感染。同时也是总检出血凝抗体最多的鼠种，占 64.46%。

除黄胸鼠外，褐家鼠的分布也比较广泛，在该疫源地的北部地区占鼠种的 39.7%，也常介入动物间鼠疫流行，占疫鼠的第二位。但褐家鼠对鼠疫菌的敏感性和感染性均低，难以独立维持疫源性。斯氏家鼠是疫源地区的一种常见种，但主要分布于野外灌木丛，占疫鼠的第四位，对鼠疫菌属高感受性、中敏感性、中抗性鼠种，个体差 10 000 倍。这两种鼠应为疫源地的次要宿主。

（五）黄胸鼠生态学特征

1. 分布 黄胸鼠（*Rattus flavipectus*）是我国的主要家栖鼠种之一，广泛于云南、贵州、广西、江西、浙江广东、福建等地。国外见于印度、缅甸、老挝和越南；我国云南除滇西北部分地区外全省均有分布，横断山南部及滇南山地最多，占捕鼠的 83% 以上，滇东高原北部仅占 20.34%；北纬 23° 以南地区占 92.51%，23°～25° 地区占 81.63%，25°～27° 地区占 37.17%，25° 以北地区占 5.62%。表明，黄胸鼠在云南的分布与纬度有密切关系，纬度越高数量越少。垂直分布变化明显，高海拔地区无分布，以海拔 1500m 以下地区分布数量多，最高为 2 500m，最低 76.4m。亚热带、热带或河谷地带为主要分布区。

2. 形态特征 体形中等，成年体长 140～180mm，耳长 18～25mm，后足长为 30～33mm。与褐家鼠相比较纤细。背毛棕褐色或黄褐色，腹面毛基铅灰色，毛尖棕黄色或灰黄色，胸部黄色较深，呈棕黄色。尾较细长，多数尾长大于体长，尾上下一色，呈暗黑，鳞环明显，耳大而薄，前折可达眼睛，后足细长，大于 30mm，但小于 37mm。前足背中央为深褐色，边缘白色。头骨比褐家鼠略小，颧弓纤细，眶上脊发达，左右两侧颞嵴在顶间呈弧形。牙齿上颌第一白齿齿冠前缘有一条带状隆起,咀嚼面有三横嵴,第三横嵴内侧齿突出消失。上颌第二、第三臼齿咀嚼面第一横嵴退化,仅留一个内侧齿突,第三臼齿第 2、3 横嵴愈合,呈 C 形(图 5-10、图 5-11)。

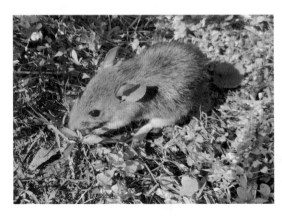

图 5-10 黄胸鼠

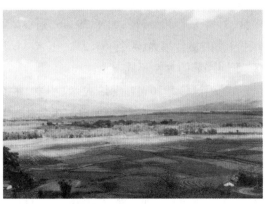

图 5-11 黄胸鼠栖息生境(引自鼠疫与环境图集)

3. **栖息环境** 黄胸鼠的栖息环境较为广泛,在云南海拔 2 500m 以下的室内、菜园地、农耕区、山麓作物地及针阔混交林等环境,均有其踪迹。但主要栖息环境是居民区室内,其次为紧连住房的菜园地和农耕区。野外也有分布,不仅在山麓地带栖息,有少量能在林区定居,可谓半野生鼠类。室内栖息地依地区及房屋结构而异,土木结构多见于建筑物上层,可利用屋顶的缝隙、墙顶端与屋椽的梁柱交接处和天花板上栖居。也有于屋顶瓦片之间、杂物堆中营巢者。在室外多栖息于杂物堆、柴草堆、禽畜厩边、个别在花台内营巢。园地内除在高埂栖居外,常利用竹根间空隙及竹节密集中段营巢生活。在滇西北及滇中地区的室内洞穴较复杂,尤其在土木结构房屋内洞口较多,且多在墙根隐蔽处。利用墙基部均可筑巢,但在建筑物上层营巢者较多。

与黄胸鼠同栖室内的家鼠主要有褐家鼠、小家鼠和臭鼩鼱。由于南方小型啮齿动物种类较多,分布广,加之因觅食、追逐、交配繁殖等活动,交窜于不同生境,构成各生境的种类组成非常复杂。黄胸鼠在云南与多种家鼠、野鼠类和食虫类有着直接或间接的接触关系,在流行病学上具有重要意义。

4. **生长繁殖** 根据云南 17 个县市雌性成年鼠看,全年各月均有孕鼠,怀孕率年均为 5.48%,全年中怀孕率消长呈春秋双峰型,春峰在春末夏初(4~5 月),显著高于秋峰期(8~9 月),怀孕率最低为 1 月。但因地区不同而有所差别。如盈江县 2~5 月为繁殖盛期,瑞丽以 3~4 月和 8~9 月为怀孕高峰期。黄胸鼠繁殖能力较强,据 8 821 只孕鼠的观察,每胎最多 18 仔,最少 1 仔,平均 6.2 仔。雌鼠孕期为 40 天左右,幼鼠 90 天开始性成熟。寿命约 3 年。

5. **生活习性**

(1) 活动:黄胸鼠是夜行活动的鼠类,但白天在僻静之处或饥饿状态下也能见其活动。据实验室观察(1963 年),夜间活动占 90.7%。野外观察(陇川菜园地,1988 年)夜间夹捕获率为 6.98%,而白天捕获率仅为 0.53%。夜间尤以黄昏前后为活动高峰,其次为黎明前后。随农作物成熟、收割等生产活动有季节性迁出、迁入的习性。有的黄胸鼠从室内到田间觅食。外迁活动距离,在梁河县观察(1964 年)其范围为 300~350m,而下关用流放法(1964 年)测定,活动范围为 20~30m。黄胸鼠攀爬和跳跃,能在粗糙的墙壁上和房梁上或高压皮线上下爬跑,在竹竿、树干上活动自如,跳跃 0.5m,跳远 1~2m。

（2）食性及食量：黄胸鼠是杂食性鼠类，但以植物性食物为主，据实验室观察（1956年），先后饲给 20 多种食物，均能接受，但以植物性食物总的稻谷、馒头、麦粉较为喜食，对酸、甜、苦、辣、麻、咸的食物也不拒食。现场摄食观察，在盈江（1984 年 9 月）对 5 种食物的摄食率为，玉米 30.13%，大米 29.46、稻谷 28.62% 及小麦 25.69%；在元江（1992 年 3 月）对 4 种食物的摄食率为，稻谷 63.2%、玉米 44.7%、大米 36.8% 及小麦 32.5%，表明其不同地区，不同季节的食性不同。

在实验室（1956 年）投给大米、小麦、稻谷、玉米及蚕豆，共观察 249 天，日平均食量为 10.9（8.53~15.35）g。1990 年在实验室对 40 只（♀♂各半）进行 8 天观察，每 24 小时投麦芽 20~40g，平均日食量雄鼠为 28.94g，雌鼠为 29.95g。

（3）巢穴：黄胸鼠在室内的洞穴较复杂，洞口较多，且多在墙根隐蔽处，数穴相连，上可通天花板，下可达地板下。洞口直径一般约为 4cm。窝巢做在建筑物上层，多以破布、碎纸、破絮、谷草等杂物构成。野外洞穴多筑在田埂、沟壁及山麓、山沟两侧的树根下和较隐蔽的高坎上。洞道长一般约 1.5m，洞直径为 5~6cm，一般有 2 个洞口，洞道内 2~3 个筑巢的扩大部分，窝巢以稻草或附近的各种草杆、草叶组成。

四、媒介

（一）蚤类区系

据解宝奇等（2000 年）、龚正达等（2003 年）和吴厚永等（2007 年）报道，云南共记录蚤类 9 科 45 属 148（亚种），其中东洋种 114 种（占 77.03%），古北种 15 种（占 10.14%），东洋、古北两界兼有种 13 种（占 8.78%），广布种 6 种（占 4.05%）。云南特有种 83 种，占全省已知蚤类的 56.08%（表 5-3）。

表 5-3　云南省蚤类区系及分布

名称	Ⅰ区	Ⅱ区	Ⅲ区	Ⅳ区	Ⅴ区
一、蚤科 *Pulicidae*					
1. 潜蚤属 *Tunga*					
（1）英俊潜蚤 *T. callida*	+		+		
2. 蚤属 *Pulex*					
（2）人蚤 *P. irritans*	+	+	+	+	+
3. 角头蚤属 *Echidnophaga*					
（3）鼠兔角头蚤 *E. ochotona*	+				
4. 栉首蚤属 *Ctenocephalides*					
（4）猫栉首蚤指名亚种 *C. felis felis*	+	+	+	+	+
（5）东洋栉首蚤 *C. orientis*		+	+	+	+
5. 长胸蚤属 *Pariodontis*					
（6）豪猪长胸蚤小孔亚种 *P. riggenbachi wernecki*					+

名称	Ⅰ区	Ⅱ区	Ⅲ区	Ⅳ区	Ⅴ区
（7）豪猪长胸蚤云南亚种 *P. riggenbachi yunnanensis*				+	
6. 客蚤属 *Xenopsylla*					
（8）印鼠客蚤 *X. cheopis*	+	+	+	+	+
二、蠕形蚤科 *Vermipsllidae*					
7. 鬃蚤属 *Chaetopsylla*					
（9）同鬃蚤 *C. homoea*	+				
（10）郑氏鬃蚤 *C. zhengi*	+	+			
8. 蠕形蚤属 *Vermipsylla*					
（11）平行蠕形蚤金丝猴亚种 *V. parallela rhinopitheca*	+				
三、臀蚤科 *Pygiopsyllidae*					
9. 韧棒蚤属 *Lentistivalius*					
（12）野韧棒蚤 *L. ferinus*				+	
（13）滇西野韧棒蚤 *L. occidentayannanus*	+			+	
10. 微韧棒蚤属 *Stivalius*					
（14）无孔微韧棒蚤直指亚种 *S. aporus*	+	+	+	+	+
（15）宽叶微韧棒蚤 *S. laxilobulus*				+	
11. 远棒蚤属 *Aviostivalius*					
（16）毛猬远棒蚤 *A. hylomysus*				+	
（17）近端远棒蚤二刺亚种 *A. klossi bispiniformis*	+	+	+	+	+
四、多毛蚤科 *Hystrichopsyllidae*					
12. 多毛蚤属 *Hystrichopsylla*					
（18）自氏多毛蚤 *H. zii*	+				
（19）圆凹多毛蚤 *H. rotundisinuata*	+				
（20）台湾多毛蚤云南亚种 *H. weida*	+				
13. 新蚤属 *Neopsylla*					
（21）特新蚤指名亚种 *N. specialis specialis*	+	+	+		
（22）特新蚤德钦亚种 *N. specialis dechingensis*	+				
（22）特新蚤裂亚种 *N. specialis schismatosa*	+				
（23）二毫新蚤指名亚种 *N. biseta biseta*	+				
（24）二毫新蚤绒鼠亚种 *N. biseta eleusina*	+				

续表

名称	I区	II区	III区	IV区	V区
（25）二毫新蚤碧江亚种 *N. biseta bijiangensis*	+				
（26）相关新蚤指名亚种 *N. affinis affinis*	+				
（27）相关新蚤德钦亚种 *N. affinis deqingensis*	+				
（28）斯氏新蚤川滇亚种 *N. stevensis sichuanyunnana*	+	+	+	+	+
（29）大叶新蚤 *N. megaloba*	+				
（30）后棘新蚤指名亚种 *N. honora*	+				
（31）后棘新蚤菱形亚种 *N. honora rhombasa*	+				
（32）不同新蚤指名亚种 *N. dispar dispar*	+	+	+	+	+
（33）长鬃新蚤 *N. longisetosa*	+				
（34）穗状新蚤 *N. fimbrita*	+				
14. 继新蚤属 *Genoneopsylla*					
（35）棒突继新蚤 *G. claviprocera*	+				
（36）长鬃继新蚤 *G. longisetosa*	+				
15. 狭臀蚤属 *Stenischia*					
（37）低地狭臀蚤 *S. humilis*	+	+	+		
（38）奇异狭臀蚤 *S. mirrabilis*	+				
（39）岩鼠狭臀蚤 *S. repestis*	+		+		
（40）高山狭臀蚤指名亚种 *S. montanis montanis*	+		+		
（41）高山狭臀蚤宁蒗亚种 *S. montanis ninglangensis*	+		+		
（42）高山狭臀蚤云龙亚种 *S. montanis yunlongensis*	+				
（43）吴氏狭臀蚤 *S. wui*	+				
（44）柳氏狭臀蚤 *S. lius*	+				
（45）锐额狭臀蚤 *S. angustifrontis*	+		+		
（46）金氏狭臀蚤 *S. chini*	+		+		
（47）李氏狭臀蚤 *S. liae*	+				
（48）短小狭臀蚤 *S. brevis Gong*	+				
（49）四鬃狭臀蚤 *S. quadraseta Gong et Wu, sp. nov.*	+				
16. 纤蚤属 *Rhadinopsylla*					
（50）近缘纤蚤 *R. accola*	+				
（51）狭额纤蚤 *R. strnofronta*	+				

名称	Ⅰ区	Ⅱ区	Ⅲ区	Ⅳ区	Ⅴ区
（52）五侧纤蚤邻近亚种 *R. dalhurica*	+				
（53）背突纤蚤 *R. dorsiprojecta*	+				
（54）雷氏纤蚤 *R. leli*	+				
17. 厉蚤属 *Xenodaeria*					
（55）后厉蚤 *X. telios*	+		+		
18. 叉蚤属 *Doratopsylla*					
（56）刘氏叉蚤 *D. liui*	+				
（57）纪氏叉蚤 *D. jii*	+		+		
（58）朝鲜叉蚤剑川亚种 *D. coreana jianchuanensis*	+				
（59）大姚叉蚤 *D. dayaoensis* sp. nov.			+		
19. 古蚤属 *Palaeopsylla*					
（60）中突古蚤 *P. medimina*	+				
（61）怒山古蚤 *P. nushanensis*	+				
（62）荫生古蚤 *P. opacusa Gong & Feng*	+				
（63）敦清古蚤 *P. dunqingi Gong et Wu, sp. nov.*			+		
（64）宽指古蚤 *P. laxidigita*	+				
（65）偏远古蚤 *P. remota*	+	+	+	+	+
（66）奇异古蚤 *P. miranda*	+				
（67）多棘古蚤 *P. polyspina*	+				
（68）支英古蚤 *P. chiyingi*	+		+		+
（69）内曲古蚤 *P. incurva*	+			+	+
（70）贵真古蚤 *P. kueichenae*	+				
（71）云南古蚤 *P. yunnanensis*	+				
（72）鼹古蚤 *P. talpae Gong & Feng*	+	+			

五、栉眼蚤科 *Ctenophthalmidae*

20. 栉眼蚤属 *Ctenophthalmus*

名称	Ⅰ区	Ⅱ区	Ⅲ区	Ⅳ区	Ⅴ区
（73）喙突栉眼蚤 *C. proboscis*	+				
（74）云龙栉眼蚤 *C. yunlongensis sp. n.*	+				
（75）无突栉眼蚤 *C. aprojectus*	+				
（76）方叶栉眼蚤 *C. quadratus*	+	+	+		+

续表

名称	Ⅰ区	Ⅱ区	Ⅲ区	Ⅳ区	Ⅴ区
（77）泸水栉眼蚤 *C. lushuiensis*	+			+	
（78）解氏栉眼蚤 *C. xiei*	+				
（79）短突栉眼蚤 *C. breviprojiciens*				+	
（80）云南栉眼蚤 *C. yunnanus*	+				
（81）二窦栉眼蚤 *C. dinormus*			+		
（82）酷栉眼蚤 *C. crudelis*	+				
六、柳氏蚤科 *Liuopsyllidae*					
21. 柳氏蚤属 *Liuopsylla*					
（83）杆形柳氏蚤 *L. clavula*	+				
七、蝠蚤科 *Ischnopsyllidae*					
22. 怪蝠蚤属 Thaumapsylla					
（84）短头怪蝠蚤东方亚种 *T. breviceps orientalis*	+		+		+
23. 蝠蚤属 *Ischnopsylla*					
（85）李氏蝠蚤 *I. liae*			+		
（86）印度蝠蚤 *I. indicus*	+	+	+	+	+
（87）五鬃蝠蚤 *I. uinguesetus*			+		
（88）四鬃蝠蚤 *I. uadrasetus*	+		+		
（89）后延蝠蚤 *I. delectabilis*					+
24. 耳蝠蚤属 *Myodopsylla*					
（90）三鞍耳蝠蚤 *M. trisellis*			+		
八、细蚤科 *Leptopsyllidae*					
25. 二刺蚤属 *Peromyscopsylla*					
（91）喜山二刺蚤中华亚种 *P. himalaica sinica*	+				
（92）喜山二刺蚤川滇亚种 *P. himalaica sichuanyunnana*	+				
26. 细蚤属 *Leptopsylla*					
（93）缓慢细蚤 *L. segnis*	+	+	+	+	+
27. 强蚤属 *Cratynius*					
（94）云南强蚤指名亚种 *C. yunnanus yunnanus*	+			+	
（95）云南强蚤景东亚种 *C. yunnanus jindongensis*	+		+		
（96）云南强蚤陆氏亚种 *C. yunnanus lui*	+				

名称	Ⅰ区	Ⅱ区	Ⅲ区	Ⅳ区	Ⅴ区
28. 端蚤属 *Acropsylla*					
（97） 穗缘端蚤中缅亚种 *A. episema girshami*		+	+	+	+
29. 茸足蚤属 *Geusibia*					
（98） 云南茸足蚤 *G. yunnanensis*	+				
（99） 结实茸足蚤 *G. torasa*	+				
（100） 指形茸足蚤 *G. digitiforma*	+				
（101） 方形茸足蚤 *G. quadrata*	+				
（102） 狭凹茸足蚤 *G. stenosinuata*	+				
30. 额蚤属 *Frontopsylla*					
（103） 棕形额蚤指名亚种 *F. spadix spadix*	+	+	+	+	+
（104） 迪庆额蚤 *F. spadix spadix*	+				
（105） 毛额蚤 *F. diqingensis*	+				
31. 怪蚤属 *Paradoxopsyllus*					
（106） 绒鼠怪蚤 *P. custodis*	+	+	+	+	
（107） 介中怪蚤 *P. intermedius*	+				
（108） 金沙江怪蚤 *P. jinshajiangensis*	+				
（109） 长突怪蚤 *P. longiprojectus*	+				
32. 双蚤属 *Amphipsylla*					
（110） 直缘双蚤察里亚种 *A. tuta chaliensis*	+				
（111） 直缘双蚤德钦亚种 *A. tuta deqinensis*	+				
（112） 直缘双蚤碧罗亚种 *A. tuta biluoensis ssp. n.*	+				
（113） 似方双蚤指中甸亚种 *A. zhongdianensis*	+				

九、角叶蚤科 *Ceratophyllidae*

33. 大锥蚤属 *Macrostylophora*

名称	Ⅰ区	Ⅱ区	Ⅲ区	Ⅳ区	Ⅴ区
（114） 无值大锥蚤 *M. euteles*	+	+	+	+	
（115） 保山大锥蚤 *M. paoshanensis*	+				
（116） 矛形大锥蚤勐海亚种 *M. hastatus menghaiensis*	+	+			+
（117） 矛形大锥蚤陇川亚种 *M. hastatus longchuanensis ssp. n.*				+	
（118） 二刺大锥蚤指名亚种 *M. bispiniforma bispiniforma*	+				
（119） 二刺大锥蚤贡山亚种 *M. bispiniforma gongshanensis*	+				

名称	Ⅰ区	Ⅱ区	Ⅲ区	Ⅳ区	Ⅴ区
（120）景东大锥蚤 *M. jngdongensis*		+			
34. 共系蚤属 *Syngenopsyllus*					
（121）鞋形共系蚤边远亚种 *S. calceatus remotus*				+	
（122）鞋形共系蚤绿春亚种 *S. calceatus luchunensis*					+
35. 巨蚤属 *Spuropsylla*					
（123）单毫巨蚤 *S. monoseta*	+		+		
36. 斯氏蚤属 *Smitipsylla*					
（124）方突斯氏蚤 *S. quadrata*	+				
37. 罗氏蚤属 *Rowleyella*					
（125）怒江罗氏蚤 *R. nujiangensis*	+				
（126）贡山罗氏蚤 *R. gongshanensis*	+				
38. 倍蚤属 *Amphalius*					
（127）卷带倍蚤指名亚种 *A. spirataenius spirataenius*	+				
（128）卷带倍蚤宽亚种 *A. spirataenius manosus*	+				
39. 副角蚤属 *Paraceras*					
（129）獾副角蚤扇形亚种 *P. melis flabellum*	+		+		
（130）宽窦副角蚤 *P. laxisinus*	+				
（131）纹鼠副角蚤 *P. menetum*		+			+
40. 盖蚤属 *Callopsylla*					
（132）鼯鼠盖蚤 *C. petaurista*	+				
（133）细钩盖蚤指名亚种 *C. sparsilis*	+				
（134）昌都盖蚤 *C. changduensis*	+				
（135）扇形盖蚤 *C. kaznakovi*	+				
（136）双盖蚤 *C. gemina*	+				
41. 巨槽蚤属 *Megabothris*					
（137）扇形巨槽蚤指名亚种 *M. rhipisoides rhipisoides*	+				
42. 蓬松蚤属 *Dasypsyllus*					
（138）禽蓬松蚤指名亚种 *D. gallinulae*	+				
43. 角叶蚤属 *Ceratophyllus*					
（139）粗毛角叶蚤 *C. garei*	+				

名称	Ⅰ区	Ⅱ区	Ⅲ区	Ⅳ区	Ⅴ区
（140）宽圆角叶蚤天山亚种 *C. eneifdei tjanschani*	+				
（141）禽角叶蚤欧亚亚种 *C. gallinae tribulis*	+	+	+		
44. 病蚤属 *Nosopsyllus*					
（142）长形病蚤指名亚种 *N. elongatus elongatus*				+	
（143）长形病蚤陇川亚种 *N. elongatus longchuanensis*	+	+		+	
（144）长形病蚤砚山亚种 *N. elongatus yanshanensis*			+		+
（145）长形病蚤普洱亚种 *N. elongatus pu-erensis*			+	+	
（146）伍氏病蚤滇东亚种 *N. wualis diandongensis*				+	
45. 单蚤属 *Monopsylla*					
（147）不等单蚤 *M. anisus*	+	+	+	+	+

（二）蚤类构成

根据 1991—2020 年的监测资料,在盈江、陇川、瑞丽、梁河、保山、澜沧、耿马、沧源、景洪、弥勒、砚山等 16 个鼠疫疫源县,共鉴定蚤类 18 种 238 420 匹,其中印鼠客蚤 116 082 匹,占 48.69%;缓慢细蚤 71 141 匹,占 29.84%;人蚤 19 911 匹,占 8.35%,猫栉首蚤 16 943 匹,占 7.11%,不等单蚤 11 689 匹,占 4.9%;长形病蚤 556 匹,占 0.23%;棕形额蚤 435 匹,占 0.18%;野韧棒蚤 236 匹,占 0.1%;方叶栉眼蚤 189 匹,占 0.08%;绒鼠怪蚤 130 匹,占 0.05%;特新蚤指名亚种 93 匹,占 0.04%;其他蚤 1 015 匹,占 0.43%(图 5-12)。

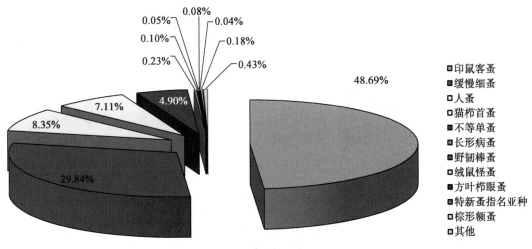

图 5-12 家鼠疫源地蚤类构成

（三）鼠体蚤

1983—2020 年,梳检鼠体 649 369 只,发现染蚤鼠 187 246 只,平均染蚤率 28.83%,波动范围在 10.9% ~ 38.97% 之间;获蚤 461 897 匹,平均蚤指数为 0.71 波动范围在 0.39 ~ 2.1 之

间。1983—1992 年鼠体蚤数量相对较高,变化幅度相对较大;1998—2020 年间鼠体蚤数量变化幅度相对较小(图 5-13)。

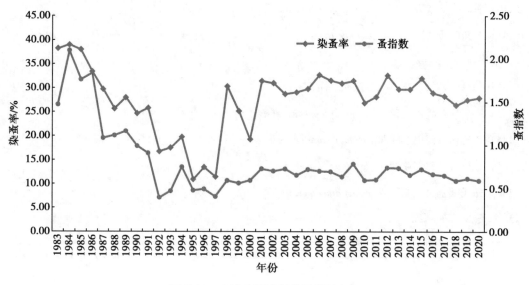

图 5-13　家鼠疫源地鼠体蚤数量变化

(四) 染疫媒介

1952—2007 年,在 25 个年度检出染疫媒介,共鉴定出媒介蚤类 8 种,分离鼠疫菌 681 株,其中印鼠客蚤 631 株,占 92.66%;缓慢细蚤 30 株,占 4.41%;不等单蚤 7 株,占 1.03%;野韧棒蚤 4 株,占 0.59%;人蚤和毒刺厉螨各 3 株,各占 0.44%;棕形额蚤、无孔微棒蚤和未分类蚤各 1 株,各占 0.15%(图 5-14)。

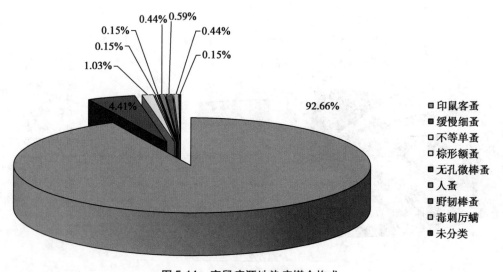

图 5-14　家鼠疫源地染疫媒介构成

1. **年度分布**　1952—2020 年,用鼠细菌学方法检测媒介蚤 495 529 组,检出鼠疫菌 681 株,年均检出率为 0.14%,1952 年、1982 年、1990 年、1991 年检出率高于 1%(图 5-15)。

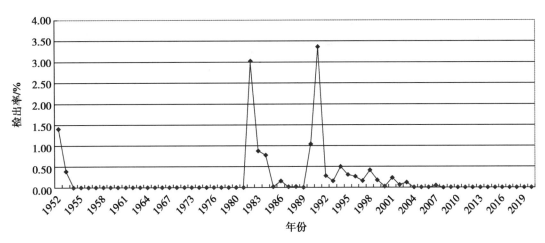

图 5-15　家鼠疫源地染疫媒介蚤年度检出率变化

2. **地区分布**　染疫媒介分布于 30 个县,其中以陇川(158 株)、盈江(114 株)从媒介分离的菌株最多,其次为瑞丽(85 株)、梁河(66 株)、思茅(48 株)、腾冲(30 株)、墨江(24 株),其他县分离的鼠疫菌均低于 20 株(表 5-4)。

表 5-4　家鼠疫源地染疫媒介地区分布

县市	合计	印鼠客蚤	缓慢细蚤	不等单蚤	棕形额蚤	无孔微棒蚤	人蚤	野韧棒蚤	毒刺厉螨	未分类
陇川	158	154	2						1	1
瑞丽	85	81						4		
盈江	114	107	3	2					2	
梁河	66	61	5							
隆阳	13	7	6							
腾冲	30	27	2		1					
施甸	4	3	1							
思茅	48	46					2			
宁洱	3	3								
墨江	24	22		2						
镇沅	14	14								
澜沧	13	13								
孟连	7	7								
景谷	3	3								
江城	2	2								
临翔	13	11	1					1		

续表

县市	合计	印鼠客蚤	缓慢细蚤	不等单蚤	棕形额蚤	无孔微棒蚤	人蚤	野韧棒蚤	毒刺厉螨	未分类
耿马	16	13	1	1		1				
双江	3	3								
云县	4	4								
镇康	4	4								
景洪	6	6								
勐海	7	7								
勐腊	17	17								
弥渡	10	6	4							
祥云	1		1							
石屏	2	1	1							
蒙自	1	1								
文山	5	3	1	1						
砚山	4	3		1						
富民	4	2	2							
合计	681	631	30	7	1	1	3	4	3	1

（五）主要媒介与次要媒介

1. **主要媒介**　确定印鼠客蚤是本疫源地的主要媒介。其依据是：

（1）印鼠客蚤菌栓形成率较高，且有 11.1% 的栓塞蚤具有形成两次菌栓的能力，还有 33.3% 栓塞蚤，每只可传播致死 2~3 只动物，集群传播宿主动物传疫率达 100%。从而证明它具有特强的传播能力。非染疫的印鼠客蚤在适宜环境中可存活 377 天，饥饿状态下亦可存活，长达 34 天。感染鼠疫菌后，存活时间可达 177 天，120 天仍具有传播能力，132 天还分离到鼠疫菌；其带菌时间比黄胸鼠慢性带菌的 29 天长 4.5 倍。

（2）在疫源地蚤的种群组成中印鼠客蚤占 48.67%，为优势种。在其主要寄主黄胸鼠占该鼠体蚤总数的 47.13%，亦为该鼠体寄生蚤的优势种。

（3）对人具有较强的嗜血能力和较高吸血量。印鼠客蚤饥饿后（1~9 天）嗜血率最低为 28.81%，最高为 74.39%，平均 42.23%（166/394）；吸血量为 0.143mg。该蚤习性易游离，占地面游离蚤总数的 14.2%~16.49%；感染前和感染后自鼠尸的游离率分别为 93% 和 94%。可以认为，当动物鼠疫流行时，造成大量动物死亡之后，离体的菌栓蚤即可造成散在的人间腺鼠疫病例出现。

2. **次要媒介**

缓慢细蚤：在蚤的种群组成中缓慢细蚤占 29.84%，仅次于印鼠客蚤；但对黄胸鼠的媒介效能为零，对小白鼠的媒介效能和媒介指数是印鼠客蚤的 1/33 和 1/23。集群传播黄胸鼠传疫率为零,故认为该蚤不易形成菌栓,对宿主动物未发现有传播能力。从20世纪80年代以来缓慢细蚤占优势的历史疫区(除个别地方蚤相更迭为印鼠客蚤占优势外),未发现动物鼠疫流行,可充分说明缓慢细蚤不是云南家鼠鼠疫的主要媒介。染疫蚤中,前5天约有1/3的蚤死亡,30天内死亡率即达90.63%,尤其是染疫饥饿蚤7天内即全部死亡,起不到间歇期保存鼠疫菌的作用。

不等单蚤在蚤的种群组成中占4.9%,位列第五位。该蚤形成菌栓能力较差,栓塞潜能约是印鼠客蚤的1/2,栓塞蚤中具有传疫能力的数量不多,它的媒介效能和媒介指数只是印鼠客蚤的1/26和1/65。集群传播黄胸鼠传疫率(20%)较低。用野鼠疫源地菌株(编号412)感染后,该蚤集群传播黄胸鼠和小白鼠的传疫率(50%、59%)虽有上升,也仅是印鼠客蚤的1/2,故认为不等单蚤只能在家鼠中起到次要媒介和偶然媒介的作用。但因部分感染蚤带菌时间较长,对鼠疫菌的种群延续可起一定作用。

(六)印鼠客蚤生态学特征

1. 分布 为世界广布种,主要分布于南北纬35°之间,北纬35°以北部分地区亦有发现。国内除新疆、宁夏和西藏无记录外,分布遍布各省区。

在云南,滇南地区、德宏州各县、金沙江下游河谷地区比例较高,一般占家鼠蚤寄生的50%,占比高者可达100%,西北部的鹤庆、剑川、云龙、泸水以南,保山、漾濞、下关以北,以及东北部的宣威、会泽比例较低,仅占家鼠蚤的10%或更低。

根据在云南的调查,印鼠客蚤分布地区的海拔高度,均在2 200m以下,其主要宿主黄胸鼠和褐家鼠的分布最高可达2 500m来看,印鼠客蚤不能随宿主的分布高度的增加而无限升高。

2. 鉴别特征 上位眼鬃位于眼的前方。后头鬃仅3列,1、1、5-6跟。♂抱器突起P^1短宽,略成三角形,背缘或微凹,具鬃8-12根,P^2狭长,呈细指形。♀受精囊大致呈C形,尾部的基部明显膨大,约与头部等宽,其暗色区超过全长的一半(图5-16)。

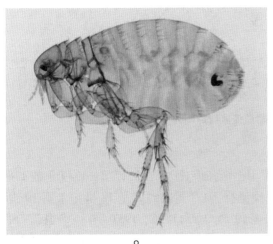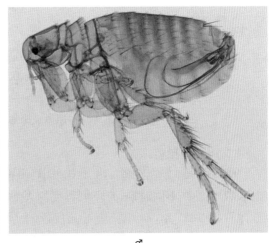

♀   ♂

图5-16 印鼠客蚤

3. 寄主与寄生方式 印鼠客蚤是寡寄主型蚤类,其寄主虽有10余种之多,包括啮齿目和食虫目动物,但主要寄生家栖鼠类中黄胸鼠、褐家鼠和黑家鼠等。闽南地区(1952—1966年),占家屋鼠类寄生蚤的75.04%,占黄胸鼠寄生蚤73.39%。在东北通辽市(1950年),占当地褐家鼠寄生蚤的81.67%;有时可见于达乌尔黄鼠、黑线姬鼠、小家鼠、针毛鼠、黄毛鼠、臭鼩鼱、社鼠。偶尔在家猫、家兔上检出。

4. 寄主交换 印鼠客蚤主要寄生于家栖鼠类中的黄胸鼠、褐家鼠和黑家鼠等。由于鼠类相互交窜,蚤类也发生寄主交换,特别在家猫、家兔体表也可检测到,对人群的威胁较大。

5. 吸血嗜性 印鼠客蚤对人具有较强的嗜血能力和较高的吸血量,其嗜血率为74.39%,吸血量为0.148mg。

五、人间鼠疫和动物间鼠疫流行的历史

(一) 动物间鼠鼠疫

云南最早的记录于1940年从瑞丽垒允的鼠体分离到首株鼠疫菌,1952年后开始用培养方法分离病原体。至2020年,从动物和昆虫检出鼠疫菌4 643株,共判定疫点1 495个。1952—1956年检菌1 079株,1954年检出最多,达556株,判定疫点224个。1982—2020年检菌3 564株,判定疫点1 271个,其中1982—1984年、1990年、1992年、1996—1998年8个年份检出2 230株,占62.57%;判定疫576点,占45.32%;从季节分布看,1~12月均可检出鼠疫菌,以6~8月为检菌高峰。1982—2020年,判定疫点1271个,6~9月分别占18.41%、16.92%和14.40%(图5-17)。

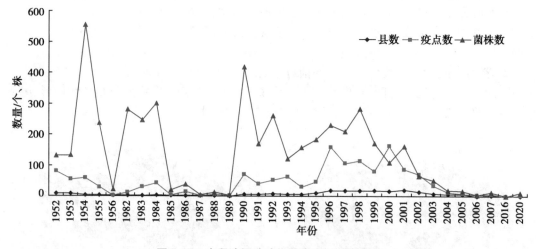

图5-17 家鼠疫源地动物鼠疫流行时间分布

(二) 人间鼠疫

1956—1964年在全省114个县市中,调查了101个县市,证实了在1772—1949年的178年间,87个县在不同时期,有不同程度的人间鼠疫流行,最严重的时期是18世纪末到19世纪。1772—1855年,28个县流行,估计死于鼠疫者约25.3万;1856—1937年,86个县流行,估计死于鼠疫者约73.35万;1938—1949年,17个县流行,估计死于鼠疫者约0.48万。1950—1955年,12个县流行,发病2 908例,死亡613例,病死率达21.08%。1986—2020年的,29个县市流行,发病509例(腺鼠疫),死亡2例,病死率仅为0.39%。发病数大于50例的有4个县;从流行年份看,1990年、1996年、2000年发病数分别为73例,88例,122例,占病例总数的55.6%。特别是2000年,病例数占同期全国病例的近一半(122/254)。人间鼠疫全年均可发生,但具有明显的季节性,高峰期在7~11月,高峰月为9月。人间鼠疫在年

龄、职业等方面的差异与发病地区暴露人口接触疫鼠、疫蚤的机会有关。黄胸鼠疫源地人间鼠疫具有流行时间长、病例数多、发病地区广的特点(图5-18)。

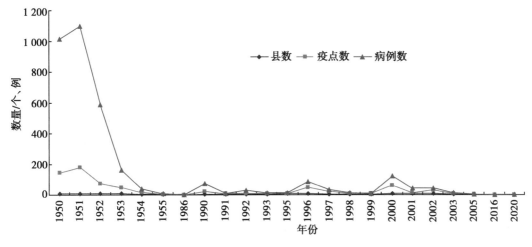

图5-18 家鼠疫源地人间鼠疫流行时间分布

六、病原学特征

纪树立(1982年)将黄胸鼠疫源地菌株定为滇闽居民区型。方喜业(1990年)将该疫源地菌株命名为弥渡生物型(ⅣB型)。

1. **生化特征** 该型鼠疫菌脱氮阳性;甘油、鼠李糖、蜜二糖阴性;阿拉伯胶糖和麦芽糖阳性。

2. **营养需求** 该型鼠疫菌电泳型为Ⅵ型,营养型谷氨酸和苯丙氨酸依赖型。

3. **毒力决定因子** 对1982年以来分离自17个县(市)的菌株进行毒力因子测定,结果是F1⁺、P⁺、VW⁺、PI⁺、C⁺。经实验室保存传代后,表型有所改变。显示,1株菌有F1抗原;9株VW有变异;1株失去了PI和C。

4. **质粒** 对分离自该疫源地的云南、广西(秦石英等,2005年)和缅甸边境地区的763株鼠疫菌进行了质粒图谱检查,证实有Ⅰ~Ⅴ型(表5-5)。

表5-5 黄胸鼠疫源地鼠疫菌质粒种类及分布

类型	质粒(MDa)				菌株数	地区(县、市、区)
Ⅰ	6.05	45.35	64.82		488	祥云、弥渡、下关、盈江、梁河、陇川、瑞丽、芒市、隆阳、耿马、双江、镇康、沧源、元江、勐海、缅甸
Ⅱ	60.5	45.35	64.82	3.93	210	临翔、澜沧、勐海、景洪、隆林、西林
Ⅲ	60.5	45.35	64.82	22.97	38	瑞丽、梁河、盈江、双江、元江
Ⅳ	60.5	45.35	64.82	35.65	12	瑞丽、陇川、盈江、耿马、勐海、元江
Ⅴ	60.5	45.35	64.82	111.36	15	瑞丽、陇川、耿马

5. **毒力** 1969年对50年代的菌株进行毒力试验,大白鼠LD_{50}为54.6(1.24~237.6)个活菌;对豚鼠的LD_{50}为14.2(3.4~59.0)个活菌。1985年对80年代分离的菌株进行试

验,大白鼠 LD_{50} 为 48.4(11.5~204.1)个活菌;对豚鼠的 LD_{50} 为 10.9(2.54~47.4)个活菌。

6. **基因分型**　包括 6 个鼠疫菌 DFR 基因组型(7、8、弥渡 9、18、26、27,其中弥渡 9 型是主要基因组型)和 14 个 MLVA 基因组型(51~64 型,其中 59 型是主要基因组型)。

七、疫源地的动态变化趋势

(一) 黄胸鼠疫源地动物间鼠疫疫情变迁

黄胸鼠疫源地,1950—1956 年,动物间鼠疫流行 7 年后,静息 25 年,于 1982 年在陇川、瑞丽多点暴发流行。1982—2007 年,该疫源地动物间鼠疫经过了复燃期、活跃期、高峰期、相对平稳期。1982—1989 年,每年有 1~4 个县(年均 2.63 个)发生,疫点 118 个点次;1990—1995 年,每年有 6~11 个县(年均 7.33 个)发生,疫点 301 个点次;1996—2002 年,每年有 14~20 个县(年均 17.71 个)发生,疫点 782 个点次;2003—2007 年,每年有 1~8 个县(年均 5.2 个)发生,疫点 67 个点次;2008—2020 年仅发生两次动物间鼠疫疫情(2016 年、2020 年),判定疫点 3 个。

(二) 黄胸鼠疫源地与齐氏姬鼠大绒鼠疫源地的关系

1975 年,剑川县野鼠疫源地发现证实后,不同时期的学者对两型疫源地的关系开展了大量的研究工作。

1955—1978 年,云南省流行病防治研究所对 50 年代的家鼠型菌株和 70 年代的野鼠型菌株进行了生化鉴定,主要差异表现在:家鼠型(东方生物型)菌株不酵解甘油,绝大多数菌株酵解麦芽糖,部分菌株酵解糊精。野鼠型(古典生物型)菌株均能发酵解甘油,不能酵解麦芽糖和糊精。

1976—2013 年,在野鼠疫源地的剑川县,鉴定鼠形动物 84 265 只,其中黄胸鼠 2 536 只,占 2.36%;大足鼠 535 只,占 0.54%。黄胸鼠、大足鼠、大绒鼠等鼠类在两型疫源地都有分布,为鼠疫菌的宿主转化提供了条件。1954 年从剑川黄胸鼠分离的鼠疫菌,当时鉴定为甘油酵解阴性,实验室保存 5 年后,突变为甘油阳性,酵解麦芽糖,这一现象表明,野鼠型菌株有转化为家鼠型菌株的可能。

1983 年,黄坚华等在鼠疫菌聚丙烯酰胺梯度凝胶电泳蛋白带差异的研究中,将我国 425 株鼠疫菌蛋白区带分为 8 个类型,发现云南家、野两型疫源地的鼠疫菌株的蛋白区带一致,均为电泳Ⅵ型,说明它们的亲缘关系很近。同年,俞东征等在云南家鼠与野鼠鼠疫动物流行关系的研究中,发现野鼠鼠疫菌株能在家鼠间引起长期流行,但是家鼠鼠疫菌株很难在野鼠中造成流行。实验研究的结果支持云南家鼠鼠疫渊源于野鼠间鼠疫的观点。

1995 年,董兴齐等在云南省鼠疫菌质粒 DNA 及分流行病学研究中,对云南家、野两型疫源地鼠疫菌质粒特征进行分析,发现家鼠型有Ⅰ、Ⅲ、Ⅳ、Ⅴ,其中,Ⅰ型为 85.39%、Ⅲ型为 10.11%、Ⅳ型为 1.97%、Ⅴ型为 2.53%。野鼠型菌株质粒为Ⅰ和Ⅴ型、前者为 84.27%,后者为 15.73%。两型菌株质粒类型多数一致(Ⅰ),少数突变株中也有共同型(Ⅴ)。表明云南两型疫源地菌株具有较高的遗传近缘性。

2005 年,吴明寿等在云南鼠疫耶尔森菌基因分型研究中,发现野鼠型菌株的基因型为 7 型和 9 型,而家鼠型菌株的基因型主要为 9 型。认为两疫源地鼠疫菌在遗传关系上有亲缘性,后者可能由前者进化而来。

2019 年,石丽媛等在云南省家鼠疫源地鼠疫耶尔森氏菌分子流行病学特征研究中,将 186 株家鼠型菌株进行分子分型、划分基因簇,184 株聚为一个簇(家鼠鼠疫簇),其余 2 株为独立株;近史流行期、复燃流行期和2016年疫情分离株分别处于不同的亚簇,它们之间的位点差异至少有5个;复燃流行期菌株共有5个亚簇和6个独立株,其中2个亚簇为主要的基因亚簇,即滇西亚簇和滇西南-滇东-广西-贵州亚簇。发现家鼠鼠疫菌是云南鼠疫菌进化过程中最晚出现的菌株,近史流行期菌株与复燃流行期菌株存在较大差异,而复燃流行期的鼠疫流行是复燃和扩散并存的结果。

综上所述,从生态地理景观的演替、宿主媒介分布重叠交叉分布关系和鼠疫菌的生物学特性和遗传进化关系,可以认为云南黄胸鼠鼠疫来源于齐氏姬鼠大绒鼠鼠疫,家鼠疫源地至少能被分为两块独立的疫源地。

第二节　齐氏姬鼠大绒鼠疫源地

齐氏姬鼠大绒鼠疫源地(简称"野鼠疫源地"),是云南西北部一个古老的鼠疫自然疫源地。据云南鼠疫史考证,1772年鹤庆县(紧邻现在的这片疫源地)发生鼠间鼠疫,引起人间鼠疫流行。1974年,剑川县在疫源地调查中,从2只牧犬血清中检出鼠疫血凝F1抗体;1975年7月从中华姬鼠首次分离出鼠疫菌,从而证实滇西存在着鼠疫自然疫源地。2005年,丽江市玉龙县发生肺鼠疫疫情,是丽江有记录以来首次监测到的人间鼠疫。通过2006年、2013年和2015年的三次系统调查及相关学者的研究,证实了玉龙县、古城区存在鼠疫疫源地,并有自己独特的生态学特征。根据目前的研究资料,将该疫源地分为剑川片和玉龙片两个区域。

一、自然概况

(一)分布

齐氏姬鼠大绒鼠鼠疫自然疫源地位于滇西北,北纬26°10′~27°46′,东经99°28′~100°32′。剑川片于1975年从中华姬鼠分离到鼠疫菌而得以证实;玉龙片于2006年从大足鼠分离到鼠疫菌证实。疫区分布于剑川及其周围洱源、云龙、鹤庆、兰坪和玉龙、古城7县(区)的山区,海拔2 500~3 500m内,好发地区在海拔2 100~3 200m之间。疫点多在多条山谷汇合区及山间小盆地。疫区面积约2 846km²。涉及33个乡镇,253个行政村。

(二)地理景观

疫源地在云岭山脉中部,山高谷深,森林茂密为其地貌特点。山脉呈南北纵列,北高南低。北面的老君山海拔4 280m,南面的颈鹅山海拔3 234m。山岭东西两侧形成无数沟谷,溪流汇集入黑穗江和弥沙河。地势由高而低,逐渐形成高山盆地。该疫源地主要宿主大绒鼠与齐氏姬鼠的主要生境也是山谷。山谷中溪水长流,树种繁多,灌木丛茂密,枯枝落叶层厚,这为主要宿主和媒介提供了适宜的栖息环境。该疫源地呈树枝状分布于隐域生境(非地带性生境)山谷之内,而不是连片地分布于显域生境针阔叶林与云南松林带之中。

(三)植被

疫源地植被属于中亚热带常绿阔叶林带。海拔2 000~2 500m的宽谷平坝土地已开垦,种植水稻和豆、麦,山脊有云南松、曼青冈、杜英。海拔2 500~3 000m的山脊为亚热带松林及少量亚热带阔叶林。山谷以为栎主的常绿阔叶林或栎松混交林,高山栲、黄毛青冈、锥建栎、大叶栎、桦、等阔叶乔木为优势种。山麓多有矮刺栎、乌饭、箭竹等灌木丛分布。海拔3 000~4 000m,植被以高山阴暗针叶林为主,如丽江云杉、长苞冷杉、云南铁杉,林间空地常分布有杜鹃灌丛、矮刺栎灌丛及亚高山草甸。

（四）土壤

疫源地土壤因海拔而异,2 500m 以下为红壤和水稻土。2 500~3 000m 的山脊为灰化红壤或灰化棕壤。山谷为红壤和水稻土。3 000~3 800m 为灰化红壤。3 800m 以上为灰化土及高山草甸土。

（五）气候

由于地形起伏,疫源地内气候和动植物的垂直分布差异非常明显。居民区文化景观带,在海拔 2 000~2 500m 的宽谷平坝,平均气温为 11℃,年降水量 866mm。海拔 2 500~3 000m 的山地及耕作地区,平均气温为 9.1℃,年降水量 1 030mm。位于海拔 3 000~4 000m 的高山区,平均气温为 6.5℃,年降水量 1 168mm,相对湿度 67%。疫源地中心地区的石龙疫点的平均气温为 9.83℃(1 月 2.6℃,7 月 17.1℃),年降水量 751mm,相对湿度为 74.7%(雨季最高为 87%)。

二、宿主动物

（一）动物区系

1. **动物区系**　按照云南动物地理区划分,本疫源地位于横断山中部小区(Ⅰ 区,图 5-1),发现啮齿目、兔形目、食虫目和攀鼩目动物 10 科 26 属 41 种(表 5-6)。

表 5-6　野鼠疫源地小型哺乳动物名录

目	科	属	种名
啮齿目	松鼠科	丽松鼠属	赤腹松鼠丽江亚种 *C. erythraeus michianus*
		花松鼠属	隐纹花松鼠 *T. swinhoei forresti*
			明纹花松鼠 *T. macclellandi*
		岩松鼠属	侧纹岩松鼠 *S. forresti*
		长吻松鼠属	珀氏长吻松鼠 *D. pernyi*
	鼯鼠科	复齿鼯鼠属	黄足复齿鼯鼠 *T. xanthipes*
		黑白飞鼠属	黑白飞鼠 *H. alboniger orinus*
	鼠科	家鼠属	黄胸鼠 *R. flavipectus*
			大足鼠 *R. nitidus*
			斯氏家鼠 *R. rattus slandeni*
			褐家鼠 *R. norvegicus*
		白腹鼠属	社鼠 *N. confucianus*
			刺毛鼠 *N. fulvescens*
			安氏白腹鼠 *N. andersoni*
		小鼠属	小家鼠 *M. musculus*
			卡氏小鼠 *M. kakhyensis*
		姬鼠属	齐氏姬鼠 *A. chevrieri*
			中华姬鼠 *A. draco*
			大耳姬鼠 *A. latronum*

目	科	属	种名
		巢鼠属	巢鼠 *M. mimutus*
		攀鼠属	云南攀鼠 *V. fulva*
		长尾攀鼠属	长尾攀鼠 *V. oleracea*
	仓鼠科	绒鼠属	大绒鼠 *E. miletus*
			西南绒鼠 *E. custos*
			滇绒鼠 *E. eleusis*
			玉龙绒鼠 *E. proditor*
			黑腹绒鼠 *E. libonotus*
	竹鼠科	竹鼠属	银星竹鼠 *R. pruinosus*
兔形目	兔科	兔属	灰尾兔 *L. oiostolus*
	鼠兔科	鼠兔属	藏鼠兔 *O. thibetana*
食虫目	鼹科	白尾鼹属	白尾鼹 *P. leucurus*
		多齿鼩鼹属	长吻鼩鼹 *N. gracilis nivatus*
		长尾鼩鼹属	长尾鼩鼹 *S. fusicaudus affinis*
	鼩鼱科	麝鼩属	灰麝鼩 *C. attenuata*
			南小麝鼩 *C. horsfield*
			中麝鼩 *C. russula vorax*
		短尾鼩属	短尾鼩 *A. squamipes*
		鼩鼱属	高山鼩鼱 *S. excelsus*
		肥鼩鼱属	肥鼩鼱 *B. guadraticauda*
		水鼩属	喜马拉雅水鼩 *C. himalayaica*
攀鼩目	树鼩科	树鼩属	贝氏树鼩 *T. belangeri chinensis*

2. **动物种群构成**　1979—2020 年间,在齐氏姬鼠大绒鼠疫源地的剑川县,鉴定鼠形动物 31 种 98 820 只,其中齐氏姬鼠 40 077 只,占 40.56%;大绒鼠 35 765 只,占 36.19%;其他鼠 713 只,占 0.72%;食虫类 1 366 只,占 1.38%。齐氏姬鼠构成比略高于大绒鼠,二者占该地区动物种群的 76.65%,为该地区的优势种;褐家鼠、巢鼠、黄胸鼠、中华姬鼠、贝氏树鼩、斯氏家鼠、小家鼠、大耳姬鼠构成比在 1.43%~5.75% 之间,为该地区常见种(表 5-7)。

表 5-7　野鼠疫源地啮齿动物及食虫动物种群组成

名称	数量/只	构成比/%
齐氏姬鼠	40 077	40.56
大绒鼠	35 765	36.19
褐家鼠	5 679	5.75
巢鼠	3 247	3.29

续表

名称	数量/只	构成比/%
黄胸鼠	2 536	2.57
中华姬鼠	2 504	2.53
贝氏树鼩	1 715	1.74
斯氏家鼠	1 687	1.71
小家鼠	1 580	1.60
大耳姬鼠	1 416	1.43
大足鼠	535	0.54
其他鼠	713	0.72
食虫动物	1 366	1.38
合计	98 820	100.00

2007年在玉龙片疫源地,共捕获鼠形动物3目5科11属19种,共2 390只,绒鼠1 130只,占47.28%;齐氏姬鼠887只,占37.11%;大耳姬鼠81只,占3.39%;中华姬鼠23只,占0.96%;在绒鼠中,大绒鼠、玉龙绒鼠和黑腹绒鼠分别占19.09%、79.25%和1.66%;玉龙绒鼠在鹿子村、玉龙雪山是主要鼠种,其他监测点以大绒鼠为主(李贵昌等,2009年)。

（二）动物数量

1. 主要宿主数量　1979—2020年间,布放1 019 147笼(夹)次,捕获齐氏姬鼠40 016只,平均密度3.93%;捕获大绒鼠35 543只,平均密度为3.49%,齐氏姬鼠的密度略高于大绒鼠。二者密度变化幅度均较大,齐氏姬鼠波动范围在0.14%~7.54%之间,大绒鼠波动范围在0.26%~7.06%之间。

2. 其他鼠数量　捕获其他鼠20 612只,平均捕获率为2.02%,2006年后相对较为稳定,波动范围在0.88%~1.45%之间(图5-19)。

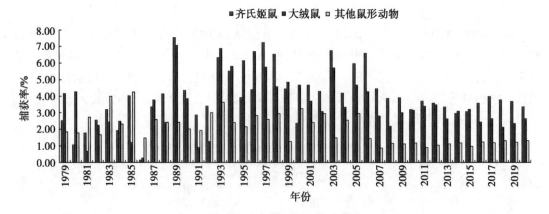

图5-19　齐氏姬鼠、大绒鼠与其他鼠数量年际变化

（三）染疫动物

1. 染疫动物年度分布　1954—2020年,用鼠疫细菌学方法检测各种鼠形动物330 382

只,在 22 个年度中判定出染疫动物 11 种 124 只,检出率为 0.04%。以 1983 年检出率最高(1.45%),其次是 1977 年、2017 年检出率分别为 0.39% 和 0.17%。动物鼠疫流行呈现了 1个大高峰,2 个小高峰(图 5-20)。

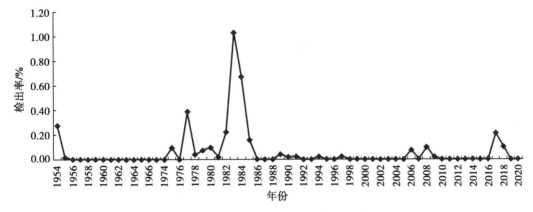

图 5-20　野鼠疫源地染疫动物年际分布

2. **染疫动物种类构成**　36 071 只鼠类样本判定染疫动物 11 种 124 只。齐氏姬鼠 9 689只,检出疫鼠 49 只,自然感染率为 0.51%;大绒鼠 11 353 只,检出疫鼠 48 只,自然感染率为0.42%;大足鼠 724 只,检出疫鼠 12 只,自然感染率为 1.66%;滇绒鼠 867 只,检出疫鼠 4只,自然感染率为 0.46%;黄胸鼠、大耳姬鼠各检出疫鼠 3 只,自然感染率为 0.08%、0.25%;玉龙绒鼠、中华姬鼠、褐家鼠、社鼠和巢鼠各检出疫鼠 1 只,自然感染率分别为 0.32%、0.05%、0.02%、0.26% 和 0.13%。齐氏姬鼠占疫鼠数的 39.52%,大绒鼠占疫鼠数的37.9%(表 5-8)。

表 5-8　11 种鼠类的自然感染率

鼠类名称	检验数	阳性数	感染率/%
齐氏姬鼠	9 689	49	0.51
大绒鼠	11 353	48	0.42
大足鼠	724	12	1.66
滇绒鼠	867	4	0.46
黄胸鼠	3 635	3	0.08
大耳姬鼠	1 190	3	0.25
玉龙绒鼠	309	1	0.32
中华姬鼠	1 978	1	0.05
褐家鼠	5 182	1	0.02
社鼠	387	1	0.26
巢鼠	757	1	0.13
合计	36 071	124	0.34

3. **染疫动物地区分布**　判定的染疫动物分布于剑川、玉龙、古城和鹤庆 4 个县,剑川县 104 只,占 83.87%;玉龙县 12 只,占 9.68%;鹤庆县 7 只,占 5.65%;古城区 1 只,占 0.81%(表 5-9)。

表 5-9　野鼠疫源地染疫动物地区分布

年份	县市	合计	齐氏姬鼠	大绒鼠	黄胸鼠	大耳姬鼠	滇绒鼠	大足鼠	巢鼠	褐家鼠	中华姬鼠	社鼠	玉龙绒鼠
1954	剑川	2		1	1								
1955	剑川	1		1									
1975	剑川	1									1		
1977	剑川	9		4			2	3					
1978	剑川	2					2						
1979	剑川	7	1	5				1					
1980	剑川	6	3	2				1					
1981	剑川	1	1										
1982	剑川	10	9						1				
1983	剑川	25	13	9				3					
1984	剑川	26	11	9	1	1		2		1		1	
1985	剑川	7	2	5									
1989	剑川	2	1	1									
1990	剑川	1				1							
1991	剑川	1	1										
1994	剑川	1						1					
1997	剑川	1				1							
2006	玉龙	3	2					1					
2008	玉龙	3		2									1
2009	玉龙	1	1										
2017	玉龙	1		1									
2017	古城	1	1										
2017	鹤庆	7	1	6									
2017	剑川	1			1								
2018	玉龙	4	2	2									
合计		124	49	48	3	3	4	12	1	1	1	1	1

（四）血凝阳性动物

1. **动物种类** 1974—2020 年,用间接血凝试验(IHA)方法对该疫源地的 51 种 148 511 只啮齿动物、食虫动物和食肉动物进行鼠疫 F1 抗体检测,25 种动物中检出阳性血清 533 份。排在前 11 位的是:犬阳性血清 270 份,占 50.66%;齐氏姬鼠 71 份,占 13.32%;大绒鼠 65 份,占 12.20%;猫 43 份,占 8.07%;褐家鼠 13 份,占 2.44%;黄胸鼠 9 份,占 1.69%、大耳姬鼠、珀氏长吻松鼠各 8 份,各占 1.50%;中华姬鼠 7 份,占 1.31%;大足鼠和草狐各 5 份,各占 0.94%;其他 14 种动物,阳性血清 29 份,占 5.44%(图 5-21)。

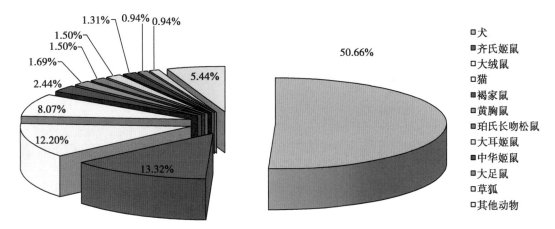

图 5-21 野鼠疫源地血凝阳性动物种类构成

2. **年度分布** 1974—2020 年,用 IHA 方法检测 148 511 只各类动物血清,检出阳性 533 份,阳性率为 0.36%。阳性动物血清分布于 26 个年份,其中以 1974 年、1977 年和 2006 年检出最多,阳性率分别为 14.29%、2.28 和 2.9%。1974 年全国推广 IHA 方法用于检测指示动物调查疫源地,由于检测样本较少(168 份),故阳性率较高(图 5-22)。

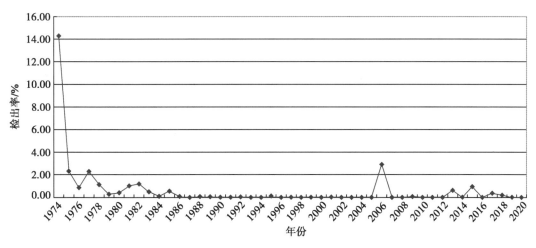

图 5-22 野鼠疫源地血凝阳性率年度分布

3. **血凝阳性动物地区分布** 所检出的 533 阳性血清分布于 6 个县区(包括 3 个监测县),剑川县最多,为 268 份,占 50%;玉龙县次之 143 份,占 37.24%;古城区 108 份,占 20.15%;云龙 10 份,占 1.87%;洱源县、兰坪县各 2 份,各占 0.37%(表 5-10)。

表 5-10　野鼠疫源地血凝阳性动物地区分布

县区	合计	齐氏姬鼠	大绒鼠	黄胸鼠	大足鼠	褐家鼠	小家鼠	刺毛鼠	中华姬鼠	大耳姬鼠	社鼠	白腹鼠	赤腹松鼠	侧纹岩松鼠	珀氏长吻松鼠	隐纹花松鼠	西南绒鼠	贝氏树鼩	无鳞微尾鼩	犬	猫	黄鼬	野猪	草狐	豹猫	果子狸
剑川	268	67	65	9	5	13	2	1	7	8	2	3	1	3	8	3	2	4	2	51	1	1	1	5	3	1
玉龙	143	4																		112	27					
古城	108																			93	15					
洱源	2																			2						
云龙	10																			10						
兰坪	2																			2						
合计	533	71	65	9	5	13	2	1	7	8	2	3	1	3	8	3	2	4	2	270	43	1	1	5	3	1

（五）主要宿主与次要宿主

1. **主要宿主**　齐氏姬鼠和大绒鼠是本疫源地鼠疫的主要宿主。其依据：

（1）齐氏姬鼠和大绒鼠在该疫源地的鼠类中是优势种。这两种鼠在本疫源地 39 种鼠形动物中占 76.75%，且可全年捕到。平均捕获率齐氏姬鼠为 3.93%，大绒鼠为 3.49%。这两种鼠在横断山脉中部数量多，在耕地、山林间大绒鼠占总捕获鼠数的 42.41%，齐氏姬鼠占 30.99%。大耳姬鼠占 4.6%，中华姬鼠占 4.49%，其他鼠类仅占 11.50%。从栖息生境看，大绒鼠和齐氏姬鼠主要栖息耕地，前者为 67.51%，后者为 77.89%。灌木丛次之，前者 31.83%，后者 19.99%。因此，这两种鼠无论数量和分布均具备了鼠疫动物病在鼠间不断发生流行的条件（表 5-11）。

表 5-11　齐氏姬鼠、大绒鼠三种生境的分布特点

鼠名	耕作地		灌木丛		阔叶林		合计	
	鼠数	%	鼠数	%	鼠数	%	鼠数	%
大绒鼠	2 691	67.51	1 259	31.59	36	0.9	4 086	100.00
齐氏姬鼠	2 096	77.89	538	19.99	57	2.12	2 791	100.00
大耳姬鼠	308	37.93	278	34.24	226	27.83	912	100.00
中华姬鼠	237	23.96	145	14.66	607	61.38	1 089	100.00
珀氏长吻松鼠	52	21.49	10	4.13	180	74.38	342	100.00
侧纹岩松鼠	5	9.43	8	15.09	40	75.48	153	100.00
隐纹花松鼠	81	68.64	7	5.93	30	25.43	218	100.00
赤腹松鼠	4	11.43			31	88.57	135	100.00
巢鼠	93	80.87	19	16.52	3	2.61	215	100.00
其他鼠	383	51.62	174	23.45	185	24.93	842	100.00

注：引自方喜业，1990 年。

（2）齐氏姬鼠和大绒鼠是本疫源地感染鼠疫最多的动物种群。据 36 071 只鼠类的细菌学检验结果，获疫鼠 87 只，占 70.16%。齐氏姬鼠的自然感染率为 0.51%；大绒鼠的自然感染率为 0.42%；从自然感染率来看，虽然大足鼠为最高，达 1.66%，但疫鼠仅有 12 只，检验数只有 724 只，疫鼠仅占 9.68%；其余如中华姬鼠、巢鼠、社鼠则只各检出 1 只，自然感染率仅为 0.05%、0.13% 和 0.26%。

（3）大绒鼠和齐氏姬鼠鼠疫 F1 抗体阳性检出率和阳性滴度均属中等水平。在 9 620 份大绒鼠被检标本中，有 68 份检出鼠疫 F1 抗体，血凝阳性率为 0.71%，血凝试验滴度为：1:126.6。在 5 939 份齐氏姬鼠被检标本中，阳性 53 份，阳性率 0.89%，滴度 1:123.3（表 5-12）。

表 5-12　野鼠疫源地啮齿动物鼠疫 F1 抗体阳性率

动物名称	检验数	阳性数	阳性率/%	血凝滴度（1:）
大绒鼠	9 620	68	0.71	126.6
齐氏姬鼠	5 939	53	0.89	123.3
大耳姬鼠	1 254	8	0.64	50.4
中华姬鼠	1 424	6	0.42	53.9

续表

动物名称	检验数	阳性数	阳性率/%	血凝滴度(1:)
珀氏长吻松鼠	230	8	3.48	123.3
侧纹岩松鼠	102	3	2.94	58.9
隐纹花松鼠	118	3	2.54	253.9
赤腹松鼠	56	1	1.79	160
白腹鼠	346	2	0.58	226.5
大足鼠	383	4	1.04	80
社鼠	275	1	0.36	40
刺毛鼠	26	1	3.85	80
黄胸鼠	1 471	8	0.54	120
褐家鼠	2 937	13	0.44	80
小家鼠	291	1	0.34	80
其他鼠	1 874	0		
合计	26 346	180	0.68	40-253.9

注:引自杨彦,1987 年。

（4）齐氏姬鼠和大绒鼠对本疫源地分离的鼠疫菌有一定的抗性和较大的个体差异。1980 年和 1982 年,使用分离自本疫源地编号为 412 号的鼠疫菌株,先后两次对本疫源地的 6 种鼠类进行感受性和敏感性试验。结果显示,3 亿活菌攻击侧纹岩松鼠不致死;攻击量加大到 300 亿仍不致死,说明侧纹岩松鼠是一种高抗性动物。隐纹花松鼠用 3 000 活菌,大林姬鼠用 1 870 活菌攻击即全部死亡,说明其对鼠疫菌有高感受性、高敏感性。中华姬鼠用 30 万活菌攻击时仅死亡 1/3,但 300 万活菌攻击时则全部死亡,说明也是高感受性和高敏感性动物。因此,上述 4 种鼠类不可能长期保存剑川生物型鼠疫菌,由此也不可能作为本疫源地鼠疫主要宿主。大绒鼠第一次试验 LD_{50} 为 626.6(337 ~ 1 165.4) 活菌;第二次试验 LD_{50} 为 236.6(10.9 ~ 790.5) 活菌,说明此种鼠对本地菌株感受性和敏感性高而抗性较低,且两次试验都有较大的个体差异。齐氏姬鼠第一次试验 LD_{50} 为 30 万(937.6 ~ 959 842.6) 活菌;第二次试验 LD_{50} 为 24 802.8(5 800 ~ 110 000) 活菌,且还未找到完全致死的攻击量,说明对本疫源地菌株具有高感受性高敏感性和中等抗性,并有较大个体差。总而言之,齐氏姬鼠和大绒鼠对本疫源地鼠疫菌具有感受性和敏感性,抗性虽有高有低,但个体差均较大,可作为本疫源地鼠疫主要宿主动物。

2. **次要宿主**　次要宿主可能为大足鼠和中华姬鼠。这 2 种鼠野外各种不同生境中都有分布,均检出过鼠疫菌,且血凝阳性检出率较高。但数量少,在种群组成中只占 0.54% 和 2.53%。大足鼠栖息环境很不固定,中华姬鼠主要栖息于森林,加之对鼠疫菌抗性很低,个体差只有 10 倍。因此,推测这 2 种鼠只是偶然染疫可能为次要宿主。

松鼠中的侧纹岩松鼠,对本地菌株有较高的抗性,不可能作为宿主。赤腹松鼠和珀氏长吻松鼠,在自然情况下血凝 F1 抗体的阳性率分别高达 1.79% 和 3.48%,推测它们对鼠疫菌的抗性也是较高的。隐纹花松鼠 5 只鼠类的攻毒实验中全部死亡,对本疫源地菌株比较敏感,而在自然情况下血凝抗体阳性率仍达 2.54%,由于实验鼠数较少,难以观察到个体差。

总之松鼠数量少,分布范围窄,寄生蚤中从未检出过鼠疫菌。所以它的宿主地位尚需进一步证明。

至于白腹鼠、社鼠、刺毛鼠等野栖家鼠属鼠类,也检出过血凝 F1 抗体,但它们数量更少,带蚤不多,亦无专性寄生蚤,推测它们是在觅食交窜中受感染所致。食肉动物对鼠疫有较高抗性;食虫动物数量较少,带蚤有限。虽然它们可以感染鼠疫,但不能成为宿主。

(六) 主要宿主生态学特征

1. 齐氏姬鼠　在云南,齐氏姬鼠分布于昭通、昆明、丽江、大理、澜沧江和怒江流域以及云南东部地区。在四川,东起巫山、城口、北到大巴山南江、平武、安县、西至阿坝州的若尔盖、黑水、汶川、沿横断山宝兴、雅安、灌县向南至木里、昭觉、布拖到西昌、会理、攀枝花都有齐氏姬鼠分布;除四川盆地南部山区外在周缘地区外,齐氏姬鼠为广布种。在湖北的兴山、甘肃南部和陕西的秦岭南北也有分布。

(1) 外部形态:齐氏姬鼠体形略大,耳小,体背及四肢外侧呈赭褐色,足背灰白,腹面由黑棕渐转向白色。

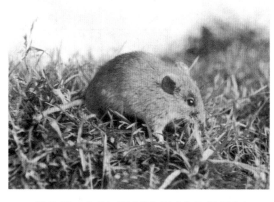 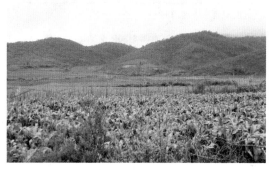

图 5-23　齐氏姬鼠(引自鼠疫与环境图集)　　图 5-24　齐氏姬鼠栖息生境

(2) 栖息环境:齐氏姬鼠的栖息场所较为广泛,自海拔 1 300m 的山间盆地的农作物区,至 4 800m 的高山杜鹃灌丛草甸;荒地至森林。但密度不同,农作物区捕获率为 10.42%,林区为 2.89%,室内仅为 0.05%;野外不同生境内,密度也有差异,麦田地埂捕获率为 6.6%,蚕豆地埂为 2.0%,菜园地为 2.0%。秋冬季,少数鼠随粮食入仓,窜入室内。

(3) 洞穴结构:齐氏姬鼠的洞穴多分布于干燥高埂、水沟埂、田埂及山麓灌木丛边地埂等,周围多有杂草丛生,并有宽约 3cm 的光滑鼠道,埂脚湿土上常见鼠迹。洞口多向东或东开。田中仅见于干季,但久居洞甚少。洞口外有成堆细土,洞口直径(2.5～4.5) cm×(3.5～4.5)cm,约呈 45°角斜下或水平打入,洞道总长 70～230cm,分叉较少,一般具 1 个入口和 1～3 个后洞,巢区构造较简陋,多为嫩草、稻草等筑成,一般以雌雄同巢。

(4) 食性:齐氏姬鼠为纯植物食性鼠类,即使对森林中的个体解剖,胃容物内也不见动物残渣,喜吃稻谷、玉米、花生、小麦、红苕、瓜类、草籽、树种子等,为农业和林业主要害鼠。张甫国(1982 年)报道每只齐氏姬鼠日取食普通玉米粉占体重的 1/5～1/4,取食含水的玉米粉或新鲜红苕达体重的 1/2,个别日取食量接近体重。

(5) 性别:1991—1998 年间,9 个年度共观察齐氏姬鼠 9 207 只,其中雌鼠 4 367 只,雄鼠 4 840 只,雌雄比为 1∶1.11。由表 5-13 可见,在所观察的 9 个年度中,有 4 个年度是雌鼠高于雄鼠,5 个年度是雌鼠低于雄鼠(表 5-13)。

表 5-13　齐氏姬鼠性别构成

年份	观察鼠数	雌鼠数	雄鼠数	雌∶雄
1990	1 019	573	446	1∶0.78
1991	1 204	503	701	1∶1.39
1992	897	501	396	1∶0.79
1993	1 081	486	595	1∶1.12
1994	1 044	546	498	1∶0.91
1995	706	403	303	1∶0.75
1996	792	323	469	1∶1.45
1997	1 252	427	825	1∶1.93
1998	1 212	605	607	1∶1.00
合计	9 207	4 367	4 840	1∶1.11

注:引自李吉瑞(1999 年)。

(6) 繁殖:1990—1998 年的 9 年间,按月观察齐氏姬鼠繁殖情况,共观察成年齐氏姬鼠 4 324 只,观察到孕鼠 513 只,孕鼠率 11.86%,怀仔 2 976 只,怀胎指数为 5.80。一般每胎产仔 4~8 只,最多产仔 10 胎,最少产仔 2 胎。齐氏姬鼠繁殖期为 3~11 月。尽管 3 月份即可观察到有孕鼠,但怀孕率较低,仅为 0.62%;5~10 月为该鼠的产仔期,怀孕率在 19.28%~30.32% 之间,11 月下降至 1.47%,12 月份未见孕鼠(表 5-14)。

表 5-14　齐氏姬鼠繁殖季节变化

月份	雌性成年鼠	孕鼠数	孕鼠率/%
1	343	0	0.00
2	340	0	0.00
3	321	2	0.62
4	248	7	2.82
5	291	66	22.68
6	321	79	24.61
7	302	65	21.52
8	382	97	25.39
9	376	114	30.32
10	389	75	19.28
11	545	8	1.47
12	466	0	0.00
合计	4 324	513	11.86

注:引自李吉瑞(1999 年)。

2. **大绒鼠** 大绒鼠分布于云南、四川、贵州和湖北等省。

（1）外部形态：大绒鼠足背和尾上呈暗褐色，尾下毛色较淡。栖息于高原山林区。乳头2对。通常每胎产2~3仔。一般生活于山地森林。该物种的模式产地在云南漾鼻。大绒鼠体形偏小而短粗，四肢和尾巴短小，体背深赤褐色，体腹蓝灰色或灰色（图5-26）。

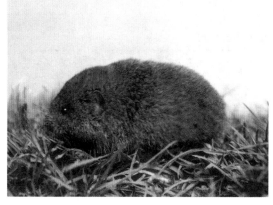

图5-25 大绒鼠（引自鼠疫与环境图集）

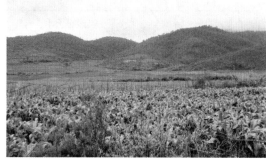

图5-26 大绒鼠栖息生境

（2）栖息环境：大绒鼠栖息于海拔1 200~3 550m 的灌木丛和耕作区以及周边的荒草地中。大绒鼠以夜间活动为主，洞栖，杂食。

（3）性别：1990—2000 年共观察大绒鼠12 469 只，雄鼠5 813 只，雌鼠6 683 只，雄：雌比为1∶1.15。由表5-15 可见，在所观察的11 个年度中，有10 个年度雌鼠多于雄鼠，仅1 个年度雌鼠少于雄鼠，因此，总体上是雌鼠多于雄鼠（表5-15）。

表5-15 大绒鼠性别构成

年份	观察鼠数	雄鼠数	雌鼠数	雄∶雌
1990	1 117	517	600	1∶1.16
1991	1 229	564	665	1∶1.18
1992	1 891	814	1 077	1∶1.32
1993	1 478	696	782	1∶1.12
1994	1 043	480	563	1∶1.17
1995	1 023	450	573	1∶1.27
1996	1 220	626	594	1∶0.95
1997	880	408	472	1∶1.16
1998	776	379	397	1∶1.05
1999	928	434	494	1∶1.14
2000	911	445	466	1∶1.05
合计	12 496	5 813	6 683	1∶1.15

注：引自李吉瑞，2001 年。

（4）繁殖：1990—2000 年间，共观察雌性成年鼠 6 627 只，观察到孕鼠 1 001 只，孕鼠率为 15.10%。由表 5-16 可见，大绒鼠全年 12 个月均可见到孕鼠，但怀孕高峰期在 5~9 月，即 4 月份孕鼠率开始上升，由 3 月份的 3.31% 上升至 10.63%；10 月份开始下降，由 9 月的 24.32% 降到 19.52%，11 月孕鼠率降到较低为 5.72%。大绒鼠一般每年产仔 2~3 次，最多每胎产仔 7 只，最少产仔 2 只。本次观察孕鼠 1 001 只，胎仔数为 2 425 只，平均孕鼠每胎产仔为 2.42 只（表 5-16）。

表 5-16 大绒鼠繁殖季节变化

月份	雌性成年鼠	孕鼠数	孕鼠率/%
1	397	11	2.77
2	562	10	1.78
3	665	22	3.31
4	800	85	10.63
5	702	153	21.79
6	676	171	25.30
7	572	139	24.30
8	536	140	26.12
9	551	134	24.32
10	543	106	19.52
11	297	17	5.72
12	326	13	3.99
合计	6 627	1 001	15.10

注：引自李吉瑞，2001 年。

3. **玉龙绒鼠** 方喜业等（2012 年）在中国鼠疫自然疫源地分型研究中，将滇西纵谷齐氏姬鼠大绒鼠疫源地命名为滇西南横断山三江并流纵谷疫源地型。该型疫源地有 2 个疫源地亚型。均把玉龙绒鼠作为两个亚型疫源地的主要宿主。

（1）玉龙绒鼠：我国特有种，仅分布于云南北部丽江地区，包括丽江和宁蒗。

（2）鉴别特征：上颌牙齿 M1 具 3 个内侧突，M2 的第 3 后内角突缺如，M3 具 3 个内侧突。M1 邻近的三角突彼此相通，并成对排列。

（3）外部形态：体形中等，略小于大绒鼠，体长 75~116mm。颈短，眼小，耳大椭圆状。被毛较短，细绒而厚密。前后足均具五指（趾），爪较尖锐。尾较短，26~38mm，约为体长的 1/3。吻鼻部黑褐色。面颊、额、颈、背直至尾基毛尖暗褐茶色，毛基深石板色或青黑色。耳毛少而短，几乎裸露，黑褐色。体侧由背部往下至腹逐渐浅淡，深茶色或黄棕色，下体颏、喉部灰白色，胸腹部及鼠蹊部黑灰色，毛尖微染茶黄色，部分个体鼠蹊部呈灰白色。前足足背及指茶褐色，足趾边缘白色，掌部裸露无毛；后足足背暗褐色。尾背黑褐色，尾下色淡，浅茶黄色或浅灰黄色，跖部巧克力褐色。

2007 年 2~12 月在玉龙疫源地及周边地区设 9 个监测点，室外采用鼠夹法，室内鼠笼法捕获小兽类，梳捡体蚤，鉴别种类。捕获鼠形动物 3 目 5 科 11 属 19 种，共 2 390 只，绒鼠

47.28%,齐氏姬鼠37.11%。其中的绒鼠经头骨鉴定,大绒鼠、玉龙绒鼠和黑腹绒鼠分别占19.09%、79.25%和1.66%。玉龙绒鼠在鹿子村、玉龙雪山是主要鼠种,其他监测点以大绒鼠为主。

蔡文凤等(2015年)在丽江鼠疫疫源地绒鼠头骨鉴定及其群落多样性特征研究中发现该疫源地共有4种绒鼠,以玉龙绒鼠和大绒鼠为主,黑腹绒鼠数量较少,西南绒鼠偶尔能见到;绒鼠共携带4种寄生蚤,以方叶栉眼蚤、特新蚤指名亚种为主;绒鼠的多样性指数1.472 9~1.970 2,均匀性指数0.773 1~0.896 7,丰富度指数0.967 0~1.484 9,生态优势度指数0.157 9~0.276 8。据此得出结论:云南省丽江鼠疫疫源地4种绒鼠中,以玉龙绒鼠和大绒鼠为优势种,玉龙绒鼠在海拔2 900~3 100m的地区优势地位突出,大绒鼠在海拔2 000~2 900m的地区优势地位突出。

1954—2020年,在野鼠疫源地用鼠疫细菌学方法,22个年度判定染疫动物11种124只,其中玉龙绒鼠2只,占1.61%。鉴于目前未进行过该鼠对鼠疫菌的感受性、敏感性试验。加之,玉龙绒鼠分布范围局限,故其宿主地位有待进一步研究。

三、媒介

(一) 蚤类区系

云南横断山中部小区分布有7科41属119种;在本疫源地发现7科22属37种(表5-17)。

表5-17 野鼠疫源地蚤类名录

科	属	蚤种名
蚤科	潜蚤属	俊潜蚤 *T. callida*
	蚤属	人蚤 *P. irritans*
	客蚤鼠	*印鼠客蚤 *X. cheopis*
蠕形蚤科	鬃蚤属	文县鬃蚤 *Ch. Wenxianensis*
蝠蚤科	蝠蚤属	四鬃蝠蚤 *I. qradrasetus*
多毛蚤科	多毛蚤属	台湾多毛蚤云南亚种 *H. weida yunnanensis* 圆凹多毛蚤 *H. rotundisinuata*
	新蚤属	特新蚤指名亚种 *N. specialis specialis* 斯氏新蚤川滇亚种 *N. stevensi sichuanyunnana* 二毫新蚤指名亚种 *N. biseta biseta*
	狭臀蚤属	奇异狭臀蚤 *S. mirabilis* 低地狭臀蚤 *S. humilis* 高山狭臀蚤指名亚种 *S. montanis montanis* 岩鼠狭臀蚤 *S. repestis* 锐额狭臀蚤 *S. angustifrontis*
	叉蚤属	朝鲜叉蚤指名亚种
	古蚤属	偏远古蚤 *P. remota* 内曲古蚤 *P. incurva* 云南古蚤 *P. yunnanensis* 支英古蚤 *P. chiyingi*

科	属	蚤种名
栉眼蚤科	栉眼蚤属	方叶栉眼蚤 *C. quadratus*
		云南栉眼蚤 *C. yunnanus*
细蚤科	细蚤属	缓慢细蚤 *L. segnis*
	二刺蚤属	喜山二刺蚤中华亚种 *P. himalaica sinica*
	额蚤属	迪庆额蚤 *F. diqingensis*
		棕形额蚤指名亚种 *F. spadix spadix*
	茸足蚤属	结实茸足蚤 *G. torosa*
		云南茸足蚤 *G. yunnanensis*
	怪蚤属	绒鼠怪蚤 *P. custodis*
角叶蚤科	倍蚤属	卷带倍蚤 *A. spirataenius*
	大锥蚤属	无值大锥蚤 *M. euteles*
		二刺大锥蚤 *M. bispiniforma*
	距蚤属	单毫距蚤 *S. monoseta*
	副角蚤属	宽窦副角蚤 *P. laxisinus*
		貛副角蚤扇形亚种 *P. melis flabellum*
	角叶蚤属	宽圆角叶蚤天山亚种 *C . eneifdei tjanshani*
	单蚤属	不等单蚤 *M. anisus*

* 据 1954—1965 年沙溪调查资料,以后再无采集记录。

(二)蚤类种群组成

1. **蚤类构成** 1976—2020 年,在齐氏姬鼠大绒鼠疫源地的剑川县鉴定蚤类 18 种 119 314 匹,排在前 10 位的依次是:方叶栉眼蚤 64 921 匹,占 54.41%;棕形额蚤 25 141 匹,占 21.07%;特新蚤指名亚种 18 157 匹,占 15.22%;缓慢细蚤 3 935 匹,占 3.3%;不等单蚤 2 754 匹,占 2.31%;低地狭臀蚤 2 035 匹,占 1.71%;无值大锥蚤 951 匹,占 0.8%;绒鼠怪蚤 537 匹,占 0.45%;锐额狭臀蚤 303 匹,占 0.25%;偏远古蚤 261 只,占 0.22%;其他 8 种蚤 319 只,占 0.27%,包括高山狭臀蚤 121 只、人蚤 66 匹、内曲古蚤 38 匹、斯氏新蚤 37 匹、台湾多毛蚤云南亚种 32 匹、圆凹多毛蚤 16 匹、二刺大锥蚤 6 匹、喜山二刺蚤中华亚种 3 匹。方叶栉眼蚤、棕形额蚤和特新蚤构成该疫源蚤类的优势种群,又以方叶栉眼蚤占绝对多数;缓慢细蚤和不等单蚤亦为该疫源地常见蚤种(图 5-27)。

2. **鼠体蚤** 1976—2020 年,在该疫源地的剑川县梳检鼠体 124 155 只,染蚤鼠 33 458 只,平染蚤率 26.96%,波动范围在 15.28% ~ 50.36% 之间;获蚤 104 828 匹,平均蚤指数为 0.84,波动范围在 0.39~2.90 之间。1976—1993 年鼠体蚤数量相对较高,但变化幅度相对较大;1994—2020 年间鼠体蚤数量变化幅度相对较小(图 5-28)。

3. **巢穴蚤** 1985—2020 年,在该疫源地的剑川县挖鼠巢穴 4 487 个,染蚤巢穴 1 234 个,平均染蚤率为 27.5%,波动范围在 4.56% ~ 63.57% 之间;获蚤 9 323 匹,平均蚤指数为 2.08,波动范围在 0.15~8.75 之间。由图 5-30 可见,1985—2002 年,该疫源地巢穴染蚤率呈明显的逐年下降趋势,2011 年后又有所回升。1990 年蚤指数在 4.0 以下波动(图 5-29)。

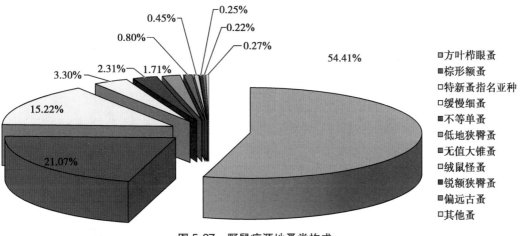

图 5-27　野鼠疫源地蚤类构成

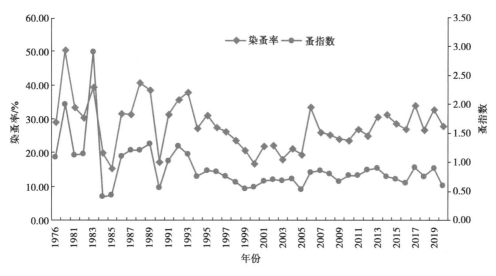

图 5-28　野鼠疫源地鼠体蚤数年际量变化

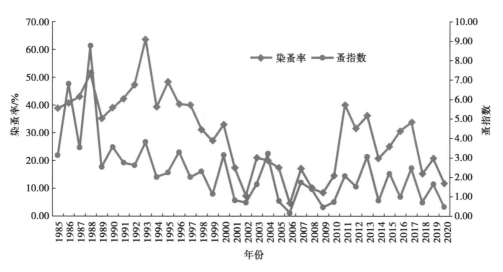

图 5-29　野鼠疫源地巢穴蚤年际数量变化

（三）染疫蚤类

1. **染疫媒介年际分布**　1957—2020 年间,用鼠疫细菌学方法对监测中获取的 122 639 匹媒介蚤进行检测,在 12 个年度判定染疫媒介 7 种,分离鼠疫菌 98 株。1957 年、1977 年、1980 年、1982 年和 1983 年检出率较高,分别为 4.55%（2/44）、0.77%（10/1 295）、0.82%（19/2 315）、0.81%（12/1 477）和 0.87%（13/1 495）（图 5-30）。

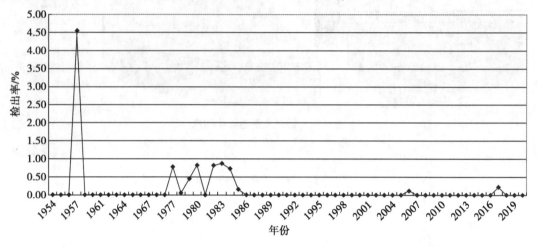

图 5-30　野鼠疫源地染疫媒介年际变化

2. **染疫媒介种类构成**　在该疫源地区共判定染疫媒介 7 种,其中方叶栉眼蚤分离鼠疫菌 49 株,占染疫蚤总数的 50%;特新蚤指名亚种 17 株,占 17.35%;棕形额蚤 15 株,占 15.31%;低地狭臀蚤 10 株,占 10.2%;锐额狭臀蚤 5 株,占 5.1%;绒鼠怪蚤和不等单蚤各 1 匹,各占 1.02%。剑川县 93 株,鹤庆县 3 株,玉龙县 2 株;该疫源地染疫媒介以方叶栉眼蚤占绝对多数,特新蚤指名亚种、棕形额蚤和低地狭臀蚤次之(图 5-31)。

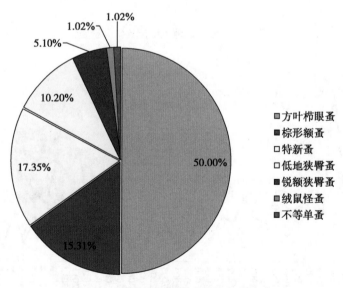

图 5-31　野鼠疫源地染疫媒介种类构成

（四）主要媒介与次要媒介

1. **主要媒介** 确定特新蚤指名亚种是该疫源地的主要媒介,其依据是:

（1）特新蚤指名亚种能够形成菌栓,且有 5.6% 能形成二次菌栓的能力。染疫的蚤类集群传播宿主动物的传染率达 100%。媒介效能 0.334,媒介指数 0.078。未感染的特新蚤指名亚种存活最长时间为 70 天（平均为 42.2 天）,感染蚤寿命最长为 63 天（平均为 23 天）,带菌时间最长为 27 天（平均为 13.9 天）,终生带菌阳性率为 85.91%。

（2）在疫源地蚤的种群组成中特新蚤指名亚种占 15.22%,为优势种。在其主要寄主齐氏姬鼠占该鼠体蚤总数的 41.82%,亦为该鼠体的优势种。此外,在中华姬鼠占该鼠体蚤总数的 80.24%,在大耳姬鼠、大绒鼠、大足鼠、社鼠等鼠体上都有寄生。

（3）特新蚤指名亚种全年均能检到,其中 2 月、5 月、9 月鼠体蚤指数较高,与疫鼠、疫蚤检出高峰季节吻合。运用生态位理论,对本疫源地 27 种蚤生态位进行研究,显示该蚤的三维生态位最宽,均匀数最高。

（4）排除方叶栉眼蚤和棕形额蚤主要媒介作用。方喜业（1990 年）《中国鼠疫自然疫源地》中,确定方叶栉眼蚤、特新蚤指名亚种和棕形额蚤为主要媒介。其依据:①在本疫源地蚤类构成中所占比例多,方叶栉眼蚤占 55.43%,棕形客蚤占 19.93%,特新蚤指名亚种 14.88%;②在染疫蚤中占数量多,方叶栉眼蚤占疫蚤总数的 50%。特新蚤指名亚种占 17.35%;棕形额蚤占 15.31%;③方叶栉眼蚤是大绒鼠的主要寄生蚤,占大绒鼠体蚤总数的 90.40%;特新蚤指名亚种和棕形客蚤是齐氏姬鼠的主要寄生蚤,分别占该鼠体蚤总数的 41.82% 和 33.49%。

排除其主要媒介的依据:方叶栉眼蚤在菌栓形成实验研究中,未见菌栓形成;多组多批次叮咬大绒鼠,也未能致高敏感性宿主动物染疫,其媒介效能为零。但吸食高浓度鼠疫菌血症动物的血液感染率达 80%~90%,与现场从该蚤检菌数量相吻合。棕形额蚤作为主要媒介的相关指标远低于特新蚤指名亚种,该蚤集群传播大绒鼠的传疫率为 33.3%,媒介效能 0.067,媒介指数为 0.012,因此将该蚤类归为次要媒介更为合适。

2. **次要媒介** 棕形额蚤、低地狭臀蚤和锐客狭臀蚤为次要媒介。

棕形额蚤的媒介作用已在蚤类传播实验证实,同时该蚤对鼠疫菌的带菌时间长达 50 天（平均 20.96 天）,部分蚤形成菌栓较晚（约 40 天）,说明该蚤在鼠疫流行后期起到协同作用。该蚤家、野栖鼠都有寄生,在自然界均检出过鼠疫菌,可起到家、野生动物鼠疫相互交换的桥梁作用。低地狭臀蚤和锐额狭蚤仅占主要宿主体外寄生蚤总数的 3.47% 和 0.65%,这 2 种蚤共检出鼠疫菌 15 株,占蚤类检出菌株总数的 15.31%,但其中 13 株分离自鼠巢,且主要在冬春季,表明其在保存疫源上有一定作用。

（五）**特新蚤指名亚种生态学特征**

1. **分布** 特新蚤指名亚种分布于云南省丽江、宁蒗、剑川、鹤庆、云龙、福贡、大理、永平、祥云、巍山、景东、姚安、昆明、昭通、鲁甸、会泽、罗平、泸西、宣威、玉溪、通海、峨山、南华、昌宁、保山。省外,仅见于贵州。为我国特有。

2. **鉴别特征** 后足基节南侧亚前缘的鬃为小刺鬃;♂抱器可动突最宽处在中点或稍上,第 9 腹板后臂近端部一列亚刺鬃排列较稀,后缘无膜质的翼状突;♀第 7 腹板后缘上小叶较短而窄,与下叶连接处通常呈直角或略圆,第 8 腹板末端离第 8 背板后缘较远。特新蚤已知有 6 个亚种,它与其他各亚种的重要区别是:♂可动突较宽,最宽处在中点或稍上;第 9 腹板后臂近端一列亚刺鬃（5~6 根）排列较稀,上位 1 根离末端较近;阳茎钩突末端不分叉。♀第 7 腹板后缘无切刻,或有但不明显;上小叶与下小叶连接处通常较圆（图 5-32）。

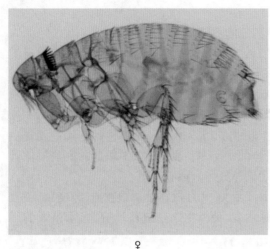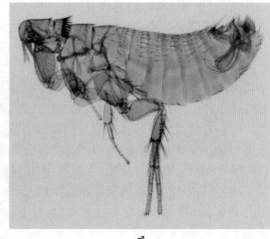

♀　　　　　　　　　　　　　　♂

图 5-32　特新蚤指名亚种

3. **寄主与寄生方式**　主要寄生于齐氏姬鼠、大耳姬鼠及中华姬鼠,但在这 3 种鼠类中的寄生蚤数量以齐氏姬鼠最多,占该鼠寄生蚤的 48.6%。其他寄主还有大绒鼠、西南绒鼠、大足鼠、黄胸鼠和褐家鼠等。

4. **寄主交换**　由于鼠类相互交窜,蚤类也发生寄主的交换,在大足鼠、黄胸鼠体表也可检测到,可把野鼠鼠疫传播到家栖鼠。

5. **吸血嗜血**　经实验室证实,特新蚤指名亚种对人有嗜血性,饥饿 1~6 天吸血率最高达 54.88%。

四、人间鼠疫和动物间鼠疫流行的历史

(一) 剑川疫源地

1. **动物间鼠疫**　1974 年,进行食肉动物和鼠类检测鼠疫抗体时发现动物间鼠疫。在访问山区居民时得知,1973—1974 年曾数次发现自死野鼠,因此,推断 1973—1974 年是发现该疫源地鼠间鼠疫流行的第一次高峰。1975 年仅从中华姬鼠检获鼠疫菌 1 株,1976 年获 15 份抗体阳性血清,未检出病原体,为动物病的低潮期。1977 年有一次大的流行,1978 年又趋于缓和,1979—1980 年是又一次流行期,1981 年再一次低潮。1982—1985 年则发生更大的流行,由此看来,动物间鼠疫虽在本疫源地连年不断,但有高低潮之分。大体是 2~3 年流行后,进入 1~2 年静息期,然后再次流行。

2. **人间鼠疫**　1954 年,在距离核心疫点沙溪区石龙村约 7.4km 的本区大长乐村发生一起人间鼠疫,发病 34 人,死亡 14 人。该次疫情并无传入线索,相反,在家鼠大批死亡初期,村旁园地出现自毙"松鼠"。当时从黄胸鼠和患者分离的甘油阴性菌株实验室保存 5 年后突变为甘油阳性菌株,返回野鼠疫源地菌株的特征;俞东征等(1983 年)用剑川野鼠疫源地菌株在黄胸鼠中反复传代,在第 51 与 59 代各发现 1 个甘油阴性菌落,这一菌落的后代中部分可自发地恢复其亲本的甘油性状。由此推测,此次人间鼠疫可能来源于山区的野鼠鼠疫疫源地。而后,再无人间鼠疫报告(图 5-33)。

(二) 玉龙疫源地

1. **动物间鼠疫**　2005 年 10 月 25~30 日,丽江市玉龙县黄山镇南溪村委会鹿子自然村先

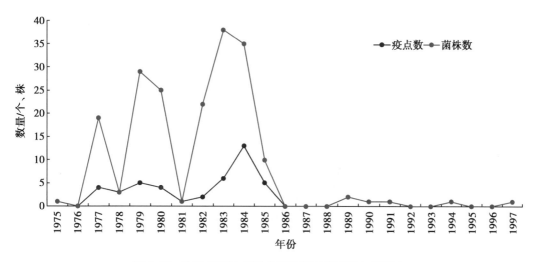

图 5-33　野鼠疫源地剑川片动物间鼠疫流行年际变化

后发现高热、咳嗽、咳痰、痰中带血、呼吸困难患者 5 例,初步诊断为"不明原因重症肺炎",卫生部、国家疾控中心、云南省卫生厅等各级政府、专业部门及时采取果断措施,使疫情得到控制。12 月 28 日,云南省地方病防治所、中国疾控中心传染病预防控制所分别对痊愈的 3 例患者采集血清,用间接血凝试验方法检测到鼠疫 F1 抗体,确诊这是一次鼠疫流行。2006 年起开始了鼠疫疫源地的系统调查。截至 2020 年,从鼠类分离到鼠疫菌 21 株(大绒鼠 11 株、齐氏姬鼠 7 株、玉龙绒 1 株、大足鼠 1 株、黄胸鼠 1 株),从蚤类检出 7 株(特新蚤指名亚种 5 株、方叶栉眼蚤 1 株、棕形额蚤 1 株),检测鼠疫 F1 抗体阳性血清 258 份(犬 207 份、猫 42 份、齐氏姬鼠 8 份、黄胸鼠 1 份)。2006—2020 年的 15 年间,流行 9 年次,2017 年 4 个县、区(玉龙、古城,新增:鹤庆、剑川)发生动物鼠疫流行,判定疫点 4 个,分离到鼠疫菌 15 株(图 5-34)。

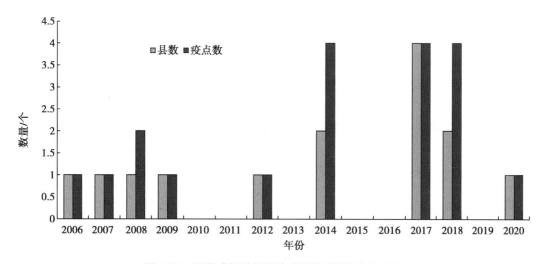

图 5-34　野鼠疫源地玉龙片动物鼠疫流行年际变化

2. **人间鼠疫**　本疫源地啮齿动物不是经济动物,人类与其主动接触机会较少。加之,该疫源地通过多年的监测未发现印鼠客蚤,鼠疫就不会以腺鼠疫的形式发生,人间感染可能是一种相对偶然的现象。2005 年的"原发性肺鼠疫",首例患者没有淋巴结肿大的迹象,发病即表现为肺炎,提示因吸入引起感染。造成感染可能是由于疫源地内鼠间鼠疫流行时造成啮齿动物大量死亡,鼠尸污染环境,人类在耕作时吸入扬起大量带菌灰尘所致,但这些条件凑在一起则较为罕见,故人类受到感染的机会不多;也可能由于与人类接触密切的猫捕食疫鼠感染再传给人,因为猫可患肺鼠疫已有报道(Gasper 等,1993 年;Watson,2001 年)。因此,人类一旦受到感染,病情却非常严重,容易造成传播而引起突发公共卫生事件。

五、病原学特征

(一)剑川鼠疫菌特征

1. **生物特性与生物型**　鼠疫菌脱氮作用阳性,能发酵甘油、阿拉伯胶糖;不能发酵鼠李糖、麦芽糖、蜜二糖。聚丙烯酰胺电泳的差异属第Ⅵ电泳型。按方喜业(1990 年)对鼠疫菌的分型,属剑川生物型(ⅡDⅥphe$^-$)。按纪树立分型方法,该疫源地鼠疫菌属滇西纵谷生态型。

2. **营养需求**　鼠疫菌营养型属苯丙氨酸依赖型(phe$^-$)。

3. **毒力决定因子**　对 77 株菌测定毒力因子,均为 VW$^+$、F1$^+$、PⅠ$^+$、P$^+$、C$^+$。在氯化血红素培养基上形成色素,Pmg$^+$→Pmg$^-$ 第 10 代突变率>75%;产生鼠疫杆菌素Ⅰ(Pst1)及对鼠疫杆菌素不敏感;反相血凝检测鼠疫菌 F1 抗原含量的几何平均滴度 1:37.43,居全国 17 型鼠疫菌之首。

4. **质粒**　剑川鼠疫菌质粒组成有Ⅰ型(65Mdal、45Mdal 和 6Mdal 三种)和Ⅴ型(65Mdal、45Mdal、6Mdal、110Mdal 四种)。

5. **毒力**　对小白鼠 LD$_{50}$ 为 451(15.7~129.6)个活菌;对大白鼠 LD$_{50}$ 为 225(1.1×10^2~4×10^2)个菌;对豚鼠的 LD$_{50}$ 为 225.5(1.0×10^2~2×10^2)个活菌。

6. **基因分型**　可分为 2 个鼠疫菌 DFR 基因组型(7、9 型,其中剑川 7 型是主要基因组型)和 3 个 MLVA 基因组型(48~50 型,其中 48 型是主要基因组型)。

(二)玉龙县鼠疫菌特征

1. **生化特征**　均酵解甘油、麦芽糖、可胶糖;不酵解鼠他糖、蜜二糖;脱氮试验阳性。

2. **毒力决定因子**　5 株试验菌株均带有 Pgm$^+$、PstⅠ$^+$、F1$^+$、Vwa$^+$ 等毒力决定因子。

3. **与其他型菌株比较**　在玉龙疫源地分离的鼠疫菌与云南省家鼠型、剑川野鼠型鼠疫菌生化特性有区别:玉龙县鼠疫菌酵解甘油,而家鼠型鼠疫菌不酵解甘油;玉龙县鼠疫菌酵解麦芽糖,而云南省剑川野鼠型鼠疫菌不酵解麦芽糖。与西藏北部旱獭鼠疫菌主要生物学特性比较接近,均酵解甘油、麦芽糖、阿胶糖,不酵解鼠李糖、蜜二糖,脱氮试验阳性。因而,玉龙菌株可能是一个独立的型,也可能是青藏高原向滇西纵谷的过渡型。

六、疫源地的动态变化趋势与展望

2006 年,玉龙疫源地被发现证实后,由于分离菌株的生化特性与云南的剑川型菌株和家鼠型菌株均不同,而且该片疫源地地理位置特殊,介于剑川疫源地与青藏高原旱獭疫源地之间,故而学者们对云南家、野疫源地的关系研究作了大量的工作。

朱晓宇等(2008 年)利用插入序列 IS285 对云南玉龙鼠疫耶尔森菌进行初步分析,5 株玉龙鼠疫菌分别属于 2 种聚类,其中 4 株与滇西纵谷型、滇闽居民型及大部分灰旱獭菌株、全部喜马拉雅旱獭菌株聚为一类。

申小娜等（2011年）在我国新发现的鼠疫自然疫源地鼠疫菌基因组序列测定及分析中，探讨了玉龙菌株（D106004）与邻近的剑川菌株（D182038）和西藏菌株（Z176003）的亲缘关系。结论为鼠疫菌株基因之间具有高度同源性，玉龙型与西藏型菌株之间的亲缘关系较之与剑川型菌株更为接近，玉龙疫源地菌株可能是由西藏疫源地菌株进化而来。

朱俊洁等（2013年）在云南省鼠疫耶尔森菌多位点可变数目串联重复序列分析中，发现玉龙菌株与剑川菌株有2个位点的差异，认为玉龙菌株属于一个独立的基因型，与先前的生化特性比较研究的结果相对应（丽江玉龙菌株与青藏高原型菌株生化特性相近），与剑川野鼠型鼠疫菌关系次之，与滇家鼠型鼠疫菌关系最远。

王梅等（2019年）在云南玉龙与青藏高原鼠疫菌差异序列的比对研究中，观察了云南玉龙鼠疫菌株D106004和青藏高原鼠疫菌株Z176003在基因组上的差异及遗传学特征。认为二者同源性较高，亲缘关系相近，基因组上存在的差异较小，但不同生态型菌株的遗传性特征稳定存在。

宋志忠（2013年）在云南鼠疫疫源地分布于演变述评中，认为云南鼠疫原因是由青藏高原喜马拉雅旱獭疫源地沿三江河谷逐步演变形成的。演变次序：青藏高原喜马拉雅疫源地—丽江玉龙疫源地—滇西纵谷齐氏姬鼠大绒鼠疫源地—西南山地黄胸鼠疫源地。

王鹏等（2006—2019年）在云南玉龙鼠疫菌与毗邻疫源地菌株遗传关系的研究中，采用了脉冲场凝胶电泳（PFGE）、差异片段（DFR）分析、规律成簇的间隔短回文重复序列（CRISPRs）分析、多位点可变数目串联重复序列分析（MLVA）、单核苷酸多态性分析（SNP）、插入序列位点分析（IS）及多位点序列分析（MLST）等方法对235株鼠疫菌（玉龙型30株、剑川型21株、家鼠型184株）进行分子分型及遗传进化分析并与青藏高原（西藏、四川）旱獭菌株比对。认为：从遗传进化上看，玉龙鼠疫是由青藏高原喜马拉雅旱獭鼠疫自然疫源地（四川巴塘县，2011年发现证实）传入，而云南鼠疫起源于玉龙鼠疫，并扩散至剑川形成野鼠鼠疫，进而再传至滇西及滇南广大区域而形成云南家鼠型鼠疫。

云南省是否存在喜马拉雅旱獭疫源地？1960年云南省流行病防治研究所曾派出工作组北上省内旱獭分布区访问调查，未查到历史上有鼠疫流行线索。1965年，卫生部组织南方5省组成联合调查队，对云南、四川、西藏三省份的中甸、德钦、宁静和乡城4县约3 000km²的喜马拉雅旱獭分布地区开展调查。未发现人间鼠疫线索，也无家鼠和野鼠的大量死亡。旱獭呈点状分布，数量较少，旱獭未检出斧形盖蚤、谢氏山蚤（青藏高原喜马拉雅旱獭鼠疫自然疫源地主要媒介）。

横断山三江并流纵谷是连接青藏高原和滇西山地乃至云贵高原的桥梁。2011—2016年，云南省地方病防治所对核心区的迪庆、怒江、丽江3州（市）的8县开展系统调查，结果显示：旱獭主要分布在北纬27°23′~28°53′，东经98°48′~99°58′区间，以德钦县白茫雪山南界茨卡通为最南，越往北分布越多，分布成点状，点与点之间有高山峡谷相隔。旱獭分布于海拔4 300~4 800m之间，雪线以下，森林以上高山草甸、荒漠和灌丛地带，密度较低，尚未形成片状分布。旱獭体表和獭洞检出斧形盖蚤、谢氏山蚤，具备了形成旱獭疫源地的条件。故云南是否存在旱獭鼠疫疫源地有待进一步调查研究。

剑川片属于齐氏姬鼠大绒鼠疫源地，鼠间鼠疫先后流行23年后，但1998年后再未发现动物间鼠疫，而玉龙片目前正处于活跃期，估计将会持续流行8~10年，是我省鼠疫防控的重点地区。

参考文献

[1] 纪树立. 鼠疫[M]. 北京: 人民卫生出版社, 1988.

[2] 方喜业. 中国鼠疫自然疫源地[M]. 北京: 人民卫生出版社, 1990.

[3] 刘云鹏, 谭见安, 沈尔礼. 中华人民共和国鼠疫与环境图集[M]. 北京: 科学出版社, 2000.

[4] 解宝琦, 曾静凡. 云南蚤类志[M]. 昆明: 云南科技出版社, 2000.

[5] 吴厚永. 中国动物志(昆虫纲, 蚤目)[M]. 北京: 科学出版社, 2007.

[6] 俞东征. 鼠疫动物流行病学[M]. 北京: 科学出版社. 2009.

[7] 龚正达, 周红宁. 中国鼠疫媒介蚤类图鉴及检索[M]. 昆明: 云南科技出版社, 2017.

[8] 丛显斌, 刘振才, 李群. 中国鼠疫自然疫源地(1950-2014)[M]. 北京: 人民卫生出版社, 2019.

[9] 纪树立, 张海峻, 刘云鹏, 等. 我国鼠疫菌分型及其生态学、流行病学意义. 鼠疫论文专刊[J]. 中国医学科学院学报编辑部, 1983, 1-7.

[10] 张荣祖, 照肯堂. 关于《中国动物地理区划》的修改[J]. 动物学报, 1978, 24(2): 196-202.

[11] 赵永龄. 再论云南省家鼠鼠疫的疫源性质[J]. 云南医药, 1988, 9(5): 262-265.

[12] 杨光荣, 王应祥. 云南省啮齿动物名录及疾病的关系[J]. 中国鼠类防制杂志, 1989, 5(4): 222-229.

[13] 何晋侯, 万俐娴, 王耕兴, 等. 德宏地区五种鼠类对鼠疫菌的感受性和敏感性实验研究[J]. 中华流行病学杂志, 1989, 鼠疫论文专辑(IV): 84-90.

[14] 董兴齐, 彭何碧, 叶枫, 等. 云南省鼠疫菌质粒 DNA 种类及流行病学研究[J]. 地方病通报, 1994, 9(4): 58-62.

[15] 何晋侯, 梁云, 张洪英, 等. 云南省家野两型疫源地七种主要蚤类传播鼠疫的实验研究[J]. 中华流行病学杂志. 1997, 18(4): 236-240.

[16] 李吉瑞. 齐氏姬鼠繁殖生态观察[J]. 中国地方病防治杂志, 1999, 14(4): 233.

[17] 李吉瑞. 石龙大绒鼠繁殖观察[J]. 中国地方病防治杂志, 2001, 16(4): 240-241.

[18] 李天元, 董兴齐, 何晋侯, 等. 云南家鼠鼠疫疫源地主要染疫动物菌血症、抗体动态的实验研究[J]. 中国地方病防治杂志, 2001, 16(特刊): 10-14.

[19] 龚正达, 张丽云. 云南横断山区蚤类的组成、分布及其与疾病关系[J]. 医学动物防制, 2003, 19(2): 65-74.

[20] 张丽云, 梁云, 吴爱国. 云南印鼠客蚤的地理分布特征与鼠疫流行现状[J]. 医学动物防制, 2003, 19(10): 577-579.

[21] 吴明寿, 戴二黑, 郭英, 等. 云南鼠疫耶尔森菌基因分型研究[J]. 中国地方病学杂志, 2005, 24(5): 475-478.

[22] 秦石英, 黄德蕙, 林新勤, 等. 广西鼠疫菌生物学性状与质粒图谱关系的研究[J]. 中国人兽共患病杂志, 2005, 21(5): 433-434.

[23] 宋志忠, 夏连续, 梁云, 等. 云南玉龙及古城区鼠疫自然疫源地判定级初步研究[J]. 中国地方病防治杂志, 2008, 23(1): 3-7.

[24] 朱晓宇, 海荣, 宋志忠, 等. 利用插入序列 IS285 对云南玉龙鼠疫耶尔森菌进行初步分析[J]. 中国媒介生物学及控制学杂志, 2008, 19(2): 144-147.

[25] 董兴齐, 宋志忠, 梁云, 等. 云南省野鼠鼠疫现状及疫源地毗邻关系研究[J]. 昆明医学院学报, 2009, 30(8): 21-25.

[26] 李贵昌, 蔡文凤, 张福新, 等. 云南省玉龙鼠疫疫源地宿主及媒介监测结果分析[J]. 疾病监测, 2009, 24(2): 114-117.

[27] 申小娜, 王琪, 夏连续, 等. 我国新发现的鼠疫自然疫源地鼠疫菌基因组序列测定及分析[J]. 中国地方病学杂志, 2011, 30(5): 476-480.

[28] 方喜业, 许磊, 刘起勇, 等. 中国鼠疫自然疫源地分型研究 I. 生态地理景观特征[J]. 中华流行病学杂

志,2011,32(12):1232-1236.

[29] 方喜业,周东生,崔玉军,等.中国鼠疫自然疫源地分型研究 III.鼠疫耶尔森菌 DFR/MLVA 主要基因组型生物学特征[J].中华流行病学杂志,2012,33(5):536-539.

[30] 宋志忠.云南鼠疫疫源地分布与演变[J].中华地方学杂志,2013,32(6):591-592.

[31] 朱俊洁,王鹏,张蓉,等.云南省鼠疫耶尔森菌多位点可变数目串联重复序列分析[J].疾病监测,2013,28(10):848-852.

[32] 蔡文凤,张福新,王国良,等.玉龙县及古城区鼠疫自然疫源地小型兽类构成及群落多样性特征[J].中国地方病防治杂志,2015,30(5):333-335.

[33] 蔡文凤,张福新,王国良,等.在丽江鼠疫疫源地绒鼠头骨鉴定结果及其群落多样性特征[J].疾病预防控制通报,2015,30(3):1-4.

[34] 石丽媛,谭红丽,郭英,等.云南省家鼠疫源地鼠疫耶尔森氏菌分子流行病学特征研究[J].中国病原生物学杂志,2019,18(10):1125-1129.

[35] 王梅,唐新元,海荣,等.云南玉龙与青藏高原鼠疫菌差异序列的比对研究[J].中华地方学杂志,2019,38(7):530-534.

第六章

甘肃鼠疫生态

　　甘肃省地处黄河上游,是鼠疫流行比较严重的省份之一,鼠疫自然疫源地面积大,1959年开始鼠疫疫源性调查,证实甘肃存在两类鼠疫疫源地,即喜马拉雅旱獭和阿拉善黄鼠鼠疫疫源地,目前判定的鼠疫疫源地面积 82 868.72km²,占全省面积 18.3%,主要分布于 5 个市州 11 个县市区 113 个乡(镇)。喜马拉雅旱獭疫源地主要分为两块,即甘南高原喜马拉雅旱獭鼠疫自然疫源地和河西祁连山-阿尔金山喜马拉雅旱獭鼠疫自然疫源地;阿拉善黄鼠疫源地主要是甘宁黄土高原阿拉善黄鼠鼠疫自然疫源地(图 6-1)。

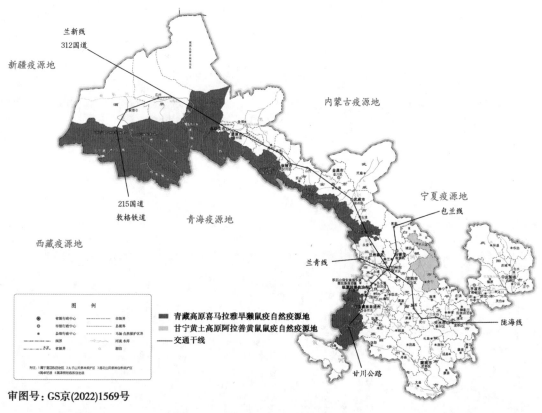

审图号: GS京(2022)1569号

图 6-1　甘肃省鼠疫自然疫源地分布图

(注:红色区域为喜马拉雅旱獭鼠疫自然疫源地,黄色区域为阿拉善黄鼠鼠疫自然疫源地)

第一节　喜马拉雅旱獭鼠疫自然疫源地

甘肃自 1959 年在夏河县拉卜楞镇自毙旱獭体内分离出鼠疫菌,从而确定了甘肃省鼠疫疫源地的存在。后于 1960 年在阿克塞县,1961 年在肃南县和碌曲县,1963 年在山丹县和天祝县,1969 年在肃北县,1977 年在玉门市等先后从动物体内分离出鼠疫菌。截至 2021 年底,甘肃省喜马拉雅旱獭疫源地分布于 8 个县市,56 个乡镇,463 个行政村(社区),1 798 个自然村,疫源面积 76 031.82km²,占全省面积的 16.75%,主要分为两块,即甘南高原喜马拉雅旱獭鼠疫自然疫源地和河西祁连山-阿尔金山喜马拉雅旱獭鼠疫自然疫源地。

一、河西祁连山-阿尔金山草原喜马拉雅旱獭疫源地

主要分布在阿克塞县、肃北县、玉门市、肃南县、山丹县、天祝县等地。该疫源地在构造上属祁连山褶皱系及阿尔金山断块,山脉大体呈现西北-东南走向,多由一些平行的山岭和山间盆地组成,地势高峻,海拔一般在 3 000~4 500m,4 000m 以上山地终年积雪,发育现代冰川。景观类型从山顶向下依次为冰川、裸岩、高山草甸草原、山前草原、荒漠、半荒漠等。该地属高寒半干旱气候,年均温小于 4℃,年降水量 100~500mm,无霜期小于 140 天,植被良好,是天然牧场。祁连山地区在动物区划上归属于青藏区羌塘高原和青海藏南亚区,动物主要由高原型区系组成,分布最广泛的环境是高山草原和高山寒漠。祁连山又以玉门南山为界,划分为东、西祁连山地亚区,东、西两段的主要不同是东段有较大面积的云杉林景观,在高山地带,云杉林、高山灌丛和高山草原相互交错,随海拔升高而垂直景观明显。西段的特点是缺乏森林,地势相对较低,多为 3 000m 以下的山地且较为开阔,主要为高山寒漠及半荒漠景观。喜马拉雅旱獭是又名土拨鼠、草地獭、哈拉、雪里猫、塔尔巴干(蒙语)、曲娃(藏语),是该鼠疫自然疫源地鼠疫菌的主要储存宿主,分布广,数量多,自然带菌率高,平均为 2.02%。一般分布在海拔 2 500~4 200m 的范围,呈带状或岛状分布,以山麓平原、丘陵缓坡、阶地以及丘陵阳坡密度最高。其活动受季节影响很大,一般在 3 月中旬开始出蛰,10 月中下旬开始入蛰,至 11 月全部进入冬眠,地面活动时间约 7 个月。多年来监测显示,这块疫源地动物间鼠疫持续流行,局部呈暴发流行,除 1979—1981 年的 3 年未检出鼠疫耶尔森菌外,其余年份均能检出数量不小的鼠疫耶尔森菌,如 2017 年检出 48 株、2018 年检出 47 株、2019 年检出 34 株、2020 年检出 19 株、2021 年检出 47 株,尤其从活体喜马拉雅旱獭及媒介昆虫检出多株鼠疫耶尔森菌,且在入蛰前仍有大量喜马拉雅旱獭染疫死亡。嘉峪关监测点(监测范围属于肃南县管辖)在时隔 12 年之后又检出鼠疫耶尔森菌。尤其是进入 2000 年后,此疫源地人间鼠疫疫情频发,共发生 8 起人间疫情,发病 8 例、死亡 6 例。其中,2007 年仅 50 天内肃北县发生 2 起人间疫情,2014 年一年则发生 3 起人间鼠疫,2017 年在喜马拉雅旱獭入蛰的情况下又发生了 1 起人间鼠疫,2019 年国庆节前夕,又发生了 1 起人间鼠疫。近年来,随着全球气候变暖,经济快速发展,旅游业兴起,大型项目建设等,进入疫源地内从事务工、旅游等人员剧增,接触染疫动物机会越来越高,人间鼠疫疫情呈上升趋势,也是甘肃省鼠防重点地区之一。此外,由于这块疫源地跨度长,地理景观、气候、土壤、植被不尽相同,分述如下:

(一) 各疫源县概况

1. 阿克塞哈萨克族自治县(简称"阿克塞县")　位于甘肃省酒泉市最西端,甘肃、青海、

新疆三省份交界处,东于肃北蒙古自治县接壤,北与敦煌市毗邻,南与青海省相连,西与新疆相望,境内大地构造属祁连山褶皱与天山褶皱所形成的起伏盆地,以荒漠、半荒漠草原为主。该地是甘肃省唯一一个以哈萨克族为主体的少数民族自治县,也是中华人民共和国三个哈萨克族自治县之一。全县地形狭长,东西长475km,南北宽150km。自1960年首次发生鼠疫(腺鼠疫)病例后,经省、地、县鼠防专业人员开展疫源地调查,最终判定为喜马拉雅旱獭鼠疫自然疫源地,总面积4 100km²,主要分布在红柳湾镇、阿克旗乡、阿勒腾乡、阿伊纳乡。该疫源地自1960年判定后,除个别年份外,动物间鼠疫疫情几乎连年持续流行,人间疫情频发,最近的一起人间鼠疫发生在2019年。

(1) 地理景观:境内大地构造属祁连山褶皱与天山褶皱所形成的起伏盆地,以荒漠、半荒漠草原为主,疫源地最高海拔3 930m,最低海拔3 423m。

(2) 气候:阿克塞县处于柴达木盆地荒漠与河西走廊荒漠包围之中,气候的冷、热、干、湿差异明显。年均气温在3.9℃以下。年均降水量在18.8~176mm之间,年蒸发量1 800~2 500mm。

(3) 土壤:全县土壤主要有风沙土、灰棕漠土、盐土、沼泽土、草甸土、亚高山草原土、高山寒漠土、粗骨土、高山草原土和高山漠土等10类,14个亚类。

(4) 植被:阿克塞自治县境内植物种类繁多,分布着高寒湿润植物,温带性超旱生植物等为主的共43科148属308种。其中:裸子植物有1科1属3种;被子植物有20科46属67种;缺乏苔藓植物和蕨类植物。由于气候复杂,温差大,形成不同而又复杂多变的植被群落,既有高寒湿润植物,又有温带性超旱生植被类型,植被具明显的垂直地带结构。其垂直分布规律为:海拔3 000~3 700m为山地草原带。主要植被为合头草(*Sympegma regelii Bunge.*)、灌木亚菊(*Ajania fruticulosa Poljak.*)、金露梅(*Potentilla fruticosa*)、芨芨草(*Achnatherum splendens*);其次为短花针茅(*Stipa breviflora Griseb.*)、冰草(*Agropyron cristatum Gaertn.*)、艾蒿(*Artemisia lavandulaefolia Dc.*)、单子麻黄(*Ephedra monosperma Gmel. ex Mey.*)等植物群落;海拔3 700~4 000m为亚高山草原地带。主要有金露梅、小丛红景天(*Rhodiola dumulosa S. H. Fu.*)、多茎萎陵菜(*Potentilla multicaulis Bunge.*);其次垂穗披碱草(*Etymus nutans Griseb*)、垂穗鹅观草[*Roegneria nutans(Keng)Keng*]、紫花针茅(*Stipa purpurea Griseb.*)、蒿属(*Artemisia L.*)等。海拔4 000~4 500m属高寒草原带。主要植被为高山嵩草[*Kobresia pygmaea(C. B. Clarke)C. B. Clarke*]、大花嵩草(*Kobresia macrantha Bucklr.*)、高原早熟禾(*Poa alpigena Lindm.*)、圆囊苔草(*Carex orbicularis Boo.*)、灰绿藜(*Chenopodium glaucum L.*);其次垫状驼绒藜[*Ceratoides compacta(Losinsk.)Tsien et C. G. Ma*]、镰形棘豆(*Oxytropis falcata Bunge*)、红花岩黄芪(*Hedysarum multijugum Maxim*)等豆科牧草。海拔4 500~5 200m为高寒漠地带。主要植被有灰绿藜、黑褐苔草(*Carex alrofusca Schkr*)、苔状蚤缀(*Arenaria musiciformis Wall*);其次还有尖叶龙胆(*Gentianopsis aristata Maxim*)、高山火绒草(*Leontopodium alpinum Willd*)及各种雪莲(*Saussurea Dc*)。

(5) 动物区系:截至目前,阿克塞县发现啮齿目、兔形目动物4科4属14种,喜马拉雅旱獭为优势种。

1) 兔科 *Leporidae*

　兔属 *Lepus*

　　灰尾兔 *L. oiostolus*

2) 鼠兔科 *Ochotonidae*

鼠兔属 *Ochotona*

　高原鼠兔 *O. curzonioe*

3）仓鼠科 *Cricetidae*

　仓鼠属 *Cricetulus*

　长尾仓鼠 *C. longicaudatus*

　灰仓鼠 *C. migratorius*

4）松鼠科 *Sciuridae*

　獭属 *Marmota*

　　喜马拉雅旱獭 *Marmota himalaya*

5）食肉类动物 9 种,黄鼬 *Mustela sibirica*、沙狐 *Vulpes corsac*、赤狐 *V. vulpes*、猞猁 *Lynx lynx*、棕熊 *Uisus aictos*;

6）偶蹄类动物 4 种,藏原羚 *Procapia picticaudata*、岩羊 *Pseudois nayaur*;

7）奇蹄类动物 1 种,藏野驴 *Equus kiang*。

（6）昆虫区系:截至目前,阿克塞县发现媒介昆虫 6 科 7 属 7 种以谢氏山蚤、斧形盖蚤、草原硬蜱为主。

1）人蚤 *Pulex irritans*

2）角叶蚤科 *Ceratophyllidae*

　山蚤属 *Oropsylla*

　　谢氏山蚤 *O. silantiewi*

　盖蚤属 *Callopsylla*

　　斧形盖蚤 *C. dolabris*

3）多毛蚤科 *Hystrichopsyllidae*

　纤蚤属 *Rhadinopsylla*

　　腹窦纤蚤深广亚种 *R. li ventricosa*

4）硬蜱科 *Lxodidae*

　硬蜱属

　　草原硬蜱 *Lxodes crenulatus Koch*

5）螨

6）体虱

2. 肃北蒙古族自治县（简称"肃北县"）　隶属于酒泉市,南部坐落在祁连山脉的西缘、河西走廊西端的南侧,俗称南山地区。东与肃南裕固族自治县为邻,南与青海省天峻县接壤,西南与西部同阿克塞哈萨克族自治县毗连,北与敦煌市、瓜州县、玉门市衔接。地理坐标北纬 38°11′~40°01′,东经 94°33′~98°59′,东西最长处 410km 多,南北最宽处 160km 多,全县面积 66 748km²,疫源地面积 35 118km²,占酒泉市疫源面积的 77.8%。占甘肃省鼠疫疫源面积的 43.8%,主要分布在党城湾镇、石包城乡和盐池湾乡 3 个乡镇。该疫源地动物间鼠疫一直处于流行状态,局部地区呈暴发流行态势,不时引发人间鼠疫,2014 年发生 2 起人间鼠疫疫情,2017 年在旱獭入蛰的情况下,又发生了 1 起人间鼠疫疫情。

（1）地理景观:肃北县境内地形复杂,南山和北山地貌各异。其中山区占总面积的 44.7%,山间盆地和谷地占 28.3%,戈壁和滩地占 26.4%。南山地区地处祁连山西段、青藏高原东北边缘,属河西内陆河流域,东南高西北低。依地貌类型,东南部为祁连山西端高山区,约占南山地区面积的 72.61%,平均海拔在 3 500m 以上;西北靠近敦煌、瓜州一带为沙砾戈壁倾斜高平原区,占南山地区面积的 27.39%。有 3 条西北至东南走向平行而高峻的山岭,自北向南为野马山-疏勒山、托来南山、野马南山-疏勒南山、党河南山,绝对高度大于4 500m,相对高度在 2 000~2 500m,大雪山的最高峰海拔 5 483m,疏勒南山的团结峰海拔5 826.8m,为甘肃省最高峰。北山地区地处蒙新高原,地势中部高南北低,西南高东北低,平均海拔在 2 000m 左右。

(2) 气候:肃北县南、北两地区因所处纬度不同,地形地貌差异较大,气候各具特点。南部区属高寒半干旱气候,年平均气温为 6.5℃,年平均地面温度 32.8℃,年平均降水量133.2mm,年平均蒸发量达 2 493.3mm,无霜期 156 天,冻土时间一般从 11 月初开始冻结,2月达最大深度,3 月基本解冻,最大冻土深度为 128cm。北部区属温带干旱气候,年平均气温3.9℃;年平均降水量 85.2mm 年平均蒸发量 3 072.9mm,无霜期 128 天,最大冻土深 224cm。

(3) 土壤:肃北县内自然土壤和农耕土壤划为主 2 个土类,18 个亚类,13 个土属。其中适于牧草生长及宜耕的土壤有:棕漠土,主要分布在马鬃山区西部;灰棕漠土,分布在党城湾至石包城一线的构造宽谷;亚高山草原土,主要分布在盐池湾和石包城乡海拔 3 800~4 300m的地带,啮齿类洞穴密集;草甸土、棕钙土、盐土、沼泽土和风沙土均为隐域性土壤,土类中有机质含量较高,水草条件较好,多辟为人工草场或成为耕壤,其中风沙土的分布高度为1 800~4 000m。耕作土壤仅占土地总面积的 1%,主要分布于党城湾、桥头子和石包城乡驻地周围,海拔 2 000~2 500m,土层厚度 80~150cm,多轻壤、沙壤,有机质 0.41%~1.43%,pH为 7.5~7.7,适宜种植各种长日照农作物。

(4) 植被:主要植被有长芒草(*Stipa bungeana*)、克氏针茅(*S. krylovii*)、冰草(*Agropyron cristatum Gaertn*)、丛生隐子草(*Cleistogenes caespitosa*)、糙隐子草(*C. squarrosa*)、冷蒿(*Artemisia frigida*)、青海固沙草(*Orinuskokonorica*)、短花针茅(*S. breviflora*)和垫状驼绒藜(*Ceratoides compacta*)、戈壁针茅(*S. tianschanicav ar. gobica*)、沙生针茅(*S. glareosa*)、紫花针茅、茵陈蒿、本扁秘冰草(*A. crislalu*)、梭梭(*Haloxylon mmdendron*)、红砂(*Reaum uri soongorica*)、沙生针茅(*Stipa glareosa*)、白刺(*N sibenca*)、紫苑木(*Asterothamnus centrali siallcu. s*)、合头草(*S. regelii*)、珍珠猪毛菜(*S. passennu*)、膜果麻黄(*Ephedra rzewalski*)、短叶假木贼(*A. brevi olia*)、星毛短舌菊(*Brachanthemum pulvinatu*)、垫状驼绒黎(*C. compacta*)、沙生针茅(*S. glareosa*)、芨芨草(*A. splendens*)、赖草(*L. dasy stachys*)等。

(5) 动物区系:肃北县境内野生动物分布广、数量多,截至 2012 年已查明 174 种,其中国家重点保护的野生动物有 32 种,属于国家规定重点保护的一级珍贵动物有白唇鹿、藏野驴、蒙古野驴、北山羊、普代原羚、野牦牛、野骆驼、雪豹、黑颈鹤、胡兀鹫、金雕、白肩雕、玉带海雕、白尾海雕等 14 种。发现啮齿目、兔形目动物 7 科 12 属 14 种,喜马拉雅旱獭为优势种。

1) 仓鼠亚科 *Cricetinae*
　　仓鼠属 *Cricetulus*
　　　短尾仓鼠 *C. eversmanni*
　　　灰仓鼠 *C. migratorius*
　　　长尾仓鼠 *C. longicaudatus*
　　毛足鼠属 *Phodopue*
　　　小毛足鼠 *P. roborovskii*

2）跳鼠科 *Dipodidae*

　　三趾跳鼠属 *Dipus*

　　　三趾跳鼠 *D. sagitta*

　　　五趾跳鼠属 *Allactaga*

　　　五趾跳鼠 *A. elater*

　　　长耳跳鼠属 *Euchoreutes*

　　　长耳跳鼠 *E. naso*

3）沙鼠亚科 *Gerbillinae*

　　沙鼠属 *Meriones*

　　　子午沙鼠 *M. meridianus*

　　大沙鼠属 *Rhombomys*

　　　大沙鼠 *R. opimus*

4）鼠亚科 *Murinae*

　　小鼠属 *Mus*

　　　小家鼠 *M. musculus*

　　鼠属 *Rattus*

　　　褐家鼠 *R. norvegicus*

5）兔科 *Leporidae*

　　兔属 *Lepus*

　　　灰尾兔 *L. oiostolus*

6）鼠兔科 *Ochotonidae*

　　鼠兔属 *Ochotona*

　　　高原鼠兔 *O. curzonioe*

7）松鼠科 *Sciuridae*

　　旱獭属 *Marmota*

　　　喜马拉雅旱獭 *Marmota himalaya*

（6）昆虫区系：截至目前，肃北县发现媒介昆虫 6 科 9 属 10 种，以谢氏山蚤、斧形盖蚤、草原硬蜱为主。

1）人蚤 *Pulex irritans*

2）角叶蚤科 *Ceratophyllidae*

　　山蚤属 *Oropsylla*

　　　谢氏山蚤 *O. silantiewi*

　　盖蚤属 *Callopsylla*

　　　斧形盖蚤 *C. dolabris*

3）多毛蚤科 *Hystrichopsyllidae*

　　纤蚤属 *Rhadinopsylla*

　　　腹窦纤蚤深广亚种 *R. li ventricosa*

　　眼蚤属 *Ophthalmopsylla*

　　　角尖眼蚤 *O. praefecta*

　　新蚤属 *Neopsylla*

红羊新蚤 *N. hongyangensis*

阿巴盖新蚤 *N. abagaitui*

4）蠕形蚤科 *Vermipsyllidae*

鬃蚤属 *Chaetopsylla*

同鬃蚤 *C. Chaetopsylla*

5）硬蜱科 *Lxodidae*

硬蜱属

草原硬蜱 *Lxodes crenulatus Koch*

6）体虱

3. 玉门市 地处甘肃省西北部,古丝绸之路要道,东邻嘉峪关市和张掖市肃南县,南连肃北县,西邻瓜州县,北部与马鬃山相连,全市总面积 1.35 万 km²,1975 年从鱼儿红地区捡获的一只自毙狐狸体内检出鼠疫菌。1993 年和 2002 年从玉门境内的清泉乡石油沟地区的自毙旱獭体内检出鼠疫菌,2003 年正式被判定为甘肃省第 10 个喜马拉雅旱獭鼠疫自然疫源地,地理位置位于东经 96°15′~98°30′,北纬 39°40′~41°00′间,疫源地总监测面积达9 103km²,占甘肃省旱獭鼠疫疫源面积的 12.4%,占酒泉市疫源面积的 20.1%,占玉门市面积的 67.4%。疫源地主要分布于赤金镇、昌马乡和清泉乡、肃北县鱼儿红地区。玉门历史上分别于 1972 年 7 月 23 日、1977 年 9 月 26 日、2014 年 7 月 15 日(简称"7·15"疫情)发生过3 起人间鼠疫疫情。另外,于 2014 年 10 月 2 日(简称"10·2"疫情)发生了 1 起来源于肃北县鱼儿红疫区输入性人间疫情。"7·15"鼠疫疫情是玉门市赤金镇一放牧人员因接触染疫旱獭而感染肺鼠疫而死亡,隔离密切接触者 151 人。2014 年 10 月 2 日,肃北县石包城乡鱼儿红村一牧民感染败血型鼠疫(感染途径不明)到玉门市第一人民医院老市区分院就诊,该患者死亡,隔离密切接触者 41 人。动物鼠疫好发于 6~9 月份,尤其以 7 月、8 月、9 月高发。1997 年首次从 1 只自毙牧羊犬检出鼠疫菌 1 株,从而证实犬类等偶然宿主可感染鼠疫。

（1）地理景观:"玉门鼠疫疫源地"位于东经 96°15′~98°30′,北纬 39°40′~41°00′间,动物地理区划属青藏与蒙新区交接的西祁连山地,地势南高北低,南部祁连山地高山峡谷错综密布,海拔 2 500~4 500m 之间,中部走廊平原,海拔 1 200~2 000m 之间,地理景观为高山草甸草原。

（2）气候:玉门气候属于中温带干旱气候,日照充足,光能资源丰富,年日照时数2 946.5~3 317.6 小时。全市最多日照时数在花海盆地,南山山地日照时数最少。年平均气温 3.9~7.5℃,极端最低气温−35.1℃,极端最高气温 38.0℃。全市无霜期为 135~144 天。年降水量平均值 66.7mm。降水年际变化大,多雨年降水量可达 186.9mm(2016 年),少雨年仅有 24.7mm(1960 年)。全年各月降水量分布不均,降水主要集中在 6~8 月,降水量39.3mm,占年降水量的 58%。春季占年降水量的 22%,秋季占 14%,冬季占 6%。年蒸发量为 2 653.2mm,在一年中 5~8 月蒸发量最大,12 月至翌年 1 月蒸发量最小。平均风速3.8m/s,年最大风速 25.0m/s。

（3）土壤:地质土壤以灌淤土、潮土、耕种风沙土、灰棕漠土、盐土、风沙土、草甸土为主。

（4）植被:植被属旱生和盐生植被,植被覆盖度率达 26.4%,以紫花针茅 *Stipa prupurea*、冷蒿、冰草、芨芨草 *Achnatherum splendens* 为主,混生有苦豆子 *Sophora alopecuoides*、梭梭草、骆驼草、麻黄等。

（5）动物区系:玉门市发现兔形目、啮齿目动物 6 科 11 属 18 种,啮齿动物以喜马拉雅旱獭为优势种,其次有高原兔,达乌尔鼠兔等。

兔形目

    1）兔科 *Leporidae*

        兔属 *Lepus*

            灰尾兔 *L. oiostolus*

    2）鼠兔科 *Ochotonidae*

        鼠兔属 *Ochotona*

            间颅鼠兔 *O. cansus*

            红耳鼠兔 *O. erthotis*

            高原鼠兔 *O. curzonioe*

啮齿目

    3）松鼠科 *Sciuridae*

        旱獭属 *Marmota*

            喜马拉雅旱獭 *Marmota himalaya*

    4）跳鼠科 *Dipodidae*

        五趾跳鼠属 *Allactaga*

            五趾跳鼠 *A. sibirca*

        三趾跳鼠属 *Dipus*

            三趾跳鼠 *D. sagitta*

        长耳跳鼠属 *Euchoreutes*

            长耳跳鼠 *E. nasosclater*

    5）仓鼠科 *Cricetidae*

        仓鼠属 *Cricetulus*

            长尾仓鼠 *C. longicaudatus*

            灰仓鼠 *C. migratorius*

            喇嘛仓鼠 *C. Lama*

        沙鼠属 *Meriones*

            子午沙鼠 *M. meridianus*

            柽柳沙鼠 *Mtamariscnus*

        大沙鼠属 *Rhombomys*

            大沙鼠 *R. opimus*

        鼢鼠属 *Myospalax*

            甘肃鼢鼠 *M. smithi*

            中华鼢鼠 *M. fontanieri*

    6）鼠科 *Muridae*

        小家鼠属 *Mus*

            小家鼠 *M. musculus*

        家鼠属 *Rattus*

            褐家鼠 *R. norvegicus*

其他食肉类动物 5 种，黄鼬 *Mustela sibirica*、沙狐 *Vulpes corsac*、赤狐 *V. vulpes*、猞猁 *Lynx lynx*、棕熊 *Uisus aictos*；

（6）昆虫区系:截至目前,玉门市发现媒介昆虫 3 科 4 属 4 种,鼠疫传播媒介有斧形盖蚤、谢氏山蚤、腹窦纤蚤深广亚种、草原硬蜱等。

1）角叶蚤科 *Ceratophyllidae*

山蚤属 *Oropsylla*

谢氏山蚤 *O. silantiewi*

盖蚤属 *Callopsylla*

斧形盖蚤 *C. dolabris*

2）多毛蚤科 *Hystrichopsyllidae*

纤蚤属 *Rhadinopsylla*

腹窦纤蚤深广亚种 *R. li ventricosa*

3）硬蜱科 *Lxodidae*

硬蜱属

草原硬蜱 *Lxodes crenulatus Koch*

4. 肃南裕固族自治县(简称"肃南县") 1961 年首次从康乐乡杨哥村扎科自毙旱獭体内分离出鼠疫菌,被确定为鼠疫自然疫源地,主要分布于皇城镇(皇城镇位于祁连山东段北坡,其南部为冷龙岭山地,北部为盖掌达坂山地,总面积约 3 972km²,疫源地面积 3 972km²)、马蹄藏族乡(东靠民乐县,西与本县康乐乡隔河相望,南与青海省祁连县、北与民乐县、甘州区接壤,距张掖市区 65km,东西长约 73km,南北宽约 40km,总面积 1 879km²,疫源地面积 1 879km²)、康乐乡(位于县城东部 46km 处,东靠马蹄乡,西接大河乡,南与青海省祁连县毗邻,北与临泽县、张掖市接壤。东西长 47km,南北宽 69km,总面积 2 428km²,疫源地面积 1 879km²)、大河乡(位于河西走廊中部,祁连山中段北麓,肃南县城西北 22km 处,东靠康乐乡,西依祁丰乡,南与青海省祁连县接壤,北与高台县、临泽县为邻,全区东西长 90km,南北宽 70km,总面积 2 992.9km²。祁丰藏族乡(位于河西走廊西部,祁连山北麓。东与大河乡相望,西接肃北县,南与青海省祁连县、天峻县为邻,北与肃州区、嘉峪关市、玉门市接壤。东西长 160km,南北宽 105km,总面积 10 202km²,疫源地面积 10 200km²)。监测表明,1959—2021 年的 62 年间从动物及其媒介检出鼠疫菌 389 株,动物鼠疫呈现间隔 10 年出现一次较大的流行,时有人间鼠疫发生。据史料记载,该疫源地发生的 13 起人间鼠疫中,其中 10 起是输入性疫情,这与部分地区猎捕剥食旱獭的习俗有关。

（1）地理景观:肃南县大部地区处于祁连山地(Ⅲ)。在境内长达 400km,一般海拔 2 000~3 500m,许多山峰高达 5 000m 以上,山势陡峻巍峨,祁连山主峰达 5 547m。在海拔 4 700m 以上的山地,终年积雪,有冰川分布,是河西农业灌溉的主要水源之一。

（2）气候:肃南县各疫源乡镇气候不尽相同。马蹄乡位于祁系连山北坡中部,属于大陆性高寒半干旱、半湿润森林半草原气候。年均气温约 0.5℃,年降水量约 435.5mm。康乐乡为高寒灌丛草甸,地理位置北纬 38°46′22″,东经 99°49′13″,地形狭长,海拔 3 189m,是蒙新大陆性气候区与青藏高原气候区的交接带,冬春季长且寒冷,夏秋季短且凉爽。该地平均气温在 4℃左右,平均降水量 350mm。祁丰乡为高寒草原地理位置北纬 39°30′57″,东经 98°09′59″,海拔 3 458m。该地均温-3.1℃,年降水量 252.2mm,蒸发量 1 791~2 227mm。

（3）土壤:马蹄乡主要土壤类型包括灰色森林土、山地栗钙土和高山草甸土。康乐乡土壤为山地栗钙土。祁丰乡土壤为高山草原土。

（4）植被:马蹄乡主要植被类型包括荒漠草原、干草原、山地森林、灌丛和高寒草甸。康乐乡主要优势种为金露梅（*Potentilla fruticosa*）、珠芽蓼（*Polygonum viviparum*）、线叶嵩草（*Kobresia capillifolia*）等。研究区主要优势种为早熟禾（*Poa annua*）、垂穗披碱草、针茅（*Stipa capillata*）、芨芨草（*Achnatherum splendens*）等。

（5）动物区系：目前，肃南县发现的啮齿动物有 2 目 7 科 17 属 31 种，喜马拉雅旱獭为优势种，动物区系属古北界青藏区和蒙新区的交会地带，分布在高山森林草原——草甸草原啮齿动物和温带荒漠、半荒漠啮齿动物两大类群。

兔形目 *Lagomorpha*

    1）兔科 *Leporidac*

        兔属 *Lepus*

            中亚兔 *Tibtanus*

            高原兔 *Pepus oiostotus*

    2）鼠兔科 *Ochotonidae*

        鼠兔属 *Ochotona*

            达乌尔鼠兔 *Ochotona daurica*（*Pallas*）

            黑唇鼠兔 *O. curaoniae*

            狭颅鼠兔 *O. thomasi*

            间颅鼠兔 *O. cansus*

            大耳鼠兔 *O. macrotis*

            高山鼠兔 *O. alpina*

            西藏鼠兔 *Ochotona thibetana*

            高原鼠兔 *Ochotona curzoniae*

啮齿目 *Rodentia*

    3）松鼠科 *Sciarida*

        花鼠属 *Eutamias*

            花鼠 *Eutamias sibiricus*

        旱獭属 *Marmota*

            喜马拉雅旱獭 *Marmota himalayana*

        黄鼠属 *Spermophilus*

            阿拉善黄鼠 *Spermophilus alaschancus*

    4）鼯鼠科 *Petauristidae*

        复齿鼯鼠属 *Trogopterus*

            复齿鼯鼠 *Petaurista xanthotis*

    5）仓鼠科 *Cricetidae*

        仓鼠属 *Cricetulus*

            黑线仓鼠 *C. barabensis*

            灰仓鼠 *Cricetulus migratorius*

            长尾仓鼠 *Cricetulus longicaudatua*

            藏仓鼠 *Cricetidae*

        凸颅鼢鼠属 *Eospalax*

            中华鼢鼠 *Myospalax fontanieri cansus*

　　　　高山䶄鼠 *Alticola*

　　　　银白高山䶄 *Alticola stoliczkanus*

　　　田鼠属 *Microtus*

　　　　根田鼠 *Microtus oeconomus*

　　　　普通田鼠 *Microtus arvalis*

　　　　亚洲松田鼠 *Neodon*

　　　　高原松田鼠 *Neodon Irene*

　　　沙鼠属 *Meriones*

　　　　长爪沙鼠 *Meriones unuiculatus*

　　　　子午沙鼠 *Meriones meridianus*

6）鼠科 *Muridae*

　　姬鼠属 *Apodemus*

　　　　黑线姬鼠 *Apodemus agrarius*

　　　　大林姬鼠 *Aspeciosus*

　　大鼠属 *Rattus*

　　　　褐家鼠 *Rattus norvegicus*

7）跳鼠科 *Dpodidae*

　　五趾跳鼠属 *Allactaga*

　　　　五趾跳鼠 *Allactaga sibirica*

　　三趾跳鼠属 *Dipus*

　　跳鼠属 *Dipodidae*

　　　　三趾跳鼠 *Dipus sagitta*

　　五趾心颅跳鼠属 *Cardiocranius*

　　　　五趾心颅跳鼠 *Cardiocranius paradoxus*

　　小家鼠属 *Mus*

　　　　小家鼠 *Mus musculus*

　　该县发现的野生动物有马鹿、白唇鹿、狼、狐狸、獐、熊、猞猁、雪豹、青羊、黄羊、野马、野驴、蓝马鸡、雪鸡、黄鼬等。

　　（6）昆虫区系组成：截至目前，肃南县收集以往公开发表资料仅发现蚤类有 8 科 19 属 46 种，以斧形盖蚤、谢氏山蚤为主。

1）蚤科

蚤属

　人蚤 *Rulex irrtans*

客蚤属

　同形客蚤指名亚种 *Xenopsyllus conformis cinformis*

2）多毛蚤科

新蚤属

　二齿新蚤 *Neopsylla bidentatiformis*

　阿巴盖新蚤 *Neopsylla abagaitui*

    红羊新蚤 *Neopsylla hongyangensis*

    宽新蚤 *Neopsylla mana*

    盔状新蚤 *Neopsylla galea*

    无规新蚤 *Neopsylla anoma*

    副规新蚤 *Neopsylla paranoma*

纤蚤属

    腹窦纤蚤深广亚种 *Rhadinopsylla liventricosa*

    腹窦纤蚤短浅亚种 *Rhodinopylla（Ralipaylla）linuri-try*

    五侧纤蚤指名亚种 *Rhadinopsylla dahurica dahurica*

    两列纤蚤 *Rhadinopsylla ioffi*

侠属

    独侠蚤 *Stenoponia singularis*

    多刺侠蚤 *Stenoponia polyspina*

新北蚤属

    刺端新北蚤 *Nearctopsylla beklemischevi*

    鼢鼠新北蚤 *Neopsylla myospalaca*

3）细蚤科

双蚤属

    镜铁山双蚤 *Amphipsylla leptopsyllidae*

    青海双蚤 *Amphipsylla qinghaisnsis*

    短凹双蚤 *Amphipsylla schelkovnikovi*

4）角叶蚤科

山蚤属

    谢氏山蚤 *Oropsylla silantiewi*

盖蚤属

    斧形盖蚤 *Callopsylla dolabirs*

    扇形盖蚤 *Callopsylla kaznakovi*

    圆盖蚤 *Callopsylla kozlovi*

角叶蚤属

    禽角叶蚤指名亚种 *Ceratophyllus gallinae*

    梯指角叶蚤 *Ceratophyllus chutsaensis*

    曲扎角叶蚤 *Ceratophyllus chutesaensis*

    短突角叶蚤 *Ceratophyllus olsufjevi*

    獾副角蚤扇形亚种 *Paraceras melis flabellum*

单蚤属

    新月单蚤 *Monopsyllus fengi*

病蚤属

    秃病蚤指名亚种 *Nosopsyllus laeviceps laeviceps*

5）细蚤科

额蚤属

    光亮额蚤 *Frontopsylla luculenta*

圆指额蚤 *Frontopsylla wagnert*

无棘鬃额蚤 *Fronpaylla*（*Fronpaylla*）*arpiuifor*

升额蚤指名亚种 *Frontopsylla elata botis*

前额蚤灰旱獭深广亚种 *Frontapsylla frontalis alatau*

怪蚤属

直狭怪蚤 *Paradoxopsyllus naryni*

齐缘怪蚤 *Paradoxopsyllus scorodumovi*

眼蚤属

角尖眼蚤指名亚种 *Ophthalmopsylla praefecta praefecta*

长突眼蚤 *Ophthalmopsylla kiritschenkoi*

角尖眼蚤深窦亚种 *Ophehalmopsylla praefeta pernix*

双旱属

直缘双蚤指名亚种 *Amphipsylla tuta tuta*

似方双蚤指名亚种 *Amphipsylla quadratoides quadratoides*

6）切唇蚤科

切唇蚤属

叶状切唇蚤高突亚种 *Coptopsylla lamellifer ardua*

7）蠕形蚤科

鬃蚤属

同鬃蚤 *Chaetopsylla homoea*

8）草原硬蜱 *Ixodes crenulatus*

5. **山丹县** 于1963年9月5日在大马营滩的兰东沟,从自毙仓鼠1只和小家鼠(鼷鼠)1只体内分离到鼠疫菌,从而被判定为鼠疫自然疫源地,疫源面积986.13km²,占全县面积的18.25%,主要分布于老军乡、中牧马场、大马营乡。

（1）地理景观:山丹县地处河西走廊中段的祁连山与龙首山之间,东有大黄山突起在走廊中部。地形主要有山地、走廊平地等类型。南部为祁连山地,在扇都口以东,海拔高达4 378m,山势陡峻。龙首山横卧县境北部,海拔2 000~3 000m,最高达3 439m,在山地南麓断层线上有一连串的大型洪积扇。东部在南,北山地之间有大黄山(又名焉支山),主峰海拔3 978m,坡度较缓。大黄山四周为走廊平地,海拔1 600~2 900m。在山丹县城附近,灌溉条件较好,是主要农耕地带。祁连山北麓的洪积、冲积带草滩,是优良的天然牧场。

（2）气候:本县大部属温带干旱气候,仅南部的祁连山地属高寒半干旱气候。山丹县城属干旱区,气候干燥,年平均气温为5.7℃,1月为-11.9℃,7月为20.4℃。无霜期约155天。年降水量185mm,蒸发量达2 100mm。干旱区是农田较为集中的地区,降水量少,农业用水,全靠灌溉。本县南部,海拔逐渐增高,气温逐渐降低,降水量逐渐增多。县内天然林主要分布在中部的大黄山和北部的龙首山阴坡,走廊平地的林木属人造林。大黄山是山丹最大的天然林区,林地面积约1万hm²。乔木林树种以云杉为主,其次为圆柏。灌木林以柳科为主。龙首山天然林面积约33.33hm²。县内草原分布比较广泛。南部的马营滩,草原面积大,牧草质量好,是优良的天然牧场。大黄山草被也较好。北山地区草原面积也较大,可放牧牲畜。山丹县草地区划系统表述为:河西走廊、北山—阿拉善高平原荒漠草地区,河西走廊高平原荒漠、低平地草甸草地副区,黑河中下游平原荒漠草地段。

（3）土壤：耕地土壤主要为栗钙土，荒坡土壤主要为灰钙土。

（4）植被：山丹——民乐盆地克氏针茅、短花针茅、驴驴蒿、苔草、养茅草地片。

（5）动物区系：

该县发现的啮齿动物主要有7科8属12种，喜马拉雅旱獭为优势种。

1）兔科 *Leporidac*

  兔属 *Lepus*

    灰尾兔 *lepus oiostolus Hodgson*

2）鼠兔科 *Ochotonidae*

   鼠兔属 *Ochotona*

    西藏鼠兔 *Ochotona thibetana*

    高原鼠兔 *Ochotona curzoniae*

3）松树科 *Sciaridac*

   旱獭属 *Marmota*

     喜马拉雅旱獭 *Marmota himalayana*

     达乌尔黄鼠 *Spermophilus dauricus*

4）仓鼠科 *Cricetidae*

   仓鼠属 *Cricetulus*

    灰仓鼠 *Cricetulus migratorius*

    长尾仓鼠 *Cricetulus longicaudatua*

5）跳鼠科 *Dpodidae*

   跳鼠属 *Dipodidae*

    五趾跳鼠 *Allactaga sibirica*

6）鼢鼠科 *Myospalax*

   鼢鼠属 *M. baileyi*

    中华鼢鼠 *Myospalaxfontaniericansus*

7）鼠科 *Muridae*

   鼠属 *Rattus*

    小家鼠 *Mus musculus*

   小沙鼠属 *Gerbillus*

     长爪沙鼠 *Meriones unuiculatus*

     普通田鼠 *Microtus arvalis*

该县发现的野生动物有马鹿、白唇鹿、狼、狐狸、獐、熊、猞猁、雪豹、青羊、黄羊、野马、野驴、蓝马鸡、雪鸡、黄鼬等。

（6）昆虫区系：发现蚤类有1科2属2种，以斧形盖蚤、斧形盖蚤为主。

   角叶蚤科 *Ceratophylloidea dampf*

   山蚤属 *Oropsylla wagner et loff*

    谢氏山蚤 *O. silantiewi*

   盖蚤属 *Callopsylla wagner*

    斧形盖蚤 *C. dolabris*

6. 天祝藏族自治县（简称"天祝县"）　隶属于武威市。地处河西走廊东端，属青藏高原东北边缘。地理位置在东经102°07′~103°46′,北纬36°31′~37°55′之间。南接永登县,东靠景泰县,北邻武威市和古浪县,西北与肃南县接壤,西与青海省的门源、互助、乐都毗邻。1963年在抓喜秀龙乡金强河捕获的1只活旱獭体内分离出鼠疫菌,从而被判定为疫源县。全县19个乡镇(安远镇、抓喜秀龙乡、祁连乡、旦马乡、打柴沟镇、西大滩乡、朵什乡、哈溪镇、大红沟乡、毛藏乡、东大滩乡、松山镇、天堂镇、炭山岭镇、石门镇、赛什斯镇、华藏寺镇、东坪乡、赛拉隆乡)均被划定为疫源地区,共有175个行政村,785个自然村,疫源面积5 954.54km²,占全县面积的82.95%。该疫源县自1963年后的55年间既未检出鼠疫菌,也没有发现具有流行病学意义的抗体滴度,仅于2013年从天祝县抓喜秀龙乡红疙瘩村检测出一份犬血清抗体阳性(滴度1:128)外,旱獭体内既未检出鼠疫菌,也没有发现具有流行病学意义的抗体滴度。根据监测结果,该地旱獭密度和染蚤率近年来有所回升,发生动物间鼠疫的风险增加。

(1) 地理景观:天祝县整个地势呈南北走向,南高北低,地域狭长,以中山地貌为主,兼有黄土丘陵地貌,海拔2 420~3 306m。

(2) 气候:年均温1.2℃,年均降水量488.6mm,蒸发量766mm,属大陆性寒温带半湿润半干旱气候类型。天然植被以草地、灌木林地和乔木林为主,受气候、海拔和坡向的多重影响,植被分布有明显的垂直分布规律。

(3) 土壤:主要土壤类型是亚高山灌丛草甸土、山地灰褐土、山地栗钙土。

(4) 植被:植被由天然林和人工林组成,主要乔木树种有青海云杉(*Picea crassifolia Kom.*)、山杨(*Populus davidiana Dode.*)和白桦(*Betula platyphylla Suk.*),灌木树种有金露梅(*Potentilla fiuticosa*)、银露梅(*Pltentilla glabra Lodd.*)、小叶蔷薇(*Rosa willmottiae Hemsl.*)、高山绣线菊(*Spiraea alpina Turcz.*)、忍冬[*Lonicera kansuensis (Batal. ex Rehd.) Pojark.*]、小檗(*Berberis brachypoda Maxim.*)、高山柳(*Salix cupularis Rehd.*)等植物,草本植物主要有圆穗蓼(*Polygonum macrophyllum D. Don.*)、苔草(*Carexspp.*)、珠芽蓼(*Polygonum viviparum L*)、赖草[*Aneurolepidium dasystanchys (Trin.) Nevski*]、粗根老鹳草(*Ceramum dahuricum Dc.*)、针茅(*Stipa capillata Linn*)、甘肃马先蒿(*Pedicularis kansuenis Maxim.*)、披碱草(*Elymuts dahuricus Turcz.*)等。

(5) 动物区系组成:天祝县发现的啮齿动物有7科9属18种喜马拉雅旱獭为优势种。

1) 兔科 *Leporidac*

　　兔属 *Lepus*

　　　　灰尾兔 *Lepus oiostolus Hodgson*

　　　　蒙古兔 *Lepus*

2) 鼠兔科 *Ochotonidae*

　　鼠兔属 *Ochotona*

　　　　高原鼠兔 *Ochotona curzoniae*

　　　　藏鼠兔 *Ochotona thibetana*

　　　　达乌尔鼠兔 *Ochotona daurica*

3) 松鼠科 *Sciaridac*

　　旱獭属 *Marmota*

　　　　喜马拉雅旱獭 *Marmota himalayana*

　　黄鼠属 *Spermophilus*

阿拉善黄鼠 *S. alaschanicus*

4）仓鼠科 *Cricetidae*

仓鼠属 *Cricetulus*

灰仓鼠 *Cricetulus migratorius*

大仓鼠 *Cricetulus triton Winton*

沙鼠属 *Pallas*

子午沙鼠 *Meriones meridianus*

田鼠属 *Microtus*

根田鼠 *Microtus oeconomus pallas*

5）跳鼠科 *Dpodidae*

跳鼠属 *Dipodidae*

五趾跳鼠 *Allactaga sibirica*

三趾跳鼠 *Dipus sagitta Pallas*

蹶鼠属 *Sicista*

中华蹶鼠 *Sicista concolor*

6）鼢鼠科 *Myospalax*

鼢鼠属 *M. baileyi*

中华鼢鼠 *Myospalaxfontaniericansus*

东北鼢鼠 *Myospalax psilurus*

7）鼠科 *Muridae*

家鼠属 *Rattus*

小家鼠 *Mus musculus*

大家鼠 *Rattus norvegicus*

天祝县发现的野生动物还有马鹿、狼、狐狸、獐、熊、猞猁、雪豹、石羊、山猫、蓝马鸡、雪鸡、艾鼬、猎隼等。

（6）昆虫区系：该县发现蚤类有 5 科 9 属 17 种，以斧形盖蚤、方形黄鼠蚤蒙古亚种为主。

1）多毛蚤科 *Hystrichopsyllidae tiraboschi*

新蚤属 *Neopsylla*

阿巴盖新蚤 *Neopsylla abagaitui ioff*

二齿新蚤 *Neopsylla bidentatiformis*

异种新蚤 *Neopsylla ahean Jordan*

罪恶新蚤 *Neopsylla anomn Jord*

对手新蚤 *Neopsylla compar Jord*

纤蚤属 *Rhadinopsylla*

腹窦纤蚤深广亚种 *Rhadinopsylla li ventricosa loff et tiflov*

鼢鼠纤蚤 *Rhadinopsylla aspalacis*

狭蚤属 *Stenoponin*

多棘狭蚤 *Stenoponin polyspina*

独一狭蚤 *Stenoponin singularis*

2）细蚤科 *Leptopsylldae*

　双蚤属 *Amphipsylla*

　　凶双蚤 *Amphipsylla daea*

　　矮小双蚤 *Amphipsylla nana*

　　镜铁山双蚤 *Amphipsylla trintishan*

3）角叶蚤科 *Ceratophylloidea dampf*

　山蚤属 *Oropsylla wagner et loff*

　谢氏山蚤 *O. silantiewi*

　盖蚤属 *Callopsylla wagner*

　斧形盖蚤 *C. dolabris*

　黄鼠蚤属 *Citellophilus*

　　方形黄鼠蚤蒙古亚种 *tesquorum mongolicus*

4）蚤科 *Pulicidae stephens*

　蚤属 *Pulicini billberg*

　人蚤 *Pulex irritans Linnaeus*

5）蠕形蚤科 *Varmipsyllidas*

　鬃蚤属 *Chaetopsylla*

　同鬃蚤 *Chaetopsylla homoes*

（二）人间鼠疫流行情况

1. 人间鼠疫流行概况　该疫源地鼠疫流行历史记载资料比较少,最早可以追溯到民乐县在民国五年(1916 年)、民国二十八年(1939 年)、民国三十四年(1945 年)等都发生过人间鼠疫流行。

1958—2021 年,该疫源地共发生人间鼠疫 23 起,发病 27 例,死亡 20 例,病死率为74.07%。其中,1977 年玉门石油工人剥食灰尾兔感染鼠疫,其密切接触者乘火车返回靖远县发病而导致兰新铁路中断,经济损失高达 1 亿元。2014 年玉门发生鼠疫疫情,密切接触者达 151 人,导致玉门老市区、赤金镇实行为期 9 天的封城。该疫源地人间鼠疫流行活跃于 20世纪 60 年代,病死率高,70 年代以后,人间鼠疫得到有效控制。然而,进入 2000 年后,人间鼠疫疫情频发,且主要集中在祁连山-阿尔金山高山草原喜马拉雅旱獭鼠疫自然疫源地,共发生 8 起人间疫情,发病 8 例、死亡 6 例。其中,2007 年仅 50 天内肃北县发生 2 起人间疫情,2014 年一年则发生 3 起人间鼠疫,2017 年在喜马拉雅旱獭入蛰的情况下又发生了 1 起人间鼠疫,2019 年国庆前夕,也发生了 1 起人间鼠疫。

2. 人间鼠疫流行特征

（1）人间鼠疫发生和流行是由当地动物间鼠疫猛烈流行引发:我们采用 DFR、CRISPR 和 MLVA 等分子分型方法对分离自人的 10 株鼠疫耶尔森菌进行基因分型,三种方法分型基本吻合,确定了人间鼠疫疫情菌株均来源于本省青藏高原喜马拉雅旱獭鼠疫自然疫源地,鼠疫耶尔森菌人株与感染的鼠疫耶尔森菌动物株基因型相同,证实了人间鼠疫发生和流行是当地动物间鼠疫猛烈流行引发,给我们进一步完善和加强鼠疫综合防控措施给予理论支持。

（2）主动接触传染源是引发人间鼠疫的主要途径:该疫源地人间鼠疫主要传染源为喜马拉雅旱獭、猫、野兔和鼠疫患者;传播途径主要有:人类在剥食染疫动物过程中经皮肤或口腔黏膜感染而致;人与人之间经空气飞沫呼吸道感染;可能存在剥皮过程中局部形成气溶胶经呼吸道感染。该疫源地 27 例鼠疫病例中,接触鼠疫患者 6 例,占 22.22%;剥食喜马拉雅旱獭 17 例,占 62.95%;接触病犬 2 例,占 7.40%;剥野兔皮 1 例,占 3.70%。

(3)非法猎捕贩运喜马拉雅旱獭导致一年四季均可发生人间鼠疫:甘肃省人间鼠疫疫情主要发生在 3~11 月,流行高峰在 7~9 月,这一特点是与甘肃省喜马拉雅旱獭鼠疫自然疫源地的主要宿主喜马拉雅旱獭在地面的活动时间有密切关系,即开春出蛰,秋末入蛰,冬季蛰眠。由于喜马拉雅旱獭既是鼠疫的主要宿主,又是价值很高的经济动物。近年来受经济利益驱动,全年非法猎捕贩运喜马拉雅旱獭事件屡见不鲜,因此,存在一年四季发生人间鼠疫的可能性。

(4)鼠疫患者病型为以腺鼠疫为主的散发流行:该疫源地人间鼠疫病型主要以腺鼠疫、肺鼠疫、败血型鼠疫为主,临床表现以腺型 48.14%(13/27)、败血型 18.52%(5/27)、肺型 11.11%(3/27)为主。该疫源地人间鼠疫呈以腺鼠疫为主的散发流行,这与剥皮、切肉等方式直接接触染疫动物,鼠疫耶尔森菌通过手部微小伤口感染有关。

(5)外来务工人员成为近年来引发人间鼠疫的重点人群:现有 27 例人间鼠疫病例中年龄最小的为 16 岁,年龄最大的为 53 岁,除 6 例年龄不详外,大部分病例集中在 20~50 岁之间,占 62.96%,并以男性为主,这是由于家庭主要劳动力进入疫区从事各类生产活动,染疫机会增多造成。2000 年以来,人间鼠疫病例职业为进驻疫区从事放牧、淘金、开矿等生产活动的外来人员,因这些人大部分来自非疫区,缺乏鼠疫防治相关知识,且这部分人流动性大,信息难以及时掌握,健康教育不能及时跟进,容易感染鼠疫。

(6)人间鼠疫病例中重症病例多、病程短、病死率高:由于喜马拉雅旱獭鼠疫自然疫源地内鼠疫耶尔森菌毒力强,一旦感染鼠疫耶尔森菌,全身症状往往较重,病程为 2~3 天。27 例人间鼠疫病例中有 20 例死亡,病死率达 74.07%。其中的 13 起,发病 13 例,死亡 13 例,病死率达到 100%。

3. 影响因素分析

(1)动物间鼠疫持续流行局部地区呈暴发流行:阿尔金山——祁连山北麓草原喜马拉雅旱獭鼠疫疫源地动物间疫情活跃,除 1979—1981 年 3 年未检出鼠疫耶尔森菌外,其余年份均能检出数量不少的鼠疫耶尔森菌,尤其从活体喜马拉雅旱獭及媒介昆虫检出多株鼠疫耶尔森菌,且在入蛰前仍有大量喜马拉雅旱獭染疫死亡。嘉峪关监测点(监测范围属于肃南管辖)在时隔 12 年之后又检出鼠疫耶尔森菌。2000 年以来所有人间疫情全部发生在此疫源地。

(2)甘肃省部分群众有猎捕剥食喜马拉雅旱獭习惯:长期以来,民乐县部分乡村农民有外出捕獭,剥食獭肉、獭油的习惯,并将所获皮张售出以牟取暴利。这些人员在经济利益的驱使下,冒险猎捕喜马拉雅旱獭,并选择喜马拉雅旱獭冬眠的冬春季节挖洞猎捕,外运销售,导致人间鼠疫在一年中的任何时间都可能发生。猎捕剥食喜马拉雅旱獭是发生人间鼠疫的主要原因。这类人间鼠疫病例以腺鼠疫为主,大多为腋窝淋巴结肿,分析其感染途径主要为手部破损伤口直接接触感染,其次是在剥皮时吸入产生的气溶胶而引起原发性肺鼠疫。

(3)进入疫源地人员剧增,主动接触染疫动物机会增加:甘肃鼠疫不同于南方家鼠疫源地,只要人类不主动接触染疫动物,鼠疫波及人间的可能性非常小。但是随着西部大开发,在鼠疫疫区水电站、飞机场、公路铁路等大型工程项目建设及旅游业的兴起,近年来进入疫区从事放牧、淘金、开矿等生产活动的外来人口不断增加,这些人员大多来自外省及本省各县非疫区青壮年,缺乏鼠防相关知识,这些人员来去没有时限、流动性大、文化和生活水平低下,健康教育不能及时性跟进,对当地动物情况了解甚少,遇见可以捕获的喜马拉雅旱獭、兔子往往出于猎奇或改善伙食为目的猎捕疫源动物,容易感染鼠疫。

(4) 牧羊犬成为人间鼠疫传染源:甘肃喜马拉雅旱獭鼠疫疫源地主要分布牧区,牧羊犬是疫源地牧民放牧的好助手,养殖非常普遍,它在牧场主要负责警卫,如避免牛、羊、马等逃走或遗失、保护家畜免于熊或狼的侵袭,杜绝偷盗行为等,因其活动范围广,又有叼食啮齿动物或尸体和搜寻嗅猎洞穴的习惯,染疫风险高,放牧人主要通过与其密切接触感染、发病。如 2007 年肃北县"11.11"人间肺鼠疫是牧羊犬捕食自毙喜马拉雅旱獭感染鼠疫后发病,外面气温寒冷,主人为了照顾它,将犬放进帐篷同住引起牧民感染,牧羊犬鼠疫抗体滴度达 1∶1 280。2014 年玉门市"7.15",肃北县"10.14"人间鼠疫疫情经流行病学调查和实验室检测,认为人间病例的感染均与牧羊犬感染鼠疫有关。

(5) 首例病例地处偏远,交通不便,得不到及时诊治,病死率高:随着疫区群众经济水平的提高,疫区大多牧民回到城区固定定居点生活,而野外放牧常雇用外来务工人员。这些人员缺乏对鼠疫的认知,主动接触染疫动物引发人间鼠疫发生和流行。由于牧区地处偏远,人居分散,通信并未完全覆盖,交通不便,距离医疗机构远,因此得不到及时救治,病情发展迅速,激发重症鼠疫的概率高,病死率高。

(6) 各级医务人员对鼠疫防治基本知识欠缺,误诊,治疗不规范,导致病情恶化,病死率高:鼠疫患者发病后,首先会到医疗机构就诊,各级医疗卫生人员对鼠疫的防治基本知识欠缺,误诊,治疗不规范,不能及时发现和报告可疑患者,人间疫情得不到及时有效的控制。研究表明抗生素治疗和抗休克治疗延迟 24 小时以上,对鼠疫患者来说是致命的。早期诊断和合理治疗可以使腺鼠疫和败血型鼠疫的死亡率降低 5% ~50% 。

(三) 动物间鼠疫流行情况
甘肃省喜马拉雅旱獭鼠疫疫源地动物鼠疫发生和流行
(1) 动物鼠疫发生和流行特征:动物间鼠疫几乎连年流行 55 个自然年份中有 51 年次发生动物鼠疫流行,其中 1982—2021 年每年均检出鼠疫耶尔森菌,最低为 8 株,最高达 162 株。

鼠疫动物病在局部暴发。动物间鼠疫暴发多出现在流行高峰年,在短期内局部地区可发现大量病死喜马拉雅旱獭及其他染疫动物,检菌率升高。

流行强度大,范围广。近年来疫点数不断增加,流行范围最小 1 个县份范围内,多在 2~3 县之间,严重时 4 个县(1961 年、1972 年、1993 年、2004 年、2015—2019 年)同时发生动物鼠疫疫情。疫源地面积也在逐年扩大,疫点数最少 1 个,最多高达 35 个。其中 2 个年份(1972 年、2009 年)疫点数在 30 以上的,有 9 个年份(1972 年、1982 年、1983 年、1984 年、2007 年、2008 年、2009 年、2013 年、2014 年)疫点数为 20 以上,有 19 个年份疫点数为 10 以上。

(2) 动物鼠疫发生时间分布
1) 周期性:1959—2021 年间,在持续流行的同时约 10 年出现一次周期性的高峰。以每 10 年最高检菌年份来看,分别为 1961 年、1972 年、1983 年、1992 年和 2005 年检菌数最高。其中 1961—1972 年间,祁连山-阿尔金山地区共检菌 166 株,1972 年发生动物间鼠疫暴发流行,检菌 224 株,阳性率 52.7% ;而后流行强度逐年减弱,1979—1981 年的 3 年未检出鼠疫耶尔森菌,动物间鼠疫处于相对静息状态;从 1982 年又开始暴发流行,检菌阳性率为 20.8%,随之动物间鼠疫流行趋于缓和,从 1992 年又出现一个流行高峰。三个十年间动物鼠疫暴发流行和检菌阳性率最高的年份分别为 1972 年、1982 年、1992 年,与 1972—2000 年鼠疫耶尔森菌检出阳性率曲线表现的相一致,显示为动物鼠疫暴发流行周期为每 10 年一个高峰。2001—2021 年间,每年检菌数量均在 2 位数以上,动物疫情波及人间发生人间鼠疫疫情。

2)季节性:1959—2021 年间,每月检菌时间分布为 7 月份检菌数量最多,其次为 6 月,再次为 8 月份,6~8 月这 3 个月份为该地区动物鼠疫流行的高峰季节。检菌季节消长与主要宿主喜马拉雅旱獭生态习性规律相一致。

(3)动物鼠疫发生地域分布:检出的菌株分布在 3 市 6 县区,分别为酒泉肃北县、阿克塞县、玉门市,张掖市肃南县、山丹县,武威市天祝县。

酒泉市检出的菌株分布在肃北、阿克塞、玉门 3 县区的 8 个乡镇 17 个村。肃北县检菌地区主要分布在党城湾镇、石包城乡;阿克塞县检菌地区主要分布在红柳湾镇、阿克旗乡、阿勒腾乡;玉门市检菌地区主要分布在清泉乡石油沟。从检菌的数量分布看,动物间鼠疫暴发流行最猛烈,最严重的地区分别是肃北党城湾镇和石包城乡、阿克塞阿勒腾乡。

张掖市菌株分布在肃南、山丹 2 县区的 6 个乡镇 19 个村。肃南县检菌地区主要分布在马蹄乡、康乐乡、大河乡、皇城镇、祁丰乡;山丹县检菌地区分布在大马营村。张掖市检菌的数量多集中在马蹄乡、康乐乡、大河乡 3 乡镇,说明动物间鼠疫暴发流行最猛烈,最严重的地区分别是马蹄乡、康乐乡、大河乡 3 乡镇。

(4)染疫啮齿动物:1959—2021 年间,甘肃省喜马拉雅旱獭鼠疫疫源地从各种染疫动物共分离鼠疫耶尔森菌 1 401 株。发现染疫动物 8 种,分别为喜马拉雅旱獭、灰尾兔、灰仓鼠、小家鼠、狐狸、家猫、犬、艾鼬。

其中从染疫的喜马拉雅旱獭体内分离 1 392 株(自毙喜马拉雅旱獭体内分离 1 323 株,活体喜马拉雅旱獭分离 69 株)鼠疫耶尔森菌,占染疫动物的 95.04%。

(5)染疫媒介:1959—2021 年间,甘肃省喜马拉雅旱獭鼠疫疫源地发现染疫媒介为谢氏山蚤、斧形盖蚤、腹窦纤蚤、草原硬蜱、体虱。从上述 5 种染疫动物共分离鼠疫耶尔森菌 789。其中从染疫的谢氏山蚤分离鼠疫耶尔森菌 302 株,占染疫媒介的 38.28%;斧形盖蚤体内分离 185 株,占染疫媒介 23.45%。

(四)疫源地动态变化趋势

鼠疫是一种自然疫源性疾病,人间鼠疫的发生和流行除有其自身的规律外,在很大程度上也受动物间鼠疫流行规律的影响。而动物间鼠疫发生和流行又受许多复杂的自然因素(例如气候、地理条件、啮齿动物数量变动等)所制约,因此人间鼠疫的发生和流行也直接或间接的受自然因素影响。此外,社会因素(如:生活条件、生活习惯等),人类活动(如项目建设、旅游开发等)对鼠疫的发生和流行的影响也很明显。

气候变化及其引起的生态环境的改变必然对宿主(鼠)或媒介(蚤类)产生深刻影响,进而影响动物鼠疫的流行和发生。有学者研究表明几乎每次鼠疫的暴发和流行都与气候变化密切相关,因此,气候因子被认定为导致鼠疫从沉寂到激活转变的关键因素。诸多研究表明影响动物间鼠疫发生和流行的主要环境因子包括气温、降水量、相对湿度、日照时数和最高温度等气候因子,此外,海拔、经纬度、坡度坡向、植被、土壤类型以及地形地貌等地理环境因子也影响动物间鼠疫的发生和流行。

河西祁连山-阿尔金山喜马拉雅旱獭疫源地内分离的鼠疫耶尔森菌毒力强,引起的病例病情重,病死率高。该疫源地内分离的鼠疫耶尔森菌主基因型其中之一的 1b 型在青甘藏高原喜马拉雅旱獭鼠疫疫源地内为次基因型,由于鼠疫耶尔森菌在该疫源地内流行时较长,推测传入后发生了演化。首先传入的是阿尔金山疫源地,由西北向东南传入大雪山疫源地,再传入祁连山北麓东段疫源地。

我们前期研究结果表明气温与鼠疫流行呈正相关,且气温对该地区动物鼠疫影响存在滞后效应,肃南县领先 2 年平均温度在一定范围内每升高 1℃,该地区动物鼠疫发生增加 70.18%。即当该地区领先 2 年温度在小于 4.3℃左右时,随着温度增加鼠疫检菌阳性率非线性效应值随之升高;当该地区领先 2 年温度在大于 4.3℃左右时,随着温度增加鼠疫检菌阳性率非线性效应值随之降低;在控制其他因素的影响后,肃北县领先 2 年平均温度在一定范围内每升高 1℃,该地区动物鼠疫发生增加 73.17%。即当该地区领先 2 年温度在小于 13.5℃左右时,随着温度增加鼠疫检菌阳性率非线性效应值随之升高;当该地区领先 2 年温度在大于 13.5℃左右时,随着温度增加鼠疫检菌阳性率非线性效应值降低。领先 3 年平均最高气温和领先 1 年极端最低气温促进该地区鼠疫发生和流行。推测气温对动物鼠疫的影响主要通过以下两个途径。其一是气温对鼠疫宿主动物喜马拉雅旱獭的活动强度、生殖腺发育、受孕及繁殖过程有一定影响。众所周知,旱獭是冬眠动物且每个雌体每两年繁殖 1 次,若当年平均温度升高,旱獭冬眠期明显缩短,活动时间增长,强度增大,其发育、繁殖能力相对增强,次年旱獭数量也随之增多,大大增加了动物间鼠疫发生风险。其二是气温对鼠疫的传播媒介的影响。作为自然疫源性虫媒传染病的鼠疫,主要通过自然染疫的媒介昆虫蚤的叮咬而传播。蚤类为动物鼠疫的传播起到媒介作用,同时也是鼠疫菌的储存宿主。气温的改变会影响蚤类数量的增减。蚤类活动的最适温度约为 20~30℃,温度偏高或偏低均会影响蚤的发育繁殖及活动强度,如谢氏山蚤从卵到成虫的变形率极易受温度的影响。一般来说,在适宜的湿度(60%~90%)下,传播鼠疫的主要媒介——蚤类在其发育的有效温度范围内,温度越高,其生活史周期越短。蚤类主要通过形成菌栓来传播鼠疫,菌栓形成率及形成速度明显受气温影响。由此可见,自然环境温度直接影响着媒介(蚤)传播鼠疫的途径,进而影响鼠疫的流行。此外,气候变暖导致热带和温带地区将进一步扩大,这种变化将影响鼠疫宿主动物的分布,宿主动物决定了媒介和鼠疫菌的分布,最终决定鼠疫发生区的分布。在未来气候变暖的情况下,鼠疫疫源地可能随宿主动物的变迁而发生较大变化。

有学者研究显示,我国北部气候较干燥、降水量较少,随着降水量的增加,鼠疫发生强度增加。我们前期研究结果表明肃北、肃南南县旱獭数量分别与领先 1 年降水量呈正相关(r=0.58,r=0.52,P 均<0.05)。肃南县领先 3 年降水量每升高 1mm,该地区旱獭数量增加 1.69%。肃北县当年降水量每升高 1mm,该地区旱獭数量增加 0.93%。在控制其他因素的影响后,肃南县领先 1 年年均降水量在一定范围内每升高 1.00mm,该地区动物鼠疫发生增加 1.32%。即当肃南县领先 1 年年均降水量在<200 或 260~325mm 时,随着领先 1 年年均降水量增加,对鼠疫检菌阳性率的非线性效应值升高;当肃南县领先 1 年年均降水量在 200~<260 或>325mm 时,随着领先 1 年年均降水量增加,对鼠疫检菌阳性率的非线性效应值降低。在控制其他因素的影响后,肃北县领先 3 年年均降水量在一定范围内每升高 1.00mm,该地区动物鼠疫发生增加 0.4%。即当肃北县领先 3 年年均降水量<120 或在 170~210mm 时,随着领先 3 年年均降水量增加,对鼠疫检菌阳性率的非线性效应值升高;当肃北县领先 3 年年均降水量在 120~<170 或>210mm 时,随着领先 3 年年均降水量增加,对鼠疫检菌阳性率的非线性效应值降低。推测降水量对动物鼠疫的影响原因可能是降水量的增加使植物生长茂盛,为鼠疫宿主动物提供充足的食物,增加了啮齿动物种群密度和丰度,当啮齿动物密度超过临界值时就会增加鼠疫发生风险。降水量与温度对媒介昆虫的活动也有影响,有研究表明当月降水量大于10cm时,跳蚤以指数方式减少。当月降水量少于10cm时,跳蚤以指数方式增加。此外,有研究表明当降水量明显超过阈值时(如洪灾),鼠疫宿主动物可随灾民迁徙转移,以致迁徙地区鼠密度增加,鼠与人的接触机会随之增加,可能造成易感人群进入疫区或染疫动物进入非疫区。

此外,湿度也对鼠疫的发生和流行产生影响。有研究发现相对的高湿度环境与鼠疫的发生和流行成正相关,高海拔地区(海拔>1 300m)鼠疫发生率高于低海拔区域,如:非洲的乌干达西尼罗河流域依然是鼠疫的主要发生地,这可能与当地高海拔地区更优越的湿度环境有关。Pham 等的研究发现越南部分地区干旱的季节(月降水量小于10mm)发生鼠疫的风险增加,可能是因为干旱的环境增加了越南当地啮齿动物密度、提高了啮齿动物蚤指数,进而鼠疫的发生风险增大。在我国,南北方鼠疫自然疫源地动物间鼠疫的发生和流行和当地各季节的气温和降雨条件有关,如:旱獭鼠疫疫源地的动物间鼠疫呈单峰流行(5~9月份为流行高峰),长爪沙鼠疫源地动物间鼠疫呈双峰流行(5~7月份和9~11月份是流行高峰),而南方黄胸鼠疫源地全年均可能有病例发生。此外,随着全球气候变化,厄尔尼诺现象频繁发生,南方易出现暴雨洪涝,北方易出现高温干旱这样的极端气候,也影响到鼠疫的发生和流行,有可能会引发大规模的鼠疫疫情。

我们前期研究结果表明肃北县、肃南县旱獭数量与领先1年相对湿度呈正相关($r=0.58$、$r=0.43$,P均<0.05)。肃北县鼠疫细菌学检测阳性率与领先2、3月相对湿度呈负相关($r=-0.196$、$r=-0.201$,P均<0.05)。年鼠疫细菌学检测阳性率与当年相对湿度呈正相关($r=0.366$,P均<0.05),肃南县鼠疫细菌学检测阳性率与领先2、3月相对湿度与动物鼠疫流行呈负相关($r=-0.201$,P均<0.01),年鼠疫细菌学检测阳性率与当年相对湿度呈正相关($r=0.311$,$P<0.05$)。肃北县领先3月相对湿度与旱獭鼠疫流行有相关性,差异有统计学意义(P均<0.05)。肃南县当月相对湿度、领先2月相对湿度、领先3月降雨量、领先3月相对湿度与旱獭鼠疫流行相关,差异有统计学意义($P<0.05$),当年相对湿度每减少一个单位时发生动物鼠疫的风险是不减少时的0.56倍。肃南县领先3年相对湿度在一定范围内每升高1%RH,该地区动物鼠疫发生增加11.96%。即当该地区领先3年相对湿度在小于41%RH或大于51%RH左右时,随着相对湿度增加鼠疫检菌阳性率非线性效应值升高。当该地区领先3年相对湿度在41%~51%范围内,随着相对湿度增加鼠疫检菌阳性率非线性效应值降低;在控制其他因素的影响后,肃北县领先2年相对湿度在一定范围内每升高1%RH,该地区动物鼠疫发生增加11.66%。即当该地区领先2年相对湿度在小于41%RH左右时,随着相对湿度增加鼠疫检菌阳性率非线性效应值升高。当该地区领先2年相对湿度在大于41%RH左右时,随着相对湿度增加鼠疫检菌阳性率非线性效应值降低。

加尔恒等研究表明灰旱獭所处的地理环境、海拔高度不同,其体蚤的种属组成、指数及季节消长亦有所差异。7月份时,栖息于海拔2 200m以下的旱獭体蚤以人蚤为主,谢氏山蚤数量相对少;8月份后人蚤数量骤减,谢氏山蚤随之上升。8月份后栖息于海拔2 200m的旱獭体蚤中,人蚤数量甚少,谢氏山蚤占绝对优势,还有部分斧形盖蚤。刘霖等对2007—2012年云南省居民区鼠疫宿主动物调查及其地理分布进行调查发现经纬度和海拔等重要环境因素不仅决定不同疫源地内鼠疫动物宿主的地理分布格局,也直接影响鼠疫流行和传播的模式。甘肃喜马拉雅旱獭一般分布在海拔2 500~4 200m的范围,呈带状或岛状分布,其中以山麓平原、丘陵缓坡、阶地以及丘陵阳坡密度最高,为其最适生境。甘肃省应用标志流放、放射性同位素标记对其活动性、迁移性进行了研究,个体最远活动范围可离居住洞3 000m(肃南皇城,1974),栖息相对稳定。然而,近年来发现甘肃省高台、肃州区等地有喜马拉雅旱獭分布,2021年实地调查发现高台喜马拉雅旱獭分布区海拔在2 100~2 200m。甘肃喜马拉雅旱獭分布格局发生了怎样的变化需要进一步研究。

自鼠疫菌发现至今,国内外对土壤与鼠疫菌关系的研究从未间断。国内外学者开展多项研究探讨鼠疫菌在土壤中的生存时长,印度鼠疫委员会的实验发现豚鼠可在被鼠疫菌污染24小时内的土壤上自由奔跑后受到感染,鼠疫菌东方型(Orientalis)在土壤中40周后仍保持活力并具有毒性;Breneva NV等实验发现3株鼠疫菌在4~8℃的土壤中至少存活10个月,室温中至少存活3.5个月。因此,鼠疫菌能够在土壤中持续数月至1年以上,在没有宿主间传播的情况下,土壤中鼠疫菌的储存可能在鼠疫流行持久性中发挥着作用。有研究者认为,鼠疫菌能够以某种寄生或非寄生状态存在于土壤中,人类可通过伤口直接接触或吸入受污染的土壤而感染。有研究表明鼠疫菌具有一定程度的耐盐性,中等盐碱地有利于鼠疫疫源地在一定区域的长期存在。土壤中金属元素含量可能在鼠疫菌毒力保持、在媒介宿主中的传播中起到重要作用,某些金属离子含量的剧烈变化可能会导致鼠疫的暴发。鼠疫自然疫源地的土壤类型以红壤、赤红壤及黑钙土、栗钙土和高山草原、草甸土为主,不同蚤种对土壤类型的偏好不同,宿主动物种群和啮齿动物洞穴系统也存在差异,在某种程度上决定啮齿动物的打洞能力和区域食物生产能力,影响一定范围内的生物种群数量。鼠疫自然疫源地分布与某些金属元素之间存在关联,疫源地丰富的金属元素可能为鼠疫菌在土壤中的存在起到重要作用。中国科学院地理科学与资源研究所专家发现鼠疫疫源地好分布在富钙、富铁地区。已有研究证实,环境中Fe、Mg和Se等几种金属元素在鼠疫疫源地鼠疫菌的维持中起作用。如:河北省鼠疫自然疫源地土壤Fe元素含量低于该省其他地区,云南省南方家鼠鼠疫自然疫源地凡发生鼠疫流行的地方,均为富三价铁的土壤环境。鼠疫菌毒力因子Pgm与Fe^{3+}的关系得到证实,提示鼠疫与土壤中Fe元素含量必然存在联系。研究发现在缺铁状态下,耶尔森菌素可从环境中捕获三价铁,鼠疫菌在宿主动物中的毒力和铁的利用率具有相关性。当铁、钛、钴离子含量不明原因迅速增至正常水平的3倍时就有可能会暴发鼠间鼠疫;当铜、钒、镍离子的含量不明原因突然降至正常水平的1/12,而其他金属离子含量处于正常水平时也会暴发鼠疫。此外,鼠疫疫源地不同土地利用方式也对宿主动物种群数量和蚤指数产生影响,疫源地一定范围内土地利用方式发生变化,会导致种群密度升高,增加鼠疫暴发的风险。甘肃省鼠疫疫源地土壤特性如何,与鼠疫发生的关系需要我们进行调查研究。

在自然生态系统中,植被是最活跃和敏感的因子,大气、水、土壤等成分的变化都能被其灵敏地反映出来,被称为景观变化的指示器。祁连山是我国西北生态安全的重要屏障,同时也是生态脆弱区和敏感区,更是生物多样性优先保护区。但近几十年,整个祁连山地区生态环境恶化,如冰川和雪线后退、草地退化、林地面积减少、水源涵养功能减弱、水土流失、生物多样性下降等。众所周知,旱獭吃各种各样的植物,可以视为广食性食草动物,虽然禾草是旱獭食物的重要组成部分,杂类草可能是旱獭必不可少的一个食物类型。有研究报道喜马拉雅旱獭暖季采食11科18属20种,主要是禾本科(24.55%)、莎草科(17.82%)、豆科(16.31%)和菊科(10.57%)。2012年随着《祁连山生态保护与综合治理规划(2012—2020)》获得国家发改委正式批复,项目开始实施。有研究表明,肃南县东祁连山地项目区,禁牧 3 年后草甸草原牧草种数、植物群落高度、盖度、生物量、草群密度分别增加了 7.4%、12.90%、4.3%、11.09%、21.12%;祁连山中山区季节性休牧的项目区,封育 3 年后山地干旱草原植物种数、植被盖度、生物量、草群密度分别增加了 27.3%、6.94%、16.36%、10.37%。肃北县实施退牧还草工程后,天然草场植被覆盖度增加了 10%~15%,牧草高度提高 10%~20%。肃南县祁丰乡、高台县、肃北县境内在海拔 1 600~2 400m 农田生境发现旱獭频繁活动。另外,肃南大河乡野牛沟海拔 4 900m 雪山也发现旱獭分布。此外旱獭数量监测显示,近年来,肃南县、肃北县旱獭总体数量逐年呈缓慢上升趋势,发生鼠疫的风险随之加大。

人类活动对鼠疫发生和流行也会产生影响。1949 年以后,为了控制鼠疫疫情,全国绝大部分疫区实施了大规模灭鼠、灭蚤等综合性防控措施。自 1960 年以来,甘肃省坚持开展灭鼠灭獭工作,经过多年连续的灭鼠灭蚤后,宿主动物密度显著下降,人间疫情得到了有效控制。酒泉市肃北县在连续灭獭 8 年以上后有獭面积下降到灭獭前的 1/20,检菌数量也是逐年下降。然而,灭鼠灭獭并没有改变啮齿动物的生态条件,特别是在鼠疫自然疫源地的结构、范围以及鼠疫菌在自然界长期保存的机制等尚未研究清楚的情况下,根据甘肃省鼠疫自然疫源地的特点和情况,采取在人口稠密、交通要道、军事要地以及工矿企业等所在的鼠疫疫区和毗邻地区进行经常性的保护性灭鼠灭獭工作,在发生鼠间鼠疫时的疫点一定要及时彻底灭鼠灭獭等措施降低鼠獭密度,遏制动物间鼠疫的发生和流行,减少波及人间的次数。

此外,大型工程项目建设对鼠疫的发生和流行也产生影响。随着西部大开发及"一带一路"倡议的实施,一些大型工程项目建设与时俱进地开展起来。然而,随着项目的逐步开发,必然会出现大量的人口和物品流动、异地交往、异地移民、生态环境改变及环境污染等问题,同时,也会导致鼠疫的流行和传播。如:贵州 2000 年在天生桥水电站库区沿岸村寨首次暴发腺鼠疫,疫情波及兴义、安龙两个市(县)7 个乡镇 30 个行政村 55 个村寨,确诊腺鼠疫患者 88 例,死亡 1 例。同期,库区另一侧的广西隆林县的两个乡镇亦暴发腺鼠疫,此后,2001—2006 年该地区每年不断发生人间鼠疫和鼠间鼠疫,且扩展到库区上游的云南省罗平县的鲁布革水电站库区沿岸。流行原因与水电站建设,库区蓄水,生态环境变化,鼠类动物迁徙和鼠疫疫源扩散等密切相关。甘肃境内如国家重点工程——敦煌至格尔木铁路(简称"敦格铁路")的建设。敦格铁路甘肃段贯穿区域(阿克塞县、肃北县)均为青藏高原喜马拉雅旱獭鼠疫疫源地,该鼠疫疫源地内有诸多鼠疫疫点,最近的疫点距敦格铁路建设项目施工现场 0.5km,严重威胁着敦格铁路施工人员、沿线群众的身体健康和生命安全及铁路建设的顺利进行。此外,甘肃省河西风电、光电、G311 柳园-格尔木高速公路、兰渝铁路,藏区高速公路、机场的建设,营运,生态环境建设等大型项目建设及旅游、水电资源的开发,造成疫源地局部生境改变,引起旱獭迁徙。随着工程项目的建设和旅游业的兴起,越来越多的外来务工人员、游客涌入鼠疫疫区,人感染鼠疫的机会大大增加,给我们的鼠疫防控带来巨大的挑战。

二、甘南高原喜马拉雅旱獭鼠疫自然疫源地

主要分布在夏河县、碌曲县,面积达到 13 453.18km²,是甘肃省最早判定的疫源地,50 年代末至 60 年代动物间鼠疫流行猛烈,并多次引起人间鼠疫,但在 60 年代后期逐渐减弱。目前该疫源地处于"静息"状态。

（一）各疫源县概况

1. 夏河县 隶属于甘南州。地处青藏高原东北部边缘,介于东经 101°54′~103°25′、北纬 34°32′~35°34′之间。东、南面分别与合作市、碌曲县相邻;北依临夏州及青海循化、同仁;西接青海泽库,总面积为 6 274km²。1959 年在夏河县德乌鲁市(现九甲洒合尔)人间腺鼠疫发生,从而判定为喜马拉雅旱獭鼠疫自然疫源地,分布于全县的 13 个乡镇(拉卜楞镇、王格尔塘镇、阿木去乎镇、桑科乡、甘加乡、达麦乡、麻当乡、曲奥乡、唐尕昂乡、扎油乡、博拉乡、吉仓乡、科才乡),疫源面积 6 111.52km²,占全县总面积的 97.41%。夏河县自 1970 年检出最后 1 株菌后,再未检出鼠疫菌,然夏河县继 1991 年检出 2 份 IHA 阳性血清后,1998—2000 年连续分别检出 5 份、2 份和 1 份阳性血清,1999 年 5~6 月份该县几个疫区发现大批自毙旱獭,虽未分离出鼠疫菌,但检出 8 份 RIHA 阳性材料,这些结果表明,该疫源地可能处于鼠疫流行的间歇期。

（1）地理景观:夏河县地处青藏高原东北部边缘,地形为山原地貌,地势高、地形复杂。海拔为 2 900~4 600m,年平均气温 2.6℃,年均降水量 516mm,年均无霜期 56 天,年日照时间为 2 296 小时。

（2）气候:气候属寒冷湿润类型,高原大陆性气候特点比较明显。

（3）土壤:土壤包括高山草甸土、亚高山、草甸土、亚高山草原土、草甸土和亚高山草原土,另有暗棕壤、沼泽土和栗钙土镶嵌分布。

（4）植被:境内草地总面积为 753.87 万亩(约合 52.258 万 hm²)牧草种类 72 科 290 属 628 种,可食牧草 574 种,占牧草种类的 91.4%,其中优良牧草 43 种。优势植物主要有披碱草(*Elymus dahuricus*)、早熟禾(*Poaannua*)、矮嵩草(*Kobresia humilis*)、苔草(*Carex tristachya*)等。

（5）动物区系:夏河县发现啮齿目、兔形目动物 6 科 10 属 19 种,喜马拉雅旱獭是优势种。

1）兔科 *Leporidae*

  兔属 *Lepus*

    灰尾兔 *L. oiostolus*

2）鼠兔科 *Ochotonidae*

  鼠兔属 *Ochotona*

    高原鼠兔 *O. curzonioe*

    大耳鼠兔 *O. cansus*

    狭颅鼠兔 *O. thomasi*

    藏鼠兔 *O. thibetana*

3）仓鼠科 *Cricetidae*

  仓鼠属 *Cricetulus*

    长尾仓鼠 *C. longicaudatus*

    灰仓鼠 *C. migratorius*

    西藏仓鼠 *C. kanensis*

    黑线仓鼠 *C. barabensis*

  田鼠属 *Microtus*

    狭颅田鼠 *M. microtus*

根田鼠 *M. oeconomus*

　　鼢鼠属 *Myospalax*

　　　中华鼢鼠 *M. fontanieri*

4）鼠科 *Muridae*

　　姬鼠属 *Apodemus*

　　　黑线姬鼠 *A. agrarius*

　　　林姬鼠 *A. syvaticus*

　　鼠属 *Rattus*

　　　社鼠 *R. Nivivente*

　　小鼠属

　　　小家鼠 *M. musculus*

　　家鼠属

　　　褐家鼠 *R. norvegicus*

5）松鼠科 *Sciuridae*

　　旱獭属 *Marmota*

　　　喜马拉雅旱獭 *Marmota himalaya*

6）林跳鼠科 *Zapodidae*

　　林跳鼠属 *Eozapus*

　　　四川林跳鼠 *E. setchuanus*

　　麝鼠属

　　　麝鼠 *O. ndatra*

在该地区还发现食虫类动物 2 种,鼩鼱(*Orex siualis*)、麝鼹(*S. moschatus*);食肉类动物 8 种,黄鼬(*Mustela sibirica*)、艾鼬(*M. eversmanni*)、香鼬(*M. altaica*)、狼(*Canisl upus*)、沙狐(*Vulpes corsac*)、赤狐(*Vulpes*)、猞猁(*Lynx*)、獾(Badger/brock)。

偶蹄类动物 6 种,藏羚羊(*Pantholops hodgsoni*)、岩羊(*Pseudois nayaur*)、盘羊(*Ovis ammon*)、马鹿(*Ceivus elaphus*);狍鹿(*Capreolus capreolus*);林麝(*Moschus berezovskii*)

（6）昆虫区系:夏河县发现的蚤类有 4 科 17 属 32 种,以斧形盖蚤、谢氏山蚤为主。

1）蠕形蚤科 *Vemipsyllidae Wagner*

　　鬃蚤属 *Chaetopsylla Kohaut*

　　　同鬃蚤指名亚种 *H. homoea*

　　　近鬃蚤 *Appropinquans*

　　　圆头鬃蚤 *Globiceps*

2）多毛蚤科 *Hystrichopsyllidae Triaboschi*

　　新蚤属 *Neopsylla Wagner*

　　　二齿新蚤 *N. bidentatiformis*

　　　无规新蚤 *anoma*

　　　鞍新蚤 *sellaris*

　　新蚤北属 *Ncarctopsylla*

　　　鼢鼠新北蚤 *Myospalaca Ma et Wang*

　　　纤蚤属 *Rhadinopsylla Jordan et Rothschild*

　　　　　　　腹窦纤蚤深广亚种 *Rhadinopsylla li ventricosa*

　　　　　　　狭臀蚤属 *Stenischia Jor-dan*

　　　　　　　奇异狭臀蚤 *Mirabilis Jordan*

　　　　　　　多毛蚤属 *Hystrichopsylla*

　　　　　　　多刺多毛蚤 *Multidentata*

　　　　　狭蚤属 *Stenoponia*

　　　　　　　多刺狭蚤 *Polyspina*

　　　　　杆突蚤属 *Wagnerina*

　　　　　　　古杆突蚤 *Antiqua*

3）细蚤科 *Leptoppsyllidae Baker*

　　　　　额蚤属 *Frontopsylla Wagber et Ioff*

　　　　　　　棕形额蚤指名亚种 *F. s. spadix*

　　　　　　　前额蚤灰旱獭亚种 *F. f. baibacina*

　　　　　　　似升额蚤长指亚种 *F. f. elatoides longa Mikulin*

　　　　　双蚤属 *Amphipsylla Wagner*

　　　　　　　镜铁山双蚤 *A. jingtieshanensis*

　　　　　　　青海双蚤 *A. qinghaiensis*

　　　　　　　似方双蚤指名亚种 *A. q. quadratoides*

4）角叶蚤科 *Ceratophyllidae Dampf*

　　　　　山蚤属 *Oropsylla Wagner*

　　　　　　　谢氏山蚤 *O. silantiewi*

　　　　　　　长须山蚤 *O. silantiewi*

　　　　　盖蚤属 *Callopsylla Wagner*

　　　　　　　斧形盖蚤 *C. dolabris*

　　　　　　　细钩盖蚤 *C. sparsicis Jordan Rothschild*

　　　　　角叶蚤属 *Ceratophyllus Curtis*

　　　　　　　曲扎角叶蚤 *C. chutsaensis*

　　　　　　　梯指角叶蚤 *Ceratophyllus dimi*

　　　　　　　粗毛角叶蚤 *Ceratophyllus garei*

　　　　　　　短突角叶蚤 *Ceratophyllus olsufjevi*

　　　　　　　燕角叶蚤端凸亚种 *Ceratopyllus farreni chaoi*

　　　　　　　甲端角叶蚤 *Ceratophyllus sclerapicalis*

　　　　　倍蚤属 *Amphalius Jordan*

　　　　　　　鼠兔倍蚤 *A. runatus*

　　　　　副角蚤属

　　　　　　　獾副角蚤扇形亚种 *Paraceras melis flabellum*

　　　　　　　獾副角蚤中华亚种

　　　　　病蚤属 *Nosopsyllus*

　　　　　　　秃病蚤 *Nosopsyllus laeviceps Wagner*

　　　　　角头蚤属 *Echidnophaga*

鼠兔角头蚤 *E. ochotona*

5）硬蜱科 *Ixodidae*

　硬蜱属 *Ixodes*

　　草原硬蜱 *Ixodescrenulatus*

6）虱科

　虱属

　　旱獭虱

7）革螨科

　血革螨属 *Haemgamasus Berlese*

　革螨 *Gamasid mite*

2. 碌曲县　隶属于甘南藏族自治州,位于甘肃省西南部,青藏高原东边缘,甘、青、川三省交界处。地理坐标为东经 101°35′36″~102°58′15″,北纬 33°58′21″~34°48′48″。北接夏河县,东邻卓尼县,西南与玛曲县接壤,西连青海省河南县,南与四川省若尔盖县毗邻。1961 年省鼠疫自然疫源调查队在该县双岔乡大庄村后的山坡上发现自毙旱獭一只,并从其骨髓中分离到鼠疫耶尔森菌 1 株,从而判定为鼠疫自然疫源地,疫源面积 2 745.96km²,主要分布在郎木寺镇、玛艾镇、尕海乡、西仓乡、拉仁关乡、双岔乡、阿拉乡 7 个乡镇。碌曲县自 1961 年被判定为疫源地后,在此后的 59 年既未检出鼠疫耶尔森菌,也未发现具有流行病学意义的抗体滴度,至今已静息 59 年。

（1）地理景观:碌曲县地势西高东低,由盆地和山地两大地形组成,平均海拔 3 500m。

（2）气候:碌曲县属青藏高原气候带高原湿润气候区,冬长无夏,春秋短促,高寒阴湿,年均气温 2.3℃,最冷月 1 月份平均气温−9℃,最热月 7 月份平均气温 12℃;无绝对无霜期,年降水量 633~782mm,年太阳总辐射量 51 983.9J/cm²,年总日照时数 2 357.8 小时。

（3）土壤:草地类型以高寒草甸为主,地势开阔、多风,气候寒冷,土壤为亚高山草甸土。

（4）植被:优势植物主要有矮蒿草（*Kobresia humilis*）、甘肃蒿草（*Kobresiakansuensis*）、线叶蒿草（*Kobresia capillfolia*）、垂穗披碱草（*Elymus nutans*）和毛茛科的钝裂银莲花（*Anemone obtusiloba*）以及金莲花（*Trollius chinensis Bunge*）等。

（5）动物区系:碌曲县县发现啮齿目、兔形目动物 6 科 10 属 19 种,喜马拉雅旱獭是优势种。

1）兔科 *Leporidae*

　兔属 *Lepus*

　　灰尾兔 *L. oiostolus*

2）鼠兔科 *Ochotonidae*

　鼠兔属 *Ochotona*

　　高原鼠兔 *O. curzonioe*

　　大耳鼠兔 *O. cansus*

　　狭颅鼠兔 *O. thomasi*

　　藏鼠兔 *O. thibetana*

3）仓鼠科 *Cricetidae*

　仓鼠属 *Cricetulus*

　　长尾仓鼠 *C. longicaudatus*

灰仓鼠 *C. migratorius*

西藏仓鼠 *C. kanensis*

黑线仓鼠 *C. barabensis*

田鼠属 *Microtus*

狭颅田鼠 *M. microtus*

根田鼠 *M. oeconomus*

鼢鼠属 *Myospalax*

中华鼢鼠 *M. fontanieri*

4）鼠科 *Muridae*

姬鼠属 *Apodemus*

黑线姬鼠 *A. agrarius*

林姬鼠 *A. syvaticus*

鼠属 *Rattus*

社鼠 *R. Nivivente*

小家鼠属 *Mus*

小家鼠 *M. musculus*

大鼠属 *Rattus*

褐家鼠 *R. norvegicus*

5）松鼠科 *Sciuridae*

旱獭属 *Marmota*

喜马拉雅旱獭 *Marmota himalaya*

6）林跳鼠科 *Zapodidae*

林跳鼠属 *Eozapus*

四川林跳鼠 *E. setchuanus*

7）麝鼠属

麝鼠 *O. ndatra*

在该地区还发现食虫类动物 2 种,鼩鼱(*orex siualis*)、麝鼩(*S. moschatus*)

食肉类动物 8 种,黄鼬(*Mustela sibirica*)、艾鼬(*M. eversmanni*)、香鼬(*M. altaica*)、狼(*Canisl upus*)、沙狐(*Vulpes corsac*)、赤狐(*Vulpes*)、猞猁(*Lynx*)、獾(*Badger/brock*)。

偶蹄类动物 6 种,藏羚羊(*Pantholops hodgsoni*)、岩羊(*Pseudois nayaur*)、盘羊(*Ovis ammon*)、马鹿(*Ceivus elaphus*);狍鹿(*Capreolus capreolus*);林麝(*Moschus berezovskii*)。

（6）蚤类区系:碌曲县发现的蚤类有 3 科 17 属 32 种,以斧形盖蚤、谢氏山蚤为主。

1）蠕形蚤科 *Vemipsyllidae Wagner*

鬃蚤属 *Chaetopsylla Kohaut*

同鬃蚤指名亚种 *H. homoea*

近鬃蚤 *Appropinquans*

圆头鬃蚤 *Globiceps*

2）多毛蚤科 *Hystrichopsyllidae Triaboschi*

新蚤属 *Neopsylla Wagner*

二齿新蚤 *N. bidentatiformis*

无规新蚤 *anoma*

鞍新蚤 *sellaris*

新蚤北属 *Ncarctopsylla*

鼢鼠新北蚤 *Myospalaca Ma et Wang*

纤蚤属 *Rhadinopsylla Jordan et Rothschild*

腹窦纤蚤深广亚种 *Rhadinopsylla li ventricosa*

狭臀蚤属 *Stenischia Jor-dan*

奇异狭臀蚤 *Mirabilis Jordan*

多毛蚤属 *Hystrichopsylla*

多刺多毛蚤 *Multidentata*

狭蚤属 *Stenoponia*

多刺狭蚤 *Polyspina*

杆突蚤属 *Wagnerina*

古杆突蚤 *Antiqua*

3）细蚤科 *Leptoppsyllidae Baker*

额蚤属 *Frontopsylla Wagber et Ioff*

棕形额蚤指名亚种 *F. s. spadix*

前额蚤灰旱獭亚种 *F. f. baibacina*

似升额蚤长指亚种 *F. f. elatoides longa Mikulin*

双蚤属 *Amphipsylla Wagner*

镜铁山双蚤 *A. jingtieshanensis*

青海双蚤 *A. qinghaiensis*

似方双蚤指名亚种 *A. q. quadratoides*

4）角叶蚤科 *Ceratophyllidae Dampf*

山蚤属 *Oropsylla Wagner*

谢氏山蚤 *O. silantiewi*

长须山蚤 *O. silantiewi*

盖蚤属 *Callopsylla Wagner*

斧形盖蚤 *C. dolabris*

细钩盖蚤 *C. sparsicis Jordan Rothschild*

角叶蚤属 *Ceratophyllus Curtis*

曲扎角叶蚤 *C. chutsaensis*

梯指角叶蚤 *Ceratophyllus dimi*

粗毛角叶蚤 *Ceratophyllus garei*

短突角叶蚤 *Ceratophyllus olsufjevi*

燕角叶蚤端凸亚种 *Ceratopyllus farreni chaoi*

甲端角叶蚤 *Ceratophyllus sclerapicalis*

倍蚤属 *Amphalius Jordan*

鼠兔倍蚤 *A. runatus*

副角蚤属

　　　　獾副角蚤扇形亚种 *Paraceras melis flabellum*

　　　　獾副角蚤中华亚种

　　　病蚤属 *Nosopsyllus*

　　　　秃病蚤 *Nosopsyllus laeviceps Wagner*

　　　角头蚤属 *Echidnophaga*

　　　　鼠兔角头蚤 *E. ochotona*

　5）硬蜱科 *Ixodidae*

　　　硬蜱属 *Ixodes*

　　　　草原硬蜱 *Ixodescrenulatus*

　6）虱科

　　　虱属

　　　　旱獭虱

　7）革螨科

　　　血革螨属 *Haemgamasus Berlese*

　　　革螨 *Gamasid mite*

　　3. 合作市　地处青藏高原的东南端,甘、青、川三省交界处,东连卓尼县,南靠碌曲县,西接夏河县,北临临夏州和政、临夏县。国道213线和省道306线贯城而过,是内地通往青海、西藏的交通要道,距省会兰州226km,是甘南藏族自治州州府所在地,也是全州政治、经济、文化、科技和金融中心。全市总面积2 670km²,其中草场面积16.45万 hm²,耕地面积1.02万 hm²,林地面积1.33万 hm²。1956年成立合作镇,属夏河县管辖。1996年5月28日,民政部(民行批〔1996〕35号)批准同意设立合作市(县级),以夏河县的合作镇及那吾、佐盖曼玛、佐盖多玛、卡加曼、卡加道、勒秀、加茂贡等7乡为合作市的行政区域,1997年筹建,1998年1月1日正式挂牌运作。后2012年经专家评估,将合作市纳入甘肃省鼠疫疫源监测县中,划定疫源县面积2 670km²。

　　(1)地理景观:合作市耕地主要分布于河谷地和中南部山岳阳坡,地块零碎,坡度较大。位于卡加道乡北部的太子山主峰高达4 500m,为全市最高点。勒秀乡海拔2 400m,为全市最低点。市区海拔2 936m。东北部为夷平面区,南部为低山峡谷区。

　　(2)气候:合作市属高寒湿润类型,冷季长,暖季短,年均气温-0.5～-3.5℃,极端最高气温28℃,极端最低气温-23℃。年均降水量545mm,集中于7月、8月、9月。合作地区平均无霜期48天,主要自然灾害为霜冻、冰雹和阴雨。全年日照充足,太阳能利用率高。

　　(3)土壤:土壤包括高山草甸土、亚高山、草甸土、亚高山草原土、草甸土和亚高山草原土。

　　(4)植被:主要有披碱草(*Elymus dahuricus*)、早熟禾(*Poaannua*)、矮嵩草(*Kobresia humilis*)、苔草(*Carex tristachya*)等。

　　(5)动物区系组成:无相关数据。

　　(6)蚤类区系组成:无相关数据。

　　(二)人间鼠疫流行概况

　　该疫源地鼠疫流行历史记载资料比较少,最早可以追溯到1754年,夏河拉卜楞寺喇海经中记录:"清乾隆十九年,青海省鼠疫流行,波及拉卜楞寺,死亡100余人。"

1958—1969年,该疫源地发生人间鼠疫9起,发病19例,死亡14例,病死率为73.68%。主要感染途径为剥食旱獭、接触患者,病型以腺鼠疫为主,肺鼠疫和败血型鼠疫次之。1970—2021年该疫源地未发生人间鼠疫疫情。

(三) 动物间鼠疫流行概况

1. 动物间鼠疫流行情况　1959—1969年该疫源地共分离出鼠疫耶尔森菌33株,其中人体7株、占21.21%,自毙旱獭体内24株、占72.73%,斧形盖蚤2株、占6.06%。1970—2021年未分离出鼠疫菌。1974—2018年该疫源地,用IHA方法检测主要宿主血清10 746份,鼠疫F1抗体阳性69份,总阳性率0.64%;犬血清626份,F1抗体皆为阴性。用RIHA血清学方法检测主要宿主材料1 275份,F1抗原皆为阴性。该疫源地自2001年后未检出鼠疫F1抗体阳性的血清。

2. 动物间鼠疫流行特征

(1) 鼠疫流行处于稳定控制状态,但有重新活跃迹象:2005—2021年夏河县旱獭平均密度为0.11只/hm²,较1950—1980年的0.29只/hm²、1981—2004年的0.20只/hm²(21 142/5 587.3),分别减少了近三分之一、近二分之一;但仍处于鼠疫控制标准GB 15 992(0.1只/hm²)以上,碌曲县则处于标准以下。2005—2021年该疫源地内共捕获啮齿动物2目5科8属11种,较1950—1980年捕获小型啮齿动物种类减少了11种,分别为灰尾兔、大耳鼠兔、长尾仓鼠、黑线仓鼠、独颅田鼠、高原田鼠、中华鼢鼠、林姬鼠、四川林跳鼠、麝鼠、棕背䶄。2005—2018年甘南高原旱獭疫源地鼠体蚤总蚤指数为2.92,较1950—1980年蚤指数7.19(3 429/477)减少了三分之一;洞干蚤总平均染蚤率为8.74%,总蚤指数为1.29,较1950—1980年总平均染蚤率4.26%(49/1 149)减少了近二分之一,总蚤指数(2.22)则增加了1.72倍。20世纪50年代末至60年代,甘南高原夏河和碌曲曾出现动物间鼠疫的猛烈流行,并多次引起人间鼠疫,但在60年代后期逐渐减弱,自1970年检出最后一株菌后,至今已间歇39年。碌曲县自1961年检出一株鼠疫菌被判定为疫源地后,在此后既未检出鼠疫菌,也未发现具有流行病学意义的抗体滴度,至今已静息59年。但夏河县继1991年检出2份IHA阳性血清后,1998—2001年分别检出8份、2份、1份和6份阳性血清,且2007年发现1例疑似鼠疫患者,ELISA法检测抗体滴度为1:64;2002年碌曲县检出2份阳性血清,这些监测结果表明该疫源地鼠疫流行处于稳定控制状态,但有重新活跃迹象,需要密切关注。

(2) 旱獭分布范围逐步扩大,存在部分潜在鼠疫自然疫源地:1959年夏河县鼠疫自然疫源地面积为1 237.52km²,2004年重新界定为5 027.3km²。前期利用参与完成的国家重大专项建立方法,采用3S技术,建立宿主动物潜在分布预测模型,并对甘肃鼠疫自然疫源地进行现场调查,与甘肃省以往调查以行政区划绘制的甘肃鼠疫自然疫源地分布图对比分析认为,甘南高原还有大面积旱獭分布区域,存在潜在旱獭鼠疫自然疫源地分布,如甘南的玛曲、临潭、迭部等县都有鼠疫主要宿主动物喜马拉雅旱獭分布,还存在潜在鼠疫自然疫源地,与2002年甘肃省玛曲县及其周边地区鼠疫自然疫源性调查结果一致。

(3) 鼠疫疫情及输入性鼠疫疫情的发生风险急剧增加:近年来,随着经济的发展和大型工程建设项目的实施及旅游业的发展,交通日趋便利,进出疫区的流动人口逐年增加,突发性鼠疫疫情及输入性鼠疫疫情的发生风险急剧增加。此外,甘南还是甘肃旅游业发达的地区,越来越多的人进入到鼠疫自然疫源地。喜马拉雅旱獭体型粗壮而肥胖,若被亲吻、喂食、接触,则感染风险加大,并有随交通工具传播的风险。如:2021 年 8 月份夏河县一景区连续发生游客被旱獭咬伤事件,对甘肃鼠防工作提出更高的要求。另在甘肃鼠疫防控史上,猎捕和贩运旱獭及其制品引发多起人间鼠疫。受巨额利润的驱动,进入疫源地猎捕和贩运活獭事件屡禁不止,如 2011 年 8 月甘肃省临夏州临夏县 2 名农民,私自贩运 43 匹活体旱獭至浙江省湖州、台州两市,被媒体报道,引起了原卫生部重视。2013 年 6 月临夏州森林公安局和临夏市森林公安局在临夏市慈王村下王社一户农户家查获计划贩往广州等沿海地区的 667 只活体旱獭。自 1996 年以来,甘肃查获的非法猎捕旱獭总数达万只,未查到的旱獭数量远远不止这些。针对以上情况,甘肃省政府先后出台了一系列的通告禁止猎捕和贩运旱獭,于 2017 年出台了《甘肃省鼠疫预防和控制条例》,对禁止非法猎捕旱獭等行为做出了规定。然而,受经济利益的驱动,组织非法猎捕、贩运旱獭的现象依然存在,如:如 2019 年 8 月在甘肃省徽县和天水市分别截获 300 只、312 只旱獭,均猎捕于甘南州。

(4)剥食旱獭等染疫动物是引发人间鼠疫的主要途径,当地风俗习惯也可引发人间鼠疫:甘南高原旱獭鼠疫疫源地人间鼠疫多因人主动接触染疫动物、剥食旱獭而感染,也可因当地风俗习惯而感染,如 1959 年夏河县发生人间鼠疫,因当地特殊的丧葬风俗而引发人间鼠疫。

鉴于在甘南的鼠疫发生和流行特点,我们省目前采取了以下主要防控措施:一是加大鼠疫防控知识宣传教育力度,做好疫源地务工人员和旅游人员的管控和宣传教育。医务人员培训和群众宣传教育是防止人间鼠疫发生和传播的重要内容之一。督促医疗机构和人员做到"早发现、早报告、早诊治、早隔离",规范医疗机构预检分诊、发热门诊和隔离病房建设;通过集中培训等方式,增强医务人员鼠防意识,提高人间鼠疫快速识别能力;主动深入到村医中,提高村医发现和报告鼠疫的意识和能力,落实首诊医生责任制。大力推进鼠疫防控"进机关、进医院、进社区、进学校、进家庭"活动,通过宣讲、咨询、趣味活动等方式加大教育力度,扩大教育覆盖面,提高群众鼠疫"三报三不"意识,切实达到有效动员社会力量、群防群控的目的。在鼠疫疫源地推行逐级包保责任制,针对疫源地内生产生活的牧民、雇工和工矿企业、工程项目从业人员、景点旅游人员等重点人群,签订责任书、面对面宣传、电话追踪随访等,做好动态监管,强化工程施工人员和旅游人员的疫情观念和自我保护意识。二是科学、规范、有序开展鼠疫监测工作,掌握疫情动态和趋势,为有效预防和预测鼠疫疫情提供科学依据。在已知鼠疫疫源地,以及可能存在鼠疫疫源性、具有潜在动物鼠疫发生危险的地区,采取固定监测、流动监测、疫源检索及鼠情调查等形式开展监测。如在动物或人间鼠疫流行、发生地以固定监测和流动监测相结合的形式开展监测;在人口稠密地区或具有交通枢纽和大型建设项目的地方开展固定监测,其他地区开展流动监测;在已知疫源地以外地区开展疫源检索和鼠情调查,检索该地主要优势种群动物及非圈养犬血清、自毙动物病原学监测、宿主动物数量调查。掌握动物鼠疫流行动态,进行鼠疫疫情趋势分析、风险评估、预测鼠疫疫情提供依据。三是加强应急建设,提高鼠疫疫情处置能力。各级鼠疫防控机构加强了应急物资储备和人才队伍建设,对紧急疫情处理物品、药品及时补充,保障处置突发鼠疫疫情的应急物资储备,开展不同形式的鼠疫人间疫情处置应急演练,提高突发疫情的应对处置能力。四是严厉打击非法猎捕、贩运、加工、储存和销售旱獭和其他染疫动物及其制品的行为。各级鼠防机构做好《甘肃省鼠疫预防和控制条例》的宣贯工作,对于非法猎捕、贩运、加工、储存和销售旱獭和其他染疫动物及其制品的违法行为予以严厉打击,以儆效尤。

(四)疫源地动态变化趋势

甘南高原喜马拉雅旱獭鼠疫自然疫源地与青海、西藏高原喜马拉雅旱獭鼠疫疫源地地域相连,且鼠疫菌主要基因组型一致,推测该块疫源地是由青甘藏高原喜马拉雅旱獭鼠疫疫源地传入,且未演化。1949 年以后,为了控制鼠疫疫情,全国绝大部分疫区实施了大规模灭鼠、灭蚤等综合性防控措施。夏河县自 1960 年开始灭獭截至 1969 年再未发生人间鼠疫,1971 年以来未发生过动物鼠疫,目前处于"静息"状态。近几十年来,受自然因素和人为活动的影响,甘南草原呈现退化的趋势,退化草地面积达 154.2hm^2,约占草地总面积的56.6%。草原退化导致甘南草原生态环境逐年不断恶化,草原水土流失日趋严重,草原生物数量骤减,湿地资源严重萎缩。然而,对于该疫源地的生态变化与鼠疫的关系需要我们进行长期观测和研究。

第二节　阿拉善黄鼠鼠疫自然疫源地

一、甘肃阿拉善黄鼠鼠疫自然疫源地

甘肃阿拉善黄鼠鼠疫自然疫源地是甘宁黄土高原阿拉善黄鼠鼠疫自然疫源地的一部分,地处甘肃省中部,包括会宁县、平川区,疫源面积 6 836.9km^2。

(一)各疫源县概况

1. 会宁县　地处甘肃中部,白银市南端,位于北纬 35°33′~36°26′,东经 104°31′~105°34′。东与宁夏回族自治区的海原、西吉相连;南和通渭、静宁毗邻;西同定西、榆中交界,北与靖远、平川接壤。1962 年,会宁县发生人间鼠疫,从死者及死狐体内首次分离到鼠疫耶尔森菌,次年又从阿拉善黄鼠及其体外寄生蚤体内分离出鼠疫耶尔森菌,1963 年被判定为阿拉善黄鼠鼠疫自然疫源地,疫源面积 6 313.2km^2,分布在 28 个乡镇(会师镇、郭城驿镇、河畔镇、头寨子镇、甘沟驿镇、太平店镇、丁家沟乡、中川乡、新添堡回族乡、侯家川乡、党家岘乡、杨崖集乡、老君坡乡、翟家所乡、柴家门乡、八里湾乡、平头川乡、韩家集乡、大沟乡、四房吴乡、汉家岔乡、土门岘乡、新塬乡、刘家寨子乡、草滩乡、土高山乡、白草塬乡、新庄乡)。

(1)地理景观:会宁地处西北黄土高原和青藏高原交界地带,土地构造复杂,多以变质岩和花岗岩为基底,其上广泛沉积第三系红土和第四系黄土,局部地段露石灰系,侏罗系和白垩系地层。整个地势由东南向西北倾斜,梁峁起伏,沟壑纵横。全县以祖厉河为基干,分布树枝状沟壑,遍布 V 形深谷。地势总体南高北低,东北角、中西部有海拔 2 200m 的山塬和峰峦。南部、中部为山地,多属黄土堆积侵蚀长梁、梁峁、地峁;北部多为川、塬地、为梁峁顶面残塬和河流切割成的沟谷阶地地貌。

(2)气候:气候类型属温带大陆型季风气候。年平均温度为 6.4℃,年日照时数约 2 506小时,无霜期为 136~186 天,年均降水量 340mm,年蒸发量达 1 800mm。降水量少且分布不均匀,年际变率较大。

(3)土壤:土壤属于温带草原黑垆土地带,为陇东陇中黄土高原黑垆土地带的西北延伸

部分,有黑垆土、灰褐土、黄绵土、灰钙土,海拔 1 497~2 400m。

（4）植被:植被为温带草原黄土高原类型,主要以十字长科、禾本科、豆科、蒿属科等,建群种以羊茅、针茅、冰草、白蒿、茵陈蒿、骆驼蓬、蒙古沁巴等为主,覆盖度 30% ~75% ,阴坡高于阳坡。

（5）动物区系:会宁县境内发现啮齿目、兔形目动物 6 科 10 属 14 种,阿拉善黄鼠是该疫源地鼠疫菌的主要贮存宿主,沙狐对鼠疫菌表现很高的抗性,因此为偶然宿主。

1）兔科

　　兔属 *Lepus*

　　　蒙古兔 *L. capensis tolai*

2）鼠兔科 *Ochotonidae*

　　鼠兔属 *Ochotona*

　　　达乌尔鼠兔(青胎子) *O. daurica*

3）松鼠科 *Seiuridae*

　　黄鼠属 *Citellus*

　　　阿拉善黄鼠 *S. alaschanicus*

　　花鼠属 *Eutamias*

　　　花鼠(五道眉) *E. sibiricus*

4）仓鼠科 *Cricetidae*

　　仓鼠属 *Cricetulus*

　　　灰仓鼠(搬仓) *C. migratorius*

　　　黑线仓鼠(搬仓) *C. barabensis*

　　　大仓鼠(田老鼠) *C. triton*

　　　长尾仓鼠(搬仓) *C. longicaudatus*

　　鼢鼠属 *Myospalax*

　　　中华鼢鼠(瞎瞎) *M. fontanieri*

　　沙鼠属 *Meriones*

　　　子午沙鼠(黄老鼠) *M. meridianus*

5）跳鼠科 *Dipodidae*

　　五趾跳鼠属 *Allactaga*

　　　五趾跳鼠(跳兔子) *A. sibirica*

6）鼠科 *Muridae*

　　小家鼠属 *Mus*

　　　小家鼠 *M. musculus*

　　鼠属 *Rattus*

　　　褐家鼠(大老鼠) *R. norvegicus*

　　　社鼠 *R. niventer*

在该县还发现食虫类动物 1 种,甘肃鼹(翻掌)(*Scapanulus oweni*);

食肉类动物 9 种,艾鼬(地狗)(*Mustela eversmanni*)、黄鼬(黄鼠狼)(*Mustela sibica moupinensis*)、石貂(崖獭)(*Martes foina intermedia*)、青鼬(黄猺)(*Martes flavigula*)、虎鼬(花地狗)(*Vormela pereguana negans*)、猪獾(沙獾)(*Arctonyx collaris leucolaemus*)、狗獾(獾)(*Meles meles leptorhynchus*)、狼(*Canis lupus chanco*)、沙狐(野狐)(*Vulpes corsac*)。

（6）蚤类区系：会宁县发现的蚤类有 7 科 23 属 50 种，方形黄鼠蚤蒙古亚种是该疫源地鼠疫菌的主要传播媒介，阿巴盖新蚤为次要媒介。

1）蚤科 *Pulicoidea Billberg*

　　蚤属 *Pulex*

　　　人蚤 *P. irritans*

　　栉首蚤属 *Ctenocephalides Stiles et Collins*

　　　猫栉首蚤指名亚种 *C. felis*

　　客蚤属 *Xenopsylla Glinkiewicz*

　　　同形客蚤指名亚种 *X. conformis conformis*

2）蠕形蚤科 *Vermipsyllidae Wagner*

　　鬃蚤属 *Chaetopsylla Kobaut*

　　　同鬃蚤 *C. homoea*

　　　近鬃蚤 *C. appropinquans*

3）切唇蚤科 *Coptopsyllidae Wagner*

　　切唇蚤属 *Coptopsylla Jordan et Rothschild*

　　　叶状切唇蚤突高亚种 *C. lamellifer ardua*

4）栉眼蚤科 *Ctenophthalmidae Rothschild*

　　狭蚤属 *Stenoponia Jordan et Rothschild*

　　　多棘狭蚤 *S. polyspina*

　　新蚤属 *Neopsylla Wagner*

　　　无规新蚤 *N. anoma*

　　　异种新蚤 *N. aliena*

　　　副规新蚤 *N. paranoma*

　　　阿巴盖新蚤 *N. abagaitui*

　　　盔状新蚤 *N. galea*

　　　二齿新蚤 *N. bidentatiformis*

　　　红羊新蚤 *N. hongyangensis*

　　　类新蚤 *N. compar*

　　新北蚤属 *Nearctopsylla Rothschild*

　　　短指新北蚤 *N. brevidigita*

　　纤蚤属 *Rhadinopsylla Jordan et Rothschild*

　　　腹窦纤蚤浅短亚种 *R. li murium*

　　　弱纤蚤 *R. tenella*

　　　吻短纤蚤 *R. dives*

5）蝠蚤科 *Ischnopsyllidae Tiraboschi*

蝠蚤属 *Ischnopsyllus Westwood*

　　印度蝠蚤 *I. indicus*

6）细蚤科 *Leptopsyllidae Baker*

细蚤属 *Leptopsylla Jordan et Rothschild*

　　缓慢细蚤 *L. segnis*

小栉蚤属 *Minyctenopsyllus Liu，Zhang et Wang*

　　三角小栉蚤 *M. triangularus*

栉叶蚤属 *Ctenophyllus（s. str）Wagner*

　　丛鬃栉叶蚤 *C. hirticrus*

茸足蚤属 *Geusibia Jordan*

　　结实茸足蚤 *G. torosa*

额蚤属 *Frontopsylla Wagner et Ioff*

　　无棘鬃额蚤 *F. aspiniformis*

　　圆指额蚤指名亚种 *F. wagneri wagneri*

　　棕形额蚤指名亚种 *F. spadix spadix*

　　似升额蚤指名亚种 *F. elatoides eiatoides*

　　似升额蚤介中亚种 *F. elatoides intermedia*

　　光亮额蚤 *F. luculenta*

　　升额蚤波蒂斯亚种 *F. elata botis*

　　前额蚤灰獭亚种 *F. frontalis baibacina*

眼蚤属 *Ophthalmopsylla Wagner et Ioff*

　　角尖眼蚤指名亚种 *O. praefecta*

　　角尖眼蚤深窦亚种 *O. praefecta pernix*

　　前凹眼蚤 *O. jettmari*

双蚤属 *Amphipsylla Wagner*

　　尖指双蚤 *A. casis*

　　丛鬃双蚤指名亚种 *A. vinogradovi vinogradovi*

　　丛鬃双蚤甘肃亚种 *A. vinogradovi gansuensis*

　　细钩双蚤 *A. tenuihama*

7）角叶蚤科 *Ceratophyllidae Dampf*

倍蚤属 *Amphalius Jordan*

　　鼠兔倍蚤 *A. runatus*

副角蚤属 *Paraceras Wagner*

　　獾副角蚤扇形亚种 *P. melis flabellum*

黄鼠蚤属 *Citellophilus Wagner*

　　方形黄鼠蚤蒙古亚种 *C. tesquorum mongolicus*

角叶蚤属 *Ceratophyllus Curtis*

　　曲扎角叶蚤 *C. chutsaensis*

梯指角叶蚤 *C. dimi*

粗毛角叶蚤 *C. garei*

禽角叶蚤欧亚亚种 *C. gallinae tribulis*

病蚤属 *Nosopsyllus Jordan*

端突病蚤 *N. apicoprominus*

秃病蚤田鼠亚种 *N. laeviceps ellobii*

单蚤属 *Monopsyllus Kolenati*

花鼠单蚤 *M. indages*

李氏单蚤 *M. liae*

2. **平川区** 位于白银市中部偏北,地处东经 104°24′~105°51′,北纬 36°18′~37°00′之间。平川区面积 2 106km²,占全省总面积的 0.36%。平川区位于白银市中部,是 1985 年随白银市恢复建立而成立的市辖区,东与会宁县及宁夏回族自治区海原县接壤,南、北部均与靖远县相连,西与景泰县为邻。自 1977 年从平川区(原为靖远县行政区域)阿拉善黄鼠、阿巴盖新蚤中分离出鼠疫菌,从而判定为平川区为阿拉善黄鼠鼠疫自然疫源地。该鼠疫自然疫源地位于甘宁阿拉善黄鼠疫源地西北部宁夏和甘肃交界处,处于东经 105°10′~106°07′,北纬 36°10′~36°40′之间,分布于黄峤、种田、复兴三个乡,疫源地面积达 383.5km²。

(1)地理景观:该地区属分割的黄土高原丘陵地带,海拔 1 800~2 800m,为干旱荒漠化草原景观。

(2)气候:气候为温带半干旱气候,年平均气温 5.3~6.5℃,温差较大,无霜期 120~180天,雨量稀少,自然环境恶劣。

(3)土壤:土壤以温带草原黑垆土为主。

(4)植被:植被多为禾本科植物,覆盖率为 20%~40%。

(5)动物区系组成:平川区阿拉善黄鼠鼠疫疫源地宿主动物组成,分啮齿目、兔形目、食肉目 9 科 16 属 16 种:

啮齿目 *Rodentia*

1)松鼠科 *Sciuridae*

黄鼠属 *Spermophilus*

阿拉善黄鼠 *Spermophilus alashanicus*

兔形目 *Lagomorpha*

2)鼠兔科 *Ochotonidae*

鼠兔属 *Ochotona*

达乌尔鼠兔 *Ochotona daurica*

啮齿目 *Rodentia*

3)鼠科 *Muridae*

小鼠属 *Mus*

小家鼠 *Mus musculus*

大鼠属 *Rattus*

褐家鼠 *Rattus norvegicus*

沙鼠属 *Meriones*

子午沙鼠 *Meriones meridianus*

姬鼠属 *Apodemus*

黑线姬鼠 *Apodemus agrarius*

4）仓鼠科 *Cricetidae*

大仓鼠属 *Tscherskia*

大仓鼠 *Tscherskia triton*

仓鼠属 *Cricetulus*

灰仓鼠 *Cricetulus migratorius*

5）跳鼠科 *Dipididae*

五趾跳鼠属 *Allactaga*

五趾跳鼠 *Allactaga sibirica*

6）松鼠科 *Sciuridae*

花松鼠属 *Tamiops*

隐纹花鼠 *Tamiops swinhoei*

兔形目 *Lagomorpha*

7）兔科 *Leporidae*

兔属 *Lepus*

蒙古兔 *Lepus tolia*

穴兔属 *Oryctolagus*

家兔 *Oryctolagus cuniculus*

食肉目 *Carnivora*

8）鼬科 *Mustelidae*

鼬属 *Mustela*

艾鼬 *Mustela eversmannii*

9）犬科 *Canidae*

犬属 *Cani*

家犬 *Canis familiaris*

狐属 *Vulpes*

赤狐 *Vulres vulpes*

10）猫科 *Felidae*

猫属 *Felis*

家猫 *Felis catus*

（6）蚤类区系：平川区发现的蚤类分属蚤目的蚤总科和角叶蚤总科，有4科7属10种：

1）蚤总科 *Pulicoidea*

蚤科 *Pulicidae*

蚤属 *Pulex*

人蚤 *Pulex irritans*

2）角叶蚤科 *Ceratophyllidae*

　　黄鼠蚤属 *Citellophilus*

　　　方形黄鼠蚤蒙古亚种 *Citellophylus tesguorum mongolicus*

　　病蚤属 *Nosopsyllus*

　　　秃病蚤田鼠亚种 *Nosopsyllus laeviceps ellobii*

3）多毛蚤科 *Hystrichopsyllidae*

　　新蚤属 *Neopsylla*

　　　阿巴盖新蚤 *Neopsylla abagaitui*

　　　盔状新蚤 *Neopsylla galea*

　　　红羊新蚤 *Neopsylla hongyangensis*

4）细蚤科 *Leptopsyllidae*

　　眼蚤属 *Ophthalmopsylla*

　　　尖角眼蚤指名亚种 *Ophthalmopsylla praefecta pralfecta*

　　双蚤属 *Amphipsylla*

　　　尖指双蚤 *Amphipsylla casis*

　　　细钩双蚤 *Amphipsylla tenuihama*

　　额蚤属 *Frontopsylla*

　　　光亮额蚤 *Frontopsylla luculenta*

注:红羊新蚤为宁夏固原市海原县人白学礼于1986年发现。

（二）人间鼠疫流行概况

　　据《中国鼠疫流行史》记载,会宁县最早一次人间鼠疫流行是在1931年。1929—1931年当地连续3年旱灾,1931年8月地面出现许多死鼠,群众在挖取鼠洞粮和剥食死鼠的过程中,感染鼠疫,致使冉家坪、王家坪共计发病70人,死亡68人。1931—1949年,共计9个村发生人间疫情,发病126人,死亡124人。

　　1962—2021年,甘肃省黄鼠鼠疫自然疫源地仅1962年发生1起人间鼠疫,其他年份均无人间疫情发生。本次人间疫情与首发病例密切接触87人,共发病26例（男性13例、女性13例）,死亡11例,发病率为29.89%（26/87）,病死率为42.31%（11/26）。病例主要分布在会宁县的刘寨乡和新塬乡。其中刘寨乡斜沟村黑窑洞,发病例数占总发病例的53.85%,死亡例数占总死亡病例的72.73%;甜水井村老李岔沟发病例数占34.62%,死亡例数占27.27%;寨科村发病1例,经治疗后康复。新塬乡河坝村庙儿坪发病2例,均治愈。人间疫情发病时间为7~8月份,其中8月份共发病17例,占发病数的65.38%（17/26）。从感染到发病时间为2~3天,发病到死亡3天左右。所有病例临床病型均为肺鼠疫,有病症记述的20例肺鼠疫患者,潜伏期为1~5天,平均3天;90%以上有咳嗽、胸痛、咯血痰症状;一般症状为高热（39~41℃）、恶寒、头痛、乏力、食欲缺乏、呼吸困难等。

（三）动物间鼠疫流行概况

　　1962—2021年间,黄土高原阿拉善黄鼠鼠疫疫源地2个县（区）发生动物鼠疫流行,判定疫点数5个,动物鼠疫流行年数为3,流行年次数3。其中会宁县1962—2021年间有2年次动物鼠疫流行,动物检菌最早年代是1962年,最后检菌年份是1963年。1963年6~7月,先后在刘寨乡斜沟村黑窑洞后岘和甜水井村老李岔沟采集的阿拉善黄鼠(2 只活体,1 只自毙)及寄生蚤体内分离出 7 株鼠疫耶尔森菌,判定疫点 2 处,两疫点间距离约 3km,疫点总面积 300hm² 多。

自 1977 年从平川区(原为靖远县行政区域)种田、复兴 2 乡阿拉善黄鼠、阿巴盖新蚤中分离出鼠疫耶尔森菌,从而判定平川区为阿拉善黄鼠鼠疫自然疫源地,判定疫点 2 处,该疫源地于 1977 年最后一次发现鼠疫流行,在此后的 40 年间,每年检菌均为阴性。

1962—2021 年间,甘肃黄土高原阿拉善黄鼠鼠疫疫源地内染疫动物种类为阿拉善黄鼠和沙狐。分别从染疫阿拉善黄鼠体内分离鼠疫耶尔森菌 5 株,占染疫动物的 83.33%;染疫沙狐体内分离鼠疫耶尔森菌 1 株,占染疫动物的 16.67%。

1962—2021 年间,甘肃黄土高原阿拉善黄鼠鼠疫疫源地染疫媒介分离鼠疫耶尔森菌 5 株,染疫媒介种类 2 种,分别从方形阿拉善黄鼠蚤蒙古亚种体内分离鼠疫耶尔森菌 3 株,占染疫媒介的 60%,从阿巴盖新蚤体内分离 2 株,占染疫媒介的 40%。

(四) 疫源地动态变化趋势

有研究表明,该疫源地是在历史的发展过程中,黄土高原地貌、气候等自然因素急剧变化以后,小型啮齿动物黄鼠等从周边或北方较远地区逐渐潜入,在宿主、媒介和病原之间形成了稳定的关系,并在特定条件下鼠疫流行,形成稳定的疫源地。我们前期研究结果显示黄土高原疫源地与内蒙古长爪沙鼠及甘宁黄土高原阿拉善黄鼠鼠疫自然疫源地的地理位置都比较接近,鼠疫菌主基因型与内蒙古长爪沙鼠及甘宁黄土高原阿拉善黄鼠鼠疫自然疫源地内鼠疫菌主基因型分别相差 1、2 个位点,可能是由上述疫源地传入。该疫源地 60、70 年代动物间鼠疫流行猛烈,并不断引发人间鼠疫。1962 年 7 月 26 日,首发病例在剥制染疫自毙猫皮毛时经呼吸道吸入微粒物感染,引起人间肺鼠疫暴发,密切接触 91 人,发病 26 人,死亡 11 人,这也是 1949 年后较大的一次肺鼠疫流行。进入 80 年代动物鼠疫流行逐渐减弱,会宁县在 1963 年从黄鼠及其寄生蚤体内检出鼠疫耶尔森菌后至今再未检出鼠疫耶尔森菌,继而 1997 年后再未检出阳性血清,动物间鼠疫疫情呈现"静息状态"。平川区自 1977 年检出 3 株鼠疫耶尔森菌后,一直未检出鼠疫耶尔森菌,并自 1984 年检出 16 份阳性血清后,再未检出阳性血清,动物间鼠疫疫情呈现"静息状态"。会宁县在 1963 年从黄鼠及其寄生蚤体内检出鼠疫耶尔森菌后至今再未检出鼠疫耶尔森菌,自 1974 年被动血凝试验用于动物病的诊断后,共检出阳性血清 92 份,1997 年检出 1 份阳性血清后,至今再未检出阳性血清;平川区自 1977 年检出 3 株鼠疫菌后,一直未检出鼠疫菌,1982 年检出 6 份阳性,最高滴度为 1:40,1984 年检出 16 份阳性,最高滴度为 1:80,后再未检出阳性血清,以上监测结果表明该疫源地动物间鼠疫疫情呈现"静息状态",然而与会宁县、平川区相邻的宁夏西吉县、海原县分别于 2003 年、2004 年检出 10 份、3 份阳性血清,推断该疫源地局部地区有鼠疫动物病间断性微弱流行,鼠疫菌有可能以非典型变异的方式保存。

1963—2019 年间,甘肃黄土高原阿拉善黄鼠鼠疫疫源地黄鼠平均密度呈现逐渐下降趋势,其中 1963—1981 年间黄鼠平均密度为 1.29 只/hm²,1982—2019 年间黄鼠平均密度为 0.60 只/hm²。此外,小型鼠群落结构和数量发生变化,2005—2019 年捕获鼠种隶属 2 目 5 科 10 属 15 种,较 1982—1995 年增加 8 种,即黑线姬鼠、大林姬鼠、褐家鼠、社鼠、洮洲绒鼠、林跳鼠、东方田鼠及食虫目的齁鼱;减少了 1 种,即达乌尔鼠兔。自 2008 年捕获到黑线姬鼠,2010年捕获到大林姬鼠后,姬鼠数量呈逐年增长,分别达到小型鼠种群数量的7.45%和4.57%。仓鼠类数量亦呈上升趋势,尤其是长尾仓鼠,由1982—1995年的0.49上升到2005—2019年的29.81%,取代子午沙鼠成为小型鼠的优势种。五趾跳鼠数量逐年减少,由1982—1995年的20.13%下降到2005—2019年的6.11%。黄鼠疫源地内,1962—1998年间,由于荒山造田开垦等人为因素,阿拉善黄鼠疫源地的地理景观,最适生境较动物鼠疫流行活跃的年代有较大的改变,此外,黄鼠疫源地降水量下降,黄鼠密度稳定下降,疫源地内的黄鼠呈岛状或点状分布,疫源地内宿主、媒介的结构变化,加大了黄鼠个体之间的距离,直接阻碍了它们之间的寄生关系,很难发生大规模流行。我们前期研究结果表明阿拉善黄鼠鼠疫疫源地当年平均温度及领先1年、2年、3年的平均温度与鼠疫流行有相关性,且差异有统计学意义($P<0.05$);领先1年的平均降水量与阿拉善黄鼠鼠疫流行有相关性,差异有统计学意义($P<0.05$)。黄鼠疫源地内随着气温变暖、降水量的下降,加之20世纪80年代曾实施荒田开垦,水利建设等活动,黄鼠数量一度持续下降。近年来,由于退耕还林还草,生境恢复,黄鼠数量有所回升,且在农田生境多有分布,一旦发生鼠疫,定会殃及当地人群,需密切关注。

参考文献

[1] 丛显斌,刘振才,李群.中国鼠疫自然疫源地[M].北京:人民卫生出版社,2019:654.

[2] 姚呈祥,吴得强.鼠疫专业人员培训教材[M].兰州:甘肃科学技术出版社,2007:26.

[3] 俞东征.鼠疫动物流行病学[M].北京:科学出版社,2009:248-272.

[4] 阿克塞县地方史志办公室.阿克塞年鉴[M].兰州:甘肃民族出版社,2020:12.

[5] 肃北县地方史志办公室.肃北年鉴[M].兰州:甘肃民族出版社,2020:12.

[6] 朱利辉,李爱军,刘如珍,等.甘肃肃北县地质灾害形成条件及发育规律研究[J].矿产勘查,2021,12(3):783-789.

[7] 赵忠,何毅,李青,等.肃南肃北草地类型及草地植物物种多样性现状[J].草业学报,2010,19(5):227-238.

[8] 雷淑琴,金生仁,李诚,等.玉门市气候特征及农业气候资源开发利用探析[J].现代农业科技,2021,(17):199-200.

[9] 田永亮,周建伟,于应文,等.祁连山北麓高原鼢鼠栖息地的选择要素[J].兽类学报,2017,37(4):407-413.

[10] 黄秋凤,陈海.退耕还林工程对山丹县生态环境的影响及效益分析[J].防护林科技,2017,(3):73-74,87.

[11] 赵成章,石福习,董小刚,等.祁连山北坡退化林地植被群落的自然恢复过程及土壤特征变化[J].生态学报,2011,31(1):0115-0122.

[12] 方喜业.中国鼠疫自然疫源地[M].北京:人民卫生出版社,1990:38.

[13] 梁效成.2000-2010年甘肃省人间鼠疫疫情分析[J].疾病预防控制通报,2011,26(5):43-44.

[14] PERRY RD,FETHERSTON JD.Yersinia pestis-etiologic agent of plague[J].Clin Microbiol Rev,1997,10:35-36.

[15] PRENTICE MB,RAHALISON L.Plague[J].Lancet,2007,369:1196-207.

[16] 王鼎盛,格鹏飞,席进孝,等.甘肃肃北、肃南县鼠疫疫源地气候因素对鼠疫流行影响的非线性效应[J].中华地方病杂志,2020,39(1):27-32.

[17] 苏永强,席进孝,格鹏飞,等.甘肃肃北地区旱獭鼠疫流行与气象因素关联性分析[J].中华地方病学

杂志,2019,3(2):117-121.

[18] 黎文鸿,王梦迪,尹家祥.自然环境改变对鼠疫发生的影响[J].中国热带医学 2021,21(10):1013-1016.

[19] SUAREZ DL,PERDUE ML,COX N,et al. Comparisons of highly virulent H5N1 influenza a viruses isolated from humans and chickens from Hong Kong[J]. J Virol,1998,72(8):6678-6688.

[20] FAO. OFFLU assists Indonesia to combat avian influenza[EB/OL]. FAO,News & features archive,2010[2017-04-01],http://www. fao. org/avianflu/en/news/indonesia_OFFLU_hpai. html.

[21] ANHOLDT RM,STEPHEN C,COPES R. Strategies for collaboration in the interdisciplinary field of emerging infectious diseases[J]. Zoonoses Public Health,2012,59(4):229-240.

[22] 加尔恒,闻娣,殷龙清,等.呼图壁县灰旱獭鼠疫疫源地内海拔高度、季节变化对鼠疫传播媒介的影响[J].世界最新医学信息文摘,2015,15(92):154-157.

[23] 刘霖,刘正祥,杜春红,等.2007—2012年云南省居民区鼠疫宿主动物调查及其地理分布[J].中华地方病学杂志,2014,33(5):517-521.

[24] AYYADURAI S,HOUHAMDI L,LEPIDI H,et al. Long-term persist-ence of virulent Yersinia pestis in soil[J]. Microbiology,2008,154(9):2865-2871.

[25] BRENEVA NV,MARAMOVICH AS,KLIMOV VT. The population Variability of Yersinia pestis in soil samples from the natural focus of plague[J]. Zh Mikrobiol Epidemiol Immunobiol,1900,(2):7-11.

[26] WANG Y M,ZHOU L,FAN M G,et al. Isolated cases of plague-Inner MongoliaG-Beijing,2019[J]. China CDC Weekly,2019,1(1):13-16.

[27] RYAN ET,HILL D,SOLOMON T,et al. Hunter's tropical medicine and emerging infectious diseases(Tenth Edition)[M]. London:Content Repository Only,2020,623-629.

[28] 高伟,高明春,于艳辉.鼠疫耶尔森氏菌与铁元素的关系[J].中国地方病防治杂志,2006,21(4):219-221.

[29] 李瑞,尹家祥.生态地理景观要素土壤与鼠疫的关系[J].中国人兽共患病学报,2020,36(10):876-880.

[30] 张涛,冯志勇,邱峻荣.鼠疫高级细菌学[M].银川:宁夏人民出版社,2006:18-20.

[31] Patz JA,Graczyk TK,Geller N,et al. Effects of environmental change on emerging parasitic diseases[J]. Int J Parasitol,2000,30(12/13):1395-1405.

[32] WANG X,WEI X,SONG Z,et al. Mechanism study on a plague outbreak driven by the construction of a large reservoir in southwest China(surveillance from 2000-2015)[J]. PLoS Negl Trop Dis,2017,11(3):e0005425.

[33] 张龙,郭程,肖燕,等.喜马拉雅旱獭的洞穴特征及其生态意义[J].兽类学报,2019,39(3):258-265.

[34] 汪有奎,李进军,杨全生,等.祁连山北坡生态现状与治理对策[J].中国水土保持,2014,(9):27-31.

[35] 刘昭兵,陈贵春,龚晓俊,等.2001-2011年贵州省大型工程建设项目地区鼠疫危险性分析[J].中华地方病学杂志,2015,34(4):282-285.

[36] 王鼎盛,郑效瑾,鲁新民,等.敦煌至格尔木铁路甘肃段区域动物鼠疫流行现状分析[J].中华地方病学杂志,2018,37(1):59-63.

[37] 许国成.甘南夏河高寒草甸高原鼢鼠和高原鼠兔秋季栖息地特征[J].草业科学,2015,32(10):1675-1681.

[38] 从显斌,鞠成.中国人间鼠疫[M].北京:人民卫生出版社,2018:97.

[39] 姚宝辉,王缠,郭怀亮,等.人工草地建设对甘南草原土壤理化特性和微生物数量特征的影响[J].水土保持学报,2019,33(1):192-199.

［40］王鼎盛,席进孝,格鹏飞,等.1962-2018 年甘肃省黄鼠疫源地鼠疫流行病学特征动态变化［J］.中华地方病学杂志,2020,39(7):510-515.

［41］卢世堂.浅谈甘宁阿拉善黄鼠疫源地的形成［J］.中国地方病防治杂志,2013,28(1):30-32.

［42］王新华,张宏,郭丽民,等.甘肃省 202 株鼠疫耶尔森菌基因型分布及流行特征分析［J］.中华流行病学杂志,2013,34(5):433-437.

［43］安君胜.1962-2019 年阿拉善黄鼠疫源地疫情监测结果分析［J］.中国地方病防治,2021,36(1):41-42,44.

［44］王鼎盛,徐大琴,格鹏飞,等.甘肃阿拉善黄鼠寄生蚤数量与宿主数量和气象因子的关系［J］.中华地方病学杂志,2018,37(12):965-968.

［45］王鼎盛,格鹏飞,徐大琴,等.气象因素对甘肃阿拉善黄鼠疫源地动物鼠疫的影响［J］.中华地方病学杂志,2018,37(7):526-531.

第七章

四川鼠疫生态

四川省鼠疫自然疫源地位于四川省甘孜藏族自治州,地理位置大致在北纬 28°46′~34°20′,东经 97°22′~101°26′ 之间,由分布在石渠县的青藏高原青海田鼠鼠疫自然疫源地(plague natural foci of *Microtus fuscus* in Qinghai-Tibet Plateau,以下简称"田鼠疫源地")和分布在德格县、巴塘县、理塘县、雅江县、新龙县的青藏高原喜马拉雅旱獭鼠疫自然疫源地(plague natural foci of *Marmota himalayana* in Qinghai-Tibet Plateau,以下简称"旱獭疫源地")组成(图 7-1)。四川省鼠疫自然疫源地基本上沿着沙鲁里山脉自北向南分布,同时,该疫源地位于"可可西里-巴颜喀拉山中生代"造山带的青藏高原东缘"松潘-甘孜"造山带,该地带地震频发。

四川省鼠疫自然疫源地区域地貌属于川西高山高原大区。其中田鼠疫源地分布在"石渠-色达"丘状高原区,该区属"构造-剥蚀"地貌,高原面保存较为完整,地势丘状起伏,山岭标高一般在 4 400~5 000m,山顶圆滑似丘状,岭谷高差不大,河谷呈浅凹形,谷坡较缓,该区南部沿"甘孜-鲜水河"断裂带分布着一系列断陷河谷盆地。理塘县、雅江县和新龙县旱獭疫源地主要分布在沙鲁里山脉丘状高原区,德格县和巴塘县旱獭疫源地主要分布在金沙江东岸高山峡谷区。沙鲁里山脉丘状高原区为"构造-侵蚀"地貌,该区是雅砻江与金沙江分水岭,脊岭一般在 5 500m 左右,终年积雪,发育有现代冰川,有保存完好的古夷平面,海拔多在4 500~4 700m。该区河谷断陷(冰蚀)盆地多在海拔 3 500~3 700m,高原面起伏和缓,大小不一的积水凹地星罗棋布。金沙江东岸高山峡谷区为"侵蚀—剥蚀"地貌。受断裂带控制,该区形成南北向的高山与峡谷,高程自北而南急剧下降,山顶标高在 4 000~4 500m,河谷标高3 000~3 500m。其中,巴塘盆地标高 2 500m,金沙江在区内大部地段为峡谷,谷坡一般为40°~45°,不少地段达 50°~60°,谷深达 2 500~3 000m,水流湍急,支沟众多,羽状分布,下切普遍较深,形成峡谷和嶂谷,使高原面解体,地面极其崎岖破碎,形成陡峻的高山。该区由于河流切割,河间山岭窄狭,长度仅 8~10km。在巴塘县竹巴龙等地段,可见五级阶地,3~5 级为基座阶地,1~2 级为上迭或内迭阶地。同时,该区海拔高差大,气候立体变化明显,从河谷到山脊依次出现亚热带(>10℃积温 4 500~8 000℃)、暖温带(>10℃积温3 400~4 500℃)、中温带(>10℃积温 1 600~3 400℃)、寒温带(>10℃积温小于 1 600℃)、亚寒带、寒带和永冻带。从总体来看,巴塘县以寒温带、亚寒带、寒带气候为主。金沙江东岸高山峡谷区气候总的特征是河谷干暖,山地冷湿,光照丰富,降水量少。

四川省鼠疫自然疫源地位于我国三大基本自然区的青藏高寒区的高原东南部边缘,即南北走向的横断山系。由于横断山区的南北向高山峡谷的通道效应,造成南北方动物相互渗透,所以动物种类较多,是动物聚集的中心,也是动物的避难地。张绵跃等人指出,在大的空间尺度上,根据世界动物地理区划分级种,中国大陆分属 2 个界,即古北界(Palearctic)和

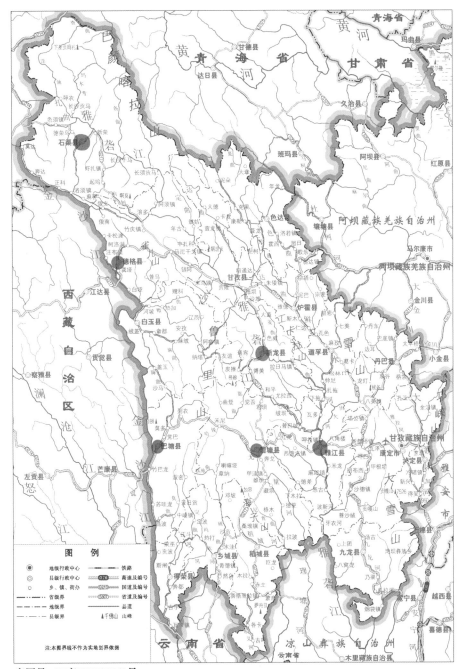

审图号：GS京(2022)1569号

图 7-1 四川省鼠疫自然疫源地地理分布

东洋界(Oriental)，两界在川西地区的分界线经若尔盖-黑水-马尔康-丹巴-康定-理塘至巴塘。该线上以北的东洋界成分占34%，古北界成分占66%，愈往北，古北界成分愈多。所以，在四川省鼠疫疫源地内的动物地理区系为既有古北界，又有东洋界。该地区的生态地理动物群主要为高地森林、草甸、寒漠动物群等。随着海拔的变化，山地森林草原、草甸、荒漠环境逐渐更替，可再分为亚高山森林草原、草甸动物群，高地草原、草甸动物群和高地寒漠动物群。疫源地内动物区系主要由高地森林草地-草甸草地动物、寒漠动物组成,最典型的代表有:哺乳纲中的雪豹(*Uncia uncia*)、狼(*Canis lupus*)、猞猁(*Lynx lynx*)、棕熊(*Ursus arctos*)、黄喉貂(*Martes flavigula*)、白唇鹿(*Cervus albirostris*)、野猪(*Sus scrofa*)、藏野驴(*Equus kiang Moorcoft*)、藏原羚(*Procapra picticaudata*)、盘羊(*Ovis ammon*)、岩羊(*Pseudois nayaur*)、喜马拉雅旱獭(*Marmota himalayana*)、青海松田鼠(*Neodon fuscus*,又名青海田鼠)、高原松田鼠(*Neodon irene*)、柴达木根田鼠(*Microtus limnophylus*)和高原鼠兔(*Ochotona curzoniae*)(图 7-2)等。田鼠疫源地内的动物主要属于高寒草甸—灌丛动物群。由于田鼠疫源地海拔高、气温低、长冬无夏,导致植物的生长周期非常的短,平均只有 3 个月左右。植物生长特点表现为草类生长较矮,无乔木生长,所以对动物的生命活动限制较多,动物种类较低海拔地区少。旱獭疫源地内动物区系主要属于高山草甸动物群、亚高山灌丛草甸动物群和高地森林—灌丛草地动物群。该地森林与草地相互交织,生态环境复杂,野生动物栖息环境较好。除常见的高地森林草地—草甸草地动物和寒漠动物外,常见的啮齿动物主要有生活在草地的喜马拉雅旱獭、高原鼠兔、中华鼢鼠(*Myospalax fontanieri*)和高原松田鼠等。同时,也有栖息于灌丛、林缘、林间草地和岩壁等生境的大林姬鼠(*Apodemus peninsulae*)、大耳姬鼠(*Apodemus latronum*)、间颅鼠兔(*Ochotona cansus*)、川西鼠兔(*Ochotona gloveri*)等。

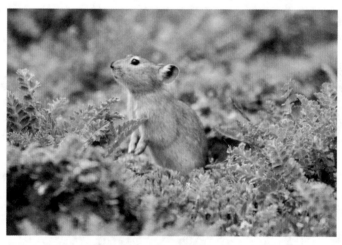

图 7-2　高原鼠兔
(纪勇　摄)

四川省鼠疫自然疫源地内土壤类型主要有裸岩流石滩、冲积土、沼泽土、高山寒漠土(寒冻土)、高山草甸土(草毡土)、亚高山草甸土(黑毡土)、山地灰化土、山地暗棕壤土、山地棕壤土、山地褐色土和山地灰褐土等类型。其中,田鼠疫源地的土壤类型以高寒草甸土和高寒灌丛草甸土为主。旱獭疫源地的土壤类型以山地暗棕壤土类、亚高山灌丛草甸土和高山草甸土类为主。亚高山灌丛草甸土主要分布于海拔 3 600~4 100m,常与高山灌丛草甸土交错镶嵌,是一种过渡性土壤类型。而高山草甸土则分布在高山垂直带的最上部,即分布在森林郁闭线以上或无林高山带的土壤。高山草甸土又可分为三个亚类:高山灌丛草甸土、高山草原草甸土、高山草甸土。寒漠土则是高山特有的流石滩植被和冰碛地衣下发育的土壤,分布在海拔 5 200~5 600m 的地方。

四川省鼠疫自然疫源地在 4 000~5 000m 范围内植被类型以灌丛和草甸为主,植被对降水的敏感性低,而气温对植被覆盖度有较为显著促进作用。整体来看,疫源地大部分地区的植被受非气候因子的驱动。在气候因子驱动中,气温对植被生长和分布的驱动作用强于降水驱动作用,另外,疫源地植被物候生长季末期的变化与气温呈正相关,与降水量呈负相关。田鼠疫源地高寒草甸主要为丛生草类高寒草甸,常见的植物主要是薹草属、早熟禾属、羊茅属、蓼属、委陵菜属、火绒草属、风毛菊属、马先蒿属、龙胆属等植物。另外,疫源地内的高寒灌丛主要由分布在一级阶地的以金露梅(*Potetilla fruticose*)为主的高寒落叶阔叶灌丛和山地阴坡的以山生柳(*Salix oritrepha*)、鬼箭锦鸡(*Caragana jubata*)为主的高寒落叶阔叶灌丛组成。旱獭疫源地的高山灌丛主要有高山、亚高山常绿针叶灌丛,高寒落叶阔叶灌丛,亚高山常绿革叶灌丛,山地常绿革叶灌丛以及由圆柏属为主的高山、亚高山常绿针叶灌丛。

第一节　青藏高原青海田鼠鼠疫自然疫源地生态

一、青藏高原青海田鼠鼠疫自然疫源地的发现及概况

四川省石渠县青藏高原青海田鼠鼠疫自然疫源地分布于巴颜喀拉山南缘,位于东经97°20′~99°16′,北纬32°19′~34°20′之间。省道 S217 从疫源地内、横穿而过。依据 2021 年石渠县人民政府网站统计,田鼠疫源地涉及石渠县 6 镇 11 个乡(尼呷镇、色须镇、蒙宜镇、虾扎镇、阿日扎镇、温波镇、呷依乡、宜牛乡、长沙贡玛乡、新荣乡、德荣玛乡、长须干玛乡、格孟乡、长须贡玛乡、长沙干马乡、瓦须乡、起坞乡),117 个行政村,78 019 人,面积约为 2.3 万 km²,占全县面积91.03%。

四川省从 1981 年开始在石渠县开展鼠疫监测工作,1986 年首次在该地的牧犬(*Canis familiaris*)血清检出鼠疫 F1 抗体阳性血清 11 份,最高滴度为 1∶1 280;1988 年检出牧犬血清鼠疫 F1 抗体阳性 6 份;1996 年检出牧犬血清鼠疫 F1 抗体阳性 6 份。1997 年 6 月 25 日,在自毙青海田鼠体内分离出鼠疫耶尔森菌株(*Yersinia pestis*,简称"鼠疫菌"),确定并证实青藏高原青海田鼠鼠疫自然疫源地为我国的第十一类鼠疫自然疫源地。另外,2006 年在牧犬、藏狐血清中检出鼠疫 F1 抗体,2008 年家猫(*Felis catus*)、藏系绵羊(*Ovis aries*)血清中检测出鼠疫 F1 抗体阳性。研究表明,每年 5 月下旬至 9 月中旬为田鼠疫源地的主要流行期,而 9 月下旬至次年 5 月中旬没有到检获鼠疫菌。1997—2021 年底,在石渠县田鼠鼠疫疫源地的宿主和媒介中共分离 163 株鼠疫菌,基本每年都有动物鼠疫流行。

青海省地方病预防控制所祁芝珍等人研究表明,青海田鼠疫源地分离到的鼠疫菌菌型为青川高原型。该型鼠疫菌主要毒力因子为 PstI⁺、VWa⁺、pgm⁺和 Eral⁺,其毒力低于喜马拉雅旱獭型鼠疫菌,而高于锡林郭勒型鼠疫菌,为精氨酸(Arg)-亮氨酸(Leu)依赖型鼠疫菌。青川高原型鼠疫菌对人的危害尚未明确,但对家畜会造成一定的危害。祁腾等人将 1997—2016 年期间在该疫源地分离得到 58 株鼠疫菌株采用规律成簇的间隔短回文重复序列(CRSIPR)基因分型,58 株鼠疫菌基因型均为 37′型;采用差异区段(DFR)分型,菌株的基因型可分为 G14、G43 两型;李文博等人采用多位点可变数目串联重复序列分析(MLVA 14+12)分型,首先用 14 个数目可变串联重复序列(VNTR)位点,将 58 株鼠疫菌分为 5 个群 9 个基因型,依次命名为 A01、B02、C03、D04 及 E05-09,再根据 12 个 VNTR 位点重复数将 E05-09型分为 3 个亚群 24 个亚型,分别命名为 a01′-22′、b23′及 c24′。

二、青海田鼠鼠疫自然疫源地的生态环境

（一）地形地貌

四川省青海田鼠鼠疫疫源地位于四川省甘孜藏族自治州西北部的石渠县。石渠县位于青藏高原东南部的四川、青海和西藏三省（区）交界处，东接色达、甘孜两县，南靠德格县、与西藏江达县隔江相望，西连青海玉树，北邻青海的称多、玛多和达日三县，地理坐标大致在东经97°20′00″~99°15′28″，北纬32°19′28″~34°20′40″之间，属青藏高原主体的一部分。石渠县全县面积25 141km²，是四川省面积最大的县。

田鼠疫源地属川西北丘状高原山地，地势高亢，平均海拔4 200m左右，整个地势由西北向东南逐渐降低，基面高差约600m，其特征为中山宽谷向低丘宽谷过渡，逐渐走向开阔平坦，形成巨大的山谷地貌。田鼠疫源地北部有巴颜喀拉山脉，南部有莫拉山山脉，两大山脉由西北向东南贯穿全境。田鼠疫源地西南部为沙鲁里山脉北段，5 000m左右的山峰层峦叠起。

田鼠疫源地呈典型的高原宽谷剥蚀地貌（图7-3）。地貌类型以高平原和丘状高原为主，地表缓和起伏，连绵不绝。疫源地有保存有较为完整的古夷平面，浑圆山丘和浅切谷地相间分布，岭谷高差从数十米至数百米不等，还有少量高山和极高山分布，自然植被以高寒草甸为主。高寒草甸在冻融和牦牛（*Bos grunniens*）的踩踏作用下，部分地表土层因不足以抵抗冻结层积水压力而隆起，逐渐形成凸起草丘，镶嵌于平缓草地之间，使平缓的地表被切割，逐渐形成破碎化生境。凸起草丘和平缓草地也是高寒草甸中常见的生境类型。

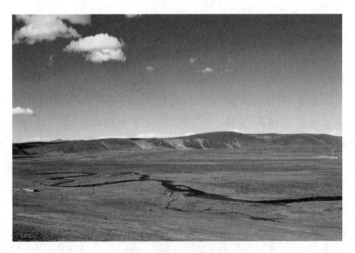

图7-3 青海田鼠疫源地地貌及生境
（祁腾 摄）

（二）水体分布

石渠县境内水资源丰富，河流密织，水网交错，主要有金沙江水系、雅砻江水系、黄河支流查曲河水系和高山湖泊等。水资源总量约为68.25亿m³，以雅砻江流域水资源量最大，约为56.67亿m³。以翁曲、洋涌和俄涌等为代表的众多雅砻江支流均发源于各山、丘、谷之间，河道迂回逶迤其间。田鼠鼠疫疫源地的水系属于雅砻江水系。流经田鼠疫源地核心区的君涌、九窝、晓涌、翁曲等河流汇入俄涌，后与扎曲汇合流入雅砻江。

（三）气候特征

青海田鼠疫源地地貌特征使光、热、水资源在垂直和水平方向上发生了显著的差异。田鼠鼠疫疫源地属亚寒带气候区,具有气压低、气温低、暖季短、冷季长、大风多、中等湿润(年降水量在400~800mm)、日照充足、太阳辐射强、全年无绝对无霜期等特点。石渠县1991—2020年气象资料统计:该地年均气温-0.9℃,最冷的一月份平均气温为-11.7℃,极端最低气温-37.8℃,最热的7月份平均气温9.0℃,极端最高气温23.5℃(图7-4)。降水量(rainfall)集中,年均降水量564.7mm,月均降水量47.1mm,7月份的降水量最高为113.8mm,12月份降水最低为3.7mm,降水集中在5~9月份(图7-5)。干湿季分明,湿季始于5月下旬至9月,气候温和,水草丰茂,也是牧草的主要生长期,为120天左右,是典型的风雪高原牧区。旱季始于10月至次年5月中旬,天寒地冻,草枯风大,气候变幻莫测,有时出现暴风雪,如1995年、2008年石渠县特大雪灾,造成直接经济损失上亿元,还造成野生动物大量死亡。

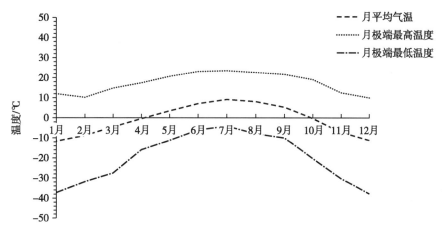

图7-4　石渠县1991—2020年月气温变化

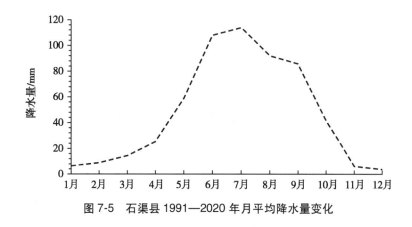

图7-5　石渠县1991—2020年月平均降水量变化

王庆莉等人在研究石渠县1961—2017年气象资料指出,石渠县年平均气温倾向率为0.359℃/10a,年平均气温呈显著上升趋势,与全球变暖的趋势一致;同期青藏高原地区年平均气温倾向率为0.26℃/10a。在1984—2017年的整个观测期中,2002—2017年升温最明显,至2017年达最高。年平均气温2a滑动,呈3个上升期和2个下降期的阶段性变化趋势,其中,1961—1976年、1984—1990年和2002—2017年为上升期,1977—1983年和1991—

2001 年呈下降趋势。1961—2017 年石渠县年降水量的整体变化呈微弱的上升趋势,近 57 年年均降水量为 578.2mm,线性倾向率 9.45mm/10a。平均降水量 2a 滑动同样呈 3 个上升期和 2 个下降期的阶段性变化趋势,其中,1961—1967 年、1979—1983 年和 2008—2017 年为上升期,1968—1978 年和 1984—2007 年为下降期。

(四) 土壤与植被

石渠县青海田鼠鼠疫自然疫源地的土壤类型从河滩到山顶依次分布有高寒沼泽土(泥炭土)、高寒草甸土、高寒灌丛草甸土、寒漠土和流石滩。土壤类型以高寒草甸土和高寒灌丛-草甸土为主。

高寒草甸土多含碎石,表土呈黄棕色,以生草过程为主导,生草过程以上部根系盘结密实的毡状草皮层为主,厚度多在 10 多厘米。另外,高寒草甸土淋溶作用强,土壤物质中具有可溶性或悬浮性的化合物,在渗漏水的作用下由土壤上部向下部迁移,或发生侧向迁移,易发生水土流失。高寒草甸土土层薄,土壤水分适中,有机质含量高,除草皮层外,全剖面砾石含量在 5%~30% 之间,向下逐渐增多,土壤一旦退化,易形成黑土滩(鼠荒地)。土壤再往下会存在着多年冻土层,在强烈的寒冻作用下会产生冻涨丘、冻胀裂缝和泥流阶地等小地形。另外,田鼠鼠疫疫源地内的沼泽土,地下水埋藏浅,多生长吸湿性草甸植物。季节性积雪通过反复冻融直接影响高寒草甸土壤水分和土壤温度状况,进而控制地下植物根系生长和地上植物群落结构组成。有研究表明高寒草甸地下根系和地上植物对积雪变化呈现"不对称响应"的局面,即积雪对高寒草甸地上植物群落的影响小于地下根系。

高寒草甸-灌丛生态系统是在低温、高海拔、中等湿润或干旱生境下,由耐寒性多年生丛生禾草、莎草和小半灌木为建群种而构成的植物群落形成的以草甸植被为主体的草地、繁衍适应环境的微生物、草食动物和次级消费者等组成的生物生产力低的、进行着季节性强、相对低效的物流和能流的陆地生态系统。其优势种和建群种主要是莎草科的蒿草属,禾本科的披碱草属、鹅冠草属、早熟禾属、羊茅属、剪股颖属,菊科的香青属、火绒草属、垂头菊属、橐吾属,蔷薇科的委陵菜属、银莲花属和蓼科的蓼属的一些植物。在局部低洼地带及排水不良地段发育着沼泽草甸和沼泽植被,主要建群种和优势种为黑褐苔草(*Carex atrofusca*)、木里苔草(*Carex muliensis*)、矮生蒿草(*Kobresia humilis*)、发草(*Deschampsia cespitosa*)等。在个别海拔 4 500m 以上的山脊则发育着高山流石坡(滩)植被,也称高山稀疏植物群落。该植被分布地气候非常恶劣,日照辐射强,昼夜温差大,冻融作用剧烈降水稍多,均为固态降水,土壤为粗骨质土或沙泥质土。植物生长季节很短,主要依靠冰雪融水,因此多沿流石坡岩隙流水小沟呈带状分布,或零散见于背风向阳的岩洼和冰川河碎石滩等局部较好的小环境呈不联系分布。植物群落建群以凤毛菊属、绵参属和红景天属植物为主,植株多呈垫状或矮化,如水母雪兔子(*Saussurea medusa*)、槲叶雪兔子(*Saussurea quercifolia*)。高寒落叶阔叶灌丛则一般分布于高原山丘水汽条件略好的阴坡、半阴坡以及一些河流的两岸,最常见的高寒落叶阔叶灌丛包括山叶柳(*Salix oritrepha*)、窄叶鲜卑花(*Sibiraea angustata*)、金露梅(*Potetilla fruticose*)、高山绣线菊(*Spiraea alpina*)、沙棘(*Hippophae rhamnoides*)等。高寒落叶阔叶灌丛属于比较稳定的垂直地带性原生植被类型,灌丛下主要的啮齿动物为柴达木根田鼠(*Microtus limnophilus*)和高原松田鼠(*Neodon irene*)。其次,高寒草甸-灌丛生态系统以"植物(含种子)-小型哺乳动物-食肉动物"和"植物(含种子)-昆虫-鸟-食肉动物"食物链(food chain)为主。这些食物链组成一个相对简单的食物网(food web)。食物网简单的生态系统,食物链比较单一、生物多样性差。一旦食物链(食物网)上起关键作用的物种受到严重破坏或消失,可能会引起整个食物链(食物网)的严重失衡。因此,高寒草甸-灌丛生态系统是一个脆弱的、易破坏的生态系统。

田鼠鼠疫疫源地内以青海田鼠和高原鼠兔为代表的啮齿动物会造成栖息地草地退化,啮齿动物不仅啃食牧草、破坏草皮层、挖掘道洞,还将大量的沃土推到地面形成大小不一的小土丘(鼠丘)。小土丘不仅覆盖邻近区域的草皮,还抑制周围植物的生长发育。凡有鼠洞的草地上,多会覆盖有3cm左右的浮土(沙),在风力的作用下,沙土飞扬。并且,在青海田鼠栖息地具有一种特殊的"鼠臭味",在较远的地方就能闻到,非常容易识别。黑土型退化草地,它的形成是一个长期、连续的过程。过度放牧是诱发这一过程的主要因子,啮齿动物挖掘洞道、破坏草皮又加剧了草地的进一步退化,再加上干旱,使原来破坏的植被雪上加霜,逐渐演变成裸露的黑土型(黑土滩或鼠荒地)退化草地(图7-6)。

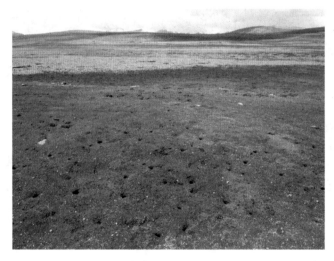

图 7-6 黑土滩
(祁腾 摄)

(五) 疫源地内野生动物资源

疫源地内的动物地理区划为北界(Arctogea)、全北界(Holarctic)、古北界(Palearctic),分布区为青藏区(QZ)、青海藏南亚区(b)。该地气候是长冬而无夏的高寒类型,原有的森林植被逐渐消失而代之以高山草甸、高山草地和高寒荒漠。石渠县动物区系主要由高寒森林草地、高寒草甸草地、寒漠动物组成,野生动物资源丰富,共有脊椎动物 236 种,其中兽类 26 种,爬行类 2 种,鸟类 203 种,两栖类 5 种。符建荣等人研究长沙贡玛自然保护区确认有鸟类 15 目 37 科 155 种,如金雕(*Aquila chrysaetos*)、大鵟(*Buteo hemilasius*)、纵纹腹小鸮(*Athene noctua*)、赤麻鸭(*Tadorna ferruginea*)等等。石渠县内小型兽类以高原鼠兔和青海田鼠为优势种。另外有小纹背鼩鼱(*Sorex cylindricauda*)、灰尾兔(*Lepus oiostolus*)、藏鼠兔、长尾仓鼠、藏仓鼠(*Cricetulus kamensis*)、柴达木根田鼠、高原松田鼠、大林姬鼠、川西白腹鼠(*Niviventer excelsior*)、喜马拉雅旱獭等数十种兽类。

三、石渠县青海田鼠鼠疫自然疫源地的宿主动物

(一) 青海田鼠的分类地位及鉴别特征

青海田鼠(*Microtus fuscus*)隶属动物界(*Animal*),脊索动物门(*Chordata*),哺乳纲(*Mam-*

malia)，啮齿目（Rodentia），仓鼠科（Cricetidae）、鮃亚科（Arvicoolinae）、田鼠属（Microtus）群居性小型动物（图7-7）。该物种最早是白尾松田鼠青海亚种（Pitymys leucurus fuscus），1980年由郑昌琳和汪松调整为田鼠属（Microtus），毛足田鼠亚属（Lasiopodomys）的独立种。王应祥按照《中国哺乳动物物种和亚种分类名录与分布大全》把它分类在仓鼠科、鮃亚科、毛足田鼠属（Lasiopodomys），又叫青海毛脚鼠（Lasiopodomys fuscus）。现在按照《中国兽类名录（2021版）》把青海田鼠划分在仓鼠科、松田鼠属（Neodon），称为青海松田鼠（Neodon fuscus）。依据张荣祖的《中国动物地理》，该动物地理的分布型为高地型（P），分布区是青藏区（QZ）、青海藏南亚区（b），是我国特有种，已列入世界自然保护联盟（International Union for Conservation of Nature，IUCN）2008年濒危物种红色名录 ver3.1——无危（Least Concerned，LC），在《中国脊椎动物红色名录（2016）》，为无危。

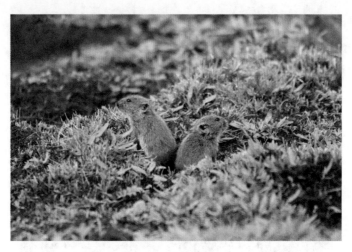

图7-7 青海田鼠
（纪勇 摄）

青海田鼠在640万~780万年（MYA）前与毛足鼠属分开，进化速率的中位数为0.210，基因组序列长度为2.24Gbp，早期的高原隆起和冰期对它的种群大小影响较大，后期较小。该动物分布于四川省的石渠县、色达县、甘孜县和青海省的称多县等地，主要栖息在海拔3700~4800m的草地，在沿河流域、沼泽地带青海田鼠呈连续分布，在山坡蒿草草甸、低矮金叶梅灌丛草甸则呈岛状分布，在海拔4400m以上多为零散分布，是青藏高原特有种，也是田鼠鼠疫疫源地的主要宿主。

青海田鼠为小型啮齿动物，其耳小而圆，吻短小，四肢较短粗，爪强大，尾短粗。躯体被毛长而柔软，毛基灰色，毛端棕黄色，并混杂黑色长毛；腹面呈灰黄色，毛基灰色，毛端淡黄色或土黄色，下面沙黄色，尾端具黑褐色毛束。耳长不及后腿长，尾约为体长的1/4~1/3，足掌不被毛且呈黑色，前后足背面与体背同色或稍污暗，足掌及趾（指）呈明显的黑色，爪黑色或灰黑色。成体雄鼠体长110.00~147.00mm，平均123.23mm；后足长11.00~21.00mm，平均18.60mm；耳长8.00~13.00mm，平均10.10mm；体重在40.00~87.00g，平均52.98g。

青海田鼠头骨粗壮，其上颌骨长于鼻骨前端呈突出状；鼻骨前端略有扩大。眶间部狭窄，眶上脊几相触，腭孔明显较大。青海省地方病预防控制所寿仲灿等对青海田鼠头骨测量数据为：颅全长27.2~31.3mm，平均29.2mm；后头宽12.6~15.2mm，平均13.8mm；颧宽

15.0~18.5mm,平均17.0mm;腭长13.5~15.7mm,平均14.8mm;眶间宽3.2~3.9mm,平均3.7mm;听泡5.4~6.8mm,平均6.2mm;上颊齿列长5.9~7.3mm,平均6.6mm;齿间隙8.4~10.7mm,平均9.5mm。上颌门齿向前下方斜伸,舌侧白色,门齿唇侧黄色;第三臼齿的前叶甚小,其内缘不具凹角;第一下臼齿横页前具有4个封闭的三角齿环,第五齿环常与前叶相通;第二臼齿横叶前的第3、第4齿环常沟通。

（二）青海田鼠的生态学特征

1. 青海田鼠的活动规律　四川省疾病预防控制中心李富忠等人对青海田鼠活动规律的研究结果表明,在夏秋季节青海田鼠白天有两个活动高峰:上午10:30—12:30,下午16:30—18:30。白天活动规律呈"双峰型"。雌雄性活动规律基本无差别,幼体活动强度低于成体。青海田鼠在夜间活动较少,以幼体为主。另外,环境因素对青海田鼠活动的影响较大,在天朗气清的天气活动明显增加,在阴天活动强度明显减弱,如遇雨雪天气青海田鼠活动更少。

青海田鼠具有极强的挖穴能力,一般情况下,鼠巢(图7-8)与地面的多个洞口相连。地面洞口直径约为5cm,洞道离地面6~40cm,洞道及洞口相互串联。洞道可分为夏季洞、越冬洞和临时洞。每年的4~8月是其繁殖期,4月中旬怀孕,5月上旬开始分娩,6月中旬、下旬可见幼鼠在地面活动,并一直持续至8月下旬。每年的6~8月气温高、雨水充沛,是牧草的主要生长期。在这个时期,青海田鼠的交尾、觅食和玩闹等活动频率明显增强,体表主要寄生蚤指数也明显增高,形成动物鼠疫流行高峰。青海田鼠动物鼠疫流行季节时间较长,为5月下旬到9月上旬,高峰在7月,流行季节呈典型的单峰型。每年9月下旬至翌年5月上旬,气候变冷,青海田鼠的地面活动明显减少,其体表寄生蚤少,发现动物疫鼠较为困难。

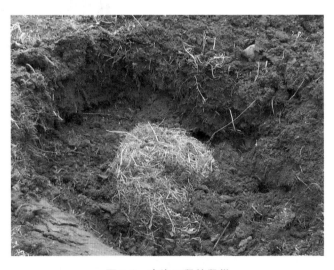

图7-8　青海田鼠的鼠巢
（祁腾 摄）

2. 青海田鼠的鼠密度及种群结构　2001—2021年鼠疫监测中,4月底至5月初青海田鼠进入繁殖期,到8月份繁殖期基本结束。青海田鼠的平均密度是244.73只/hm²,2012年密度最低为107.64只/hm²,2002年鼠密度最高为775.43只/hm²,2006年后密度变化就比较稳定。青海田鼠月均鼠密度从5月开始增长,8月达到最高峰,9月又开始下降,鼠密度变化呈现"单驼峰"状,月均鼠密度的变化基本同月平均气温和月平均降水量变化保持一致。

青海田鼠雌雄比为 1.8 ：1，平均胎仔数为 7.51，雌雄比和胎仔数变化呈负相关。在青海田鼠种群年龄构成中，幼体数量占比最低，成体数量占比最高，亚成体数量占比居中。

（三）次要宿主及其他动物

依据《中国兽类名录（2021 版）》分类系统，2001—2021 年在疫源地内捕获的鼠类经鉴定共 3 目 4 科 6 属 9 种，分别为啮齿目仓鼠科东方田鼠属的柴达木根田鼠，松田鼠属的青海田鼠松田鼠、高原松田鼠，仓鼠属的长尾仓鼠、藏仓鼠，林跳鼠科林跳鼠属的四川林跳鼠（*Eozapus setchuanus*），兔形目鼠兔科鼠兔属的高原鼠兔、川西鼠兔；劳亚食虫目鼩鼱科鼩鼱属的陕西鼩鼱（*Sorex sinalis*）。在构成比例中，高原松田鼠（原名青海田鼠）占比最大为 55.0%，其次是高原鼠兔为 25.0%，再次是柴达木根田鼠为 12.1%，其余鼠类为 7.9%。高原松田鼠及柴达木根田鼠栖息于以金蜡梅（*Potentilla fruticosa*）为主的灌丛生境中，高原鼠兔几乎栖于各种环境中。

四、石渠县青海田鼠鼠疫自然疫源地的传播媒介

按照分类系统，蚤类属动物界（*Animalia*）、节肢动物门（*Arthropoda*）、具颚亚门（*Mandibulata*）、昆虫纲（*Insecta*）、蚤目（*Siphonaptera*）的动物，俗称蛇蚤或跳蚤，简称蚤（fleas）（图 7-9）。

蚤的生活史可分为卵、幼虫、蛹（茧）和成虫四个阶段，属完全变态昆虫。幼虫为蠕虫型，具有咀嚼式口器，其吐丝结茧后化为蛹，蛹可存活多年，遇微弱的震动，可迅速羽化为成虫，迅速寻找宿主吸血。成虫由头、胸、腹三部分组成，胸部有 3 对足，体形较小（2~4mm）、体壁坚韧、身体侧扁、被有鬃和刺等皮肤衍生物，体色黄棕色或黑褐色，刺吸式口器，棒状触角，无翅、后足发达、善跳跃，主要寄生于哺乳动物和鸟类体表。蚤进行营寄生生活，以吸温血动物血液为食。雌雄成虫均吸血，在叮咬吸血的过程中传播鼠疫、鼠源性斑疹伤寒、绦虫、野兔热等多种疾病。蚤类对不同宿主，其吸血寄生的行为表现出一定的选择性。特别是单宿主型蚤类，

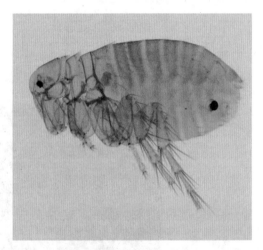

图 7-9 同形客蚤指名亚种 *Xenopsylla conformis conformis* ♀

（郑宜 摄）

专寄生于一种宿主。但是，这种选择性是相对的，受多重因素影响，特别是蚤在找不到自然宿主的情况下，会吸食其他动物的血。通常情况下，成虫忍耐饥饿的时间长，有充分的时间去寻求宿主，特别是在寄主死亡或离弃巢穴后，能够长时间等待以寻求新的宿主。此外，蚤类有转移、散布、迁徙的现象。

目前，我国已发现并记录有 640 余种（亚种），全世界记录的蚤类有 2 500 种和亚种。据《青藏高原蚤目志》记载，在青藏高原已知有蚤类 7 科 48 属 204 种和亚种，分别占我国和世界蚤种数的 35% 和 8.0%。青藏高原蚤目各科中以蠕形蚤科的种在我国和世界所占比例最大，分别为 56.0% 和 33.3%，其次是细蚤科和角叶蚤科，比例最小的为蝠蚤科。寄生于啮齿目和兔形目者为 148 种和亚种，占高原蚤类种数的 72.5%，其后依次是寄生于鸟类、有蹄类、食肉目、劳亚食虫目和翼手目。

主要媒介

在田鼠疫源地主动监测中,发现疫源地的啮齿动物的寄生蚤有3科3亚科4属9种,为多毛蚤科(Hystrichopsyllidae)纤蚤亚科(Rhadinopsyllinae)纤蚤属(Rhadinopsylla)腹窦纤蚤深广亚种(Rhadinopsylla li ventricosa)、短吻纤蚤(Rhadinopsylla dives)、五侧纤蚤邻近亚种(Rhadinopsylla dahurica vicina);细蚤科(Leptopsyllidae)双蚤亚科(Amphipsyllinae)双蚤属(Amphipsylla)青海双蚤(Amphalipsylla qinghaiensis)、直缘双蚤指名亚种(Amphipsylla tuta tuta)、原双蚤指名亚种(Amphipsylla primaris primaris);角叶蚤科(Ceratophyllidae)角叶蚤亚科(Ceratophyllinae)倍蚤属(Amphalius)哗倍蚤指名亚种(Amphalius clarus clarus),盖蚤属(Callopsylla)端圆盖蚤(Callopsylla kozlovi)、细钩盖蚤(Callopsylla sparsilis)。

腹窦纤蚤深广亚种主要宿主为喜马拉雅旱獭,偶见于艾鼬(Mustela eversmanii)、根田鼠(Alexandromys oeconomus)、白尾松田鼠(Neodon leucurus)等;短吻纤蚤主要宿主为长尾仓鼠,小毛足鼠(Phodopus roborovskii)和达乌尔鼠兔(Ochotona dauurica)等;五侧纤蚤邻近亚种宿主为根田鼠、青海松田鼠、黑唇鼠兔、藏鼠兔(Ochotona thibetana)等;青海双蚤宿主为根田鼠、长尾仓鼠、小毛足鼠等;直缘双蚤指名亚种宿主为青海松田鼠、白尾松田鼠、根田鼠和黑唇鼠兔;原双蚤指名亚种宿主为高原松田鼠(Neodon irene)、根田鼠、高原鼢鼠(Myospalax baileyi)、喜马拉雅旱獭和艾鼬;哗倍蚤指名亚种宿主为黑唇鼠兔、红耳鼠兔(Ochotana erythrotis)、大耳鼠兔(Ochotona macrotis)、狭颅鼠兔(Ochotona thomasi)、间颅鼠兔(Ochotona cansus)、藏鼠兔、达拉克鼠兔(Ochotona ladacensis),偶见于藏仓鼠、青海松田鼠和高原鼢鼠;端圆盖蚤宿主为藏仓鼠、长尾仓鼠、大林姬鼠、高原松田鼠、根田鼠、青海松田鼠、白尾松田鼠,偶见于红耳鼠兔和大耳鼠兔等;细钩盖蚤宿主为青海松田鼠、根田鼠、高原松田鼠、白尾松田鼠、大林姬鼠、藏仓鼠、长尾仓鼠、黑唇鼠兔、间颅鼠兔。

其中细钩盖蚤和直缘双蚤指名亚种为群落优势种。直缘双蚤指名亚种、细钩盖蚤和五侧纤蚤邻近亚种均检出鼠疫菌。李超等人研究指出直缘双蚤指名亚种的媒介潜能、感染潜能、传疫潜能和媒介效能(媒介效能=传疫潜能×媒介潜能×感染潜能)分别为35.53%、12.05%、0.067%和0.01%,细钩盖蚤的媒介潜能、感染潜能、传疫潜能和媒介效能分别为34.21%、3.77%、0.084%和0.03%,二者均可以起到鼠疫传播媒介作用。

青海田鼠巢蚤中优势种为细钩盖蚤和直缘双蚤指名亚种,而五侧纤蚤邻近亚种在群落中的构成比例为10.64%,其他蚤种在群落中的构成比例均很小。青海田鼠鼠体染蚤率和蚤指数的季节变化明显,两指数在10月较高,而在3月、12月两月较低;鼠体染蚤率呈逐年上升趋势,均值达到35.66%(22.72%~65.54%);鼠巢的染蚤率为100%,蚤指数达到49.03。

五、石渠县青海田鼠鼠疫自然疫源地的动物鼠疫疫情

石渠县自1997年到2021年底,除1998年和1999年以外,每年都有动物鼠疫的流行(图7-10)。动物鼠疫的疫点主要分布在田鼠疫源地核心区的俄多玛乡日扎村附近的拥波沟、翁曲、洛呷沟、尕青亚滩、洒多沟和尕穷沟等地。1997—2021年疫源地内分离菌株中来源于自毙青海田鼠的菌株占80.9%,来源于活体青海田鼠的菌株数占19.0%。每年的分离的菌株数从5月份开始增长,7月份达到最高,8月份开始开始下降。所以,动物鼠疫的流行期主要在每年的5月中下旬至9月的中旬,7月份为流行高峰期,流行趋势呈"单峰状"。

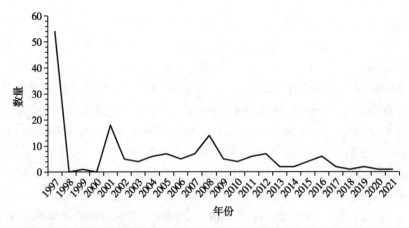

图 7-10　石渠县青海田鼠鼠疫源地 1997—2021 年鼠疫菌分离变化情况

六、石渠县青海田鼠鼠疫自然疫源地的人间鼠疫疫情

（一）历史疫情回顾

石渠县历史鼠疫疫情调查有两起疑似人间鼠疫疫情,一是在 19 世纪 90 年代呷衣乡境内曾经出现喜马拉雅旱獭和其他鼠类大面积死亡,一小孩因剥食死旱獭后发病,并导致全家 3 人及邻近牧民 12 人先后发病死亡。二是约在 20 世纪 30 年代在东区扎思村一牧民捕获 1 只旱獭,与家人剥食后发病,导致全家在 6 天内死亡。

（二）1999 年石渠县呷依乡人间鼠疫疫情

石渠县人间鼠疫疫情发病 5 例、死亡 5 例,从上报到疫情解除历时 16 天。

首发病例,男性,48 岁。1997 年 7 月 13 日,返回夏季牧场的途中捡获 1 只自毙猞猁（Lynx lynx）,就地剥取毛皮后于当晚回到放牧点。7 月 16 日,出现发热、腋下疼痛、胸痛（以左侧为重）、咳嗽等症状,自行服用感冒通、索米痛片等药物,18 日病情加重,出现呼吸困难、咳泡沫状血痰等临床症状,于 19 日凌晨死亡。

第二代病例,为首发病例的妻子和小女儿。自 7 月 13 日首发病例返家后,生病后由妻女轮流照顾。7 月 20 日上午,妻子和小女儿开始发病,出现头痛、发热、胸痛、咳嗽和四肢麻木等临床症状,21 日二人病情加重,呼吸困难并咳泡沫状血痰。二人均未经过任何治疗而死亡。

第三代病例,为首发病例的大女儿,还有一 20 岁男性。7 月 22 日晚,该男子曾在首发病例大女儿的陪同下,曾到访死者家中。7 月 24 日,二人先后发病,自觉全身不适、发热、咳嗽等,该男子于当日返回定居点家中,至次日病情加重,遂至乡卫生院医生诊治,给予青霉素静脉输液治疗,效果不佳,病情继续恶化,出现意识不清、狂躁不安、呼吸困难、口唇颜面发绀、咳泡沫状血痰、瞳孔缩小等症状,于 7 月 26 日凌晨死亡。首发病例的大女儿也于 7 月 25 日晚死于牧场家中。二人的遗体出现皮肤发黑,各脏器均有出血,以肺脏出血明显,全身血液不凝固。采集二人的肝脏、肺脏标本留检。

疫情确定:经甘孜州疾病预防控制中心（当时为州防疫站）工作人员对收集的猞猁皮及死者肝脏、脾脏样本进行鼠疫实验室检查,结果反向血凝试验（RIHA）阳性的有猞猁前爪骨髓（滴度 1∶800）、该 20 岁男性的肺脏（滴度 1∶51 200）、首发病例大女儿的肺脏（滴度 1∶51 200）及肝脏（滴度 1∶400）;猞猁前爪骨髓涂片染色镜检呈阳性;首发病例大女儿的肺脏标本细菌性培养及噬菌体裂解试验呈阳性。结合流行病学调查及回顾死者的临床表现，确定该次疫情系由鼠疫菌引起的人间肺鼠疫(pneumonic plague)流行。

第二节　青藏高原喜马拉雅旱獭鼠疫自然疫源地生态

一、喜马拉雅旱獭鼠疫自然疫源地的发现与概况

2007年，德格县更庆镇上下亚巴村的牧民报告该村青稞田内出现大面积喜马拉雅旱獭死亡现象。德格县疾病预防控制中心工作人员立即运输自毙旱獭样本送至石渠县国家级鼠疫监测点进行细菌性检测。监测点实验室工作人员很快就从自毙旱獭的股骨内分离出鼠疫耶尔森菌，该菌株经青海省地方病预防研究所鉴定为喜马拉雅旱獭型鼠疫菌，菌型为古典型(Antiqua)，毒力和致死力都很强。由此，发现了我省第二类(块)鼠疫自然疫源地，命名为德格县青藏高原喜马拉雅旱獭鼠疫自然疫源地。

2011年，在巴塘县亚日贡乡红日贡村的牧犬血清鼠疫F1抗体检出阳性，随后就在自毙旱獭的股骨中分离出鼠疫菌。分离的菌株经中国疾病预防控制中心鉴定为喜马拉雅旱獭型鼠疫菌，生物型是古典型，发现了我省第三块鼠疫自然疫源地，并命名为巴塘县青藏高原喜马拉雅旱獭鼠疫自然疫源地。

2012年，在与巴塘县相邻的理塘县村戈乡仁则村发生了人间鼠疫，分离的鼠疫菌经中国疾病预防控制中心鉴定为喜马拉雅旱獭型鼠疫菌，生物型是古典型，确定我省的第四块鼠疫自然疫源地。2014年在与理塘县相邻的雅江县红龙乡，鼠防工作者在该地的牧犬血清中检出F1抗体，并在收集自毙旱獭体内分离出鼠疫菌，经中国疾病预防控制中心鉴定为喜马拉雅旱獭型鼠疫菌，生物型是古典型，确定了四川省第五块鼠疫自然疫源地。2015年又在新龙县友谊乡的自毙旱獭中分离出鼠疫菌，证实了新龙县鼠疫自然疫源地。

祁芝珍等人在研究德格县鼠疫菌(N020001和N020002)表明，德格县鼠疫菌毒力因子检查F1$^+$、VW$^+$、Pgm$^+$、PstI$^+$。菌株的营养需求，在Lawton培养基上生长，在Lawton培养基中对苯丙(Phe$^-$)、甲硫(Met$^-$)依赖。菌株均携带6、45、65MD质粒。基因检测菌株N020001和N020002具有鼠疫菌的特异性标识序列3a，同时也均有鼠疫菌的质粒基因Pla、calf、LcrG。毒力检查，不同剂量组动物，其死亡时间大多在4~6天，最长可达11天。试验死亡的动物均具有鼠疫特有的病理改变。早期死亡动物，解剖时肉眼观察到常见急性鼠疫特有的变化，即皮下充血，脾大。病程较长的动物，解剖时可见注射部位淋巴结肿大、与周围组织粘连，肝、脾明显肿大，表面存在大小不等坏死灶。祁腾等人对喜马拉雅旱獭鼠疫自然疫源地的菌株采用CRISPR基因分型，德格县旱獭型菌株基因型为22型，巴塘县、理塘县、雅江县和新龙县旱獭菌株基因型为sc01型;DFR分型菌株的基因型为G05型;采用MLVA分型菌株分为4个群14个基因型，命名为A01-11、B12、C13、D14，利用12位点将A01-11再分型，得到3个亚群18个亚型，依次命名为a01′-13′、b14′-16′、c17′及d18′。

德格县鼠疫疫源地分布在该县雀儿山西南部。疫点主要分布在该县境内的更庆镇、柯洛洞、八邦乡。疫点内喜马拉雅旱獭主要分布在河流沿岸的二级、三级阶地的亚高山灌丛草地、林地边缘、高山灌丛草甸、高山草甸和流石滩等环境中。巴塘县鼠疫疫源地主要分布在县境内的北部和东北部的高山地带，疫点分布在亚日贡乡、德达乡和茶洛乡。疫点内的旱獭主要分布在高寒草甸、高寒灌丛-草甸和高寒针叶林边缘。理塘县鼠疫疫点主要分布在县境

内的东北部和西北部地区的高山坝及丘状高原,疫点主要分布在奔戈乡、禾尼乡和村戈乡,疫点内的旱獭主要分布在高寒草甸、高寒灌丛草甸和流石滩等地。雅江县的疫点分布在与理塘相邻的柯拉乡、红龙乡,地理地貌与旱獭分布与理塘县相同。新龙县疫点分布在与理塘县曲登乡相连的友谊乡,地貌特征与理塘毛垭坝草原类似。

根据疫源地的地理地貌及分布,下面按照德格县、理塘县、巴塘县分述疫源地的生态,因为理塘县、雅江县和新龙县地理地貌基本一致,且同属于雅砻江水系,就以理塘县为代表进行分述。

二、喜马拉雅旱獭鼠疫自然疫源地的生态环境

(一)地形地貌

德格县青藏高原喜马拉雅旱獭鼠疫疫源地地处青藏高原的东南缘,横断山脉系沙鲁里山脉北部,雀儿山西南部。旱獭鼠疫疫源地地貌主要为高山峡谷、地势险峻,地貌类型主要为高山(海拔 3 500~5 000m)和极高山(海拔 5 000m 以上)(图 7-11)。岭谷高差一般在2 000~3 000m,有的高差更大。山高坡陡、河谷深切狭窄、两岸直立,形成风景奇秀的峰谷,并呈现显著的立体自然特征,垂直带分异明显,植被类型(Vegetation)从河谷到山顶依次为灌丛草地(shrubs grassland)、落叶阔叶林(deciduous broad-leaved forest)、针阔叶混交林(Coniferous-broadleaf mixed forest)、针叶林(Coniferous)、亚高山灌丛草甸(subalpine shrubs-meadow)、高山草甸(Alpine meadow)、寒漠(cold desert)、流石滩(Alpine talus vegetation)和冰原(ice sheet)九个自然带。受到光照、水汽分布不均,山地同一海拔的阳坡和北坡的植被会不同,如阳坡为灌丛,阴坡为乔木。疫源地主要受到西南季风和印度洋气流影响,降水集中在每年的 6~9 月份。

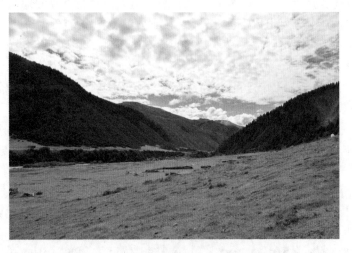

图 7-11 德格县柯洛洞地区鼠疫疫源地地貌
(祁腾 摄)

理塘县青藏高原喜马拉雅旱獭鼠疫疫源地地处青、藏、川、滇、缅、印、尼"歹"字形构造体系偏北部位,地质构造复杂。地处沙鲁里山脉中段,同时也是青藏高原东南边缘丘状高原向高山峡谷过渡的山原地带,可划为东北部高山峡谷区、南部山原宽谷区和中西部高原浅谷区(图 7-12)三个地貌类型区。地貌类型复杂,具有地形起伏较大、地势高亢、高差较大、古夷面

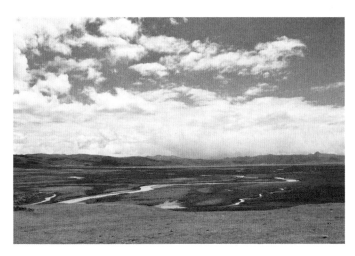

图 7-12　理塘县毛垭坝地区鼠疫疫源地地貌
（祁腾　摄）

比较发育、高平坝和高山原面积较大等特点。地势总趋势是西部和中部高亢,向东南和东北倾斜,并沿断裂带形成一系列宽谷和窄谷,两侧风化剥蚀夷面作用显著,构成了现在宽谷高山原地貌和较为完整的夷平面。境内水系和山脉呈南北走向,山地垂直分布明显,由高到低依次出现极高山、高山、中山、高山原型、高平坝型和台地型等类型,高山型是全县主要的地貌类型。县内大部分地区海拔在 4 000m 以上,其中位于雅砻江呷哇区日托村海拔最低(1 680m)。古夷面分布在广大高山地区,以西部和中部山原面地区最为典型。疫源地内二级古夷面最为发育,地形起伏较为平缓,流水侵蚀和切割作用不显著,使高山原顶部古夷面保持比较完整。一级阶地和半沼泽地比较发育,多数分布在大毛垭坝和理塘坝断陷盆地上;二级阶地十分发育,形成较大的高平坝,形成中西部高山高坪坝高山原地貌区。寒漠地带分布在海拔 4 800m 以上地区。而高寒灌丛草甸草则地广泛分布在海拔 4 800m 以下地区,该区的气候类型为高山寒带气候,具有长冬无夏、气候干燥和热量不足的特点,降水集中在 6~9 月份,主要植被为高寒灌丛草甸和高寒草甸。

巴塘县青藏高原喜马拉雅旱獭鼠疫疫源地地处四川西部地区槽区构造单元中的赠科-稻城复向斜和金沙江复背斜地带,地处横断山脉北端金沙江东岸河谷地带,地势由东北向西南部倾斜。同时,该地也是青、藏、川、滇、缅、印、尼"歹"字形构造体系的一部分。根据地貌特征和地质构造单元的岩性特点,全境地貌属"川西高山、高原区"中的"金沙江东岸极高山亚区"。县内地貌类型又可分为北部及高山区、中南部高山峡谷区和东部半高山、山原区。那拉山以北及以东地区为极高山地貌,冰峰林立,终年积雪,构成现代冰川,在海拔 4 500~4 700m 地带还保留着比较完整的 U 形谷(图 7-13)。同时,该区是金沙江巴塘县段主要支流巴曲、莫曲和定曲的发源地。中南部高山峡谷区,由于受三江地槽和金沙江大断裂构造带控制,那拉山以南至与得荣县交界处主要为干旱河谷地貌。该区河流基本呈北南走向,且水流湍急、河谷呈 V 形、支流众多和水系呈毛状排列分布的特点。东部半高山山原地貌,地势则较平坦,丘坡与谷地比高为 50~100m,丘顶浑圆,表层为 10cm 多厚的生草层覆盖。如小毛垭坝、定工顶级中咱后山操场等地。山原谷地一般宽 1 000~1 500m 以上,河流发育,有广阔的阶地,上部草甸覆盖,下部为砾石,阶地后缘与丘坡相连,有沼泽地和湖泊,如措木龙草场。

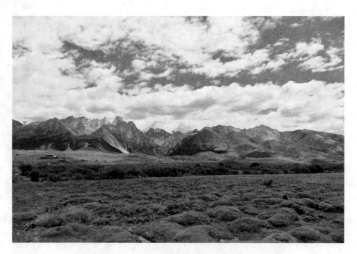

图7-13 巴塘县措普沟鼠疫疫源地地貌
（祁腾 摄）

（二）水体分布

德格县青藏高原喜马拉雅旱獭鼠疫疫源地内河流众多。在雀儿山西南部,河流呈梳状或树枝状分布,汇入金沙江。金沙江水系主要河流有5条。德格县共有大小湖泊23个,均分布在海拔3 500~4 100m。境内冰川主要分布在南北走向的沙鲁里山脉北段。雀儿山南边200km段地层出露明显,山体呈典型冰川地貌,其分布有大小冰川30余条,冰川总面积近75km²,近年来由于气候变暖,冰川面积不断萎缩。

理塘青藏高原喜马拉雅旱獭鼠疫疫源地内河流较多,可分为雅砻江与金沙江两大水系。雅砻江水系主要有无量河、热依河、呷柯河、白拖河、桑多河、君坝河、德巫河7条。金沙江水系主要有拉波河、希曲河、那曲河、霍曲河4条。理塘县河流面积52 462hm²,河流总长达52 462km,年径流量76亿m³。区域水系属金沙江水系,雅砻江和无量河为二级水系,阿加隆洼以北的河流、溪沟均汇入雅砻江,以南汇入无量河,无量河年均流量97.79m³/s。

巴塘县青藏高原喜马拉雅旱獭鼠疫疫源地河流均属金沙江水系。金沙江水由北向南通过县西境,其主要支流由巴曲、莫曲和定曲。除巴曲、莫曲和定曲外,巴塘县各高山大川之下的支流长期流水的有58条,其中积水面积100km²以上的有19条。巴曲发源于措拉区的扎金甲博冰川之下,从北到南贯穿措拉、雅哇和夏琼三个区,在川藏线412km处注入金沙江,全长147km。其上游支流德曲,下游的支流巴久曲。莫曲发源于藏巴拉山南麓,为冰川型河流,全长90km,在昌波河口与金沙江汇合。定曲发源于理塘县的哈呷拉,流经巴塘县波密,在古学注入金沙江,县内留长107.9km。

（三）气候特征

德格县青藏高原喜马拉雅旱獭鼠疫疫源地地处亚热带气候带,由于青藏高原复杂地形的影响,呈现青藏高原型气候和大陆性气候特征,属大陆性季风高原型气候。按照自然天气划分标准10月3日至次年4月30日为冬季,气候寒冷、干燥、降水少、晴天多、日照多、大风多。5月1日至10月2日为春秋合季,历时155天,无夏季,降雨多集中在这段时间。在10月份,来自印度洋的西南季风南撤,西风气流控制青藏高原,在近地层又形成一冷性高压环流。至此,本县雨季结束,冬季开始。夏季青藏高原近地面层冷性高压消失,代之出现的是一个热低压。西风气流北退,来自印度洋上的西南季风于5月份左右深入青藏高原东南部,带来大量水汽,本县的雨季开始。在雨季开始前,由于气温回升快,风速大,蒸发量特别大,降水又很少,气候性春夏旱十分显著。雨季开始后,多阴雨天气,气温凉爽湿润。德格县县志记载,在1957—1988年,当地年均气温为6.5℃,最热月为7月,月平均气温14.5℃;最冷月份为1月份,月平均气温为-2.7℃。年均降水量613.3mm,降水夏季最多,占全年降水量的60.4%,6~9月份为集中降水时间。年均日照时间数为2 051.7小时,平均蒸发量为1 637.1mm,年平均相对湿度为53%,9月份湿度最大为74%。全县因海拔高差悬殊,气温垂直变化十分明显,形成山地温带(海拔2 980~3 160m)、山地寒温带(海拔3 160~3 700m)、高山亚寒带(海拔3 670~4 170m)、高山寒带(4 170~4 680m)、山地永冻带5个气候带。

理塘县青藏高原喜马拉雅旱獭鼠疫疫源地气候属大陆性高原季风气候,是西南季风影响区。年平均日照时数为2 637.7小时,平均气温为3.5℃,1月平均气温为-6.7℃,七月平均气温为11℃,极端最高气温为25.6℃,极端最低气温为-30.6℃,≥0℃的积温3 256℃,≥10℃的积温2 301.2℃。理塘是甘孜州南部地区是"冷中心"和"风雪高原"。年平均风速为12m/s,最大风速为25m/s,多为东北风,年平均风日数24.3(≥8级),平均风能密度7.6W/m²。年均降水量718.9mm,平均蒸发量767.8mm,降雨集中在每年的6~9月份。全县从谷地到山顶,可分为五个垂直气候带:山地温带(海拔2 680~3 000m)、山地寒温带(海拔3 000~3 500m)、山地亚寒带(海拔3 500~4 200m)、高山寒带(海拔4 200~4 800m)、极地高山寒漠永冻带(海拔4 800~5 000m)。

巴塘县青藏高原喜马拉雅旱獭鼠疫疫源地属于大陆性高原季风气候,靠近金沙江河谷地带为亚热带气候,其他地带亚热带气候荡然无存,大部分地区属于大陆性季风气候,主要有三大特征:①冬长夏短,四季变化不分明,干雨季分明。春季约107天,夏季约20天,秋季123天,冬季115天天。金沙江河谷向北、向东地区,随着海拔升高,气温递减。②垂直气候明显。全县自南向北依次出现山地亚热带、山地暖温带、山地温带、山地寒温带、山地亚寒带、高山寒带、山地永冻带等气候类型。南部河谷地区,由于地形封闭,冷空气难以侵入,焚风效应明显,温暖、干旱、少雨。北部地势高亢,山脉纵向排列,北方冷空气易侵入,平均气温较南部低20℃以上。中部地区,由于受海拔高度的影响,自谷地至山巅形成一山四季的垂直气候类型。气温由暖变冷,逐层交替,甚至可由亚热带气候演变到高山永冻带气候。③雨热同季。县境内海拔3 400~3 500m地带为雨热同季地区。降水量最多,以上和以下地区则呈倒马鞍型递减。全县降水范围在200~950mm之间。县境北部的措拉和雅哇区的等地年降水量在379~950mm;县城附近年降水量为457mm;竹巴龙、亚日贡、中咱等中部地区,年降水量为300~650mm;白松、贡波、昌波、中心绒等地年降水量只有200~440mm。一般降水的分布特点是高山多于谷地,背风面多于迎风面,阴坡多于阳坡。另外,降水的年际变化和季节分配也不均匀,最多降水年份较最少降水年份的雨量相差两倍以上。年内降水主要集中在6~9月份。

(四)　土壤与植被

依据《德格县志》记载,德格县内土壤可分为8个土类12个亚类。其中,潮土类分布在金沙江雅砻江沿岸及其支流的一级阶地和河漫滩上,仅有一个河流潮土亚类;灰褐土类分布于县境内阴坡海拔3 700m以下,阳坡海拔3 800m以下,有碳酸盐灰褐土、淋溶灰褐土2个亚类;草甸土类主要分布在县境内雅砻江及其支流的一级阶地及河漫滩,只有草甸土1个亚类;暗棕壤土类主要分布在雀儿山西南部,阴坡分布于海拔3 750~4 200m,阳坡分布于海拔

（3 800~4 100m）以及雀儿山东北部阴坡 3 700~4 000m 局部地带,仅有 1 个暗棕壤亚类;亚高山草甸土类主要分布在高山草甸土之下,暗棕壤之上或与暗棕壤呈复区分布,有亚高山草甸土、亚高山灌丛草甸土 2 个亚类;高山草甸土(图 7-14)类分布于高山寒漠土之下,亚高山草甸土之上,一般海拔在 4 250~4 800m,有高山草甸土、高山灌丛草甸土 2 个亚类;沼泽土类主要分布在竹庆等丘状高原形成的盆地反现代河谷,湖底洼地、谷地、碟型地,分为潜育沼泽土、腐泥沼泽 2 个亚类;高山寒漠土类广泛分布于县境内 4 800m 以上地区,只有一个高山寒漠土亚类。

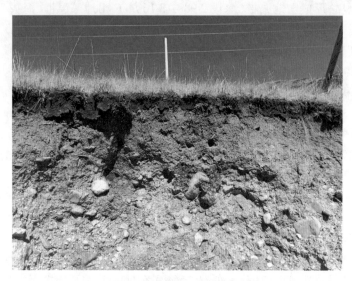

图 7-14 高山草甸土剖面
（祁腾 摄）

德格县内植被类型繁多,包括针叶林、针阔叶混交林、阔叶林、灌丛、草原、草丛、草甸、沼泽、高山植被和栽培植被等。其中,灌丛、针叶林、草甸占大部分。受西风环流和季风系统(印度洋西南季风和西太平洋的东南季风)控制,气候垂向分带明显,从山脚到山顶往往具有亚热带、温带与高山亚寒带等气候类型。由于纵向岭-谷形成的南北通道-东西阻隔的作用,在同一纬度垂直带谱上,该地区的山体东、西坡又具有不同的基带和带谱结构特征。另外加上局部的山地效应,使得对该区气候、生态环境的相关研究变得错综复杂。

鼠疫疫源地(雀儿山西南部)内植被垂直分布明显,不同海拔高度有不同的植被群落,森林和灌丛面积大;河谷以灌丛为主,地被植物少;极高山地区植被覆盖度小,山原地区覆盖度大;金沙江沿岸柏树分布较广。根据植被组合,可将划分为八个植被群落(图 7-15),其垂直分布规律为:海拔 3 400m 左右为河谷灌丛,3 400~3 600m 针、阔叶混交林,3 600~4 100m 为亚高山针叶林,4 100~4 300m 为亚高山草甸,4 300~4 800m 为高山草甸,4 800~5 100m 为流石滩植被,5 100m 以上为永冻带(冰雪带)。其中河谷灌丛分布在 3 700m 以下的河谷,由叶小、刺多的灌丛组成,主要种类有锦鸡儿(*Caragana Fabr.*)、野蔷薇(*Rosa multiflora*)、金花小檗(*Berberis wilsonae*),下垫植被盖度小,其次有禾本科的白茅(*Imperata cylindrica*)、披碱草(*Elymus dahuricus*)等;暗针叶林主要分布在雀儿山西南部海拔 3 700~4 100m 的地区,树种主要是川西云杉(*Picea likiangensis*)、粗皮云杉(*Picea asperata*)、冷杉(*Abies fabri*)等,下垫植被主要有莎草科和杂草类,林下灌丛有高山柳(*Salix cupularis*)、锦鸡儿属(*Caragana*)和多种

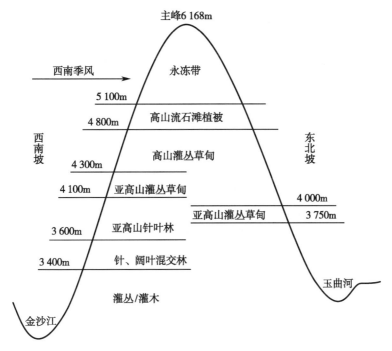

图7-15　雀儿山西南坡及东北坡植被分布图

杜鹃(*Rhododendron* spp.);亚高山草甸主要分布于雀儿山东北部海拔4 300m以下的无林地区,主要植被种类有莎草科、禾本科、蓼科等;高山草甸分布于县境内海拔4 300～4 800m的地区,植被群落组成主要是莎草科的矮生嵩草(*Kobresia humilis*)和高山嵩草(*Kobresia pygmaea*),菊科植物也有分布,灌丛植被主要有杜鹃(*Rhododendron* spp.)、金露梅(*Potentilla fruticosa* L.)等;流石滩植被分布于县境海拔4 800m以上,雪线以下的地区,气候环境恶劣,仅有零星生长一些红景天(*Rhodiola* spp.)、风毛菊(*Saussurea japonica*)、雪兔子(*Saussurea gossipiphora*)、绿绒蒿(*Meconopsis integrifolia*)等;针叶林主要分布于金沙江沿岸地区,代表植被为各种柏树,林下禾本科草本植被较多;针、阔叶混交林零星分布于雀儿山西南部,针叶树为各种云杉,阔叶树主要是白桦,林下有锦鸡儿(*Caragana Fabr.*)、对节木(*Sageretia paucicostata*)和禾本科、莎草科、杂草类等草本植被;沼泽草甸集中分布于竹庆乡新老河流和湖泊四周,县境内其余地区也有局部小面积分布,主要植被为青藏苔草(*Carex moorcroftii*)、四川嵩草(*Kobresia setschwanensis*)和高山嵩草(*Kobresia pygmaea*)等。

依据《理塘县志》,理塘县土壤共划分为10个土类,14个亚类,耕作土壤又分为19个土属、29个土种。耕作土壤有6类,分别为潮土、褐土、灰褐土、棕壤、暗棕壤、亚高山草甸土。森林土壤分为6类,分别为褐土、灰褐土、棕壤、暗棕壤、亚高山灌丛草甸土、高山灌丛草甸土。草地土壤含4类,分别为高山草甸土、亚高山草甸土、沼泽土、石灰岩土。植被总体上呈现垂直带谱,在海拔3 700m以下和阳坡可上升到3 750m为河谷灌丛林带。针、阔混交林是以云杉(*Picea* spp.)和桦木科植物为主要建群种,林下灌木和草本层比较发育,群落的层片结构复杂,零星分布在海拔3 600～4 000m的阳坡地带。针叶林代表植被为各种冷云杉、柏木等,林下乔木科草本植被较多。亚高山草甸主要分布在4 250m以下无林地区。高山草甸分布于境内海拔4 250～4 800m的地区,该群落与亚高山草甸相比,植物种类简单,草丛低矮,分层不明显。沼泽草甸位于河流和湖泊四周,其余地区也有小面积分布,主要植被为四川蒿草,其他草本植物很少。流石流滩植物分布于海拔4 800m以上,雪线以下的地区,由于气候恶劣,一般高等植物不生长,仅零星生长一些红景天属、凤毛菊属、绿绒蒿属等。主要景观类型包括草地生态系统、灌丛生态系统、森林生态系统和湿地生态系统4个自然生态系统类型,川藏铁路将穿过高寒草甸地带,局地分布有亚高山灌丛、高山稀疏森林和高原湖泊或河流形成的湿地。

巴塘县全县地处高原高山峡谷,岩层复杂,成土母质成分多样,垂直地带明显,其土壤多为物理分化物,质地粗疏,岩石碎块多,而且有石灰岩反应的土壤占了较大面积,使土壤中的磷和微量元素有效性降低,养分缺乏。据《巴塘县志》记载,巴塘县全县土壤共有9个土类,18个土亚类,15个土属和35个土种(不含变种),先分述如下:

褐土类:褐土类主要分布在金沙江和巴曲、莫曲、定曲的河谷,海拔在3 000m(北部)和3 200m(南部)以下的2~5级阶地冲积扇和坡裙上。多为棕褐色,轻壤,除燥褐土外,其余土层较厚,气候较温热有较强的碳酸盐反应和石灰淀积。褐土类土壤中有燥褐土、碳酸盐褐土和褐土三个亚类。

棕壤土类:棕壤土类分布在海拔3 000~3 400m范围内的局部沟谷中小型冲积扇与坡裙上,为黄色,中壤,有机碳酸盐淀积和黏化过程,土体较厚,质地较好,但坡度大,含砾石多,pH为6.0~7.2,有机质为6.834 5%。本土只有一个棕壤亚类。

暗棕壤土类:暗棕壤土类分布在海拔3 600~3 900m寒冷潮湿的山体中上部,为暗棕色,中壤,土层深厚,有微细的硅质粉末和轻微的铁锰胶膜,质地较粘,pH为5.5~6.3,有机质9.302%。本土类只有一个暗棕壤亚类。

棕色针叶林土类:分布在海拔3 900~4 300m的亚寒温带向寒带多度地带,土层浅,棕色显著,中、轻壤,质地较粘,无石灰反应,pH为5.82,有机质3.559%。本土属森林土壤,只有一个棕色针叶林亚类(图7-16)。

亚高山草甸土类:分布于海拔3 900~4 600m较为平旷的分水岭、古冰碛平台、开阔的山原及夷平面,为灰褐色,中、轻壤,土层浅,石块多,有草根盘结和腐殖层,呈酸性或微酸性,

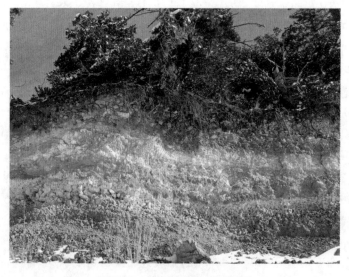

图7-16 棕色针叶林土剖面图
(祁腾 摄)

pH 为 5.1~6.8,有机质 6.344%~12.166%,无石灰反应。本土类分为亚高山草甸土和亚高山灌丛草甸土亚类,其中亚高山草甸土。

高山草甸土:分布在海拔 4 200~4 500m 的高山顶部平缓山坡、冰碛平台、溃堤等处,黑棕色,中轻壤,土层薄,草根盘结,寒冷潮湿,pH 为 9.84,有机质 14.684%。本土类有高山草甸土和高山灌丛草甸土两个亚类。

沼泽土:分布在海拔 4 200~4 500m 范围内的措普沟、章德、章柯及小毛垭坝赤热赤琼、无量河源头一带,是非地带性的区域土壤。土壤卑湿,但土层深厚,腐残值丰富,颜色灰暗,夹有锈斑。pH 为 6.5,无石灰反应。本土类只有一个亚类,杂草繁茂,草质较好。

高山寒漠土类:分布在海拔 4 800m 以上的高山顶部及雨线以下的分水岭脊、不冰斗脊冷碛平台处的石隙、石块和流石滩之间,主要集中在北纬 40°以北地区,土壤发育年轻,土层薄,呈暗棕色,中壤,草根盘结,pH 7.15,无石灰反应。本土只有一个亚类。

巴塘县在植被分区上具有明显的垂直带谱性。在海拔 2 200~2 800m 地带为干旱河谷灌丛带;在海拔 2 800~2 900m 地带有落叶、阔叶灌丛和稀树灌丛林带;在海拔 2 900~3 300m 地带有针叶、阔叶混交林带;在海拔 3 300~4 200m 地带有亚高山针叶林带;在海拔 4 200~4 500 地带有高山疏林灌丛;在海拔 4 500~4 800m 地带为高山草甸带;在海拔 4 800m 以上地带属于流石滩植被带。植被类型分布:

干旱河谷有刺灌丛带:主要特点是多刺、毛多、叶小、多挥发油,有的表现为肉质。主要有青香木(Pistacia weinmannifolia)、金合欢(Acacia farnesiana)灌丛。小叶黄荆灌丛、白花刺、羊蹄甲、对节木灌丛和少量的仙人掌灌丛。

落叶阔叶灌丛林:在县境内属于非地带性的植被类型,多分布在干旱河谷灌丛之上和针叶林植被以下的海拔 2 800~4 200m 地带以内。落叶阔叶灌丛林,多由落叶、阔叶混交林、系亚高山针叶林砍伐和火烧后形成的次生植被。该灌丛林的群落外貌具有明显的季节性变化。按照分布的海拔高度和生态建群的类异,分为低、中山落叶阔叶林和亚高山阔叶林两种。低、中山落叶阔叶林分布在 2 200~2 300m 以内,与干旱河谷灌丛成复区分布,主要有栓皮栎木;亚高山阔叶灌丛林分布于海拔 2 300~4 200m 以内,主要有桦木林、白桦木、红桦木、山杨和少量的沙棘林。

亚热带山地硬叶常绿阔叶林:主要指境内广泛分布的高山栎林类,在海拔 2 500~4 200m 范围内均有分布。在 2 800~3 500m 以内分布较为普遍,也属于非带谱类林。在巴塘主要分布有川滇高山栎(Quercus aquifolioides)、黄背栎(Quercus guyavifolia)、灰背栎(Quercus senescens)、刺叶栎(Quercus spinosa)、长穗高山栎(Quercus longispica)、矮高山栎(Quercus monimotricha)等栎林。林下植被多为高山绣线菊(Spiraea alpina)、忍冬(Lonicera japonica)、金露梅(Potentilla fruticosa)、小蘗(Berberis)、杜鹃属、锦鸡儿属、蓼属、多种早熟禾、高山嵩草(Kobresia pygmaea)、虎耳草(Saxifraga stolonifera)等。

针叶、阔叶混交林带:主要有两种类型,一类是在海拔 2 800~3 300m 左右地带,主要由油松、云南松和杨、桦、恺木、栎组成林冠,林下多为柳(Salix spp.)、小蘗(Berberis spp.)、杜鹃(Rhododendron spp.)、悬钩子(Rubus corchorifolius)、白花刺(Sophora davidii)组成。一类是海拔 3 300~3 700m 地带,主要由冷杉(Abies spp.)、云杉(Picea spp.)、川滇高山栎(Quercus aquifolioides),少量白桦(Betula platyphylla)组成林冠,林下多为杜鹃、山杨(Populus davidiana)、高山柳(Salix cupularis)组成。林下草木稀少,绣线菊(Spiraea salicifolia)、金露梅、忍冬(Lonicera japonica)、锦鸡儿等植物常见。

亚高山针叶林带:分布在海拔 3 300~4 200m 的地段,最高海拔可达 4 500m,与山原草甸成相镶吻接,优势树种为云杉、冷杉两种,同时还有落叶松(*Larix gmelinii*)、高山松(*Pinus densata*)、桦、杨、栎等。林下灌丛多为杜鹃、金露梅、忍冬,局部地区则是由高山栎的矮林组成林下第二层。林内草本植物有苔草、蒿草、羊茅等。

高寒草甸:分布在海拔 4 200m 以上,流石滩以下。组成草甸的植物有 400 余种,最多的禾木科,其次为菊科、毛茛科、豆科、莎草科、蔷薇科、玄参科、龙胆科和蓼科。草甸按水热条件和牧草种类,又分为亚高山草甸、高山草甸和沼泽草甸三种。

流石滩植被:分布在海拔 4 500m 以上的丘状山顶和极高山上,处于现代积雪线以下的积极性融冻区。地面积雪每年可达 10 个月之久,辐射强,昼夜温差大,因融冻作用形成流石滩。约有 15 科 60 余种植物。

(五) 野生动物资源

德格县的野生兽类动物主要有:棕熊(*Ursus arctos*)、豹(*Panthera pardus*)、狼(*Canis lupus*)、猞猁(*Lynx lynx*)、赤狐(*Vulpes vulpes*)、藏狐(*Vulpes ferrilata*)、藏酋猴(*Macaca thibetana*)、白唇鹿(*Przewalskium albirostris*)、白臀鹿(*Cervus elaphus macneilli*)、狍(*Capreolus pygargus*)、盘羊(*Ovis ammon*)、岩羊(*Pseudois nayaur*)、藏原羚(*Procapra picticaudata*)、喜马拉雅旱獭(*Marmota himalayana*)、水獭(*Lutra lutra*)、灰尾兔(*Lepus oiostolus*)等。野生禽类主要有:白马鸡(*Crossoptilon crossoptilon*)、蓝马鸡(*Crossoptilon auritum*)、血雉(*Ithaginis cruentus*)、松鸡(*Tetrao urogallus*)、高山兀鹫(*Gyps himalayensis*)、胡兀鹫(*Gypaetus barbatus*)、大鵟(*Buteo hemilasius*)、玉带海雕(*Haliaeetus leucoryphus*)、雀鹰(*Accipiter nisus*)等。野生鸟类有:画眉(*Garrulax canorus*)、岩鸽(*Columba rupestris*)、戴胜(*Upupa epops*)、喜鹊(*Pica pica*)、寒鸦(*Corvus monedula*)、沼泽山雀(*Poecile palustris*)、伯劳(*Lanius*)等。

据《理塘县志》,理塘县发现的鸟类有 57 种。在 57 种鸟类中,计有留鸟 21 种;夏候鸟 21 种;冬候鸟有 2 种;旅鸟有 12 种。有兽类 21 种,隶属于 5 目 14 科。食肉类有 3 科 7 种。啮齿目有 7 种。偶蹄类有 4 种。兔形目有 3 种分别是灰尾兔,黑唇鼠兔和间颅鼠兔(*Ochotona cansus*)。食虫类有 1 种是小纹背鼩鼱(*Sorex bedfordiae*)。

巴塘的地表植物为各种动物提供了栖息和觅食的环境条件,干旱河谷灌丛气候干旱植被低矮,主要分布有黑唇鼠兔、斑羚(*Naemorhedus griseus*)、猞猁(*Lynx lynx*)、赤狐(*Vulpes vulpes*)、藏狐(*Vulpes ferrilata*)、矮岩羊(*Pseudois schaeferi*)盘羊(*Ovis ammon*)、兔狲(*Felis manul*)、雪豹(*Uncia uncia*)、胡兀鹫(*Gypaetus barbatus*)、高山兀鹫(*Gyps himalayensis*)、画眉(*Garrulax canorus*)、戴胜(*Upupa epops*)、岩鸽(*Columba rupestris*)等动物以及多种爬行类动物。在森林内,则分布有豹(*Panthera pardus*)、棕熊(*Ursus arctos*)、猕猴(*Macaca mulatta*)、珀氏长吻松鼠(*Dremomys pernyi*)等具有弯曲利爪适于攀缘的动物和适合森林生活的白马鸡(*Crossoptilon crossoptilon*)、松鸡(*Tetrao urogallus*)、复齿鼯鼠(*Trogopterus xanthipes*)、林麝(*Moschus berezovskii*)等。在高山草甸和林边灌丛则分布有大型有蹄类动物,如白唇鹿、白臀鹿(*Cervus elaphus*)、岩羊(*Pseudois nayaur*)等,林外还有喜马拉雅旱獭、黑唇鼠兔,高原湖泊和溪沟水域偶见黑颈鹤(*Grus nigricollis*)。高山湖泊分布有原始种裸鱼,金沙江水域则分布有齐口裂腹鱼(*Schizothorax prenanti*)和重口裂腹鱼(*Schizothorax davidi*)。

三、喜马拉雅旱獭鼠疫自然疫源地的宿主动物

（一）喜马拉雅旱獭的分类地位及鉴别特征

喜马拉雅旱獭（图7-17）的分类学地位：按照《中国哺乳动物物种和亚种分类名录与分布大全》，喜马拉雅旱獭（*M. himalayana*）隶属于动物界（*Animal*），脊索动物门（*Chordata*），哺乳纲（*Mammalia*），啮齿目（*Rodentia*），松鼠科（*Sciuridae*），松鼠亚科（*Sciurinae*），旱獭属（*Marmota*）。依据张荣祖的《中国动物地理》，其分布型为高地型（P），分布区是青藏区（QZ）、青海藏南亚区（b）和西南区（SW）西南山地亚区（a）、喜马拉雅山亚区（b），是我国准特有种。该物种是一种主要栖息在青藏高原的常见的大型冬眠啮齿类动物，为无危物种，栖息在海拔2 500~5 200m的高山草甸草原、高山草原山地环境。它的数量不因不同的植被群落而发生显著的变化，主要受地形的影响，其中以山麓平原和山地阳坡下缘的密度为最大，其次在阶地、山坡和河谷沟豁的平摊上也较为常见。在遗传学上，喜马拉雅旱獭种群为独立分支，灰旱獭（*Marmota baibacina*）、长尾旱獭（*Marmota caudata*）和西伯利亚旱獭（*Marmota sibirica*）为一支，灰旱獭和西伯利亚旱獭血缘关系较近，与长尾旱獭较远。

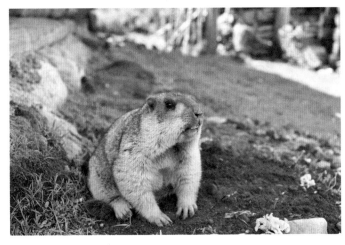

图7-17　喜马拉雅旱獭
（祁腾　摄）

喜马拉雅旱獭的形态特征：中型兽类，体形肥胖，体长30~65cm，尾长10~12cm，体重3~9kg。头部略呈方形，短而阔，粗壮结实。自鼻端经两眼眉间到两耳前方之间有一个近似于三角形的黑色毛区，称为"黑三角"。颈粗短，耳朵短小，仅存皮褶短而稍扁平。腹面两侧有乳头5对，哺乳期乳头明显变大。其四肢短而粗壮，强而有力，趾端具发达的爪，前趾四，后趾五，适合掘土筑巢。尾短而末端扁，长不超过后足的2倍。腹毛灰而稍黑，在腹中央有橙黄色纵线，幼体呈灰黄色。雄性体形一般较大，成年喜马拉雅旱獭腹部直径约17cm，除体形大小外，雌性和雄性的生殖器官的特征上也具有差别，雌性生殖器官的周围隆起膨大，阴门呈阔缝形，与肛门之间的距离较小，平均19（14~25）mm；雄性生殖器官较突出，阴茎细小，常在包皮之内，与肛门之间的距离较大，平均60（51~65）mm。喜马拉雅旱獭染色体数2n=38，常染色中有24个中着丝粒和亚着丝粒染色体，12个端或亚端着丝粒，X为亚中着丝粒，Y为端着丝粒染色体。

（二）喜马拉雅旱獭的生态学特性

喜马拉雅旱獭每年换毛一次，为夏季换毛。出蛰之后，地面青草发芽不久，即五月中旬开始换毛。换毛从背部开始，扩展到两侧和臀部，再到头部、尾部和四肢。换毛开始时，毛被逐渐变得稀疏，到6月中旬以后开始大片脱落，同时也看到新毛的生长至八月中旬新毛全部长成。此时，喜马拉雅旱獭毛被又显得毛绒平齐，色泽光润。旱獭的毛色随季节而有变化，春节较浅，略带黄色，也称为"黄獭皮子"，秋季略带青色，又称为"青獭皮子"。

喜马拉雅旱獭是食草性的兽类，主要取食植物的绿色部分，如草尖、叶、嫩枝等。有研究者运用显微镜分析法分析胃内容物发现其成分主要为禾本科、莎草科植物，其次是豆科、蓼科和蔷薇科等植物及微量的杂草。一般早晨喜食带露水的青草，不喝水，有食雪行为。野外观察发现喜马拉雅旱獭春季出蛰之后体形仍肥硕健壮，开始的一周多，一般尚不取食东西，仅依靠体内的脂肪维持生命活动。待植物萌发即植物根部出现黄色嫩芽时，才开始取食草根。这时食量较小，5月上旬之后，食量逐渐增加。夏季之后食量大增，取食时间也相应延长。接近冬眠前的9月份，脂肪得到足够累积，喜马拉雅旱獭体形明显变得肥胖，取食时间减少，以洞口休息为主，只是少量取食以备冬眠。

喜马拉雅旱獭的冬眠期可达6个月，冬眠洞选择在阳坡或半阳坡，结构复杂，支洞多。喜马拉雅旱獭的天敌有雪豹（*Uncia uncia*）、棕熊（*Ursus arctos*）、藏狐（*Vulpes ferrilata*）、狼（*Canis lupus*）、家犬（*Canis familiaris*）等，野外观察发现其活动十分谨慎，出洞时先在洞口张望，然后出洞后立于獭丘上观察，未发现危险时才向周围活动。

营地面生活的整个时期，可将旱獭分为5个生态期。出蛰期：旱獭出蛰时间各地不一，随各地区气候变化而异，一般为3月下旬至4月中旬，出蛰期约半个月；刚出蛰的旱獭活动范围小，离洞较近，仅中午出洞晒太阳，很少觅食。繁殖期：雌獭妊娠约4周，妊娠率约50%，胎仔数最多8~9个，平均5个；随着旱獭活动性增强即进入繁殖期，平均每天出入洞达20次，串洞、追逐、吃食时间少。哺乳期：仔獭出洞时间因地而异，多于6月上旬始出洞活动，此时雌獭活动少，为保护幼獭而守望增多，仔獭出生到成熟有很大一部分损失，仔獭存活率约13%。育肥期：7~9月，旱獭活动增多，觅食时间增长，幼獭活跃，取食频繁；为觅食方便，成獭可离开主洞、自挖住宿洞，但距家族主洞均不太远；此期旱獭渐肥，脂肪积累越来越多。入蛰前期：9月以后，气候渐冷，植物枯萎，旱獭家族集中，衔草、清理冬眠洞，进入冬眠期。

喜马拉雅旱獭2周岁性成熟，10月中旬开始陆续冬眠，10月底基本完成入蛰；于3月底4四月初出蛰。出蛰后不久就进行交配，受孕后雌性旱獭开始衔草筑巢，妊娠期约1个月，5月初产下幼仔，产仔后幼仔要在洞穴内经过1个月的哺乳期，五月底六月初幼仔开始陆续出洞活动。可能为每年繁殖或隔年繁殖，一胎产幼仔1~9只，以4~6只居多。正常情况下喜马拉雅旱獭的寿命可达8年以上。喜马拉雅旱獭繁殖生物学特征，发现旱獭不论数量如何变动，性比关系和成年旱獭占种群的百分比不变；其繁殖会在种群数量降低时相应增高；在种群数量较低的时期，每胎产仔数明显增加，雌性成獭参加繁殖的百分比也会增大。据甘肃省天祝的调查资料，从227只旱獭统计中，性别比为1.06（♀）:1（♂），其中幼体占26.4%。1~8龄的分别为17.61%、14.54%、11.00%、8.80%、7.92%、7.04%、5.24%和1.32%。

喜马拉雅旱獭挖掘能力特强，常在土壤层的C层（母质层）挖掘洞道。一个旱獭的居住洞一般可挖出4m³的泥土，有时会挖出全是岩屑砾土，形成蚌壳形"獭丘"，面积达1~5m²。张龙研究表明喜马拉雅旱獭会偏好栖息在土丘较大、土丘密度较小和土壤含水率较低的区域，春季和夏季倾向于选择植被高度较低和植被种类较丰富的生境，秋季倾向于选择植被高度略高和植被种类较丰富的生境。在觅食期间经常抬头观察周边环境,受到人或其他兽类惊扰时会发出警报声,周边个体听到警报声后也立即开始警戒或者迅速进入邻近的洞穴,或立于洞口观望警戒,当干扰源逐渐靠近时该警戒个体也进入洞内。喜马拉雅旱獭在原洞130m 范围内活动的占63%,160~400m 活动的占20%,509~3 000m 活动的占17%。但多数旱獭在100m 范围内活动,有个别的旱獭活动半径可达3 500m。喜马拉雅旱獭在年际间存在距离上的迁移,最远迁移旱獭达5 000m,并且研究发现迁移个体全部为成年喜马拉雅旱獭。山沟对旱獭迁移的影响不大但是山脊对旱獭的迁移有较大的影响且在观察区域内旱獭的迁移未发现性别差异。

　　喜马拉雅旱獭的洞系属于家族型,每个家族由成年雄体、雌体和1~2 龄的仔兽组成,同居于一个洞系中。每个家族的洞分为临时洞和栖居洞,栖居洞分为夏洞和冬洞两种类型。洞内温度较稳定,常年温度保持在0℃以上,但不超过10℃。洞穴深度平均1.5~3m,洞道长7~8m,最长达12m。巢室离地面深1.5~2.5m(少数可达3.5m),内垫有很厚的干草,容积约为140mm×80mm×60mm。喜马拉雅旱獭的洞口宽广、结实、光滑。其利用洞穴外径长宽为[59.3cm±21.9cm(16~100)]×[45.8cm±20.5cm(18~100)],内径长宽为[24.4cm±4.0cm(16~39)]×[19.7cm±3.5cm(15~39)],洞道首段长为127.3cm±43.3cm(60~240),洞道首段倾斜角度为45.9°±9.5°(20~72),洞口朝向角度为195.8°±96.2°(3~356)。喜马拉雅旱獭利用内径较小、洞道较长和洞道角度适中的洞穴,这样的洞穴结构有利于其躲避天敌、抵御不良天气、同时具有良好的排水性能并能维持洞穴小气候稳定。

　　喜马拉雅旱獭家庭婚配制度较为复杂,周帅岭等人选择高干扰种群区域研究家庭婚配制度发现,大部分家庭为一个完整的繁殖对,未发现同时存在的多个独立的家庭内繁殖对,即其婚配制度以"一夫一妻"制为主,存在"一夫多妻"制和"婚外"繁殖行为,以及存在近亲繁殖现象,"婚配"制度符合栖息地变异——婚配制度模型(habitat variability-mating system model)。丰富的食物资源以及均匀分布降低了性别间性选择的压力,导致了喜马拉雅旱獭的"一夫一妻"制。家庭平均洞穴数量的增加、家庭临时洞范围的增加和繁殖洞间距离的减少会改变喜马拉雅旱獭相遇的频率,进而增加"婚配"外情况发生的可能性。

（三）疫源地内其他宿主动物

　　通过5m 笼夹法、定点观察法、查阅资料和访问等方法,发现德格主要啮齿类动物9 科9 属12 种:黑唇鼠兔(Ochotona curzoniae)、川西鼠兔(Ochotona gloveri)、藏鼠兔(Ochotona thibetana)、灰尾兔(Lepus oiostolus)、喜马拉雅旱獭(Marmota himalayana)、藏仓鼠(Cricetidae kamensis)、长尾仓鼠(Cricetidae longicaudatus)、柴达木根田鼠(Microtus limnophylus)、中华鼢鼠(Myospalax fontanierii)、四川林跳鼠(Eozapus setchuanus)、大林(朝鲜)姬鼠(Apodemus peninsulae)、北社鼠(Niviventer confucianus)。

　　食肉目有4 科6 属6 猫科7 种:家猫(Felis catus)、家犬(Canis familiaris)、狼(Canis lupus)、藏狐(Vulpes ferrilata)、棕熊(Ursus arctos)、狗獾(Meles meles)、黄鼬(Mustela sibirica);发现偶蹄目3 科4 属5 种:野猪(Sus scrofa)、藏系绵羊(Ovis aries)、家牦牛(Bos grunniens)、白唇鹿(Przewalskium albirostris)、林麝(Moschus berezovskii),奇蹄目1 科3 种:马(Equus caballus)、驴(Equus asinus)、骡(Equus caballus×Equus asinus),隼形目的雀鹰(Accipiter nisus),䴕形目的啄木鸟(Picidae),雀形目有大嘴乌鸦(Corvus macrorhynchos)、喜鹊(Pica pica)、山麻雀(Passer rutilans)、鸽形目的岩鸽(Columba rupestris)、灰胸竹鸡指名亚种(Bambusicola thoracica thoracica)和佛法僧目的戴胜(Upupa epops)。优势动物有高原鼠兔、喜马拉雅旱獭等啮齿

类动物。

四、喜马拉雅旱獭鼠疫自然疫源地的传播媒介

（一）主要媒介

我国喜马拉雅旱獭鼠疫自然疫源地先后判定的染疫昆虫有：角叶蚤科（Ceratophyllidae）、角叶蚤亚科（Ceratophyllinae）、盖蚤属（Callopsylla）的斧形盖蚤（Callopsylla dolabris）、山蚤亚科（Oropsyllinae）、山蚤属（Oropsylla）的谢氏山蚤（Oropsylla silantiewi）；多毛蚤科（Hystrichopsyllidae）、纤蚤亚科（Rhadinopsyllinae）、纤蚤属（Rhadinopsylla）腹窦纤蚤深广亚种（Rhadinopsylla li ventricasa）；蚤科（Pulicidae）、蚤亚科（Pulicinae）、蚤属（Pulex）的人蚤（Pulex irritans）；蠕形蚤科（Vermipsyllidae）、新蚤亚科（Neopsyllinae）、新蚤属（Neopsylla）红羊新蚤（Neopsylla hongyangensis）；细蚤科（Leptopsyllidae）、双蚤亚科（Amphipsyllinae）、额蚤属（Frontopsylla）、圆指额蚤（Frontopsylla wagneri），双蚤属（Amphipsylla）、原双蚤指名亚种；草原硬蜱（Ixodes crenulatus）、血红扇头蜱（Rhipicephalus sanguineus）、古北拟额虱（Linognathoides ralaerrctus）和革螨（Mesostigmata）等，主要传播媒介为斧形盖蚤和谢氏山蚤。而德格县喜马拉雅旱獭体蚤同样以谢氏山蚤、斧形盖蚤为主，分别占63.34%和36.50%，为旱獭寄生蚤的优势种。从季节消长来看，谢氏山蚤3~4月出现高峰，5月下降，8~9月出现第二高峰，呈现马鞍形；斧形盖蚤3~4月出现高峰后开始下降、并一直维持在一定水平，呈单峰型。

（二）次要媒介

在德格县鼠疫日常监测中，工作人员通过5m笼夹法、圈套等方法捕获的宿主动物全部梳蚤进行分类鉴定，主要蚤类有3科7属7种：角叶蚤科、山蚤亚科、山蚤属的谢氏山蚤，角叶蚤亚科、倍蚤属（Amphalius）的卷带倍蚤指名亚种（Amphaliusn spirataenius spirataenius），副角蚤属（Paraceras）的獾副角蚤扇形亚种（Paraceras melis flabellum），盖蚤属的斧形盖蚤，角叶蚤属（Ceratophyllus）的丛鬃栉叶蚤（Ctenophyllus hirticrus）；

多毛蚤科、纤蚤亚科、纤蚤属的腹窦纤蚤深广亚种；细蚤科、双蚤亚科（Ampipsyllinae）、怪蚤属（Paradoxopsyllus）的无额突怪蚤（Paradoxopsyllus teretifrons）；蜱类为草原硬蜱。德格县喜马拉雅旱獭平均染蚤率为77.91%，平均蚤指数为7.10，主要媒介为斧形盖蚤和谢氏山蚤。

五、喜马拉雅旱獭鼠疫自然疫源地的动物鼠疫疫情

四川喜马拉雅旱獭鼠疫自然疫源地除2013年外，每年都有动物鼠疫流行，动物鼠疫疫情主要流行在每年的六至十月份，流行高峰在每年的八月份。其中德格县的动物鼠疫在2007—2010年主要流行于更庆镇的上下亚巴村、拉普龙村、德学龙村，柯洛洞的色巴沟、八邦乡的上八坞村，2015年流行于八邦乡的下八坞村。巴塘县动物鼠疫疫情2011—2012年主要流行于亚日贡乡红日贡村，2014年、2016—2020年主要流行于德达乡的小毛垭坝、茶洛乡的章德盆地。理塘县动物鼠疫2012年流行于村戈乡理塘坝子，2015年流行于禾尼乡的毛垭坝盆地，2018—2020流行于禾尼乡、奔戈乡等地。雅江县动物鼠疫2015—2016年和2021年主要流行于红龙乡和柯拉乡的318国道附近。新龙县动物鼠疫疫情发生在2015年的友谊大草原。

六、喜马拉雅旱獭鼠疫自然疫源地的人间鼠疫疫情

（一）历史疫情

德格县历史上无疑似人间鼠疫发生，但有疑似动物疫情。通过走访调查获悉，该县更庆

镇于1949年、1952年和八邦乡2005年曾发生过喜马拉雅旱獭大面积死亡现象。理塘县于20世纪50年代在毛垭坝地区发生过疑似人间鼠疫疫情,死亡数十人。巴塘县于1993年8月7日在亚贡乡红日贡村发生过疑似人间鼠疫疫情。巴塘县疑似鼠疫疫情的首发病例和其好友返家途中,捡获一只病獭,煮熟后进食。餐后2~3小时,首发病例感觉全身不适,随后在一周内相继发病20例,包括首发病例及其七名好友在内,相继死亡13例。发病症状为发热、口干、气急、呕吐和咯血。

(二)2012年理塘县禾尼乡人间鼠疫疫情

理塘县人间鼠疫发病1例、死亡1例,从疫情上报到疫情解除历时10天。

首发病例,男性,17岁。于9月1日与同村的三人在冬季牧场发现一只死旱獭,拿回后煮食,于9月4日上午发病,出现发热、寒战、全身酸痛、恶心、呕吐、腹泻(黑色便)等症状,右腋下淋巴结肿大伴疼痛。9月7日病情加重到县医院就诊,患者发热体温39.2℃,初步诊断为疑似腺鼠疫。19:00病情继续恶化,患者出现呼吸急促、面色及口唇发绀、意识模糊等,经抢救无效于19:10死亡,死亡后尸体呈紫红色,患者在救治的过程中无咳嗽、咯血痰等症状。直接死因为疑似鼠疫合并感染性休克、败血症、呼吸循环衰竭。

鼠疫死者遗体由专业医务工作者进行尸检,结果如下:皮肤呈青紫色,皮下弥漫性出血,双手指甲发黑,右手食指、无名指、小指和右手臂内侧有小伤口,右手手背外侧远端有"火柴头"大小的伤口,右腋下淋巴结肿大明显(2.5cm×3.0cm),心脏大小颜色正常,右心室处于舒张期,心血未凝,肺脏未见明显扩张,表面有多处点状出血,左肺尖部淤血明显。肝脏大小无明显改变,脾脏充血肿大。同时采集肝脏、脾脏和右腋下淋巴结等样本留验。

在理塘县鼠疫患者扎某的右腋下淋巴结、肋骨和皮下血棉拭子样本中分离出鼠疫菌,鼠疫F1抗原RIHA检测结果为阳性。该理塘县人间鼠疫传染源自毙旱獭因全部食完,但疫情调查时在当地找到的1只自毙喜马拉雅旱獭中分离出鼠疫菌,其股骨鼠疫F1抗原RIHA结果为1:160。结合流行病学调查及回顾死者的临床表现,确定该次疫情系由鼠疫菌引起的腺鼠疫继发败血型鼠疫流行。

参考文献

[1] 彩万志,庞雄飞,花保祯,等.普通昆虫学[M].北京:中国农业大学出版社,2001.

[2] 蔡理芸,詹心如,吴文贞,等.青藏高原蚤目志[M].西安:陕西科学技术出版社,1997.

[3] 丛显斌,刘振才.中国鼠疫及其防治[M].长春:吉林科学技术出版社,2014.

[4] 刘荣堂,武晓东.草地啮齿动物学[M].3版.北京:中国农业出版社,2011.

[5] 牛洋,王辰,彭建生.青藏高原野生花大图鉴[M].重庆:重庆大学出版社,2018.

[6] 王应祥.中国哺乳动物种和亚种分类名录与分布大全[M].北京:中国林业出版社,2002.

[7] 四川省理塘县志编纂委员会.理塘县志[M].成都:四川人民出版社,1996.

[8] 四川省巴塘县志编纂委员会.巴塘县志[M].成都:四川民族出版社,1993.

[9] 四川省德格县地方志编纂委员会.德格县志(1989~2005)[M].成都:四川科学技术出版社,2010.

[10] 孙儒泳.动物生态学原理[M].3版.北京:北京师范大学出版社,2001.

[11] 王祖郧,李超.青海鼠疫[M].北京:人民卫生出版社,2015.

[12] 郑智民,姜志宽,陈安国.啮齿动物学[M].2版.上海:上海交通大学出版社,2012.

[13] 侍世梅.喜马拉雅旱獭生境选择的研究[D].兰州:甘肃农业大学,2019.

[14] 张龙.若尔盖喜马拉雅旱獭的生境选择及洞穴特征研究[D].长沙:中南林业科技大学,2019.

[15] 高帅.人类活动对喜马拉雅旱獭生境利用特征的影响[D].长沙:中南林业科技大学,2020.

［16］周帅岭.若尔盖湿地喜马拉雅旱獭婚配制度及潜在生态因素的探究［D］.长沙:中南林业科技大学,2021.

［17］荣欣.2000—2017 年川西高原植被 EVI 变化趋势及对气候变化影响分析［D］.成都:成都理工大学,2019.

［18］王鑫.川西北高寒草甸植被与根系对积雪变化的影响［D］.成都:西南民族大学,2020.

［19］易鹏飞.亚高山草甸土溜滑侵蚀的水动力作用机制及其空间预测评价［D］.成都:成都理工大学,2020.

［20］王云川.2001—2015 年川西高原植被物候时空变化特征［D］.成都:成都理工大学,2020.

［21］王雨爽.川西高原 1998—2018 年生态系统弹性定量研究［D］.成都:四川师范大学,2021.

［22］邱成.川西北高寒草甸生态系统的恢复与重建［D］.成都:四川大学,2006.

［23］郑勇.川西高原近 20 年植被覆盖遥感动态监测及驱动力分析［D］.成都:成都理工大学,2020.

［24］蒋梦婉.基因组测序分析揭示青海田鼠和棕色田鼠低氧适应性进化［D］.郑州:郑州大学,2020.

［25］夏杰.青藏高原植被物候时空特征与驱动分析［D］.成都:成都理工大学,2020.

［26］张林.雀儿山西南坡植被碳贮存量与土壤有机碳贮存量估算［D］.雅安:四川农业大学,2007.

［27］崔豫.川西理塘毛垭坝盆地乱石包高速远程滑坡的^{10}Be 暴露年代研究［D］.南京:南京师范大学,2019.

［28］杨创明.四川省青海田鼠鼠疫疫源地蚤类种群结构及动态［D］.成都:西南民族大学,2013.

［29］梁大林,唐海萍.青藏高原两种高寒草地变化及其水温驱动因素分析［J］.生态学报,2022,42（1）:1-14.

［30］王强,张延斌,易桂花,等.横断山区 2004—2014 年植被 NPP 时空变化及其驱动因子［J］.生态学报,2017,37（9）:3084-3095.

［31］李富忠,汪立茂,李光清,等.青海田鼠活动规律的调查［J］.现代预防医学,2001,28（4）:429-430.

［32］李超,李存香,丛显斌,等.青海田鼠主要寄生蚤媒介效能的研究［J］.预防医学情报杂志,2002,18（2）:97-98.

［33］汪立茂,祝小平,陈开华,等.四川省鼠疫防治 30 年回顾［J］.预防医学情报杂志,2012,28（1）:1-9.

［34］汪立茂,李超,李存香,等.四川省石渠县蚤类种群结构研究［J］.预防医学情报杂志,2002,18（2）:99-101.

［35］崔百忠,金丽霞,李存香.分子生物学方法鉴定四川省德格县鼠疫菌株［J］.中国人兽共患病学报,2008,24（8）:749-751.

［36］徐满厚,薛娴.青藏高原高寒草甸植被特征与温度、水分因子关系［J］.生态学报,2013,33（10）:3158-3168.

［37］李川,陈静,朱燕君.川西高原近 50 年气候变化的初步研究［J］.高原气象,2003,22,（增刊）:138-144.

［38］蒋和柱,李富忠,汪立茂,等.一起人间鼠疫疫情的调查报告［J］.现代预防医学,2000,27,（3）:421.

［39］李富忠,蒋和柱,汪立茂,等.四川省首期人间鼠疫流行病学分析［J］.中国地方病学杂志,2000,19,（6）:463-464.

［40］汪立茂,祁腾,杨军,等.巴塘县为四川省又一旱獭鼠疫疫源县［J］.预防医学情报杂志,2012,28,（10）:786-788.

［41］汪立茂,曾华俊,张麟灵,等.2012 年理塘县人间鼠疫疫情分析［J］.预防医学情报杂志,2013,29,（12）:1061-1064.

［42］祁腾,梁莹,李伟,等.四川省鼠疫耶尔森菌 CRISPR 基因分型及地区分布研究［J］.中国人兽共患病学报,2018,34,（9）:801-810.

［43］陈鑫莹,陈祖华,唐刚,等.四川省 132 株鼠疫耶尔森菌差异区段基因分型及地理分布研究［J］.现代预防医学,2020,47,（3）:532-534.

［44］李文博,祁腾,曾林子,等.四川省鼠疫耶尔森菌多位点可变数目串联重复序列基因分型及流行病学

研究[J].中国地方病防治,2021,36,(1):7-10.

[45] 祁腾,段勇军,罗隆泽,等.四川省1999—2017年两期人间鼠疫回顾分析[J].中国媒介生物学及控制杂志,2019,30,(4):444-447.

[46] 祁芝珍,罗志丹巴,段勇军,等.四川省德格县2株疑似喜马拉雅旱獭鼠疫菌株的鉴定[J].中华地方病学杂志,2009,28,(1):48-53.

[47] 符建荣,刘少英,孙治宇,等.四川海子山自然保护区鸟类群落结构及多样性[J].四川林业科技,2005,26,(6):1-4.

[48] 刘洋,张慧,刘应雄,等.四川卡萨湖自然保护区兽类资源调查[J].四川林业科技,2013,34,(6):39-43.

[49] 胡锦矗,胡杰.四川兽类名录新订[J].西华师范大学学报,2007,28,(3):165-171.

[50] 江华明,隆延伦.卡莎湖湿地鸟类群落组成及多样性分析[J].西华师范大学学报,2004,25,(1):78-98.

[51] 张绵跃,谢伟,黄登来,等.甘孜、凉山地区的兽类多样性[J].四川林业科技,2009,30,(2):77-84.

[52] 符建荣,刘少英,孙治宇,等.四川长沙贡玛自然保护区的鸟类资源[J].四川动物,2009,28,(2):298-301.

[53] 魏辅文,杨奇森,吴毅,等.中国兽类名录(2021版)[J].兽类学报,2021,41(5):487-501.

第八章

河北鼠疫生态

第一节 动物地理区划

一、自然概况

河北省位于北纬 36°05′~42°40′,东经 113°27′~119°50′之间。居黄河以北,东临渤海,西靠太行山,北连内蒙古高原,南接河南、山东两省,东北与辽宁为邻,总面积约为 18.88 万 km²。地势西北高、东南低,西北海拔多在 800~1 500m,而东南平原则不到 50m。地貌复杂多样,高原、山地、丘陵、盆地、平原类型齐全,从西向东(沿 390N 线)依次为太行山山地、浅山区、山前丘陵、华北平原、沿海滩涂和海洋;从南到北(沿 116E 线)依次是华北平原、山前丘陵、燕山山脉和坝上高原。

河北省属温带大陆性季风气候,一年四季分明,具有春旱多风,夏秋高温多雨,冬季干寒少雪等特点。气温南北温差较大,年均气温 0~13℃,由南向北逐渐递减。年降水量在 300~800mm 之间。土壤类型复杂,自然植被为夏绿林类型,以落叶阔叶林为主,其次为针叶林及针阔混交林。草原以干草原旱生植被为主,平原以农作物为主。

二、啮齿动物地理区划

河北省位于东北、华北、蒙新三大动物地理区的交界处,具有明显的过渡特征,又位于中温带落叶阔叶林区与高寒草原干旱荒漠区两个植被区中间,加之缺少影响动物分布的天然屏障,使动物分布类型复杂,分布界限不明显。已知啮齿动物(包括免形目)有 7 科 23 属 37 种,其中三种为文献记录种,约占全国种类的 20%。

河北的啮齿动物区系主要以华北、蒙新两区种类所组成。这些啮齿动物分布于不同的自然环境,形成了温带草原、森林、山地、农田等类型的动物群。褐家鼠、小家鼠广布全省,栖居于室内。

在全国动物地理区划中,河北属蒙新区的东部草原和华北区的黄土高原、黄淮平原三个亚区。在此基础上,结合河北的啮齿动物区系分布、地形、气候、水文、植被、土壤等资料划为七个啮齿动物地理省,分述如下:

(一) 张北坝上干草原省

属蒙新区的东部草原亚区。本省西北接内蒙古乌盟和锡盟,南以万全坝,东以闪电河为界(张北、康保、沽源及尚义县的北部)。地势南北高,中部低多湖淖,北部为阴山余脉。呈现丘陵分布。海拔在 1 200~1 500m 之间。气候寒冷、干旱多风,年均温为 1~2℃,年降水量一般在 300mm 左右,土壤为草原栗钙土、碳酸盐栗钙土。植被以碱草、针茅、冷蒿及小叶锦鸡儿等占优势,林木稀少。达乌尔黄鼠、长爪沙鼠在丘坡、草滩、农田等多种环境广泛分布,而且数量较多为优势种。黑线仓鼠、黑线毛足鼠、五趾跳鼠、草原鼢鼠、达乌尔鼠兔等为常见种。子午沙鼠、短耳仓鼠、小毛足鼠仅分布于北部丘陵区(康保牧场)。莫氏田鼠、巢鼠分布于沽源县北部。

(二)围场坝上草甸草原省

亦为蒙新区东部草原亚区的一部分。北连内蒙古的锡盟、昭盟,南以塞罕坝,西以闪电河为界(丰宁、围场坝上)。海拔多在 1 300~1 500m。境内为高原丘陵,主要河流有滦河、小滦河等,湖淖较少。气候冷湿,御道口年均气温为-0.5℃,年降水量 300~400mm。土壤为黑砂土、灰砂土。植被以草甸草原为主,局部地区有森林,树种主要是白桦。达乌尔黄鼠为优势种,黑线仓鼠、草原鼢鼠、达乌尔鼠兔为常见种,局部地区分布有莫氏田鼠、五趾跳鼠。长爪沙鼠仅见于丰宁县西北部。

(三)冀北山地丘陵半子生落叶阔叶林省

属华北区黄土高原亚区,北以塞罕坝 1 000m 等高线,东以七老图山,西以日河黑河分水岭为界,南接海河平原,为河北燕山山地(承德大部分地区、唐山、秦皇岛北部、张家口的赤城东部)。海拔北部多为 1 300~1 500m,南部多为 300~500m,雾灵山、云雾山、都山、光头山等山峰较高,海拔均在 2 000m 左右。全境山岭重叠,沟谷纵横。为半干旱半湿润气候,大部地区年均温低于 10℃,年降水量在 400~700mm 之间,土壤为棕壤、褐土。本省自然植被生长茂盛,以夏绿落叶阔叶林、森林砍伐后形成的灌丛草原为主,其次为部分针叶林,主要树种有桦、杨、栎、油松等,燕山南部为河北省果品产区。本省具有明显的过渡地带性,黑线姬鼠为优势种,以花鼠、大林姬鼠、棕背䶄、岩松鼠、社鼠、黑线仓鼠、大仓鼠等为常见种。花鼠、岩松鼠在某些局部地区数量较多,常成为农田果园的重要害鼠。达乌尔黄鼠、草原鼢鼠等草原种北部数量较多。东北鼢鼠初现于光头山一带。普通松鼠、飞鼠、沟牙鼯鼠主要记录于本省。

(四)冀西北山地丘陵、山间盆地半干生落叶阔叶林省

亦属华北区黄土高原亚区。北以万全坝 1 000m 等高线,东南以白河黑河分水岭经京西至拒马河五回岭为界,西邻山西省,为桑干、洋河水系地区(张家口坝下)。海拔 400~800m。小五台、大海陀、军都等山峰高度均超出 2 000m,在山脉之间形成了一系列盆地(宣化、怀来、怀安等盆地)。本省大陆性气候明显,年均温 6~8℃,年降水量 400mm 左右,土壤为草原栗钙土和褐土。本省自然植被存留甚少,以干旱灌木为主,部分地区有落叶树种。农田达乌尔黄鼠为优势种,并在不少地区分布数量较多,对当地农业危害很大。子午沙鼠、中华鼢鼠、大仓鼠、黑线仓鼠为常见种。长爪沙鼠、五趾跳鼠分布于局部地区。山地以花鼠、岩松鼠较常见,复齿鼯鼠分布于某些高山森林。

(五)冀西山地丘陵半干生落叶阔叶林省

属华北区黄土高原亚区。北接冀西北山地,西南分别与山西、河南省相邻,东以 100m 等高线与海河平原分开,为河北省太行山山地(保定、石家庄、邢台、邯郸的西部地区)。西北海拔多在 1 000m 以上,东南则为 50m 以下。有东陵、西陵、白石、狼牙等山。地形分为中山、低山、盆地和宽谷。土壤以棕壤褐土为主。年均气温 8~10℃,年降水量 400~600mm。植被以夏绿落叶阔叶林为主,其次为灌丛草原。太行山东麓的果木产品亦较多。黑线姬鼠在某些地区为优势种,花鼠、岩松鼠、社鼠、大仓鼠、黑线仓鼠为常见种,局部高山有复齿鼯鼠。

(六)海河平原草甸省

属华北区黄淮平原亚区。北连冀北山地,西接冀西山地,南靠河南、山东两省,东以秦皇

岛、乐亭、柏各庄、芦台、北仓、静海、沧县、盐山至省界与滨海平原相隔(唐山、保定、石家庄、邢台、邯郸、沧州的部分地区及廊坊、衡水全境),为华北平原一部分。海拔大都在50m以下。地势平坦,部分地区出现低凹(白洋淀、宁晋泊等),气候特点,春季干旱多风,夏秋高温多雨,年均气温12~14℃,年降水量500~700mm。土壤为草甸褐土,浅色草甸土。由于农业开垦历史长,大部面积成为农田,主要有人工栽培的槐、榆、杨柳、桑及果树等,农业种植粮、棉。大仓鼠和黑线姬鼠为优势种,黑线仓鼠、中华鼩鼱为常见种,达乌尔黄鼠分布于局部地区。

(七) 滨海海成平原盐生植被省

亦属华北区黄淮平原亚区。位于海河平原以东,为渤海湾沿岸的地段(唐山、沧州地区东部)本省属滨海冲积平原,常形成大片内涝积水区域。海拔小于5m。气候受海洋影响显著,年均温12℃左右,年降水量400~700mm。土壤为各种盐土,沼泽化浅色草甸土。以盐生植被占优势。黑线姬鼠为优势种,大仓鼠和黑线仓鼠为常见种,达乌尔黄鼠在局部地区有分布。该区域为肾综合出血热流行区。

第二节　鼠疫疫源地

一、基本概况

河北省鼠疫自然疫源地地处河北省最北部,位于东经114.11°~114.56°、北纬41.25°~42.08°。东北与松辽平原达乌尔黄鼠疫源地相毗邻,西北部与内蒙古长爪沙鼠疫源地相连,属于松辽平原达乌尔黄鼠自然疫源地和内蒙古高原长爪沙鼠自然疫源地的重叠区。1949年后经过几十年连续监测,于1971年12月26日在康保县检出第一株鼠疫菌,首次判定了康保县为鼠疫自然疫源地,也是目前为止河北省唯一的鼠疫疫源县。康保县东北西三面分别与内蒙古自治区的太仆寺旗、正镶白旗、化德县、商都县接壤;南与张北县、尚义县、沽源县相邻。全县共辖15个乡镇,327个行政村,585个自然村,总面积为3 365km²。截至2020年人口普查,全县常住人口138 205人。康保县北部的"三乡(镇)一场"即照阳河镇、满德堂乡、屯垦镇、康保牧场为鼠疫自然疫源地,面积约1 000km²。截止到2021年,河北省鼠疫疫源地共发生过5次动物间鼠疫的流行,分离鼠疫菌134株,生态型属鄂尔多斯高原型。疫区涉及72个行政村的128个自然村,人口55 329人。该疫源地是我国距首都北京最近的鼠疫自然疫源地(图8-1)。

河北省鼠疫疫源地地处内蒙古高原南部的边缘部分,系阴山余脉,地势南高北低,起伏小,岗梁与滩地交错,海拔在1 200~1 500m之间,相对高差在10~200m。地面多熔岩覆盖,多由花岗片岩组成,高山中部为火山熔岩组成的岗梁所分布,岗梁之间,低洼部分形成湖盆,造成了今天独特的地理景观类型。按照地理景观的特点,可以划分为山地、坡地、滩地、沟滩谷地、林地等生境类型。境内由于地下水藏深,地表水不丰富,全部为时令河流,主要有康保牧场的白旗河和照阳河乡的三老虎河两条主干河流,其河床比较短浅,由于近年来的连年干旱,出现了断流现象。

疫源地区域内属于大陆性气候,主要表现为干旱、风期长、风速大、霜期长、冻层厚的特点。据近年来资料的统计,年均降水量为395mm,而蒸发量达1 859mm,蒸发量相当于降水量的4.7倍。年均风速为4.5~5.0m/s,全年以4~6月风速最大,最大风力6~7级以上,风向西北,对土壤的侵蚀力也强。无霜期短,早霜9月份左右,晚霜5月间,年无霜期为90~100天。年均气温1.9℃,最高气温35.8℃,最低气温在-29℃左右,全年六个月的气温低于

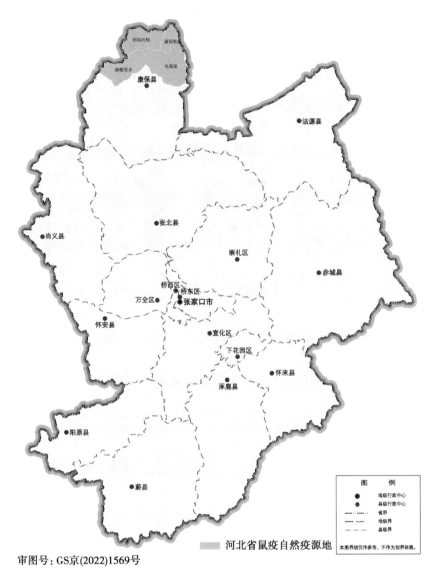

审图号：GS京(2022)1569号

图 8-1 河北省鼠疫自然疫源地分布

0℃。土壤冻结期在 11 月份,冻层厚度达 3m 左右。

　　疫源地内的自然景观属于干草原类型和荒漠草原,植物约有 300 多种,但在不同的生境类型中其优势种有所不同。山地优势种有克氏针茅、贝加尔针茅、胡枝子、冷蒿、小叶锦鸡儿、隐子草等;坡地中天然草坡优势种有小叶锦鸡儿、冷蒿、克氏针茅、隐子草和短花针茅等;农用坡地以种植春小麦、莜麦、胡麻、山药和菜籽为主;人工草坡以种植紫花苜蓿、皮碱草和黄花苜蓿为主;滩地中天然草滩优势种有羊草、克氏针茅、隐子草、冷蒿、黄蒿和唐松草等;盐碱下湿滩优势种有苔草、长叶毛茛、蒲公英、剪刀股、芨芨草、委陵菜等;林地以杨、榆、松、杏为主,大部分为人工林,自然林地较少。

　　疫源地内由于不同的生境、气候条件、土壤和植被,栖息的啮齿动物也不同。其中长爪沙鼠为主要疫源动物,主要分布在农用旱滩耕地、农用坡地和人工草围栏内,其次是天然草坡和农用沟滩地(表 8-1)。

表 8-1 河北省鼠疫自然疫源地地理景观与啮齿动物分布概况表

景观类型	生境类型	土壤类型	植被类型	啮齿动物分布
山地	荒山	淡栗钙土	克氏针茅、贝加尔针茅、胡枝子、冷蒿等	土层薄、植物少,几乎没有啮齿动物分布
	草山	淡栗钙土	克氏针茅、冷蒿、	达乌尔黄鼠(数量极少)
	林山	淡栗钙土	有少量的榆树	黑线仓鼠、黑线毛足鼠等
	围栏草山	淡栗钙土	小叶锦鸡儿、冷蒿、克氏针茅、隐子草和短花针茅等	达乌尔黄鼠、长爪沙鼠、黑线仓鼠、黑线毛足鼠等
坡地	天然草坡	淡栗钙土	小叶锦鸡儿、冷蒿、克氏针茅、隐子草和短花针茅等	长爪沙鼠、达乌尔黄鼠、布氏田鼠、五趾跳鼠、草原鼢鼠、黑线仓鼠、黑线毛足鼠等
	农用坡地	暗栗钙土	春小麦、莜麦、胡麻、山药和菜籽等	长爪沙鼠、黑线仓鼠、黑线毛足鼠等
	人工草坡	暗栗钙土	紫花苜蓿、皮碱草和黄花苜蓿等	长爪沙鼠、黑线仓鼠、黑线毛足鼠等
滩地	天然草滩	草甸栗钙土	羊草、克氏针茅、隐子草、冷蒿、黄蒿和唐松草等	达乌尔黄鼠、五趾跳鼠、草原鼢鼠、黑线仓鼠、黑线毛足鼠、达乌尔鼠兔等
	农用旱滩	草甸栗钙土	春小麦、莜麦、胡麻、山药和菜籽等	长爪沙鼠、黑线仓鼠、黑线毛足鼠等
	盐碱下湿滩	盐碱土	苔草、长叶毛茛、蒲公英、剪刀股、芨芨草、委陵菜等	长爪沙鼠、黑线仓鼠、黑线毛足鼠等(数量极少)
沟滩谷地	农用沟滩地	暗栗钙土	春小麦、莜麦、胡麻、山药和菜籽等	长爪沙鼠、黑线仓鼠、黑线毛足鼠等
林地	林地		榆树、杨树、松树、杏树	黑线仓鼠、黑线毛足鼠、小毛足鼠等

二、宿主动物

(一)宿主区系

自 1952 年开展疫源地调查和鼠疫监测以来,共发现啮齿动物 17 种,隶属 6 科 11 属(包括兔形目 2 科 2 属 2 种),食肉目动物 3 种,食虫目动物 1 种,即:啮齿目的达乌尔黄鼠(Citellus dauricus)、长爪沙鼠(Meriones unguiculatus)、子午沙鼠(Meriones meridianus)黑线仓鼠(Cricetulus barabensis)、短耳仓鼠(Cricetulus eversrnanni)、狭颅田鼠(Cricetulus gregalis)、布氏田鼠(Cricetulus brandti)、棕色田鼠(Cricetulus mandarinus)、黑线毛足鼠(Phodopus sungorus)、小毛足鼠(Phodopusorborovskii)、三趾跳鼠(Dipus sagitta)、五趾跳鼠(Allactaga sibirica)、褐家鼠(Rattus novvegicus)、小家鼠(Mus musculus)、草原鼢鼠(Myospalax aspalax);兔型目的草兔(Lepus capensis)、达乌尔鼠兔(Ochotona daurica);食虫目的麝鼹(Scaptochirus moschatus);食

肉目的沙狐(*pes corsac*)、黄鼬(*Mustela sibirica*)、艾鼬(*Mustela eversmanni*)。其中被证实的染疫动物有6种,隶属于3科6属。现就染疫宿主的特征分述如下:

1. **长爪沙鼠**　在疫源地内能够长期保存鼠疫菌起决定性作用的宿主。对鼠疫菌具有感受性、敏感性,既可以感染鼠疫,也可以造成败血症死亡;是疫源地优势种,密度高,在低密度的年代,在其最适生境中仍能保持一定的数量水平;分布区广,并且呈连续性分布;具有适于传播鼠疫的媒介及能够形成菌栓的跳蚤,同时具有寄生蚤生存的构造复杂的洞穴或洞内稳定的小气候条件。

长爪沙鼠,别名沙土鼠(图8-2),广泛分布于内蒙古高原,为河北省鼠疫自然疫源地主要宿主动物,是荒漠草原区的典型代表和优势种。在中温带荒漠草原和暖温带荒漠草原占主要地位,一般要占到总鼠数的30%～80%。长爪沙鼠喜栖于松软的沙质土壤的荒漠草地、休耕地、河漫滩、渠背等。长爪沙鼠家族群居,每家族一般有2～17只,有成年雄鼠和雌鼠数只以及亚成体、幼体。在同一生境,它们与达乌尔黄鼠、子午沙鼠、三趾跳鼠、五趾跳鼠、小毛足鼠、黑线仓鼠等混居。其每个家族都有一地下洞系,既为其居住、繁殖、储粮等生活的地方,也为了保护自己抵御寒冷、风雨以及天敌的侵袭。洞穴分两种,即临时洞和居住洞(图8-3),临时洞比较简单,多为单叉和双叉,洞道长1m左右。居住洞非常复杂,洞系包括洞口、仓库、厕所、盲洞、窝巢等,每个洞系一般5～6个洞口。洞道长一般3～5m,居住洞有仓库。长爪沙鼠为非冬眠动物,主要昼间出洞活动,夏季在上午7～10时,下午5～9时活动频繁,冬季主要在上午10时至下午3时出洞活动。长爪沙鼠有冬季储粮的习惯,在作物成熟后,将穗咬下,然后一只鼠仰卧抱住谷穗,另一只鼠拖着尾巴拉入洞中。据观察,长爪沙鼠每胎产仔平均5.8只,每年可一般繁殖2～3胎。其寿命一般认为是2年左右。夏季喜食植物的叶和茎部,秋冬春三季以谷物种子和野生植物种子为食。

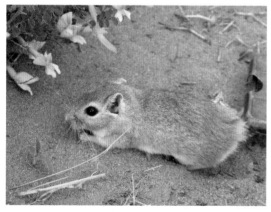

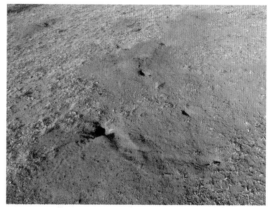

图8-2　长爪沙鼠(来自于河北省鼠疫自然疫源)

图8-3　长爪沙鼠家族性生活洞系(来自于河北省鼠疫自然疫源地)

2. **达乌尔黄鼠**　河北省鼠疫自然疫源地内生态类型多样,境内的啮齿动物主要包括草原类群、荒漠草原类群和广布类群,黄鼠在疫源地内广泛分布,但是由于疫源地及其周围地区人口逐年增多,大量开垦土地,草原减少,饲养的食草性畜逐年增加,气候干旱,放牧量超过了草原的承载能力,引起草场退化,植被破坏,土壤沙化,荒漠化进程加快,达乌尔黄鼠的最适生境减少,长爪沙鼠占有绝对的优势种地位。虽然历次动物疫情均会从黄鼠体内分离到菌,但是疫鼠占疫鼠总数的4.46%,在数量上居于第2位。达乌尔黄鼠是冬眠类鼠,冬眠前可感染鼠疫菌而带菌越冬,来年因食物或交配造成动物鼠疫的扩散和蔓延,因此其对沙鼠型鼠疫菌的保存和延续同样起着重要的作用,是仅次于长爪沙鼠的宿主动物。达乌尔黄鼠主要分布在鼠疫自然疫源地的东北部,尤其是闪电河以东的丰宁、围场两县,在今后的监测工作中,须密切监视生态的变化以及主要宿主的密度变化,预警疫情的流行。

达乌尔黄鼠的最适生境是背风向阳坡麓底部,喜食野葱、沙蒿、隐子草、针茅、胡枝子和百里香等。达乌尔黄鼠除在哺乳期与幼鼠同居外,均是单洞独居。洞穴分为冬眠洞和临时洞两类,冬眠洞洞口圆滑,直径约 6～8cm,洞长 290～430cm,洞深在 105～180cm,有的达215cm,洞中有巢室和厕所,窝内有羊草、隐子草、狗尾草、谷子叶等植物,供冬眠和产仔时用。临时洞呈不规则圆形,直径约 8cm,洞道斜行,长在 45～90cm,常为黄鼠临时窜洞或受惊扰避难之用。达乌尔黄鼠营白昼活动,初春活动高峰在中午,夏季有两个活动高峰,即 10 时和 16时左右,活动范围一般在 100m 左右,有时也跑到距洞 300～500m 处。达乌尔黄鼠为冬眠动物,一般 10 月上旬开始入蛰,次年 3 月中旬到 4 月初出蛰,有先雄后雌的出蛰顺序。每年繁殖一次,平均每胎产仔数 5～6 个,最多 16～17 只,最少 2 只。达乌尔黄鼠的寿命不超过 4～5年,多数活 2～3 年。达乌尔黄鼠对鼠疫菌的感受性存在一定抗性。

3. **其他宿主**　河北鼠疫动物病流行期间,次要宿主也参与了动物病的流行。1972 年曾从次要宿主狭颅田鼠和黑线仓鼠体内分别分离出鼠疫菌。这些种类不是本疫源地的主要宿主动物,对鼠疫菌的长期保存不起主要作用。但是这些小型鼠类地理分布广泛,是疫源地的常见种,常与长爪沙鼠和黄鼠共栖一境,地理分布有明显的连续性,成为沟通种间或种内群落间鼠疫流行的桥梁。而且由于宿主动物间的相互串洞,寄生蚤的多寄主性,形成寄生蚤的互相交换,为种间或种内鼠疫的传播起到连接传递的作用。因此疫源地内黑线仓鼠和黑线毛足鼠等小型夜行鼠检出的疫鼠虽少,其传播鼠疫的流行病学意义却不容忽视。1975 年以前,狭颅田鼠是该疫源地内的常见种,但 1975 年之后少见,80 年代之后未再捕到。1972 年 3月疫源地内动物鼠疫流行中判定 1 只疫鼠,为我国首次记录。该鼠常同布氏田鼠混居,在长爪沙鼠栖居地也有分布,参与动物间鼠疫的流行,是次要或偶然宿主。该鼠寄生蚤在沙鼠、黄鼠和许多小型野栖鼠类多有寄生,主要寄生蚤光亮额蚤、二齿新蚤和宽圆纤蚤均可自然染疫,故也有一定的流行病学意义。1984 年 5 月在本疫源地内从 1 只捕获沙狐血清中检出鼠疫 F1 抗体,其血凝阳性滴度 1∶80,间接证明了疫源地内存在自然染疫的鼠类或疫蚤。沙狐以鼠疫主要宿主长爪沙鼠和达乌尔黄鼠为食,存在染疫的可能,并且沙狐的体外寄生蚤以人蚤为主,这对捕杀沙狐者或捡拾染疫死狐而剥皮者也就可能感染鼠疫。故它在由动物鼠疫传播到人类鼠疫上有一定的流行病学意义。

（二）啮齿动物种群变化

河北省鼠疫自然疫源地内啮齿动物种类较多,以长爪沙鼠和达乌尔黄鼠是为优势种,黑线仓鼠、黑线毛足鼠、五趾跳鼠等为常见种。20 世纪 50 年代,疫源地内植被茂密,呈典型的干草原和草甸草原,适应于干草原类群的啮齿动物生存繁殖,达乌尔黄鼠、达乌尔鼠兔、布氏田鼠等占主导地位;60 年代初,草原大面积开垦和自然灾害(干旱)等因素,使得干草原景观退化成荒漠半荒漠草原,啮齿动物的干草原类群随之被荒漠草原类群所取代,长爪沙鼠占主导地位;70 年代植被有所恢复,达乌尔黄鼠、布氏田鼠等密度增高,但长爪沙鼠仍占主导地位;80 年代以后,随着疫源地内草原植被退化,长爪沙鼠等荒漠草原类啮齿动物占据主导地位,较为常见的达乌尔鼠兔和布氏田鼠种群数量逐渐较少,并逐渐消失。总体来说,河北省鼠疫疫源地内长爪沙鼠密度年际变化较大,达乌尔黄鼠种群密度较为稳定,长爪沙鼠和达乌尔黄鼠种群优势地位存在一定程度的演替。造成这种情况原因有以下几种：一是人为因素，包括疫源地土地利用类型的改变、植树造林、退耕还草、土地开垦、过度放牧、预防性灭鼠等。植树造林、退耕还草等措施，改变了鼠疫宿主动物的生存环境；抗凝血灭鼠剂的使用，对喜食植物种子的长爪沙鼠杀灭效果较为明显，而对达乌尔黄鼠杀灭效果一般。二是鼠疫等疾病对种群密度影响明显，长爪沙鼠对鼠疫菌高度敏感，发生动物间鼠疫流行会导致长爪沙鼠大量死亡，种群密度骤降。三是气候气象因素，鼠类在自然生态环境中生存，气温、降水等因素可以通过对环境的影响，进而影响鼠类种群的构成和密度。当气候连续干旱时，草场退化，土壤沙化，导致达乌尔黄鼠适宜生境逐渐较少，荒漠化草原更适合长爪沙鼠的生存。

三、媒介

蚤类是传播鼠疫的主要媒介，研究掌握主要宿主动物寄生蚤种类、构成及其数量季节消长，以及与动物间鼠疫流行关系，对制订鼠疫防治对策具有十分重要的流行病学意义。

蚤类种群变化及区划

河北省地处华北和蒙新两个动物地理区，蚤类区系由 67 种蚤类组成，其中鼠类寄生蚤56 种，隶属于 4 科 27 属。通过对康保牧场 1971—2001 年长爪沙鼠、达乌尔黄鼠、黑线仓鼠、短耳仓鼠、布氏田鼠、黑线毛足鼠、小毛足鼠、五趾跳鼠、褐家鼠、草原鼢鼠、达乌尔鼠兔、沙狐、黄鼬、艾鼬 14 种动物体、巢、洞干寄生蚤种类的监测资料进行统计分析，共发现 27 种蚤类，隶属于 4 科 16 属。分别为：方形黄鼠蚤蒙古亚种（*Citellophilus tesquorum mongolicus*）、阿州山蚤（*Oropsylla alaskensis*）、光亮额蚤等似亚种（*Frontopsylla luculenta parilis*）、圆指额蚤（*Frontopsylla wagneri*）、丛鬃双蚤指名亚种（*Amphipsylla vinogradovi vinogradovi*）、凶双蚤（*Amphipsylla daea*）、短跗鬃眼蚤（*Ophthalmopsylla kukuschkini*）、角尖眼蚤指名亚种（*Ophthalmopsylla praefecta praefecta*）、多刺细蚤（*Leptopsylla pavlouskii*）、栉首细蚤（*Leptopsylla pectiniceps*）、二齿新蚤（*Neopsylla bidentatiformis*）、阿巴盖新蚤（*Neopsylla abagaitui*）、秃病蚤蒙冀亚种（*Nosopsyllus laeviceps kuzenkovi*）、弱纤蚤（*Rhadinopsylla tenella*）、宽圆纤蚤（*Rhadinopsylla rothschildi*）、吻长纤蚤（*Rhadinopsylla jaonis*）、狭板多毛蚤（*Hystrichopsylla stenosterna*）、原双蚤（*Amphipsylla primaris*）、主要双蚤（*Amphipsylla primaris*）、独狭蚤（*Stenoponia singunlaris*）、特殊纤蚤（*Rhadinopsylla insolita*）、人蚤（*Pulex irritans*）、禽角叶蚤（*Ceritophyllus gallinae*）、鼠兔倍蚤（*Amphalius runatus*）、鼢纤蚤（*Rhadinopsylla aspalacis*）、印鼠客蚤（*Xenopsylla cheopis*）、不等单蚤（*Monopsyllus anisus*）。染疫蚤为 3 种，秃病蚤蒙冀亚种为主要媒介，分述如下：

1. **秃病蚤蒙冀亚种（*Nosopsyllus laeviceps kuzenkovi*）**　秃病蚤蒙冀亚种，属于角叶蚤科病蚤属。按照动物区系划分隶属于蒙新区东部草原亚区和西部荒漠亚区，是长爪沙鼠的主要寄生蚤，也会寄生于达乌尔黄鼠、黑线仓鼠等宿主，全年各季均可发现。其体蚤高峰在10 月，巢蚤高峰在 11 月，该蚤数量高峰出现在寒冷的季节，即晚秋至早春，与长爪沙鼠鼠疫动物病流行高峰相吻合。据内蒙古的资料，在沙鼠疫源地内其染疫蚤检出数和检出率均占首位，疫蚤可出现在全年各个季节和疫源地内的各个不同地区，可以带鼠疫菌越冬，媒介效能较高，该蚤室内养殖蚤对人的不固定式叮咬吸血率 86% 以上，固定式叮咬吸血率达 90%以上。在 2002 年鼠疫疫情流行初期，首先从其体内分离出鼠疫菌，可见秃病蚤蒙冀亚种在疫情的流行和扩散方面起着关键的作用。

形态特征主要有：头部具后头鬃 2 列，下唇须长达前足基节端部。胸部具前胸栉刺 19~22 根。雄蚤变形节第 8 背板边缘鬃一般 6~7 根，多者可多达 11 根，不动突宽短，其长度小于基部宽度,可动突宽短,不超过或略超过不动突的端部,亦呈刀状;雌性变形节第7腹板后缘略凹,上叶钝,下叶尖。

经调查,在1972年动物鼠疫流行期间,秃病蚤蒙冀亚种占种群的55%,二齿新蚤占种群的26.6%,而在后几年则发生了根本性的变化,二齿新蚤占多数。可见在鼠疫流行的间歇期,长爪沙鼠鼠体蚤以二齿新蚤为主,而在鼠疫流行期则以秃病蚤为主。主要寄生蚤数量的多少,是决定鼠疫动物病流行与否的关键因素,主要疫蚤的数量减少甚至被广布种所代替,就削弱了鼠疫的流行因素,促使鼠疫在该疫源地内处于静止状态。因此在监测过程中应多加注意主要寄生蚤的蚤指数和染蚤率,积极控制鼠密度,降低主要寄生蚤数量,有效控制鼠疫动物病流行。

2. 方形黄鼠蚤蒙古亚种(*Ciellophilus tesquorum mongolius*) 方型黄鼠蚤蒙古亚种是达乌尔黄鼠的主要寄生蚤,是长爪沙鼠寄生蚤中的第2位。其分布广,数量多,寄主多达11种,如达乌尔黄鼠、赤颊黄鼠、长爪沙鼠、子午沙鼠、布氏田鼠、草原鼠兔、草原鼢鼠等,全年均有发现。体蚤高峰在4月、5月,巢蚤6月、7月偏高。尽管已经证实方形黄鼠蚤的鼠疫菌栓塞蚤可平均存活6.3天,疫源地内也在该蚤内分离到鼠疫菌,具备了作为传播沙鼠型鼠疫的主要媒介的条件,但是其染疫蚤检出数和检出率在我国沙鼠型疫源地内较低,且该蚤出现的高峰期均在沙鼠型鼠疫流行的末期或低谷,故方形黄鼠蚤蒙古亚种在该疫源地内为次要传播媒介。

形态特征主要有:头部额突齿状,在额缘中央左右;下唇须5节,其长超过前足基节末端1/2~1节。变形节:雄蚤第8背板缘长鬃5~7根,背缘内侧棘丛区不太发达,可动突呈三角形,端部的宽窄变化较大;雌蚤受精囊尾部稍长于头部,其端有或无小乳突,交配囊骨化差。

3. 宽圆纤蚤 宽圆纤蚤属于多毛蚤科纤蚤属,在我国分布于东北区的松辽平原亚区、华北区的黄土高原亚区的北部和蒙新区的东部草原亚区,主要是黑龙江、吉林、内蒙古和河北等地。寄主包括狭颅田鼠、布氏田鼠、黑线仓鼠、达乌尔黄鼠、长爪沙鼠、小毛足鼠、红背䶄和劳氏高山䶄等。宽圆纤蚤作为田鼠及野栖小型鼠体、巢蚤种类,寒冷季节是其活动高峰。疫源地内包括长爪沙鼠和达乌尔黄鼠在内的多种啮齿动物体及巢中均带有该蚤,为鼠疫在各宿主间的相互传播奠定了基础,对促进秋冬季鼠疫流行和带菌过冬起着重要的作用,具有一定的流行病学意义,为鼠疫传播的次要媒介。对该蚤传播鼠疫鄂尔多斯高原型菌的媒介效能及其流行病学意义,今后需进行深入的研究。

第三节 人间鼠疫和动物间鼠疫流行史

一、人间鼠疫流行史

19世纪50年代,河北省鼠疫防治所成立专门组织,运用走访和查阅文献相结合方法对历史上发生过人间鼠疫的地区进行了鼠疫流行史调查。

1955年,河北省鼠疫防治所与长春鼠疫防治所、围场县卫生防疫站对围场县北部唛罗沟一带历史上人间鼠疫流行情况进行了调查,共调查了6个乡41个自然村,访问了50岁以上老人157人,主要包括老中医、老居民,并找到了鼠疫患者数名老人。通过问询,查看资料证明了当地历史上确有激烈的传染病流行过,流行时期在1890—1899年,据反映,发生时间在每年的6~7月份开始、8~9月严重、10月结束。主要症状高热、头晕、头痛、腋窝或颈淋巴结肿、昏迷、也有少数吐血,2~3 天先后死亡。用同样的方法先后调查了围场县、唐山市、秦皇岛市、吴桥县、康保县、张北县、沽源县等地,收集了大量的文献资料。据后来的统计表明,1888—1949 年间,河北省人间鼠疫主要在围场、平山、正定、定县、吴桥、大成、献县、文安、康保、张家口市以及沿海地区的唐山市、秦皇岛市和京包、津浦、京山铁路、公路沿线的 13 个市(县)发生。发病人数仅有记载可查为 1 921 人,死亡 1 719 人,除围场县的流行可能系因该地当时存在野栖鼠动物病引起外,其他各县流行分别是从香港、东北、内蒙古、山西等地传入所致。

1949 年,暴发察北鼠疫的流行,波及康保县、张家口市。1950 年以后,再无人间鼠疫发生。察北鼠疫起源于内蒙古察哈尔盟正白镶白联合旗(1956 年改名为正镶白旗)的租银地(乌宁巴图)的前音图浩特村和后音图浩特村,经星跃公社(星耀镇)的察汗崩崩村传播到龙王庙村以及化德县三区九号村(沈万清营子)、康保县满德堂公社的李占地村、照阳河公社北沙城村、南井沟村、二号卜子公社的温家营子、张家口市姬家房子,流行直线距离约 200km 余。这次人间鼠疫流行共发病 68 人,死亡 66 人,治愈及自然痊愈者 2 人。其中河北省张家口境内发病 15 人,死亡 14 人。

察北鼠疫流行可分为两个时期:第一流行期:1949 年 6 月 19 日—7 月 27 日发现人间鼠疫病例 4 例,死亡 3 人。1949 年 7 月 13 日,在内蒙古正白镶白联合旗(1956 年改名为正镶白旗)租银地(乌宁巴图)的前音图浩特村发现 1 例腺鼠疫患者,一个月后自然痊愈,另 3 人为败血症鼠疫,7 月 20 日后相继死亡。第二流行期:8 月 17 日一个商人感染鼠疫后,到察汗崩崩村,于第二天死亡。8 月 19 日,该村发生鼠疫流行,至 10 月 24 日,发病十九户,患者 34 人全部死亡。察汗崩崩村发生鼠疫后,群众十分恐慌,四处逃离投亲靠友。该村村民赵某在其妻死亡后,即与女儿出走,先到了距该村 40 里的化德县沈万清营子(现为七号镇九号村)住了一夜,后被村干部劝走。沈万清营子开始出现鼠疫流行,11 天内死亡 6 人;赵某从沈万清营子出走后,当日就到康保县的北沙城孙某家吃了一顿饭又被村干部劝走,他便雇孙某家的车送其回家,途中赵某及其女儿死亡。孙某返回北沙城后即发病,10 天内其家中 7 口人全部死亡。察汗崩崩村发病后,特请龙王庙老中医李某去治疗,8 月 17 日李某回家病发,9 天后死亡,他的妻子、儿子、徒弟和他的邻居共 5 人在 13 天内均先后死亡。10 月 2 日后音图浩特发现鼠疫,死亡 3 人。张家口市郊姬家房村发病 4 人,死亡 3 人,10 月 21 日居民郭某由察汗崩崩村回家,10 月 25 日到家即发病,当日死亡,11 天内其妻女也先后死亡,其子郭某染病后经中苏防疫队治疗痊愈。

从 10 月 14 日以后,再无新的鼠疫患者发生,此次鼠疫疫情即告扑灭,12 月 5 日全省所有封锁全部解除。2007 年,河北省鼠疫防治所人员到河北省康保县实地考察,走访了当地的老医生和 70 岁以上的老人,证实了 1949 年当地流行的就是肺鼠疫(表 8-2)。

表 8-2　河北省鼠疫流行年代最近(1949 年)的人间鼠疫流行情况表

流行地点	流行时间	发病人数	死亡人数	病型
康保县照阳河镇北沙城村	10 月 18 日—10 月 29 日	7	7	肺鼠疫
康保县照阳河镇南井沟村	10 月 11 日—10 月 13 日	1	1	肺鼠疫
康保县屯垦乡李占地村	10 月 21 日—10 月 22 日	3	3	肺鼠疫
张家口市姬家房子	10 月 21 日—10 月 22 日	4	3	肺鼠疫
合计		15	14	

二、动物鼠疫流行史

1953 年 3 月,河北省鼠疫防治所建所之后,河北省持续系统地开展了鼠疫疫源地调查和鼠疫监测工作。自 1971 年首次从康保牧场分离出鼠疫菌,至 2021 年,共发生 5 次动物间鼠疫的暴发流行。

第一次疫情发生于 1971 年 12 月 26 日—1972 年 5 月,流行 6 个月,检出鼠疫菌 19 株,动物间鼠疫仅限于康保牧场,鼠疫疫源地面积约 490km²。第二次发生于 1994 年 10 月 24 日—1995 年 11 月 4 日,流行 13 个月,检出鼠疫菌 70 株,流行范围扩大到康保县照阳河乡、屯垦乡、满德堂乡,鼠疫自然疫源地面积扩大到约 1 000km²。第三次发生于 2002 年 11 月 1 日—2003 年 5 月 26 日,流行 7 个月,检出鼠疫菌 26 株,流行范围略小于第二次动物间鼠疫流行。第 4 次动物间鼠疫发生于 2005 年 4 月,流行 1 个月,检出疫鼠 11 只,疫蚤 2 组 13 匹,分离到鼠疫菌 13 株,流行范围略小于第三次动物间鼠疫流行。第 5 次发生于 2017 年 11 月—2018 年 4 月,检出鼠疫菌 6 株,流行范围仅限康保牧场周围。

(一) 阳性材料种类构成

五次疫情共发现染疫动物 5 种,蚤 3 种,分离菌株 134 株,其中长爪沙鼠占 87.31%,达乌尔黄鼠占 3.73%,其他鼠占 5.13%,3 种蚤占 3.73%,捕获鼠占 9.3%,自毙鼠占 90.7%(表 8-3、表 8-4)。值得注意的是 2017—2018 年发生的鼠疫捕获鼠和自毙鼠分别占 50%(表 8-5),且首次从捕获的黑线仓鼠中分离到鼠疫菌,提示这块疫源地的菌株有进化,或者宿主感受性可能存在一定变化,有待进一步研究。在今后的监测工作中要重视捕获鼠的检验工作。

表 8-3 阳性材料分类统计表(鼠疫菌株数)

材料来源	数量/只	构成比/%	材料来源	数量/只	构成比/%
长爪沙鼠	117	87.31	方形黄鼠蚤蒙古亚种	2	1.49
达乌尔黄鼠	5	3.73	秃病蚤蒙冀亚种	2	1.49
黑线仓鼠	4	2.99	宽圆纤蚤	1	0.75
黑线毛足鼠	2	1.49	合计	134	100
狭颅田鼠	1	0.75			

表 8-4 阳性材料捕获鼠与自毙鼠分类统计

材料名称	合计	自毙鼠		捕获鼠	
		只	%	只	%
长爪沙鼠	117	107	91.4	10	8.6
达乌尔黄鼠	5	5	100	0	0
狭颅田鼠	1	1	100	0	0
黑线仓鼠	4	2	50	2	50
黑线毛足鼠	2	2	100	0	0
合计	129	117	90.7	12	9.3

表 8-5　2017—2018 年阳性材料捕获鼠与自毙鼠分类统计

材料名称	合计	自死		捕获	
		只	%	只	%
长爪沙鼠	3	2	66.7	1	33.3
黑线仓鼠	2	0	0	2	100
黑线毛足鼠	1	1	100	0	0
合计	6	3	50	3	50

（二）染疫蚤统计

5 次动物疫情中,共发现 3 种染疫蚤,分别是秃病蚤蒙冀亚种 2 组 14 匹,方形黄鼠蚤蒙古亚种 2 组 2 匹,宽圆纤蚤 1 组 1 匹。在 2002 年的动物间鼠疫流行过程中,首先发现有动物鼠疫流行就是从长爪沙鼠的巢蚤中检出鼠疫菌的,其余疫蚤均为长爪沙鼠鼠体蚤。可见在监测过程中要特别重视巢蚤和长爪沙鼠鼠体蚤的检验(表 8-6)。

表 8-6　染疫蚤来源构成比

染疫蚤	来源	数量	构成
秃病蚤蒙冀亚种	窝巢	1 组 13 匹	20
	长爪沙鼠	1 组 11 匹	20
方形黄鼠蚤蒙冀亚种	长爪沙鼠	2 组 2 匹	40
宽圆纤蚤	长爪沙鼠	1 组 1 匹	20
合计		5 组 27 匹	100

（三）动物鼠疫地区分布

5 次动物鼠疫流行分布在康保牧场、照阳河镇和屯垦镇 3 个乡(镇)共 20 个疫点,菌株分布前三位的疫点分别为康保牧场,其中后羊圈村 17 株,占比 12.69%,场部 13 株,占比 9.70%,一分场和西大井均分离到 12 株,各占 8.96%。动物鼠疫流行疫点康保牧场涉及 10 个村屯共分离 98 株(73.13%),照阳河涉及 9 个村屯,分离到菌株 35 株(26.12%),屯垦 1 株(0.75%)。疫点位置毗邻内蒙古周边地区,特别是 2005 年检出鼠疫菌的三义村距离内蒙古化德县仅 3km(表 8-7)。

表 8-7　河北省疫源地动物鼠疫菌株分布地区

县(市、旗)	菌株数量	菌株来源							
		长爪沙鼠	黑线仓鼠	黑线毛足鼠	狭颅田鼠	达乌尔黄鼠	秃病蚤	达乌尔黄鼠蚤	宽圆纤蚤
康保牧场	98	81	4	2	1	5	1	1	1
照阳河镇	35	33					1	1	
屯垦镇	1	1							
合计	134	117	4	2	1	5	2	2	1

（四）主要宿主动物密度变化与动物间鼠疫流行的关系

根据对历年疫源地主要宿主动物监测资料统计，1968—2018 年共调查主要宿主长爪沙鼠面积 5 643km²，捕鼠 5 169 只，平均密度为 0.92 只/hm²。按照动物疫情流行年份前后五年为一个单元，共划分为五个流行单元，经统计发现，流行单元年份的鼠密度明显高于平均鼠密度，第一个流行单元（1968—1972 年）主要宿主平均密度为 1.37 只/hm²，第二个流行单元（1991—1995 年）主要宿主平均密度为 1.33 只/hm²，第三个流行单元（2001—2005 年）主要宿主平均密度为 1.60 只/hm²。第四个流行单元密度为 0.82 只/hm²，平均密度 1.21 只/hm²，第四流行单元密度偏低主要与前期已经进行了大面积灭鼠有关。由此可见，动物疫情的发生与主要宿主密度相关，主要宿主密度不仅在鼠疫流行期增高，在流行期的前几年均会增高。监测过程中发现宿主密度高于平均密度时，及时灭鼠，是控制鼠疫是否流行及流行规模的关键（表 8-8）。

表 8-8 动物鼠疫流行年度主要宿主动物长爪沙鼠密度统计

年份	调查面积/hm²	捕鼠数/只	密度/（只·hm⁻²）	年份	调查面积/hm²	捕鼠数/只	密度/（只·hm⁻²）
1968	46	28	0.61	2003	117	121	1.03
1970	47	37	0.79	2004	122	189	1.54
1971	17	86	5.05	2005	109	219	2.00
1991	184	136	0.74	2014	180	290	1.61
1992	80	38	0.48	2015	180	143	0.79
1993	204	252	1.24	2016	180	66	0.37
1994	280	483	1.35	2017	198	229	1.15
1995	470	711	1.51	2018	253	90	0.36
2001	62	158	2.54	总计	2 870	3470	1.21
2002	141	194	1.37				

（五）主要宿主媒介密度变化与动物间鼠疫流行的关系

依然按动物鼠疫流行年度前后五年为一个流行单元进行统计，发现流行年份长爪沙鼠鼠体蚤和巢蚤的染蚤率和蚤指数都比较高，流行单元鼠体蚤的染蚤率平均为 24.8%，各流行单元的染蚤率在 3.31%~86.67%；鼠体蚤平均指数为 0.46，各流行单元蚤指数波动为 0.04~3.00；流行单元巢蚤的染蚤率平均为 39.7%，各流行单元的染蚤率在 0~53.4%；巢蚤平均指数为 3.43，各流行单元蚤指数波动为 0~8.42（表 8-9）。可见染蚤率和蚤指数波动跟鼠疫的流行并无特别规律，但是据统计，流行年份秃病蚤蒙冀亚种的分离率占优势，其他年份秃病蚤蒙冀亚种、方形黄鼠蚤蒙冀亚种、二齿新蚤呈交替上升。

（六）与毗邻地区动物间鼠疫流行的关系

河北省鼠疫自然疫源地与内蒙古自治区商都县、化德县、正镶白旗、太仆寺旗的鼠疫自然疫源地相毗邻，每次长爪沙鼠鼠疫暴发流行相继发生，一般化德、正镶白旗要早于河北 1~2 年。

纵观河北省疫源地内五次鼠间鼠疫流行，面积在扩大，强度在增加，间隔时间在缩短，且疫点逐渐接近居民区和交通要道。2017—2018 年流行的强度较比前面几次流行的强度有所减弱，分离菌株 6 株，仅涉及康保牧场，但是动物鼠疫发生地靠近居民区，参与的动物种类有所增加，捕获鼠所占比例也有所增加，存在鼠间鼠疫波及人间的风险。

表 8-9 动物鼠疫流行年份长爪沙鼠鼠体蚤及巢蚤密度统计

年份	鼠体蚤					巢蚤				
	调查只数	带蚤只数	获蚤/匹	染蚤率/%	蚤指数	调查个数	带蚤个数	获蚤/匹	染蚤率/%	蚤指数
1971	179	91	164	50.84	0.92					
1991	181	6	7	3.31	0.04	17	6	59	35.3	3.47
1992	23	4	9	17.39	0.39	1	0	0	0	0
1993	55	10	16	18.18	0.29	30	10	69	33.3	2.3
1994	577	30	50	5.20	0.09	35	7	49	20	1.4
1995	50	14	23	28.00	0.46	34	10	70	29.4	2.06
2001	109	26	71	23.85	0.65	171	84	708	49.1	4.14
2002	454	112	151	24.67	0.33	156	80	798	51.2	5.12
2003	532	158	205	29.70	0.39	186	108	1 039	58.1	5.59
2004	422	138	163	32.70	0.39	189	101	1 214	53.4	8.42
2005	210	73	207	34.76	0.99	139	84	764	60.4	5.50
2014	30	26	90	86.67	3.00	142	36	96	25.6	0.68
2015	56	34	98	60.71	1.75	138	41	485	29.4	3.52
2016	59	12	37	20.34	0.63	130	32	53	25	0.41
2017	174	36	133	20.69	0.76	175	53	301	30.4	1.72
2018	92	26	69	28	0.75	170	29	183	17.1	1.08
合计	3 203	796	1 493	24.8	0.46	1 713	681	5 888	39.7	3.43

第四节 鼠 疫 监 测

河北省鼠疫自然疫源地 1953 年开展鼠疫监测工作,到目前已经有 60 多年的历史,先后经历了几个历史过程。

一、河北省鼠疫监测经历的阶段

河北省鼠疫自然疫源地的监测工作共经历了 4 个阶段,即大面积捕杀阶段、灭鼠拔源阶段、科学防治阶段和鼠疫应急阶段。

(一)大面积监测阶段

1949 年,河北省康保县发生了猛烈的人间鼠疫的流行,史称"察北鼠疫",发病 15 人,死亡 14 人,政府对这次鼠疫的流行十分重视,并成立察北防疫大队,对本次疫情进行了疫区处理,使得疫情很快得到了控制,河北省鼠疫监测工作也步入正轨,开启了河北省鼠疫监测工作。

(二)重点监测阶段

1971 年河北省发生了动物间鼠疫暴发流行,疫情得到控制后,鼠疫监测进入到重点监测阶段,使用样方法进行监测,密切注视主要宿主的密度变化。

(三)科学监测阶段

进入 20 世纪 80 年代后,根据国家的要求,制定了鼠疫监测方案,对鼠疫自然疫源地内主要宿主、小型鼠、病原、媒介等进行科学监测。

（四）应急监测阶段

1995年,鼠疫疫情结束后,灭鼠工作取得了明显的成效,鼠密度明显得到了控制。新世纪下,河北省的鼠疫防治工作任务也进入一个新的阶段,在这一阶段,先后经历了2002—2003年、2005年连续2次动物间鼠疫的流行,流行强度明显增强,而且恰逢2003年北京奥运会申办成功,鼠防工作进入到保奥运的关键时刻,给河北省的工作带来很大的压力。该阶段全国鼠疫疫情呈现出活动频繁,多省发生动物间鼠疫疫情,人间鼠疫疫情流行猛烈。河北省鼠疫自然疫源地内动物鼠疫活动频繁,先后发生了2次动物间鼠疫,这就给河北省的鼠疫防治工作提出了很大的挑战。经过努力,实现了2008年和2009年在我国重要的政治活动中没有发生鼠疫疫情,该阶段也没有人间鼠疫的发生,该阶段也是河北省鼠疫防治的重要里程碑。2015年,北京2022年冬(残)奥会申办成功,自此河北省鼠疫防治工作便进入冬奥模式,监测提出"六大举措"保冬奥,即:有害生物本底调查、鼠疫自然疫源地及崇礼区年年春秋两季灭鼠、全省医务人员及疾控人员年年有培训年年全覆盖、鼠疫人才队伍建设、鼠疫实验室改造升级、鼠疫应急演练等。经过7年的努力,实现了2022年冬奥期间没有鼠疫发生的好成绩,圆满完成了冬奥保障任务。

二、动物鼠疫监测

（一）主要宿主密度调查

查阅资料,监测数据从1982年开始,到2021年,长爪沙鼠共调查面积为28 937hm²,捕鼠15 203只,平均密度为0.53只/hm²(表8-10)。达乌尔黄鼠共调查24 552hm²,捕鼠15 983只,平均密度为0.65只/hm²(表8-11)。

（二）小型鼠密度调查

1999—2020年共计布夹118 250把,捕获小型啮齿动物1 423只,隶属于3科7属10种,平均率为1.20%,黑线仓鼠占62.76%,为河北省鼠疫自然疫源地小型捕获鼠类的优势种,其次是黑线毛足鼠(8.5%)、五趾跳鼠(7.2%);小型鼠捕获率高于平均捕获率的年份有2020年(1.21%)、1999年(1.34%)、2002年(1.35%)、1990年(1.40%)、2016年(1.52%)、2013年(1.55%)、2015年(1.86%)、2012年(2.04%)、2004年(2.11%)、2014年(2.17)、2019年(2.59),以2019年最高,其次是2014年;小型鼠捕获率最高的月份是10月,为1.37%,其次为6月(1.23%)、7月(1.20%)、5月(1.12%)、4月(0.94%)及11月(0.79%)(图8-4~图8-6)。

表8-10 河北省鼠疫监测区长爪沙鼠密度调查表

年份	调查面积/hm²	捕鼠数/只	密度/(只·hm⁻²)	年份	调查面积/hm²	捕鼠数/只	密度/(只·hm⁻²)
1982	386	52	0.13	1992	520	125	0.24
1983	260	33	0.13	1993	1 224	886	0.72
1984	370	24	0.06	1994	1 360	815	0.60
1985	240	19	0.08	1995	1 652	1 769	1.07
1986	120	5	0.04	1996	1 356	977	0.72
1987	748	131	0.18	1997	1 314	1 010	0.77
1988	384	33	0.09	1998	741	478	0.65
1989	328	52	0.16	1999	1 106	582	0.53
1990	352	22	0.06	2000	1 242	392	0.32
1991	384	160	0.42	2001	520	751	1.44

续表

年份	调查面积/hm²	捕鼠数/只	密度/(只·hm⁻²)	年份	调查面积/hm²	捕鼠数/只	密度/(只·hm⁻²)
2002	562	1 581	0.36	2013	480	28	0.06
2003	576	919	1.60	2014	743	415	0.56
2004	537	1 033	1.92	2015	612	215	0.35
2005	576	597	1.04	2016	735	140	0.19
2006	532	205	0.39	2017	896	143	0.16
2007	607	190	0.31	2018	993	150	0.15
2008	796	230	0.29	2019	1 023	164	0.16
2009	612	178	0.29	2020	952	99	0.10
2010	654	96	0.15	2021	1 076	89	0.08
2011	726	184	0.25	合计	28 937	15 203	0.53
2012	642	231	0.36				

表 8-11 河北省鼠疫监测区达乌尔黄鼠调查表

年份	调查面积/hm²	捕鼠数/只	密度/(只·hm⁻²)	年份	调查面积/hm²	捕鼠数/只	密度/(只·hm⁻²)
1970	60	74	1.23	2003	363	573	1.58
1981	56	1	0.02	2004	435	703	1.62
1982	336	16	0.05	2005	454	762	1.68
1983	260	5	0.02	2006	431	589	1.37
1984	371	1	0.003	2007	476	437	0.92
1987	484	285	0.59	2008	663	468	0.71
1988	470	224	0.48	2009	563	446	0.79
1989	576	261	0.45	2010	593	484	0.82
1990	812	428	0.53	2011	480	422	0.88
1991	760	459	0.60	2012	484	362	0.75
1992	712	329	0.46	2013	180	112	0.62
1993	960	723	0.75	2014	420	349	0.83
1994	1 116	667	0.60	2015	422	282	0.67
1995	1 272	1 015	0.80	2016	740	145	0.20
1996	980	772	0.79	2017	600	167	0.28
1997	1 252	1 034	0.83	2018	630	198	0.31
1998	808	677	0.84	2019	783	184	0.23
1999	1 160	712	0.61	2020	801	107	0.13
2000	1 086	471	0.43	2021	823	71	0.08
2001	342	465	1.36	合计	24 552	15 983	0.65
2002	338	503	1.49				

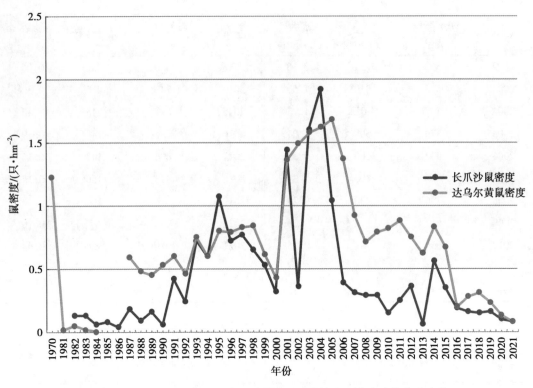

图 8-4　1970—2021 年河北省鼠疫监测区域鼠疫主要宿主动物密度变化

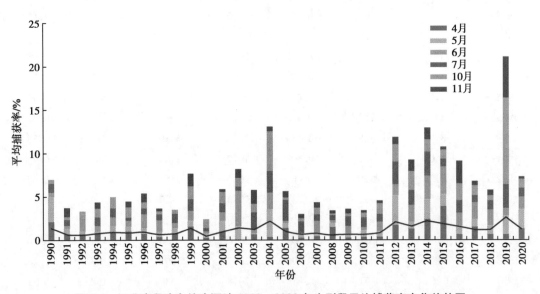

图 8-5　河北省鼠疫自然疫源地 1990—2020 年小型鼠平均捕获率变化趋势图

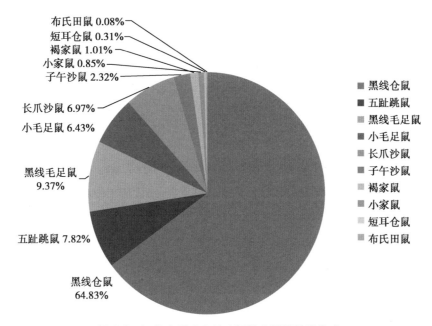

图 8-6　河北省鼠疫自然疫源地小型鼠种类构成

（三）家鼠密度调查

1990—2020 年共计布放鼠夹 87 400 把,捕获家鼠 730 只,其中褐家鼠 325 只,占 44.52%,小家鼠 405 只,占 55.48%,平均捕获率为 0.84%,其中高于平均捕获率的年份有 2017 年(0.86%)、2015 年(0.89%)、2013 年(1.50%)、2014 年(2.33%),以 2014 年最高, 其次是 2013 年;家鼠捕获率最高的月份是 11 月(0.59%),其次为 5 月(0.52%)、10 月 (0.46%)、4 月(0.44%)、6 月(0.42%)及 7 月(0.38%)(图 8-7)。

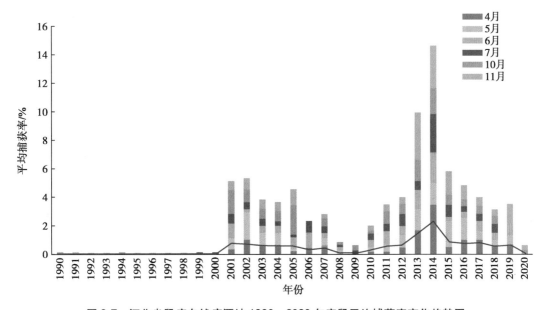

图 8-7　河北省鼠疫自然疫源地 1990—2020 年家鼠平均捕获率变化趋势图

（四）鼠体蚤调查

调查鼠 9 034 只,染蚤鼠 3 802 只,获蚤 15 629 匹,隶属于 5 科 11 属 17 种,平均染蚤率为 42.09%,蚤指数 1.73,其中超过平均染蚤率的年份有 2002 年(43.64%)、2006 年（44.30%）、2010 年（48.85%）、1990（49.02%）、2001 年（49.69%）、2015 年（54.30%）、1996（55.07%）、2007 年（56.04%）、1997（58.06%）、2019 年（59.83%）、2008 年（60.12%）、1998（60.53%）、2014 年（62.55%）,以 2014 年最高,其次是 1998 年。

超过平均鼠体蚤指数的年份有 2020 年(1.86)、1997 年(1.90)、1998 年(1.92)、2015 年(1.97)、2006 年(2.04)、2019 年(2.07)、2012 年(2.21)、2016 年(2.54)、2010 年(2.76)、2007 年(2.95)、2014 年(3.14)、2008 年(4.24)、2013 年(19.41)(图 8-8)。

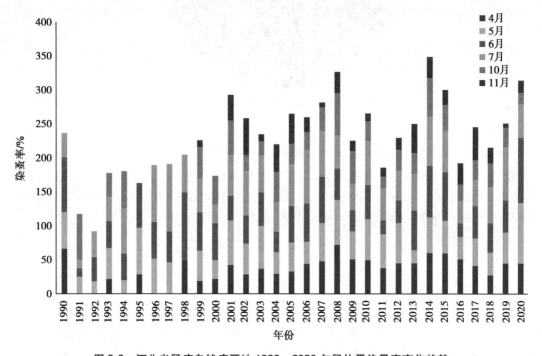

图 8-8　河北省鼠疫自然疫源地 1990—2020 年鼠体蚤染蚤率变化趋势

（五）窝巢蚤调查

1990—2020 年共计挖鼠窝巢 2 167 个,带蚤窝巢 900 个,获蚤 4 800 匹,隶属于 4 科 9 属 15 种,平均染蚤率为 41.53%,蚤指数为 2.22,其中超过平均染蚤率的年份有 2004 年(43%)、2015 年(43.59%）、2002 年(47.06%）、1992 年(47.83%）、2010 年(47.86%）、1994 年（50%）、2003 年（50.59%）、1996 年（55%）、2000 年(54.84%)、1993 年(55.56%）、2005 年(57.14%）、1999 年(59.29%),1995 年(64%）、1998 年(65.91%）、1990 年(72%)。

超过平均蚤指数的年份有 2007 年(2.32)、1994 年(2.42)、1990 年(2.52)、1999 年(2.55)、1995 年(2.56)、1992 年(2.65)、2006 年(2.84)、2001 年(2.86)、2008 年(3.37)、2000 年(3.47)、2003 年(3.84)、2010 年(3.49)、1996 年(3.60)、1997 年(3.77)、2005 年(4.12)、2004 年(4.13)、2002 年(4.19),以 2002 年最高,其次是 2004 年(图 8-9)。

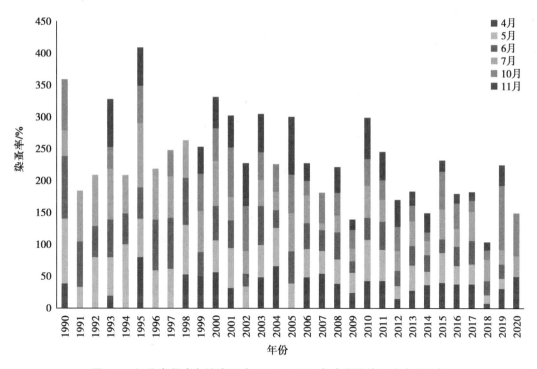

图 8-9　河北省鼠疫自然疫源地 1990—2020 年窝巢蚤染蚤率变化趋势

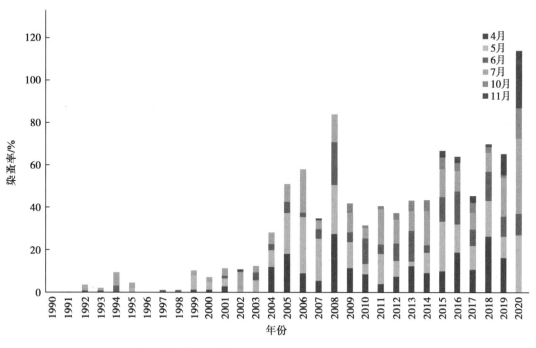

图 8-10　河北省鼠疫自然疫源地 1990—2020 年洞干蚤染蚤率变化趋势

（六）洞干蚤调查

1990—2020 年共探洞 34 429 个,染蚤洞 2 016 个,获蚤 5 535 匹,隶属于 5 科 8 属 12 种,平均染蚤率 5.86%,蚤指数 0.16,其中超过平均染蚤率的年份有 2012 年(6.45%)、2009 年(7.31%)、2011 年(7.41%)、2017 年(7.57%)、2013 年(7.60%)、2014 年(7.71%)、2005 年(10.02%)、2018 年(11.03%)、2015 年(11.39%)、2006 年(12.09%)、2020 年(12.60%)、2019 年(13.02%)、2008 年(13.57%),其中以 2008 年最高,其次是 2019 年。

超过平均蚤指数的年份有 2009 年(0.17)、2013 年(0.20)、2017 年(0.21)、2012 年(0.21)、2016 年(0.27)、2006 年(0.29)、2005 年(0.32)、2015 年(0.32)、2008 年(0.34)、2019 年(0.34)、2018 年(0.47)、2020 年(0.62),最高的年份是 2020 年,其次是 2018 年(图 8-10)。

（七）病原性检验

六十多年来共检验各种动物 277 613 只,阳性材料 129 份,媒介检验 38 088 份,阳性材料 5 份,反向血凝 73 801 份,阳性材料 14 份(表 8-12)。

表 8-12　1949 年后河北省鼠疫自然疫源地病原学检验表

年份	病原检验		媒介检验		血清检验		反向血凝	
	动物检验数/只	阳性数/只	媒介检验数/匹	阳性数/匹	血清学检验数/匹	阳性数/匹	检验数/只	阳性数/只
1950	962	0	0	0	0	0	0	0
1951	668	0	0	0	0	0	0	0
1952	2 074	0	0	0	0	0	0	0
1953	2 373	0	0	0	0	0	0	0
1954	5 327	0	7	0	0	0	0	0
1955	1 831	0	14	0	0	0	0	0
1956	1 168	0	25	0	0	0	0	0
1957	918	0	116	0	0	0	0	0
1958	1 656	0	773	0	0	0	0	0
1959	119	0	0	0	0	0	0	0
1960	1 298	0	252	0	0	0	0	0
1961	508	0	66	0	0	0	0	0
1962	341	0	180	0	0	0	0	0
1963	2 992	0	97	0	0	0	0	0
1964	9 625	0	292	0	0	0	0	0
1965	5 250	0	402	0	0	0	0	0
1970	6 805	0	147	0	0	0	0	0
1971	19 307	1	0	0	0	0	0	0
1972	4 016	18	44	0	0	0	0	0
1973	5 126	0	0	0	0	0	142	0
1974	16 008	0	0	0	585	0	732	0
1975	10 252	0	0	0	810	0	410	0

年份	病原检验		媒介检验		血清检验		反向血凝	
	动物检验数/只	阳性数/只	媒介检验数/匹	阳性数/匹	血清学检验数/匹	阳性数/匹	检验数/只	阳性数/只
1976	2 419	0	0	0	138	0	212	0
1977	1 275	0	0	0	114	0	771	0
1978	2 441	0	0	0	1 109	0	0	0
1979	13 201	0	0	0	6 144	0	93	0
1980	15 714	0	0	0	8 074	0	2 987	0
1981	1 101	0	0	0	274	0	0	0
1982	1 040	0	0	0	283	0	0	0
1984	4 656	0	61	0	99	1	0	0
1985	13 854	0	64	0	3 183	0	0	0
1987	6 413	0	91	0	3 892	0	0	0
1988	4 975	0	91	0	2 850	0	0	0
1989	4 255	0	577	0	1 566	0	0	0
1990	3 750	0	721	0	1 669	0	0	0
1991	2 936	0	153	0	1 265	0	0	0
1992	3 119	0	95	0	1 569	0	0	0
1993	3 592	0	184	0	1 431	0	0	0
1994	4 418	51	234	1	1 651	0	0	0
1995	5 043	18	191	0	1 224	0	0	0
1996	4 312	0	142	0	1 398	0	0	0
1997	5 524	0	281	0	3 188	0	0	0
1998	2 455	0	144	0	775	0	0	0
1999	3 312	0	208	0	1 376	0	0	0
2000	3 986	0	352	0	1 841	0	1	0
2001	3 906	0	254	0	1 574	0	1	0
2002	4 048	22	319	2	1 405	0	133	0
2003	4 250	2	344	0	1 427	0	0	0
2004	4 574	0	343	0	1 530	0	0	0
2005	3 581	11	390	2	1 179	0	28	8
2006	3 244	0	606	0	1 201	0	0	0
2007	2 354	0	377	0	1 141	0	0	0
2008	2 150	0	834	0	1 237	0	22	0
2009	2 674	0	713	0	1 433	0	7	0
2010	2 119	0	687	0	1 237	0	0	0
2011	2 730	0	2 728	0	1 439	0	0	0
2012	2 712	0	669	0	1 276	0	0	0
2013	2 863	0	606	0	1 202	0	1	0

年份	病原检验		媒介检验		血清检验		反向血凝	
	动物检验数/只	阳性数/只	媒介检验数/匹	阳性数/匹	血清学检验数/匹	阳性数/匹	检验数/只	阳性数/只
2014	3 264	0	2 628	0	1 163	0	1	0
2015	2 833	0	2 437	0	1 296	0	0	0
2016	2 550	0	2 431	0	1 329	0	0	0
2017	3 364	3	2 924	0	1 375	0	3	3
2018	3 276	3	3 269	0	1 448	3	7	3
2019	3 109	0	2 831	0	1 319	0	1	0
2020	2 763	0	3 457	0	985	0	0	0
2021	2 834	0	3 237	0	1 097	0	0	0
合计	277 613	129	38 088	5	73 801	4	5 552	14

第五节　鼠疫应急管理

一、组织管理

（一）组织体系

河北省鼠疫防治工作一直由河北省人民政府突发公共卫生事件领导小组办公室（河北省卫健委应急办）进行组织领导，各设区市也有相应的应急办负责鼠疫防治工作的组织实施，业务工作由河北省鼠疫防治所、市、县的疾控机构具体承担。省应急办制定长远规划，提出实施细则及年度管理目标，每年下达指令性任务，一级级抓组织落实，管理体系健全、运作顺畅。每年省财政按计划拨出一定鼠疫防治专款用于各级鼠疫监测，开展防治工作，相关市、县、区主动争取当地政府的经费支持。多年来省应急办坚持推行责任制管理，实行省、市、县三级分工负责，根据规划和任务，每年分别与监测机构签订责任书，分解任务，层层落实。各级鼠疫防治机构包括省鼠疫防治所、各设区市地病所或疾控中心、县地病所或疾控中心具体承担各项监测防治任务。每年年底考核验收，达标者奖励，不达要求者全省通报，奖惩分明。真正做到了思想上情绪高涨，组织上日益完善，经费上基本保障，技术上不断提高。

（二）规划方案

2003 年，由河北省人民政府办公厅颁布了《河北省鼠疫控制应急预案》，2007 年修订后重新颁布了《河北省鼠疫控制应急预案》。由河北省卫生厅（现河北省卫生健康委员会）制定了《河北省鼠疫控制应急工作管理规范》《河北省突发事件应对条例》《河北省突发公共卫生事件应急实施办法》等指导全省的鼠疫防治工作。

（三）机构人员

全省鼠疫防治机构健全，基本能满足防控工作需求。河北省鼠疫防治所负责主要鼠疫防治工作，市级鼠疫防治机构为张家口市地病所下设鼠防科，承德市疾病预防控制中心下设流病科，其余各县均在疾病预防控制中心下设科室负责鼠疫监测防治工作。全省共有在职鼠疫防治人员 144 人,其中,具备高级职称资格的 25 人,占总人数的 17.36%,中级职称 53 人,占总人数的 36.81%,初级职称 46 人,占总人数的 31.25%,本科以上学历为 48 人,占总人数的 33.33%,大专学历为 38 人,占总人数的 26.39%。30 岁以下的 23 人,占总人数 16.67%,40 岁以下 41 人,占总人数 27.78%,50 岁以下 48 人,占总人数 33.33%,51 岁以上 48 人,占总人数的 22.22%。

(四) 经费投入

在原卫生部(现国家卫生健康委员会)、河北省卫生厅(现河北省卫健委)的大力支持下,河北省投入资金,主要用于日常鼠疫监测、综合防治等业务经费和改善鼠疫监测环境,鼠疫防治事业蓬勃发展。2005—2006 年,国家和省财政投入 1 400 余万元专款用于河北省鼠疫防治所综合实验楼的建设,建成了河北省唯一一所用于鼠疫检测的鼠疫强毒实验室。省卫生厅还共投入鼠防经费 1 788 万元用于 8 个鼠疫监测点改建扩建、设备仪器的配置、鼠疫监测车辆的更新以及扩大监测范围和完善五级报告网络等。各市、县级财政每年投入 1 万~5 万元的鼠疫专项经费用于鼠疫防治。

(五) 能力建设

1. **人才储备** 河北省鼠疫防治重点包括 3 市、7 个县的 10 家鼠疫监测单位,专业人员 144 人。河北省鼠疫防治所现在职职工 67 人,具有高级职称人员 14 人,具有本科以上学历 25 人。多年来河北省注重人才的培养,形成了老中青三代的科研队伍。近五年来,共招聘了 2 名硕士研究生,14 名本科毕业生,在职培养了 7 名卫生管理硕士研究生。十年来承担了多项省级、市厅级科研课题研究,并取得了多项成果,为河北省乃至全国的鼠疫防治工作奠定了基础。与中国疾病预防控制中心传染病预防控制所合作完成了"中国鼠疫菌种资源的遗传特征、生物安全及其与鼠疫自然疫源地关系"973 国家攻关项目,和"鼠疫检测技术研究与应用评价"国家"十五"重点攻关项目。合作项目不仅提高河北省鼠疫检测新技术水平,而且为河北省培养了一批具有科研能力的后备力量。

2. **鼠疫防治体系** 全省已经建立了完善的鼠疫防治体系,省、市、县卫生行政部门都成立了独立的应急办公室。全省设立省级鼠疫防治专业所 1 所,负责全省鼠疫防治工作的业务培训和指导、全省的鼠疫防治规划的制定、全省灭鼠工作的指导等。市级地方病专业所 1 所——张家口市地方病防治所,其他地市由疾病预防控制中心管理鼠疫防治工作,各县级疾病预防控制中心设置鼠防科室。形成了从省到市县三级鼠疫防治网络。全省在康保县、康保牧场、塞北管理区、沽源县、尚义县、张北县、丰宁县、围场设置了固定监测点 8 个,其中康保县照阳河监测点为国家级重点监测点,省鼠疫防治所承担康保牧场和塞北管理区两个监测点监测任务,其余监测任务由所在县疾控中心承担。配备了鼠疫现场检测车 2 辆,监测专用车 11 辆、卫星定位系统(GPS)十部,地理信息系统(GIS)5 部,全部用于河北省鼠疫监测工作中。

3. **实验室能力建设** 2006 年河北省鼠疫防治所实现了单位整体搬迁,建成了集办公、实验为一体的综合实验楼,内设鼠疫专用实验室开展了鼠疫细菌学、血清学、金标、酶标和基因 PCR 技术检验。河北省鼠疫防治所的鼠疫强毒实验室 2008 年与中国科学院研究生院合作建立了"重点实验室网上协作研究平台",大大地提升了河北省实验室的研究能力。县级的鼠疫专用实验室开展了鼠疫细菌学、血清学、金标检验;共用实验室开展了鼠疫血清学和金标检验。10 年来先后为北京首都机场出入境检验检疫局、天津塘沽出入境检验检疫局、河北省出入境检验检疫局、廊坊市进出口检验检疫局等单位进行鼠疫菌检验工作。河北省监测点先后共投入鼠防经费 700 余万元用于承担鼠防工作任务的省、市、县鼠防专业机构（疾控中心）实验室和 8 个野外鼠疫固定监测点改建扩建、设备仪器的配置等,现已建成 11 个实验室,其中鼠疫专用实验室 9 个,共用实验室 3 个。改建后的 8 个野外鼠疫固定监测点实验室面积达到了 2 214m²。实验室配备生物安全柜、操作台、电高压灭菌器等设备,河北省鼠疫实验室全部达到国家生物安全 II 级标准。

（六）联防协作

鼠疫防治是一项系统工程,需要树立顾全大局、加强协作、沟通信息的观念。随着经济的快速发展,旅游、贸易等领域不断扩大,人流物流持续攀升,预防控制鼠疫已不是一个地区,一个部门所能解决的,必须形成区域性联防屏障和鼠疫防治工作的联合体。河北地处北京周围,疫源地距北京直线距离仅 250km,是防止鼠疫传入北京的一道重要防线。早在 1959 年 4 月,河北省张家口市与内蒙古锡林郭勒盟、乌兰察布市成立了,"锡乌张联合防治鼠疫委员会"组织,每年召开联防会议,总结交流经验,并通过互通疫情、联防联控,为及时扑灭动物间疫情,有效控制人间鼠疫发挥了重要的作用。现已扩展为"锡乌张呼延大包巴"更广泛的鼠疫联防区域组织。同时鼠防重点县与其周围的内蒙古的旗（县）进行局部、多形式的小联防,他们互通信息,及时通报互相的监测情况,为及时调整监测计划,采取相应的措施提供可靠的信息。2005 年 3 月为了确保 2008 年北京奥运会的顺利举办,参加了由卫生部牵头成立了北方七省份鼠疫联防组织,制定了《河北省鼠疫联防工作方案》。2008 年将扩大为北方八省份鼠疫联防,扩大了联防范围,在联防区域内经常开展实地考察和工作经验交流,保持信息的互通和防控的互动,在技术和装备上相互支持,为不同地域鼠疫自然疫源地的整体监测和控制工作奠定了基础。同时,承办了 2 届"北方五省（自治区）沙鼠鼠疫学术研讨会（由河北省鼠疫防治所、内蒙古自治区地方病防治中心、宁夏回族自治区疾病预防控制中心、陕西省疾病预防控制中心和山西省疾病预防控制中心组成）。

二、健康宣教

宣传教育的对象主要为疫区居民、农牧民、旅游人群、学生等。使其熟悉和了解鼠疫的传染源、传播途径、个人防护等鼠防基本知识,积极参与到鼠疫的防控工作中。主要内容以鼠疫的"三不"（不私自捕猎鼠獭,不剥食病死动物、不携带疫源动物及其产品出疫区）、"三报"（报告病死鼠、报告原因不明的高热猝死患者、报告疑似鼠疫和鼠疫患者）为主。河北省按照《河北省鼠疫防治规划（2003—2008）》,采用通俗易懂的语言,每年在鼠疫的高发季节,印发宣传材料、制作展牌、制作墙体标语、滚动电子显示屏、发送手机短信对鼠疫重点地区开展宣传教育,十年来共做宣传画 46 162 张,制作墙体标语 1 000 余条,有 341.01 人次的群众接受了再教育,大大提高了鼠防重点市县群众对于鼠疫的知晓率。

三、人员培训

根据不同人群、不同领域、不同需求主要采取逐级培训的方式,对各级各类人员进行针对性的培训。

（一）专业人员培训

河北省对于各级鼠防专业人员必须进行岗前培训,主要采取继续医学教育平台自学、外出进修、举办专题讲座和专题培训班、集中轮训等形式。对市县鼠疫防治专业人员集中培训共计 5 次,培训 59 370 人次;对省级鼠防人员依托教材,以集中授课和自学、最后考核的形式系统培训 3 年;并对所有专业技术人员针对《国家鼠疫控制应急预案》《鼠疫诊断标准》《鼠疫诊疗方案》等法律法规进行了专题培训并考试。通过学习,提升了河北省鼠疫防治人员专业水平,2010 年受卫生部应急办委托,在中国疾病预防控制中心及河北省卫生厅的大力支持下,举办了第一期全国鼠疫防控技术培训班,来自 19 个疫源省(区)学员进行了为期 24d 的系统的封闭专业培训,后面又陆续举办了八期这样的学习班。授课方式采用理论与实习相结合的方式,并聘请我国鼠疫界知名度高的专家教授进行专题讲座。为全国各省培养了鼠疫防控的人才,极大地促进了鼠疫防治事业可持续发展。

(二) 医务人员培训

采取集中和自学相结合的分层培训方法,首先由河北省鼠疫防治所专业技术人员对各市主要临床医师进行集中师资培训,各市主要医务人员再对区县医务人员进行培训。十年来共培训医务人员 341.01 万人次。通过培训,增强了医务人员对鼠疫传染病的认识和警惕性,提高了医务人员对鼠疫的发现、报告、隔离、诊治等技术水平,加强了"首诊医师负责制"的进一步落实,提高了医务人员的个人防护意识。

四、应急演练

为切实保证鼠疫疫情发生和流行时能进行高效、有序的应急处理,最大限度地减轻鼠疫流行造成的危害,我们本着"充分准备,立足实战,防患于大疫"的思路,加大了鼠疫应急处置能力的建设,十年来共投入数百万元用于应急培训、演练及装备的更新和应急物资的储备。河北省共建有鼠疫应急小分队省级 2 支,每市建有市级应急小分队 2 支,每县建立县级应急小分队 2 支,采取层层负责,一旦有疫情,省市县联动。每年各省市县都要进行鼠疫应急演练培训,十年来共进行了 214 次的各种类型大小鼠疫应急演练,参演人数达 2 655 人次。2005 年,在河北省沽源县参加了锡、乌、张、呼联防办组织的四市鼠疫防控应急巡回演练,包括河北省鼠疫防治所、张家口市地方病防治所、沽源县疾病预防控制中心在内的四家医疗卫生单位联合参加了演练,得到了联防办的高度评价。2006 年举办了全省的突发公共卫生事件应急演练,河北省鼠疫防治所共有 32 人参加,2007 年组织并举办了北方八省鼠疫应急演练,共有医疗、卫生、监督、武警、交通等不同部门 200 多人进行了综合演练。通过应急演练,提高了应急的业务素质,提高了实战能力,增强了不同部门之间的合作,进一步完善了《鼠疫控制应急预案》,河北省应对鼠疫突发事件的应急处理能力有了进一步提高。每年对所有的应急物资派专人保管、清点、维护,对过期的物品进行更换,对设备进行维护,确保鼠疫应急处理随时需要。

五、2022 年北京-张家口"冬奥会和冬残奥会"安全保障

河北省鼠疫自然疫源地紧邻北京,每逢有大事盛事都需要全力保障,河北省鼠疫防治所先后安全保障了 2008 年北京奥运会和 2009 年国庆节活动,2021 年又为全力保障北京冬奥会的召开采取了一系列保障措施。一是主要领导亲自带队到崇礼赛区进行业务和行政双重保障服务;二是对疫源地进行全年无间断连续监测,扩大监测范围,密切关注鼠密度,对采集材料及时剖验;三是加强鼠疫防控的健康宣教,多次在重点市县举办"进农户、进社区、进学校、进医院"和应急演练等"四进一演"宣传活动,发放各种宣传材料,制作警示牌、发送手机短信、播放电视宣传短片等,使群众鼠疫知识知晓率大大提高;四是全力抓好灭鼠工作,为了控制好野鼠密度,把灭鼠工作作为"迎奥运,保安全"的政治任务来抓,灭鼠工作采用集中和

随时灭鼠相结合、专业人员和群众相结合、鼠防工作和爱国卫生运动相结合的灭鼠方式,层层签订责任书,坚持"三集中"(集中财力、集中物力、集中人力)、"四统一"(统一部署、统一时间、统一投药、统一验收)、"五不漏"(乡镇不漏村、村不漏户、户不漏房间、野外不漏地块、地块不漏鼠洞)、六包(县级领导包乡镇、乡镇领导包片、镇干部包村、户包责任田、专业队包荒坡荒山、技术人员包宣传指导)的原则,进行了3轮多次的反复投药,降低了野鼠密度;五是加强督导,组织专业技术人员对全省尤其是鼠防重点县的县、乡级医疗卫生单位进行暗访督导,对工作中存在的问题和不足,召开了全省鼠疫防控工作会议,分析了当前的鼠疫形势,总结了好的做法,指出了工作中的漏洞,部署了下一步的工作重点,通过明察暗访,增强了鼠防一线人员的意识,有力地促进鼠疫防控工作的开展,提升了鼠疫防治工作人员的积极性;六是进一步完善应急预案,强化培训演练工作。保证培训不留死角,演练注重实战。加强24小时领导带班制度,一旦有疫情发生,确保按规定报告、按时集结出发、按程序处置。做到"预案、人员、物资、技术"全落实。

六、疫区处理

河北省疫源地先后共发生了五次动物间鼠疫疫情,根据鼠疫应急处置预案,各级政府和鼠疫防治机构部门迅速采取措施,扑灭疫情,达到了"鼠间鼠疫不下坝,人间鼠疫不发生"的防控目标。主要采取了以下措施:

(一) 建立健全组织领导机构

各市、县、乡平时都成立了以主管鼠疫工作的市(县、乡))长为组长、各有关部门参加的鼠疫防治(应急)工作领导小组,负责本辖区鼠疫的防治和应急处置工作。疫情发生后,各级领导周密部署疫区处理工作,成立疫区处理指挥部,紧急拨付鼠疫疫情处理经费。确保疫区处理工作顺利进行。

(二) 认真落实灭鼠措施,有效降低野鼠密度

2002年,河北省康保县北部发生鼠间鼠疫流行。为控制疫情的扩散和蔓延,省鼠疫防治所调集敌鼠钠盐15kg、0.5%的敌隆母粉160kg、母液20kg,省卫生厅拨款60万元专项资金,紧急配置灭鼠毒饵32吨,组织了三次大规模的疫区灭鼠活动。共出动12 000余人次、居民区投药15 620间房、野外投药面积443km^2、投药概率达80%。张北、尚义、沽源同时开展了灭鼠工作。

2003年,康保牧场判定鼠疫疫情后,为了迅速控制疫情的蔓延,张家口市政府、康保县政府及卫生部门立即行动,层层召开会议,安排部署灭鼠工作,共组织3次大规模的灭鼠。共出动人员644人次、投放灭鼠药2 010kg,使疫区内鼠密度由灭前的31.1只/hm^{2}降到0.89只/hm^2,灭效达97.4%。为防止秋季鼠疫再度发生,11月在康保牧场、照照河部分地区再次投放了近20吨灭鼠毒饵。

2005年,康保县北部发生鼠间疫情,省、市、县各有关部门立即采取有效措施。省卫生厅在康保县及时召开了鼠防工作调度会,安排部署了疫情处置具体措施。省鼠疫防治所紧急筹集下拨溴敌隆母液500kg,在康保北部三乡镇共组建灭鼠专业队250个,出动劳力12 523人次,投药面积582.3km^2,投放鼠药25.705t,平均鼠密度由灭前的2.51只/hm^{2}降到0.26只/hm^2,灭效达98.5%,疫点无鼠无蚤。

2017年11月在康保牧场捕获了三只疫鼠,次年3月又在康保牧场发现3只自毙疫鼠,省卫生健康委立即召开了鼠疫防控调度会,安排部署疫情处置工作。省鼠疫防治所成立了

疫情处理小组,下设动物鼠疫疫区灭鼠组、流行病调查组、鼠疫疫情检测组、检验组、信息组、宣传组和后勤保障组。动物鼠疫疫区灭鼠组主要承担鼠疫疫区处理,以疫点为中心周围1.5km进行拉网式灭鼠,灭鼠队员平行排队,间隔10m,分别在2017年和2018年进行了两轮灭鼠,经考核疫区鼠密度为零。经过各小组紧张有序,配合密切的处置工作,疫情很快被控制。

(三) 加强疫情监测力度,严密监视疫情动态

疫情发生后,省鼠疫防治所、张家口市地方病防治所和康保县疾控中心迅速增派了专业技术人员,扩大了监测面积,严密搜索,很快查清了流行的范围和强度,为进一步控制疫情提供了科学的依据。

(四) 加强宣传教育,搞好技术培训

按照内紧外松的原则,做到提高广大群众防范意识、了解防治知识,同时要克服群众恐惧心理。对于县级医疗单位、乡镇卫生院、个体诊所、乡村医生举办鼠防知识培训,先后有1 246人次的医生参加了培训,发放各种宣传材料35 500份,书写永久性墙体选材标语60多条,还进行了板报17期次、村广播室宣传等。

(五) 开展交通检疫

疫情发生后,疫区指挥部决定在康保县各个交通路口实行交通检疫,康保县政府责成康保县交通局、公安局、疾病预防控制中心等单位联合设立了交通检疫站,对过往的客车等进行检诊、检疫。对来自疫区的发热患者进行医学观察。

(六) 县级医院设立发热门诊

在疫区处理期间,县级医院对遇到有高热患者必须进行预检分诊,发现疑似鼠疫患者立即隔离,同时进行流行病学调查。经过各级政府及卫生行政部门、疾控部门的通力合作,很快使疫情得到控制,先后经过1个月的疫区处理工作,没有发现鼠疫患者。

参考文献

[1] 孔祥骊.河北鼠疫及其防制[J].河北地方病,1990(1-2):5-6.

[2] 杜宝章.唐山等地区鼠疫史料一斑[J].鼠疫丛刊,1958(1):13-14.

[3] 武润,张健.河北省啮齿动物地理区划[J].中国鼠类防制杂志,1986(3):156-160.

[4] 赵启福.长爪沙鼠生态调查总结[J].锡乌张联防地区科研资料汇编,1981(4):18-20.

[5] 白正业.康保牧场灭鼠后鼠类种群变化[J].中国鼠类防制杂志,1986(4):245.

[6] 王强,宋东霞,方宝善.溴敌隆、敌鼠钠盐对鼠疫疫区鼠类的毒杀效果[J].中国媒介生物学及控制杂志,2001(6):434.

[7] 常凤嶓.河北省鼠类寄生蚤及其区划的研究[J].中国鼠类防制杂志,1986(3):161-167.

[8] 李振海,陈凤智,冯录,等.康保牧场长爪沙鼠寄生蚤数量动态的调查研究[J].中国地方病防治杂志,1992(7):7-9.

[9] 李敬海.沙鼠鼠疫疫源地病原特性及其监测[J].中国地方病防治杂志,1992(7):23-24.

[10] 王日旭,项有清.河北省鼠疫自然疫源地动植物生态群演变规律[J].中国媒介生物学及控制杂志,1994(6):468-471.

[11] 宋东霞,史献明,孔祥骊,等.河北省鼠疫自然疫源地的发现及其防治对策的研究[J].中国媒介生物学及控制杂志,1996(1):51-56.

[12] 白万翔,李玉贵,陈永江.河北省鼠害及防制策略探讨[J].中国媒介生物学及控制杂志,2002(3):220-221.

[13] 王治宇,高文林,崔秀平.河北省鼠疫监测及其防治[J].中国媒介生物学及控制杂志,2002(2):142-143.

[14] 刘满福,张彩虹,白万翔,等.河北省鼠疫流行因素及防治对策[J].地方病通报,2002(3):44-45.

[15] 李振海,张雪冬.河北省鼠疫自然疫源地流行病学调查结果分析[J].中国地方病防治杂志,2003(4):221-224.

[16] 白万翔,刘满福,王桂琴.河北省动物鼠疫的流行现状及防治对策[J].中国公共卫生管理,2004(1):55-57.

[17] 李振海,张雪冬,李玉贵.河北省康保县动物鼠疫流行病学调查分析[J].中国地方病防治杂志,2004(5):296-297.

[18] 史献明,宋东霞,段家伟.河北省鼠间鼠疫发生因素及流行趋势[J].中国媒介生物学及控制杂志,1996(5):367-369.

[19] 刘合智,刘满福,李玉贵,等.河北省鼠疫自然疫源地内染疫动物及染疫媒介的研究[J].医学动物防制,2004(12):724-728.

[20] 张雪冬,李振海,史献明,等.河北省鼠疫自然疫源地地理景观特征与啮齿动物的分布[J].中国媒介生物学及控制杂志,2007(6):517-518.

[21] 张雪冬,张彩虹,史献明,等.河北省鼠疫自然疫源地地貌特征的研究[J].中国地方病防治杂志,2007(6):457-459.

[22] 杨顺林,史献明,杜国义,等.河北省动物间鼠疫流行病学分析[J].医学动物防制,2009,25(4):247-249.

[23] 刘冠纯,李玉贵,崔耀仁,等.河北省康保牧场鼠疫自然疫源地植物种类调查[J].中国地方病防治杂志,2013,28(2):102-107.

[24] 李玉贵,王日旭.河北省鼠疫自然疫源地啮齿动物种类组成及其动态变化的研究[J].中国地方病防治杂志,1994(2):94-95+103.

[25] 刘满福,刘合智,张彩虹.河北省鼠疫自然疫源地内啮齿动物种类及其分布的调查[J].中国媒介生物学及控制杂志,2002(4):260-262.

[26] 刘合智,刘满福,白万翔,等.河北省鼠疫自然疫源地自然感染鼠疫动物的研究[J].中国地方病防治杂志,2005(4):225-226.

[27] 刘满福,李玉贵,王桂琴,等.张家口市啮齿动物区系研究[J].地方病通报,2005(3):16-17.

[28] 王治宇,高文林,陈淑萍,等.河北省塞北管理区小型啮齿动物数量调查[J].中国媒介生物学及控制杂志,2008(3):223.

[29] 白雪薇,史献明,董国润,等.河北省塞北管理区达乌尔黄鼠食性调查[J].中国媒介生物学及控制杂志,2010,21(4):382-383.

[30] 闫东,史献明,崔耀仁,等.河北省鼠疫疫源地小型夜行鼠调查[J].中国媒介生物学及控制杂志,2011,22(4):375-377.

[31] 王治宇,高文林,史献明,等.达乌尔黄鼠及其寄生蚤的杀灭研究[J].中华卫生杀虫药械,2012,18(1):57-58.

[32] 杜国义,杨建明,王海峰,等.中国鼠疫自然疫源地宿主多样性研究进展[J].中国媒介生物学及控制杂志,2012,23(3):273-274.

[33] 刘满福,李玉贵.河北省五趾跳鼠寄生蚤的调查[J].中国媒介生物学及控制杂志,1994(4):303-304.

[34] 王日旭,李玉贵.河北鼠疫自然疫源地主要媒介蚤群体演变规律[J].中国媒介生物学及控制杂志,1995(4):296-298.

[35] 刘满福,刘合智,崔秀平,等.河北省达乌尔黄鼠寄生蚤的研究[J].中国媒介生物学及控制杂志,2002(5):358-359.

[36] 刘满福,刘合智,史献明,等.河北省长爪沙鼠寄生蚤的研究[J].地方病通报,2002(4):47-50.

［37］ 刘满福.河北省鼠疫自然疫源地内褐家鼠寄生蚤的调查［J］.中国媒介生物学及控制杂志,2003
　　　（3）:167.

［38］ 杜国义,史献明,王海峰,等.河北省鼠疫自然疫源地黑线仓鼠寄生蚤的调查［J］.中国媒介生物学及
　　　控制杂志,2008(2):157-158.

［39］ 刘满福,李玉贵,白万翔.河北省鼠疫自然疫源地内蚤类名录［J］.医学动物防制,2004(8):483-485.

［40］ 王海峰,杜国义,史献明,等.河北省鼠疫自然疫源地鼠疫菌生物学特征的研究概述［J］.中国媒介生
　　　物学及控制杂志,2010,21(6):638-639.

第九章

贵州鼠疫生态

第一节 自然概况

一、分布

贵州鼠疫自然疫源地位于贵州省西南部,隶属黔西南布依族苗族自治州的兴义市和安龙县,以南盘江为界,与广西隆林、西林和云南省罗平县境接壤,东经 104°31′~105°11′,北纬 24°37′~25°31′之间。贵州省鼠疫疫源地的判定主要根据 2000—2013 年贵州省鼠疫病例和鼠疫感染指标阳性资料,确定鼠疫疫源地分布在兴义市巴结、泥凼、下午屯、则戎、桔山、顶效、三江口、沧江、洛万和安龙县万峰湖 10 个乡镇,疫区面积约 1 202.37km²,疫点村寨有 135 个。

二、地理景观

贵州鼠疫自然疫源地属滇闽粤黄胸鼠鼠疫疫源地西南山地亚区,为山地居民农田景观,疫源地地处云贵高原向广西丘陵过渡的斜坡地带边沿,地势西北高、东南低、中部平缓,山峦起伏,呈阶梯状下降,属喀斯特地貌。该地区多为灰岩低中山丘陵,海拔 409~2 207m。其中,万峰湖、巴结、桔山、泥凼、沧江、洛万和三江口位于南盘江天生桥水电站库区北岸,为低山丘陵河谷盆地;则戎、桔山位于兴义市马岭河峡谷西面,紧邻兴义市城区,为丘陵盆地。

三、植被

疫源地植被属于亚热带常绿阔叶林区,常绿针阔林和灌木丛,粮食作物以水稻、玉米、小麦为主,还有大豆、红薯、秋荞等,经济作物有烤烟、甘蔗、花生、茶叶、油菜等,经济林有油桐、棕榈、乌桕、板栗、核桃、漆树、茶树、杜仲等。

四、土壤

土壤有山地黄棕壤、黄壤、红壤、石灰土、紫色土、水稻土等土类,坡地占 23.79%,坝田占 6.35%,林地占 69.85%,森林面积 12.35hm²,森林覆盖率 23.69%~24.37%,草地面积 13.56 万 hm²。

五、气候

贵州鼠疫自然疫源地年均气温 15.6~16.7℃,年均降水量 1 256~1 520mm,年相对湿度 60%~80%,年日照时数 1 647.3~1 661.2 小时,年无霜期 306~342 天,属亚热带季风湿润气候,适宜多种植物生长。

第二节　宿 主 动 物

一、啮齿动物

根据相关文献记述及贵州省鼠疫疫源调查资料,贵州省啮齿动物有 4 目 12 科 33 属 66 种。其中,兔形目 1 科 1 属 3 种,食虫目 3 科 9 属 4 种,攀鼩目 1 科 1 属 1 种,啮齿目 7 科 22 属 48 种(表 9-1)。

表 9-1　贵州省啮齿动物目科属种

目	科	属	种
兔形目	兔科	兔属	华南兔、草兔、云南兔
食虫目	鼩鼱科	微尾鼩属	微尾鼩
		缺齿长属鼩属	大缺齿长属鼩、小缺齿长属鼩
		臭鼩属	臭鼩鼱
		麝鼩属	长尾小麝鼩、小麝鼩、中麝鼩、灰麝鼩、长尾大麝鼩
		短尾鼩属	四川短尾鼩
		水麝鼩属	喜马拉雅水麝鼩
	鼹科	长尾鼩鼹属	长尾鼩鼹
		缺齿鼹属	华南缺齿鼹
	猬科	中国鼩猬属	中国鼩猬
攀鼩目	树鼩科	树鼩属	中缅树鼩
啮齿目	松鼠科	丽松鼠属	赤腹松鼠
		花松鼠属	隐纹花松鼠福建亚种
		长吻松鼠属	珀氏长吻松鼠、红颊长吻松鼠
		岩松鼠属	岩松鼠
	鼯鼠科	毛足飞鼠属	毛足飞鼠
		鼯鼠属	红白鼯鼠、灰白大鼯鼠、无斑小鼯鼠
		低泡飞鼠属	海南低泡飞鼠
		复齿鼯鼠属	复齿鼯鼠
	仓鼠科	绒鼠属	黑腹绒鼠、大绒鼠、滇绒鼠、昭通绒鼠
		田鼠属	东方田鼠
		仓鼠属	黑线仓鼠
		麝鼠属	麝鼠
	刺山鼠科	猪尾鼠属	猪尾鼠
	竹鼠科	竹鼠属	普通竹鼠、暗褐竹鼠、白花竹鼠

目	科	属	种
啮齿目	鼠科	巢鼠属	巢鼠
		姬鼠属	黑线姬鼠、高山姬鼠、中华姬鼠、小林姬鼠、大林姬鼠、大耳姬鼠
		家鼠属	黑家鼠、黄胸鼠、大足鼠、拟家鼠、褐家鼠、青毛巨鼠、社鼠、针毛鼠、白腹巨鼠、黑尾鼠、灰腹鼠、小泡巨鼠、斯氏家鼠
		小家鼠属	锡金小家鼠、小家鼠、麦秆小家鼠
		板齿鼠属	大板齿鼠
	豪猪科	王鼠属	短尾锋毛鼠
		帚尾豪猪属	帚尾豪猪
		豪猪属	豪猪

二、动物种群及构成

2002—2020 年间,对贵州鼠疫疫源地进行的鼠类动物监测,捕获鼠类动物 27 579 只,分类鉴定为 3 目 4 科 10 属 26 种。其中,啮齿目 2 科 5 属 7 种,食虫目 1 科 3 属 5 种,攀鼩目 1 种。捕获的鼠类动物中:黄胸鼠 11 551 只,占 41.88%,褐家鼠 8 080 只,占 29.30%,二者占该地区鼠类动物的 71.18%,为该地区的优势种。小家鼠和斯氏家鼠为该地区的常见种,分别占 12.55%(3 462/27 579)和 7.04%(1 941/27 579)(表 9-2)。

表 9-2 2002—2020 年贵州省鼠疫监测点鼠类动物构成情况

年份	鼠类动物分布(数量)													
	黄胸鼠	褐家鼠	小家鼠	斯氏家鼠	卡氏小鼠	树鼩	锡金小鼠	针毛鼠	大绒鼠	臭鼩	黑家鼠	大足鼠	板齿鼠	西南绒鼠
2002	396	537	106	17	10	3	83	0	0	9	0	24	0	0
2003	737	943	164	35	0	11	41	1	0	3	0	0	0	0
2004	792	888	320	168	23	13	5	1	0	6	0	1	0	0
2005	663	710	239	77	42	17	10	1	0	4	0	1	0	0
2006	539	473	248	211	236	24	12	57	0	8	0	1	15	0
2007	820	454	519	191	132	45	3	38	0	12	0	1	5	0
2008	684	244	363	145	40	30	7	14	0	7	0	0	1	0
2009	695	300	288	75	88	36	1	26	0	1	0	6	6	0
2010	797	268	158	32	10	35	1	1	0	2	0	0	2	0
2011	836	382	173	24	38	16	1	1	0	5	0	0	0	0
2012	1 007	216	179	52	25	49	0	0	0	5	0	0	0	0

续表

年份	鼠类动物分布（数量）													
	黄胸鼠	褐家鼠	小家鼠	斯氏家鼠	卡氏小鼠	树鼩	锡金小鼠	针毛鼠	大绒鼠	臭鼩鼱	黑家鼠	大足鼠	板齿鼠	西南绒鼠
2013	579	201	127	42	5	15	0	1	29	4	74	0	4	0
2014	422	350	139	83	2	26	0	0	17	2	0	0	0	0
2015	507	275	102	60	5	15	1	0	20	9	11	0	1	0
2016	397	320	87	75	23	30	3	0	27	4	0	2	0	0
2017	456	349	79	107	28	25	3	0	24	14	0	10	0	0
2018	427	299	73	119	29	31	12	1	35	9	0	0	0	1
2019	391	364	56	203	38	39	21	16	44	29	1	0	0	0
2020	406	507	42	225	6	28	34	25	48	18	0	0	0	0
合计	11 551	8 080	3 462	1 941	780	488	238	183	244	151	86	46	34	1
构成比/%	41.88	29.30	12.55	7.04	2.83	1.77	0.86	0.66	0.88	0.55	0.31	0.17	0.12	0.00

年份	鼠类动物分布（数量）													
	齐氏姬鼠	社鼠	高山姬鼠	斑胸鼠	四川短尾鼩	黑线姬鼠	赤腹松鼠	中华姬鼠	滇绒鼠	长翼蝠	黄鼩	巢鼠	趋泽绒鼠	未定种
2002	0	4	0	2	0	0	0	1	0	0	0	0	0	1
2003	0	0	0	4	0	0	0	0	0	0	0	0	0	2
2004	0	8	0	10	0	0	0	0	0	0	0	0	0	0
2005	0	6	0	4	0	0	0	0	0	0	0	0	0	0
2006	0	5	18	2	0	0	0	0	0	0	0	0	0	0
2007	0	0	4	0	0	0	1	0	0	0	0	0	0	0
2008	0	1	3	0	0	0	0	0	0	0	0	0	0	0
2009	0	1	0	0	0	0	0	0	0	0	0	0	0	0
2010	0	0	0	0	0	0	0	0	0	1	0	0	0	0
2011	0	0	0	0	0	0	0	0	0	0	0	0	0	0
2012	0	0	0	1	0	0	0	0	1	0	0	0	0	0
2013	0	0	0	0	0	1	0	0	0	0	0	0	0	0
2014	7	0	0	0	3	0	0	0	0	0	0	0	0	0
2015	2	1	0	0	12	0	2	0	0	0	0	1	1	0

续表

| 年份 | 鼠类动物分布（数量） | | | | | | | | | | | | | |
---	齐氏姬鼠	社鼠	高山姬鼠	斑胸鼠	四川短尾鼩	黑线姬鼠	赤腹松鼠	中华姬鼠	滇绒鼠	长翼蝠	黄鼬	巢鼠	趋泽绒鼠	未定种
2016	2	0	0	0	0	3	0	0	0	0	1	0	0	0
2017	18	0	0	0	0	4	0	0	0	0	0	0	0	0
2018	5	0	0	0	1	0	0	0	0	0	0	0	0	9
2019	16	0	0	0	3	1	1	0	8	0	0	0	0	16
2020	56	0	0	0	0	0	0	0	22	0	0	0	0	18
合计	106	26	25	23	19	19	4	1	31	1	1	1	1	46
构成比/%	0.38	0.09	0.09	0.08	0.07	0.03	0.01	0.00	0.11	0.00	0.00	0.00	0.00	0.17

三、动物数量

主要宿主数量

2002—2017 年间,共布放 613 849 笼(夹)次,捕获黄胸鼠 10 327 只,平均密度为 1.68% ；捕获褐家鼠 6 910 只,平均密度为 1.13%,黄胸鼠的密度略高于褐家鼠。黄胸鼠的密度变化幅度较大,波动范围在 0.99% ~ 3.79% 之间,褐家鼠的密度在 2002—2007 年之间呈下降趋势,波动范围在 0.71% ~ 2.93% 之间,2008—2017 年变化幅度不大,波动范围在 0.50% ~ 1.34% 之间(图 9-1)。

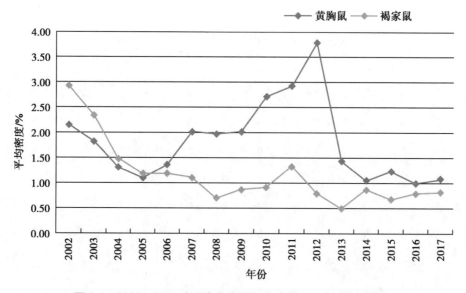

图 9-1 2002—2017 贵州省黄胸鼠和褐家鼠平均密度变化情况

四、染疫动物

（一）病原学检测

采用显微镜检查、分离培养、鼠疫噬菌体裂解试验和动物实验"四步检验"对啮齿动物肝、脾脏器进行鼠疫菌分离。

2000—2002 年从兴义市和安龙县收集的 893 只病鼠、死鼠中，检出鼠疫杆菌 27 株，检菌率为 3.02%，染疫鼠为黄胸鼠（92.59%）、褐家鼠（3.70%）和斯氏家鼠（3.70%）。2004—2017 年未检出鼠疫菌（表 9-3）。

表 9-3 2000—2002 年贵州省染疫动物种类分布

年份	地点	检验鼠数/只	检获菌株/株	检菌率/%	染疫鼠种类		
					黄胸鼠/只	褐家鼠/只	斯氏家鼠/只
2000		275	15	5.45	15		
2001	兴义市	39	3	7.69	3		
2002		579	9	1.55	7	1	1
合计		893	27	3.02	25	1	1

（二）血清学检测

1. **鼠疫 F1 抗原检测** 采用微量反向间接血凝法（RPHA）检测鼠类动物肝脾、骨髓和蚤组织匀浆的鼠疫 F1 抗原。2001—2003 年，检测鼠类动物肝脾、骨髓和蚤组织匀浆等标本 5 401 份，检出鼠疫 F1 抗原阳性 69 份，检出率为 1.28%。2004—2017 年未检出鼠疫 F1 抗原阳性。

2. **鼠疫 F1 抗体检测** 采用微量间接血凝试验（IHA）检测啮齿动物滤纸血、动物血清和正常人血清的鼠疫 F1 抗体。2001—2006 年检测鼠类动物滤纸血、动物血清标本 10 485 份，检出鼠疫 F1 抗体阳性 27 份，检出率为 0.26%。2007—2017 年未检出鼠疫 F1 抗体阳性。

五、主要宿主和次要宿主

（一）主要宿主

黄胸鼠和褐家鼠为本疫源地鼠疫的主要宿主，其依据：

1. 黄胸鼠和褐家鼠在疫源地的鼠类中是优势种。这两种鼠在本疫源地 2002—2020 年的监测鼠行动物中，占 71.18%，且可全年捕到。黄胸鼠的平均捕获率为 1.68%，褐家鼠的平均捕获率为 1.13%。

2. 黄胸鼠和褐家鼠是本疫源地感染鼠疫动物最多的种群。据 893 只鼠类的细菌学检验结果，共获疫鼠 27 只，其中黄胸鼠和褐家鼠共 26 只，占 96.3%。

3. 黄胸鼠和褐家鼠的鼠疫 F1 抗体阳性检出率是本疫源地鼠类动物最高的种群。在 707 份鼠类动物滤纸血标本中，有 9 份检出鼠疫 F1 抗体，阳性检出率为 1.27%。其中 5 只黄胸鼠检出鼠疫 F1 抗体阳性，阳性检出率为 2.81%，4 只褐家鼠检出鼠疫 F1 抗体阳性，阳性检出率为 0.95%（表 9-4）。

表 9-4　鼠疫 F1 抗体检测

鼠类种类	F1 抗体		
	检测数/只	阳性数/只	阳性率/%
黄胸鼠	178	5	2.81
褐家鼠	422	4	0.95
小家鼠	46	0	0.00
斯氏家鼠	10	0	0.00
锡金小鼠	32	0	0.00
卡氏小家鼠	8	0	0.00
大足鼠	3	0	0.00
社鼠	4	0	0.00
斑胸鼠	1	0	0.00
中华姬鼠	1	0	0.00
树鼩	2	0	0.00
合计	707	9	1.27

（二）次要宿主

小家鼠可能是该疫源地的次要宿主。在 2002—2020 年的鼠疫监测结果中发现这种鼠在室内室外各种不同环境中均有分布。小家鼠适应性强、行动敏捷,且繁殖力很强,对多种杀鼠剂耐受性较强,因此推测小家鼠可能为该疫源地的次要宿主。

六、主要宿主生态学特征

（一）黄胸鼠

黄胸鼠的分布属东南亚热带-亚热带型,广泛分布于我国陕西、江苏、贵州、浙江、湖南、四川、云南、福建、广东、广西等地。在贵州,黄胸鼠分布于全省各个县(区)。

1. **外部形态**　黄胸鼠体型较大,耳长而薄,后足细长,背毛棕褐或黄褐色,并杂有黑色,腹毛灰黄色,背腹之间毛色也无明显界线。胸部毛色更黄,有时具一块白斑。尾上下均为黑褐色,前足背中央毛色灰褐,四周灰白色(图 9-2)。

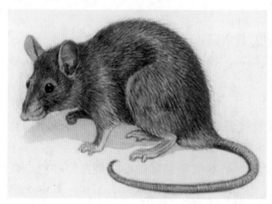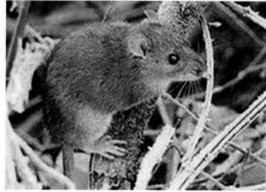

图 9-2　黄胸鼠

2. **栖息环境** 黄胸鼠主要栖息在平原及部分山区,在室内主要栖息在房屋的上层,攀缘能力强,屋顶、瓦楞、墙头夹缝及天花板上面常是其隐蔽和活动的场所。这种鼠有季节性迁移习性,每年春秋两季作物成熟时,迁至田间活动。贵州农田黄胸鼠的分布较广,以南部地区为多,稻田和旱地的黄胸鼠分别占总鼠数的 26.04% 和 13.71%,在榕江县车江的旱地和稻田中的黄胸鼠超过 50%。

3. **洞穴结构** 黄胸鼠洞穴构造较简单,洞口直径 4~5cm,洞内常有破布、碎纸、烂棉絮、干草及作物的茎叶,洞口多上通花天板,下到地板上,前后左右连贯各室。在山坡旱地里多筑在坟墓、岩缝等不能开垦的荆棘灌木丛下,在田坎多见于田埂、水渠边,在河滩多筑于灌丛砂石堆下。一般将黄胸鼠洞穴分为复杂洞和简单洞两种结构类型。复杂洞为越冬洞,入土较深,洞口、巢室数量较多;简易洞为季节性临时洞,作物成熟时迁入挖掘,收割后即转移废弃。在调查中发现两个育仔洞,一个洞口入土 40cm,巢室直径 80cm,洞口浮土湿润新鲜。黄胸鼠洞穴有一个圆形前洞口,直径 4~5cm,1~3 个后洞口,位置比前洞口高,群众称为"天窗",口径比前洞口小,约 4cm,洞外无浮土,有外出的路径,但不及前洞光滑。洞道直径 4~5cm,因鼠常出入十分光滑,垂直入土 30~40cm。简易洞只有一个巢室,复杂洞有 2~3 个,只有一个巢室垫物是新鲜的,巢室离地面 20~50cm,椭圆形,直径 8~20cm,内垫物有干枯植物茎叶,如稻草、豆叶、杂草等。

4. **食性** 黄胸鼠是素食、杂食性鼠种,不喜食动物性饵料,喜食植物性饵料。当所提供的食物源有选择机会时,黄胸鼠选择的平均取食量顺序是玉米碎>大米>稻谷;无食物选择机会时,黄胸鼠选择的平均取食量顺序是大米>玉米碎>稻谷。

5. **性别** 黄胸鼠的雌雄之比为 1.15∶1,雌鼠多于雄鼠。

6. **繁殖** 2001—2003 年对贵州省鼠疫自然疫源地黄胸鼠的繁殖特征进行调查研究,捕获 1 510 只黄胸鼠,观察到妊娠鼠 367 只,妊娠率为 24.32%,平均胎仔数 8.1 只。2013—2019 年的 7 年间,按季节观察黔西南州黄胸鼠的繁殖情况,怀孕率以春季最高,为 50.00%,其次是夏季和秋季,怀孕率分别为 43.75% 和 48.57%,冬季无怀孕鼠(表 9-5)。

表 9-5 2013—2019 年黔西南地区黄胸鼠繁殖季节变化

季节	雌黄胸鼠数/只	孕黄胸鼠数/只	怀孕率/%	平均胎仔数/只
春季	22	11	50.00	5.27
夏季	35	17	48.57	6.18
秋季	32	14	43.75	5.71
冬季	6	0	0.00	0.0

(二)褐家鼠

褐家鼠广泛分布于我国分布于广东、澳门、海南、福建、上海、黑龙江、吉林、贵州、内蒙古、陕西、浙江、安徽、江苏等地。在贵州,褐家鼠分布于全省各个县(区)。

1. **外部形态** 褐家鼠为中型鼠类,尾短而粗,明显短于体长。尾毛稀疏,尾上环状鳞片清晰可见,耳短而厚。褐家鼠背毛棕褐色或灰褐色,年龄愈老的个体,背毛棕色色调愈深。背部白头顶至尾端中央有一些黑色长毛,故中央颜色较暗。腹毛灰色,略带污白(图 9-3)。

2. **栖息环境** 褐家鼠栖息地非常广泛,在河边草地、灌丛、庄稼地、荒草地以及林缘池

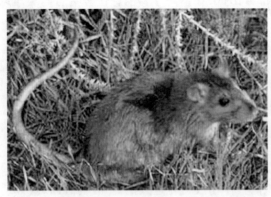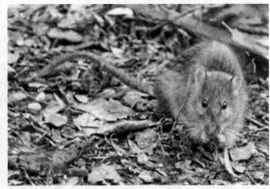

图 9-3 褐家鼠

边都有,但大多数在居民区,主要栖居于人的住房和各类建筑物中,特别是在牲畜圈棚、仓库、食堂、屠宰场等处数量最多。在贵州省,褐家鼠是农舍区主要家栖害鼠,占夹捕总鼠数的51.26%~52.28%。

3. **洞穴结构** 褐家鼠栖息场所广泛,为家、野两栖鼠种,以室内为主。室内主要在屋角、墙根、厨房、仓库、下水道、垃圾堆等杂乱无章的隐蔽处营穴。室外则在柴草垛、乱石堆、墙根、阴沟边、田埂、坟头等处打洞穴居。洞穴结构较简单,通常有1~2个洞口,洞口直径3~6cm,洞道长度1~3cm。

4. **食性** 褐家鼠为杂食性动物。食谱广而杂,几乎所有的食物,以及饲料、工业用油乃至某些润滑油,甚至垃圾、粪便、蜡烛、肥皂等都可作为它的食物。但它对食物有选择性,当所提供的食物源有选择机会时,褐家鼠选择的平均取食量是玉米碎>稻谷>大米;无食物选择机会时褐家鼠的取食量是稻谷>玉米碎>大米。

5. **性别** 黄胸鼠的雌雄之比为1.25∶1,雌鼠多于雄鼠。

6. **繁殖** 2001—2003年对贵州省鼠疫自然疫源地褐家鼠的繁殖特征进行调查研究,捕获1 122只黄胸鼠,观察到妊娠鼠325只,妊娠率为28.99%,平均胎仔数8.4只。1994—2007年,按月份观察贵州省安龙县褐家鼠的繁殖情况,褐家鼠在当地全年均可繁殖,3~11月为主要繁殖期,每年出现2个种群繁殖高峰期,第1个种群繁殖高峰期出现在3~5月,平均怀孕率分别为57.58%、68.63%、53.25%,第2个种群繁殖高峰期出现在10月,平均怀孕率分别为62.16%。按季节观察褐家鼠一年中以春季孕鼠最多,平均怀孕率达64.80%,其次为夏季和秋季,平均怀孕率为46.20%和49.57%,冬季最低,平均怀孕率27.77%(表9-6,图9-4)。

表 9-6 1994—2017 年安龙县黄胸褐家鼠繁殖季节变化

季节	雌褐家鼠数/只	孕褐家鼠数/只	怀孕率/%	平均胎仔数/只
春季(3~5月)	125	81	64.80	5.51
夏季(6~8月)	158	73	46.20	6.03
秋季(9~11月)	117	58	49.57	5.38
冬季(12~1月)	65	18	27.77	5.11

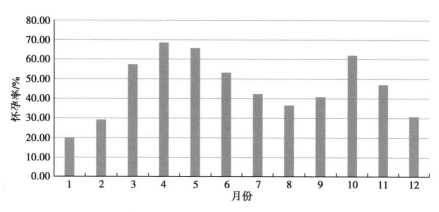

图9-4 安龙县1994—2017年褐家鼠不同月份怀孕率变化

第三节 媒 介

一、蚤类区系

贵州省分布蚤类分布有6科27属47种;在本疫源地发现4科6属6种和待定1种(表9-7)。

表9-7 贵州媒介蚤的目科属种

目	科	属	种
蚤目	蚤科	潜蚤属	俊潜蚤
		蚤属	人蚤
		栉首蚤属	猫栉首蚤指名亚种
		长胸蚤属	豪猪长胸蚤小孔亚种
		客蚤属	印鼠客蚤
	臀蚤科	韧棒蚤属	异常韧棒蚤、邻近韧棒蚤
		远棒蚤属	近端远棒蚤二刺亚种
	栉眼蚤科	新蚤属	不同新蚤福建亚种、斯氏新蚤川滇亚种、特新蚤指名亚种、特新蚤贵州亚种
		狭臀蚤属	解氏狭臀蚤
		古蚤属	偏远古蚤、支英古蚤
		栉眼蚤属	端凹栉眼蚤、二窦栉眼蚤、绒鼠栉眼蚤、绒鼠栉眼蚤、宽突栉眼蚤、短突栉眼蚤指名亚种
	蝠蚤科	怪蝠蚤属	短头怪蝠蚤东方亚种
		蝠蚤属	弯鬃蝠蚤、李氏蝠蚤、印度蝠蚤
		窄蝠蚤属	长突窄蝠蚤

续表

目	科	属	种
蚤目	细蚤科	二刺蚤属	喜山二刺蚤中华亚种
		细蚤属	缓慢细蚤
		强蚤属	云南强蚤
		端蚤属	穗缘端蚤中缅亚种
		盲鼠蚤属	洞居盲鼠蚤
	角叶蚤科	额蚤属	棕形额蚤神农架亚种
		双蚤属	咸宁双蚤
		大锥蚤属	从江大锥蚤、无值大锥蚤、江口大锥蚤、李氏大锥蚤
		副角蚤属	短柄副角蚤、宽窦副角蚤、獯副角蚤扇形亚种
		角叶蚤属	燕角叶蚤端凸亚种、短突角叶蚤、禽角叶蚤欧亚亚种
		病蚤属	伍氏病蚤指名亚种、伍氏病蚤榕江亚种、具带病蚤
		单蚤属	不等单蚤
		共系蚤属	鞋形共系蚤指名亚种

二、蚤类种群组成

（一）蚤类构成

2002—2020 年间，对贵州鼠疫疫源地进行的蚤类动物监测，鉴定蚤类 32 870 匹。其中，印鼠客蚤 18 371 匹，占 55.89%；缓慢细蚤 12 206 匹，占 37.13%；不等单蚤 2 026 匹，占 6.16%；猫栉首蚤 140 匹，占 0.43%；人蚤 112 匹，占 0.34%；特新蚤贵州亚种 2 匹，占 0.01%；未定种 13 匹，占 0.04%。印鼠客蚤为该疫源地蚤类的优势种群，缓慢细蚤和不等单蚤为该疫源地常见蚤种（表 9-8）。

表 9-8 2002—2020 年贵州省鼠疫监测点媒介蚤类种群构成情况

年份	鼠体蚤分布						
	印鼠客蚤	缓慢细蚤	不等单蚤	猫栉首蚤	人蚤	特新蚤贵州亚种	未定种
2002	1 439	481	157	0	7	0	0
2003	1 283	348	406	1	0	0	0
2004	1 208	449	183	10	1	0	0
2005	910	357	129	0	0	0	0
2006	1 092	580	71	57	0	0	0
2007	810	743	52	1	0	0	0
2008	588	1 084	34	1	0	0	0
2009	699	743	137	0	0	0	0

续表

年份	鼠体蚤分布						
	印鼠客蚤	缓慢细蚤	不等单蚤	猫栉首蚤	人蚤	特新蚤贵州亚种	未定种
2010	618	415	15	4	0	0	0
2011	598	497	79	0	0	0	0
2012	789	657	78	0	0	0	0
2013	1 237	703	212	1	0	0	0
2014	1 184	1 116	123	1	0	0	0
2015	1 096	1 011	90	0	18	0	0
2016	978	527	34	0	0	0	0
2017	822	487	85	0	1	0	0
2018	801	817	52	59	84	2	0
2019	1 051	659	33	5	1	0	13
2020	1 168	532	56	0	0	0	0
合计	18 371	12 206	2 026	140	112	2	13
构成比/%	55.89	37.13	6.16	0.43	0.34	0.01	0.04

（二）鼠体蚤

2002—2020 年,在该鼠疫疫源地检鼠体 27 988 只,检出带蚤鼠 6 748 只,平染蚤率为 24.11%,波动范围在 19.53%~44.69% 之间。检获鼠体蚤 32 870 匹,平均蚤指数为 1.17,波动范围在 0.76~2.76 之间(图 9-5)。

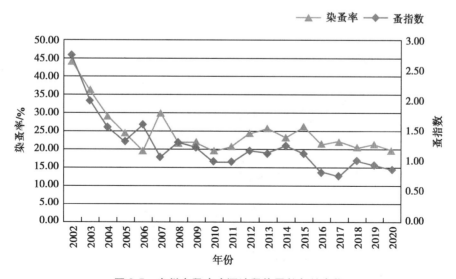

图 9-5　贵州省鼠疫疫源地鼠体蚤数年份变化

三、染疫蚤类

采用四步法对染疫媒介蚤进行检测,2001—2010年检测蚤类4 583组,检出鼠疫菌5株,检出率为0.11%,检出鼠疫菌的年度为2001—2002年,其中2001年检出4株鼠疫菌,检出率为6.35%(4/63),2002年检出1株鼠疫菌,检出率为1.96%(1/51)。

四、主要媒介和次要媒介

（一）主要媒介

印鼠客蚤为该疫源地的主要媒介。其主要依据:

1. 印鼠客蚤菌栓形成率为72%,且有11.1%的菌栓蚤具有形成两次菌栓的能力。印鼠客蚤的感染潜能为0.833、栓塞潜能为0.72、传播潜能为1.556、媒介效能为0.933、栓塞存活潜能为0.416、媒介指数为0.388。集群传播宿主动物传疫率为100%。染疫的印鼠客蚤存活时间可达177天,平均51.6天,120天仍具有传播能力。

2. 印鼠客蚤在该疫源地的蚤类中是优势种。这种蚤在本疫源地2002—2020年的监测蚤类动物中,占55.89%,且可全年检获。

3. 印鼠客蚤是本疫源地感染鼠疫菌蚤类动物最多的种群。从检获的鼠体蚤和游离蚤中检出鼠疫菌12株,疫蚤为印鼠客蚤(75.00%)和不等单蚤(25.00%)。

（二）次要媒介

缓慢细蚤为该疫源地的次要媒介。其主要依据:

1. 缓慢细蚤菌栓形成率1.39%,对小白鼠的媒介效能0.028,媒介指数0.017。

2. 这种蚤在本疫源地2002—2020年的监测蚤类动物中,占37.13%,且可全年检获到。

五、印鼠客蚤生态学特征

（一）分布

我国除新疆、西藏外,全国各省区均有。在贵州,印鼠客蚤分布于全省各县(区)。

（二）外部特征

体型较小,长约2.5mm,淡黄色。没有颊栉及前胸栉。眼发达,眼鬃位于眼前方。后头鬃每侧有5~6根。中胸侧板宽,中间有一纵行内嵴将侧板分为前后两片(图9-6)。

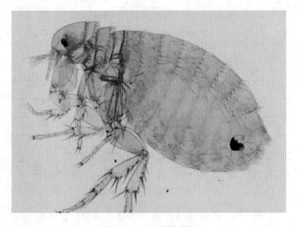

图9-6　印鼠客蚤

（三）寄主寄生方式

印鼠客蚤主要宿主为黄胸鼠、褐家鼠、黑家鼠，此外还有黑线仓鼠、黑线姬鼠、田小鼠、小家鼠、针毛鼠、黄毛鼠等。

（四）宿主交换

由于鼠类相互交窜，蚤类也发生寄主的交换，在家猫、家兔体表也可检到。

（五）吸血嗜血

印鼠客蚤对人具有较强的嗜血能力和较高的吸血量，其嗜血率为 74.39%，吸血量为 0.148mg。

第四节　贵州省人间鼠疫和动物间鼠疫流行的历史

贵州省历史上没有鼠疫流行的明确记载，查阅地方志，仅见凯里市和贵阳市两地有不明确记录。根据凯里市当地老年人回忆：1912 年凯里赵家村发生鼠疫病，死者多，凯里集贸市场被封闭。1924 年格细暴发鼠疫流行，死亡 80 人。1935 年秋，挂丁镇对门寨发生鼠疫流行，死者 50 余人，疫情持续半月。1937 年翁项乡烧寨、旧寨发生鼠疫流行，死亡若干人。

吕太富回顾性调查发现，1998—1999 年在兴义市天生桥水电站库区沿岸 15 个行政村的 35 个自然村寨曾陆续发生不明原因的鼠类动物大批死亡现象。1998—2002 年兴义、安龙两市（县）6 个乡镇 64 个行政村的 83 个村寨先后发生原因不明的大批死鼠现象。通过血清学回顾性调查 1999 年 7~10 月份的 25 例急性淋巴结病例，其中有 17 例检测到鼠疫 F1 抗体，证明了动物鼠疫的发生并波及人间。2000 年 7 月贵州、广西 2 个省份暴发的人间腺鼠疫疫情均首发于天生桥水电站库区南盘江沿岸村寨，逐渐蔓延到库区支流沿岸村寨，揭开了贵州鼠疫防治工作的序幕。2001—2002 年，从发生自毙鼠现象的 22 个行政村 37 个村寨收集的 90 只鼠尸中检出鼠疫 F1 抗原阳性 46 只，培养分离出鼠疫菌 9 株，证实了鼠间鼠疫流行。2000—2003 年兴义市每年都有鼠疫病例报告，同时 2000—2003 年、2005—2006 年检出鼠疫菌或鼠疫阳性材料。

一、人间鼠疫

（一）病例分布

2000—2003 年，兴义市和安龙县共报告腺鼠疫 137 例，分布在兴义市巴结（48 例）、桔山（39 例）、泥凼（23 例）、下午屯（14 例）、则戎（4 例）和顶效（8 例）和安龙县的万峰湖（1 例）等 7 个乡镇 53 个行政村 89 个村寨。2000 年的 88 例腺鼠疫患者中，87 例分布在兴义市 6 个乡镇 30 个行政村的 54 个村寨，1 例分布在安龙县的 1 个村寨。2001~2002 年的 48 例腺鼠疫患者均分布在兴义市 23 个行政村的 33 个村寨，2003 年 1 例腺鼠疫患者在兴义市的 1 个村寨。

1. **流行特点**

（1）流行强度：2000 年 7 月下旬，兴义、安龙两市（县）天生桥水电站库区的巴结、泥内、万峰湖等 3 个镇部分库区沿岸村寨暴发人间腺鼠疫，随后疫情扩散到兴义市桔山，下午屯、则戎和顶效等地,波及 31 个行政村的 55 个村寨发生腺疫患者 88 例,死亡 1 例。这次疫情持续 145 天,流行强度猛烈,是 1949 年以来最大的人间鼠疫疫情。2001—2003 年的人间鼠疫都发生在兴义市。2001 年和 2002 年在巴结、桔山、泥凼、下午屯和则戎等 5 个乡镇有腺鼠疫患者 48 例,流行范围和病例数减少,流行强度趋于缓和。2003 年只在巴结镇发生腺鼠疫病例 1 例,流行强度明显减弱。2004—2022 年未发生人间鼠疫,流行渐趋静息。

2000—2003 年间,贵州省共累计鼠疫发病 137 例,死亡 1 例。年平均发病率(以县计)为 4.08/10 万,2000 年最高,为 8.07/10 万,2003 年最低,为 0.13/10 万。其中,在首次发生病例的 2 000 年,兴义县为 87 例,发病率为 12.63/10 万,死亡 1 例,病死率为 1.15%,安龙县 1 例,发病率为 0.25/10 万。

(2)年龄、性别分布:报告的 137 例腺鼠疫患者中,男性 64 例(46.7%),女性 73 例(53.3%),男、女患者比例为 1∶1.14。各个年龄段都有病例发生,但以年轻年少者为主。最小年龄是 1.25 岁,最大年龄为 95 岁。其中,1~9 岁组 25 例,占 18.25%;10~19 岁组 34 例,占 24.82%;20~29 岁组 16 例,占 11.68%;30~39 岁组 22 例,占 16.06%;40~49 岁组 11 例,占 8.03%;50~59 岁组 15 例,占 10.95%;60~69 岁组 11 例,占 8.03%;70 岁及以上组 3 例,占 2.19%。其中 39 岁以下的病例占全部病例的 70.80%,19 岁以下的病例占 43.07%,可能与媒介生物接触的机会和频度有关。

(3)职业分布:职业以农民和散童为主,农民 78 例,占 56.93%;学生 42 例,占 30.66%;学龄前儿童 16 例,占 11.68%;其他职业人员 1 例,占 0.73%。

(4)民族:137 例腺鼠疫患者中,汉族 84 例,占 61.31%;布依族 50 例,占 36.50%;苗族 3 例,占 2.19%。

(5)季节分布:患者发病时间为 3~12 月,7~10 月为发病高峰期,其间病例占全部病例的 78.83%。

(6)临床特征:报告的 137 例病例中,124 例患者(90.51%)有发热表现。除 1 例(女,50 岁,2000 年 8 月 14 日发病)未经治疗,由腺鼠疫转为败血症死亡外,其余都为腺鼠疫。腺型鼠疫潜伏期多为 1~3 天,个别病例达 7 天。主要症状表现为:起病急剧,发热,淋巴结肿大。

(7)传染源与传播途径:传染源主要是感染了鼠疫杆菌的疫鼠和疫蚤。调查显示,全部腺鼠疫患者在发病前都遭受跳蚤的叮咬,表明跳蚤叮咬是主要的传播途径。

二、鼠间鼠疫

(一)病死鼠

1997—1999 年,兴义市巴结镇天生桥水电站库区沿岸累计有 16 个行政村的 21 个村寨曾经出现不明原因的大批病鼠、死鼠现象。调查发现,从 1998 年 3 月起至 2000 年人间鼠疫流行时,在沿库区边缘的村寨,累积有 35 个村寨陆续发生不明原因的鼠类动物大批死亡现象,并且随着时间推移,死鼠现象由库区向周边村寨逐渐蔓延。提示库区村寨发生的自毙鼠可能是鼠间鼠疫流行。2000—2003 年,兴义市和安龙县累计 6 个乡镇 50 个行政村 66 个村寨的房前屋后或田间地角出现不明原因的病鼠、死鼠。

（二）宿主和媒介

在发现疑似病例的 3 个村寨住宅内放置鼠笼 857 笼次,捕获黄胸鼠 22 只;室外放置鼠笼 831 笼次,捕获黄胸鼠 7 只。从捕获的黄胸鼠体表检出蚤类共 78 匹,分类鉴定为印鼠客蚤 73 匹,占 93.59%;不等单蚤 3 匹,占 3.85%;缓慢细蚤 1 匹,占 1.28%;人蚤 1 匹,占 1.28%。

2000—2003 年,从兴义市和安龙县收集的 893 只病鼠、死鼠中,检出鼠疫杆菌 27 株,检菌率为 3.02%,染疫鼠为黄胸鼠(92.59%)、褐家鼠(3.70%)和斯氏家鼠(3.70%)。从 611 只病鼠、死鼠肝脾或骨髓中检出鼠疫 F1 抗原阳性 205 份检出率为 33.55%,染疫鼠为黄胸鼠(81.95%)、褐家鼠(4.88%)、小家鼠(1.95%)、斑胸(0.49%)和臭鼩鼱(0.98%)。从检获的鼠体蚤和游离蚤中检出鼠疫菌 12 株,疫蚤为印鼠客蚤(75.00%)和不等单蚤(25.00%)。

第五节　鼠疫菌病原学特征

生物特性

鼠疫菌不发酵鼠李糖和甘油、发酵麦芽糖和阿拉伯糖、脱氮阳性。

（一）营养需求

贵州省鼠疫菌营养型大多为苯丙氨酸依赖(Phe^+),谷氨酸半依赖($Glu^±$)。

（二）毒力

张青雯等对不同时间、不同宿主所分离的鼠疫菌进行毒力试验,5 株对小白鼠有较强的毒力,1 株表现为毒(或不敏感)。对 2 只黄胸鼠的 MLD 均为每毫升 50 个活菌;对 1 只印鼠客蚤的 MLD 为每毫升 10^2 个活菌;对 3 个患者的 MLD 分别为每毫升 10^9、10、50 个活菌。

（三）基因分型

采用差异片段(DFR)分型将贵州省 6 株鼠疫菌分为 2 种型别(有 5 株的基因型为 9 型,1 株为 1 型),该基因型为 1 型的菌株与云南省的鼠疫菌一样,也缺失了 383bp 差异片段,基因组成上可能云南省家鼠鼠疫疫源地的鼠疫菌一致。

脉冲场电泳分析 20 株鼠疫菌的图谱,显示出 3 个型,条带的长度大小分别是 338.0、242.5、168.0、77.0kb。

第六节　疫源地的动态变化趋势

2000 年 7 月,贵州、广西 2 个省份暴发的人间腺鼠疫疫情均首发于天生桥水电站库区南盘江沿岸村寨,逐渐蔓延到库区支流沿岸村寨。吕太富回顾性调查发现,出现死鼠现象的村寨随着库区蓄水位的升高而增多,呈现由库区南盘江沿岸村寨向库区其他支流村寨蔓延扩散的趋势。这一现象提示,可能由于天生桥水电站于 1997 年建成下闸蓄水,水位逐渐升高,库区生态环境发生改变,使低洼处可能存在的微小疫源地的疫鼠向高处迁徙,造成某些村寨鼠密度增高。鼠类动物中传播鼠疫菌机会增加,导致鼠间鼠疫流行,并通过疫蚤叮咬造成人间鼠疫暴发流行,从而形成现行疫源地。

从空间分布可以看出,2000 年的病例主要分布在兴义、安龙两市(县)的天生桥水电站库区和马岭河沿岸村寨,2001—2002 年的病例则主要分布在马岭河西面与兴义市城区紧邻的桔山、下午屯、则戎等乡镇,疫点有逐年向兴义市城区逼近的趋势(2002 年最近的疫点村寨距兴义市城区仅数千米)。

2004—2020 年,贵州省未发生鼠间和人间鼠疫,未检出鼠疫菌。2005 年在顶效区检出鼠疫 F1 抗体阳性鼠 4 只,2006 年在兴义市检出鼠疫 F1 抗体阳性鼠 1 只。2007—2020 年未检出鼠疫菌和鼠疫 F1 抗体。2000—2003 年为鼠疫流行期,2004—2006 年为疫源活动期,2007—2020 年贵州鼠疫疫源处于静息状态,鼠密度和印鼠客蚤指数低于国家鼠疫控制标准,但不能排除复燃的可能。

参考文献

[1] 陈贵春.贵州鼠疫[M].贵阳:贵州科技出版社,2013.

[2] 刘昭兵,陈贵春,龚晓俊,等.2000-2012 年贵州省鼠疫监测及流行趋势分析[J].中华地方病学杂志,2014,33(5):526-529.

[3] 龚晓俊,刘昭兵,黄红武,等.2013-2017 年贵州省鼠疫监测结果分析[J].中华地方病学杂志,2018,37(7):554-556.

[4] 龚晓俊,黄红武,陶莹,等.2018-2020 年贵州省鼠疫监测结果分析[J].中华地方病学杂志,2021,40(12):979-982.

[5] 张美文,郭聪,王勇,等.我国黄胸鼠的研究现状[J].动物学研究,2000(6):487-497.

[6] 韦应敏,李定超,留青,等.黔西南地区黄胸鼠种群繁殖参数的年龄及季节变化[J].广西植保,2020,33(4):5-10.

[7] 梁俊勋.褐家鼠和黄胸鼠取食行为研究[J].广西科学,1998(2):77-81.

[8] 陈贵春,黄红武,刘昭兵,等.贵州省鼠疫自然疫源地的调查与研究[J].中华地方病学杂志,2010(6):690-692.

[9] 韦应敏,李定超,留青,等.黔西南地区黄胸鼠种群繁殖参数的年龄及季节变化[J].广西植保,2020,33(4):5-10.

[10] 李梅,尹文书,宋致书,等.黔中地区农舍褐家鼠种群的体型特征研究[J].中国农学通报,2021,37(2):123-128.

[11] 李梅,尹文书,宋致书,等.黔中地区农舍褐家鼠种群繁殖参数的季节及年龄变化[J].安徽农业科学,2020,48(19):106-108+111.

[12] 范德林.褐家鼠的生态习性及防治方法[J].中国媒介生物学及控制杂志,1993(6):466.

[13] 杨德辉,杨再学,留青,等.贵州省安龙县褐家鼠种群数量及繁殖特征变化分析[J].耕作与栽培,2018(5):5-7.

[14] 何晋侯,梁云,张洪英,等.云南家野两型疫源地七种主要蚤类传播鼠疾的研究[J].医学研究通讯,2001(9):15-16.

[15] 童亦兵,陈贵春,安冬,等.贵州省兴义市一起疑似人间鼠疫的调查分析[J].中国地方病学杂志,2005,24(5):581-582.

[16] 杜晖,张贵宁,吴定昌,等.贵州省黔西南州 2007 年鼠疫监测结果[J].中国地方病防治杂志,2008,23(5):362-364.

[17] 刘昭兵,陈贵春,龚晓俊,等.贵州省北盘江流域鼠疫疫源调查[J].中华地方病学杂志,2015,34(11):

837-839.

［18］刘昭兵,陈贵春,唐光鹏,等.贵州省兴义市一起疑似人间鼠疫的调查与处置［J］.中国地方病防治杂志,2011,26(2):154.

［19］赵海红,戴二黑,周冬生,等.云南、福建和贵州省鼠疫耶尔森菌基因分型研究［J］.中华微生物学和免疫学杂志,2005,25(11),878-879.

第十章

西藏鼠疫生态

西藏自治区属青藏高原喜马拉雅旱獭鼠疫自然疫源地,自 1966 年仲巴县发现人间鼠疫流行,首次从尸体中分离鼠疫菌 4 株,媒介分离鼠疫菌 4 株,1967 年又从当地喜马拉雅旱獭检出鼠疫菌,证实了西藏自治区鼠疫自然疫源地的存在,该疫源地分布广泛且具有连续性,主要宿主为喜马拉雅旱獭,主要媒介为斧形盖蚤和谢氏山蚤。自证实西藏人间鼠疫的发生和流行以来,动物间鼠疫疫情持续活跃,截至目前,已判定 52 个疫源县,疫源地总面积(以疫源县为单位)达 80 万 km² 余;从各类染疫动物体内分离鼠疫菌 867 株,其中拉萨市检菌数最多,为 272 株,占菌株总数的 31.37%;西藏人间鼠疫时有发生,自 1966—2011 年全区共发生人间鼠疫 22 起,发病 120 人,死亡 75 人,平均死亡率达 62.5%,成为全国病死率最高的省份。虽然 2011—2021 年未发生人间鼠疫,但是西藏的鼠疫监测与防治任务依然艰巨,如 2022 年 9 月共出现一起人间鼠疫。

第一节　喜马拉雅旱獭鼠疫疫源地概述

西藏自治区,简称"藏",古称"蕃",首府拉萨市,位于中国青藏高原西南部,是中国五个少数民族自治区之一。地处北纬 26°50′~36°53′,东经 78°25′~99°06′之间。北隔昆仑山与新疆维吾尔自治区相连,东连四川省以金沙江为界,东北接青海省以唐古拉山脊为界,东南连接云南省,南与缅甸、印度、不丹、尼泊尔等国家毗邻,西与克什米尔地区接壤,陆地国界线 4 000km 多,南北最宽 900km 多,东西最长达 2 000km 多,是中国西南边陲的重要门户,无出海口。全区辖 5 个地级市、2 个地区,5 个市辖区、74 个县,全区常住人口总数为 343.82 万人(2018 年),全区面积 122.84 万 km²,约占全国总面积的 1/8,在全国各省、自治区、直辖市中仅次于新疆。全区平均海拔 4 000m 以上,南北最宽 900km 多,东西最长达 2 000km 多,素有"世界屋脊"之称。境内地势高峻,地表重峦叠嶂,山脉起伏,河流纵横,湖泊遍地,气候干燥而寒冷,为典型的高原大陆性气候,高寒缺氧,地广人稀,资源丰富。

一、疫源地的发现

据文献记载:西藏怒江河谷和中尼边界地区于 19 世纪末曾有鼠疫流行,1919—1949 年在安多、那曲、仲巴、萨嘎、昂仁有多起鼠疫发生。自 1966 年仲巴县发现人间鼠疫流行,首次从尸体中分离鼠疫菌 4 株,媒介分离鼠疫菌 4 株,1967 年又从当地喜马拉雅旱獭检出鼠疫菌,证实了西藏自治区鼠疫自然疫源地的存在。此后,相继在西藏其他地区的喜马拉雅旱獭及其体外寄生物中分离出鼠疫菌,发现了这一类型鼠疫自然疫源地的不同组成部分,例如,1966 年发现冈底斯山(北麓)鼠疫自然疫源地;1976 年,发现藏东北鼠疫自然疫源地等。自此西藏鼠疫疫源地不断被发现,面积不断扩大,从 1980 年的 6 个细菌学判定的疫源县至目前所辖的 52 个鼠疫自然疫源县,其中鼠疫细菌学 46 个县。

二、疫源地景观特征

(一) 地形地貌

西藏高原北起昆仑山,南至冈底斯山脉-念青唐古拉山为广阔的为藏北高原,往西则以雅鲁藏布江干流支谷为藏南地区,东南则紧密排列着南北走向的高山峡谷,由一系列巨大的山系、高原、宽谷和湖盆的组合体,总的地势呈西北向东南倾斜。地形复杂多样、景象万千,有高峻逶迤的山脉,陡峭深切的沟峡以及冰川、裸石、戈壁等多种地貌类型。

西藏位于青藏高原的西部和南部,占青藏高原面积的一半以上,海拔 4 000m 以上的地区占全区总面积的 85.1%,素有"世界屋脊"和"地球第三极"之称,是世界上海拔最高的地方。全区地形可分为藏北高原、雅鲁藏布江流域、藏东峡谷地带三大区域。境内山脉大致可分为东西向和南北向两组,主要有喜马拉雅山脉、喀喇昆仑山-唐古拉山脉、昆仑山脉、冈底斯-念青唐古拉山脉和横断山脉,境内超过 8 000m 的高峰有 5 座。其中,海拔 8 844.43m 的世界第一高峰珠穆朗玛峰就耸立在中尼边界上。西藏的平原主要分布在西起萨嘎、东至米林的雅鲁藏布江中游若干河段以及拉萨河、年楚河、尼洋河中下游河段和易贡藏布、朋曲、隆子河、森格藏布、朗钦藏布等的中游河段。

(二) 气候特征

西藏的气候,由于地形、地貌和大气环流的影响,独特而且复杂多样,气候总特征是辐射强烈,日照长,气温低,积温少,气温随海拔高度和纬度的升高而降低,年差较小,日差较大,干湿分明,多夜雨,冬季干冷漫长,大风多,夏季温凉多雨,冰雹多,四季不太明显。气候总体上具有西北严寒干燥、东南温暖湿润的特点,并呈现出由东南向西北的带状更替,即:亚热带-温暖带-温带-亚寒带-寒带;湿润-半湿润-半干旱-干旱;反映在植物上,依次为森林-灌木丛-草甸-草原-荒漠;气候类型也因此自东南向西北依次有:热带、亚热带、高原温带、高原亚寒带,高原寒带等各种类型。西藏全区可分为 10 个气候区,即喜马拉雅山南冀热带山地湿润气候地区、喜马拉雅山南冀亚热带山地湿润气候地区、藏东南湿润高原季风气候地区、雅鲁藏布江中游温带半湿润高原季风气候地区、藏南温带半干旱高原季风气候地区、那曲亚寒带半湿润高原季风气候地区、羌塘亚寒带半干旱高原季风气候地区、阿里温带干旱高原季风气候地区、阿里亚寒带干旱高原气候地区、昆仑寒带干旱高原气候地区。

(三) 气候环境

西藏空气稀薄,气压低,含氧量少,平均空气密度为海平面空气密度的 60%~70%,高原空气含氧量比海平面少 35%~40%。西藏是中国太阳辐射能最多的地方,比同纬度的平原地区多一倍或三分之一;日照时数也是全国的高值中心,拉萨市的年平均日照时数达 3 021小时。而成都是 1 186.84 小时,上海是 1 932.5 小时。气温偏低,年温差小但昼夜温差大。拉萨、日喀则的年平均气温和最热月气温比相近纬度的重庆、武汉、上海低 10~15℃。拉萨、昌都、日喀则等地的年温差为 18~20℃;阿里地区海拔 5 000m 以上的地方,8 月白天气温为10℃以上,而夜间气温降至 0℃以下。

(四) 降水量

冬季西风和夏季西南季风的交替控制下,西藏自治区各地降水的季节分配不均,干季和雨季的分别非常明显,一般每年 10 月至翌年 4 月为干季,降水量仅占全年的 10%~20%;5~

9月为雨季,年平均温度多在10℃以下,雨量非常集中,一般占全年降水量的90%左右,年降水量51.4~998.6mm,年蒸发量大于降水量3倍,最高可达10倍。但是西藏藏南和藏北气候差异很大,藏南谷地受印度洋暖湿气流的影响,温和多雨,年平均气温8℃,最低月均气温-16℃,最高月均气温16℃以上。

（五）土壤

受复杂环境影响,西藏高原的土壤类型很多,按其成土特点、分布规律和主要利用方向,可划分为森林土壤、农业土壤、牧业土壤和难利用土壤四大类型。全区有20个土类,34个土壤亚类,其中西藏所特有的为高山土壤类型,如:黑毡土、草毡土、巴嘎土、莎嘎土、高山漠土、寒漠土等,藏东地区以山地棕壤、山地暗棕壤、山地褐土和黑毡土为主;青南、藏东北地区以黑毡土和草毡土为主;藏南高原地区以巴嘎土、马嘎土、草毡土和黑毡土为主;羌塘高原地区以沙嘎土、寒漠土为主;藏西地区以高山漠土和寒漠土为主;喜马拉雅山南侧地区以山地红壤、山地黄壤和山地暗棕壤为主。西藏的土壤主要有亚高山草甸土,主要分布于西藏高原东南部;高山草甸土,分布于西藏高原中部;巴嘎土,分布于雅鲁藏布江宽谷湖盆和羊卓雍湖以西地区;萨嘎土主要分布于藏北中部和定日以西和以南的喜马拉雅山脉北侧的雨林区;高山荒漠土主要分布于羌塘高原北侧及昆仑山一带;高山寒漠土分布于高山雪线以下的海拔5 200~5 600m。

（六）植被

据统计,西藏全区有高等植物6 600多种,隶属于270多科、1 510余属,其中有多种我国独有或西藏独有的植物,受国家重点保护的珍稀植物有38种,列入自治区重点保护植物有40种,另有214种被列入《濒危野生动植物种国际贸易公约》附录内。

西藏高原各地的植被从东南向西北依次呈现森林、草甸、草原和荒漠,并可划分为7个主要类型,即阔叶林、针叶林、灌丛、草甸、草原、荒漠和高山植被。其中阔叶林由壳斗科,兰科,五加科和山茶科等树种组成,分布于海拔1 000~2 300m之间。针叶林为云杉林,冷杉林,铁杉林和柏树林组成,2 900~3 800m之间。灌丛分布于海拔3 800~4 800m之间,由组成灌木层的灌木种类有雪层杜鹃、高山柳、金露梅等,草本植物以高山嵩草、窄果苔草和圆穗蓼为主,伴生有矮生嵩草、西藏嵩草、华扁穗草、鹅绒委陵草、青海苔草和垂穗披碱草等植被组成。草甸广泛分布于全区,可分为草甸和沼泽化草甸,草甸由有嵩草草甸和杂草草甸构成,以紫花针茅为优势,伴生早熟禾、赖草、冰草、槐状嵩草、青藏苔草、黄芪、荟棱草、火绒草等组成。草原分布面积比较大,由高寒草原和温性草原地带构成,高寒草原主要为多种针茅、硬叶苔草、藏籽蒿和垫状点地梅;温性草原地带地处冈底斯山脉和念青唐古拉山脉以南西南部,多为高寒草原植被,以针茅和嵩草等为建群种;东北部为灌丛、草原植被,低海拔地区以西藏狼牙刺和三刺草为主,高海拔地区阴坡是多种杜鹃,阳坡是绢毛蔷薇、小檗、白草和嵩草。荒漠由高寒荒漠和温性荒漠地带构成,高寒荒漠地带的植被单调低矮,最重要的建群种有驼绒藜、西藏亚菊、硬叶苔草、藏荠等,温性荒漠地带以驼绒藜建群的半灌木荒漠和以沙生针茅为共建种的驼绒藜草原化荒漠构成了山地植被的基带。石砾地段有灌木亚菊,在河漫滩有赖草、硬叶苔草及嵩草等草甸植被。在海拔4 500~5 500m的高山带上部,气候严寒,多年冻土发育,土壤瘠薄多砾,植被种属贫乏,多生长高寒稀疏垫状植被。主要有垫状点地梅、垫状金露梅、苔状蚤缀、红景天、凤毛菊等坐垫状植物,且覆盖度极小,绝大部分地面裸露。

三、疫源地的行政区分布

西藏自治区疫源地行政区包括拉萨、日喀则、山南、林芝、昌都、那曲、阿里7个市(地区)所辖的52个鼠疫自然疫源县,其中,鼠疫细菌学46个县,分别为:

1. **拉萨市**　城关区、堆龙德庆、当雄、尼木、曲水、达孜、林周、墨竹工卡。
2. **山南地区**　扎囊、贡嘎、乃东、桑日、曲松、加查、隆子、措那、错美、洛扎、浪卡子。
3. **日喀则地区**　桑珠孜区、江孜、仁布、康马、仲巴、谢通门、南木林、白朗、萨迦。
4. **阿里地区**　噶尔、普兰、扎达、改则、革吉。
5. **那曲地区**　那曲、安多、班嘎、聂荣、比如、巴青。
6. **昌都地区**　昌都、丁青、芒康、左贡、察雅。
7. **林芝地区**　米林、朗县。

鼠疫血清学6个县，分布于全区7地（市）。6个鼠疫血清学阳性县：阿里地区的措勤、日土；日喀则地区的萨嘎、昂仁、吉隆；林芝地区的工布江达。

四、疫源地地理区划及分布

西藏自治区为喜马拉雅山脉、昆仑山脉和唐古拉山脉所环抱，地形地貌复杂多样，按中国鼠传疾病毒理区划，可分为四个地带，具体分布见图10-1中所示。

（一）藏北高原（羌塘高原）

位于昆仑山、唐古拉山和冈底斯山、念青唐古拉山之间，约占全自治区面积的三分之二。行政区划以阿里地区和那曲地区主，为一系列浑圆而平缓的山丘，其间夹着许多盆地，低处长年积水成湖，是西藏主要的牧业区，平均海拔5 000m左右，面积约占西藏的3/5。山势平缓，视野开阔，湖盆广布，气候干寒，年平均气温在−2℃左右。年降水量在400mm以下，自东向西减少。其中，阿里地区噶尔年降水仅60mm左右，那曲地区是全国冰雹最多地区。藏北高原，草场辽阔，是西藏主要牧区。藏北高原区域记录小型兽类29种，以喜马拉雅旱獭、达乌尔鼠兔、高原兔、锡金松田鼠居多。

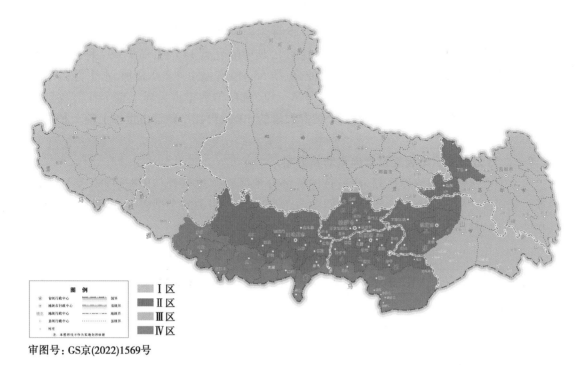

审图号：GS京(2022)1569号

图10-1　西藏自治区地理区划分布

（二）藏南谷地

位于冈底斯山和西念青唐古拉山以南,喜马拉雅山以北,是以雅鲁藏布江流域为主的宽广河谷地带。海拔平均在3 500m左右,拉萨的日喀则素有阳光城之称。这一带有许多宽窄不一的河谷平地和湖盆谷地,地形平坦,土质肥沃,是西藏主要的农业区。该区域记录小型兽类43种,以喜马拉雅旱獭、灰尾兔、小家鼠、达乌尔鼠兔居多。

（三）藏东高山峡谷

即著名的横断山地,在东念青唐古拉山以北,伯舒拉山以南,即藏东南横断山脉、三江流域地区。大致位于那曲以东,为一系列由东西走向逐渐转为南北走向的高山深谷,其间挟持着怒江、澜沧江和金沙江三条大江。北部海拔5 200m左右,山顶平缓;南部海拔4 000m左右,山势较陡峻,山顶与谷底落差可达2 500m,山顶终年积雪,山腰森林茂密,山麓有四季常青的田园,景色奇特。该地区亦是西藏重要农区之一。该区域记录小型兽类38种,以喜马拉雅旱獭、灰尾兔、达乌尔鼠兔、长尾仓鼠居多。

（四）喜马拉雅山地（藏东南区）

位于藏南,喜马拉雅山、东念青唐古拉山,伯舒拉岭以西的高原东南部南坡地区。分布在我国与印度、尼泊尔、不丹、锡金等国接壤的地区,由几条大致东西走向的山脉构成,平均海拔6 000m左右,其中位于中尼边境、地处定日县境内的珠穆朗玛峰,海拔8 844.43m,是世界最高峰。喜马拉雅山顶部长年覆盖冰雪,其南北两侧的气候与地貌有很大差别,西部海拔较高,气候干燥寒冷,东部气候温和,雨量充沛,森林茂密。该区域记录小型兽类41种,以中华姬鼠、大耳姬鼠、小林姬鼠、藏仓鼠居多。

五、疫源地宿主动物分布

西藏全区有野生脊椎动物795种(其中125种为国家重点保护野生动物,占全国重点保护野生动物种类的1/3以上,196种为西藏特有),其中哺乳类145种,鸟类492种(其中22种为西藏特有),爬行类55种,两栖类45种,鱼类58种;有昆虫4 200余种、水生浮游动物760多种。全区大中型野生动物数量居全国第一位,藏羚羊数量占世界上整个种群数量的80%以上,黑颈鹤越冬数量占世界上整个种群数量的80%,野牦牛数量占世界上整个种群数量的78%。

（一）西藏自治区啮齿类及食肉类动物分布

参考中国鼠传疾病地理区划、西藏自治区部分地区疫源地调查(1978—1980年)、蒋志勇等西藏啮齿动物名录及其分布,整理西藏自治区与鼠疫相关的小型兽类63种,隶属于2目6科18属,具体分布见表10-1。

表10-1　西藏自治区啮齿类及食肉类动物分布

动物种名	Ⅰ.藏北高原	Ⅱ.藏南谷地	Ⅲ.藏东高山峡谷	Ⅳ.喜马拉雅山地
灰尾兔 *L. oiostolus*	+	+	+	+
达乌尔鼠兔 *O. daurica*	+	+	+	+
狭颅鼠兔 *O. thomasi*	+			
拉达克鼠兔 *O. ladacensis*	+			

动物种名	Ⅰ.藏北高原	Ⅱ.藏南谷地	Ⅲ.藏东高山峡谷	Ⅳ.喜马拉雅山地
红耳鼠兔 O. erythrotis	+	+	+	+
大耳鼠兔 O. macrotis	+	+	+	
灰鼠兔 O. rolei	+	+	+	
藏鼠兔 O. thibetana		+	+	+
间颅鼠兔 O. cansus	+	+	+	+
喜马拉雅鼠兔 O. himalayana			+	+
黑唇鼠兔 O. curzoniae	+			+
彩头鼠兔 O. brookei				+
黑白飞鼠 H. alboniger				+
丽鼯鼠 P. nagnificus		+	+	+
大鼯鼠 P. albiventer		+	+	+
小鼯鼠 P. elegans				+
复齿鼯鼠 T. xanthipes		+	+	+
巨松鼠 R. gigantea		+	+	+
赤腹松鼠 C. erythraeus		+		+
隐纹花松鼠 T. sminhoei				+
明纹花松鼠 T. mcclellandi		+	+	+
橙腹花松鼠 T. swinhoei		+		+
喜马拉雅旱獭 M. himalayana	+	+	+	+
中华姬鼠 A. draco		+	+	+
大耳姬鼠 A. latronum	+	+	+	+
小林姬鼠 A. sylvaticus	+			
黑线姬鼠 A. agrarius		+		
巢鼠 M. minutus		+	+	+
小家鼠 M. musculus	+	+	+	+
锡金小鼠 M. pahari		+	+	+
巨齿鼠 D. millardi				+
小泡巨鼠 R. edwardsi				+
青毛鼠 R. bowersi				+
黑家鼠 R. rattus		+	+	+
大足鼠 R. nitidus		+	+	+

续表

动物种名	Ⅰ.藏北高原	Ⅱ.藏南谷地	Ⅲ.藏东高山峡谷	Ⅳ.喜马拉雅山地
社鼠 R. niviventer		+	+	+
针毛鼠 R. huang				+
白腹巨鼠 R. coxingi		+	+	+
黄胸鼠 R. flavipectus				+
黑尾鼠 R. cremoriventer		+	+	+
黄毛鼠 R. rattoides		+	+	
灰腹鼠 N. eha		+	+	
藏仓鼠 C. kamensis	+	+	+	+
长尾仓鼠 C. longicaudatus	+	+	+	
高山仓鼠 C. alticola	+	+	+	
小毛足鼠 P. roborovskii	+			
克氏田鼠 M. clarkei	+	+	+	+
白尾松田鼠 P. leucurus	+	+	+	
锡金松田鼠 P. sikimensis	+	+	+	+
青海田鼠 M. fuscus	+			
斯氏高山䶄 A. stoliczkanus	+	+	+	
库蒙高山䶄 A. stracheri				+
劳氏高山䶄 A. roylei				+
黑腹绒鼠 E. melanogaster		+	+	
印度豪猪 H. indica				+
藏沙狐 V. ferrlata	+	+	+	+
狼 C. lupus	+			
狗獾 M. meles	+			
香鼬 M. altaica	+	+		+
艾鼬 M. eversmannii	+	+	+	+
黄鼬 M. siberica		+		
兔逊 O. manul	+	+		
猞猁 L. lynx		+		
小麂麜 T. belangei	+			
合计	29	43	38	41

（二）西藏啮齿动物名录及其分布

调查研究证实,在啮齿动物中,喜马拉雅旱獭,高原兔、高原鼠兔等分布广泛,数量很大（表10-2）。

表10-2 西藏啮齿动物名录及其分布

动物科名	动物属名	动物种名	分布地区	栖息地
兔科	兔属	高原兔	全区	高原草原、高山草甸、荒漠、森林、灌丛、农田
		高原兔指名亚种	那曲、江孜、日土、康马、浪卡子、吉隆	疏林灌丛、森林、农田、草甸、草原
		高原兔四川亚种	八宿、芒康、察隅、江达、波密	草甸草原、灌木丛、农田
		高原兔曲松亚种	米林、朗县、曲松、林芝	针阔混交林、灌丛、荒漠草原、农田
鼠兔科	鼠兔属	喜马拉雅鼠兔	聂拉木、吉隆、亚东、察隅	常绿阔叶林、林缘石隙、针叶混交林、片状乱石堆
		黑唇鼠兔	那曲地区、江达、昌都、丁青、隆子、措美、八宿、浪卡子、江孜、亚东、聂拉木、日喀则、定日、仲巴	高山草甸草原、荒漠草原、小灌丛
		间颅鼠兔	亚东	灌木草甸、针阔混交林
		灰颈鼠兔	米林、朗县	灌丛草甸、农田、阔叶林
		藏鼠兔	江达、察隅、林芝、朗县	高山草甸草原、针叶林、灌木、草甸草原
		大耳鼠兔	比如、巴青、拉萨、那曲	裸岩地带、倒塌的砾土或山岩石缝
		灰鼠兔	米林、林芝、八宿县	灌丛草甸、针叶林
		格氏鼠兔	丁青、类乌齐、洛隆、比如、江达。左贡、贡觉、八宿	针叶林带、灌木丛、乱石堆中
		拉达克鼠兔	日土、噶尔	草甸草原、稀疏的草地及灌丛草甸
		彩头鼠兔	丁青、洛隆、类乌齐、昌都、亚东	针叶林、针阔混交林、灌木草甸
鼯鼠科	鼯鼠属	小鼯鼠	波密、亚东	针叶林、针阔混交林
		丽鼯鼠	聂拉木、亚东、吉隆	针叶林
		灰鼯鼠	丁青、察隅、墨脱、波密	针叶林、针阔混交林
		大鼯鼠	察隅、墨脱、亚东、吉隆、波密	针阔混交林、针叶林

续表

动物科名	动物属名	动物种名	分布地区	栖息地
松鼠科	丽松鼠属	红腹松鼠	墨脱、芒康	常绿针叶林
		红腹松鼠川西亚种	芒康	针叶林
		红腹松鼠缅甸亚种	墨脱	针阔混交林
		蓝腹松鼠	墨脱	针叶混交林
		蓝腹松鼠缅甸亚种	墨脱	针阔混交林
	花松鼠属	明纹花松鼠	察隅、芒康	针叶林、针阔混交林
		隐纹花松鼠	芒康、察隅	针阔混交林
	长吻松鼠属	珀氏长吻松鼠	察隅、洞穷、芒康	针阔混交林、针叶林
		橙腹长吻松鼠	聂拉木、米林、波密、错那	针叶林、针阔混交林
	旱獭属	喜马拉雅旱獭	全区	高山草甸草原、荒漠草甸草原、灌木草甸草原、针叶林边缘
鼠科	巢鼠属	巢鼠	波密、朗县、错那、米林	针叶林、阔叶林、灌木丛草甸、草丛
	姬鼠属	小林姬鼠中华亚种	洛隆、丁青、波密、察隅、江达、芒康	灌丛、针阔混交林
		大林姬鼠青海亚种	林芝、米林	针阔混交林、灌木丛
		小林姬鼠四川亚种	波密、墨脱、察隅、芒康、江达	针叶林、阔叶林、灌丛
		黑线姬鼠	江达	灌木丛
	小家鼠属	小家鼠	全区	房屋、农田、草堆、仓库
		锡金小鼠	墨脱、察隅、亚东	常绿针阔叶林、灌木丛
	巨齿鼠属	巨齿鼠	墨脱、察隅	针阔混交林
	家鼠属	白腹巨鼠	墨脱、察隅	针阔混交林、灌丛
		青毛巨鼠	墨脱、亚东、察隅	针叶林、针阔混交林
		褐家鼠	林芝、米林县	仓库、住房、耕地
		黑家鼠	聂拉木、墨脱、亚东	住房、仓库、灌丛
		大足鼠	亚东、林芝、墨脱	针叶林、灌木丛
		社鼠	林芝、米林、亚东、波密	常绿针阔混交林、针叶林、灌木丛
		针毛鼠	波密、亚东、察隅	针叶林、针阔混交林
		白腹鼠	波密、林芝、米林、亚东	常绿阔叶林、针叶林、林中倒木及河溪旁的灌木石堆
		黑尾鼠	聂拉木	常绿针叶林
		拟家鼠	错那	*
		灰腹鼠	吉隆、亚东、墨脱	*
		黄胸鼠	昌都、八宿、波密、米林、林芝、亚东、聂拉木	房屋顶天花板上、仓库、灶房畜厩及柴堆、农田

续表

动物科名	动物属名	动物种名	分布地区	栖息地
仓鼠科	仓属鼠	长尾仓鼠	安多、那曲、比如、巴青、隆子、措美	高山草甸草原、沼泽草甸
		藏仓鼠	班戈、安多、聂荣、索县、比如、巴青、莎嘎、吉隆、昂仁	草甸草原、农田耕地、灌丛
		高山仓鼠	*	*
	毛足属鼠	小毛足鼠	班戈	荒漠草原
	田鼠属	青海田鼠	那曲	高山草甸草原、湿草甸、农田
		克氏田鼠	亚东县、定日县、吉隆	灌丛草甸、草甸草原、农田
		四川田鼠	察隅、林芝、江达	耕地、灌丛
	松田鼠属	白尾松田鼠	比如、安多、那曲、巴青、仲巴、莎嘎、吉隆、昂仁	草甸草原、湿草甸
		锡金松田鼠	波密、米林、聂拉木、亚东、定日	灌木丛、针叶林、农田
		松田鼠	班戈、安多、索县、那曲、巴青	农田、草甸草原
		帕米尔松田鼠	日土	高山草甸草原
	高山䶄属	斯氏高山䶄	江孜、康马、措美、日喀则、定日、仲巴、隆子	灌丛草原、高寒高原草原带、砾土堆:冰碛石堆中
		劳氏高山䶄	江孜、康马	林间弃耕农田草丛、灌丛石缝中
		库蒙高山䶄	定日、聂拉木、隆子、江孜、吉隆	灌丛草甸带、乱石堆中
	绒鼠属	黑腹绒鼠	墨脱、吉隆	常绿阔叶林带、针叶林等
豪猪科	豪猪属	冠豪猪	察隅	针阔混交林带
		豪猪	聂拉木	常绿阔叶林带、杂草和箭竹丛中

* 暂无记述。

自 1966 年以来,用细菌和血清学检验方法在西藏自治区青藏高原鼠疫自然疫源地中先后发现 9 种宿主动物可感染鼠疫,西藏鼠疫疫源地染疫动物首次证实名录见表 10-3,其中包括:啮齿目 2 种,喜马拉雅旱獭、高原鼠兔(又名黑唇鼠兔);兔形目 1 种,灰尾兔;偶蹄目 3 种,藏系绵羊、岩羊、马鹿;食肉目 3 种,藏狐、家犬、艾鼬。喜马拉雅山是西藏鼠疫自然疫源地的鼠疫主要宿主动物,其他染疫动物都是偶然宿主动物。

表 10-3　西藏鼠疫疫源地染疫动物首次证实名录

种类名称	分类	宿主地位	判定方式	首判时间	首判地点
喜马拉雅旱獭 *Marmota himalayana*	啮齿目	主要宿主	检出鼠疫菌	1966	仲巴
灰尾兔 *Lepus oiostous*				1999	贡嘎
高原鼠兔 *Ochotona curzoniae*	兔形目		血凝阳性	1975	那曲
藏系绵羊 *Ovis aries*	偶蹄目	偶然宿主	检出鼠疫菌	1991	聂荣
岩羊 *Pseudois nayaur*				1996	隆子
马鹿 *Cervus elaphus*				2001	林周
藏狐 *Vulpes ferrilatus*	食肉目		检出鼠疫菌	1978	安多
家犬 *Canis familiaris*			血凝阳性	1967	安多
艾鼬 *Mustela eversmanni*				1979	那曲

六、疫源地媒介动物分布

西藏疫源地通过开展"西藏地区蚤类种群组成与喜马拉雅旱獭寄生蚤的种群组成"调查，蚤类种群组成，西藏已达113种7科36属；有蜱类8种2科5属；有螨类3种2科2属。西藏鼠疫自然疫源地蚤类区系与分布见表10-4，表10-5。自然条件下从媒介动物体内检出鼠疫菌是3种蚤类：斧形盖蚤（*Callopsylla dolabris*）占73.85%，谢氏山蚤（*Oropsylla silantiewi*）占21.53%，腹窦纤蚤深广亚种（*Rhadinopsylla liventricasa*）占4.62%，调查研究证实，目前在喜马拉雅旱獭体表、洞干、巢穴已发现蚤类13种，斧形盖蚤居于首位，占总蚤数48.98%、谢氏山蚤占32.43%，人蚤占12.04%，腹窦纤蚤深广亚种占4.03%，主要双蚤邻近亚种占1.19%，方指双蚤占0.33%。谢氏山蚤、斧形盖蚤为西藏鼠疫自然疫源地主要染疫媒介动物。

表 10-4　西藏鼠疫自然疫源地蚤类区系

科名称	属名称	种名称
蚤科 *Pulicidae*	武蚤属 *Hoplopsyllus*	冰武蚤宽指亚种 *H. glacilis profugus*
	蚤属 *Pulex*	人蚤 *P. irritans*
	角头蚤属 *Echidnophaga*	鼠兔角头蚤 *E. ochotona*
	栉首蚤属 *Ctenocephalides*	犬栉首蚤 *Ct. canis*
蠕形蚤科 *Vermipsyllidae*	鬃蚤属 *Chaetopsylla*	同鬃蚤 *C. homoea*
		近鬃蚤 *C. appropinquans*
		圆头鬃蚤 *C. globiceps*
		中间鬃蚤 *C. media*
	长喙蚤属 *Dorcadia*	羊长喙蚤 *D. ioff*
	蠕形蚤属 *Vermipsylla*	平形蠕形蚤 *V. parallela*
		似花蠕形蚤中亚亚种 *V. perplexa centro lasia*
		不齐蠕形蚤 *V. asymmetrica*

续表

科名称	属名称	种名称
臀蚤科 Pygiopsylidae	延指蚤属 Stivalius	近端延指蚤 S. klossi
多毛蚤科 Hystrichopsyllidae	狭蚤属 Stenoponia	喜马拉雅狭蚤 S. himalayana
	新蚤属 Neopsylla	细柄新蚤 N. angustimanubra
		斯氏新蚤 N. stevensi
		二齿新蚤 N. bidentatiformis
		阿巴盖新蚤 N. abagaitui
		贵州新蚤 N. kweichowensis
		特新蚤川藏亚种 N. sichuanxizn ngensis
		不同新蚤 N. dispar
	继新蚤属 Genoneopsylla	长鬃继新蚤 G. longisetosa
		三角继新蚤 G. thyxanota
		窄指继新蚤 G. angustidigito
	副新蚤属 Paraneopsylla	棒副新蚤 P. clavata
	狭臀蚤属 Stenischia	奇异狭臀蚤 S. mirabilis
	纤蚤属 Rhadinopsylla	腹窦纤蚤深广亚种 R. liventricasa
		腹窦纤蚤浅短亚种 R. li murium
		五侧纤蚤邻近亚种 R. dahuricavicina
		西藏纤蚤 R. xizangensis
		鼢鼠纤蚤 R. aspalacis
	厉蚤属 Xenodarria	后厉蚤 X. telio
	古蚤属 Palaeopsylla	海伦古蚤 P. helenae
		内曲古蚤刺鬃亚种 P. incurvahelenae
		达氏古蚤 P. danieli
		尼泊尔古蚤钝突亚种 P. tauberi mokaluensis
蝠蚤科 Ischnopsyllidae	腹蝠蚤属 Sternopsylla	巨跗腹蝠蚤 S. megatarsalia
		广窦腹蝠蚤 S. laxisinuatx
		截棘腹蝠蚤 S. truncata
	蝠蚤属 Ischnopsyllus	印度蝠蚤 I. indicus
细蚤科 Leptopsyllidae	细蚤属 Leptopsylla	缓慢细蚤 L. segnis
	二刺蚤属 Peromyscopsylla	喜山二刺蚤指名亚种 P. himalacia himalacia
	茸足蚤属 Geusibia	无突茸足蚤西藏亚种 G. apromina xizangensis
		三角茸足蚤 G. triangularis

科名称	属名称	种名称
	眼蚤属 *Ophthalmopsylla*	角尖眼蚤指名亚种 *O. praefeeta*
		多鬃眼蚤 *O. multichaeta*
	额蚤属 *Frontopsylla*	棕形额蚤指名亚种 *F. spadixxspadix*
		西藏额蚤 *F. xizangensis*
		异额蚤 *F. hetera*
		角额蚤 *F. cornuta*
		前额蚤后凹亚种 *F. frontalis postcurva*
		前额蚤贝湖亚种 *F. frontalis baikal*
		前额蚤灰獭亚种 *F. frontalis baibacina*
		无裂板额蚤 *F. adixsterna*
细蚤科 *Leptopsyllidae*		迪庆额蚤 *F. diqingensis*
	怪蚤属 *Paradoxopsyllus*	介中怪蚤 *P. intermedius*
		刺怪蚤 *P. spinosus*
		鬃刷怪蚤 *P. magnificus*
		绒鼠怪蚤 *P. custodis*
		纳伦怪蚤 *P. naryni*
		长方怪蚤 *P. longiquadratus*
		金沙江怪蚤 *P. jinshajiangensis*
		副昏暗怪蚤 *P. paraphaeopis*
		微刺怪蚤 *P. aculeolatus*
	双蚤属 *Amphipsylla*	原双蚤指名亚种 *A. primaris primaris*
		直缘双蚤指名亚种 *A. tuta tuta*
		镜铁山双蚤 *A. jingtieshanensis*
		青海双蚤 *A. qinghaiensis*
		长鬃双蚤 *A. Longispina*
		亚东双蚤 *A. yadongensis*
		方指双蚤 *A. quadratedigita*
		似方双蚤指名亚种 *A. vinogradovi vinogradovi*
		从鬃双蚤指名亚种 *A. quadratoides quadratoides*
		矩形双蚤 *A. orthogonisa*

科名称	属名称	种名称
角叶蚤科 *Ceratophyllidae*	缩栉蚤属 *Brevictenidia*	西藏缩栉蚤 *B. xizangensis*
		菱形缩栉蚤 *B. mikulini*
	大椎蚤属 *Macrostylo phora*	无值大椎蚤 *M. euteles*
	倍蚤属 *Amphalius*	哗倍蚤指名亚种 *A. clarus clarus*
		卷带倍蚤指名亚种 *A. spirataenius spirataenius*
	山蚤属 *Oropsylla*	谢氏山蚤 *O. silantiewi*
	蓬松蚤属 *Dasypsyllus*	禽蓬松蚤 *D. gallinulae*
	病蚤属 *Nosopsyllus*	裂病蚤 *N. fidus*
		察隅病蚤 *N. chayuensis*
	盖蚤属 *Callopsylla*	昌都盖蚤 *C. changduensis*
		细钩盖蚤 *C. sparsilis*
		斧形盖蚤 *C. dolabris*
		弧形盖蚤 *C. arcuata*
		端圆盖蚤 *C. kozlovi*
		扇形盖蚤 *C. kaznakovi*
		双盖蚤 *C. geminus*
		方缘盖蚤 *C. waterstoni*
	巨槽蚤属 *Megabothris*	扇形巨槽蚤 *M. rhipisoides*
	角叶蚤属 *Cerstophyllus*	燕角叶蚤端凸亚种 *C. farreni chaoi*
		南山角叶蚤 *C. nanshanensis*
		甲端角叶蚤 *C. sclerapicalis*
		短突角叶蚤 *C. breviprojectus*
		宽圆角叶蚤天山亚种 *C. eneifdei tjanschani*
		禽角叶蚤欧亚亚种 *C. gallinae tribulis*
		粗毛角叶蚤指名亚种 *C. garei garei*
		曲扎角叶蚤 *C. chutsaensis*
	副角蚤属 *Pareceras*	扇形副角蚤 *P. flabellum*
	单蚤属 *Monopsyllus*	不等单蚤 *M. anisus*

表 10-5　西藏蚤类名录及其分布

序号	蚤种名称	宿主名称	分布地区
1	鼠兔角头蚤 *E. ochotona*	格式鼠兔、大耳鼠兔	察隅、察雅
2	人蚤 *P. irritans*	人、狗、羊、牛、豺、沚鼠	全区
3	犬栉首蚤 *Ct. canis*	狗	亚东
4	冰武蚤宽指亚种 *H. glacilis profugus*	灰尾兔	拉萨、那曲、仲巴、岗巴、察隅、萨嘎
5	同鬃蚤 *C. homoea*	赤狐、獾、狗、艾鼬、青鼬、喜马拉雅旱獭	亚东、拉萨、仲巴、左贡、聂荣、那曲、比如
6	近鬃蚤 *C. appropinquans*	豺	仲巴
7	圆头鬃蚤 *C. globiceps*	豺	仲巴
8	中间鬃蚤 *C. media*	麝	芒康
9	似花蠕形蚤中亚亚种 *V. perplexa centro lasia*	马、山羊、绵羊、青羊	洛隆
10	平形蠕形蚤 *V. parallela*	黄牛、牦牛	林芝、波密
11	不齐蠕形蚤 *V. asymmetrica*	麝	类乌齐、芒康
12	羊长喙蚤 *D. ioff*	藏羚、青羊	*
13	近端延指蚤 *S. klossi*	大足鼠、家鼠、人	墨脱
14	喜马拉雅狭蚤 *S. himalayana*	白尾松田鼠、藏仓鼠、高山仓鼠	比如、聂荣、当雄、仲巴、萨嘎、昂仁、芒康、隆子、措那、亚东
15	细柄新蚤 *N. angustimanubra*	白腹鼠、藏仓鼠、林姬鼠、白尾松田鼠、黑唇鼠兔	朗县、那曲、江孜、仲巴、拉萨、吉隆、比如、巴青、措美
16	斯氏新蚤 *N. stevensi*	社鼠、高原高山鼠、黑家鼠、大足鼠、白尾松田鼠	察隅、墨脱、波密、措美、樟木口岸、亚东
17	贵州新蚤 *N. kweichowensis*	家鼠、白尾松田鼠	墨脱、察隅、波密、亚东
18	二齿新蚤 *N. bidentatiformis*	林姬鼠	亚东、米林
19	阿巴盖新蚤 *N. abagaitui*	藏仓鼠	仲巴
20	特新蚤川藏亚种 *N. sichuanxizn ngensis*	白腹鼠、白尾松田鼠	波密、察隅、亚东
21	不同新蚤 *N. dispar*	青毛巨鼠	墨脱
22	棒副新蚤 *P. clavata*	大耳鼠兔、高原高山鼠、白尾松田鼠	仲巴、那曲、聂荣、比如
23	长鬃继新蚤 *G. longisetosa*	达乌尔鼠兔、黑唇鼠兔、白腹鼠、社鼠、藏仓鼠、高原鼠兔	左贡、洛隆、丁青、江孜、仲巴、萨嘎、芒康、亚东
24	窄指继新蚤 *G. angustidigito*	高原高山鼠、黑唇鼠兔、大耳鼠兔	那曲

序号	蚤种名称	宿主名称	分布地区
25	三角继新蚤 G. thyxanota	达乌尔鼠兔	仲巴
26	奇异狭臀蚤 S. mirabilis	*	波密、芒康、亚东
27	腹窦纤蚤深广亚种 R. liventricasa	喜马拉雅旱獭、黑唇鼠兔，小毛足鼠	左贡、那曲、仲巴、班戈、聂荣、比如、吉隆
28	腹窦纤蚤浅短亚种 R. li murium	*	那曲
29	五侧纤蚤邻近亚种 R. dahuricavicina	黑唇鼠兔、达乌尔鼠兔，白尾松田鼠、长尾仓鼠、高原高山鼠、喜马拉雅旱獭、小毛足鼠	昌都、左贡、措美、那曲、仲巴，莎嘎、吉隆、昂仁、比如、聂荣
30	鼢鼠纤蚤 R. aspalacis	香鼬	比如
31	后厉蚤 X. telio	田鼠	亚东
32	内曲古蚤刺鬃亚种 P. incurvahelenae	锡金长尾鼠、褐家鼠	波密、樟木口岸、亚东
33	尼泊尔古蚤钝突亚种 P. tauberi mokaluensis	田鼠	亚东、措那
34	海伦古蚤 P. helenae	腑麟	波密
35	达氏古蚤 P. danieli	长爪翰黯	亚东
36	巨跗腹蝠 S. megatarsalia	蝙蝠	波密
37	广窦腹蝠蚤 S. laxisinuatx	蝙蝠	波密
38	截棘腹蝠蚤 S. truncata	蝙蝠	波密
39	印度蝠蚤 I. indicus	蝙蝠	察隅、墨脱、波密
40	喜山二刺蚤指名亚种 P. himalacia himalacia	大足鼠	察隅、亚东
41	缓慢细蚤 L. segnis	小家鼠	拉萨、林芝
42	无突茸足蚤西藏亚种 G. apromina xizangensis	大耳鼠兔	比如
43	三角茸足 G. triangularis	*	亚东
44	西藏额蚤 F. xizangensis	田鼠	亚东
45	无裂板额蚤 F. adixsterna	田鼠、白尾松田鼠	隆子、朗县
46	异额蚤 F. hetera	白尾松田鼠、香鼬	那曲
47	棕形额蚤指名亚种 F. spadixxspadix	社鼠、大足鼠、白腰雪雀	昌都、洛隆、左贡、波密、亚东、察隅
48	迪庆额蚤 F. diqingensis	*	察隅、芒康、亚东
49	角额蚤 F. cornuta	白腰雨燕、岩燕	那曲

序号	蚤种名称	宿主名称	分布地区
50	前额蚤贝湖亚种 F. frontalis baikal	白腰雪雀、达乌尔鼠兔、黑唇鼠兔	左贡、那曲、措美、仲巴、比如、萨嘎、昂仁
51	前额蚤后凹亚种 F. frontalis postcurva	达乌尔鼠兔	左贡
52	多鬃眼蚤 O. multichaeta	藏仓鼠	拉萨、朗县、隆子
53	绒鼠怪蚤 P. custodis	黑唇鼠兔、大耳鼠兔、藏仓鼠、黑家鼠	亚东、樟木口岸、江孜、左贡、察隅、芒康、林芝
54	介中怪蚤 P. intermedius	大耳鼠兔	比如、昌都
55	刺怪蚤 P. spinosus	达乌尔鼠兔、小林姬鼠	拉萨、日喀则、比如、仲巴、当雄
56	纳伦怪蚤 P. naryni	藏仓鼠、川西鼠兔、黑唇鼠兔、社鼠	左贡、洛隆、丁青、措美、拉萨、日喀则、仲巴、措那、隆子
57	鬃刷怪蚤 P. magnificus	白尾松田鼠	当雄、萨嘎、尼木
58	金沙江怪蚤 P. jinshajiangensis	*	芒康
59	副昏暗怪蚤 P. paraphaeopis	白腹巨鼠	拉萨
60	微刺怪蚤 P. aculeolatus	林姬鼠	波密、林芝
61	长方怪蚤 P. longiquadratus	白腹鼠	波密
62	镜铁山双蚤 A. jingtieshanensis	藏仓鼠、香鼬、根田鼠、红耳鼠兔	拉萨、仲巴、洛隆、那曲、聂荣、措那、措美
63	原双蚤指名亚种 A. primaris primaris	白尾松田鼠、高原高山鼠、喜马拉雅旱獭、达乌尔鼠兔	仲巴、拉萨、日喀则、亚东、左贡、林周、措美、那曲、昂仁、比如、巴青、江达
64	矩形双蚤 A. orthogonisa	藏仓鼠、高原高山鼠	日喀则、江孜、那曲、巴青
65	长鬃双蚤 A. Longispina	黑唇鼠兔	巴青
66	直缘双蚤指名亚种 A. tuta tuta	田鼠	亚东、察隅
67	方指双蚤 A. quadratedigita	白尾松田鼠、高原高山鼠、喜马拉雅旱獭	那曲、丁青、措美、仲巴、萨嘎、昂仁、聂荣、比如、类乌齐
68	似方双蚤 A. quadratofdes	高原高山鼠	那曲、聂荣、比如
69	青海双蚤 A. qinghaiensis	长尾仓鼠	那曲
70	亚东双蚤 A. yadongensis	锡金小鼠	亚东
71	菱形缩栉蚤 B. mikulini	大耳鼠兔	比如
72	无值大椎蚤 M. euteles	橙腹长吻松鼠	察隅
73	扇形副角蚤 P. flabellum	獐	拉萨
74	卷带倍蚤 A. spirataenius	大耳鼠兔、藏仓鼠	江孜、拉萨、那曲、措那、芒康、亚东

序号	蚤种名称	宿主名称	分布地区
75	哗倍蚤 A. clarus	黑唇鼠兔、大耳鼠兔、社鼠、白尾松田鼠	昂仁、安多、那曲、比如、芒康
76	谢氏山蚤 O. silantiewi	喜马拉雅旱獭、黑唇鼠兔	那曲、丁青、比如、左贡、拉萨、林周、昌都、江达
77	禽蓬松蚤 D. gallinulae	草地游离	樟木口岸
78	裂病蚤 N. fidus	黑家鼠	樟木口岸
79	察隅病蚤 N. chayuensis	*	察隅
80	方缘盖蚤 C. waterstoni	白腹雨燕、石燕、大耳鼠兔、喜马拉雅旱獭	那曲、比如
81	双盖蚤 C. geminus	鸲、鸟体	萨嘎、仲巴、比如
82	昌都盖蚤 C. changduensis	黑唇鼠兔、大耳鼠兔、社鼠、喜马拉雅旱獭	比如、昌都
83	端圆盖蚤 C. kozlovi	黑唇鼠兔、社鼠、白尾松田鼠、短尾仓鼠、高原高山鼠、鹰	左贡、波密、比如,那曲
84	扇形盖蚤 C. kaznakovi	喜马拉雅旱獭、鼬类	巴青
85	斧形盖蚤 C. dolabris	喜马拉雅旱獭、狐、香鼬	全区
86	细钩盖蚤 C. sparsilis	藏仓鼠、白尾松田鼠、高山鼠	江孜、拉萨、措美、日喀则、仲巴、定日、那曲
87	弧形盖蚤 C. arcuata	社鼠	亚东
88	不等单蚤 M. anisus	社鼠、鸟体	察隅、林芝、亚东、比如、波密
89	粗毛角叶蚤指名亚 C. garei garei	麻雀、角百灵	那曲、比如、安多
90	禽角叶蚤欧亚亚种 C. gallinae tribulis	麻雀、燕、高山兔、棕颈雪雀、百灵鸟	左贡、林周、拉萨、仲巴、比如
91	宽圆角叶蚤天山亚种 C. eneifdei tjanschani	鸟体	比如
92	曲扎角叶蚤 C. chutsaensis	黑唇鼠兔	左贡、岗巴、八宿、那曲、比如、萨嘎、昂仁、察雅
93	燕角叶蚤端凸亚 C. farreni chaoi	燕	林周
94	南山角叶蚤 C. nanshanensis	白腰雨燕、岩燕	那曲
95	甲端角叶 C. sclerapicalis	白腰雨燕、岩燕	那曲、比如
96	短突角叶 C. breviprojectus	燕	林周、左贡、拉萨
97	扇形巨槽蚤 M. rhipisoides	角百灵	那曲

* 暂无记述。

第二节　喜马拉雅旱獭鼠疫疫源地鼠疫流行概况

　　喜马拉雅旱獭是西藏自治区青藏高原喜马拉雅旱獭鼠疫自然疫源地的主要宿主动物,斧形盖蚤和谢氏山蚤是喜马拉雅旱獭的主要寄生蚤,也是为该鼠疫自然疫源地的主要媒介昆虫,该疫源地鼠疫流行猖獗持续,鼠间疫情从 4 月底喜马拉雅旱獭出蛰开始营地上生活到 10 月底喜马拉雅旱獭入蛰冬眠的 6 个月期间均有流行,6~7 月是鼠间鼠疫流行的高峰期;7~9 月是人间鼠疫流行的高峰期,年际流行变化不明显。其流行期间,经常有其他啮齿动物被感染死亡,食肉类也时常受累,西藏自治区青藏高原鼠疫自然疫源地内鼠疫病原体为喜马拉雅旱獭型鼠疫菌,其毒力强。虽然不同地区分离到的鼠疫菌的生化特性表型存在差异,但这一地区的鼠疫菌人类感染后重症型鼠疫居多,转化为肺鼠疫的比率最高,能够造成极高的病死率。

一、西藏鼠疫流行简史

　　据文献记载,西藏在怒江河谷常有罹患重危之症者,发生腺肿者。藏经对啮齿动物及人类患鼠疫也有记载,称之为"其仁(其耐)"。疫源地存在于靠近尼泊尔边界的 Hardwan 处,西藏佛经对于啮齿动物及人类患此病者亦有着详细的记载;伍连德在 20 世纪 20 年代和 30 年代指出:"在社会落后,居民稀少的国家里鼠疫在野鼠宿主中永久地存在,频繁地发生在土耳其、中国内蒙古和中国云南的鼠疫流行,证明西藏存在一个它们共同的来源。"另据藏医介绍,70 多年前在拉萨,30 多年前在扎囊县拾噶村有过疑似鼠疫流行。"经考证,1901 年西藏曾有过类似鼠疫流行,1917 年至 1966 年间,累计发生疑似人间鼠疫疫情 69 起,发病 765 人,死亡 600 人,其中日喀则仲巴(1942 年)、昌都丁青(1953 年)、类乌齐(1931—1962 年)、拉萨当雄(1921—1940 年)等 14 起疑似人间鼠疫疫情发患者数不详,死亡人数达到 132 人,1966 年仲巴县发生人间鼠疫,终于证实了西藏鼠疫自然疫源地之存在。

　　1966 年,自仲巴县龙格尔区患尸首次分离到鼠疫菌,并证实动物中存在鼠疫。迄今,经细菌学证实那曲、安多、比如、丁青、察雅、昌都、仲巴七县存在鼠疫自然疫源地。聂荣、萨噶、昂仁 3 县狗血凝阳性,访得疫史 76 起,死亡 652 人,波及 12 个县(表 10-6)。

表 10-6　西藏自治区鼠疫历史疫情统计

县市	年份	病因	发生次数	死亡人数
那曲	1914—1975	剥食旱獭	21	123
安多	1917—1963	剥食旱獭	27	201
聂荣	1956	剥食旱獭	1	9
巴青	1966	剥食旱獭	1	2
比如	1967—1980	玩旱獭、剥食旱獭	2	14
丁青	1953	剥食旱獭	1	5
类乌齐	1931—1962	剥食旱獭	5	21
当雄	1921—1966	剥食旱獭	5	69
仲巴	1941—1966	玩旱獭、剥食旱獭	7	139
昂仁	1940—1957	剥食旱獭、猎捕旱獭	3	21

县市	年份	病因	发生次数	死亡人数
昌都	1983	旱獭洞边坐卧	1	4
萨嘎	1942—1952	剥食旱獭	2	44
合计	—		76	652

1966—2020 年间,西藏境内共发生人间鼠疫 22 起,发病 120 人死亡 75 人,波及 21 个县。动物鼠疫在西藏的发生比较频繁,1966—2020 年先后判定 46 个细菌学阳性县和 6 个血清学阳性县。

二、西藏人间鼠疫疫情

1966 年 8 月、9 月间,日喀则地区仲巴县隆格尔区日西乡发生一起人间疫情,经细菌学证实,为西藏首次确认的鼠疫患者。至 2010 年的 44 年间,在 18 个县 22 个乡镇发生人间鼠疫,发病 120 人,死亡 75 人,见表 10-7 中所示,2011 年之后未发生人间鼠疫。

表 10-7　西藏自治区鼠疫患者分布

县市	年份	乡镇分布	发患者数	死亡人数
仲巴	1966、2005	隆格尔乡、琼果乡	19	16
那曲	1975	谷露镇	14	4
比如	1980	纳如乡	9	7
昌都	1983	妥坝乡	4	4
察雅	1985	王卡乡	5	2
聂荣	1988	沙赛乡	1	1
普兰	1989	霍尔乡	7	3
曲松	1991	下江乡	15	5
隆子	1991、1992、1996	雪沙乡、新巴乡、加玉乡	13	10
当雄	1994、2001	纳木错乡、乌玛塘乡	8	5
错那	1996	卡达乡	3	3
加查	1998	西贡乡	5	3
班嘎	2000	群学乡	1	1
扎囊	2001	桑聂镇	5	4
江孜	2002	卡堆乡	1	1
林周	2002	松盘乡	2	2
朗县	2008、2010	仲达镇、拉多乡	8	3
合计		22	120	75

（一）传染方式

接触感染是西藏人间鼠疫发生的主要方式,经过多年流行病学调查证实,我区人间鼠疫首发病例绝大多数是因剥食病死喜马拉雅旱獭而感染,少数是因疫蚤叮咬和玩死獭而感染。1992 年我区首次发生剥食病死绵羊而引起人间鼠疫的病例。另外,藏狐,狗,艾鼬和高原鼠兔均可成为人类鼠疫的传染源。

（二）流行时间（季节）

我区人间鼠疫病例 6 月份即有发生,8~9 月份达高峰,在此期间旱獭体肥毛丰,为狩猎旺季,人群与旱獭接触机会增多,因而形成流行高峰,流行可持续至 11 月(表 10-8)。

表 10-8　10 起 78 例鼠疫患者月份分布

	月份分布						合计
	6	7	8	9	10	11	
发病起数	1	1	3	4	0	1	10
%	10.0	10.0	30.0	40.0	0	10.0	100.0
病例数	4	15	35	21	0	3	78
%	5.1	19.2	44.8	26.9	0	3.8	100.0

（三）人群发病特点

在 64 名男女记录的患者中,男性多于女性,其原因是猎捕、剥旱獭者多为男性,所以感染机会多,而女性多为接触患者而感染,见表 10-9。患者中年龄最小 1.5 岁,最大 77 岁,20~29 岁的患者占比例较大,以青壮年居多。在人间鼠疫病例中没有严格的职业分布,主要与生活环境和与染疫动物接触机会有关。由于牧民生活和生产活动均在疫区内,故牧民患者多于农民患者。

表 10-9　78 例鼠疫患者年龄和性别分布

年龄组	男性			女性			合计		
	病	死	%	病	死	%	病	死	%
0~9	4			4	3	75.0	8	3	37.5
10~19	6	5	83.3	6	4	66.6	12	9	75.0
20~29	10	9	90.0	3	1	33.3	13	10	76.1
30~39	2	2	100.0	5	3	60.0	7	5	71.4
40~49	3	2	66.6	3	1	33.3	6	3	50.0
50~59	10	8	80.0	2	1	50.0	12	9	75.0
60 岁以上	4	3	75.0	2	1	50.0	6	4	66.6
不详							14	4	28.5
合计	39	29	74.3	25	14	56.0	78	47	60.26

（四）临床病型分析

从 1966—2010 年全区共发生人间鼠疫 22 起,发病 120 人,死亡 75 人。鼠疫患者病程短、高达 64.28%(表 10-10)。首发病例以腺鼠疫和败血型鼠疫发生频率较高,均由于得不到及时诊治或被误诊而继发肺鼠疫,形成肺鼠疫后经空气、飞沫传播而造成人间肺鼠疫流行。

表 10-10　1966—2010 年人间鼠疫病例和时间分布

县	时间（年 月）	发病数	病死数	病死率/%	肺型	腺型	肠型	败血型	扁桃体型
仲巴	1966.8	14	14	100.0	13	1			
那曲	1975.8	14	4	28.6			14		
比如	1980.9	9	7	77.8	3	5			1
昌都	1983.6	4	4	100.0	4				
察雅	1985.9	5	2	40.0		5			
聂荣	1988.9	1	1	100.0			1		
普兰	1989.6	7	3	42.9	3	4			
曲松	1991.7	15	5	33.3	14	1			
隆子	1991.8	6	5	83.3	5	1			
隆子	1992.11	3	2	66.7			2		1
当雄	1994.10	6	3	50.0			5	1	
错那	1996.7	3	3	100.0	3				
隆子	1996.8	4	4	100.0	4				
加查	1998.7	5	3	60.0	4				
班嘎	2000.6	1	1	100.0					
当雄	2001.8	2	2	100.0				1	1
扎囊	2001.8	5	4	80.0	4				1
林周	2002.6	2	2	100.0	1	1			
江孜	2002.7	1	1	100.0		1			
仲巴	2005.6	5	2	40.0	3	2			
	2008.9	2	2	100.0	2				
林芝	2010.9	5	1		5				
合计		120	75	64.28	61	22	24	4	1

（五）西藏人间鼠疫流行病学特点

西藏自治区人间鼠疫传染源主要是染疫喜马拉雅旱獭；传播途径以直接接触（剥食）染疫动物喜马拉雅旱獭和藏系绵羊为主，其中喜马拉雅旱獭占 72.72%，藏系绵羊占 18.18%；人间鼠疫绝大多数发生于地广人稀、交通不便的农牧区，易感人群中以农牧民居多，西藏鼠疫患者病程短、病死率高达 64.28%。首发病例以腺鼠疫和败血型鼠疫发生频率较高，均由于得不到及时诊治或被误诊而继发肺鼠疫，形成肺鼠疫后经空气、飞沫传播而造成人间肺鼠疫散发和小流行；分离的鼠疫菌生化特性为冈底斯山型和青藏高原型，这二型分别占据着一定的地理区域。

（六）西藏人间鼠疫流行重点需要解决的问题

1. 由于生产活动，原发病例多为中青年男性农牧民，且多为腺鼠疫，由于农牧区交通闭塞，医疗条件差，基层防疫专业力量薄弱，县基层医务人员缺乏鼠防知识，对鼠疫患者常发生误诊、误治，往往不能及时明确地诊断与治疗，容易继发肺鼠疫。在农牧边远地区，如何及时发现和治疗鼠疫患者，仍是当前人间鼠疫防治亟待解决的问题。

2. 1966—1991 年间累计发生人间鼠疫 9 起，发病 75 人，死亡 45 人，接触喜马拉雅旱獭是人群感染鼠疫的主要方式，因此，宣传安全猎獭是当前预防人间鼠疫的关键。此外，发生人间鼠疫时，鼠疫患者死亡后，有请和尚念经的习惯，往往造成人间鼠疫扩大蔓延。

3. 1992 年，首次证实了藏系绵羊自然感染鼠疫并成为人类鼠疫传染源。其自然感染率虽不甚高，但由于绵羊是重要家畜，在我区分布较广，广大农牧民与之接触频繁，每年有相当数量的绵羊肉及皮毛运往拉萨并转运各地。特别是农牧民有生吃绵羊肉的习惯，因此，藏系绵羊鼠疫的流行病学意义不容忽视。

三、西藏动物间鼠疫疫情

1967 年，从喜马拉雅旱獭体内检出鼠疫杆菌，并判定西藏自治区喜马拉雅旱獭鼠疫自然疫源地以来，截至 2017 年，50 年间，除 11 个年度（1969—1974 年的 6 年；1979—1982 年的 4 年及 1984 年）外，动物鼠疫流行 40 个年度，分布于 46 个县 148 个乡镇 321 乡次，330 个自然村（疫点），累计检出鼠疫杆菌 836 株。

（一）动物鼠疫地区分布

1966—2015 年的 50 年间，除 11 个年度（1969—1974 年 6 年；1979—1982 年 4 年及 1984 年）外，动物鼠疫流行 40 个年度，分布于 43 个县 146 个乡镇 319 乡次，328 个自然村（疫点）。流行频率上，当雄县、堆龙德庆县、林周县、隆子县、达孜县、安多县、那曲县、浪卡子县、错那县、南木林县、噶尔县、普兰县、尼木林县、墨竹工卡县等 14 个县为高（表 10-11）。

表 10-11 西藏自治区动物鼠疫分布

县（区）	流行年代		乡镇及村分布			
	年次	分布	乡镇数	乡镇次数	分布	村数
城关区	14	96/97/02/05/08/14/15	3	11	夺底 2/娘热 4/蔡公堂 5	11
当雄	18	91/94/95/96/97/98/99/20/01/02/03/05/06/07/09/11/12/13	7	31	达格 2/乌玛 3/纳木错 6/宁中 8/公塘 9/当曲 2/龙仁 1	20
堆龙德庆区	13	91/92/93/94/95/97/99/03/11/12/13/14/15	5	22	马乡 9/德庆 5/古荣 6/乃琼 1/柳梧 1	16
尼木	9	88/89/90/97/04/06/11/13/15	6	11	麻江 2/帕古 3/强马 1/吞巴 1/卡如 3/续迈 1	9
曲水	6	96/97/98/01/09/10	6	11	达嘎 5/曲水 2/茶巴拉 1/南木 1/聂当 1/才纳 1	10
林周	13	96/98/01/02/07/08/09/10/11/12/13/14/15	5	18	卡孜 4/松盘 3/旁多 8/唐古 2/阿朗 1/	20

县(区)	流行年代		乡镇及村分布				
	年次	分布	乡镇数	乡镇次数	分布		村数
达孜	9	96/97/98/02/07/08/09/10/11	4	10	德庆 5/塔杰 1/章多 3/雪乡 1		11
墨竹工卡	8	96/97/98/20/03/08/11/12	5	12	甲马 5/扎西岗 3/日多 2/塘加 1/墨竹工卡 1		13
安多	9	76/87/88/90/92/93/20/01/04	4	10	扎仁 7/岗尼 1/强马 1/雁石平 1		13
聂荣	3	88/92/93	1	3	色庆 3		4
那曲	10	75/76/78/85/93/04/08/11/12/15	4	10	古露 2/香茂 4/罗玛 1/尤恰 3		16
巴青	3	90/96/98	2	3	满塔 2/荣青 1		3
比如	2	80/94	2	2	白嘎乡 1/夏曲乡 1		2
班戈	4	99/20/06/11	4	7	普保 2/北拉 1/青龙 3/尼玛 1		25
丁青	1	78	1	1	嘎塔乡 1		1
昌都	4	83/85/98/99	2	4	妥坝 3/埃西 1		7
左贡	1	07	1	1	乌雅 1		1
芒康	1	07	1	1	曲登 1		1
察雅	3	93/85/86	1	3	王卡 3		2
浪卡子	9	96/97/01/02/03/05/06/07/08	6	10	白地 2/卡热 1/卡龙 3/浪卡子 2/多却 1/阿扎 1		12
曲松	6	91/92/94/95/04/05	4	6	下江 1/曲松 1/邱多江 3/堆随 1		5
加查	3	92/98/10	3	3	洛林 1/西贡 1/冷达 1		3
隆子	10	91/92/93/94/95/96/97/06/07/10	7	19	雪沙 6/隆子 2/加玉 4/三林 4/日当 1/扎日 1/列麦 1		16
乃东	3	98/99/05	4	4	地新 1/泽当 1/索珠 1/亚维 1		6
桑日	4	96/98/99/10	3	4	荣乡 2/雪巴 1/增期 2		5
贡嘎	1	99	1	1	昌果 1		1
扎囊	4	01/04/05/06	2	5	桑聂 3/阿扎 2		4
措美	5	04/05/06/07/08	2	7	措美 2/乃西 5		9
错那	9	95/96/01/02/08/09/10/12/14	5	13	错那 4/卡达 2/浪波 3/曲木卓 3/觉拉 1		14
洛扎	2	05/09	1	2	洛扎 2		3
仲巴	5	66/67/68/94/05	4	6	隆格尔 3/霍尔巴 1/亚热 1/琼果 1		4
仁布	4	98/03/04/07	3	4	帕扫 1/查巴 1/切娃 2		4

续表

县(区)	流行年代		乡镇及村分布			
	年次	分布	乡镇数	乡镇次数	分布	村数
南木林	9	95/96/98/99/20/01/02/08/13	13	16	芒热2/索金1/查尔1/热当1/达那2/南木林2/奴玛1/仁堆1/土加1/拉布1/普当1/卡孜2	18
江孜	3	02/03/08	5	5	藏革1/热隆1/车马1/车仁1/卡堆1	5
桑珠孜区	3	03/08/15	2	3	东嘎2/曲布雄乡1	3
康玛	5	08/09/13/14/15	3	5	南泥2/康如3	2
谢通门	3	05/13/15	2	3	仁钦孜乡1/则许乡1	2
朗县	5	94/08/09/10/11	4	11	登木2/金东4/拉多4/仲达1	14
米林	2	11/14	2	2	里龙头1/卧龙1	2
普兰	8	89/90/92/95/68/07/08/13	2	10	霍尔6/巴嘎4	6
噶尔	10	94/07/08/09/10/11/12/13/14/15	3	19	门式6/左左6/昆沙6/扎西岗乡1	8
革吉	3	11/12/14	1	3	革吉镇3	1
改则	3	12/14/15	2	3	洞措1/麻米2	2
扎达	1	15	1	1	曲松乡1	1
合计	40	40	146	319	144	328

2018年西藏自治区按照《全国鼠疫监测方案》设置拉萨、山南、那曲3市为国家级监测市,林芝、日喀则、阿里、昌都4市(地)为省级监测市(地)。全区共设各类鼠疫监测点259个,其中固定监测点81个,流动监测点157个,鼠情调查点9个,疫源检索点12个,收集整理西藏自治区2018年鼠疫疫情报告和监测数据并进行统计发现:旱獭密度为0.02只/hm²;小型鼠捕获率为0.63%;洞干染蚤率为0.76%,蚤指数为0.01;鼠体染蚤率为5.7%,蚤指数为0.09;病原学检测各类病死动物534份,阳性10份,阳性率1.88%,阿里地区阳性检出率最高(75%);检验各类动物血清5 864份,阳性1份,阳性率0.02%。

(二) 染疫动物及媒介

50年间,共从动物体内分离鼠疫菌864株,其中旱獭812株,占93.98%;人体分离鼠疫菌40株,占4.63%;藏系绵羊4株,占0.46%;沙狐和岩羊各3株,各占0.35%;马鹿和灰尾兔各1只,各占0.12%。从媒介体内分离鼠疫菌9株,其中斧形盖蚤7株,占77.78%;谢氏山蚤2株,占22.22%(表10-12)。

(三) 阳性血清地区分布

1975—2015年的41年间,45个县检测到阳性血清,分布于96个乡镇240乡次。其中有6个非疫源县检测到阳性血清,分布于11个乡镇13乡次(表10-13)。

表 10-12　西藏自治区染疫动物分布

县(区)	动物检菌									媒介检菌		
	合计	旱獭	沙狐	藏系绵羊	马鹿	岩羊	灰尾兔	尸体	合计	斧形盖蚤	谢氏山蚤
城关区	22	22										
当雄	54	50		1				3				
堆龙德庆区	60	60										
尼木	24	24										
曲水	14	14										
林周	53	52			1							
达孜	17	17										
墨竹工卡	15	15										
安多	42	41	1						2	1	1
聂荣	8	7						1				
那曲	32	31		1								
巴青	5	5										
比如	7	6		1								
班戈	46	44	1					1				
丁青	1	1										
昌都	14	12						2				
左贡	1	1										
芒康	1	1										
察雅	3	3										
浪卡子	20	20										
曲松	27	22						5				
加查	8	5						3				
隆子	62	49		1		3		9				
乃东	7	7										
桑日	8	8										
贡嘎	1	1										
扎囊	11	9						2				
措美	39	39										
错那	31	27						4				
洛扎	6	6										
仲巴	19	12	1						6	6	5	1
仁布	4	4										

续表

县（区）	动物检菌								媒介检菌		
	合计	旱獭	沙狐	藏系绵羊	马鹿	岩羊	灰尾兔	尸体	合计	斧形盖蚤	谢氏山蚤
南木林	24	23						1			
江孜	6	5						1			
桑珠孜区	5	5									
康玛	10	10									
谢通门	4	4									
朗县	49	47						2			
米林	2	2									
普兰	17	16						1	1	1	
噶尔	72	72									
革吉	5	5									
改则	6	6									
札达	2	2									
合计	864	812	3	4	1	3	1	40	9	7	2

表 10-13 西藏自治区血凝阳性地区分布

县（区）	年次	年代分布	乡镇		
			乡镇数	乡镇次数	乡镇分布
城关区	3	97/02/15	3	4	娘热 1/菜公堂 1/不详 1/夺底 1
当雄	14	94/95/97/98/99/00/01/02/03/04/08/09/11/15	4	21	公塘 4/宁中 7/乌玛 2/纳木错 2/不详 6
堆龙德庆	7	92/93/94/97/99/02/08	2	8	古荣 1/德庆 2/不详 5
尼木	11	88/89/90/94/97/03/03/04/05/06/11	4	12	续麦 1/麻江 2/卡如 3/赤朗 1/不详 5
曲水	4	96/97/98/01	1	4	期奴 1/不详 3
林周	8	98/01/00/05/08/10/13/15	3	9	卡孜 1/松盘 1/旁多 6/不详 1
达孜	4	96/01/03/07	2	4	德庆 1/章多 2/不详 1
墨竹工卡	6	97/98/00/02/04/11	3	7	日多 1/如多 1/甲玛 2/不详 3
安多	17	76/87/88/91/92/93/00/01/02/03/04/05/06/07/08/09/13	5	17	扎仁 7/强马 1/措玛 1/雁石坪 6/帕那 2
聂荣	7	78/88/91/92/93/04/09	2	7	措央 2/色庆 1/不详 4

续表

县（区）	年次	年代分布	乡镇		
			乡镇数	乡镇次数	乡镇分布
那曲	18	75/76/78/79/80/83/85/86/89/90/93/02/03/04/05/08/10/12	4	27	古露 7/香茂 11/孔马 1/油恰 4/不详 4
巴青	4	80/91/04/12	1	4	绵江乡-原易他乡 1/原荣青乡 1/不详 2
比如	7	76/78/81/94/07/08/09	4	8	白嘎 2/羊秀 1/夏曲 3/不详 2
班戈	4	99/00/02/06	2	5	青龙 2/尼玛 1/不详 2
丁青	4	78/82/87/12	1	4	嘎塔 3/不详 1
昌都	2	83/99	1	2	妥坝/1 不详 1
察雅	1	86	1	1	王卡 1
浪卡子	3	05/06/08	3	3	多却 1/卡龙 1/阿扎 1
曲松	5	91/92/94/03/05	2	5	下江 2/堆随/1 不详 2
加查	4	92/98/04/10	1	4	玲达 2/不详 2
隆子	6	91/92/93/94/97/10	2	6	雪沙 1/加玉 1/不详 4
乃东	1	06	1	1	不详 1
桑日	5	96/99/06/08/10	2	5	增期 2/白堆 1/不详 2
扎囊	3	03/04/05	2	3	桑叶 1/阿扎 2
措美	2	03/04	2	4	乃西 2/雪拉 2
错那	1	96	1	1	不详 1
仲巴	4	84/87/88/05	3	5	隆格尔 2/亚热 1/琼果 1/不详 1
仁布	2	98/03	1	2	查巴 1/不详 1
南木林	3	98/00/08	1	3	普当 1/不详 2
江孜	2	06/08	2	2	车仁 1/日隆 1
桑珠孜区	1	92	1	1	不详 1
康玛	3	10/13/14	2	4	康如 2/雄章 1/不详 1
谢通门	2	06/08	1	2	不详 2
朗县	4	01/09/10/14	5	9	金东 3/朗镇 1/仲达 2/拉多 2/登木 1
普兰	6	89/90/92/94/07/14	2	8	霍尔 4/巴嘎 3/不详 1
噶尔	7	94/07/08/10/11/12/15	3	10	门土 3/左左 2/昆沙 2/不详 2/扎西岗 1
革吉	3	97/11/12	1	3	革吉 3
改则	1	12	1	1	洞措 1

续表

县（区）	年次	年代分布	乡镇		
			乡镇数	乡镇次数	乡镇分布
工布江达	3	01/04/09	2	3	日多 1/加兴 2
昂仁	3	80/86/12	2	3	桑桑镇 1/拉多乡 1/不详 1;
萨嘎	1	79	2	2	加加 1/雄如 1
吉隆	1	14	1	1	折巴 1
日土	1	07	1	1	不详 1
扎达	2	08/15	2	2	达巴 1/曲松 1
措勤	2	12/13	3	3	磁石 1/达堆 1/江让 1
合计	202	39	96	240	96

（四）阳性血清动物分布

1975—2015 年,共检测阳性血清 1 553 份,其中犬阳性血清 1 399 份,占 90.08%;旱獭 75 份,占 4.83%;藏系绵羊 34 份,占 2.19%;山羊、黑唇鼠兔各 2 份,各占 0.13%;人血清 35 份,占 2.25%;未分类 4 份,占 0.26%(表 10-14)。

表 10-14 西藏自治区血凝阳性动物分布

县（区）	合计	旱獭	狗	藏系绵羊	山羊	黑唇鼠兔	高原鼠兔	不详	人
城关区	10		10						
当雄	76		68	3	2				3
堆龙	75		75						
尼木	78	4	72				2		
曲水	15		15						
林周	19	3	16						
达孜	7		7						
墨竹工卡	38	1	37						
安多	241	15	216	10					
聂荣	88		88						
那曲	170	8	150	10		2			
巴青	70		66	4					
比如	29	1	21	7					
班戈	14		14						
丁青	30		30						
昌都	6		6						

续表

县（区）	合计	旱獭	狗	藏系绵羊	山羊	黑唇鼠兔	高原鼠兔	不详	人
察雅	31	1	27						3
浪卡子	7		7						
曲松	42		32						10
加查	22	1	21						
隆子	51		47						4
乃东	1		1						
桑日	14		14						
扎囊	11		9						2
措美	36		36						
错那	3		3						
仲巴	45	3	38						4
仁布	15		15						
南木林	9		9						
江孜	2		2						
桑珠孜区	4		4						
康玛	12		12						
谢通门	4		4						
朗县	36	10	21						5
普兰	84	1	79						4
噶尔	95	21	70					4	
革吉	12	4	8						
改则	3	2	1						
昂仁	4		4						
萨嘎	4		4						
吉隆	1		1						
日土	5		5						
措勤	7		7						
札达	20		20						
工布江达	7		7						
合计	1 553	75	1 399	34	2	2	2	4	35

（五）动物鼠疫的流行特点

西藏旱獭鼠疫的流行季节高峰在 7 月，这与旱獭的生态特征是相一致的，呈固着形式，在一定地区动物鼠疫此起彼伏。如那曲县桑雄区卡求热务沟自 1975 年发现动物鼠疫以后，1976 年、1978 年、1979 年、1981 年、1983 年均有流行，每当发现动物鼠疫即行疫区处理，使用氯化苦或磷化铝熏杀与堵塞獭洞同时进行,但次年或仅隔1~2年仍可发现动物鼠疫,可见动物鼠疫在这些地区流行的顽固性,这类地区应视为鼠疫的基础疫源地,对保存疫源性起重要作用。旱獭鼠疫疫灶范围往往涉及1个或几个旱獭群落,并占据一个生境范围,生境大小受地形的影响,相应涉及流行范围的广窄,面积一般在1~2km²。这种由旱獭生态-地理分布所形成的鼠疫疫灶范围,是旱獭鼠疫动物病的流行特点之一。

核实准确的25处旱獭鼠疫疫点生境划分成的11种生境中,低山丘陵山麓半阳坡苔草、针茅草草甸草原和高山峡谷灌木草甸草原两种生境是西藏旱獭鼠疫动物病的好发生境,各发生6次,各占24%。次之是低山砾石阳坡针茅草、苔草草甸草原发生4次,占16%,见表10-15。上述三种景观区是旱獭鼠疫生物群落形成发展的适宜的地理景观带,疫源地的分布和旱獭的分布相吻合,它们的特点是:各种生境间相互衔接、交错、植物繁多、长势茂盛、动物种类多且密集,种内与种间接触频繁,旱獭密度高,从而形成了旱獭鼠疫动物病发生和流行的优越条件。通过对安多和昌都旱獭鼠疫流行区的实地调查,初步认为西藏旱獭鼠疫的流行密度在0.5~1只/hm²之间。

表10-15　25处旱獭鼠疫点生境配置

生境类别	发生次数	%
高山峡谷灌木草甸草原	6	24
低山丘陵山麓半阳坡苔草、针茅草草甸草原	6	24
低山砾石阳坡针茅草、苔草草甸草原	4	16
低山山腰半阳坡针茅草、苔草草甸草原	2	8
高山常绿针叶灌木草甸草原	1	4
高山草甸草原	1	4
低山丘间针茅草、羊胡草草甸草原	1	4
低丘间苔草、羊胡草草甸草原	1	4
低山山麓半阳坡针茅草、苔草草甸草原	1	4
沟谷苔草湿草甸	1	4
河滩苔草草甸	1	4
合计	25	100

西藏鼠疫疫源地内的人间鼠疫,均来源于染疫旱獭,主要原因是由于旱獭的经济价值吸引人们狩猎剥食直接接触感染。因此,直接接触染疫,是西藏鼠疫疫源地内人间鼠疫的最重要特点。人间鼠疫的季节高峰在旱獭鼠疫高峰之后一个月,呈单峰型,高峰在8月。8~9月旱獭体肥毛好,为狩猎旺季,人群与旱獭接触机会增多所致。

第三节　喜马拉雅旱獭鼠疫疫源地分布

已知西藏南部疫源地(包括仲巴、萨嘎、昂仁三县)和东北部疫源地(包括那曲、安多、聂荣、比如、丁青、昌都、察雅七县)大多处于高山丘陵草甸草原和高山峡谷灌木草甸草原景观区内,这两种景观区也正是旱獭鼠疫生物群落形成发展的适宜的地理景观带,疫源地的分布与旱獭的分布相吻合。根据高山丘陵草甸草原和高山峡谷灌木草甸草原景观带的分布,结合实际调查的结果,西藏已知的旱獭鼠疫流行范围总面积达80万km²余。值得提及的是,

1983年新判定的昌都县妥坝和察雅县王卡两疫区,在地理位置上处于念青唐古拉山向横断山脉的过渡地带,地理景观以高山峡谷灌木草甸草原和亚高山常绿针叶林灌木草甸草原为主,后者的旱獭密度是2.05只/hm²,高于西藏目前已知的其他所有疫源地内的旱獭密度。这一地区向东过渡到纯针叶林带,向南逐渐进入横断山脉,使我区鼠疫自然疫源地更加复杂化。

一、疫源县判定

1966年,仲巴县发生人间鼠疫流行,从尸体中分离鼠疫菌4株,媒介分离鼠疫菌3株,首次确定西藏自治区鼠疫自然疫源地的存在。其后于20世纪70年代判定那曲、安多、丁青、比如4个疫源县;80年代判定昌都、尼木、聂荣、普兰、巴青5个疫源县;90年代当雄、堆龙德庆、曲松、隆子、加查、察雅、朗县、噶尔、错那、南木林、城关区、曲水、林周、达孜、墨竹工卡、浪卡子、桑日、乃东、仁布、班戈、贡嘎21个县(区);21世纪的头10年判定扎囊、江孜、桑珠孜区(原日喀则县)、措美、洛扎、谢通门、左贡、芒康、康玛9个县,2011—2015年判定米林、革吉、札达、改则4个县。46个疫源中,除比如1980年是通过人间鼠疫判定(1994年于动物中分离鼠疫菌)外,其他45个县均是通过细菌学判定。另外,在2001—2020年期间,分别在工布江达县、昂仁县、萨嘎县、吉隆县、日土县、措勤县等6个县检出血凝阳性材料。

二、疫源地面积不断扩大

西藏地区是以喜马拉雅旱獭为主要宿主的鼠疫自然疫源地,该疫源地分布广泛且具有连续性。自1966年被证实为鼠疫自然疫源地以来到1980年末,该地区仅有那曲、安多、聂荣、丁青、比如、昌都、察雅、仲巴、普兰和尼木10个疫源县,1990年之后陆续在藏南地区的曲松、桑日、拉萨、达孜等相继以细菌学被证实为鼠疫疫源县19个,动物间鼠疫流行十分活跃,人间鼠疫连年不断。

截至2015年底,细菌学判定的鼠疫疫源地分布于44个县(市、区),157个乡镇,1211个行政村(社区),4538个自然村(组),疫源面积271899.76km²,占全区面积的21.64%(表10-16,表10-17);疫区人口666467人,占全区人口的20.73%。目前,西藏动物鼠疫持续活跃,疫源地面积不断增大,包括拉萨、日喀则、山南、林芝、昌都、那曲、阿里7个市(地区)所辖的52个鼠疫自然疫源县面积达80万km²余。

表10-16 西藏自治区疫源县分布

县(区)	判定时间	判定依据	乡镇	社区	行政村数	自然村数	人口数	疫源面积/km²
城关区	1996	细菌学	3	0	8	32	19 828	365
当雄	1991	细菌学	7	0	26	125	34 452	9 066
堆龙德庆	1991	细菌学	6	0	31	108	31 341	2 397
尼木	1988	细菌学	5	0	17	104	14 655	1 721
曲水	1996	细菌学	6	0	17	117	32 400	1 624
林周	1996	细菌学	4	0	21	68	19 882	1 643

续表

县（区）	判定时间	判定依据	乡镇	社区	行政村数	自然村数	人口数	疫源面积/km²
达孜	1996	细菌学	4	0	14	79	17 764	838
墨竹工卡	1996	细菌学	5	0	23	109	23 737	3 091
安多	1976	细菌学	5	4	30	152	20 944	40 030
聂荣	1988	细菌学	1	0	28	116	5 458	4 950
那曲	1975	细菌学	6	7	76	661	40 791	20 370
巴青	1990	细菌学	1	0	16	49	4 131	2 440
比如	1980	人间鼠疫	2	2	48	178	20 178	5 215
班戈	1999	细菌学	4	3	37	222	16 834	13 140
丁青	1978	细菌学	1	0	4	37	3 070	1 138
昌都	1983	细菌学	3	0	50	146	13 742	3 836
左贡	2007	细菌学	1	1	17	50	8 057	3 500
芒康	2007	细菌学	1	0	2	17	1 278	2 180
察雅	1993	细菌学	1	0	12	36	4 488	926
浪卡子	1996	细菌学	6	9	57	105	17 867	4 835
曲松	1991	细菌学	4	0	19	65	13 659	1 824
加查	1992	细菌学	2	0	42	231	6 517	1 794
隆子	1991	细菌学	7	0	64	322	27 118	7 170
乃东	1998	细菌学	4	6	19	61	52 801	1 583
桑日	1996	细菌学	4	0	44	107	16 000	2 634
贡嘎	1999	细菌学	2	3	4	26	7 740	299
扎囊	2001	细菌学	3	0	33	116	17 481	2 217
措美	2004	细菌学	2	0	9	61	7 621	2 583. 36
错那	1995	细菌学	5	2	13	65	13 584	29 697
洛扎	2005	细菌学	1	5	0	22	5 366	1 886
仲巴	1966	细菌学	5	0	28	60	6 300	20 918
仁布	1998	细菌学	4	0	32	96	12 339	1 448
南木林	1995	细菌学	12	0	99	263	45 500	6 775. 4
江孜	2002	细菌学	7	0	59	135	19 511	2 335
桑珠孜区	2003	细菌学	1	0	32	78	8 748	828
康玛	2008	细菌学	4	0	19	25	8 015	2 500
谢通门	2005	细菌学	3	0	22	57	16 587	2 015
朗县	1994	细菌学	4	0	36	134	8 476	3 011
米林	2011	细菌学	2	0	26	36	5 264	4 535
普兰	1989	细菌学	2	0	4	15	3 128	6 924
噶尔	1994	细菌学	3	0	8	24	4 904	12 337

续表

县（区）	判定时间	判定依据	乡镇	社区	行政村数	自然村数	人口数	疫源面积/km²
革吉	2011	细菌学	1	1	6	27	3 252	10 280
改则	2012	细菌学	2		15		5 659	23 000
扎达	2015	细菌学	1	1	6		10 000	24 602
合计			157	43	1 167	4 537	666 467	271 899.76

表 10-17　西藏自治区疫源地变化

1980 年		2000 年		2010 年		2015 年	
疫源面积/km²	疫源县	疫源面积/km²	新增疫源县	疫源面积/km²	新增疫源县	疫源面积/km²	新增疫源县
21 000	那曲、安多、仲巴、比如、聂荣、丁青	215 069	新增堆龙德庆、曲松、隆子、朗县、巴青、墨竹工卡、浪卡子、察雅、尼木、昌都、普兰、葛尔、南木林、错那、城关区、曲水、达孜、当雄、林周、加查、桑日、乃东、仁布、班戈、贡嘎 25 个县（区）	275 803	新增扎囊、左贡、芒康、措美、洛扎、江孜、桑珠孜区（原日喀则县）、康马、谢通门 9 个县（区）	271 899.16	新增噶尔、革吉、改则、扎达县 4 个县（区）
	合计 6		合计 31		合计 40		合计 44

第四节　喜马拉雅旱獭鼠疫疫源地鼠疫菌病原学特性

西藏自治区青藏高原鼠疫自然疫源地内鼠疫病原体为喜马拉雅旱獭型鼠疫菌,大多数鼠疫菌为强毒菌,四种毒力因子(荚膜抗原、鼠疫杆菌素Ⅰ、毒力抗原因子、色素沉着因子)检测均为阳性,感染后鼠疫患者的临床表现严重,最容易发生肺鼠疫传播,而且病死率高,病死率高达为 64.28%。但因不同疫源县的地理环境、海拔、植被及动物种类等不同,造成它们的营养需求、生化特性表型、基因型等存在差异。

一、生化特性

西藏自疫源地内不同地区、不同宿主分离的鼠疫菌进行生化性状试验,大部分鼠疫菌硝化反应阴性、脱氮阳性、分解甘油、均不形成靛基质、V-P 反应阴性、甲基红试验阳性、不分解尿素、不液化明胶、醋酸铅阳性、枸橼酸盐不生长、pH 不变、在奥腾培养基上经一昼夜后 pH 均改变(由绿色变为黄色)、在钼酸铵培养基上 24 小时后由玫红色消退变为淡黄色。依据对阿胶糖、鼠李糖、麦芽糖和蜜二糖的酵解情况,可将西藏鼠疫菌分为两个生化型。生化Ⅰ型(亦可称冈底斯山型)为麦芽糖、阿胶糖阴性菌株,集中分布于仲巴地区,是目前国内仅仲巴独有的一个生化型;生化Ⅱ型(亦可称青藏高原型),能酵解麦芽糖和阿胶糖,分布于那曲、安多、比如、丁青、昌都、察雅等地,和甘肃省的夏河、德鲁母以及青海省的绝大部分疫区菌株相同。

二、毒力特性和毒力决定因子

对 1999—2008 年藏南地区新增疫源县分离的 28 株鼠疫菌株进行生化试验、毒力测定、毒力因子鉴定,发现它们均能产生鼠疫菌荚膜抗原(F1),鼠疫杆菌素Ⅰ(PstⅠ)阳性的菌株占 96.4%(27/28),毒力抗原因子(VW)阳性的菌株占 32.1%(9/28),色素沉着因子(pgm)阳性的菌株占 46.4%(13/28);从 28 株鼠疫菌中选取具有代表性的 11 株进行毒力测定,81.8%(9/11)的鼠疫菌为强毒菌。

三、鼠疫菌的生态型

纪树立等用六项指标将西藏地区鼠疫菌划分为青藏高原型和冈底斯山型两个生态型,即以念青唐古拉山脉为天然屏障,以北的藏北高原分离的菌株为青藏高原型,分布 9 个县,以南的藏南谷地和西藏西南部的菌株,为冈底斯山型,主要分布在 20 个县。

四、基因组型

戴瑞霞等研究结果表明,西藏地区鼠疫菌包括 3 个基因型,即 5、6、10 型,其生物型均属古典型,这与周东生等的报道一致。其中 47 株鼠疫菌为 10 型,18 株鼠疫菌为 5 型,10 株鼠疫菌为 6 型(表 10-18)。西藏基因型 5 型、6 型分布在藏北高原,约占 37.3%,其中 5 型分布在与青海青南高原相连的藏北高原的安多、聂荣、巴青、丁青、昌都、察雅和当雄;6 型仅分布在那曲和比如。藏南地区分离的 47 株鼠疫菌基因型为 10 型,约占 62.7%。西藏地区近 10 年来在藏南地区分离的鼠疫菌株居多,从这些菌株的基因型分析,这是冈底斯山疫源地的扩大和蔓延,藏南谷地由于有天然屏障存在,形成了自己特定的地理环境,从而表现为一块相对独立的疫源地。

表 10-18　西藏地区鼠疫菌中的 22 个 DFR 的分布

基因型	菌株数	构成比/%	DFR 01	DFR 02	DFR 03	DFR 04	DFR 05	DFR 06	DFR 07	DFR 08	DFR 09	DFR 10	DFR 11
5	18	24.0	−	−	+	+	+	+	+	+	+	+	+
6	10	13.3	−	−	+	+	+	+	+	+	+	+	+
10	47	62.7	−	+	+	+	+	−	+	+	+	+	+

基因型	菌株数	构成比/%	DFR 12	DFR 13	DFR 14	DFR 15	DFR 16	DFR 17	DFR 18	DFR 19	DFR 20	DFR 21	DFR 22
5	18	24.0	+	+	+	+	+	+	+	+	+	+	+
6	10	13.3	+	−	−	+	+	+	+	+	+	+	−
10	47	62.7	+	−	+	−	−	+	+	+	+	+	+

注:+基因组中存在该 DFR;−基因组中缺失了该 DFR。

西藏地区各疫源县鼠疫菌的基因型分布状况见表10-19,藏南地区鼠疫菌基因组型为10型,而藏北高原存在5型和6型,其中6型鼠疫菌共有10株,除1株来自比如外,其他9株均分离于那曲。

表 10-19　西藏地区鼠疫菌基因型的疫源县分布

基因型	菌株数	地区分布
5	18	安多、聂荣、巴青、丁青、昌都、察雅、当雄
6	10	那曲、比如
10	47	比如、噶尔、普兰、仲巴、南木林、尼木、仁布、堆龙德庆、曲水、浪卡子、林周、墨竹工卡、达孜、桑日、曲松、加查、郎县、乃东、隆子、错那、拉萨

第五节　喜马拉雅旱獭鼠疫防控特点

西藏鼠疫防控工作自区内首次证实为鼠疫自然疫源地以来,受到了党中央、国务院和各级党委政府、卫生行政部门、医疗卫生部门,以及各相关单位的高度重视和支持。政府各个部门科学统筹,各司其职、圆满的处置了多起人间鼠疫疫情,未发生人间鼠疫疫情扩散的事故。但同时,西藏自治区是全国面积最大的鼠疫自然疫源地之一,目前,已有52个鼠疫自然疫源县,随着鼠疫监测的不断进行,已被发现的疫源地正逐步增加,鼠疫防控任务非常严峻。

1966年8月,日喀则地区仲巴县隆格尔区日西乡发生一起鼠疫,5户牧民发病14人全部死亡,自治区派出卫生防疫人员前往调查防治,经尸体病理检验及细菌培养分离出鼠疫杆菌,这是西藏首次确诊的鼠疫疫情。这次鼠疫的发生和确诊,引起国家卫生部和西藏自治区党政领导的高度重视。1967年,西藏防治队与吉林省鼠疫防治医疗队、西藏军区防治队共同深入仲巴疫区,结合防治工作,向群众进行预防宣传,就当地生态环境、流行情况开展调查,确定了西藏鼠疫病菌宿主主要为野生旱獭,并对疫区采取了灭旱獭措施。1969年安多县发生鼠疫疫情,中国医学科学院流行病研究所与西藏防治队前往进行调查、防治和预防宣传;1975年,西藏自治区卫生防疫站在那曲县谷露区进行调查;1978—1980年,吉林省地方病防治研究所在那曲、安多、聂荣、比如、巴青、索县、班戈、丁青等8个县开展调查;同期,河北省鼠疫防治所在日喀则地区的仲巴、萨嘎、吉隆、昂仁4个县开展调查;1983—1988年间,自治区卫生防疫站会同那曲、昌都、日喀则、拉萨等地市卫生防疫站,分4次组成调查队,对昌都、察雅、那曲、昂仁、丁青、亚东、安多、仲巴、聂荣、尼木等县的有关区域进行了调查和监测,并分别发表了调查报告和论文。1999年,西藏自治区根据农牧区卫生资源配置特点,对卫生机构进行了重新规划,成立了医疗、卫生防疫、妇幼卫生和计划生育"四位一体"的多功能一体化的县卫生服务中心,随着各地区(市)县级鼠防专业人员力量的增强,西藏自治区鼠疫防控开启了由过去自治区鼠疫防治队负责主要工作逐步转变为属地化管理的新模式。

一、西藏鼠疫防控的特点

1. 从流行强度来看,动物间鼠疫疫情属于散发流行,从总体绝对数量看,疫情发生起数多,检菌数量大。

2. 喜马拉雅旱獭自然疫源地的鼠疫菌毒力强,一旦感染发生人间鼠疫疫情,病死率极高,社会危害性大,后果极其严重。

3. 历史疫源地疫情有抬头迹象。例如:那曲地区班戈县为历史疫源县,曾于1999年、2000年和2006年三个年度发生动物间鼠疫疫情,之后10余年时间,疫情一直处于静息状态,2017年5月份,该县再次发生1起动物间鼠疫疫情。新发疫源地的不断出现,再加上历史疫源地疫情的重新活跃,使我区动物间鼠疫疫情处置工作任务愈发艰巨,也增大了人间鼠疫发生的潜在风险。

4. 全区地广人稀,鼠防专业人员缺乏,增加了鼠疫监测的难度,监测的范围无法有效地覆盖所有区域。随着交通的越来越便利,发生在人口密度较低的疫情随着交通工具转移的风险也在同步上升。

5. 暂未判定为疫源地的县(区)也存在发生鼠疫的可能。由于鼠疫防治专项经费和地方补助资金的相对不足,使宣传资料的制作、疫源检索以及人员培训等相关工作的开展受到制约,导致人群对鼠疫防治知识知晓率不高,基层医务人员鼠疫防治意识低等现象出现,增大了突发人间鼠疫疫情的风险。

6. 随着经济的快速发展,人员流动不断增加,动物间鼠疫疫情波及人类中的风险在逐步升高。

二、西藏鼠疫防控策略

我们通过50余年不断与鼠疫作斗争的过程中,总结了不少的经验和教训,也逐步摸索出了一套符合西藏自治区鼠疫防控实际情况的防控策略。

(一) 高效有序的组织领导

西藏自治区疾病预防控制中心设鼠疫布病防治所,各地(市)疾控中心设地方病防治科或鼠防科,74个县级疾控中心内设地方病科,有鼠防专干或兼职鼠疫防治工作人员。自治区疾病预防控制中心下发年度工作计划,各地(市)、县制定相应的工作规划,各级疾控机构根据"统一要求、分级指导、分片负责、加强协作"的总体要求,形成了分级管理、层层落实的工作局面。区党委、政府、卫生行政部门历来非常重视西藏的鼠疫防控工作。为了保证鼠疫防控工作的顺利、有序地进行,1994年,西藏自治区人民政府下发了《西藏自治区鼠疫防治办法》(西藏自治区人民政府令〔1994〕3号)。2008年,针对西藏猎捕旱獭进行销售的现状,下发了《西藏自治区人民政府关于禁止猎捕运输和销售旱獭及其制品的通知》(藏政发〔2008〕36号),并且还制定下发了《西藏自治区鼠疫疫情控制应急预案》《青藏铁路鼠疫防治预案》和《拉日铁路(拉萨-日喀则)鼠疫防治预案》等多个文件,为鼠疫疫情的有效控制提供了政策支持和科学依据。

(二) 加强鼠疫防治知识的宣传教育工作

由于全区鼠疫疫源地面积广阔,鼠疫防治工作完全依靠极少数鼠疫防控专业人员开展主动监测,这既不现实、不效率、同时也无法实现最大的社会效益。鼠防知识的宣传教育工作作为鼠疫防治的一项基础性工作,同时也是全区开展鼠疫防控工作的重中之重。长期以来,我区持续、深入、广泛地开展"三不、三报"为主要内容的鼠疫防治知识宣传教育,提高农牧民群众和外来人员的自我保护和鼠疫疫情防范意识,使鼠疫监测和预防控制工作能够得到疫区群众的支持和参与,形成了鼠防专业人员和疫区干部、群众相结合的,遍布全区的疫情监测体系。大力推进宣传教育工作、不断创新宣传教育工作的形式,使之更加规范、科学、高效。我区组织编写了出版了藏、汉对照本《西藏鼠疫防治指南》《鼠疫防治知识问答》及

"三不、三报"宣传画、"西藏公众应急知识-鼠疫(藏汉双语)"宣传动画片等各种形式的健康教育宣传材料,发放到群众手中,大力开展"六入"宣传教育,入农牧区、入社区、入机关、入学校、入工地、入寺庙。尤其是现役流行区域、城市人口密集区域、重要交通要道和港口(青藏铁路、拉日铁路、拉林铁路等),宣传工作基本做到全面覆盖,家喻户晓,人人皆知。据不完全统计,2001—2017 年的 17 年间,我区共发放各类宣传材料约 130 万份,受教育人数达到 100 万人次。在疫区,以村为单位,推选一名受过鼠疫防治知识培训的农牧民为鼠疫防治宣传员,通过日常生活中的宣传,极大了提高了宣传的效果。鼠疫防治宣传员通过这项工作能够得到一定数量的政府补贴,也提高了宣传员的积极性;通过与工地签订鼠疫防治目标责任书,给工地工人讲座的形式,让工人们参与到鼠疫防治的角色中去;入课堂给学校师生讲课;入寺庙给僧尼做宣传;此外注重与各部门领导宣传沟通,充分发动社会各方面的力量让广大群众参与到鼠疫防控工作中来。

(三) 加强保护性灭獭工作

全区属于喜马拉雅旱獭自然疫源地,鼠疫病原菌储存的主要宿主为喜马拉雅旱獭,传播方式主要为接触传播。控制旱獭的种群密度,对旱獭动物间疫情进行严密的动态监测是防止发生人间鼠疫疫情的关键一环。全区每年均在鼠疫重点区域进行保护性灭獭,尤其是重大活动期间,对邻近人口密集区域进行一定规模的保护性灭獭活动。部分地(市)已经形成了由政府主导,疾控部门指导、广大干部群众参与的良好的保护性灭獭机制。近二十年来,灭獭面积约 2 000km²,经过保护性灭獭的区域,旱獭种群密度得到了有效降低,动物间鼠疫疫情得到了控制。但旱獭繁衍后代的能力较强,种群的分布会随着人类的干预发生迁徙,一旦干预消失,会逐步回归到原来状态,因此长期坚持保护性灭獭是巩固鼠疫防治成果的重要手段。

(四) 开展医疗卫生人员专业培训和鼠疫应急演练

西藏县乡一级医疗卫生专业人员稀缺,人员流动性大,鼠疫防治专业知识缺乏,加强对基层医疗卫生人员的专业培训是实现"早发现、早诊断、早治疗"目标的重要部分。为提高全区鼠疫防治专业人员的专业素质,2001 年至今,共举办各层次的鼠疫防治培训班 1 100 余次,受训专业人员、临床医护人员、干部群众达 16 000 人次,开展自治区级、地(市)、县级鼠疫应急演练 144 次。

(五) 监测到位、科学处置疫情,将疫情扼杀在萌芽之中

各级疾病预防控制机构按照鼠疫监测方案,完成相应的监测工作,同时在全区广泛开展宣传引导,发起群众的力量,"群防群控",由于各类自毙动物是鼠疫菌的主要检出来源,近年来,对发现各类病死动物材料并上报者,给予一定的奖励,这极大地提高了群众上报疫情的积极性,同时也增强了群众的疫情意识。经统计,2014—2017 年的四年间,检出鼠疫杆菌阳性的样本 100% 均为广大农牧民群众所上报。一旦发现动物间疫情,迅速启动西藏自治区突发鼠疫疫情应急预案,按照相应的流程完成疫情处置。

参考文献

[1] 西绕若登,次仁顿珠. 西藏鼠疫流行特征及控制措施的研究[J]. 地方病通报,1995,10(3):20-25.

[2] 麻占军,李景中,扎西. 西藏自治区鼠疫流行形势分析[J]. 医学动物防制,2019(6):556-558.

[3] 麻占军,蒋志勇. 西藏自治区 1966~2012 年人间鼠疫流行病学分析[J]. 中国地方病防治杂志,2013,28(2):119-122.

［4］麻占军,扎西,格龙,等.2018年西藏自治区鼠疫监测分析[J].西藏医药,2019,(05):83-85.

［5］扎西.西藏鼠疫防治研究50年回顾[J].西藏医药,2018,39(6):3-5.

［6］李景中,刘振才.西藏鼠疫防治50年[Z].西藏人民出版社.2018,19-30.

［7］西绕若登.西藏卫生防疫发展50周年文献论文集[Z].西藏自治区疾病预防控制中心.2011,269-286.

［8］洛桑群增,西绕若登.西藏人间鼠疫流行态势与控制[J].中国地方病防治杂志,2007,22(4):296-297.

［9］刘刚.西藏自治区鼠疫流行特点及面临形势探讨[J].中国地方病防治杂志,2009,24(2):143-143.

［10］蔡理芸,詹心如,吴文贞,等.青藏高原蚤目志[M].陕西:科学出版社,1997,101-326.

［11］次央.西藏地方病学[Z].西藏人民出版社,2013.

［12］丛显斌,刘振才,李群.中国鼠疫自然疫源地[Z].人民卫生出版社,2019.

［13］丛显斌.青藏铁路鼠疫防治[Z].吉林科学技术出版社,2009.

［14］杨晓艳,辛有全,魏柏青,等.西藏藏南地区新增疫源县鼠疫菌病原学分析及流行病学意义[J].中华地方病学杂志,2015,34(4):247-249.

［15］周冬生,韩延平,宋亚军,等.鼠疫耶尔森氏菌基因组进化与生态位适应研究[J].解放军医学杂志,2004,29(3):204-210.

［16］戴瑞霞,戴二黑,周冬生,等.西藏地区鼠疫耶尔森菌基因分型研究[J].中国地方病学杂志,2007,26(2):159-160.

［17］王酉之,汪诚信,詹绍琛,武英,等.中国鼠传疾病地理区划[Z].中央爱国卫生运动委员会办公室,1984.

第十一章

吉林鼠疫生态

吉林省属于松辽平原达乌尔黄鼠鼠疫自然疫源地的一部分,该疫源地于 1953 年被证明是以达乌尔黄鼠为主要宿主的单宿主型疫源地,方形黄鼠蚤松江亚种为主要传播媒介,1964 年根据地理景观调查资料确定吉林省全省鼠疫疫源地面积为 56 440km²。在我国的近现代史上,曾经历过三次较大规模的鼠疫暴发流行,而东北地区就发生过两次,且均波及吉林省。清朝末年(1910—1912 年)暴发的空前规模的鼠疫疫情,也称东北第一次鼠疫,是截至目前吉林省最严重的一次鼠疫暴发流行,造成大量人口伤亡和经济损失。另外,在 1920 年发生在内蒙古的海拉尔暴发的鼠疫也波及吉林,俗称第二次东北鼠疫。

第一节 自然概况

一、地理分布

吉林省位于中国东北地区中部,地理位置介于北纬 40°52′~46°18′,东经 121°38′~131°19′。吉林省为边疆近海省。东部与俄罗斯接壤,东南以图们江和鸭绿江为界,同朝鲜的咸镜北道、两江道、慈江道为邻,边境线长 1 438.7km。其中,中俄边境线长 232.7km,中朝边境线长 1 206km,东端珲春市敬信镇防川村距日本海仅十几公里。吉林省地处东北亚地区中央,中国东北地区腹地,北邻黑龙江省,南邻辽宁省,西与内蒙古自治区相接。东西长 650km,南北宽 300km,西北窄而东南宽,轮廓呈狭长形。面积 18.74 万 km²,约占全国总面积的 2%。截至 2020 年末,吉林省常住人口 2 407.35 万,下辖 1 个副省级城市(长春市)、7 个地级市(四平市、松原市、白城市、吉林市、辽源市、通化市、白山市)、1 个自治州(延边朝鲜族自治州)、60 个县(市、区)和长白山保护开发区管理委员会。2021 年新增 1 个省直管县级市(梅河口市)。

二、地理区划

吉林省地处欧亚大陆东部,地势由东南向西北倾斜,呈现出东南高、西北低的特征。可分为东部山地和中西部平原两大地貌。东部多为海拔 800~1 200m 的山地,山地占全省总面积的 60%,中部为海拔 200~250m 的平原,平原占全省总面积的 40%。其中省域东部属于长白山山脉,包括长白熔岩台地和吉东低山丘陵两部分,长白山主峰为休眠火山,火山锥顶为火口湖——长白山天池,天池周围十六峰倒映水中,有"处处奇峰镜里天"之美,其中白云峰海拔 2 691m,是中国东北地区最高峰。中西部平原分为中部台地平原区和西部草甸、湖泊、湿地、沙地区。其中省域西部平原位于大黑山以西,包括东部山前台地、松辽分水岭、松嫩冲积平原和辽河冲积平原,地势低平,海拔 120～250m。另外,吉林省内河流域跨图们江、鸭绿江、辽河、绥芬河、松花江五大水系。长白山为松花江、鸭绿江和图们江发源地,松花江向西北流至扶余县境,与嫩江汇合后又折向东,进入黑龙江省,松花江流域面积约占全省总面积的 2/5,境内松花江主要支流有辉发河、饮马河、伊通河、呼兰河、拉林河等。鸭绿江、图们江分别向东北、西南流,为中朝界河。东辽河为辽河东源,流经省域西部。绥芬河位于省域东北角。白城市内的河流多为内流河,流入湖泡或形成草原湿地。松花湖位于省域中部,为松花江上的人工湖。境内西北部还分布着许多平原湖泊,较大的有月亮湖、大布苏湖、查干湖等。吉林省全省属温带大陆性气候,但东西差别较大,自东向西有湿润、半湿润、半干旱的特点。从而影响植被,土壤呈现明显的地带性规律,即森林、森林草原、草原依次更替。

第二节 动物地理区划

本书沿用丛显斌等所著的《中国鼠疫自然疫源地(1950—2014)》中关于吉林省的地理区划划分。按照中国地理区划的划分,吉林省省域范围内的动物地理区划隶属于古北界、东北亚界、东北区大兴安岭亚区和松辽平原亚区,以及中亚亚界的蒙新区的东部草原亚区(图11-1)。

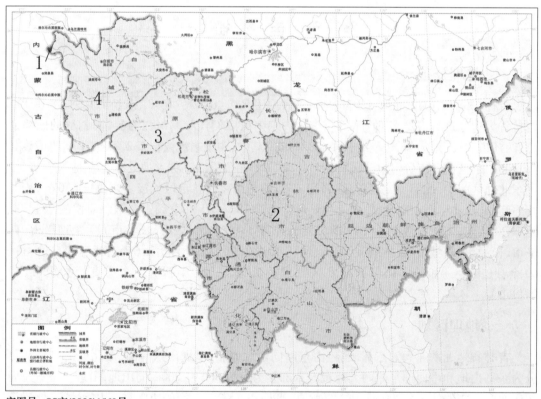

审图号:GS京(2022)1569号

图 11-1 吉林省地理区划

1. 东北区大兴安岭亚区;2. 东北区长白山地亚区;3. 东北区松辽平原亚区;4. 蒙新区东部草原亚区

一、东北区大兴安岭亚区

该亚区属于大兴安岭台地低山丘陵区,范围的仅为洮南市西北部的狭小地区,有海拔661.4m的敖牛山,该亚区常有由大量冲沟发育的山麓存在,在山麓地带一般有较厚的来源于山坡的松散沉积物覆盖。有花鼠、社鼠、大林姬鼠等森林啮齿动物,地势低缓处有少量达乌尔黄鼠和黑线仓鼠栖息。

二、东北区长白山地亚区

该亚区占据吉林省1/2面积以上,是四个亚区中面积最大者。该亚区在吉林省西界大致位于榆树市的东部边缘,沿着长春市九台区的土门岭镇至伊通县大黑山一线。海拔多在500~1 000m,最高2 700m以上。该地区山地针叶和阔叶混交林生长茂盛。有松鼠、小飞鼠、棕背䶄和花鼠等啮齿动物,也有黑线仓鼠和莫氏田鼠等栖息。

三、东北区松辽平原亚区

该亚区在吉林省的西界为安广至太平川线,属松辽冲积平原。主要啮齿动物有达乌尔黄鼠、东方田鼠、普通田鼠和黑线姬鼠等。

四、蒙新区东部草原亚区

属松辽平原西半部,地势低洼,多沼泽,半湿润草甸草原,局部属大兴安岭东麓台地干草原。本亚区南部,主要啮齿动物有三趾跳鼠、小毛足鼠和长爪沙鼠;北部则以达乌尔黄鼠、五趾跳鼠、草原䶄鼠及黑线仓鼠为主。

第三节　景观特征

根据地质构造、外营力特征及地表形态,吉林省鼠疫疫源地区可划分为低山丘陵区、台地区、平原区以及沙丘起伏岗地区。土壤种类较多,从东部到西部,根据自然成土因素和人为活动因素,形成不同土壤类型:黑土及黑钙土;硫酸盐黑钙土;风沙土;盐土和碱土;草甸土;栗钙土;冲积土等。植被大体可分为三类:一是森林草原植被,主要是阔叶林、杨树林;二是山前台地植被,主要有贝加尔针茅、防风等;三是草原植被,主要有羊草、杂蒿和胡枝子等。

一、地形地貌

本书沿用20世纪60年代吉林省鼠疫自然疫源地景观区域划分的原则,即在吉林省综合自然行政区划的基础上,参照吉林省动物地理区划,将吉林省鼠疫自然疫源地划分为11类地理景观区域(图11-2)。

(一)昂代-闹牛低丘漫岗区

位于北纬45°41′~46°1′,东经121°38′~121°48′。分布于洮南市西北部,那金、万宝镇以西的7个乡镇,58个村112个自然屯,面积790.87km²,占总面积的1.40%。主要景观为岗间沿河湿草甸类型。地貌为丘间或岗间凹地。土壤为黑黏土、黄沙土。植被为红毛公、羊草型等。

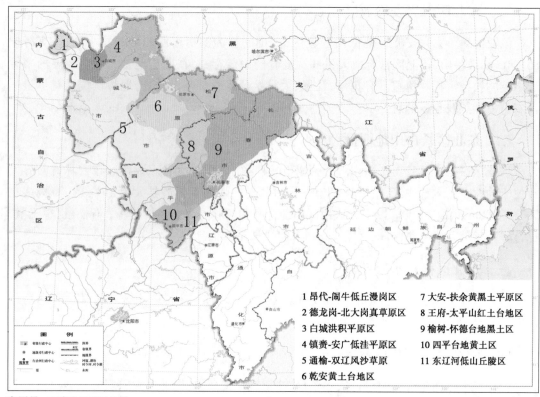

审图号：GS京(2022)1569号

图 11-2　吉林省疫源地区景观区域分布

（二）德龙岗-北大岗真草草原区

位于北纬 45°16′~46°5′,东经 121°57′~123°2′,分布于洮南西部的 467 马场,洮北区的岭下、镇赉西北部的大岗林场等 10 个乡镇 35 个村 89 个屯,面积 1 574.52km²,占总面积的 2.79%。主要景观为低山灌木草原类型和丘麓台地耕地羽茅草原类型。在低山灌木草原类型中,地貌为低丘岭岗,土壤为白浆土、山地石质土,植被为玻璃红、翼枝榆、蒙古杏。在丘麓台地耕地羽茅草原类型中,地貌为山麓台地、起伏台地;土壤为白浆土、黄沙土、山地黑黏土;植被为贝加尔羽茅、羊草、杂蒿等。

（三）白城洪积平原区

位于北纬 45°17′~45°38′,东经 122°13′~122°55′。分布于以洮北区市区为中心的周边及与洮南市相接壤的 19 个乡镇场,194 个村 683 个自然屯,面积 2 498.32km²,占总面积的 4.44%。主要景观为碱斑平原草甸类型;地貌为湿草原、碱性草甸;土壤为盐渍土、碱土;植被为羊草、香马料、谷莠子等。

（四）镇赉-安广低洼平原区

位于北纬 44°49′~46°18′,东经 122°48′~124°32′。分布于镇赉大部,大安的西部,乾安、前郭的北部,洮北区和洮南市的东部广大地区,涉及 60 个乡镇场,367 个村 1 065 个自然屯,面积 10 356.98km²,占总面积的 18.53%。主要景观为典型草甸草原类型。地貌为沙性草原;土壤为草甸黑土、风沙土;植被为羽茅、蒿类、羊草等。

（五）通榆-双辽风沙草原区

位于北纬 43°21′~45°25′,东经 122°2′~124°34′。分布于洮南、通榆、大安、长岭、双辽、公主岭、前郭、乾安的 92 个乡镇场 778 个村 2 742 个自然屯,面积 21 726.16km²,所占面积最大,为 38.49%。主要景观为碱斑平原草原类型、沙丘沙岗灌木草原类型和碱性平原耕地草原类型。在碱斑平原草甸草原类型中,地貌为泡沼大小不等,低洼土地、沼泽;土壤为盐渍土、碱土、苏打盐渍土;植被为杂蒿、羊草、芦苇、水稗草。在沙丘沙岗灌木草原类型中,地貌为沙丘灌木、沙岗、沙垅;土壤为黄沙土、灰沙土等;植被建群种有大籽蒿、蒙古蒿、黄榆、拉条榆、叶底珠、展枝唐松草等;在碱性平原耕地草原类型中,地貌为起伏漫岗、碱性平原、沙坨;土壤为黄沙土、黑油沙土;植被为杂蒿、羊草、羽茅等。

（六）乾安黄土台地区

位于北纬 44°35′~45°10′、东经 123°22′~124°4′。分布于乾安的大部,通榆、前郭、大安与其相接壤部分地区,涉及 22 个乡镇场,154 个村 274 个自然屯,面积 3 696.61km²,占总面积的 6.55%。主要景观为沿河湿草甸类型。地貌为沿江低洼地、河漫滩、沼泽、泡沼。土壤为沼泽土、盐渍土、碱土。植被为苔草、芦苇、水稗草、碱蓬、羊草等。

（七）大安-扶余黄黑土平原区

位于北纬 44°55′~45°43′,东经 123°49′~125°43′。分布于大安南部,前郭北部,扶余西部和宁江区,涉及 45 个乡镇场,431 个村 1 047 个自然屯,面积 6 365.08km²,占总面积的 11.28%。主要景观为岗间湿草甸类型。地貌为岗间沼泽地、低洼平原、岗间凹地。土壤为暗色草甸土、沼泽土、盐渍土。植被为灌木丛、羊草、香马料、碱蓬等。

（八）王府-太平山红土台地区

位于北纬 43°52′~44°58′,东经 124°12′~125°12′,分布于前郭的中部,农安的西及西北部,长岭和公主岭与农安交界处,涉及 28 个乡镇场,282 个村 1 446 个自然屯,面积 4 332.40km²,占总面积的 7.68%。主要景观为沿河耕地草原类型。地貌为河漫滩、河阶地、低洼草甸。土壤为冲积性草甸土、盐碱化草甸土、沙土。植被为灌木丛（柳、杨、榆树）、耕地。

（九）榆树-怀德黑土台地区

位于北纬 43°26′~45°2′,东经 124°20′~126°59′,分布于榆树的西部,扶余的北、东部,农安的东部,前郭的东南部,公主岭北部,涉及 39 个乡镇场,463 村 1 883 个自然屯,面积 4 895.02km²,占总面积的 8.61%。主要景观为起伏漫岗耕地草原类型。地貌为微波起伏漫岗、台地、耕地。土壤为黑土、腐殖质黑土、棕壤、淋浴性黑土。植被为羽茅草、杂蒿、羊草、耕地。

（十）四平黄土台地区

位于北纬 43°7′~43°29′,东经 124°16′~124°53′,分布于四平城东乡和平西乡的 22 个村 101 个自然屯,面积 232.18km²,占总面积的 0.17%。主要景观平原耕地草原类型,地貌主要为阶地、起伏沙性草原漫岗。土壤为冲积性草甸土、盐性碳酸盐草甸、黑土、沙土。植被为羽茅草、西伯利亚蒿、羊草、香马料、兔子毛等。

（十一）东辽河低山丘陵区

位于北纬 42°57′~43°28′,东经 124°19′~124°55′。该区域主要分布于四平市山门镇的 13 个村 65 个自然屯,面积 7.89km²,占总面积的 0.24%。主要景观为丘间沟谷灌木草甸类型;地貌为沟谷和盆地形成阶地及岗间凹地。土壤为白浆土、草甸土、冲积土。植被特征:杂蒿灌木丛（柳丛）。

二、河流

吉林省区内河流较多,流域面积广。东部的长春地区主要有饮马河、第二松花江和拉林河三大水系;中部的四平地区基本上分属辽河和第二松花江两大水系的东辽河、西辽河、招苏太河和伊通河;在西部的松原和白城有松花江、第二松花江、洮儿河、拉林河等5条主要江河。还有霍林河、蛟流河、二龙涛河、那金河、额木太河、文牛格尺河等纵横南北。但是这些河流多发于大兴安岭,因地势平缓,中下游多丘陵平原和沙地水量损失很大,多消失在广阔的沙荒之中。由于降水量少,没有森林覆盖,涵蓄水源的能力极差,因此平时水量很小。有的处于干枯之势,汛期或山洪暴发,经常造成河水泛滥。在白城和松原地区还有月亮湖、查干湖、向海泡、黑鱼泡和大布苏泡等700多个泡沼湖泽与江河交错,构成丰富的水利资源。

三、气候

吉林省西部地区在气候上处于由半湿润到半干旱的过渡地带,兼有相邻二气候的特性。由于长白山脉的阻截妨碍了东南海洋性季风的深入,加之受内蒙古内陆季风的影响,具有显著的大陆性气候。主要特点是:春季干燥多风,夏季温热多雨,秋季凉爽温差大,冬季漫长,干燥寒冷。

年均气温在5~6℃,1月最冷,平均为−18~−20℃,极度最低气温−38.9℃以下。7月最热,月平均气温一般为20~24℃,极度最高气温40.6℃以上。无霜期140~150天。温度由东向西递增,降水量由东向西递减,农安、榆树、公主岭、四平、扶余等年降水量为500~650mm,四平、松原西部及白城等个别地方降水量仅为400mm。降水量多集中在夏季的6、7、8三个月份,这3个月的降水量约占全年降水量的60%以上。春秋两季的降水量较少,仅占全年降水量的15%~20%。经常出现春旱。

四、土壤

吉林省西部地区土壤种类较多,从东部到西部,根据自然成土因素和人为活动因素,形成不同土壤类型。

(一) 黑土及黑钙土

主要分布于榆树、农安、公主岭、扶余、宁江、前郭和长岭等县(市、区)。即榆树-怀德台地黑土景观区,大安-扶余黄黑土平原景观区和王府-太平山红土台地区景观的部分地区。形成深厚的深土层,粘性较大,通层土壤呈中性到微酸性反应,质地为黏壤土,适合各种作物生长,是这一地区的主要农业土壤。

(二) 硫酸盐黑钙土(石灰性灰沙土、石灰性黄沙土)

主要分布于白城、松原、四平西部边缘的起伏低丘和丘间平地。土壤腐殖质含量低,有机质分解快,质地粗,呈微碱性反应。

(三) 风沙土

主要分布于通榆、洮南、长岭、双辽和公主岭北部,即通榆-双辽风沙草原景观区。

(四) 盐土和碱土

主要分布在白城、松原各县(市、区)和农安、公主岭、双辽等,即在吉林省鼠疫自然疫源地区11类地理景观区域中均有分布。常与碳酸盐黑钙土、草甸土呈复区分布。

（五）草甸土

主要分布在岗间低平地。这类土壤由于地下水位高,有机质分解慢,逐渐形成深厚土层。一般有机质含量为3%~5%。黑土层厚度为50~100cm。但由于地势低洼,在雨季常出现土壤含水量过高现象,不适宜黄鼠栖息。

（六）栗钙土（白干土）

主要分布于洮南、镇赉西部大兴安岭山前台地上,即昂代-闹牛低丘漫岗景观区和德龙岗-北大岗真草草原区。土层薄,沙性大、肥力低。

（七）冲积土（河淤土）

是由河流、泥沙淤积而成。主要分布在河漫滩和低阶地上。

五、植被

受地势和气候条件的影响,植被大体可分为三类:一是森林草原植被。主要是阔叶林、杨树林;二是山前台地植被。主要有贝加尔针茅、防风等;三是草原植被。主要有羊草、杂蒿和胡枝子等。

（一）平原草甸草原类

主要分布于大安、镇赉的东南部、通榆的大部、洮北区、洮南的东南部、长岭的西北平原部分,前郭的西部和中部。建群种有羊草、糙隐子草、贝加尔针茅等;伴生种有碱蒿、星星草、萎萎菜等;常见种有野古草、虎尾草、拂子茅、鸡儿肠、米口袋、兴安胡枝子、草地早熟禾、防风、甘草、广布野豌豆、万年松、百里香等。

（二）沿河湿地草甸类型

主要分布沿江河两岸,泡沼四周的河漫滩和冲积低洼地。主要以莎草科植物和根茎禾草为建群种,伴生湿性杂草类,如小叶草、三棱草、踏头苔草、芦苇香蒲、牛鞭草、小稗草等;常见植物有西伯利亚蓼、蔓萎萎、苔草灯心草、碱蓬、紫菀、狼尾巴花、柳丛马莲等。

（三）沙丘坨甸疏林灌丛类

主要分布在洮南的西南部、乾安的西南部、长岭的西北部(三道半岗、十家户、八十八、新丰、北正镇、三团等)、前郭西部(长龙、大老爷府)、通榆西部(团结等)。土壤:黄沙土、灰沙土等。植被:建群种有大籽蒿、蒙古蒿、黄榆、拉条榆、叶底珠、展枝唐松草等;常见种有大麻、黄花草草木栖、兴安胡枝子、沙地萎萎菜、山楂、糙隐子草、细叶黄蒿、大针茅等。

（四）低山丘陵草甸草原类

主要分布于洮南西北部的山地丘陵地带。植被为贝加尔针茅、糙隐子草、拉条榆、山杏等。

（五）低山森林草甸类

主要分布在扶余蔡家沟珠尔山一带。为森林向草原过度地带,地势起伏变化较大,森林、灌木、草本植物较为繁茂。

（六）低山丘陵次生阔叶林类

主要分布于四平的山门镇一带,为次生阔叶林和丘间沟谷灌木草甸两种类型特征。主要是山杨、桦树、糠椴、针叶松、臻树、蒙古栎、杂蒿、灌木丛等。

（七）大岗台地草原类

分布于镇赉、洮北区和洮南西北部大兴安岭山麓台地上。主要有贝加尔针茅、大针茅、兔毛蒿、糙隐子草、羊草、狼针草、山杏、兴安胡枝子、麻花头等。

第四节 宿 主 动 物

一、啮齿动物区系

20世纪50年代以来,吉林省鼠疫疫源地区发现啮齿动物2目6科18属26种。此外,吉林省内还发现食虫目3种,鼹鼠、小鼩鼱、大鼩鼱,以及食肉目5种,狼、狐狸、艾鼬、黄鼬、獾子等。具体啮齿动物如下:

(一) 兔科 *Leporidae*

(1) 兔属 *Lepus*

　1) 蒙古兔(草兔) *L. capensis* 分布:全省鼠疫地区

　2) 东北兔 *L. mandschuricus* 分布:公主岭、长春

(二) 松鼠科 *Sciuridae*

(2) 花鼠属 *Eutamias*

　3) 花鼠 *E. sibiricus* 分布:洮南、四平、梨树、长春、榆树

(3) 黄鼠属 *Spermophilus*

　4) 达乌尔黄鼠 *S. dauricus* 分布:全省鼠疫地区

(三) 鼠科 *Muridae*

(4) 巢鼠属 *Micromys*

　5) 巢鼠 *M. minutus* 分布:洮北、洮南、镇赉、通榆、大安、宁江、扶余、前郭、乾安、四平、公主岭、双辽、梨树、长春

(5) 姬鼠属 *Apodemus*

　6) 大林姬鼠 *A. speninsulae* 分布:农安、榆树、洮南、四平、梨树、长春、榆树

　7) 黑线姬鼠 *A. agrarius* 分布:全省鼠疫地区

(6) 鼠属 *Rattus*

　8) 褐家鼠 *R. norvegicus* 分布:全省鼠疫地区

(7) 白腹鼠属 *Niviventer*

　9) 社鼠 *N. confucianus* 分布:洮南

(8) 小鼠属 *Mus*

　10) 小家鼠 *M. musculus* 分布:全省鼠疫地区

(四) 仓鼠科 *Cricetidae*

(9) 仓鼠属 *Cricetulus*

　11) 大仓鼠 *C. triton* 分布:洮北、洮南、镇赉、通榆、大安、长岭、宁江、扶余、前郭、四平、公主岭、农安、榆树

　12) 黑线仓鼠 *C. barabensis* 分布:全省鼠疫地区

(10) 毛足鼠属 *Phodopus*

　13) 小毛足鼠 *P. roborovskii* 分布:洮南、通榆、长岭、双辽

　14) 黑线毛足鼠 *P. sungorus* 分布:通榆

(11) 鼢鼠属 *Myospalax*

　15) 东北鼢鼠 *M. psilurus* 分布:四平、农安

16）草原鼢鼠 *M. aspalax* 分布：全省鼠疫地区

（12）麝鼠属 *Ondatra*

17）麝鼠 *O. zibethica* 分布：洮南、镇赉、通榆、大安

（13）田鼠属 *Microtus*

18）东方田鼠 *M. fortis* 分布：全省鼠疫地区

19）布氏田鼠 *M. brandti* 分布：洮北、洮南、镇赉、通榆、大安

20）棕色田鼠 *M. mandarimus* 分布：洮北、镇赉（北大岗）、大安

21）普通田鼠 *M. arvalis* 分布：乾安

（14）䶄属 *Clethrionomy*

22）棕背䶄 *C. rufocanus* 四平

（15）沙鼠属 *Meriones*

23）长爪沙鼠 *M. unguiculatus* 分布：洮南、通榆、大安、乾安、长岭、双辽

（五）跳鼠科 *Dipodidae*

（16）三趾跳鼠属 *Dipus*

24）三趾跳鼠 *D. sagitta* 分布：洮南、通榆、大安、前郭、长岭、双辽、农安

（17）五趾跳鼠属 *Allactaga*

25）五趾跳鼠 *A. sibirica* 分布：洮北、洮南、镇赉、通榆、大安、前郭、乾安、长岭

（六）鼠加鼠布科 *Capromyidae*

（18）鼠加鼠布属 *Myocastor*

26）海狸鼠 *M. coypus* 分布：镇赉、前郭等水域

二、啮齿动物种群空间分布

（一）野外啮齿动物分布

2007 年张雁冰等人对吉林省鼠疫疫源地啮齿动物类种群结构调查中，共获鼠类 15 种 2 779 只，捕获率为 2.41%，分布于 11 种景观区域。

1. 昂代-闹牛低丘漫岗区　该区域地貌为丘间或岗间凹地，植被为红毛公、羊草型。捕获鼠类 4 种 19 只，捕获率为 0.79%。其中黑线仓鼠占 68.42%，大仓鼠 21.05%，黑线姬鼠、社鼠各占 5.26%。

2. 德龙岗-北大岗真草原区　在低山灌木草原类型中，地貌为低丘岭岗，植被为玻璃红、翼枝榆、蒙古杏。在丘麓台地耕地羽茅草原类型中，地貌为山麓台地、起伏台地；植被为贝加尔羽茅、羊草、杂蒿。捕获动物 6 种 137 只。其中啮齿动物 5 种 136 只，捕获率为 1.49%。其中黑线仓鼠占 83.94%；三趾跳鼠 7.30%，黑线姬鼠 6.57%，草原鼢鼠 0.73%，草兔 0.73% 捕获食肉动物艾鼬 1 只。

3. 白城洪积平原区　地貌为湿草原、碱性草甸；植被为羊草、香马料、谷莠子。捕获鼠类 4 种 15 只，捕获率为 0.33%。其中黑线仓鼠占 60.00%，小家鼠 13.33%，五趾跳鼠、黑线姬鼠各占 13.33%。

4. 镇赉-安广区低洼湿地区　主要景观为典型草甸草原类型；植被为羽茅、蒿类、羊草。布夹 14 600 夹次，捕获鼠类 7 种 161 只，捕获率为 1.10%。其中黑线仓鼠占 62.73%，小家鼠 19.25%，为优势种；五趾跳鼠 1.86%，大仓鼠 10.56%，黑线姬鼠 3.73%，小毛足鼠

0.62%,棕色田鼠 1.24%。

5. 通榆-双辽风沙草原区　主要景观为碱斑平原草原类型、沙丘沙岗灌木草原类型和碱性平原耕地草原类型;植被为羽茅、蒿类、羊草。捕获鼠类 7 种 808 只,捕获率为 1.99%。其中黑线仓鼠占 68.07%,小毛足鼠 16.96%,为优势种;小家鼠占 9.16%,五趾跳鼠 3.96%,大仓鼠 0.25%,三趾跳鼠 1.36%,褐家鼠 0.25%。

6. 乾安黄土台地区　主要景观为沿河湿草甸类型,植被为杂蒿、羊草、芦苇、水稗草。捕获鼠类 3 种 270 只,捕获率为 3.29%。其中黑线仓鼠占 68.89%,小家鼠 25.93%,为优势种;五趾跳鼠占 5.19%。

7. 大安-扶余黄黑土平原区　主要景观为岗间湿草甸类型地貌为沿江低洼地,植被为苔草、芦苇、水稗草、碱蓬、羊草等。捕获鼠类 6 种 529 只,捕获率为 4.01%。其中大仓鼠占 59.17%,黑线仓鼠 18.34%,为优势种;小家鼠 9.26%,黑线姬鼠 8.51%,五趾跳鼠 1.51%,褐家鼠 3.21%。

8. 王府-太平山红土台地区　主要景观为沿河耕地草原类型,植被为灌木丛、羊草、香马料、碱蓬。捕获鼠类 5 种 217 只,捕获率为 2.26%。其中黑线仓鼠占 37.79%,小家鼠 28.57%,大仓鼠 20.28%,黑线姬鼠 12.90%,褐家鼠 0.46%。

9. 榆树-怀德台地黑土区　主要景观为起伏漫岗耕地草原类型,植被为羽茅草、杂蒿、羊草。捕获鼠类 5 种 488 只,捕获率为 4.95%。其中大仓鼠占 53.07%,黑线姬鼠 19.06%,黑线仓鼠 13.52%,小家鼠 12.50%,褐家鼠 1.84%。

10. 四平台地黄土区　主要景观平原耕地草原类型,植被为羽茅草、西伯利亚蒿、羊草、香马料、兔子毛。捕获鼠类 6 种 47 只,捕获率为 4.95%。其中黑线姬鼠占 34.04%,黑线仓鼠 31.91%,大仓鼠 19.15%,小家鼠 8.51%,褐家鼠 4.26%,棕色田鼠 2.13%,为优势种和常见种。

11. 东辽河低山丘陵区　主要景观为丘间沟谷灌木草甸类型,植被特征:杂蒿灌木丛(柳丛)。共布夹 2 400 夹次,捕获鼠类 7 种 89 只,捕获率为 3.71%。其中黑线姬鼠占 50.56%,大仓鼠 225.84%,黑线仓鼠 15.73%,棕色田鼠 3.37%,棕背䶄 2.25%,大林姬鼠 1.12%,巢鼠 1.12%。

(二)居民区啮齿动物分布

在居民点共布放板夹 21 145 夹次捕获鼠类 5 种 1 326 只,捕获率为 6.27%。其中褐家鼠占 72.78%,小家鼠占 22.10%,大仓鼠占 4.68%,黑线仓鼠占 0.38%,黑线姬鼠 0.06%。

在吉林省鼠疫疫源地不同景观区域啮齿动物种群分布存在很大差异。大多数景观区域以黑线仓鼠为主要鼠种,而在大安-扶余黄黑土平原区、榆树-怀德台地黑土区则以大仓鼠为主要鼠种;四平黄土台地区和东辽河低山丘陵区则以黑线姬鼠为主要鼠种。一些物种对环境的选择亦非常明显,如:社鼠仅分布于昂代-闹牛低丘漫岗区;大林姬鼠、棕背䶄、巢鼠仅在东辽河低山丘陵区有分布;五趾跳鼠、三趾跳鼠等选择沙性地带。

家鼠与野鼠交窜现象非常普遍。褐家鼠、小家鼠、大仓鼠等家栖鼠可以经常活动于野外。相反,黑线仓鼠、黑线姬鼠等野外活动的鼠类在居民区内亦可以发现,这种现象具有重要的鼠疫流行病学意义。

三、黄鼠

(一)黄鼠分布面积

吉林省达乌尔黄鼠鼠疫自然疫源地分布在吉林省西部地区的 16 个县(市、区),疫源地面积 56 440.00km²。经过实地调查,疫源地范围内河流、水田、流动沙丘和居民区道路等景观无黄鼠栖息,面积为 13 868.33km²,占疫源地面积的 24.58%;耕地、林地、草原草甸和固定沙丘等生境有黄鼠栖息,面积为 42 571.67km²,占疫源地面积的 75.42%。

周方孝等人在 2005—2006 年吉林省黄鼠分布和聚集面积调查,在洮北、洮南、镇赉、通榆、大安、宁江、前郭、扶余、乾安、长岭、四平(铁东、铁西)、双辽、公主岭、农安、榆树等 16 个鼠疫疫源县设 104 个调查点,全省调查范围 11 250km²,占黄鼠分布面积的 26.43%。调查结果显示吉林省鼠疫疫源地黄鼠分布面积为 42 571.67km²,占疫源地面积的 75.43%。在 11 类景观区域内除东辽河低山丘陵区外其他各景观区域均有黄鼠的分布。以通榆-双辽风沙草原黄鼠分布面积最大,占疫源地面积的 31.67%,其他依次为镇赉-安广低洼平原区占 10.93%,大安-扶余黄黑土平原区占 7.17%,榆树-怀德黑土台地区占 6.66%,王府-太平山红土台地占 6.21%,乾安黄土台地占 5.25%,白城洪积平原区占 3.36%,德龙岗-北大岗真草草原区黄鼠分布面积占 2.72%,昂代-闹牛低丘漫岗区黄鼠分布面积占 1.3%,四平黄土台地区占 0.16%(表 11-1)。

表 11-1　吉林省景观区域黄鼠分布范围

景观区域	疫源地范围		黄鼠分布范围	
	面积/km²	%	面积/km²	占疫源地面积/%
昂代-闹牛低丘漫岗区	790.87	1.40	734.08	1.30
德龙岗-北大岗真草草原区	1 574.52	2.79	1 533.31	2.72
白城洪积平原区	2 498.32	4.43	1 894.96	3.36
镇赉-安广低洼平原区	10 356.98	18.35	6 168.11	10.93
通榆-双辽风沙草原区	21 726.16	38.49	17 875.67	31.67
乾安黄土台地区	3 696.61	6.55	2 963.91	5.25
大安-扶余黄黑土平原区	6 365.05	11.28	4 044.70	7.17
王府-太平山红土台地区	4 332.4	7.68	3 507.11	6.21
榆树-怀德黑土台地区	4 859.02	8.61	3 759.02	6.66
四平黄土台地区	232.18	0.41	90.80	0.16
东辽河低山丘陵区	7.89	0.01	0	0
合计	56 440.00	100.00	42 571.67	75.43

注:表 11-1 是结合周方孝等人的研究结果,在从显斌等人研究的基础上做了部分数据的修正,沿用了周方孝等人的研究结果。

(二) 黄鼠聚集面积

周方孝等人采用单公顷样方法共调查面积为 11 250km²,占疫源地面积的 19.93%。调查结果显示,吉林省总体黄鼠聚集性较低,全省黄鼠聚集面积为 7 932.86km²,占吉林省疫源地面积的 12.56%。黄鼠聚集面积仅占黄鼠分布面积的 18.63%。

其中通榆-双辽风沙草原区黄鼠聚集面积占比最大,为 55.94%;镇赉-安广低洼平原区占 11.60%,乾安黄土台地区占 10.71%,德龙岗-北大岗真草草原区占 7.27%,大安-扶余黄黑土平原区占 4.81%,王府-太平山红台地区 3.49%,榆树-怀德黑土台地区占 3.53%,白城洪积平原区占 1.47%，昂代-闹牛低丘漫岗占 1.13%，四平黄土台地区占 0.05%（表 11-2）。吉林省不同景观区域黄鼠聚集面积是结合周方孝等人的研究结果，在丛显斌等研究的基础上做了部分数据的修正，黄鼠聚集面积选用了周方孝调查的 7 932.86km²，并对不同景观区域的黄鼠聚集面积数据做了修改，选用了周方孝的研究数据。

表 11-2　吉林不同景观区域黄鼠聚集面积

景观区域	黄鼠分布面积/km²	调查面积		有鼠样方比例			黄鼠聚集面积	
		调查面积/km²	占黄鼠分布面积/%	样方数	有鼠样方	百分比/%	聚集面积/km²	百分比/%
昂代-闹牛低丘漫岗区	734.08	200	27.24	100	11	11.00	89.26	1.13
德龙岗-北大岗真草草原区	1 533.31	1 100	75.45	350	127	36.29	576.75	7.27
白城洪积平原	1 894.96	500	25.38	251	10	3.98	116.47	1.47
镇赉-安广低洼平原区	6 168.11	1 500	24.32	750	111	14.80	920.40	11.60
通榆-双辽风沙草原区	17 875.67	4 200	23.50	1 978	423	21.39	4 437.99	55.94
乾安黄土台地区	2 963.91	700	23.62	322	80	24.84	849.79	10.71
大安-扶余黄黑土平原区	4 044.70	1 000	24.72	500	50	10.00	381.61	4.81
王府-太平山红土台地区	3 507.11	900	25.66	400	33	8.25	277.15	3.49
榆树-怀德黑土台地区	3 759.02	1 100	29.26	550	34	6.18	279.81	3.53
四平黄土台地区	90.80	50	55.07	50	2	4.00	3.63	0.05
合计	42 571.67	11 250	26.43	5 251	881	16.78	7 932.86	100.00

从县（市、区）等行政区域看，通榆、乾安、洮南、双辽黄鼠聚集性较高，黄鼠聚集面积所占黄鼠分布面积的 20% 以上；前郭、长岭、大安、洮北区、镇赉、公主岭黄鼠聚集面积在 10%～20% 之间；扶余、农安、宁江黄鼠聚集性较低，黄鼠聚集面积在 5%～10% 之间；四平（铁东区、铁西区）、榆树黄鼠聚集性最低，黄鼠聚集面积低于黄鼠分布面积的 5%。

不同生境类型黄鼠聚集面积 7 932.86（6 124.49～10 031.49）km²，占黄鼠分布面积的18.63%。黄鼠在不同生境类型聚集性有较大差异。固定沙丘黄鼠聚集性最高，占其黄鼠分布面积的 53.78%；林地和草原次之，占其黄鼠分布面积的 36.88% 和 26.54%；耕地黄鼠聚集性最低，黄鼠聚集面积占黄鼠分布面积的 9.79%。

（三）黄鼠密度变化

丛显斌等人分析总结了 1951—2014 年吉林省黄鼠密度，采用单公顷样方法调查，调查总面积为 99 940hm²，捕获黄鼠 65 029 只，平均密度为 0.65 只/hm²。其中 1951—1954 年调查 810hm²，捕获黄鼠 11 919 只，平均密度 14.71 只/hm²，1954 年黄鼠密度明显低其他 3 个年份（图 11-3）。

1955—2014 年，调查 99 130hm²，捕获黄鼠 53 110 只，平均密度 0.54 只/hm²。由图 11-4可见，1955—1981 年波动幅度较大，波动范围在 0.05～1.40 只/hm²；1982—2014 年间波动幅度较小，波动范围在 0.22～0.81 只/hm²，但总体上呈下降趋势。2015 年以后该疫源地的黄鼠密度依然延续着下降的趋势，处于在有限的低水平下小范围波动，如白城松辽平原 2007—2018 年黄鼠密度在 0.40～0.63 只/hm² 之间，年平均密度为 0.47 只/hm²。

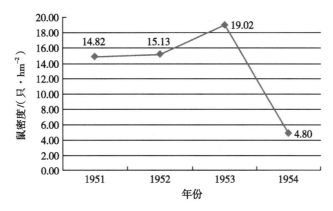

图 11-3 1951—1954 年吉林省黄鼠密度年际变化

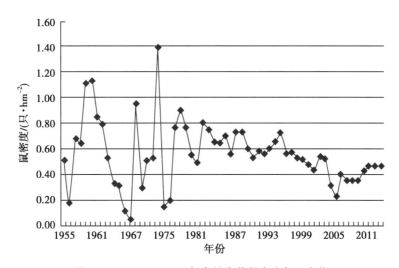

图 11-4 1955—2011 年吉林省黄鼠密度年际变化

四、长爪沙鼠

(一)长爪沙鼠迁入

长爪沙鼠是内蒙古高原长爪沙鼠疫源地主要宿主动物,在我国分布于山西、内蒙古、宁夏、陕西、河北、甘肃等省(自治区)。20 世纪曾 3 次迁入吉林省西部地区,1918—1920 年及 1937—1940 年长爪沙鼠曾 2 次迁入吉林省西部地区,但都没有长期固居,随即迁出。1972 年由毗邻的内蒙古哲里木盟第三次进入吉林省。该鼠在吉林省境内主要分布在西部风沙草原区内东西走向的沙丘和沙丘耕地中包括通榆、长岭、乾安、双辽 4 个县(市)、30 余个乡镇、80 多个村。分布面积达 1 万 km^2,约占吉林省总面积的 1/5,迁徙速度达 20km/年,迁徙方向自西南向东北与该地区主方向相同。其具体迁入时间和路线:1972 年在哲里木盟进入通榆县西部边界的包拉温都,团结两个乡 9 个村。然后分为两条路线东迁,于 1975 年在瞻榆会合。先后在各地发现的情况是,1974 年在新发乡的 4 个村;1975 年良井子畜牧场 4 个畜点,耀东、瞻榆各 4 个村,1976 年同发畜牧场 4 个畜点;1978 年新华乡的 7 个村,1986 年新华牛场 2 个畜点;1987 年边昭镇的 4 个村,1988 年兴隆山 2 个村,乌兰花、新兴各 3 个村;1989 年七井子 4 个村、羊井子 3 个村、苏公坨 2 个村;1990 年四井子 2 个村,乾安县兰字乡 3 个村,长岭县三十号乡1个村,1991年长岭县七撮乡1个村。从内蒙古科右中旗喇嘛营,花灯进入通榆县团结、包拉温都乡到长岭县七撮乡发现沙鼠,其平均迁移速度为18.25km/年。沙鼠到达羊井子、苏公坨时即越过平齐铁路线。而沙鼠到达乾安兰字乡,长岭三十号、七撮乡时则靠近了通让铁路线。西南部双辽境内沙鼠迁移活动不明显,从1982年至2000年仍在那木斯乡的3个村的局部地。

(二) 长爪沙鼠分布

长爪沙鼠在吉林省境内主要分布在西部风沙草原区内东西走向的沙丘和沙丘耕地中。包括通榆、长岭、乾安和双辽4个县22个乡(镇场)的72个村(畜点)的范围内,总面积近50万hm²。现在重点分布在通榆县瞻榆,新华,新兴。四井子,羊井子、边昭和苏公坨;乾安兰字、长岭县三十号、七撮等,双辽那木斯。

(三) 长爪沙鼠密度

1997年吉林省正式启动对长爪沙鼠监测,有鼠地段上的鼠密度每公顷数十只到上百只,最高达211只/hm²。至2014年,采用单公顷样方法调查长爪沙鼠密度,18个年份调查1 298hm²,捕获长爪沙鼠696只,平均密度0.05只/hm²。由图11-5可见,1997年长爪沙鼠密度较高,其后呈现明显下降趋势,2006—2014年一直维持在较低水平。近些年扩散速度逐减,分布范围未见明显扩大。

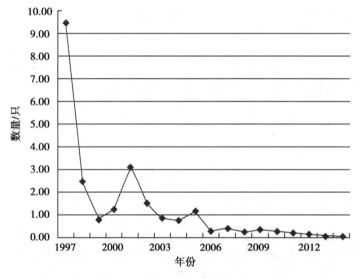

图 11-5 长爪沙鼠数量年份变化

五、小型鼠数量与构成

1957—2014年,采用5m夹线法,48个年份布放鼠夹936 990夹次,捕获鼠小型动物34 661只,平均捕获为3.70%。由图11-6可见,20世纪70年代至80年代初小型鼠量较高,1979年最高捕获率达37.75%(图中未显示),其次1980年达16.00%;1973年和1974年亦分别达12.90%和13.33%。其他年份捕获率基本上波动在1.52%~8.06%。

共鉴定小型鼠18种3 009只,其中以黑线仓鼠居多21 652只,占71.98%;依次为小家鼠3 746只,占12.45%;大仓鼠1 365只,占4.54%;黑线姬鼠1 056只,占3.51%;小毛足鼠620只,占2.06%;褐家鼠585只,占1.94%;东方田鼠462只,占1.54%;五趾跳鼠385只,

1.28%;三趾跳鼠 161 只,占 0.54%;其他鼠 47 只,占 0.16%,包括大林姬鼠 22 只、长爪沙鼠和布氏田鼠各 8 只、草原鼢鼠 3 只、棕背䶄 2 只,巢鼠、社鼠、蒙古兔和花鼠各 1 只(图 11-7)。

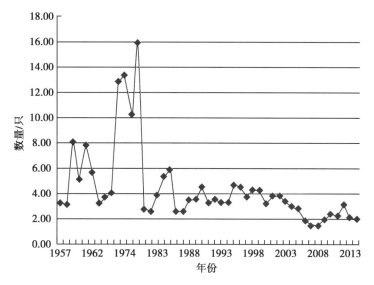

图 11-6　吉林省小型鼠数量变化

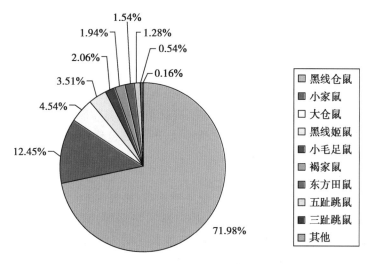

图 11-7　吉林省小型鼠种类构成

第五节　主　要　宿　主

松辽平原达乌尔黄鼠疫源地主要宿主的确定是由中国预防医学科学院流行病学、微生物学研究所、吉林省地方病第一防治研究所和内蒙古流行病防治研究所广大鼠疫研究人员经过 10 多年的调查研究,于 1957 年证明这块疫源地是以达乌尔黄鼠为主要宿主的单宿主型疫源地。褐家鼠为次要宿主,其他染疫动物是偶然参与流行的动物种群。

达乌尔黄鼠作为吉林省鼠疫疫源地的主要宿主判断依据如下:达乌尔黄鼠为吉林省鼠疫疫源地的优势种,并且数量多、分布广。吉林省鼠疫疫源地黄鼠分布面积为 42 571.67km²,占疫源地面积的 75.43%;达乌尔黄鼠是鼠类中检出鼠疫菌最多的鼠种,检出率染疫动物的比例高,即具有高的染菌率;达乌尔黄鼠也是总检出血凝抗体最多的鼠种,占全部受检动物的76.92%~88.24%。

第六节　达乌尔黄鼠生态学特征

一、分布

达乌尔黄鼠(*Spermophilus dauricus*)别名黄鼠、蒙古黄鼠、草原黄鼠、豆鼠子、大眼贼,属于啮齿目、松鼠科、黄鼠属的一种地栖啮齿类哺乳动物。达乌尔黄鼠身体中等大小。头大,眼大,体粗胖。尾短,不及体长的1/3,尾端毛蓬松,体背毛棕黄褐色。为群体散居性动物,广泛分布于中国北部的草原和半荒漠等干旱地区,如东北、内蒙古、河北、山东、山西、陕西、青海、宁夏和甘肃等省区。中国以外见于蒙古国、俄罗斯。

吉林省除东辽河低山丘陵区外其他地区均有黄鼠的分布,主要集中在北纬43°21′~46°18′,东经122°2′~124°34′区域范围内,即以通榆-双辽风沙草原黄鼠分布面积最大,占疫源地面积的31.67%,其他依次为镇赉-安广低洼平原区占10.93%,其他地区黄鼠分布面积均在10%以下。达乌尔黄鼠的在吉林省的分布与经纬度无明显关系。垂直分布变化相对明显,高海拔地区无分布,以海拔120~250m的地区分布数量多。平原草原或低洼地带为主要分布区。

二、形态特征

(一) 外形

体型肥胖,体长163~230mm,体重154~264g;雌体有乳头5对。前足掌部裸出,掌垫2枚、指垫3枚。后足长30~39mm,后足部被毛,有趾垫4枚。除前足踇趾的爪较小外,其余各指的爪正常。尾短,不及体长的1/3(40~75mm),尾端毛蓬松;头和眼大,耳郭小,耳长5~10mm,成嵴状,乳突宽20.3~22.2mm。

(二) 骨骼

头骨扁平稍呈方形,头骨外形粗短。颅呈椭圆形,颅长41.6~50.5mm;吻端略尖,吻较短,鼻骨前端较宽大,眶上突的基部前端有缺口,眶后突粗短,眶间宽8.2~10.4mm;颧骨粗短,颧宽23~30.2mm。颅骨不如长尾黄鼠的宽,颅长41.6~50.5mm,颧弧不甚扩展,宽仅为颅长的58.9%。颅顶明显呈拱形,以额骨后部为最高。无人字脊,颅腹面,门齿无凹穴。前颌骨的额面突小于鼻骨后端的宽,听泡纵轴长于横轴,听泡长约11mm。鼻骨长14.1~17mm,约为颅长的34%,其后端中央尖突,略为超出前颌骨后端,约达眼眶前缘水平线。眼眶大而长,这和发达的眼球相关联。

(三) 牙齿

上齿隙长11.1~16.3mm,上颊齿列长8.2~10.4mm,左右上颊齿列均明显呈弧形。上门齿较狭扁,后无切迹,第1上前白齿较大,约等于第1白齿的1/2。第二、三上白齿的后带不发达,或无。下前白齿的次尖亦不发达。牙端整齐,牙根较深,长47mm,颜色随年龄不同,浅黄或红黄色。

(四) 毛色

脊毛呈深黄色,并带褐黑色。背毛根灰黑尖端黑褐色。颈、腹部为浅白色。后肢外侧如背毛。尾与背毛相同,尾短有不发达的毛束,末端毛有黑白色的环。四肢、足背面为沙黄色,爪黑褐色。头部毛比背毛深,两颊和颈侧腹毛之间有明显的界线。颌部为白色,眶周具白圈。耳壳色黄灰。夏毛色较冬毛色深,而短于冬毛。色泽随地区、年龄、季节而有变异。幼鼠色暗无光泽。偶见白色黄鼠。

(五)年龄

依据牙齿颜色深浅和磨损程度,体长和体重来测定鼠年龄。当年幼鼠门齿长 3~4mm,为乳白色,牙釉质很薄,体长在 180mm 以下;一龄鼠的门齿长 4~5mm,体长 180~200mm。二龄鼠门齿长 5~6mm,橙黄色,体长 205~220mm。三龄鼠门齿 6~7mm,为红黄色,牙端齐整,体长 225~235mm。鼠龄越大,门齿越长,色加深,身长增加。鼠龄与鼠疫也有不可分割的关系,鼠龄的大小直接关系到鼠的数量,鼠的寿命越长数量相对就多,反之则低。鼠数量大引发鼠疫发生概率相对就大。据多年的观察最高鼠龄期可达 6 年。

三、生活习性

(一)活动

达乌尔黄鼠营白昼活动,但夜间偶尔也出洞觅食。活动规律有季节性变化,随季节的不同,黄鼠每日到地面活动的时间也不同,通常 4~5 月中旬,日活动最频在 12:00—15:00,6~8月,上午 9:00—11:00,下午 16:00—18:00 为两个活动高峰。同时,黄鼠日活动与气候有关,气温上升到 20~25℃,地面温度在 30℃是最活跃。气温高于 30℃,地温高于 35℃;气温和地温低于 10℃,风速大于 5m/s;阴、雨天活动明显减少。其活动范围随生态期的改变而有所不同。刚出蛰时大部分鼠健壮,只有少数老、幼鼠极度消瘦。活动不敏捷,除休息外,还进行少量的取食活动。以后进入交配期,活动范围加大,有时跑到距洞 300~500m 处。

达乌尔黄鼠的活动范围一般在 100m 左右,其活动距离雌雄各异,雄性成体平均为 89m,未成体平均为 98m,雌性成体平均为 89m,未成体平均为 99m。活动距离的大小有季节变化,两性成体在 4 月的活动距离最大,5 月、6 月、7 月三个月较小;未成年鼠的活动距离是 7月大,8 月小,9 月又扩大。春季的活动较夏季频繁,鼠间接触广泛,特别是交配时期,每天出洞活动次数可达 65 次之多,在幼鼠分居时每天活动频次平均为 11 次。

5~8 月份成年雄鼠的巢区面积为 3 807.2m²±640.3m²;成年雌鼠为 4 192m²±948.7m²。

栖息环境基本上是稳定的,春季交尾期过后便定居下来,在一般情况下,不再迁移。在密度高时,领域性不太明显。

(二)食性

达乌尔黄鼠对食物要求比较粗糙,因季节不同,进食品种也不同。以植物性食物为主。出蛰初期以植物根及种子为主要食物来源,4 月下旬以野花朵和植物叶茎为食,秋季也常捕食昆虫、青蛙和小型鼠类等,晚秋以植物果实为主。可见该鼠是杂食野生啮齿动物。在草原它们喜食蒙古葱、猪毛菜、阿尔泰狗娃花、冷蒿、乳白花黄芪,不取食禾本科植物如针茅、冰草、羊草等。在农区主要吃农作物的幼苗、瓜果、蔬菜、杂草和作物种子。成年黄鼠平均日食鲜草 160.8g(干重 41.57g),幼年黄鼠平均日食草量 115.77g(干重 29.53g)。

(三)习性

达乌尔黄鼠的嗅觉、听觉、视觉都很灵敏,记忆力强,对其活动范围内的洞穴位置记得很熟。它多疑警惕性高,边取食边直立眺望。出洞前在洞口先听外边的动静然后探出头来左右窥视,确认无敌害时一跃而出立起眺望,间歇发出叫声,唤出同类出洞玩耍;一旦发现敌情,立即发出急促的鸣叫,让其同类赶紧避难。受到干扰惊吓自动堵塞洞口习性,一刻钟堵洞一尺多远,以保护生命安全。也有移换洞口进行自我保护;栖居环境改变后可以迁移他地。成体鼠除在交尾期偶有雌雄同居外,皆为独居。黄鼠凶暴,常因争偶互相撕咬。

（四）洞穴

成鼠除在交尾期偶有雌雄同居外,皆为独居。雄鼠巢为球型,雌鼠为盆状。两种巢的结构无多大差别。雌鼠巢较细软密集,雄鼠巢粗糙。巢材由马唐、狗尾草、尖草、谷子叶等组成。内壁有黑豆、黄豆叶、甜苣及刺蓟等花序。球型巢高 18~19cm,巢深 6~8cm,内径 8~12cm,外径 17~21cm。盆状巢高 11~13cm,巢深 6~8cm,内径 8~12cm,外径 17~20cm,巢材重 184~307g。

每只鼠都占有一组洞穴。洞分为栖息洞和临时洞。栖息洞根据用途不同可分为夏用洞和冬眠洞。依季节不同,夏用洞可改建为冬眠洞,冬眠洞亦可改建为夏用洞。临时洞为洞外活动或觅食时避难场所。1 只鼠至少有 1 个栖息洞和数个乃至十数个临时洞。临时洞的多少往往和土质、鼠密度及天敌的数量有密切关系。临时洞通常挖掘在居住洞或饲料场的周围,结构较简单,只有一条斜下洞道,有时有 1~2 个分支,洞长 1m 左右,无窝巢,有的有一个小空室。夏用洞是黄鼠出蛰后营地面活动期间居住的洞穴。洞口直径为 5.8cm,洞道斜下,有 1 至数个分支,洞长 3~5m,洞深 1.5~2.0m,多数有一个窝巢,窝巢直径为 20cm 左右,窝巢内垫以干草。在幼鼠分居期由母鼠挖掘 2~3 个居住洞,将幼鼠分 2~3 只为一组,分别送到新挖的居住洞内居住。母鼠在远离幼鼠居住的地方另造新的居住洞。冬眠洞洞道和窝巢都较深,窝巢均在冻土层以下。窝巢下端有 1~3 个分支,一个为厕所,另 1~2 个为盲道。洞长为 3~5m,洞深 1.8~2.5m,窝巢有大量干草。在窝巢上端有一垂直于地面的出蛰洞道,终止于距地面 30~50cm 处,形成盲端,待翌春再由此挖出地面出蛰。冬眠前,将洞口用土堵死,造成一个封闭的环境,以防止冬眠期天敌的危害,也可以维持洞内温度的恒定。

（五）冬眠

达乌尔黄鼠有冬眠习性,一年内只有 6 个月的活动时间,大部分时间在休眠中度过。多数在 9 月末至 10 月中下旬入蛰,翌年 2 月中旬至 4 月上旬出蛰。黄鼠出蛰时间的早晚受地理位置影响,一般高纬度地区出蛰晚,低纬度地区出蛰较早。如陕西关中平原和山西晋南一带,2 月中旬就可见到出蛰的黄鼠活动;陕北黄土高原在 3 月中旬;晋北、内蒙古呼和浩特地区 3 月下旬出蛰;内蒙古锡林浩特、正镶白旗 4 月上旬才出蛰,最迟可延至 5 月上旬。黄鼠出蛰顺序是先雄后雌,先成年鼠后亚成年鼠。雌鼠一般在雄鼠出蛰后 10~20 天出蛰。

出蛰有两个高峰,第一个高峰在“清明”节后,是雄鼠;第二个高峰在“谷雨”节前,是雌鼠。出蛰与气候有密切的关系,春季气温逐日回升,日平均上升 2~5℃,地面温度 4~6℃,地中 1m 深处温度 2℃ 左右,雄鼠开始出蛰;当气温上升到 10℃,地表温度升到 12℃ 以上,雌鼠也出蛰。

刚出蛰的达乌尔黄鼠,遇到天气突然变冷,会产生反蛰现象,反蛰期间不吃食物。当气温下降至 0℃ 以下,风速超过 5m/s 时,出蛰就会中断。气温回升到 3℃ 以上时,又见出蛰。当气温达 5℃ 时,出蛰数量较稳定。

达乌尔黄鼠入蛰的顺序是,先雄后雌,最后是当年生幼鼠。入洞后将通往窝的洞道堵塞,屈身蜷伏巢内,前肢紧抱头吻部,头部、臀部弯曲衔接成椭圆形,以侧卧姿势入眠。有的个体除冬眠外,尚有一个短期夏蛰,黄鼠在冬眠时生命活动大大下降,如心跳次数从每分钟100~350 次降到 5~19 次,呼吸次数从每分钟 100~360 次降到 10~16 次。当体温在 2.5℃

时每分钟心脏仅跳动 5 次。

四、生长繁殖

达乌尔黄鼠每年繁殖一次,从 3 月末出蛰后,4 月中旬雄性睾丸下降率达 100%,这时雌雄彼此追逐,频频鸣叫,寻找配偶。接着雌体进入妊娠期,妊娠率达 92% 以上,妊娠期约为 28 天。不同生境和不同年龄组的雌性鼠,妊娠率没有差别。

初期胚胎发育较慢,后期则较快。通过观察子宫角的发育变化,发现未怀孕子宫角上下一般粗,透明为乳白色;而初孕 2~3 天,子宫角上即有圆而透明的胚胎,直径约 2mm;怀孕 5~6 天,胚胎 5~6mm;怀孕 10 天,胚胎 10mm;怀胎 20 天,胚胎长 20~25mm,怀胎 28 天,胚胎长 32~35mm,宽 25mm,重 5~6g。

每胎平均产仔数 5~6 个,最多怀胎 16~17 只,最少 2 只。而根据胎盘斑数的统计平均为 7.19 个,说明达乌尔黄鼠在怀胎过程中,胚胎有吸收现象,平均吸收率为 10.6%。不同生境、不同年龄组之间的达乌尔黄鼠怀胎数没有显著差异。

达乌尔黄鼠从交配到产仔 28 天。雌鼠从 5 月中旬开始分娩,6 月中旬结束,分娩期约持续 25 天。初生幼鼠肉红色,无齿,无毛,闭眼。产后 10 天,仔鼠背部生毛,体长 65~78mm,体重 12~16g,20 天仔鼠长出牙齿,睁开眼睛,体长 80~100mm,体重 24g。6 月为幼鼠哺乳盛期,下旬可见母鼠带领幼鼠在地面活动,分娩后 28 天幼鼠开始独立取食。34~36 天,分散打洞,开始分居,至 7 月则大量分居独栖。黄鼠从交配到幼鼠分居共经两个多月时间,幼鼠分居后不久母鼠也另挖新洞,做冬眠准备。

正常达乌尔黄鼠种群的雌雄比例接近 1:1,但不同年龄组之间的性比则有差别,幼鼠中常常雌少雄多,2 龄鼠的性比接近,3 龄鼠以上则是雄少雌多。幼鼠占种群数量的 58.18%,1~6 龄鼠分别为 18.64%、12.06%、5.48%、3.44%、1.62%、0.58%。

五、栖息环境

吉林省鼠疫自然疫源地的达乌尔黄鼠为地栖型松鼠科动物,通常栖息在以禾本科、菊科、豆科植物为主的典型草原低山丘陵或平原地带。喜居于广阔的未被开垦的杂草丛生的沙丘阳斜坡和侧阳斜坡、土筑公路的两旁矮株农作物耕地、田间空地、草甸草原。在耕地栖息时则喜欢在地格、坟地和路旁等地方挖掘洞穴,因为这些地方食物丰富,昆虫较多,但不喜欢在高草地区或植被覆盖度较大的低洼地区挖掘洞穴。在丘陵地区喜欢在较高的地区挖掘洞穴,这里除易于发现天敌外,还可以防止雨水流入洞内。在吉林省内除了东北区长白山地亚区(海拔多在 500~1 000m,最高 2 700m 以上)地带外均可见达乌尔黄鼠的踪迹,尤其在吉林省中部地区沙化草原和低洼湿地出高密度分布。因农田的扩展、兴修水利、植树造林改变了其生存环境,部分达乌尔黄鼠已经迁至沙丘缓坡林地。

达乌尔黄鼠其单位面积的数量变化,则取决于土壤、植物和地势。土质、地势适宜并有丰富的可作为达乌尔黄鼠食料的植物、果实等鼠的密度就大;否则鼠的密度小,甚至无鼠栖居。该鼠栖居与地势有关,当年雨量、地湿度大,则喜居高处,反之则居于低处。另外达乌尔黄鼠在各种栖息地内的密度,依季节变化和食物条件而转移。当农作物播种 1 个月左右,即立夏阶段,一部分鼠迁往耕地内,到秋季作物成熟时,又迁至原住地。所以黄鼠在一个地区内居住密度,由于繁殖和迁移的缘故,在不同季节内有很大的变化。早春荒滩地内多,到春末夏初有半数迁入农田或邻近路边。

第七节 媒 介

一、媒介区系

2000 年高崇华等人的研究显示,吉林省鼠疫地区共发现蚤类 6 科 21 属 43 种(亚种),分布在 15 个县(市、区)11 个景观类型区域(表 11-3)。

表 11-3 吉林省鼠疫疫源地蚤类分布

蚤类名称	分布
一、蚤科 *Pulicidae*	
1. 蚤属 *Pulex*	
(1) 人蚤 *P. irritans*	全省鼠疫地区
2. 栉首蚤属 *Ctenocephalides*	
(2) 猫栉首蚤指名亚种 *C. felis felis*	全省鼠疫地区
(3) 犬栉首蚤 *C. canis*	扶余、四平
3. 客蚤属 *Xenopsylla*	
(4) 印鼠客蚤 *X. cheopis*	全省鼠疫地区
二、蠕形蚤科 *Vermipsllidae*	
4. 鬃蚤属 *Chaetopsylla*	
(5) 近代鬃蚤 *C. appropinquans*	前郭、四平、双辽、农安
三、多毛蚤科 *Hystrichopsyllidae*	
5. 多毛蚤属 *Hystrichopsylla*	
(6) 狭板多毛蚤 *H. stenosterna*	镇赉、通榆、长岭
6. 新蚤属 *Neopsylla*	
(7) 阿巴盖新蚤 *N. abagaitui*	全省鼠疫地区
(8) 盔状新蚤 *N. galea*	洮北、洮南、镇赉、通榆、大安、宁江、扶余、乾安、前郭、长岭
(9) 二齿新蚤 *N. bidentatiformis*	全省鼠疫地区
7. 纤蚤属 *Rhadinopsylla*	
(10) 弱纤蚤 *R. tenella*	全省鼠疫地区
(11) 鼢鼠纤蚤 *R. aspalacis*	通榆
(12) 宽圆纤蚤 *R. rothschildi*	镇赉、通榆、大安
(13) 不常纤蚤 *R. insolita*	全省鼠疫地区
(14) 吻长纤蚤 *R. jaonis*	洮南、大安
(15) 两列纤蚤 *R. ioffi*	镇赉

续表

蚤类名称	分布
8. 侠蚤属 *Stenoponia*	
（16）独狭蚤 *S. singularis*	全省鼠疫地区
（17）短距狭蚤 *S. formozovi*	洮南、镇赉、通榆、大安、宁江、扶余、乾安、前郭、长岭
（18）西迪米狭蚤 *S. sidimi*	洮南
9. 栉眼蚤属 *Ctenophthalmus*	
（19）同源栉眼蚤指名亚种 *C. congeneroides congeneroides*	洮南、洮北、镇赉、通榆、大安、宁江、扶余、前郭、四平、公主岭、榆树
四、蝠蚤科 *Ischnopsyllidae*	
10. 蝠蚤属 *Ischnopsylla*	
（20）弯鬃蝠蚤 *I. needhami*	洮南、宁江、扶余、农安
（21）阴暗蝠蚤 *I. obscurus*	镇赉
（22）长鬃蝠蚤 *I. comans*	农安、四平
五、细蚤科 *Leptopsyllidae*	
11. 细蚤属 *Leptopsylla*	
（23）缓慢细蚤 *L. segnis*	通榆、大安、前郭、公主岭、榆树
12. 眼蚤属 *Ophthalmopsylla*	
（24）短跗鬃眼蚤 *O. kukuschkini*	全省鼠疫地区
（25）角尖眼蚤指名亚种 *O. praefecta praefecta*	全省鼠疫地区
（26）前凹眼蚤 *O. jettmari*	洮南、镇赉、通榆、大安、长岭、宁江、扶余、前郭
13. 额蚤属 *Frontopsylla*	
（27）升额蚤波蒂斯亚种 *F. elata botis*	通榆、长岭
（28）光亮额蚤 *F. luculenta*	镇赉、大安、通榆、长岭、榆树
（29）窄板额蚤华北亚种 *F. nakagawai borealosinica*	洮南
（30）圆指额蚤指名亚种 *F. wagneri wagneri*	镇赉、通榆
14. 怪蚤属 *Paradoxopsyllus*	
（31）曲鬃怪蚤 *P. curv ispinus*	洮南
15. 双蚤属 *Amphipsylla*	
（32）丛鬃双蚤指名亚种 *A. vinogradovi vinogradovi*	全省鼠疫地区
（33）凶双蚤 *A. daea*	全省鼠疫地区
（34）豁双蚤 *A. aspalacis*	通榆、大安、前郭、长岭
（35）原双蚤田野亚种 *A. primaries mitis*	镇赉、通榆

蚤类名称	分布
六、角叶蚤科 *Ceratophyllidae*	
16. 黄鼠蚤属 *Citellophilus*	
（36）方形黄鼠蚤松江亚种 *C. tesquorum sungaris*	全省鼠疫地区
17. 副角蚤属 *Paraceras*	
（37）獾副角蚤扇形亚种 *P. melis flabellum*	宁江、扶余、前郭、长岭、双辽、农安
18. 巨槽蚤属 *Megabothris*	
（38）具刺巨槽蚤 *M. calcarifer*	洮北、洮南、镇赉、大安、宁江、扶余、前郭、榆树
19. 角叶蚤属 *Ceratophyllus*	
（39）粗毛角尖蚤 *C. garei*	公主岭
（40）禽角叶蚤欧亚亚种 *C. gallinae tribulis*	镇赉、大安、洮南、四平
20. 病蚤属 *Nosopsyllus*	
（41）具带病蚤 *N. fasciatus*	洮北、大安、长岭、四平
21. 单蚤属 *Monopsylla*	
（42）不等单蚤 *M. anisus*	全省鼠疫地区
（43）花鼠单蚤 *M. indages*	洮南

另外共发现蜱类 2 科 5 属 10 种：波斯锐缘蜱（*Argas persicus*）、全沟硬蜱（*Ixodes persulcatus*）、草原硬蜱（*I. crenulcatus*）、草原血蜱（*Haemaphysalis verticalis*）、草原革蜱（*Dermacentor nuttalli*）、森林革蜱（*D. silvarum*）、朝鲜革蜱（*D. coreus*）、中华革蜱（*D. sinicus*）、边缘革蜱（*D. marginatus*）、残缘璃眼蜱（*Hyalomma detritum*）。

二、蚤类构成

1957—2014 年的吉林省蚤类调查，鉴定蚤类 16 种 205 967 只，其中黄鼠蚤 182 710 只，占 88.71%；二齿新蚤 14 099 只，占 6.85%；阿巴盖新蚤 3 397 只，占 1.65%；人蚤 2 723 只，占 1.32%；凶双蚤 905 只，占 0.44%；光亮额蚤 533 只，占 0.26%；缓慢细蚤 432 只，占 0.21%；短附鬃眼 420 只，占 0.20%；其他蚤 748 只，占 0.36%，包括丛鬃双蚤 275 只、印鼠客蚤 171 只、角尖眼蚤 201 只、弱纤蚤 48 只、独狭蚤 37 只、不等单蚤 10 只、不常纤蚤 5 只、宽圆纤蚤 1 只（图 11-8）。从寄主来看，以黑线仓鼠寄生蚤类为多，共检测到 10 种蚤，其次为小毛足鼠 8 种、达乌尔黄鼠 7 种，五趾跳鼠、大仓鼠、褐家鼠各 5 种，其他捕获的动物蚤的种类相对较少。

其中陈显赫等根据《鼠疫防治管理信息系统》，分析了 2019 年吉林省各鼠疫监测点蚤监测数据。结果显示，2019 年吉林省鼠疫自然疫源地对鼠体蚤和洞干蚤监测工作中，共获得媒介蚤 2 127 匹（鼠体蚤 1 639 匹、洞干蚤 488 匹），分属于 3 科 4 属 6 种，主要为方形黄鼠蚤松江亚种（83.59%）和二齿新蚤（12.93%）（表 11-4）。

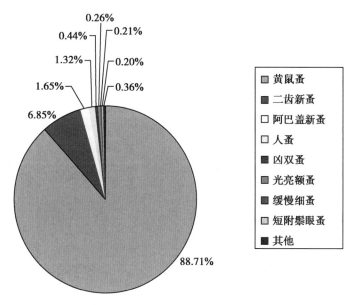

图 11-8　吉林省黄鼠疫源地蚤类构成

表 11-4　2019 年吉林省鼠疫自然疫源地媒介蚤统计表

蚤名	科	属	捕获数合计	鼠体蚤捕获数	洞干蚤捕获数
方形黄鼠蚤松江亚种 *Citellophilus tesquorum sungaris*	角叶蚤科	黄鼠蚤属	1 778	1 368	410
短跗鬃眼蚤 *Ophthalmopsylla kukuschkini*	细蚤科	眼蚤属	28	28	0
角尖眼蚤指名亚种 *Ophthalmopsylla praefecta praefecta*	细蚤科	眼蚤属	16	16	0
丛鬃双蚤指名亚种 *Amphipsylla vinogradovi vinogradovi*	细蚤科	双蚤属	19	19	0
二齿新蚤 *Neopsylla bidentatiformis*	蚤科	新蚤属	275	197	78
阿巴盖新蚤 *Neopsylla abagaitui*	蚤科	新蚤属	11	11	0
合计	3	4	2 127	1 639	488

　　吉林省 2019 年鼠疫自然疫源地内,共获得媒介蚤 2 127 匹(鼠体蚤 1 639 匹、洞干蚤 488 匹),达乌尔黄鼠鼠体蚤染蚤率为 33.39%,蚤指数为 0.88;洞干蚤染蚤率为 12.79%,蚤指数为 0.23,染蚤率和蚤指数均低于 2000 年初调查的结果。说明吉林省 2019 年媒介蚤类的分布与 2000 年初开展的疫源地调查中基本相同、种群类别少于之前调查数据,说明环境的变化会对媒介蚤类产生影响(图 11-9)。

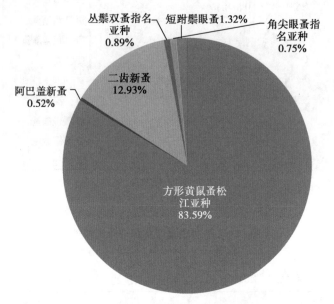

图 11-9　吉林省 2019 年媒介蚤种群构成

三、蚤类宿主分布

　　蚤类的寄生形式大体可分为三种:

　　1. **多宿主型**　这类蚤类对于宿主没有任何选择性,如二齿新蚤。

　　2. **寡宿主型**　这类蚤类往往在同一个生境下经常寄生于多种宿主动物,对选择的宿主更大程度是受到生境条件的影响与限制,很难确认这种蚤类的主要寄生宿主和次要寄生宿主,如短跗鬃眼蚤。

　　3. **单宿主型**　这类蚤类对宿主有明显的选择性,往往寄生在一种或一属的宿主体内,虽然可在同一生境下的其他几种动物体内出现,但可以明显区分主要寄生宿主和次要寄生宿主,如方形黄鼠蚤松江亚种(表 11-5)。张贵等人在 2005—2006 年吉林省鼠疫自然疫源地的调查研究显示,吉林省的蚤类以黄鼠蚤为主要媒介,以达乌尔黄鼠为主要宿主。

表 11-5　吉林省鼠疫自然疫源地蚤类的寄生宿主分布

蚤种	达乌尔黄鼠	黑线仓鼠	黑线姬鼠	五趾跳鼠	三趾跳鼠	大仓鼠	东方田鼠	荒漠毛足鼠	褐家鼠	小家鼠
方形黄鼠蚤松江亚种	+	+		+	+			+		+
二齿新蚤	+	+	+		+	+		+	+	+
角尖眼蚤	+	+		+	+	+		+		
短跗鬃眼蚤		+	+	+		+		+		+

蚤种	达乌尔黄鼠	黑线仓鼠	黑线姬鼠	五趾跳鼠	三趾跳鼠	大仓鼠	东方田鼠	荒漠毛足鼠	褐家鼠	小家鼠
凶双蚤	+	+		+				+		
阿巴盖新蚤	+	+		+				+		
弱纤蚤		+								
丛鬃双蚤								+		
原双蚤								+		
光亮额蚤	+							+		
不等单蚤	+	+	+						+	
同源栉眼蚤							+			
不常纤蚤						+			+	
人蚤						+				

四、黄鼠寄生蚤数量

（一）黄鼠体蚤

1965—2014 年间,连续 44 个年份在吉林省内梳检黄鼠 126 769 只,染蚤鼠 45 255 只,平均染蚤率 35.70%,波动范围在 18.82%~70.53%;获蚤 146 028 只,平均蚤指数 3.23,波动范围在 1.37~4.98。由图 11-10 可见,2003 年后黄鼠体蚤数量呈下降趋势。

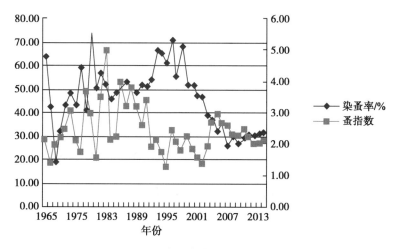

图 11-10 吉林省黄鼠体蚤数量变化

（二）黄鼠洞干蚤

1958—2014 年,52 个年份探黄鼠洞干 174 922 个,染蚤洞干 23 412 只,平均染蚤率为 13.38%;获蚤 48 435 只,平均蚤指数为 0.28。由图 11-11 可见,黄鼠洞干蚤数量变化幅度较大,染蚤率最高可达 52.42%,最低仅为 2.91%;蚤指数最高为 1.10,最低为 0.11。

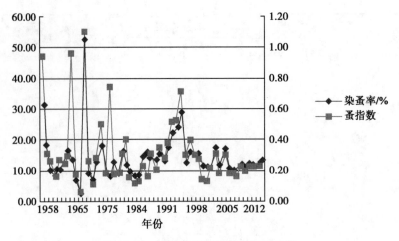

图 11-11 吉林省黄鼠洞干蚤数量变化

（三）黄鼠巢穴蚤

1957—2006 年,32 个年份挖黄鼠巢穴 4 659 只,染蚤巢穴 2 152 个,平均染蚤率为 46.19%;获蚤 16 027 只,平均蚤指数为 3.44。由图 11-12 可见,不同年份黄鼠巢穴蚤数量变化较大,染蚤率最高可达 90%,最低仅为 1.46%;蚤指数最高为 13.71,最低仅为 0.01。

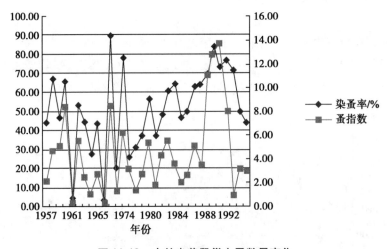

图 11-12 吉林省黄鼠巢穴蚤数量变化

第八节 主 要 媒 介

确定方形黄鼠蚤松江亚种是吉林省达乌尔黄鼠疫源地的主要媒介,其依据是:

1. 方形黄鼠蚤松江亚种在吉林省达乌尔黄鼠疫源地蚤的种群组成中占绝对高的比例。

吉林省 1957—2014 年的调查结果,在疫源地蚤的种群组成中方形黄鼠蚤松江亚种占 88.71%,另外张贵等人的研究显示方形黄鼠蚤松江亚种在疫源地蚤的种群组成中方形黄鼠蚤 81.32%,为优势种。该亚种蚤类属于单宿主型蚤类,在其主要寄主达乌尔黄鼠寄生的黄鼠蚤占该鼠体蚤总数的 35.70%,亦为该鼠体寄生蚤的优势种。此外张贵等人的研究方形黄鼠蚤松江亚种在黑线仓鼠、五趾跳鼠、三趾跳鼠、大仓鼠、荒漠毛足鼠和小家鼠也有寄生。

2. 方形黄鼠蚤松江亚种在全部染疫媒介中染疫率最高。吉林省 1954—1960 年的调查显示,判定染疫媒介中方形黄鼠蚤松江亚种占全部染疫媒介的 71.93%,染疫率最高。

第九节　方形黄鼠蚤松江亚种生态学特征

一、分布

方形黄鼠蚤(*C. tesquorum*)属于蚤目、角叶蚤科、黄鼠蚤属。方形黄鼠蚤松江亚种(*C. tesquorum sungaris*)是方形黄鼠蚤中的 3 个亚种之一。该蚤分布极为广泛,西起原苏联的东南部,东至我国东北、朝鲜以及原苏联的东西伯利亚均有分布。该蚤流行病学上的意义极为重要,是黄鼠鼠疫自然疫源地主要传播媒介和保菌者之一。由于该蚤分布广泛,有关其分类研究尤为重要。自 Wagner 于原苏联境内首先命名了方形黄鼠蚤的指明亚种以后,在西起苏联乌克兰东南部,中经过伏尔加河流域、高加索、中亚、阿尔泰草原,东到蒙古国、原苏联西伯利亚东部、朝鲜和我国西北、华北、东北地区的广袤草原地带上先后发现了方形黄鼠蚤的存在。在吉林省全部鼠疫地区均有分布。

二、鉴别特征

形态学上,方形黄鼠蚤种下分类所依据的形态特征主要集中在雄性腹部末端变形节上,包括可动突的形态、第八腹板端部端膜的发育情况等,雌虫在形态上一般没有明显差异。另外,方形黄鼠蚤松江亚种无颊栉,有前胸栉。其中雌蚤受精囊头部呈椭圆形,尾部呈香蕉形。

在鉴定时,经常会出现同一个地方出现两个亚种的现象,特别是蒙古亚种和松江亚种。

我国北方各省区(新疆除外)根据可动突上缘的宽窄来鉴别蒙古和松江两个亚种。蒙古亚种的可动突形态较窄,而松江亚种的端后缘较圆钝,端缘向前明显延伸外,可动突形态较宽。

刘泉等针对该鉴别问题解提出了鉴别特征:可动突端缘的宽度和宽高比例进行了研究,显示蒙古亚种为可动突宽高比例为 0.57,二松江亚种为 0.63。但是后续大量不同地区的标本测量显示蒙古亚种有低于 0.57 的,松江亚种也有高于 0.63 的。但是在吉林省松江亚种此比例为 0.63 以上为 80%,均有鉴别意义。

三、寄主与寄生方式

方形黄鼠蚤松江亚种寄生方式为单宿主型蚤类,主要宿主为达乌尔黄鼠,其次为黑线仓鼠,荒漠毛足鼠,小家鼠,五趾跳鼠及三趾跳鼠。该类蚤在宿主体表营吸血寄生。

四、栖息环境

温度、湿度和光线对蚤类的寄生繁殖影响很大,即使宿主适应于新的环境,但如果空气土壤中温湿度不适,也会影响蚤的滋生繁殖,尤其对于幼虫更为敏感。方形黄鼠蚤松江亚种都在阴暗潮湿、通风不良处繁殖与栖息,特别喜欢在黄鼠洞内或稻子麦秸和高粱秆堆下生存。

五、吸血嗜性

方形黄鼠蚤松江亚种吸血后消化过程和消化速度较慢,要慢于印鼠客蚤等。方形黄鼠蚤松江亚种吸血是产卵的必要条件,后才能交配受精的。马立名的研究表明方形黄鼠蚤松江亚种耐受能力较强,不论是新羽化蚤还是繁殖蚤均有较强的耐受饥饿的能力,并与环境的湿度正相关,与温度负相关。它们生存力随着温度的升高而变小,随着湿度的增大而变大。方形黄鼠蚤松江亚种在 15~27.5℃ 范围内可完成其生活史,在 20~25℃ 范围内成长率最高发育速率最快。在适宜温区内方形黄鼠蚤松江亚种雌性存活时间较雄性为长,自然条件下雌蚤的长寿耐饥可增加它们找获宿主的机会对其种群繁衍具有重要意义。

六、流行病学意义

长期大面积的调查表明,方形黄鼠蚤是疫源地主要储存宿达乌尔黄鼠的专性寄蚤,占鼠体蚤总数的 85%~95% 甚至更高,在鼠巢蚤中占 70%~80%。此外,方形黄鼠蚤在疫源地占历年检出的染疫蚤中 88.16%,且其染疫高峰在黄鼠染疫高峰 6 月份之前的 5 月份。实验结果表明方形黄鼠蚤在 9~12℃ 以及 19~21℃ 时的染疫率分别为 92% 和 93%,栓塞率分别为 7.7% 和 14%,栓塞蚤传疫率分别为 70% 和 67%,虽然尽管该类蚤属于低菌栓形成率蚤类,但其分布广,在黄鼠体和巢的指数高,又具备较高的染疫率和传染率,故认为其是达乌尔黄鼠鼠疫疫源地的传播媒介地位无疑正确的。

既往野外调查工作表明,方形黄鼠蚤在褐家鼠、小家鼠和黑线仓鼠等 12 种除黄鼠外的其他啮齿类和食肉类体均有发现。其中在褐家鼠中占体蚤总数的 1.53%,在小家鼠中占体蚤总数的 5%,而在上述的两种家栖鼠巢中各占总巢蚤数的 0.41% 和 34.85%,可以认为在黄鼠鼠疫扩散到家栖鼠间的过程中,方形黄鼠蚤也起到了一定的作用。

在相当于寒冷季节黄鼠冬眠巢穴温度的 2~4℃ 条件下,方形黄鼠蚤的染疫率可达到 95%,栓塞率为 2.8%,传疫率为 33%。受染蚤可带菌存活 137 天,形成菌栓者可存活 11 天,从受染到形成菌栓的最长外潜伏期达到 105 天,且传疫能力仍未丧失。由于实验条件和自然条件相比差距比较大,估计在自然界中栓塞蚤的寿命会更长,带菌越冬甚至栓塞蚤越冬的现象极有可能是客观存在的。因此有理由认为,方形黄鼠蚤松江亚种不仅是疫源地黄鼠鼠疫的主要传播媒介,同时也是一个重要的保存鼠疫自然疫源性的有效储存宿主。

第十节 人间鼠疫和动物间鼠疫流行历史

一、人间鼠疫

在近代史上,吉林省曾深受鼠疫的危害,吉林省人间鼠疫分为两种情况:一是两次东北肺鼠疫大流行均受到波及,二是地方性鼠疫不断流行。自 1910—1958 年间,除 1917 年、1919 年、1922 年无记载,其余各年份均有不同程度的发生和流行,波及当时全省 18 个县(市),发生人间鼠疫 1 468 次,发病 47 118 人,死亡 43 972 人。吉林省最近 1 例人间鼠疫发生在 1958 年的松原市长岭县太平川镇。

有据可查的人间鼠疫的流行,首先是 1887 年克什克腾旗南部的腺鼠疫流行和邻近的围场北部鼠疫的流行,是松辽平原达乌尔黄鼠鼠疫自然疫源地最早的记载的流行,但具体数据不详。其中,1910—1911 年东北肺鼠疫大流行,波及范围广及伤亡人数多。这次鼠疫流行源于东北边境城市满洲里,传染源为该地两名猎旱獭的中国人被旱獭鼠疫感染,吐血而死,致使鼠疫迅速蔓延开来。1910 年 10 月 25 日,满洲里首发鼠疫,11 月 8 日即传至哈尔滨(当时属吉林省),此后疫情发展之猖獗正如当时的东三省总督所形容"如水泻地,似火燎原",不仅横扫东北平原,甚至波及河北、山东共 6 省 83 县、旗,6 万余人丧命。直至 1911 年 3 月 18日,最后一例感染在公主岭发生后,终告平息,吉林防疫总局统计全省"疫死人数多至二万余人""成亘古未有之惨剧"。此次东北流行的鼠疫其流行方向是沿着铁路交通线呈暴发状流行,从满洲里到哈尔滨,再由哈尔滨至长春,最后由长春至吉林省城吉林市。凡延近铁路区域,逐渐波及成为重灾区,此次鼠疫大流行波及本省 25 个县(区),585 个自然村(屯),死亡20 264 人。其中长春市为 6 479 名,榆树为 11 218 名,该县流行最严重地区 94 处,病亡者占全县人口的 2.4%。1920—1921 年东北发生第二次的鼠疫暴发,主要病发区是在内蒙古的海拉尔,波及吉林省的长春、榆树和德惠 3 个县(市)和公主岭火车站,并在火车上发现 4 名鼠疫患者,此次疫情染疫死亡人数 355 人。

地方性鼠疫,据有文献记载是从 1916 起,即有鼠疫的发生,始于农安和前郭一带。至1958 年长岭县太平川 1 例鼠疫患者为止,已有 43 年地方性人间鼠疫流行的历史,在这 43 年中有 39 年度均有不同程度的人间鼠疫流行。在 13 个地方性鼠疫疫区县(市)和 3 个被波及县(市)范围内 1 123 个鼠疫疫屯,共发生人间鼠疫 1 462 次,染病发病 25 752 人,死亡 22 576人。其中,1947—1960 年间,吉林省内的鼠疫发生较为严重,这与日军投降时销毁细菌工厂有关,造成染疫动物逃窜,污染环境形成人为鼠疫疫源地,而使鼠疫播扩散的。据统计,1947—1960 年间,吉林省松辽平原黄鼠鼠疫疫源地区共计发生鼠疫人数 7 619 例,涉及疫点数为 526 点次,其中 1947—1950 年共计 6 953 例,占 91.26%。1951 年后逐渐减少,1959 年降至 0 例。1958—2020 年,在吉林省达乌尔黄鼠疫源地内未发现人间鼠疫,暂时处于静息状态。

二、鼠间鼠疫

吉林省动物间鼠疫最早认证应是 1937 年,在双辽永丰里及其附近村屯(乐胜村、种德屯、四合屯、玉字窝堡、天兴厂)从 11 只褐家鼠、19 只小家鼠、3 只大仓鼠和 1 只黑线姬鼠中分离出鼠疫病原体。1940 年 10 月—1941 年 2 月在长春市内及市郊从褐家鼠、小家鼠判定鼠疫疫鼠 70 只。1942 年于前郭县多次检出鼠疫菌。动物鼠疫发生与流行有较完整资料是从 1951 年开始,1951 年后,在全省鼠疫疫源地境内广泛开展细菌学检验工作,江森林等总结分析了 1951 年以来鼠疫监测资料数据库以及 2005—2006 年鼠疫疫源地现状调查数据库。显示 1951—1960 年从达乌尔黄鼠、褐家鼠、小家鼠、黑线仓鼠、大仓鼠、五趾跳鼠、草原鼢鼠、布氏田鼠、鼠艾鼬、方形黄鼠蚤、印属客蚤、二齿新蚤、纳氏革蜱、黄鼠血蜱和螨等脊椎动物和节肢动物体内分离鼠疫菌 428 株。经过 24 年的静息期后,于 1985—1986 年在长岭县三团乡发生动物鼠疫流行,从黄鼠、黑线仓鼠体内分离鼠疫菌 4 株,检出血凝阳性材料 28 份(黄鼠血凝阳性 25 份,犬血凝阳性 3 份);检出放免阳性材料 40 份(黄鼠放免阳性 31 份,犬放免阳性9份)。在此期间,于1982年、1983年、1985年、1986年先后在镇赉、洮北区、双辽、农安、大安、乾安等县检出黄鼠放兔阳性材料12份,黄鼠血凝阳性血清2份;其后于2004年在长岭县新安镇闹宝村检出3份黄鼠血凝阳性材料,最高滴度达1∶320。表明1961年之后,吉林省动物鼠疫疫情虽然明显减弱,但在局部地区仍有动物鼠疫发生。2007—2020年未发现鼠间鼠疫。

（一）染疫动物年份分布

1951—1985年,11个年份检出9种369只染疫动物,其中达乌尔黄鼠228只,占61.79%;褐家鼠107只,占29.00%;小家鼠16只,占4.34%;黑线仓鼠7只,占1.90%;五趾跳鼠和布氏田鼠各3只,各占0.81%;大仓鼠和草原鼢鼠各2只,各占0.54%;艾鼬1只,占0.27%。1951—1960年,有2个年份判定染疫动物高峰,1954年判定染疫动物103只,1958年判定染疫动物53只。1961—1984年的24年间,虽然在吉林省鼠疫疫源地区开展了广泛的细菌检验工作,但未分离到鼠疫菌。1985年在长岭县三团乡的苑家街判定3只染疫达乌尔黄鼠体和1只黑线仓鼠;1985—2020年,吉林省疫源地区动物中再未检出染疫动物,见表11-6。

表11-6　吉林省染疫动物年份分布

年份	合计	黄鼠	褐家鼠	小家鼠	黑线仓鼠	大仓鼠	五趾跳鼠	草原鼢鼠	艾鼬	布氏田鼠
1951	28	4	21	3	—	—	—	—	—	—
1952	32	5	23	4	—	—	—	—	—	—
1953	44	7	34	3	—	—	—	—	—	—
1954	103	75	23	2	3	—	—	—	—	—
1955	45	42	2	1	—	—	—	—	—	—
1956	5	5	—	—	—	—	—	—	—	—
1957	18	12	2	2	—	—	1	1	—	—
1958	53	52	—	—	—	—	—	—	1	—
1959	15	9	1	—	2	2	1	—	—	—
1960	22	14	1	1	1	—	1	1	—	3
1985	4	3	—	—	1	—	—	—	—	—
合计	369	228	107	16	7	2	3	2	1	3

（二）染疫动物地区分布

1951—1985年,11个年份判定染疫动物369只,分布于14个县市,其中通榆县99只,占26.83%;洮北区77只,占20.87%;长岭县40只,占10.84%;双辽市35只,占9.49%;大安市26只,占7.05%;洮南市24只,占6.50%;镇赉县18只,占4.88%;前郭县12只,占3.25%;扶余县和宁江区各10只,各占2.71%;农安县8只,占2.17%;乾安县5只,占1.36%;公主岭市4只,占1.08%;榆树市1只,占0.27%(表11-7,图11-13)。

表 11-7　吉林省染疫动物地区分布

县市	合计	黄鼠	褐家鼠	小家鼠	黑线仓鼠	大仓鼠	五趾跳鼠	草原鼢鼠	艾鼬	布氏田鼠
通榆	99	94	4	1	—	—	—	—	—	—
洮北	77	63	2	1	2	—	3	2	1	3
长岭	40	13	25	1	1	—	—	—	—	—
双辽	35	16	19	—	—	—	—	—	—	—
大安	26	18	5	2	1	—	—	—	—	—
洮南	24	7	13	2	2	—	—	—	—	—
镇赉	18	7	9	2	—	—	—	—	—	—
前郭	12	3	6	3	—	—	—	—	—	—
扶余	10	2	5	1	1	1	—	—	—	—
宁江	10	1	7	1	—	1	—	—	—	—
农安	8	2	5	1	—	—	—	—	—	—
乾安	5	1	4	—	—	—	—	—	—	—
公主岭	4	1	3	—	—	—	—	—	—	—
榆树	1	—	—	1	—	—	—	—	—	—
合计	369	228	107	16	7	2	3	2	1	3

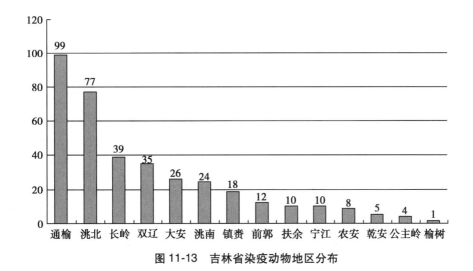

图 11-13　吉林省染疫动物地区分布

　　1985 年、1986 年和 2004 年 3 个年份用间接血凝方法检出阳性动物血清 34 份,其中黄鼠血清 30 份,犬血清 4 份;用放射免疫沉淀方法检出阳性动物血清 39 份,其中黄鼠血清 30 份,犬血清 9 份。血凝阳性血清分布于长岭县 32 份,农安县 2 份。放免阳性血清分布于长岭县37 份,农安县和乾安县各 1 份(表 11-8)。

表 11-8　血清学阳性动物分布

年份	县市	血凝			放免		
		合计	黄鼠	犬	合计	黄鼠	犬
1985	长岭县	9	8	1	13	9	4
1986	长岭县	20	17	3	24	19	5
1986	乾安县	0	—	—	1	1	—
1986	农安县	2	2	—	1	1	—
2004	长岭县	3	3	—	0	—	—
合计		34	30	4	39	30	9

（三）鼠疫疫点

1953—1964 年间,吉林省鼠间鼠疫的疫点在东北三省中处于首位,可以说占据的东北三省的绝大部分鼠疫疫点。从 1953 年以来,吉林省的鼠间鼠疫的疫点数在逐渐减少。1964 年至 2020 年间,除了 1985 年长岭曾发现鼠疫疫点外,吉林省至今尚未发现鼠间鼠疫疫点(表 11-9)。

表 11-9　1953 年以来松辽平原黄鼠鼠疫源地鼠间鼠疫疫点数状况

单位:个

地区	1953 年	1954 年	1955 年	1956 年	1957 年	1958 年	1959 年	1960 年	1961 年	1962 年	1963 年	1964 年以后
内蒙古东部	62	153	130	32	12	21	30	25	3		1	1985 年长岭曾有疫点,处理后均未再发现
吉林	21	72	26	4	3	12	8	4				
黑龙江	1	1										
辽宁	1											
合计	85	226	156	36	15	33	38	29	3		1	

（四）疫源地区分布

吉林省鼠疫疫源县绝大部分判定于 20 世纪 50 年代,14 个县市依据细菌学判定,仅四平市铁东区和铁西区依据 1948 年和 1949 年在郊区刘家屯、西小红嘴子申家屯和吴家屯有原发人间鼠疫而确定为疫源地区。疫源地位于北以嫩江、松花江为界,东至卡岔河、伊通河,南至东辽河中游,西部与内蒙古草原相连接。地理坐标介于北纬 43°5′~46°18′,东经 121°54′~126°41′。截至 2007 年,疫源地分布于白城、松原、长春、四平 4 个市 16 个县市,277 个乡镇,2 775 个村,9 514 个自然屯,疫源面积 56 440km²(表 11-10、图 11-14)。

表 11-10　吉林省鼠疫疫源县分布

县市	判定年份	判定方式	乡镇场	行政村/街道	自然屯/社区	人口	疫源面积/km²
洮北区	1954	细菌学	15	170	617	584 979	2 874.23
洮南市	1952	细菌学	18	231	646	438 544	5 082.24
镇赉县	1952	细菌学	11	150	450	266 369	4 726.24
通榆县	1951	细菌学	16	176	720	363 762	8 495.86

续表

县市	判定年份	判定方式	乡镇场	行政村/街道	自然屯/社区	人口	疫源面积/km²
大安市	1951	细菌学	18	235	614	430 000	4 901.24
宁江区	1951	细菌学	6	128	238	522 383	887.19
前郭县	1951	细菌学	22	235	600	579 332	6 143.49
乾安县	1952	细菌学	13	174	278	306 508	3 564.45
长岭县	1951	细菌学	22	253	1 063	635 261	5 728.43
扶余市	1951	细菌学	18	403	1 009	678 805	5 007.33
榆树市	1957	细菌学	4	70	342	62 911	267.86
农安县	1951	细菌学	17	262	1 640	843 669	3 745.15
四平市（铁西、铁东区）	1948	人间鼠疫	3	35	166	69 512	240.07
公主岭市	1951	细菌学	8	135	271 477	271 477	1 655.02
双辽市	1953	细菌学	13	188	600	400 317	3 121.2
合计			204	2 845	280 460	6 453 829	56 440

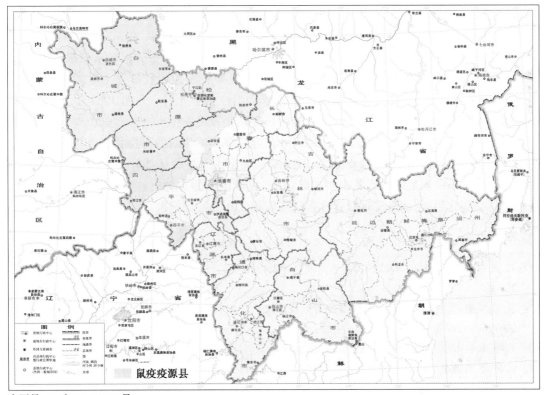

审图号：GS京(2022)1569号

图 11-14 吉林省鼠疫疫源县分布

第十一节 疫源地的动态演变

吉林省 1937—1942 年间均有鼠间鼠疫的流行发生。1951—1960 年的全省鼠间鼠疫监测分离出鼠疫菌 431 株。1961—1984 年在全省广泛收集可检材料,均未发现动物鼠疫疫情。1985 年长岭县三团乡苑家街发生动物鼠疫流行后,至 2020 年尚未发现鼠间鼠疫。可见吉林省的达乌尔黄鼠鼠疫疫源地 1937—1960 年属于活动期,期间经历过第一次东北鼠疫大流行和第二次流行。虽然缺少 1949 年前吉林省的鼠间鼠疫的监测数据,但是这两次鼠疫大流行就可以间接反映出吉林省鼠疫疫源地正处于一种活动期的状态,另外人间的鼠疫通过媒介方形黄鼠蚤也可以传播给相关的宿主,进而变相地维持和促进了这种鼠疫的活动期。1949年后,特别是 1951—1960 年的全省鼠间鼠疫的监测调查,明确了吉林省的鼠疫疫源地的鼠间鼠疫流行和分布情况,伴随着的是针对性的有效防治,使得该疫源地的鼠间鼠疫得到了有效的控制。

1961—1984 年间,吉林省达乌尔黄鼠鼠疫疫源地连续 24 年未出现人间鼠疫和动物鼠疫,该疫源地处于静息状态。一方面离不开有效的防控措施,包括对疫源地染疫宿主动物和主要媒介的监测和防治;另一方面吉林省疫源地的鼠疫流行形成原因也与人为因素有关,即与抗战胜利后日军销毁细菌工厂有关,造成染疫动物逃窜,污染环境形成人为鼠疫疫源地,使鼠疫播扩散。随着这种危险因素的消失,鼠间鼠疫也在逐渐回到静息状态。

鼠疫是人兽共患病,也是典型的自然疫源性疾病,病原体在自然界长期保存,不可能从根本上消灭。人类防治手段的干预只是最大程度减少其发生的概率,在一定适合的条件下,动物或人间鼠疫依旧有重新活跃的可能。1985—2020 年间,吉林省的达乌尔黄鼠疫源地也曾有短暂重新活跃的情况,动物间鼠疫于 1985—1986 年在松原市长岭县再度发生流行,并于 2004 年再度检出标志有动物鼠疫发生的血清学阳性材料 3 份。表明 1961 年之后,吉林省动物鼠疫疫情虽然明显减弱,但在局部地区仍有动物鼠疫发生。

所以,吉林省达乌尔黄鼠鼠疫疫源地正处于连续多年的相对的静息状态,但是仍要坚持科学开展监测工作,加强鼠疫预测预警,对染疫动物宿主及主要传播媒介的监测仍为必要,要动态的观察该疫源地的鼠间鼠疫的实际情况,更准确掌握吉林省达乌尔黄鼠鼠疫自然疫源地的动态变化趋势,最终实现对吉林省鼠疫防控工作的准确把握。

参考文献

[1] 张贵,张贵军,王身荣,等.我国鼠疫自然疫源地及疫情概况[J].中国地方病防治杂志,2002,17(2):101-103.

[2] 张贵,刘振才,江森林,等.吉林省鼠疫自然疫源地达乌尔黄鼠的生态学研究[J].中国卫生工程学,2007,6(1):27-30.

[3] 孙明.长春市志卫生志[M].长春:吉林文史出版社,1991,66-67.

[4] 丛显斌,刘振才,李群.中国鼠疫自然疫源地(1950-2014)[M].北京:人民卫生出版社,2020.

[5] 关秉钧.吉林省西部黄鼠地理分布调查报告[C].吉林省地方病第一防治研究所四十年文集,中国地方病防治杂志编辑部,1989.64-67.

[6] 江森林,刘振才,张雁冰,等.吉林省鼠疫自然疫源地景观特征的研究[J].中国地方病防治杂志,2006,

21(5):257-259.

[7] 张贵,张贵军,张芳,等.吉林省鼠疫自然疫源地空间结构的研究[J].中国地方病防治杂志,2006,21(4):193-195.

[8] 梁澄霖.吉林省三北防护林建设[M].东北林业大学出版社,1987:1-3.

[9] 张雁冰,刘振才,张贵,等.吉林省鼠疫自然疫源地啮齿动物种群结构的研究[J].中国地方病防治杂志,2007,22(2):92-94.

[10] 周方孝,刘振才,张贵,等.吉林省鼠疫自然疫源地黄鼠聚集面积的研究[J].现代预防医学,2007,34(19):3648-3652.

[11] 李幂,曹迎春,王恺,等.白城松辽平原2008—2017年动物鼠疫监测结果分析[J].中国地方病防治杂志,2018,33(5):510.

[12] 张芳,庄晓伟,刘振才.吉林省长爪沙鼠的现状研究[J].中国媒介生物学及控制杂志,2005,16(5):388-389.

[13] 周方孝,张雁冰,刘振才.吉林省长爪沙鼠现状及其防止措施[J].中国地方病防治杂志,1996,11(3):172.

[14] 张春华,吕景生,浦清江.达乌尔黄鼠疫源地的现状及防治对策[J].中国地方病防治杂志,2004,19(6):345-348.

[15] 韩崇选,李金钢,杨学军,等.中国农林啮齿动物与科学管理[M].咸阳:西北农林科技大学出版社,2005.

[16] 高共,王升文.中国鼠疫宿主动物及其防治[M].兰州:甘肃科学技术出版社,2012.

[17] 俞东征.鼠疫动物流行病学[M].长春:吉林科学技术出版社,2009.

[18] 汪诚信.有害生物治理[M].北京:化学工业出版社,2005.

[19] 高崇华,戴绘.吉林鼠疫[M].长春:吉林科学技术出版社,2000:65-67.

[20] 陈显赫,戴英.吉林省2019年鼠疫自然疫源地蚤类种群结构研究[J].中国地方病防治,2021,36(4):354-355.

[21] 张贵,张芳,刘振才,等.吉林省鼠疫自然疫源地蚤类群落结构的研究[J].中国媒介生物学及控制杂志,2007,18(2):124-126.

[22] 王志钢,徐宝娟,迟艳玲,等.方形黄鼠蚤松江亚种生殖生理特征的实验观察[J].寄生虫与医学昆虫学报,1997,4(2):102-104.

[23] 马立名.二齿新蚤和方形黄鼠蚤松江亚种的耐饥力[J].中国媒介生物学及控制杂志,1993,4(5):350-353.

[24] 马巧云,黄宝贞.方形黄鼠蚤松江亚种的生存分布[J].平顶山师专学报,2001,16(2):28-30.

[25] 纪树立,王淑纯.鼠疫研究进展[M].北京:中国环境科学出版社,1988:265-279.

[26] 柳支英.中国动物志-昆虫纲-蚤目[M].北京:科学出版社,1986:68.

[27] 马立名,王身荣.方形黄鼠蚤松江亚种的若干生态习性[C]∥吉林省地方病第一防治研究所四十年文集.中国地方病防治杂志,1989:92.

[28] 方喜业.中国鼠疫自然疫源地[M].北京:人民卫生出版社,1990.

[29] 王身荣,马立名.吉林省鼠疫地区蚤、蜱区系[C]∥吉林省地方病第一防治研究所四十年文集.中国地方病防治杂志,1989:87.

[30] 王身荣,刘晓倩,徐诚,等.方形黄鼠蚤与印鼠客蚤鼠疫媒介效能的比较研究[J].中国地方病防治杂志,1993,8(4):198-200.

[31] 王身荣,樊振亚,马立名,等.达乌尔黄鼠疫源地几种蚤的鼠疫流行病学意义[J].中国地方病防治杂志,1994,9(2):111-112.

[32] 贺建国,石宝岘,张树德,等.东北防治鼠疫50年回顾[J].中国地方病防治杂志,1999,18(1):73-74.

［33］田阳.1910年吉林省鼠疫流行简述［J］.社会科学战线,2004,(1):266-268.

［34］纪树立.鼠疫［M］.北京:人民卫生出版社,1988:40.

［35］张春华,高崇华,李书室.吉林省鼠疫防治50年回顾［J］.中国地方病防治杂志,1998,13(4):222-223.

［36］张雁冰,陈显赫,刘振才.吉林省动物鼠疫流行规律的概述［J］.中国工程学杂志,2007,18(4):247-249.

第十二章

黑龙江鼠疫生态

第一节　概　况

黑龙江省位于中国东北部,西起 121°11′,东至 135°05′,南起 43°26′,北至 53°33′,东西跨 14 个经度,南北跨 10 个纬度。北、东部与俄罗斯隔江相望,西部与内蒙古自治区相邻,南部与吉林省接壤。

一、地貌特征

黑龙江省地势大致是西北、北部和东南部高,东北、西南部低,主要由山地、台地、平原和水面构成。西北部为东北-西南走向的大兴安岭山地,北部为西北-东南走向的小兴安岭山地,东南部为东北-西南走向的张广才岭、老爷岭、完达山脉。兴安山地与东部山地的山前为台地,东北部为三江平原(包括兴凯湖平原),西部是松嫩平原。黑龙江省山地海拔高度大多在 300~1 000m 之间,面积约占全省总面积的 58%;台地海拔高度在 200~350m 之间,面积约占全省总面积的 14%;平原海拔高度在 50~200m 之间,面积约占全省总面积的 28%。有黑龙江、松花江、乌苏里江、绥芬河等多条河流;有兴凯湖、镜泊湖、五大连池等众多湖泊。

二、气候概况

黑龙江省属于寒温带与温带大陆性季风气候。全省从南向北,依温度指标可分为中温带和寒温带。从东向西,依干燥度指标可分为湿润区、半湿润区和半干旱区。全省气候的主要特征是春季低温干旱,夏季温热多雨,秋季易涝早霜,冬季寒冷漫长,无霜期短,气候地域性差异大。黑龙江省的降水表现出明显的季风性特征。夏季受东南季风的影响,降水充沛,冬季在干冷西北风控制下,干燥少雨。

三、疫源地区分布

黑龙江省鼠疫疫源地共有两类,分别为人为鼠疫疫源地及鼠疫自然疫源地。哈尔滨市为人为鼠疫疫源地。第二次世界大战结束时,侵华日军"731"部队炸毁细菌工厂后形成了以平房地区为中心呈扇形向外扩散的鼠疫疫源地。齐齐哈尔市泰来县是鼠疫自然疫源地。两类疫源地属松辽平原达乌尔黄鼠鼠疫自然疫源地,其主要宿主动物为达乌尔黄鼠,主要媒介为方形黄鼠蚤松江亚种。1950 年首次在哈尔滨市道里区(原顺乡区)张棚窝堡动物体内分离到鼠疫菌,从而确定黑龙江鼠疫疫源地的存在。至 1959 年,8 个年份在 7 个县区发生动物间鼠疫流行,在 9 个乡镇判定鼠疫疫点 15 个,动物分离鼠疫菌 53 株,媒介分离鼠疫菌 3 株。

疫源地分布于哈尔滨市道里区、香坊区、南岗区、平房区、阿城区、双城区及齐齐哈尔市泰来县,共有 24 个乡镇(街道),236 个行政区(社区)。关秉钧(1992 年)记载黑龙江省疫源地面积为 3 391km²。2016 年以乡镇为单位核定源面积为 3 383.44km²。

四、宿主动物

(一) 啮齿动物区系

黑龙江省记载啮齿动物 6 科 18 属 28 种,在达乌尔黄鼠(简称"黄鼠")疫源地区发现 4 科 13 属 16 种。

(二) 小型鼠种类构成

在 1982—2014 年,鉴定鼠类 5 种 3 236 只,以大仓鼠所占比例最高,为 890 只,占 27.5%;黑线姬鼠次之,837 只,占 25.87%;褐家鼠 624 只,占 19.84%;小家鼠 510 只,占 15.76%;黑线仓鼠 357 只,占 11.03%。

(三) 小型鼠数量

1982—2014 年,采用 5m 夹线法,布夹 127 800 夹次,捕获小型鼠 3 971 只,平均捕获率为 3.11%。20 世纪 80 年代初小型鼠捕获率较高,目前下降趋势较明显。在 1952—2014 年,58 个年份采用样方法,调查 37 911.5hm²,捕获黄鼠 8 227 只,平均密度为 0.22 只/hm²。其中 1952—1956 年,调查 80.5hm²,捕获黄鼠 919 只,平均密度为 11.42 只/hm²,最高密度为 17.7 只/hm²,为黄鼠密度的巅峰期。1957—2014 年,调查 87 831hm²,捕获黄鼠 7 308 只,平均黄鼠密度 0.19 只/hm²,最高密度为 1.52 只/hm²。该期间黄鼠密度有 3 个较高阶段,即 1957—1961 年,平均密度 0.88 只/hm²;1985—1986 年,平均密度 0.6 只/hm²;1992—1998 年平均密度 0.94 只/hm²。1999 年后黄鼠密度呈现明显下降趋势,期间,1999—2008 年平均黄鼠密度为 0.21 只/hm²;2009—2014 年平均黄鼠密度仅为 0.04 只/hm²,降至最低点。

(四) 常见鼠种特点

1. 达乌尔黄鼠

(1) 形态特征:达乌尔黄鼠是小型地栖松鼠类的一种,体长 119~250mm,体重 212~443g。眼大而圆,故名"大眼贼"。耳壳退化,短小脊状。尾短,约为身长的 1/3。爪尖利呈黑色。雄体有乳头 5 对。背毛呈深黄色,并带褐黑色。背毛根灰黑尖端黑褐色。颈、腹部为浅白色。后肢外侧如背毛。尾与背毛相同,尾短有不发达的毛束,末端毛有黑白色的环。四肢、足背面为沙黄色。头部毛比背毛色深,两颊和颈侧腹毛之间有明显的界线。颌部为白色,眼周围有一白环。耳壳色黄灰。夏毛色较冬毛深,而短于冬毛。色泽随地区、年龄、季节而有变异。幼鼠色暗无光泽。头骨扁平稍呈方形。颅呈椭圆形,吻端略尖。眶上突的基部前端有缺口。无人字脊,颅腹面,门齿无凹穴。前颌骨的额面突小于鼻骨后端的宽,听泡纵轴长于横轴。门齿狭扁,后无切迹。第二、三上臼齿的后带不发达,或无。下前臼齿的次尖亦不发达。牙端整齐,牙根较深,长 47mm,颜色随年龄不同,浅黄或红黄色。

(2) 生活习性:黄鼠为冬眠动物。一年内只有 6 个月的活动时间,大部分时间在休眠中度过。早春,大地解冻后,黄鼠苏醒出蛰。各地区苏醒出蛰的时间不相同,出蛰有两个高峰,第一个高峰在"清明"节后,是雄鼠;第二个高峰在"谷雨"节前,是雌鼠。有明显的先雄后雌的顺序。

出蛰与气候有密切的关系,春季气温逐日回升,日平均上升 2~5℃,地面温度 4~6℃,地中 1m 深处温度 2℃左右,雄鼠开始出蛰;当气温上升到 10℃,地表温度升到 12℃以上,雌鼠出蛰。刚出蛰的黄鼠,遇到天气突然变冷,会产生反蛰现象,反蛰期间不吃食物。当气温降至 0℃以下,风速超过 5m/s 时,出蛰就会中断。气温回升到 3℃以上时,又见出蛰。当气温达 5℃时,出蛰数量较稳定。可见温度是引起鼠休眠的重要因素。

黄鼠经过 6 个月以上的活动,到 10 月份天气变冷就封洞入蛰,深入到 1m 以下的窝巢内,进行冬眠。一般由 10 月初开始入蛰,到 10 月底结束。入蛰的顺序是,先雄后雌,最后是当年生幼鼠。冬眠前将来年的出穴洞道挖好,但不挖通到地面,然后入穴将接近住窝的洞道堵塞,蜷伏巢内,嘴鼻紧贴肛门,不食不动,体温降到 4℃,心脏跳动缓慢。

(3) 黄鼠活动规律:黄鼠经过 180 多天的冬眠,出蛰时大部分鼠健壮,只有少数老、幼鼠极度消瘦。刚出蛰的鼠,活动不敏捷,除休息外,还进行少量的取食活动。以后进入交配期,活动范围加大,可至洞口 300~500m 处,在阳光充足、地势较高的地方经常十几只在一起活动。

黄鼠的嗅觉、听觉、视觉都很灵敏,记忆力强,对其活动范围内的洞穴位置记得很熟,而且多疑,警惕性高,边取食边抬头观望。出洞前在洞口先听外边动静,然后探出头来左右窥视,确认无敌害时一跃而出,立起眺望,间歇发出"尖儿——尖儿"的叫声,唤其同类出洞玩耍,嬉戏。一旦发现敌情,立即发出急促的"尖儿——尖儿"的鸣叫,让其同类赶紧避难。两种鸣叫声,前者为"喜叫",后者为"惊叫"。受到干扰惊吓有堵洞习性,一刻钟堵洞一尺多远,以保护生命安全。黄鼠凶暴,常因争偶互相撕咬。

随季节的不同,黄鼠每日到地面活动的时间也不同,且与气候有关。气温上升到 20~25℃,地面温度在 30℃时最活跃。气温高于 30℃,地温高于 35℃;气温和地温低于 10℃,风速大于 5m/s,阴雨天活动明显减少。

(4) 黄鼠的繁殖:黄鼠每年繁殖一次。从 3 月下旬雄鼠出蛰后,经过一段时间的活动,到 4 月中旬,睾丸下降,这时雌鼠也大量出蛰,频频鸣叫,彼此互相追逐,寻找配偶。至 5 月中旬雌鼠进入怀孕期。初期胚胎发育较慢,后期则较快。黄鼠从交配到产仔 28 天。初生幼鼠肉红色,无齿,无毛,闭眼。产后 10 天仔鼠背部生毛,体长 65~78mm,体重 12~16g;20 天仔鼠长出牙齿,睁开眼睛,体长 80~100mm,体重 24g;28 天,幼鼠开始独立取食。34~36 天,分散打洞,开始分居。黄鼠从交配到幼鼠分居,两个多月时间。母鼠在分居后不久,也另挖新洞,作冬眠准备。黄鼠以雌体占优势,是繁殖的有利条件。

在自然界中,黄鼠的寿命不超过 5 年,多数活 2~3 年。依据牙齿颜色深浅和磨损程度,体长和体重来测定鼠年龄。当年幼鼠门齿长 3~4mm,为乳白色,釉质很薄。身体长在 180mm 以下。一年龄的门齿长 4~5mm,体长 180~200mm。二年龄门齿长 5~6mm,橙黄色,体长 205~220mm。三年龄门齿 6~7mm,为红黄色,牙端齐整,体长 225~235mm。总之,鼠龄越大,门齿越长,色加深,身长增加。

(5) 黄鼠的栖息场所与洞型构造:黄鼠是群居性的动物洞穴多筑于荒地、坟地、地塄、荒草坡、干旱沙滩以及多年生苜蓿地、草木樨地等,在道路、公路、铁路基两旁也有分布。黄鼠在各种栖息地内的密度,依季节变化和食物条件为转移。当农作物播种后一个月左右,即立夏阶段,一部分鼠迁往耕地内,到秋季作物成熟时,又迁至原住地。所以黄鼠在一个地区内,居住密度,由于繁殖和迁移的缘故,在不同季节内有很大的变化。早春荒滩地内多,到春末夏初有半数迁入农田或邻近路边。

黄鼠除在哺乳期与幼鼠同居外,均是单洞独居。其洞穴分为常住洞、临时洞及避难洞或耍洞。除常住洞有巢室外,其余的洞都没有膨大部分的窝。一般常住洞光滑、整齐、湿润、多为垂直洞。洞口直径 6~8cm,洞长 2.9~4.3m,洞深 1.1~1.4m。洞内巢室的巢材新鲜、干燥、暖和。洞内可分巢、粪便洞、盲洞等。

黄鼠的巢分雌鼠巢和雄鼠巢两种,雄鼠巢 6 个,为球形。雌鼠巢 5 个为盆状。两种巢的结构无多大差别。雌鼠巢较细软密集,雄鼠巢粗糙。巢材由马唐、狗尾草、尖草、谷子叶等组成。内壁有黑豆、黄豆叶、甜苣及刺蓟等的花絮。球形巢高 18~19cm,巢深 6~8cm,内径 8~12cm,外径 17~21cm。盆状巢高 11~13cm,巢深 6~8cm,内径 8~12cm,外径 17~20cm,巢材重 184~307g。

(6) 黄鼠的危害特点及食性分析:黄鼠危害时并非取食植物的全部,而是选择鲜嫩多汁的茎秆、嫩根、鳞茎、花穗为食。春季喜挖食播下的种子的胚和嫩根;夏季嗜食鲜、甜、嫩含水较多的作物茎秆;秋季贪吃灌浆乳熟阶段的种子。其特点是以播垄成排、以洞作圆心向外成片咬断根苗,吮吸汁液,使幼苗大片枯死,俗称"放排"。黄鼠对农作物的危害,在某些地区很严重。一般损失达 30%,严重的达 70% 以上。黄鼠胃内含物分三大类,植物性:在胃中有作物茎秆、叶片、花片等绿色食糜,占 92.2%;动物性:各种昆虫残片,占 7.6%;其他:鸟羽兽毛、土块,占 0.2%。

2. 大仓鼠

(1) 形态特征:大仓鼠是本属中体形较大的一种,体长 140~200mm。外形与褐家鼠的幼体较相似,尾短小,长度不超过体长的 1/2。头钝圆,具颊囊。耳短而圆,具很窄的白边。乳头 4 对。背部毛色多呈深灰色,体侧较淡,背面中央无黑色条纹。腹面与前后肢的内侧均为白色。耳的内外侧均被棕褐色短毛,边缘灰白色短毛形成一淡色窄边。尾毛上下均呈暗色,尾尖白色。后脚背面为纯白色。幼体毛色深,几乎呈纯黑灰色。

大仓鼠头骨粗大,棱角相当明显。顶骨前外角略向前伸,但不如黑线仓鼠的明显。顶间骨很大,近乎长方形。在前颌骨两侧,上门齿根形成了凸起,可清楚地看到门齿齿根伸至前颌骨与上颌骨的缝合线附近。听泡凸起,其前内角与翼骨突起相接。两个听泡的间距与翼骨间宽相等。牙齿结构与黑线仓鼠的牙齿基本相同。只是上颌 2 第三臼齿咀嚼面上仅具 3 个齿突,下颌第三臼齿有 4 个齿尖,内侧的一个很小。

(2) 生活习性:大仓鼠最喜栖居在土质疏松而干燥、离水较远和高于水源的农田、菜园、山坡、荒地等处。在与农田接近的草原、河谷、灌丛及林缘地区也能见到。性凶猛好斗、营独居生活。

大仓鼠的洞型较为复杂,洞口洞道垂直于地面,洞穴深而长,洞内有仓库、巢室,没有明显的便所。洞口分明暗两种。明洞口为进出口,建筑在稍高向阳处。洞口非常光滑,无任何遮盖物。暗洞口隐蔽,其上用浮土堵塞而形成较明显的圆形土丘,略高于地表。洞口直径大小不一,据 28 个洞口的测量,4~6cm 较多,个别达 8~10cm。仓库为贮存食物所用。每个洞系有 2~3 仓库。仓库距地面 40~85cm,其大小不一,长宽高多在 12cm×8cm×10cm 之间,容贮食物 400~600g,个别者可存 800~1 200g。主要以粮食、草籽为食。

大仓鼠主要在夜间活动,一般是晚上 6~24 时活动最多,次晨 4~6 时活动停止。但在秋季,日间也可见到它们搬运粮食。阴雨天活动减少。活动范围多在 25~44m,有时可达 0.5~1km。个别的进入人的住宅中。特别在秋季,要完成冬季的储粮,活动次数增加。繁殖力很强,一般 3 月初开始交尾繁殖,至十月底结束,一年产 3~5 胎,每胎 4~14 只,平均 7~9 只。

3. 黑线姬鼠

（1）形态特征:黑线姬鼠为中小型野鼠,体长 65~117mm。尾长与头躯部长相等或稍短,尾毛不发达,鳞片裸露,尾环比较明显。耳朵短,向前拉,一般不到眼部。四肢不及大林姬鼠粗壮,前足中央的两个掌垫较小,后足跖部亦较短。乳头在胸、腹各 2 对。背毛一般为棕褐色,亦有红棕色的,体后部比前部颜色更为鲜艳,背部中央有一黑色条纹,从两耳之间一直延伸至尾基,少数地区的类型黑纹不明显或无此纹。背毛基部一般为深灰色。上段为黄棕色,有些带黑尖。腹部和四肢内侧灰白色,其毛基为深灰色。体侧近于棕黄,其颜色是由背面向腹面逐渐变浅。

头骨的轮廓略为细长。吻部亦稍尖细,额骨与顶骨之间的交接缝,一般自中央向前斜至两侧,使额骨形成一个锐角突进顶骨。亦有一些头骨,其额、顶骨接缝处自中央向两侧斜度小而略呈弧形。顶间骨因其突进顶骨处,因而近于方形,顶间骨比较平。枕骨斜度较大,所以从顶面看时,上枕骨大部可见。眶上脊甚明显,年龄愈大突脊愈显。门齿孔几乎达到上齿列前端。

该鼠上颌第一臼齿的齿冠第一列横脊的齿突中间很大,内侧比外侧的发达,且位置稍向后,因而使这三个齿突所形成的新月形发生偏转。上颌第二臼齿第一列齿突外侧消失,仅存内侧一个独立的齿突。第二和第三列外侧齿突不甚发达,且常常靠得很近。M3 特别小,齿冠呈二叶形,其侧前方有一独立的齿突。老年个体由于被磨损,第三臼齿齿冠的二叶形常常消失。

（2）生活习性:喜居于向阳、潮湿、近水地方。在农业区多栖息于田埂、防风林堤坝、土丘、杂草丛及柴草垛中。在农田中,以水稻田密度较高。在苗圃、果园、荒地及人房内都有发现。

在田埂及水渠堤上洞穴较多,洞穴十分简单,一般有 2~3 个洞口,洞道不深,不长,长 1~2m,有 2~4 个分叉。洞内通常有一个圆形的巢窝。窝内有少许干草,冬季亦有少许存粮。巢近于球形,结构紧密坚实,不易脱落。用大麦、水稻、谷子等叶及干草交织筑成。内铺甜苣、芦苇、凤毛菊等花絮。

食性杂。以植物性食物为主,主要以种子、植物的绿色部分以及根、茎等,特别喜食水稻、麦类、豆类、禾谷类、甘薯等。食物随季节而异,秋、冬两季以种子为主,佐以植物的根和茎。春天开犁播种后,盗食种子和青苗。夏季食植物的绿色部分、瓜果以及捕食昆虫等。

以夜间活动为主,黄昏和清晨最为活跃,上午 9~10 时、下午 2~4 时亦出洞觅食。不冬眠,春、秋两季活动最频。随自然条件和食物来源而迁移。放水灌田或田中积水,不利于生存繁衍时,即向田埂集中。夏季天气炎热,作物生长茂盛,隐蔽条件虽说良好,但这时谷物尚未成熟,食源甚贫,又非主要繁衍时期,故多不挖洞筑巢,随食源而流窜移居。入秋后,天气逐日转寒,又值繁殖高峰季节,此时多筑巢以避寒和产仔,这时田埂、堤坝上鼠洞明显增加。入冬后,由于地表裸露田地内食源缺少,加之洞中不存粮或存粮甚少,为觅食有的鼠迁至附近村庄场院和草垛中,少数进入人房住室。翌年开春转暖后,又重返田野。

每年繁殖 3~5 胎。每胎产仔 5~7 只。在我国东北地区,8 月份雌鼠怀孕率最高,达50%。仔鼠约三个月发育成熟。平均寿命约一年半。

4. 褐家鼠

（1）形态特征:褐家鼠是家栖鼠中最大的一种,躯体粗大。尾长不及体长,尾毛稀少,表面鳞片明显,尾环显著。耳朵短而厚,前折,不遮眼。后脚粗大,长于33mm。乳头6对:胸部

2 对,腹部 1 对,鼠蹊部 3 对。该鼠的毛色与其年龄、栖息环境有一定的关系,多数背毛棕褐色至灰褐色。毛基呈深灰色,末梢带有棕色。背中央间生较多的全黑色毛,故其颜色深于体侧。腹毛灰白,与体侧的毛色有明显的分界。脚背白色。尾毛上面黑色,下面白色。幼体的毛色较成体颜色深,背毛呈黑褐色,毛尖端棕色不甚显著。

头骨粗大,吻部突出,鼻骨比较长。颧弓健壮。具发达的眶上嵴,并与颞嵴接连,向后延伸至鳞骨。左右两侧的颞嵴近乎平行,因此,顶间骨的宽度几乎与左右顶骨宽度的总和相等。这是褐家鼠区别于鼠属其他种类的明显特征之一。

褐家鼠上颌的第一臼齿较大;第二臼齿长仅为第一臼齿长的 2/3;第三臼齿长为第一臼齿长的 1/2。臼齿的咀嚼面呈三横嵴,第一横嵴的外侧齿突,近乎与中央齿突愈合;第二横嵴的外侧齿突正常;第三横嵴外侧尚存一定轮廓,但内侧齿突消失。上颌第二臼齿和第三臼齿咀嚼面的第一横嵴退化,尚存一个内侧齿突。第二臼齿具明显的第二和第三横嵴,第三臼齿横嵴愈合成一月牙状的整体。下颌臼齿咀嚼面齿突不甚明显。

(2)生活习性:褐家鼠是家、野两栖的鼠种,它与人类的经济关系极为密切,是给人类造成严重危害的害鼠。褐家鼠的栖息地十分广泛,仓库、厨房、厩圈、垃圾堆、厕所、下水道以及河湖沿岸、农田、菜地、沟渠、路旁均可生存。它善于攀绳、游泳和掘洞。凡是可以作为隐蔽所的墙缝、空隙、杂物堆都能被它利用作窝,洞系结构规律性不强。洞穴构造比较复杂,一般有洞口 2~4 个多,在墙角下或阴沟中,进口通常只有一个,出口处有颗粒状松土。洞道长 50~210cm,分支多。地下洞深达 150cm。一般只有一个窝巢。在住宅区采集到巢,材料多为破布、烂棉、碎纸等;田野筑巢材料为谷子、黍子、尖草等叶片。巢呈碗状,据 8 个鼠巢的量度,外径 16~19cm,内径 12~14cm,巢重 137~210g,巢深 6~9cm。

食性很杂,嗜食肉类食物及含水分较多的果品。在住宅区,主要盗食粮食和各种食物,在食源贫乏时,也吃垃圾、粪便;在野外,主要以各种成熟的作物为食,如水稻、花生、甘薯等,也吃植物的绿色部分、草籽、小鱼、虾、青蛙、小蟹,甚至小鸡、小鸭等家禽。对饥渴的耐力较差,故取食活动较频繁。鼠性凶暴,遇到敌情,来不及躲避时,即立起前身,张牙舞爪,发出叫声,扑向敌人,亦常因争食和求偶尔咬斗。

昼夜活动,以夜间活动较多。一般在清晨和黄昏后活动最频。视觉差,但嗅觉、听觉和触觉都很灵敏。记忆力强,警惕性高,多沿墙根壁角行走,行动小心谨慎,对环境的改变十分敏感,遇到异物产生疑心,即使嗜食物件也要回避一段时间。遇到干扰,立即隐蔽。季节迁移现象明显,每年初春天暖后,部分鼠由室内迁居室外或田野,大约 10 月后又陆续迁回住宅。繁殖力很强,条件适宜时,一年四季都能生殖。在室外的繁殖期为 1~10 月,一年中的繁殖次数高达 6~10 次,孕期约 3 周,每胎 7~10 只,仔鼠发育到性成熟约 3 个月。寿命约 2 年。

5. 小家鼠

(1)形态特征:体型小,体长 60~100mm,尾与体长相当或略短,体重 7~20g。乳头 5 对。毛色随季节和生境而异。背毛可呈棕灰、灰褐或黑褐色,腹部毛由白色至灰白色、灰黄色。尾毛一般呈上下二色,上为黑褐色,下面稍浅呈沙黄色。前后足的背面呈暗褐色或牙白色。头骨吻部短,眶上嵴不很发达,脑颅低平,顶间骨宽阔。门齿孔较长,其后缘超过第一臼齿前缘的连接线。听泡小且较平扁。下颌骨的喙状突较小,髁状突发达。小家鼠的上门齿后缘有一极显著的月形缺刻,为其主要特征。上颌第一臼齿甚大,最后一个臼齿很小,第一臼齿长大于第二与第三臼齿长的总和。

（2）生活习性：小家鼠是一种家栖兼野栖的鼠类，其栖息范围甚为广泛，凡人所至之处均能见到它的活动。人房、场院、仓库、农田以及戈壁荒漠等都是它的栖居地，尤以人房、场院以及收割后的麦草垛、稻草堆和玉米秸秆堆下更是小家鼠最适宜的栖居场所，这些地方既是它的繁殖地带，又是它越冬的良好场所。

小家鼠的洞穴比较简单，一般在杂物堆、地板下、衣柜、墙角、粮库、草垛、粮垛、田埂、水渠埂、荒地等处筑巢或打洞。室内窝巢常以破布、乱棉絮等物铺垫制成。室外，洞穴不深，既短又简单，一般有 1～2 个出入洞口，直径 3～5cm，洞长 60～100cm。雌鼠产仔后，大部分洞口堵塞，只留一个洞口。秋收季节，在田中挖临时洞。

小家鼠的巢呈球、碗两种形状，筑巢材料较广泛。据 37 个巢的观察，地栖鼠巢 31 个均为球形，家栖鼠巢 6 个为碗状。雄鼠巢小而结构疏松，巢材粗糙，常用谷子、黍子、芦苇、豆叶等组成；雌鼠巢大而结构紧密，材料亦柔软，多为马唐、沙草、白草等制成。球形巢在靠下方留有直径为 2.5cm 小孔作为出入通道。巢体积为 13cm³；碗状巢高 6～8cm，巢深 3～5cm，内径 7～9cm，外径 10～13cm。巢重 85～157g。

食性杂，以盗食粮食为主，如玉米、稻子、小麦、高粱以及胡麻、花生等油料。初春，食源贫乏时，也咬毁青苗，夏季在野外也食草籽和昆虫，数量多时啃食树皮、棉桃和瓜果蔬菜等。其食性与季节、栖居环境食源有关。

小家鼠的繁殖力极强，条件适宜，几乎一年四季均可繁殖，以夏、秋两季繁殖力最高。全年产 6～8 胎，怀孕期平均 18～20 天，产后又能马上交配受孕，每胎产仔 6～8 只，最多 10 只以上。昼夜活动，夜间活动频繁，有黄昏后和黎明前两个活动高峰。小家鼠具有明显的季节性迁移现象，入冬前，除部分栖居玉米秸秆堆内越冬外，大部分迁回原处。除季节性迁移外，还随作物生长情况做短距离的迁移。开春后，小家鼠从越冬场所迁往小麦、苜蓿等早春作物地内，以后又随着季节和各种不同作物生长郁闭、开花、结果情况，逐步转向胡麻、小麦、玉米、水稻等作物地集中。

小家鼠数量变动非常大，在大发生年代，数量猛增，分布区蔓延扩大。数量猛增后，又急剧下降，转入低潮，雄性个体副睾无精子，雌体子宫变为白细，然后再逐步恢复到正常数量。除地区外，其数量又与季节有关，在居民住宅、粮库等地，冬春数量高，夏季数量偏低，秋季以后数量又逐渐上升到一定水平，即在作物收完毕、气温亦逐渐变寒时，小家鼠则由野外田地迁入居民住宅、场院、粮库、稻草垛内栖居越冬；农田和野外则是冬春两季数量低，夏季数量最多，延续到 10 月份达到最高峰。

五、媒介

（一）蚤类区系

黑龙江省记载蚤类 6 科 33 属 77 种；而在黄鼠疫源地区发现蚤类 5 科 18 属 26 种。

（二）蚤类构成

1982—2000 年，挖黄鼠巢穴 626 个，染蚤巢 313 个，获巢蚤 2 238 只；检黄鼠 5 238 只，染蚤鼠 1 540 只，获蚤 4 446 匹；检黄鼠洞干 13 934 个，染蚤洞 42 个，获洞干蚤 78 匹。共获巢蚤 2 科 5 属 6 种，其中方形黄鼠蚤松江亚种占 73.76%；二齿新蚤占 25.84%；具刺巨槽蚤占 0.13%；短跗鬃眼蚤占 0.13%。获体蚤 2 科 5 属 8 种，其中方形黄鼠蚤占 97.42%；二齿新蚤占 2.43%；具刺巨槽蚤占 0.05%；具带病蚤占 0.02%；角尖眼蚤指名亚种占 0.02%；缓慢细蚤占 0.02%。栉头细蚤指名亚种占 0.02%。获洞干蚤 2 科 2 属 2 种，其中方形黄鼠蚤占

89.74%;二齿新蚤占 10.26%。由此看出,巢蚤、体蚤和洞干蚤种蚤的种类并不完全相同。方形黄鼠蚤占全部蚤数的 89.39%,在巢蚤、体蚤和洞干蚤中均为优势种,在体蚤中比例高达97.42%;二齿新蚤占全部蚤数的 10.37%,排第 2 位,在巢蚤和洞干蚤种所占比例较高(分别为 25.87% 和 10.26%),体蚤中的比例低(2.43%);其他蚤(共 16 匹)均为少见种且仅占全部蚤数的 0.24%。

（三）黄鼠体蚤数量

1982—2014 年,梳检黄鼠 26 699 只,染蚤数 6 166 匹,染蚤率为 23.09%;获蚤 18 224 匹,平均蚤指数为 0.68。20 世纪 80 年代初期至 90 年代初期,黄鼠体蚤数量呈明显波浪式波动;90 年代中期以来,黄鼠体蚤数量则呈明显下降趋势,一直维持在较低水平,且波动幅度较小。

（四）常见蚤类

1. 方形黄鼠蚤松江亚种 方形黄鼠蚤松江亚种在黑龙江省广为分布。方形黄鼠蚤松江亚种与蒙古亚种十分接近。其区别是可动突端后缘较圆钝,且端缘向前明显延伸。其主要宿主为达乌尔黄鼠,占其体蚤的 80% 以上,有时甚至可达 98.1%。也见于黑线姬鼠、小家鼠、褐家鼠、黑线仓鼠、大仓鼠、五趾跳鼠、三趾跳鼠、长爪沙鼠、西伯利亚花鼠、东北鼩鼠以及艾鼬、香鼬等动物的体表或窝巢。柳支英等(1960 年)曾在吉林白城对该蚤的季节消长进行了调查,发现 4 月份蚤指数相当高,至 5 月下旬急剧下降,5 月下旬至 6 月中下旬达最低峰。7 月以后开始回升,8 月、9 月扶摇直上,并于入蛰前达到新的高峰。可见黄鼠体上的松江亚种在本地区有 2 个季节高峰:一个在春季黄鼠育幼分居之前(4 月),一个在秋季黄鼠入蛰冬眠之前(8 月、9 月之后),且后一高峰时间为期较长。1959 年,吴厚永等在吉林白城草原对该种的野外生存期限和迁移现象进行了试验观察。指出无论黄鼠死在洞内或洞外,该蚤在最初一周内表现出强烈的迁移倾向,阳性率达 100%,1 周内的迁移数总数达 95%。Emel、yanova(1957 年)认为方形黄鼠蚤在宿主死后最初几小时就离开,但是有黄鼠正常生活的洞内,始终未见迁移倾向。由此可见这种迁移完全由于饥饿所致。草原上游离蚤在 7 月、8 月份的生存时间一般很短,多为 1~2 天,最长不超过 3 天。贺建国(1958 年)指出该亚种生活能力较强,即或在土壤解冻后季节也可在黄鼠洞干存在,而且在适宜的季节内可从洞内游离到洞外。方形黄鼠蚤松江亚种是我国东北西部和内蒙古东部松辽平原达乌尔黄鼠鼠疫自然疫源地的主要媒介。

方形黄鼠蚤松江亚种与鼠疫的关系。据《中国鼠疫及其防治(1950—1980)》记载,该蚤占其疫源地疫蚤总数的 77.7%~92.5%。王身荣等的实验研究表明,在 18~21℃ 和 75%~85% 相对湿度条件下,方形黄鼠蚤松江亚种的鼠疫实验感染率为 87.46%,菌栓形成率为9.69%,媒介效能为 0.05;对照组印鼠客蚤的上述指标分别为 91.25%、50.57% 和 0.25。可见该蚤属低菌栓率蚤种,鼠疫媒介效能仅为印鼠客蚤的 1/5。但由于该蚤在自然界巨大的种群数量,以及媒介效能的测定所用实验动物为小白鼠而非其正常宿主达乌尔黄鼠,故其实际鼠疫媒介能力要比实验结果为大。于 2~4℃ 下,该亚种蚤带菌存活时间最长达 137 日,并在感染性进食后的第 70 日,有 1 匹蚤形成菌栓,存活 11 日,叮咬 10 只小鼠,使其中 4 只染疫;另在感染后第 105 日,也有 1 匹蚤形成菌栓,存活 6 日,叮咬 5 只鼠,使 1 鼠染疫。由此可推测,该蚤在自然界带菌越冬、且在适宜条件下形成菌栓并将病原体传播给健康宿主动物的情况很有可能是客观存在的。可以认为,方形黄鼠蚤松江亚种不仅是达乌尔黄鼠动物鼠疫的主要传播媒介,同时也是某种程度的保存鼠疫自然疫源性的有效储存宿主。

2. 二齿新蚤　二齿新蚤分布于北方的林区、森林草原、草原、荒漠草原、丘陵、高原以及农垦区和城市周围等多种生境,黑龙江省各地均有分布该蚤种的第 9 腹板后臂略呈棒形,端部腹缘处只有 1 列刺形鬃(但可分为长短 2 组)。第 7 背板主鬃列在气门下无鬃以及第 7 腹板后缘有较长而形如指状后凸之背叶,易与本属其他种类区别。其宿主范围甚广,在我国已知野栖、半野栖,甚至家栖的多种啮齿动物,包括黑线仓鼠、大仓鼠、长尾仓鼠、灰仓鼠、达乌尔黄鼠、长爪沙鼠、狭颅田鼠、东方田鼠、东北鼢鼠、草原盼鼠草原旱獭、喜马拉雅旱獭、黄兔尾鼠、五趾跳鼠、三趾跳鼠、小毛足鼠、褐家鼠、小家鼠等,及兔形目的达乌尔鼠兔和中国红鼠兔等都可成为它的宿主。从食肉类的艾鼬体上也曾采到过二齿新蚤,很可能因艾鼬在猎食啮齿动物时染上此蚤。从我国各地区的调查资料来看,二齿新蚤几乎没有一种主要宿主,也不成其为某种宿主的主要寄生蚤。二齿新蚤在达乌尔黄鼠体有两个高峰,分别在 4 月、9 月,而于其巢穴内则只有 7 月一个高峰。它的季节消长同其本身的生活习性、宿主的活动规律及环境温度条件等因素密切相关。二齿新蚤虽不是某类疫源地或某种主要鼠疫宿主动物的优势蚤种,但由于在我国分布很广,宿主种类很多,同人类的关系比较密切,并在吉林、内蒙古和宁夏的达乌尔黄鼠疫源地、长爪沙鼠疫源地和布氏田鼠疫源地多次发现其自然染疫,因此对其应予以足够重视。王身荣等(1993 年)的实验证实,二齿新蚤的鼠疫实验感染率为 86%,菌栓形成率为 47%,属高菌栓率蚤种。其感染率、栓塞率、菌栓形成速度和菌栓蚤寿命等诸指标均与对照组印鼠客蚤相近。但二齿新蚤的传播潜能仅为印鼠客蚤之半,因而其媒介效能和媒介指数不及印鼠客蚤的 1/2。尽管如此,由于其分布广、宿主多、种群密度较大,所以在动物间鼠疫流行过程中,二齿新蚤无疑起到较重要的作用。

第二节　哈尔滨市人为鼠疫疫源地

哈尔滨市位处中国东北,黑龙江省西南部,是黑龙江省的省会,全市土地面积 5.31 万 km²,2020 年末户籍总人口 948.5 万人。其中市区面积 10 198km²,市区人口 528.4 万人。

一、地理地貌

哈尔滨位于东经 125°42′~130°10′、北纬 44°04′~46°40′之间,属中温带大陆性季风气候。全年平均气温 5.6℃,最高月平均气温 23.6℃,最低月平均气温-15.8℃,冬长夏短。全年降水量 423mm,主要集中在 6~9 月,无霜期天数 168 天。哈尔滨地处东北平原,耕地面积 197.7 万 hm²,且多为富含营养成分的"黑土地"。发源于长白山天池的松花江干流自西向东贯穿哈尔滨中部地区,成为全市灌溉量最大的河道。全市已发现的矿种为 63 种,已探明资源储量的矿种共计 25 种。

二、宿主动物

(一)啮齿动物区系

该地区记载啮齿动物 7 科(亚科)12 属 16 种,包括花鼠、达乌尔黄鼠、巢鼠、大林姬鼠、黑线姬鼠、褐家鼠、小家鼠、黑线仓鼠、大仓鼠、东北鼢鼠、红背䶄、棕背䶄、麝鼠、东方田鼠、狭颅田鼠、东北兔等。

(二)啮齿动物构成

1982—2014 年,鉴定小型鼠类 5 种 2 545 只,其中大仓鼠 782 只,占 30.73%;黑线姬鼠

696 只,占 27.35%;褐家鼠 600 只,占 23.58%;小家鼠 358 只,占 14.07%;黑线仓鼠 109 只,占 4.28%。

（三）小型鼠数量

1982—2014 年,采用 5m 夹线法布放老鼠夹 77 100 夹次,捕获鼠类 2 842 只,平均捕获率为 3.69%。小型鼠数量呈现明显逐年下降趋势,时而有小的波动。

（四）黄鼠密度

1952—2014 年,用样方法调查 12 520.5hm²,捕获黄鼠 3 885 只,平均密度 0.22 只/hm²。其中 1952—1957 年,6 个年份调查 51.5hm²,捕获黄鼠 816 只,平均密度 15.84 只/hm²,为黄鼠密度巅峰期。1958—2014 年,调查 17 469hm²,捕获黄鼠 3 069 只,平均密度 0.18 只/hm²。黄鼠密度呈现 U 形波动,且 2007 年以来呈现持续下降趋势。

三、媒介

（一）蚤类区系

该区发现的蚤类有 4 科 10 属 13 种,包括人蚤、犬栉首蚤、猫栉首蚤指名亚种、印鼠客蚤、二齿新蚤、同源栉眼蚤指名亚种、纯栉眼蚤指名亚种、光亮额蚤指名亚种、方形黄鼠蚤松江亚种、具刺巨槽蚤、不等单蚤、具带病蚤等。

（二）黄鼠体蚤数量

1982—2014 年,梳检黄鼠 12 371 只,染蚤鼠 2 348 匹,平均染蚤率为 18.98%;获蚤 6 644 匹,平均蚤指数为 0.54。黄鼠染蚤率及蚤指数呈波浪式逐年下降趋势。

四、疫源地区分布

（一）道里区

道里区是哈尔滨市的中心城区,位于哈尔滨市区西北部,东以滨洲铁路沿线与道外区分界,西至太平镇与双城区农丰镇和永胜乡接壤,南以哈长铁路沿线与南岗区相连,北至松花江和太阳岛南界与肇东、松北为邻。全区辖 18 个街道、4 个镇、1 个乡,全区人口总人口 88.6 万人,总面积 479.2km²,其中城区面积 49.9km²。1950 年首次于新发镇先锋村张家屯(原顾乡区张家窝棚)判定 1 只染疫黄鼠、2 只褐家鼠、2 只小家鼠;1956 年在榆树镇三姓村(原王岗三姓屯)发现 1 只染疫黄鼠、6 只染疫大仓鼠。该区动物间鼠疫流行 2 个年份,判定染疫动物 4 种 12 只,鼠疫疫点 2 处。划定新发镇、榆树镇、新农镇、群力街道 4 个乡镇(街道)为鼠疫疫源地区,区域内包括 39 个行政村(社区),61 个自然屯(组),疫源面积 315.12km²,占区域面积的 65.76%。

1910—1949 年,有人间疫点 8 个,发病 8 572 人,死亡 8 571 人。1950 年,发生人间鼠疫疫情 1 起,发病 2 人,死亡 2 人。

（二）香坊区

香坊区位于哈尔滨市的东南部,是全市四个中心城区之一,辖区面积 344.5km²。截止到 2020 年末,全区户籍人口为 739 408 人,其中城镇人口 649 270 人,乡村人口 90 138 人。下辖 4 个镇和 20 个街道办事处,46 个行政村、117 个社区。作为哈尔滨城市文明的发祥地和最早的开埠区,悠久的人文积淀,不懈的奋斗历程,谱写了香坊区加快发展的精彩篇章。

1956 年,首次在朝阳镇新发村(原朝阳区新发屯)判定染疫黄鼠、大仓鼠、小家鼠各 1

只,方形黄鼠蚤 1 组;1957 年在朝阳镇金星村(原朝阳区义发源屯)判定染疫黄鼠 3 只;1959年在朝阳镇永丰村判定染疫黄鼠 3 只;1956—1959 年,动物鼠疫流行 3 个年份,判定染疫动物 3 种 9 只,染疫媒介 1 种 1 组,确定疫源点 3 处。1994 年在黎明办事处幸福村检出黄鼠血凝阳性血清 1 份,滴度 1:80。1984 年和 1985 年朝阳镇检出黄鼠放免阳性血清 5 份;1985 年在黎明乡检出黄鼠放免阳性血清 2 份。划定幸福镇、成高子镇、朝阳镇、黎明街道等 4 个乡镇(街道)为鼠疫疫源地区,涉及 50 个行政村(社区)95 个自然屯(组),疫源面积 222.2km²,占区域面积的 65.44%。

1950—1951 年,发生 2 起人间鼠疫疫情,发病 2 人,死亡 1 人。1950 年 1 起,发病 1 人,死亡;1951 年 1 起,发病 1 人,转归情况不详。

(三) 南岗区

黑龙江省哈尔滨市南岗(读去声)区是哈尔滨的中心城区,位于东经 126°45′~126°43′,北纬 45°30′~45°40′,海拔 146.3~185.4m。东与道外区(原太平区)毗连,南邻香坊区,北以哈长、滨北铁路线与道里、道外两区分界,西南部隔运粮河与双城区相望。辖区总面积 182.8km²,其中城区面积 73km²。南岗,昔称"秦家岗",因今哈尔滨火车站地方有一秦姓人家居此耕种而得名。原指马家沟河以北,中东铁路线以南,由东南至西北一长形如屋脊状高岗地。清代属阿勒楚喀副都统辖地。南岗区是全省的政治、经济、文化、教育、科技、医疗、商贸、交通中心。截至 2010 年,南岗区下辖 18 个街道、1 个镇、1 个民族镇,总面积 182.87km²。1951 年首次于岗镇靠山村(顾乡区靠山屯)判定染疫黄鼠和褐家鼠各 1 只;其后于 1954 年在王岗镇红星村(原王岗区夏家窝堡屯)判定染疫黄鼠 1 只;1956 年红旗乡旭光村(原王岗区正红旗二屯)判定染疫黄鼠 1 只;1959 年在红旗乡曙光村(原南岗公社正红旗头屯)判定染疫黄鼠 1 只。1951—1959 年,3 个年份发生动物鼠间疫流行,确定疫点 3 处。于 1983 年在红旗乡明星村检出黄鼠血凝阳性血清 1 份。于 1983 年和 1985 年在红旗乡检出黄鼠放免阳性血清各 1 份。疫源地分布于红旗乡和王岗镇的 2 个乡镇,25 个行政村(社区),40 个自然屯(组),疫源面积 117.4km²,占区域面积的 64.19%。

1951—1954 年,发生 2 起人间鼠疫疫情,发病 5 人,死亡 1 人;1951 年 1 起,发病 4 人,死亡 1 人;1954 年 1 起,发病 1 人,治愈。

(四) 双城区

双城位于松嫩平原腹地,南临拉林河,北依松花江,是黑龙江省"南大门",源于清代吉林将军富俊屯田垦荒,因境内有金代达禾、布达二古城,遂定名双城堡。清嘉庆十九年(1814年)建城设治,1988 年撤县设市,2014 年撤市设区,2015 年 5 月正式挂牌。全区面积 3 112km²,耕地 385 万亩,辖 10 个街道、17 个乡镇、246 个行政村和 1 个省级技术开发区,总人口 83 万,其中农业人口 60 万。

1951 年,首次在周家镇东海村前长岭子屯(原周家区正黄旗二屯)1 只褐家鼠体内分离出鼠疫菌;1952 年新兴镇东光村蒋家大桥屯(原周家区大乔家屯)达乌尔黄鼠和黑线姬鼠体内各分离到 1 株鼠疫菌,从而明确该地区为鼠疫疫源地的存在。疫源地分布于周家镇和新兴镇的 6 个行政村 7 个自然屯,疫源面积 56.6km²,占全区面积的 1.82%。

1950—1951 年,发生 2 起人间鼠疫疫情,发病 22 人,死亡 6 人。1950 年 1 起,发病 21人,死亡 15 人;1951 年 1 起,发病 1 人,死亡。

(五) 阿城区

哈尔滨市阿城区位于黑龙江省会哈尔滨市中心城区东南 23km 处,距哈尔滨太平国际机场 50km。有哈牡、哈五、哈同、长江路等国省干线公路和滨绥铁路、哈牡、哈佳高铁等铁路干线穿境而过。全区面积 2 452km²,基本地貌为"七山一水二分田"。地处东经 126°40′~127°39′,北纬 45°10′~45°50′之间,东北以蜚克图河、舍利河为界与宾县相邻,东南与尚志市接壤,西南与五常市毗连,西与双城区为邻,西北分别与哈尔滨市香坊区、道外区连接。阿城基本地貌为"七山一水二分田",东部山区峰峦叠翠,西部平原坦荡开阔。下辖 4 镇、15 个街道,109 个行政村,截至 2020 年末,户籍人口 53.8 万人。

阿城区记载啮齿动物 3 科(亚科)6 属 8 种:黑线仓鼠、大仓鼠、灰仓鼠、黑线姬鼠、褐家鼠、小家鼠、达乌尔黄鼠、花鼠。2007—2013 年,鉴定鼠类 4 种 109 只,其中小家鼠 24 只,占 22.02%;黑线姬鼠 51 只,占 46.79%;褐家鼠 1 只,占 0.92%;大仓鼠 33 只,占 30.28%。2007—2013 年,用 5m 夹线法布放鼠夹 2 000 夹次,捕获小型鼠 109 只,捕获率为 5.45%。阿城区小型数量波动较大,最高年份的捕获率可达 10.76%,最低年份的捕获率仅为 1%。2007—2013 年,采用单公顷样方法,调查面积 175hm²,未捕到黄鼠,表明该地区主要宿主动物栖息环境已基本不存在。2007—2013 年,采用鼠疫细菌学方法检验黄鼠 681 只,年均检验黄鼠 97 只;间接血凝方法检验黄鼠血清 772 份,年均检验黄鼠血清 110 份。

该区发现的蚤类有 4 科 10 属 13 种,包括人蚤、犬栉首蚤、猫栉首蚤指名亚种、印鼠客蚤、二齿新蚤、阿巴盖新蚤、同源栉眼蚤指名亚种、光亮额蚤指名亚种、方形黄鼠蚤松江亚种、具刺巨槽蚤、不等单蚤、具带病蚤等。2007—2013 年,梳检黄鼠 354 只,染蚤鼠 32 只,平均染蚤率为 9.04%;获蚤 52 匹,均为方形黄鼠蚤松江亚种,平均蚤指数为 0.15。该地区黄体蚤数量较低,其规律性不明显。

阿城区在动物或媒介中从未分离过鼠疫菌。其疫源地的确定主要根据该地区与已知疫源地区平房区平房镇和双城区周家镇相连,且地理景观、宿主、媒介均属同一区域,因此划为鼠疫疫源地区。疫源地分布于新利街道和杨树乡 2 个乡(街道),包括 22 个行政村(社区),113 个自然村(组),疫源地面积 92.96km²,占全区面积的 3.39%。

(六) 平房区

平房区位于黑龙江省省城哈尔滨市南部,坐落在拉滨铁路线上,为哈尔滨南郊陆路交通、航空运输的重要门户和经贸活动的重要区域。

1959 年,在平房镇工农村(原平房公社老道基)判定染疫黄鼠 3 只,大仓鼠 1 只;在新发屯判定染疫黄鼠蚤 1 组 25 匹,确定疫点 2 处。1988 年,在平新镇工农村检出黄鼠血凝阳性血清 1 份,滴度 1∶20。1988 年和 1989 年在平房镇检出黄鼠放免阳性血清 5 份。划定平房镇、平新镇为鼠疫疫源地区,涉及 11 个行政村,213 个自然屯(组),疫源面积 80.24km²,占区域面积的 85.39%。

第三节 泰来县鼠疫自然疫源地

泰来县是齐齐哈尔市辖县,位于黑龙江省西南部,黑、吉、蒙三省份交界处,北与齐齐哈尔市毗连,西与内蒙古扎赉特旗接壤,南与吉林镇赉县为邻,东与大庆市杜蒙县隔嫩江相望,素有"鸡鸣三省"之称。全县面积 3 996km²,人口 32 万。

一、地理地貌

泰来县地处北纬 46°13′~47°10′、东经 122°58′~124°之间。全境处嫩江下游,为大兴安岭东南余脉和松嫩平原西部边缘的过渡地带。县境域内海拔高度最高点为193.6m,最低点为133.4m。全县地势自西北向东南由高到低逐渐倾斜。西部均为冲积扇平原,海拔高度在162.5~150m之间,面积约为66.57万亩(1hm² = 15 亩 = 10 000m²),占土地总面积的11.3%;中部均为冲积平原,海拔高度在150~140m之间,面积约为239.35万亩,占土地总面积的40.7%;东部为风积与冲积混合型平原,海拔高度风积平原在140m以上、冲积平原在140m以下,东部混合型平原面积为282.42万余亩,占土地总面积的48%。县境域内有许多大小不等的土山(沙丘),较大的有7座。全境域地形宽广平坦,切割微弱。

东北两次肺鼠疫大流行均未波及泰来县,与哈尔滨人为疫源地不同,泰来县的鼠疫疫源地是自然形成的。据《中国鼠疫流行史》记载,泰来县鼠疫流行记录最早见于1945年,当时内蒙古乌兰浩特市流行肺鼠疫,由经内蒙古乌兰浩特市回泰来的铁路职工传播至此,造成11人死亡。这也是1949年前唯一一次明确的、书面的人间鼠疫流行记载。

1950—1953年,发生人间鼠疫5起,发病13人,死亡11人。其中,1951年1起,发病6人,死亡5人;1952年2起,发病2人,均死亡;1953年2起,发病5人,死亡4人。1954—2014年,无人间鼠疫疫情发生。

二、宿主动物

(一)啮齿动物区系

该县记载啮齿动物2目7科(亚科)11属15种:包括达乌尔黄鼠、五趾跳鼠、巢鼠、黑线姬鼠、褐家鼠、小家鼠、黑线仓鼠、大仓鼠、东北鼢鼠、草原鼢鼠、麝鼠、普通田鼠、东方田鼠、草兔、东北兔等。

(二)小型鼠数量与构成

1953—2013年,布放鼠夹71 402夹次,捕获鼠类4种2 145只,其中黑线仓鼠1 562只,占78.82%;小家鼠380只,占17.72%;褐家鼠202只,占9.42%;五趾跳鼠1只,占0.05%。

(三)黄鼠密度

1952—2014年,用样方法调查面积20 176hm²,捕获黄鼠4 377只,平均密度为0.22只/hm²,其中1952—1955年,4个年份调查面积32hm²,捕获黄鼠133只,平均密度为4.16只/hm²。1956—2014年,54个年份调查面积20 144hm²,捕获黄鼠4 244只,平均密度0.21只/hm²。

三、媒介

(一)蚤类区系

共发现的蚤类有5科15属21种,包括人蚤、印鼠客蚤、近鬃蚤、二齿新蚤、阿巴盖新蚤、盔状新蚤、不常纤蚤、弱纤蚤、同源栉眼蚤指名亚种、独狭蚤、西迪米狭蚤、多刺细蚤、丛鬃双蚤指名亚种、凶双蚤、脚尖眼蚤指名亚种、短跗鬃眼蚤、方形黄鼠蚤松江亚种、不等单蚤、冥河角叶蚤灰沙燕亚种、具刺巨槽蚤、獾副角蚤扇形亚种等。

(二)黄鼠蚤数量

1982—2014年,梳检黄鼠15 249只,染蚤鼠4 082匹,平均染蚤率为26.77%;获蚤12 187匹,蚤指数为0.8。黄鼠体蚤数量呈波浪式波动,且呈明显下降趋势。

四、疫源乡镇分布

泰来县的鼠疫是属于鼠疫自然疫源性的,主要根据在自然条件下曾数次从当地啮齿动物体内分离出鼠疫杆菌。泰来县鼠疫疫源地与毗邻的吉林省镇赉县及内蒙古东部鼠疫疫源地连成一片,是东北和内蒙古东部地区鼠疫自然疫源地不可分割的一部分。1953 年首次在宁姜乡宁姜村西五九屯判定染疫褐家鼠 1 只;1954 年在宁姜村和沿江村判定染疫黄鼠 19 只,在沿江村杨树林屯判定染疫黄鼠蚤 1 组 3 只,从而确定该地区鼠疫疫源地的存在。1983 年在该县检出黄鼠放免阳性血清 1 份,1986 年在汤池乡检出黄鼠放免阳性血清 3 份。疫源地分布于宁姜乡、克立镇、泰来镇、平洋镇、塔子城镇、江桥镇、和平镇等 8 个乡镇,83 个行政村(社区),322 个自然村(组),疫源面积 2 498.92km² ,占全县面积的 62.54%。

第四节 人间鼠疫流行历史

黑龙江省最早的人间鼠疫流行为 1910 年,在此以前是否有流行无从查考。从 1910 年首次流行起,至 1954 年末次流行止,共计流行 13 年次,全省在 26 个市、县内有 56 个疫点共发生鼠疫患者 33 467 人,死亡 33 453 人,病死率高达 99.96%,其中 1910—1948 年发生 33 423 人,死亡 33 422 人,病死率几乎为 100%。1950—1954 年发生 44 人,死亡 31 人,病死率为 70.45%。

一、1910—1911 年肺鼠疫大流行

1910 年,肺鼠疫大流行,是内蒙古满洲里沿滨洲铁路传至齐齐哈尔、哈尔滨,又以哈尔滨为中心,继续扩大流行。自 1910 年 11 月 8 日至 1911 年 2 月止,先后历时 4 个月,波及的地区有:哈尔滨、齐齐哈尔、阿城、双城、海伦、延寿、桦南等 22 个市、县,死亡人数达 27 434 人。

二、1920—1921 年肺鼠疫大流行

1920 年 10 月,首先在内蒙古海拉尔发生了腺鼠疫的流行,当传至扎赉诺尔煤矿后续发为肺鼠疫,通过接触者传至齐齐哈尔,该地染疫死亡达 1 734 人。后来传至哈尔滨又有 3 125 人染疫而死。此外,又波及省内的安达、双城、呼兰、横道河子、绥芬河等 13 处,如包括哈尔滨市及齐齐哈尔市则为 15 处。自 1920 年 10 月起,至 1921 年 5 月 23 日止,患肺鼠疫死亡者共 5 803 人(图 12-1)。

此后直至 1944 年的 24 年间,并无鼠疫发生。

三、1945—1954 年鼠疫流行情况

(一)哈尔滨市

哈尔滨鼠疫疫区是日军制造和使用鼠疫细菌武器所造成的。自 1946 年至 1954 年间,发生鼠疫 6 次,患者共有 206 人,死亡 194 人,病死率 94.17%,其中因日军细菌武器所污染发生鼠疫患者 135 人,分布在郊区 10 个自然屯;此外由邻区传入者两次共发生 71 人,死亡 70 人,分布于市区的 51 条街道。

1945 年,日军将设于哈尔滨市平房地区的"七三一部队——细菌工厂"炸毁,使大批染疫的鼠、蚤逃窜,污染了平房周围地区。因此在 1946 年 6 月中旬至 10 月 3 日平房附近的东井子、义发源、后二道沟 3 个自然屯共发生了鼠疫患者 103 人,其中腺鼠疫 87 人,肺鼠疫 16 人,全部死亡。

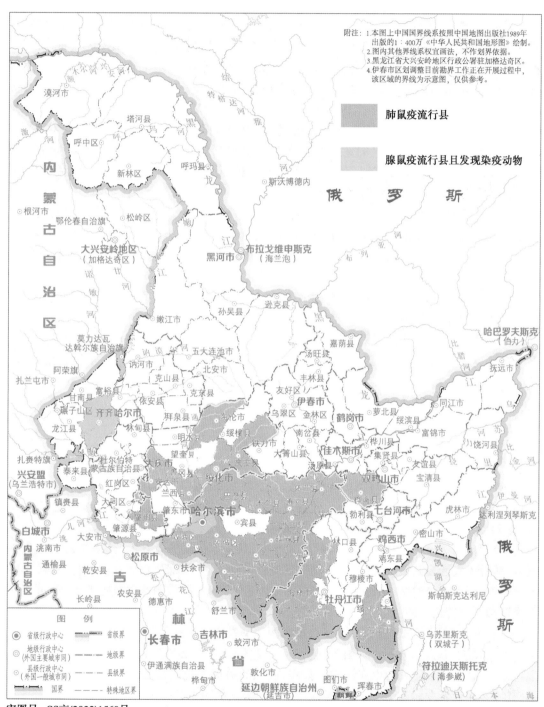

审图号：GS京(2022)1569号

图 12-1 黑龙江鼠疫疫源地分布

1946年9月27日—11月30日，哈尔滨市内发生鼠疫患者15人，其中肺鼠疫7人，腺鼠疫8人。有14人死亡，治愈1人。追溯其污染径路，是由外地传入的，首发患者权宪波，系由内蒙古海拉尔路经齐齐哈尔到哈尔滨后，立即发病并迅速死亡，遂引起传布。

1947年8月27日—11月4日，在市区内共发生患者56人，其中腺鼠疫15人，肺鼠疫30人，鼠疫败血症11人，全部死亡。此次流行的原因：首发病人何清云，系一皮毛商人，当时由鼠疫流行地区——内蒙古的乌兰浩特市，贩卖破旧皮毛衣物来哈，在道外旅馆内发病，9月5日死于道里荣屋旅馆内，经解剖及细菌学检验判定为鼠疫。当何死后，其同业多人，将全部遗物携至市内各个市场上出售，9月22日以后，全市有散在性鼠疫发生，且染疫者多为在市场上活动之小商贩及其家属，因此考虑流行原因可能和毛皮衣物中潜伏的疫蚤有关。

1948年，于市郊平房地区的义发源屯，发生一例腺鼠疫患者。患者陈永富，男性，16岁，是放牧人，该人经常去屯东草甸子放马，9月1日放牧归途中即感全身不适，翌日发病，9月6日死亡。根据其情况，可能系野外感染。

1950年7月9日—10月11日，于市郊区发生鼠疫患者24人（腺鼠疫17人，鼠疫败血症6人，皮肤鼠疫1人），其中在日军"七三一部队细菌工厂"西南方的正红五屯发生21人，在该细菌工厂北10华里的新发屯发生1人，在该细菌工厂弹壳厂所在地张棚窝堡屯发生2人。

1951年8月6日—9月10日，在该细菌工厂之周围的靠山屯、杨家店、正黄二屯共发生鼠疫患者6人，皆为腺型。

1954年5月30日，发生腺鼠疫患者1人，该人系市鼠疫防疫站防疫员，在王岗区夏家窝堡屯（该屯在4月29日检验出1只染疫黄鼠）周围进行鼠疫疫源检索时，不慎被感染，经治疗已痊愈。

1955—2021年，无人间鼠疫疫情发生。

（二）齐齐哈尔市

泰来县从1945—1953年，共发生鼠疫4年次，患者24人，死亡22人。其中当地原发的3次13人，分布在5个自然屯；外地传入者1次11人，发生在泰来镇内的一个院中。

1945年11月15日，当时住在泰来镇毛家大院的铁路员工张树德由内蒙古的白狼沟经过乌兰浩特（王爷庙）回到泰来镇后，翌日发病后死亡，接着在该院内引起流行，至12月5日，在21天中，先后发生鼠疫患者11人，全部死亡。

1951年10月19—30日，在江桥的白其吐屯，共发生鼠疫患者6人，其中初发3人为腺鼠疫，其后3人皆为肺鼠疫，除治愈一例肺鼠疫患者外，其余全部死亡。此次流行原因，虽经多次追查，仍不十分清楚，分析当时的黄鼠已基本进入冬眠，故推测这次鼠疫的流行，可能是由家鼠染疫后传给人的。

1952年10月16—24日，在巨流河、平洋两地又发生了一次人间鼠疫，共发生2人（腺鼠疫1人，肺鼠疫1人），皆死亡。第1例患者（马文才）发病后随即进行流行病学调查，当时只发现以下两点线索：①死者生前经常和猫睡在一起，可能由猫将疫蚤带至患者身边，被刺咬而感染；②在死者发病前10天左右死者之兄曾在野外拾到1只死因不明的野兔（无外伤）并带回家中，该兔可能因染疫而死，并通过其体外寄生的疫蚤将鼠疫传给该患。第2例肺鼠疫患者（阎淑珍）系因其他病就医时，与第1例鼠疫患者接触并同时使用一个注射器而被传染。

1953年8月4—27日，于塔子城镇内和两井子大队刘德新屯又发生一次鼠疫，先后共发生5人，其中腺鼠疫患者2人、鼠疫败血症3人，除一例腺鼠疫患者治愈外，其他4人死亡。

这次流行原因:其传染来源可能是来自染疫的家鼠。当发生患者后,疫屯家鼠密度很高,调查 148 间房子,发现鼠洞 113 个,平均每百间房子 76.31 个洞,特别是第 1 名死亡患者崔秀的 6 间居室和 4 间仓房中就发现 36 个鼠洞,并在隔离圈内的 3 间仓房内(灭蚤后调查)发现跳蚤 8 匹,其中开皇客蚤 6 匹。

1955—2021 年,无人间鼠疫疫情发生。

第五节　动物间鼠疫流行历史

黑龙江省鼠疫除几次由外地传入以外,在疫源地内,在人间鼠疫流行前,一般在啮齿动物中首先有鼠疫流行。通过不同的途径,从染疫动物经媒介昆虫引起人间鼠疫。

黑龙江省鼠间鼠疫在 1910 年东北第一次肺鼠疫大流行前是否发生过已无从查考。1910 年肺鼠疫流行时曾在哈尔滨市内某患者家屋中发现 1 只小家鼠带菌,但在鼠间并未造成流行。1910—1949 年间从未调查亦未发现过鼠间鼠疫。

1949 年以后,在党的正确领导下,加强鼠疫检验工作。从 1950 年到 1959 年在哈尔滨市郊和泰来县两个地区曾先后检出鼠疫疫鼠 53 只,其中黄鼠 36 只,占 67.9%;大仓鼠 8 只,占 15.1%;褐家鼠 5 只,占 9.4%;小家鼠 3 只,占 5.7%;黑线姬鼠 1 只,占 1.9%。疫蚤 48 匹,均为方形鼠蚤松江亚种。另于 1952 年美军向我国东北进行细菌战时,在甘南县空投染疫的集群狭颅小田鼠,从该鼠体内检出了鼠疫杆菌,但这与历史疫区无关。1959 年后再未发生动物间鼠疫。

哈尔滨市鼠疫疫区自 1950 年以后几乎连年都有鼠疫发生,直至 1959 年仍发现染疫黄鼠与大仓鼠。泰来县疫区只有 1953 年和 1954 年先后在黄鼠与褐家鼠体内分离出鼠疫杆菌。

根据多年来调查结果,认为黑龙江省与吉林省和内蒙古东部地区的鼠疫疫源地一样是单宿主性的达乌尔黄鼠型疫源地。黄鼠的染菌率与检出率皆较其他鼠类为高。

达乌尔黄鼠每年 3~4 月出蛰后,即可发现鼠疫,根据历年材料以 4 月、5 月、6 月发现疫鼠最多,7 月以后逐渐下降。继之,即可发现染疫的褐家鼠、小家鼠,随即开始出现人间病例,至 9 月、10 月份黄鼠陆续入蛰后,未发现过染疫黄鼠。

黄鼠冬眠期间在其他鼠类中基本上找不到疫鼠的存在,除人间续发流行肺鼠疫外,在冬季无腺鼠疫的发生与流行。

在黄鼠鼠疫疫源地内,鼠间鼠疫从 4 月份即开始出现,5 月、6 月以后逐渐达高峰。人间鼠疫流行季节多在 8 月、9 月、10 月与褐家鼠鼠疫流行有关,10 月逐渐下降,11 月终熄。各型鼠疫因季节不同其发生情况亦有变化。腺鼠疫病例以 8 月、9 月为最多,这与家鼠鼠疫的出现以及蚤类的增多有关;败血型病例以 9 月以后为最多,这与腺鼠疫的续发有关。

省内鼠疫疫区的主要储存寄主是达乌尔黄鼠。此外褐家鼠和大仓鼠不仅数量多,分布广,同时其染菌率也是很高的,但由于它们不能以带菌越冬来延续鼠疫,所以它们还只是二次性储存宿主或称次要带菌者。其他小型鼠类如小家鼠、黑线姬鼠等虽然也参与鼠间鼠疫流行,但都同褐家鼠、大仓鼠一样对鼠疫自然疫源地的形成只能起辅助作用,而起主导作用的仍然是达乌尔黄鼠。

在鼠疫流行区的家鼠体外寄生蚤中于夏秋季经常发现有松江黄鼠蚤。这说明家鼠与黄鼠有相互接触及体外寄生虫交换的机会,借此形成了黄鼠将鼠疫病原体传递给家鼠的条件。

随着生产建设的发展,黑龙江省鼠疫疫源地的自然状况发生了很大变化,致使疫源地内的动物组成、区系分布和媒介昆虫等也都发生了变化,减少了发生鼠疫的可能性,这对防止鼠疫的发生和流行起到了积极的作用。哈尔滨的疫源地已成为文化景观区,历史上鼠疫流行时期的自然景观已荡然无存。黄鼠的栖息场所仅局限在狭小的荒地格、废水渠、废路基、坟地等处,大面积的黄鼠最适生境均已开垦成耕地、林地或建成居民区和工厂区,极大地减少了黄鼠栖息环境,导致黄鼠密度保持在较低水平。泰来县鼠疫自然疫源地面积较大,而且自然条件适宜黄鼠生存。多年来,坚持进行植树造林,开垦荒地,兴修水利,大力发展生态农业,这些既促进了农、牧、渔、林各业的发展,同时也有效地减少和消除了疫鼠生存的空间。泰来县宁姜乡宁姜村是 1953 年和 1954 年连续发生鼠间鼠疫的疫点,土地面积有 1.8 万亩,1976 年以来开展了以植树造林为主的疫源地生态改造,至今全村累计完成封沙育林 8 000余亩,营造农田防护林带 10 条,长达 8 000m 多,构成防护林网 20 个。该地荒原沙丘等黄鼠的适宜生境已有 80% 以上面积进行了植树造林,林地覆盖面积已占土地总面积的 40% 左右。这既起到了防风固沙保田的作用,促进了农业的生产,同时也改变了地理景观状况。在成林地带已无黄鼠生存,在尚未成林的低矮林地,黄鼠数量也大为减少。该村黄鼠密度由 1954 年平均 8 只/hm²,已下降到 0.1 只/hm² 左右。鼠疫疫源地的综合治理改造,是根据我省鼠防工作多年来的实际情况不断总结经验提出来的。这项工作是一项长期的、涉及全社会各个方面的系统工程。它的开展定将为今后的鼠防工作开创一个新局面。

参考文献

[1] 戴丽艳,赵晶莹.东北鼠疫中的黑龙江疫情[J].黑龙江档案,2017(05):111-112.

[2] 刘莹莹.七三一部队细菌战体系形成研究[D].哈尔滨师范大学,2017.

[3] 张春华,吕景生,浦清江.达乌尔黄鼠疫源地的现状及防治对策[J].中国地方病防治杂志,2004(06):345-348.

[4] 关秉钧.北方五省区沙鼠鼠疫疫源地学术研讨会在包头市召开[J].中国地方病防治杂志,1992(02):70.

[5] 焦德庆.达乌尔黄鼠的生活习性及防治措施[J].现代畜牧科技,2021(06):81-82.DOI:10.19369/j.cnki.2095-9737.2021.06.043.

[6] 王廷正,刘加坤,邵孟明,等.达乌尔黄鼠种群繁殖特征的研究[J].兽类学报,1992(02):147-152.DOI:10.16829/j.slxb.1992.02.010.

[7] 王静,纪维红,苏军虎,等.达乌尔黄鼠(Spermophilus dauricus)生态学研究进展[J].中国农学通报,2015,31(08):33-39.

[8] 罗明澍.达乌尔黄鼠的食性研究[J].动物学报,1975(01):62-70.

[9] 刘家栋,翟兴礼,徐心诚.大仓鼠(Cricetulus triton)生态、危害及防治研究[J].河南教育学院学报(自然科学版),2001(01):55-57.

[10] 杜增瑞,王泽长,朴相根.黑线姬鼠的形态、生活习性及其分布[J].吉林医科大学学报,1963(03):489-94+531-532.

[11] 罗会华,汪济全,胡玉华,等.黑线姬鼠种群生态研究[J].西南农业大学学报,1990(02):31-34.

[12] 戴年华,任本根,秦祖林.褐家鼠的生态学特性及其防治[J].江西饲料,2000(06):24-26.

[13] 吕国强.褐家鼠生物学特性的研究[J].植保技术与推广,1994(03):23-24+16.

[14] 李湘涛.褐家鼠——人类不可忽视的对手[J].百科知识,2013(11):45-46.

[15] 赵承善,张世水,曲宝泉.关于褐家鼠和小家鼠昼夜活动规律的观察[J].中国鼠类防制杂志,1989(01):22-25.

[16] SCHWARZ E,SCHWARZ HK. The wild and commensal stocks of the house mouse,Mus musculus Linnaeus [J]. J Mamma,1943,24(1):59-72.

[17] 黄文几,陈延熹,温业新. 中国啮齿类[M]. 上海:复旦大学出版社,1995.

[18] 谢音凡. 黑龙江蚤类[M]. 哈尔滨:黑龙江科学技术出版社,1991:47-196.

[19] 柳支英,高钜镇,吴厚永,等. 黄鼠(Citellus Dauricus Brandt)体外寄生的松江黄鼠蚤(Ceratophyllus Tesquorum Sungaris Jordan)的季节消长调查[J]. 人民军医,1960(S2):33-40.

[20] 王身荣,刘晓倩,徐诚,等. 方形黄鼠蚤与印鼠客蚤鼠疫媒介效能的比较研究[J]. 中国地方病防治杂志,1993(04):198-200+254.

[21] 王身荣,樊振亚,马立名,等. 达乌尔黄鼠疫源地几种蚤的鼠疫流行病学意义[J]. 中国地方病防治杂志,1994(02):111-112.

[22] 徐诚,王身荣,樊振亚,等. 温度与方形黄鼠蚤鼠疫媒介效能关系的研究[J]. 中国地方病防治杂志,1995(03):136-138+192.

[23] 王身荣,徐诚,刘晓倩,等. 二齿新蚤与印鼠客蚤鼠疫媒介效能的比较研究[J]. 中国地方病学杂志,1993(06):30-32.

[24] 纪树立. 鼠疫[M]. 北京:人民卫生出版社,1988(6):2-4,18-20.

[25] 马学博. 东三省第二次肺鼠疫大流行(1920~1921)述论[J]. 黑龙江史志,2010(16):31-35.

第十三章

陕西鼠疫生态

陕西省位于中国内陆腹地,地处东经 105°29′~111°15′,北纬 31°42′~39°35′,南北长约 870km,东西宽 200~500km,纵跨黄河、长江两大流域,是新欧亚大陆桥和中国西北、西南、华北、华中之间的门户。东隔黄河与山西相望,西连甘肃、宁夏,北临内蒙古,南连四川、重庆,东南与河南、湖北接壤。

陕西省土地总面积 2 056 万 hm^2,其中耕地面积 397.68 万 hm^2,林地面积 116.36 万 hm^2,草地面积 286.75 万 hm^2。河流主要由两大水系构成,即黄河水系和长江水系,占总流域面积的 97.7%,前者主要分布在陕北和关中大部,后者则以陕南为主;除此之外,陕西内流水系主要分布在定边、榆林、神木等县北部的风沙草滩区,多为季节性河流,水资源总量 419.62 亿 m^3。主要河流有汉江、丹江、渭河、延河等。陕西主要河流长度及流域面积见表 13-1。

表 13-1　陕西主要河流长度及流域面积

名称	长度/km	流域面积/km²	名称	长度/km	流域面积/km²
无定河	491.2	30 261	北洛河	680.3	26 905
延河	284.3	7 687	嘉陵江	244.0	9 930
泾河	455.1	45 421	汉江	652.0	61 959
渭河	818.0	62 440	丹江	244.0	7 551

陕西省地势南北高、中间低,西部高、东部低;境内山塬起伏,河川纵横,地形复杂,以北山和秦岭为界分三大自然区,北部为陕北高原,中部是关中平原,南部是秦巴山区。依照地貌可大致划分为风沙过渡区、黄土高原区、关中平原区、秦岭山地区、汉江盆地区和大巴山区,其中面积最大的为黄土高原区,占总面积的 40%,面积最小的为汉江盆地区,占总面积的 5%。

陕西省海拔从 500m 到 3 800m 不等,平均海拔 1 127m,秦岭山区为陕西省海拔最高区,平均约 1 295m,关中平原为海拔最低区,平均约 546m。陕西省山脉多呈东西走向,1 000m 以上的山脉主要有:太白山,平均海拔 3 767m,为秦岭主峰;化龙山,平均海拔 2 917m,首阳山,海拔 2 719m,终南山,海拔 2 604m,华山,海拔 2 160m,白云山,海拔 1 823m,巴山,海拔 1 500~2 000m,子午岭,海拔 1 400~1 600m。

陕西省地处内陆中纬度地带,气候属北温带、亚热带季风性气候,从北到南跨越温带、暖温带和北亚热带三个气候带;因南北跨度大,气候差异明显,陕北长城沿线以北为温带干旱、半干旱气候、其余地区及关中平原属暖温带半湿润气候,陕南盆地为北亚热带湿润气候,山地大部属暖温带湿润气候;温度由南向北逐渐降低,因受季风影响,冬冷夏热、四季分明,春、秋温度升降快,持续时间短。陕西省主要气候特征见表13-2。

表13-2 陕西省主要气候特征

| 地区 | 气温/℃ | | | 日照时数/h | 无霜期/d | 年降水量/mm | 年风速/(m·s⁻¹) |
	平均	1月	7月				
全省	12.6	−5.8~4.9	21.4~25.7	2 379.93	279.4	676.75	1.77
陕北	9.8	−3.7~−5.8	21.4~23.3	3 208.45	253.0	523.90	2.3
关中	13.7	−1.1~2.4	22.0~25.7	2 193.36	284.4	688.88	1.78
陕南	13.4	1.8~4.9	23.2~25.7	1 737.97	288.7	758.43	1.4

陕西省鼠疫最早记载可追溯于1905年农历10月定边县红柳沟镇人间鼠疫,历史疫区范围基本涵盖榆林市和延安市的部分地区。自1987年以来,陕西省先后在榆林市的定边、榆阳、横山、府谷、靖边、神木、佳县、绥德、清涧、米脂、子洲,延安市的吴起、子长、安塞,渭南市的大荔,汉中市的南郑,安康市的宁陕,以及长庆油田和神府煤田等相继开展了鼠疫监测。目前陕西省共设国家级鼠疫监测点1个(定边),省级鼠疫监测点6个(府谷、神木、榆阳、横山、靖边、吴起),但通过病原学证实的仅有定边县辖区内的4个乡镇、9个行政村、总面积1 196km²。

陕西省鼠疫自然疫源地按照纪氏分型属内蒙古高原长爪沙鼠疫源地,按方氏分型属乌兰察布鄂尔多斯高原荒漠草原长爪沙鼠疫源地。该疫源地位于北纬37°34′~45°0′,东经106°30′~114°50′,以内蒙古自治区的乌兰察布高原和鄂尔多斯高原为核心,涉及河北省、陕西省和宁夏回族自治区。疫源地最早发现于20世纪50年代中期,动物间疫情流行多呈散在的局部流行,主要宿主动物为长爪沙鼠,媒介为秃病蚤和同形客蚤。

陕西省鼠疫自然疫源地位于陕北榆林、延安两市的北部和西部,与内蒙古、宁夏、甘肃接壤,生境为荒漠、半荒漠草原景观,具有日照长、昼夜温差大,降水量少,气候干燥,风沙活动频繁等特点,自然条件十分恶劣。1949年后,陕西省政府非常重视陕北的生态环境建设,1978年启动了"三北防护林"建设工程,特别是1978—1985年、1986—1990年两次工程建设,使榆林市累计造林种草面积达108.6万hm²,森林覆盖率从1.8%提高到30%。

陕西省鼠疫自然疫源地目前经病原学证实判定的仅有定边县。该县地处陕西省西北角,榆林市最西端,是黄土高原与内蒙古鄂尔多斯荒漠草原过渡地带,位于东经107°15′~108°22′,北纬36°49′~37°53′;东至东南与本省靖边县、吴起县相连,南至西南与甘肃省华池县、环县相接,西与宁夏盐池县毗邻,北至东北与内蒙古鄂托克前旗、乌审旗相邻,系陕、甘、宁、蒙四省份交界地段,北距鄂托克前旗84km,东距榆林市303km,南距省城西安市647km,西距宁夏首府银川市170km。

定边县地域辽阔,南北长118km,东西宽98km,总面积6 920km²,居全省第三。全县分两大地貌类型,南部为丘陵沟壑区,占总面积的52.78%;北部为风沙滩区,占总面积的47.22%;全县海拔1 303~1 911m,气候属温带半干旱大陆性季风气候,主要特点是:春季多风,夏季干旱,秋季阴雨,冬季严寒,日照充足,风沙频繁,雨季迟且雨量年际变化大,年均气温7.9℃,年平均日照2 743.3小时,年均降水量325mm,且多集中在7~9月份,冬季最少;年平均无霜期141天。本县水资源严重缺乏,总量为3.95亿m³,境内有大小河流40条,其中主要河流7条,均分布在南部山区,有十字河、安川河、柔远川、北洛河、无定河等;境内分布大小湖泊 14 个,总面积 13km²。

定边县鼠疫自然疫源地,处于鄂尔多斯高原荒漠草原长爪沙鼠疫源地的边缘地带,1987—1988 年、2000—2001 年和 2006 年曾发生三次动物间鼠疫流行,其流行有四个特点:①疫情发生均在内蒙古、宁夏动物鼠疫流行之后,时间上有滞后现象,强度上较该疫源地中心地域疫情的流行强度弱,范围相对局限;②疫情持续时间较长,且均以长爪沙鼠动物鼠疫为主,遵循鼠-蚤-鼠的传播方式,同时伴有其他动物间鼠疫的流行,检出菌量、染疫动物以及媒介蚤的种类逐年增加;③疫区面积不断扩大,涉及 4 个乡(镇),接近定边县县城周围;④流行强度一般秋季较春季活跃。

目前定边县通过细菌学方法判定的鼠疫疫点涉及 4 个乡(镇),9 个行政村,面积 1 196km²。染疫动物共计 68 只,其中长爪沙鼠 65 只(95.6%),黑线仓鼠、小毛足鼠、三趾跳鼠各 1 只(各占 1.47%)。媒介蚤共计 3 种,即秃病蚤蒙冀亚种、同形客蚤指名亚种和二齿新蚤,占比分别为 41.7%、33.3% 和 8.3%,其他没有鉴定蚤类 16.7%。血清学检测:1985—1986 年长爪沙鼠 4 只(方法滴度不详);2003 年长爪沙 1 只(IHA 微量法,1∶128),人 1 份(RIP,1∶40);2006 年子午沙鼠 2 只(IHA 试管法,1∶160 和 1∶320);艾鼬 1 只(IHA 试管法和 RIP,1∶320)。陕西省定边县动物鼠疫疫情分布见表 13-3。

表 13-3　陕西省定边县动物鼠疫疫情分布

时间	现乡镇	疫点	疫区面积/km²	染疫动物		染疫媒介	
				名称	数量/只	名称	数量/组/(匹)
1987.6	A	伊涝湾村*	72.5	自毙长爪沙鼠	2	—	—
1988.7	B	东畔*		自毙长爪沙鼠	6	鼠体秃病蚤蒙冀亚种 鼠体同形客蚤指名亚种	2/ 2/
2000.12	B	东畔南台子*、杨凤渠子*	800	自毙黑线仓鼠 自毙长爪沙鼠	1 17	窝巢二齿新蚤 窝巢秃病蚤蒙冀亚种 鼠体秃病蚤蒙冀亚种	1/2 1/7 3/9
	B	贾圈*		自毙长爪沙鼠	8	—	0
	B	东梁*		自毙小毛足鼠	1	—	0
	A	伊涝湾*		自毙长爪沙鼠	1	—	0
2001.3	B	杨凤渠子*		自毙长爪沙鼠	7	—	0
2001.4	C	北园子绞子井		自毙长爪沙鼠	9	—	0
	B	狼塘		自毙长爪沙鼠 自毙三趾跳鼠	3 1	—	0
2006.5	D	黄沙窝	323.5	自毙长爪沙鼠	10	鼠体同形客蚤指名亚种 鼠体秃病蚤蒙冀亚种	2/10 1/1
2006.5	B	马圈		自毙长爪沙鼠	2	—	0
合计			1 196		68		12/29

注:* 原周台子乡;A.白泥井镇;B.盐场堡镇;C.定边镇;D.红柳沟镇。

第一节 人间鼠疫和动物间鼠疫流行史

一、人间鼠疫疫情

根据资料记载,早在 20 世纪初陕西省北部就有 14 个县流行过鼠疫,其中流行较频繁或严重者有横山、子洲、绥德、子长、米脂、靖边、佳县、榆林、定边等九县,各县均分布于陕北高原上。东隔黄河自北向南与山西的河曲、保德、兴县、临县相望;北及西北为内蒙古准格尔旗、扎萨克旗、乌审旗、鄂托克旗;西及西南连接宁夏盐池县及甘肃华池县。内蒙古之鄂托克旗和宁夏之盐池县属于乌兰察布、鄂尔多斯高原荒漠草原长爪鼠鼠疫自然疫源地的一部分,而山西的兴县和临县在历史时期有可能也是鼠疫的自然疫源地。

根据陕西省 1958 年初步调查和 1964 年追踪调查资料显示,在 1905—1942 年,陕西历次鼠疫流行共波及榆林(11 个县)、延安(3 个县)两市 158 个乡(镇)612 个村;发病 9 649 人,其中腺鼠疫 7 026 例,败血型 1 009 例,肺鼠疫 831 例,其他型 783 例,构成比分别为 72.82%、10.46%、8.61%、8.11%;死亡 8 732 人,病死率 90.5%。定边县最早鼠疫流行可追溯到 1905 年农历 10 月,红柳沟乡黄沙窝村赵姓二人去白湾子公社雷兴庄参加婚礼返回后患病,主要症状为发热、咳嗽、吐血、昏迷等,数天后二人死亡,此后不久,村中相继有 14 人发病,死亡 13 人,病死率高达 92.86%,根据其临床症状,此次疫情很可能是一次肺鼠疫。1927 年 8 月 12 日,贺圈公社张大坑一名张二寡妇在当地发病,三日内即亡,遂引起村中 18 人发病,全部死亡,病型为肺鼠疫。1930 年农历 6~9 月全县共发病 78 人,死亡 78 人,波及 3 个公社,8 个自然村,病型以腺型为主。1931 年 7~9 月于贺圈、砖井、堆子梁三个公社之梁圈、元墩子、海之坑、曹圈、仓房梁等发生鼠疫流行,其中以仓房梁及梁圈最为严重,疫情最先发生于堆子梁公社的仓房梁,首例患者为柴土村一车马店家的十二岁女儿,因仓房梁和梁圈均为交通要道,常有商旅往来住店,故引起疫情扩散、蔓延,共波及 13 个自然村,发病约 206 人,死亡 200 余人,病死率约 97.09%,病型除仓房梁为腺鼠疫外,其余均为肺鼠疫。本次疫情,肺鼠疫占发病数的 58.0%,腺鼠疫占 42.0%。

除定边县外,陕西省的靖边、神木、横山、吴起、佳县自 1925—1929 年间,也曾发生散在的人间鼠疫流行,波及范围达榆林、延安两地的 6 个县 13 个乡镇 25 个自然村,累计发病 351 人,死亡 327 人,病死率 93.16%。1930 年 3 月 24 日榆林市子洲县周家硷北方园村王某因捡食死獾而感染鼠疫,发病后第 3 天便死亡,此后相继又有 4 人死亡。同年在横山、靖边等 12 个县中因患鼠疫共计死亡 3 107 人;其中以横山受害最深;1931 年陕北 8 县共有 5 100 名鼠疫患者,以腺鼠疫为主,到了秋季部分患者转为肺鼠疫;1930—1932 年,陕北鼠疫流行进入高峰期。人间鼠疫暴发流行范围波及横山、靖边、子洲、子长、佳县、定边、米脂、绥德、清涧、安塞、吴起、榆阳 12 个县 141 个乡镇 575 个村,发病人数 9 208 人,死亡人数 8 317 人,病死率 90.32%。1941—1942 年,府谷县又发生一次肺鼠疫流行,波及 3 个乡镇 11 个村,发病 76 人,死亡 75 人,病死率 98.68%。陕西省 1905—1942 年人间鼠疫地区分布见表 13-4。

表13-4　陕西省1905—1942年人间鼠疫地区分布

地区		流行年份[*]	鼠疫型[**]	乡镇数/个	村数/个	累计发病人数/人	累计死亡人数/人	病死率/%
延安市	安塞	C	○	2	8	49	44	89.80
	子长	C	○	22	83	1 506	1 368	90.84
	吴起	B,C	○	6	17	128	126	98.44
榆林市	定边	A,B,C	△,○	13	23	316	309	97.78
	靖边	B,C	○	18	106	1 239	1 119	90.31
	横山	B,C	○	10	125	1 912	1 760	92.05
	佳县	B,C	○	21	47	1 246	1 096	87.96
	神木	B	○	3	3	10	10	100.00
	米脂	C	○	13	23	404	349	86.39
	绥德	C	○	5	11	122	117	95.90
	清涧	C	○	2	2	15	14	93.33
	榆阳	C	○	6	14	248	221	89.11
	子洲	C	○	34	139	2 378	2 124	89.32
	府谷	D	○	3	11	76	75	98.68
合计				158	612	9 649	8 732	90.50

注：[*] A.1905；B.1925—1929；C.1930—1932；D.1942。

[**] △肺鼠疫；○腺鼠疫。

二、动物间鼠疫疫情

1958—1975年，在陕北的定边、靖边、横山、榆阳、子洲等县共剖检各类动物99 018只，其中达乌尔黄鼠66 457只，长爪沙鼠32 102只，其他动物422只，自毙动物37只；媒介昆虫75 194匹，其中蚤64 125匹、蜱11 069匹，所有动物及昆虫均未检出鼠疫菌。

1966—1978年在定边县共捕获各类动物46 808只，其中达乌尔黄鼠25 295只、长爪沙鼠20 622只、子午沙鼠723只，三趾跳鼠及其他动物168只，采集血清做间接血凝试验，结果均为阴性。

由于长期得不到阳性材料的支持，陕西省鼠疫疫源地曾一度被认为"已不复存在"，1979—1980年，鼠疫疫源地监测工作基本处于停顿状态。1983年陕西省重启鼠疫防治工作，1985—1986年通过放免从2 447份鼠血清中检出长爪沙鼠阳性4份，从此，陕西省的鼠疫防治工作重新步入正轨。

1987年，春季与陕西省定边县毗邻的内蒙古鄂托克前旗和宁夏盐池县相继发生动物间鼠疫流行，从4个疫点共检出鼠疫菌182株。根据疫情通报，陕西省加强了在边界地区踏查、检索工作，以原周台子乡（下同）的东畔、西畔、伊涝湾、小枫子、上洼村为重点，踏查面积达650km[2]，6月份共收捡自毙鼠35只，其中伊涝湾地区14只（长爪沙鼠11只、小毛足鼠2只、褐家鼠1只），其他地区21只（鼠种不详），经实验室检测，从2只自毙长爪沙鼠体内检出鼠疫菌,后经青海省地方病防治研究所鉴定为强毒鼠疫菌,从病原学首次证实了陕西省鼠疫自然疫源地的存在。随后开展疫区处理工作,对伊涝湾72.5km²范围内用0.5%的标化毒鼠磷和0.05%的溴氰菊酯粉剂进行灭鼠、灭蚤,同时继续扩大踏查、检索范围,收捡自毙鼠、采集鼠血清,并对1 054只捕获鼠及其他动物开展病原学检测,对809份鼠血清开展血凝试验,结果均为阴性。

1987年秋季,在定边县周台子乡以伊涝湾、公布井、金鸡湾、东畔和小风子等村周边滩区为重点,开展鼠疫监测工作,共收捡自毙长爪沙鼠13只,其他自毙动物6只,捕获活鼠1 265只,采集鼠类及其他动物血清1 010份,对其中1 278份动物样本开展病原学检测,对所有鼠血清开展血凝试验,结果均为阴性。

1988年6月,宁夏盐池县八岔梁乡夏记墩村检出鼠疫菌3株。因该村与陕西省定边县盐场堡镇的东畔村相邻,获此信息后,省、县两级鼠疫监测人员加大了对相关区域的踏查、检索工作。7月6日,在东畔村东北方向约1.5km处捡到自毙长爪沙鼠和黄鼠各1只,7月7~10日又在其周边地区捡到自毙长爪沙鼠3只,从其中2只长爪沙鼠(后证实病原学检测阳性)体表获蚤29匹(秃病蚤蒙冀亚种和同形客蚤),按地域、来源和鼠种分4组开展病原学检测。结果从2只长爪沙鼠体内、4组鼠体蚤中检出鼠疫菌6株。随后在进行疫区处理工作时,又先后从4只自毙长爪沙鼠体内检出鼠疫菌4株。所有菌株经国家鼠疫菌库鉴定,均符合鄂尔多斯高原型鼠疫菌的特性。

1987—1988年,仅一年的时间,共获动物2 300余只,其中自毙动物63只(长爪沙鼠32只,小毛足鼠2只,褐家鼠1只,黄鼠1只,其他27只),鼠体蚤(秃病蚤蒙冀亚种、同形客蚤)29匹,检菌12株(长爪沙鼠8株,蚤4株);开展血清学检测1 819份,结果均为阴性。开展疫区处理灭鼠、灭蚤面积14.5km²,3个月后,平均鼠密度维持在0.3只/hm²以下,室内游离蚤指数维持在0.005 6匹/室以下。

伊涝湾村和东畔村两疫点相距约15km,分别与内蒙古鄂托克前旗和宁夏盐池县接壤,其交界处均无天然屏障,鼠类活动无任何限制,从内蒙古鄂托克前旗1982—1985年鼠疫监测情况看,该地区一直处于动物间鼠疫流行期,其间内蒙古鄂托克前旗检出鼠疫菌20株,阳性血清196份。从流行的时间上看,陕西省本次鼠疫疫情与上述两省有着一定的关系,其特点是:流行时间滞后,流行强度减弱,波及范围缩小,无大量染疫鼠出现。

2000年,在与陕西省相邻的内蒙鄂托克前旗以及宁夏的盐池县相继再次发生动物间鼠疫流行。秋季11月下旬,在定边县周台子乡东畔村和城关镇北园子村先后发现自毙长爪沙鼠,通过进一步调查,从12月7日开始,共判定疫点4个(东畔、东梁、贾圈、伊涝湾),检出鼠疫菌33株(东畔30株,东梁1株,贾圈1株,伊涝湾1株),判定疫鼠28只(长爪沙鼠26只、黑线仓鼠1只、小毛足鼠1只),疫蚤5组/23匹,其中鼠体蚤3组/14匹,均为秃病蚤蒙冀亚种;窝巢蚤2组/9匹,其中秃病蚤蒙冀亚种和二齿新蚤各1组。确定了东畔、东梁、贾圈、伊涝湾四个疫点,面积达60km²,其中东畔疫点以南台子六道台为中心,面积约20km²,最近疫点距民宅约200m,距307国道约4km;生境为盐湖畔台,主要植被有白刺、盐蒿、盐爪爪等。贾圈疫点位于定边县城以北约11km处,面积约30km²;距民宅最近距离约30m;生境为荒地,长爪沙鼠分布广、密度大。东梁村疫点位于上述两疫点之间,面积约为8km²,生境为休耕地,长爪沙鼠分布局限,数量较少,但夜行鼠密度相对较大。伊涝湾疫点位于该村西梁草原上,面积约2km²,长爪沙鼠数量多,分布较广。

2001年在做好疫区处理的同时,继续做好自毙动物的收捡工作,在东畔老疫区以及盐场堡乡狼塘、城关镇北园子先后发现自毙鼠,检出鼠疫菌 20 株,判定疫鼠 20 只(沙鼠 19 只、三趾跳鼠 1 只)。其中狼塘疫点位于盐场堡乡烂泥池村和狼塘村东南约 500m 荒漠草原内,面积约 5km²,距县城和国道相对较远,生境为半固定沙丘,植被有沙米、盐蒿、白刺等。北园子疫点位于北园子村北部休耕地内,面积约 3km²,距县城约 7km,人员流动相对频繁,防疫难度加大,对县城构成严重威胁。

2000—2001 年,在动物间鼠疫流行持续近 5 个月时间内,共检鼠疫菌 53 株(东畔 30 株,贾圈 8 株,东梁 1 株,伊涝湾 1 株,北园子 9 株,狼塘 4 株),判定疫鼠 48 只(长爪沙鼠 45 只,小毛足鼠 1 只,黑线仓鼠 1 只,三趾跳鼠 1 只),疫蚤 5 组/18 匹(鼠体秃病蚤蒙冀亚种 3 株,窝巢秃病蚤蒙冀亚种和二齿新蚤各 1 株)。疫区由此前的 1 县 1 乡(镇)5 个行政村扩大到 1 县 3 乡(镇)7 个行政村,面积约 800km²。染疫动物种类增加到长爪沙鼠、黑线仓鼠、小毛足鼠、三趾跳鼠 4 种,染疫蚤种增加到秃病蚤蒙冀亚种、同形客蚤、二齿新蚤 3 种。

2005 年,内蒙古鄂托克前旗、宁夏盐池县发生动物间鼠疫,分别在长爪沙鼠、子午沙鼠、三趾跳鼠及秃病蚤体内检出鼠疫菌 46 株。陕西省疾控中心会同定边县地研所一同在盐碱滩地、白刺沙丘、耕地、休耕地、固定沙丘、半固定沙丘、沙地、林地等生境中做单公顷样方 120 个,获鼠 1 861 只(长爪沙鼠 1 551 只,达乌尔鼠兔 139 只,黑线仓鼠 72 只,子午沙鼠 54 只,小家鼠 23 只,达乌尔黄鼠 10 只,灰仓鼠 4 只,三趾跳鼠 4 只,中华鼢鼠 2 只,五趾跳鼠、大仓鼠各 1 只);开展夜行鼠调查,共布夹 2 400 夹次,捕鼠 290 只(子午沙鼠 150 只,黑线仓鼠 110 只,长爪沙鼠和三趾跳鼠各 9 只,小家鼠 5 只,小毛足鼠 4 只,达乌尔鼠兔 2 只,大仓鼠 1 只);开展家栖鼠类调查,调查民宅 600 间,布夹 600 夹次,共获鼠 30 只(小家鼠 29 只,长爪沙鼠 1 只),蚤 1 778 匹(长爪沙鼠 356 匹,达乌尔鼠兔 158 匹,子午沙鼠 18 匹,黑线仓鼠 13 匹,三趾跳鼠 2 匹,五趾跳鼠 2 匹,小毛足鼠 1 匹,巢蚤 1 228 匹),收捡自毙动物 37 只(长爪沙鼠 19 只,黑线仓鼠 6 只,小家鼠 4 只,三趾跳鼠 2 只、五趾跳鼠、中华鼢鼠、大仓鼠、褐家鼠、草兔、艾鼬各 1 只),收集血清 286 份(长爪沙鼠 264 份,达乌尔鼠兔 12 份,达乌尔黄鼠 7 份,子午沙鼠 2 份,黑线仓鼠 1 份)。上述所有动物、蚤及血清检测结果均为阴性。

2006 年,在定边县红柳沟镇叶尔庄村西北部的盐碱滩地进行夜行鼠密度调查时,从捕获的子午沙鼠体内检出 2 份阳性血清,滴度 1∶160 和 1∶320(试管法),该血清的发现,受到国家、省、市各部门的高度重视,通过扩大监测范围,陆续在距血清阳性点以西约 5km 处的红柳沟镇黄沙窝村西北部耕地内,先后发现自毙长爪沙鼠 29 只,苍鹰 4 只,子午沙鼠、黑线仓鼠、五趾跳鼠、褐家鼠和草兔各 1 只,经病原学检测,在其中 10 只自毙长爪沙鼠体内及其体外寄生蚤体内检出鼠疫菌 13 株;又在距该疫点以北约 5km 处的盐场堡乡的马圈村南部半固定沙丘生境内,再次从 2 只自毙长爪沙鼠体内检出鼠疫菌 2 株。从病原学角度证实了上述两地区存在有动物间鼠疫的流行。对红柳沟镇肖沟、黄沙窝、宪尔庄、蔡圈、叶尔庄、赵尔庄 6 个行政村及其周围 1km 范围内使用磷化铝实施洞内灭鼠、灭蚤,处理面积约 30km²,区内村民居室使用溴敌隆毒饵和灭蚤粉进行灭鼠、灭蚤。对盐场堡乡马圈、朱咀、蔡梁 3 个自然村及其周围 1km 范围内使用磷化铝实施洞内灭鼠、灭蚤,处理面积约 10km²。经过十余天的疫区灭鼠、灭蚤等工作,上述两地动物密度分别由原来的 8.38 只/hm² 和 4.40 只/hm²,下降到处理后的 0.2 只/hm² 和 0.4 只/hm²,室内游离蚤均为 0,达到了疫区控制的要求,疫点及其周围地区没有再次发现自毙动物,无可疑病例发现,解除疫区。在秋季鼠疫监测中,又在盐场堡乡马圈村草滩生境内,捕获艾鼬 1 只,检出阳性血清 1 份,通过扩大监测,对血清阳性点及其周围地区,所捕获的各类动物进行病原学检测,均未发现阳性材料,结合春季动物间鼠疫流行情况判定,该阳性血清的出现,与春季动物间鼠疫的流行有着必然的联系。

第二节　自然地理景观区系构成

按照中国动物地理区划,结合陕西省境内地理景观以及啮齿动物组成和地理分布情况,将陕西省由北向南划分为6个小区,即:陕北鄂尔多斯高原荒漠小区、陕北黄土高原丘陵沟壑森林草原小区、关中平原农作小区、秦岭山地森林小区、汉中安康盆地农作小区、巴山山地森林小区。其景观特征如下:

一、陕北鄂尔多斯高原荒漠小区

该小区位于榆林市的定边、横山、输阳、神木连线以北地区,以长城和黄土高原为界,从神木枣稍沟开始,沿秃尾河西南折向榆阳区青云沟西岸,达芦河一线,顺长城至张家畔,安边以西以北的地界之内。属古北界蒙新区东部草原亚区毛乌素沙漠边缘地带,景观以固定、半固定沙丘、流动沙丘以及盐碱滩地为主,西部和北部有盐田分布,局部地区有少量零星分布的湖泊、沼泽;土壤为栗钙土;地势起伏较小,气候严寒,年均温度在9℃以下,年均降水量为450mm;冬春季多风沙,春季常出现沙尘暴等极端天气;植被稀疏、脆弱,属荒漠草原类型,是半农半牧区。该区又可细分为三个景观带。

(一)毛乌素大沙带景观带
位于定边、靖边、横山、榆林的北部及神木西北部,局部有散在的流动沙丘,植被以沙生植物为主,如沙竹、沙芥等。近年随着退耕还林、沙漠治理等政策的实施,植被有很大程度地恢复,啮齿动物的组成上也有较大的变化。

(二)红柳河右岸低梁平谷景观带
位于靖边县红墩界,海子滩,黄蒿界等区域。其境内滩地与梁地交替分布,滩地为农业主耕区,宽而平坦,主要种植的有荞麦、苜蓿等。另在其局部也有小湖泊分布,水质硬度较大,生有芦苇、香蒲、寸草等。梁地地势缓平、低矮,个别地域可见明沙梁,植被以沙蒿、锦鸡儿、白刺、芨芨草等为主。

(三)塞北沙丘草滩景观带
位于榆林市的北部,神木的西北部,地势平坦,沟壑起伏不大,年降水量较大(350~450mm),地下水位较高,湖泊分布地域广,河流以内陆河为主,水量少流域面积小,在地势较高的地方,分布着沙丘,植被以沙生植物为主。

二、陕北黄土高原丘陵沟壑森林草原小区

以延安为中心,北于神木王家畔-凉水井-榆林镇川-横山城关,沿芦河东南,从狭青原至靖边老虎脑-五台敖-草山梁一线的南面,南至黄龙山南缘,西沿崛峻山、岐山至千阳河与关中平原相接;属古北界华北区黄土高原亚区。因常年雨水冲刷,水土流失严重,局部形成了交错分布的塬、梁、沟、峁等自然景观;土壤以灰褐土为主,地貌为典型的黄土高原地貌,大部分地区黄土覆盖,土质松散易流失,个别地段有石质分布;气候属温带半干旱气候,年均气温7.8~9.6℃,年均降水量600mm;植被属半干旱森林草原类型,南部和西部次生林面积较大,沟壑地带生有灌木草丛等,多数地区已被当地开垦为农田,种植有小米、荞麦、糜子等耐旱植物(图13-1)。按照地理位置、景观、气候等因素,该区又可细分为:

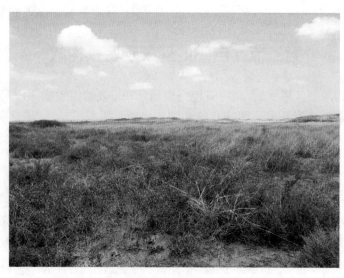

图 13-1　荒漠草原

（一）黄河右岸丘峁峡谷景观带

位于神木、米脂、佳县、吴堡、清涧等县的黄河沿。黄土层较薄,岩崖裸露,沟深陡坡,年降水量在 450~600mm 之间,且多暴雨,因而水土流失严重,在陡坡之处生有白草、酸枣、马棘等植物,多为农业区。

（二）无定河中游梁峁沟壑景观带

包括米脂、绥德、子洲大部分地区和榆林南部地区,年降水量在 450~550mm 之间,气候相对湿润,地貌上沟壑纵横,土层较厚,河谷地带宽阔平坦,人口密集,平均 22.5 人/km²;以农业为主,种植有小米、冬小麦、黄豆等,仅在陡坡、梁侧分布有耐旱的菊科、半苍木和旱生禾本科植物。

（三）西南梁峁沟壑涧景观带

位于白云山地,在定边、靖边的南部,年降水量较少,水土流失不太严重,所以有广大的平梁,浑圆的丘峁、宽广的谷地及南部的一些窄沟。平梁圆峁宽谷区成为轮耕作物区,种植有糜子、谷子、马铃薯、莜麦等。陡坡、休闲地成为主要放牧场所,生有扁穗鹅观草、牛枝子、白蒿等。

（四）黄河西北岸深沟壑景观带

位于府谷县,梁多峁少,黄土层厚,河道与谷地一般较宽阔,以农业为主,较大斜坡上生有沙蓬,倒生草,胡拨子、茵陈蒿等。

（五）神木西北部沙沟壑景观带

由黄土丘陵长年风蚀以后形成沙盖,覆盖在黄土之上,不稳定,易被大风扬起,形成沙尘暴;植物主要有沙米、沙蒿、锦鸡儿、菱蒿等。

（六）榆靖梁峁沟谷景观带

平梁大峁交错起伏,形成较浅的农耕区,在峁坡、沟头、地边等处生有黄白草、蒿类等植物。

（七）靖安盆地群景观带

由杨桥畔、张家畔、宁条梁、安边四个盆地组成,是定靖地区主要的农业区,以冬小麦、糜子、荞麦等为主,田边及村落周围生有零星的旱柳、柠条等植物,排水不畅的地域盐碱较重,有盐蒿生长,水质硬度高,在安边的东北边缘区仓房梁地区局部有沙丘入侵,形成固定沙地,生有苍耳、沙米、苦豆等沙生植物(图 13-2)。

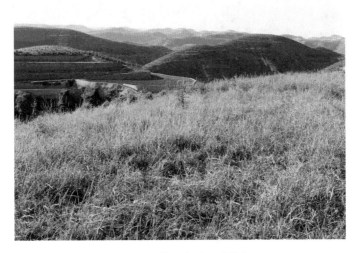

图 13-2　黄土高原丘陵沟壑

（八）定边内陆盆地景观带

其特征为四周高,中心低,西北部分布有许多盐湖,中心及南部为主要农业区,靠内蒙古的边缘地区,是大片的固定沙丘和盐碱滩地,为半农半牧区,固定沙地是当地的可耕地,自生植被有沙米、沙蒿等,盐渍化较重的地区均成荒地,主要植被有盐蒿、盐爪爪、盐蓬等;定边内陆地的南部边缘和靖安盆地群的南部边缘一样,地势向南倾斜,相对平缓,沟壑少,是轮耕种植区,在休闲地和沟壑边缘生有甘草、索草、蒿类等矮株植物。

三、关中平原农作小区

位于秦岭山地与黄土高原之间,俗称"关中平原",西至宝鸡,东到潼关,土地肥沃,气候适宜,是陕西省的小麦、玉米主产区,地势总体平坦,个别地域出现地势较高的台原。渭河由西向东贯穿其中,南部秦岭山区有丰富的水资源,河流均汇入渭河,因自然条件优越,人口密度大,农田开垦面积广,原始植被已荡然无存,均被农田所取代。该地属古北界华北区黄土高原亚区;年均气温 10~13℃,年均降水量 700mm。根据地貌形态特征,该区又可划分为:

（一）渭河平原（关中平原）区

主要指渭河两岸的一、二级平川,是关中平原的重要组成部分,阶地东西走向,北岸较南岸宽阔、完整,地势较平,而南岸较为狭窄,有沟壑分隔,台地面积残缺不全,呈块状分布;渭河下游临近黄河处有沼泽和盐渍化地貌分布,大荔县的渭河与洛河之间,有小面积的沙丘分布,但均被茂盛的植被所包围,沙丘相对固定,流动性差,加上邻近河谷,湿度较大,一般不易出现扬尘现象。本地区为关中的主要产粮区,以小麦和玉米为主,区内河流密布,水资源及水利设施极为丰富,水稻因产量低,基本无人种植,野鼠及家栖鼠类数量较多(图 13-3)。

（二）渭河南北黄土台原区

主要指渭河两岸,第二阶地平原之上,当地俗称"旱原",海拔在 460~850m 之间。一般由3~4 级阶地组成,呈阶梯状分布,面积占关中平原的 2/5,南北台原高差悬殊,形态各异,其中渭北台原相对较低,地势宽阔平坦,分布连续成片,种植有小麦、玉米等作物;南部台原被沟壑分隔,坡陡沟深,顶部面积大小不一,起伏较大,分布也不连片,由山前冲积扇过渡到秦岭、骊山周

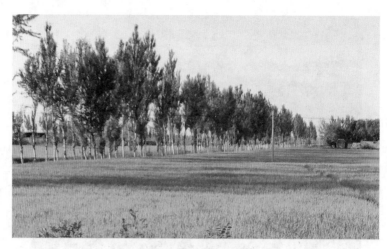

图 13-3 关中平原

围,主要分布在渭南阳廓到兰田许庙以及西安灞桥区狄寨原以东的地界,在眉县石头河以西至宝鸡峡一带,地势狭长,黄土梁与黄土丘陵交错分布,与东部地貌基本一致,但因靠近秦岭,气候湿润,植被相对茂密。本区为旱作物种植区,近数十年来,由于水利设施的不断完善,引水上原,基本解决了旱原的用水问题,同时也对鼠类特别是黑线姬鼠的栖息,造就了适宜的环境,在居民区周边,野鼠随季节迁徙的现象十分明显,这也为陕西流行性出血热的防控提出了挑战。

四、秦岭山地森林小区

该区主要以秦岭山脉为中心,介于关中平原和汉中、安康平原之间,是我国南北气候自然分界线,东西长约 1 500km,南北宽约 145km。西起甘肃南部,东至湖北、河南西部是古北界和东洋界的分界线;景观类型最为复杂,北有黄河水系,南有长江水系,山势挺拔秀丽,北陡南缓,海拔在 1 500~3 800m 之间,位于太白、周至二县边界上的秦岭主峰-太白山海拔 3 767m;气候,南坡属亚热带气候,山高林密,气候湿润,太阳辐射少,植被茂密,以乔木为主,而北坡属暖温带气候,相对气温偏低,降水量少,植被多由灌木和混杂林组成;秦岭南、北坡,植被覆盖度大,垂直分带明显,年平均气温 11~14℃,年均降水量 800~900mm;在山脉腹地局部地区,有丘陵、农田、河流、川道、水田及草地等分布(图 13-4)。

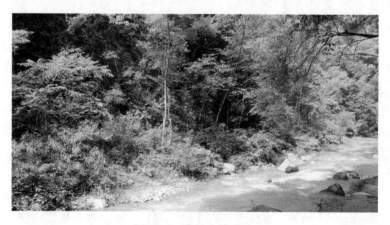

图 13-4 秦岭山地森林

五、汉中安康盆地农作小区

为秦岭山地与大巴山之间的汉江冲积平原农作区,俗称"陕南",包括汉中、安康盆地及山阳、柞水、商南南部低山丘陵地带。属东洋界华中区西部山地高原亚区;景观类型相对单一,但地貌类型多样,山地约占总面积的74.6%,丘陵等平坝区约占总面积的25.4%,属北亚热带半湿润季风气候,年平均气温14~16℃,年均降水量900mm以上;植被覆盖率在50%以上,林地面积居陕西首位,以阔叶林为主。大米种植面积较大,其次为小麦、玉米、油菜等(图13-5)。

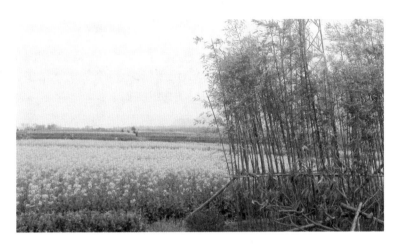

图13-5　汉中安康盆地

六、巴山山地森林小区

位于四川、陕西、湖北三省交界区,是嘉陵江和汉江的分水岭,四川盆地和汉中盆地的地理界线,由西北向东南走向,西至摩天岭,东到神农架、巫山,北和汉江谷地相连,东西长

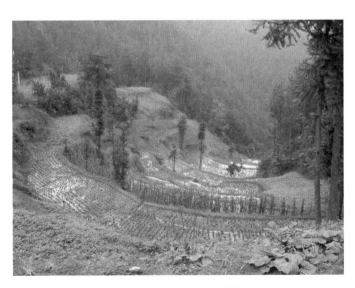

图13-6　巴山山地森林

500km,属东洋界华中区西部山地高原亚区;景观类型与秦岭山地相似,山势挺拔陡峭,构造褶皱紧密,高差达 800~1 200m,海拔高度在 1 500~2 000m 之间,植被以常绿阔叶林为主,森林覆盖率达 70%;气候南部为中亚热带,北部为北亚热带,是中国中亚热带气候和北亚热带气候的分界线。气候湿润多雨,年平均气温 15~16℃,年均降水量 1 000~1 200mm(图 13-6)。

第三节 啮齿动物区系组成

陕西省有啮齿动物 14 科(亚科)31 属 54 种,其中古北界 30 种,东洋界 20 种,广布种 4种,分别占总种数的 55.6%、37.0% 和 7.4%。另有兔形目 2 科 2 属 5 种。

一、啮齿动物地域分布及构成比

陕西省啮齿动物分布因生境不同,由南向北,逐渐减少,以秦岭山地最多,其次为大巴山区,而汉江谷地最少。各动物地理小区主要啮齿动物组成如下:

(一)陕北鄂尔多斯高原荒漠小区

陕北鄂尔多斯高原荒漠小区地处于毛乌素沙漠南缘,该小区除广布种外,几乎全为古北界种类,啮齿动物主要有:长爪沙鼠、子午沙鼠、五趾跳鼠、小毛足鼠、三趾跳鼠、三趾心颅跳鼠、鼹形田鼠、莫氏田鼠、达乌尔黄鼠、黑线仓鼠等,其中莫氏田鼠在陕西亦仅分布于本小区,长爪沙鼠、小毛足鼠、子午沙鼠、达乌尔黄鼠均是优势种和常见种。

(二)陕北黄土高原丘陵沟壑森林草原小区

陕北黄土高原丘陵沟壑森林草原小区以黄土地貌为主,啮齿动物有 17 种,其中古北界有 12 种,占区系组成的 63%,东洋界仅见于本小区的家鼠。黄胸鼠是本小区新发现的鼠种,它向北分布至黄陵一带;延安是黑线姬鼠分布的北限;中华鼢鼠、甘肃鼢鼠同域分布,而以后者为多,它和达乌尔黄鼠为当地的优势种,鼢鼠之所以在黄土高原广为分布,数量极多,这与黄土土层厚,土质松软,质地均匀,便于穿掘洞道有关,黄土区为洞栖鼢鼠的最适生境;长尾仓鼠、大仓鼠、小家鼠、子午沙鼠、黑线姬鼠、社鼠、褐家鼠、大林姬鼠、达乌尔鼠兔、达乌尔黄鼠等是常见种,其中达乌尔鼠兔在子长、清涧、吴起、志丹和宜川诸县分布亦较普遍,此外,岩松鼠、花鼠两种半地栖、半树栖型鼠种在本区广为分布,也是黄土高原啮齿类区系的一个新特点。

总体优势种达乌尔黄鼠主要生活在丘坡荒地,由北向南数量增加,长爪沙鼠主要生活在盐碱滩地、固定、半固定沙丘及部分耕地,由北向南数量较少;小家鼠为家栖鼠类,以居民区最多,而在一些耕地、丘坡荒地、固定、半固定沙丘和盐碱滩地也有发现,由北向南数量增加不明显,说明该鼠种适应能力强,其活动生境与疫源动物长爪沙鼠存在重叠之处,这是陕西省鼠疫自然疫源地啮齿动物生存环境不断改变的新特点,应当予以引起高度重视。

据陕西省 1958—1966 年在榆林、横山、子洲、清涧、神木、府谷、定边、靖边、绥德、佳县、吴堡、米脂、延安、安塞、子长和吴起 16 县调查资料记载,共发现啮齿动物 6 科 7 亚科 18 属23 种。通过对 1 926 只鼠种鉴定,按构成比大于等于 10% 定位为优势种,5%~10% 为常见种,小于等于 5% 为稀有种进行等级分类,结果表明总体优势种为达乌尔黄鼠(44.81%)、长爪沙鼠(10.96%)、小家鼠(10.75%);常见种有小毛足鼠(7.58%)、子午沙鼠(5.30%);稀有种有黑线仓鼠、褐家鼠等。陕北地区啮齿动物数量及构成见表 13-5。

表 13-5 陕北地区啮齿动物数量及构成

鼠种	数量/只	构成比/%	鼠种	数量/只	构成比/%
达乌尔黄鼠	863	44.81	灰仓鼠	40	2.08
长爪沙鼠	211	10.96	长尾仓鼠	17	0.88
小家鼠	207	10.75	达乌尔鼠兔	8	0.42
小毛足鼠	146	7.58	大仓鼠	5	0.26
子午沙鼠	102	5.30	社鼠	4	0.21
黑线仓鼠	96	4.98	沼泽田鼠	3	0.16
褐家鼠	87	4.52	中华鼢鼠	1	0.05
五趾跳鼠	83	4.31	合计	1 926	
三趾跳鼠	53	2.75			

按景观分类,鄂尔多斯高原干旱半荒漠草原景观中长爪沙鼠(31.91%)、小毛足鼠(23.21%)、黑线仓鼠(11.78%)、小家鼠(10.41%)为优势种,三趾跳鼠、五趾跳鼠为常见种,子午沙鼠等为稀有种;黄土高原丘陵沟壑干旱草原达乌尔黄鼠(61.01%)和小家鼠(14.23%)为优势种,褐家鼠和子午沙鼠为常见种,灰仓鼠、五趾跳鼠等为稀有种;高原边沿区达乌尔黄鼠(72.61%)和五趾跳鼠(11.78%)为优势种,长爪沙鼠为常见种,黑线仓鼠和子午沙鼠为稀有种。陕北地区啮齿动物生境分布见表 13-6。

表 13-6 陕北地区啮齿动物生境分布

景观	鼠种	数量	构成比/%	生境					
				流动沙丘	固定半固定沙丘	盐碱滩地	丘坡荒地	居民区	耕地
鄂尔多斯高原干旱半荒漠草原	长爪沙鼠	187	31.91	−*	+**	+++****	−	−	+
	小毛足鼠	136	23.21	+++	++***	+++	−	−	+
	黑线仓鼠	69	11.78	−	++	+	+	−	+
	小家鼠	61	10.41	−	+	+	−	+++	−
	三趾跳鼠	53	9.04	+++	++	−	−	−	−
	五趾跳鼠	35	5.97	−	+	++	−	−	−
	子午沙鼠	27	4.61	−	−	−	++	−	+
	达乌尔黄鼠	9	1.54	−	−	−	++	−	+
	褐家鼠	4	0.68	−	−	−	−	+++	−
	沼泽田鼠	3	0.51	−	−	+++	−	−	+
	大仓鼠	1	0.17	−	−	−	−	−	+++
	达乌尔鼠兔	1	0.17	−	−	+	−	−	+++
	合计	586							

续表

景观	鼠种	数量	构成比/%	生境					
				流动沙丘	固定半固定沙丘	盐碱滩地	丘坡荒地	居民区	耕地
黄土高原丘陵沟壑干旱草原	达乌尔黄鼠	626	61.01	−	−	−	+++	−	+
	小家鼠	146	14.23	−	−	−	−	+++	+
	褐家鼠	83	8.09	−	−	−	−	+++	+
	子午沙鼠	63	6.14	−	−	+	+++	−	+
	灰仓鼠	40	3.90	−	−	−	−	−	+++
	长尾仓鼠	17	1.66	−	−	−	−	−	+++
	黑线仓鼠	14	1.36	−	−	−	−	−	+++
	五趾跳鼠	11	1.07	−	−	−	−	+++	+
	小毛足鼠	10	0.98	−	−	−	−	+++	+
	达乌尔鼠兔	7	0.68	−	−	−	−	+++	+
	大仓鼠	4	0.39	−	−	−	−	−	+++
	社鼠	4	0.39	−	−	−	++	−	−
	中华鼢鼠	1	0.10	−	−	−	++	−	+++
	合计	1 026							
高原边沿区	达乌尔黄鼠	228	72.61	−	−	−	+++	−	+
	五趾跳鼠	37	11.78	−	−	−	+++	−	+
	长爪沙鼠	24	7.64	−	−	−	+	−	+
	黑线仓鼠	13	4.14	−	−	−	++	−	+++
	子午沙鼠	12	3.82	−	−	−	+++	−	++
	合计	314							

注：*未发现，**少，***较多，****多(下同)。

安翠红统计 1974—2014 年定边县动物区系调查资料显示,定边县共发现啮齿动物 9 科(亚科)17 属 21 种。其中陕北鄂尔多斯高原荒漠小区 5 科 13 属 15 种,以长爪沙鼠为优势种,子午沙鼠、小毛足鼠、三趾跳鼠、五趾跳鼠为常见种,达乌尔黄鼠、灰仓鼠、黑线仓鼠等为稀有种;陕北黄土高原丘陵沟壑森林草原小区 6 科 13 属 15 种,达乌尔黄鼠为优势种,达乌尔鼠兔、岩松鼠、灰仓鼠、黑线仓鼠、小家鼠为常见种,黑线姬鼠、黄胸鼠、三趾跳鼠、五趾跳鼠等为稀有种;高原边缘区过渡地带 5 科 10 属 11 种,以达乌尔黄鼠、五趾跳鼠为优势种,子午沙鼠、长爪沙鼠等为常见种,灰仓鼠、小毛足鼠、黑线姬鼠等为稀有种。定边县啮齿动物生境分布见表 13-7。

近 50 年来的监测表明,陕西鼠疫疫源地不同生境主要宿主动物地理分布基本未变,只是陕北鄂尔多斯高原荒漠小区和陕北黄土高原丘陵沟壑森林草原小区中的小毛足鼠和小家鼠数量减少,由原来的优势种变为了常见种,而高原边缘区过渡地带中五趾跳鼠数量却增加

表 13-7　定边县啮齿动物生境分布

动物种类	陕北鄂尔多斯高原荒漠小区	陕北黄土高原丘陵沟壑森林草原小区	高原边缘区过渡地带
草兔	++	+	++
达乌尔鼠兔	−	++	−
岩松鼠	−	++	−
花鼠	−	+	−
达乌尔黄鼠	+	+++	+++
灰仓鼠	+	++	+
大仓鼠	−	+	−
黑线仓鼠	+	++	−
小毛足鼠	++	−	+
中华鼢鼠	+	+	−
东方田鼠	+	−	−
鼹形田鼠	+	−	−
子午沙鼠	++	−	++
长爪沙鼠	+++	−	++
小家鼠	+	++	+
黑线姬鼠	−	+	−
黄胸鼠	−	+	−
褐家鼠	+	−	+
五趾跳鼠	++	+	+++
三趾跳鼠	++	+	+
三趾心颅跳鼠	+	+	−

了,由原来的常见种变为优势种。动物这种变化,与当地的生态变化有着一定的关系,尤其在陕北北部地区,国家实行了严格的退耕还林制度,把牛羊的放养变成了圈养,很大程度上减轻了放牧对草原植被的破坏,随着生态环境的改善,适宜荒漠草原生活的动物数量也随之减少,但该疫源地的主要宿主动物长爪沙鼠在荒漠草原小区仍保持着优势种地位,尽管它的密度有所下降,但在疫源地动物鼠疫的流行中仍然起决定作用。陕北地区不同生境啮齿动物数量变化见表 13-8。

（三）关中平原农作小区

关中平原农作小区农田占很大的比例,该区动物区系与黄土高原一样,属华北区。啮齿动物有 15 种,以田栖、家栖鼠类为主,野外黑线姬鼠、大仓鼠为优势种,小家鼠、达乌尔黄鼠为常见种;长尾仓鼠、黑线仓鼠、棕色田鼠、沼泽田鼠及子午沙鼠为稀有种;村镇附近农田、菜地以褐家鼠为主,同时伴有黄胸鼠出现;而大林姬鼠、社鼠常分布于一些沟壑灌丛地带。

表13-8 陕北地区不同生境啮齿动物数量变化

时间	陕北鄂尔多斯高原荒漠小区			陕北黄土高原丘陵沟壑森林草原小区			高原边缘区过渡地带		
	优势种	常见种	稀有种	优势种	常见种	稀有种	优势种	常见种	稀有种
1958—1966年	长爪沙鼠、小毛足鼠	黑线仓鼠、三趾跳鼠、五趾跳鼠、子午沙鼠	达乌尔黄鼠	达乌尔黄鼠、小家鼠	子午沙鼠、褐家鼠	小毛足鼠、黑线仓鼠、五趾跳鼠	达乌尔黄鼠	长爪沙鼠、子午沙鼠、黑线仓鼠、五趾跳鼠	
1974—2014年	长爪沙鼠	子午沙鼠、小毛足鼠、三趾跳鼠、五趾跳鼠	达乌尔黄鼠、灰仓鼠、黑线仓鼠	达乌尔黄鼠	达乌尔鼠兔、岩松鼠、灰仓鼠、黑线仓鼠、小家鼠	黑线姬鼠、黄胸鼠、三趾跳鼠、五趾跳鼠	达乌尔黄鼠、五趾跳鼠	子午沙鼠、长爪沙鼠	灰仓鼠、小毛足鼠、黑线姬鼠

刘建书等在西安、蓝田、眉县、长安、华阴、大荔、韩城、蒲城8县进行调查,结果显示在渭河平原以黑线姬鼠为优势种,小家鼠、大仓鼠为常见种,子午沙鼠等为稀有种;在渭河南北黄土台原大仓鼠为优势种,小家鼠为常见种,子午沙鼠、黄胸鼠为稀有种。关中平原农作小区啮齿动物组成见表13-9。

黑线姬鼠主要生活在渭河平原的不灌耕地,其次为菜地和河漫滩农耕地,除居民住宅和果木林间地没有发现外,其他生境也有少量分布,其密度(1.00~43.10只/100夹次)明显高于渭河南北黄土台原区(0.07~4.01只/100夹次);而大仓鼠主要分布在渭河南北黄土台原

表13-9 关中平原农作小区啮齿动物组成

景观	鼠种	数量	构成比/%	生境									
				不灌耕地	农耕旱地	菜地	河漫滩农耕地	果木林间地	渠道岸边	溪流岸边	居民住宅	院落灌草丛	沟壑山坡
渭河平原	黑线姬鼠	1 329	66.42	+++	+	++	++	−	+	+	−	+	+
	小家鼠	258	12.89	+++	+++	+	+	+	+	−	+++	+	+
	大仓鼠	236	11.79	+	+++	+	+	−	+	−	+	+	+
	褐家鼠	107	5.35	+	+	+	−	−	+	−	+++	++	−
	黄胸鼠	29	1.45	+	+	+	−	−	−	−	+++	++	−
	子午沙鼠	19	0.95	−	+	−	+++	−	−	−	−	−	−
	黑线仓鼠	14	0.70	++	+	+	++	−	−	−	−	−	−
	达乌尔黄鼠	4	0.20	−	+	−	−	−	−	−	−	−	+
	长尾仓鼠	4	0.20	−	−	−	−	−	−	−	−	−	−
	大林姬鼠	1	0.05	−	−	−	−	−	−	−	−	−	−
	合计	2 001											

续表

景观	鼠种	数量	构成比/%	生境										
				不灌耕地	农耕旱地	菜地	河漫滩农耕地	果木林间地	渠道岸边	溪流岸边	居民住宅	院落灌草丛	沟壑山坡
渭河南北黄土台原	大仓鼠	315	53.39	++	+++	++	+	+	+	+	-	-	+
	小家鼠	152	25.76	+++	+++	+	+	+	+	+	+++	++	+
	黑线仓鼠	43	7.29	++	++	-	++	+	-	-	-	-	-
	褐家鼠	28	4.75	+	+	+	+	-	-	-	+++	++	-
	黑线姬鼠	23	3.90	+++	+	++	+	+	-	-	-	+	-
	子午沙鼠	20	3.39	+	-	-	+++	+	-	-	-	-	+
	长尾仓鼠	8	1.36	+	++	-	-	-	-	-	-	-	+
	黄胸鼠	1	0.17	-	+	-	-	-	-	-	+	+	-
	合计	590											

区的农耕旱地,其次是不灌耕地和菜地,除居民住宅和院落灌草丛没有发现外,其他生境也有少量分布。

关中地区家栖鼠类有褐家鼠、黄胸鼠和小家鼠三类,以褐家鼠为优势种(64.75%),各地均有分布。

安翠红等对陕北关中捕获的5 001只鼠进行分类鉴定,结果显示:子午沙鼠、黑线仓鼠、三趾跳鼠构成比位居前三,构成比在20%以上,其次为小家鼠等,构成比不到10%,而长爪沙鼠仅占1.66%,说明长爪沙鼠的分布十分局限。陕北、关中地区啮齿动物数量及构成见表13-10。

表 13-10　陕北、关中地区啮齿动物数量及构成

鼠种	数量	构成比/%	鼠种	数量	构成比/%
子午沙鼠	1 386	27.71	长爪沙鼠	83	1.66
黑线仓鼠	1 170	23.40	褐家鼠	74	1.48
三趾跳鼠	1 015	20.30	达乌尔鼠兔	32	0.64
小家鼠	366	7.32	东方田鼠	13	0.26
小毛足鼠	347	6.94	长尾仓鼠	12	0.24
达乌尔黄鼠	183	3.66	黄胸鼠	11	0.22
五趾跳鼠	175	3.50	中华鼢鼠	1	0.02
大仓鼠	133	2.66	合计	5 001	

（四）秦岭山地森林小区

因适宜的气候、茂密的植被等,为啮齿动物提供了完好的栖息地和丰富的食物链,动物数量相对于其他区域更多,分布更广。共发现巢鼠、白腹鼠、猪尾鼠、大足鼠、小泡巨鼠等啮

齿动物 36 种,占全省啮齿动物的 66.7%。该区是东洋界和古北界两大界的分界线,东洋界发现啮齿动物 19 种,占总数的 52.8%,古北界 13 种,占总数的 36.1%,广布种 4 种,占总数的 11.1%,以东洋界占比最高,达一半以上,主要分布于秦岭南坡,但也有个别分布于北坡,如:黄胸鼠、针毛鼠、花松鼠等;古北界动物大部分分布于秦岭北坡,仅有大仓鼠、灰长尾大仓鼠、甘鼢鼠、花鼠及岩松鼠 5 种动物能越过秦岭分布至南坡。

(五) 汉中安康盆地农作小区

汉中安康盆地农作小区分布的啮齿动物种类最少,田栖和家栖鼠多见,前者以黑线姬鼠为优势种,后者则以小家鼠和褐家鼠为优势种,主要鼠种有大林姬鼠、大足鼠、黄胸鼠、巢鼠等 8 种。

甘去非等在陕西秦岭、巴山、汉中安康盆地进行啮齿类调查,共发现啮齿动物 9 科 22 属 39 种。不同生境啮齿动物的分布出现较大差异,在河谷盆地农耕区,啮齿动物最少,仅有 10 种,主要为:黑绒姬鼠(77%)、褐家鼠(8%)、大仓鼠(7%);在低山丘陵和中山区,啮齿动物相对较多,其中低山丘陵区有啮齿动物 18 种,主要为:黑绒姬鼠(49%)、社鼠(15%)、褐家鼠(10%)、大仓鼠(7%)、大足鼠(6%);在中山区有 14 种,主要有:中华林姬鼠(32%)、亚洲林姬鼠(24%)、黑绒姬鼠(13%)、社鼠(12%)、苛岚绒鼠(5%)。陕西秦岭及陕南地区啮齿动物生境分布见表 13-11。

表 13-11　陕西秦岭及陕南地区啮齿动物生境分布

生境	优势种	常见种
河谷盆地农耕区	黑绒姬鼠	褐家鼠,大仓鼠
低山丘陵	黑绒姬鼠,社鼠	褐家鼠,大仓鼠,大足鼠
中山区	中华林姬鼠,亚洲林姬鼠	黑绒姬鼠,社鼠,苛岚绒鼠

(六) 巴山山地森林小区

与秦岭山地森林小区一样,啮齿动物种类丰富,仅东洋界鼠种就有 17 种,古北界鼠种 6 种。罗氏鼢鼠仅见本小区。主要鼠种有:大林姬鼠、社鼠、黑线姬鼠等。

王廷正对周至、眉县、太白县、留坝、阳平关、汉中及南郑等秦岭巴山地区啮齿动物数据进行整理,三种生境共布夹 4 030 夹次,捕鼠 552 只,捕获率 13.7%,其中平原农耕区布夹 1 750 夹次,捕鼠 196 只,捕获率 11.2%,低山阔叶林区布夹 1 100 夹次,捕鼠 160 只,捕获率 14.5%,中山阔叶针叶混交林区布夹 1 180 夹次,捕鼠 196 只,捕获率 16.6%。秦岭巴山地区不同生境啮齿动物分布见表 13-12。

表 13-12　秦岭巴山地区不同生境啮齿动物分布

鼠种	平原农耕区		低山阔叶林区		中山阔叶针叶混交林区	
	数量/只	构成比/%	数量/只	构成比/%	数量/只	构成比/%
花松鼠					2	1.02
黑线姬鼠	53	27.04	61	38.13	24	12.24
大林姬鼠			38	23.75	68	34.69
小林姬鼠			11	6.88	28	14.29

鼠种	平原农耕区		低山阔叶林区		中山阔叶针叶混交林区	
	数量/只	构成比/%	数量/只	构成比/%	数量/只	构成比/%
社鼠			21	13.13	48	24.49
褐家鼠	21	10.71	3	1.88	7	3.57
黄胸鼠	45	22.96	3	1.88	1	0.51
小家鼠	49	25.00	3	1.88		
巢鼠					3	1.53
苛岚绒鼠					10	5.10
黑腹绒鼠					3	1.53
大仓鼠	18	9.18	19	11.88	2	1.02
长尾仓鼠	5	2.55				
黑线仓鼠	3	1.53				
林跳鼠			1	0.63		
黄鼠	2	1.02				
合计	196		160		196	

平原农耕区主要以黑绒姬鼠（27.04%）、小家鼠（25.00%）、黄胸鼠（22.96%）、褐家鼠（10.71%）、大仓鼠（9.18%）为主要鼠种；低山阔叶林区则是以黑线姬鼠（38.13%）、大林姬鼠（23.75%）、社鼠（13.13%）、大仓鼠（11.88%）、小林姬鼠（6.88%）为主要鼠种；中山阔叶针叶混交林区，森林鼠种占绝对优势，以大林姬鼠（34.69%）、社鼠（24.49%）、小林姬鼠（14.29%）、黑线姬鼠（12.24%）为主要鼠种。

二、鼠疫疫源地动物密度监测

（一）主要宿主长爪沙鼠密度

在不同生境共做单公顷样方 3 534 个，捕获鼠类 26 170 只，平均密度 7.41 只/hm²，以长爪沙鼠为优势种，构成比在 90% 以上。

历史上主要宿主动物长爪沙鼠的密度分别在 1986 年、2000 年、2003 年出现 3 个小高峰，鼠密度分别为 39.63 只/hm²、16.28 只/hm²、21.01 只/hm²，自 2006 年以后基本控制在 10 只/hm² 以下。前两个高峰，正值鼠疫疫情流行期，鼠密度的增高，增加了鼠类相互接触的机会，促使了疫情的扩散和蔓延，对进入鼠类活动场所的人员，构成了严重的威胁，增加了人间鼠疫发生的概率，因此，控制鼠密度是阻止疫情传播蔓延的有效手段。疫区处理中，一项重要工作，就是有组织地开展灭鼠、灭蚤，使鼠密度在短期内降到最低，切断鼠-鼠-人传播的机会。1987 年、2001 年、2006 年三次疫情后，鼠密度的降低有效地遏制了疫情的扩散和蔓延，特别是 1990 年降到了本统计年限的最低，确保了后续几年没有再次发生鼠疫疫情，长爪沙鼠在荒漠草原具有很强的适应力，随着时间的延续，其种群数量在逐渐恢复，直至 2000 年鼠密度再次达到继 1987 年鼠疫疫情后的新高，动物鼠疫再次发生，随着疫区处理工作的开展，鼠密度开始下降，与 2002 年比较幅度不是很大，而后鼠密度再次上升直至 2003 年达到第三次高峰，但当年并没有发生鼠疫疫情，自此以后鼠密度逐年下降，但幅度并不大，从前两次疫情处置后的鼠密度下降幅度看,基本可以排除人为干预,查阅 2002—2004 年气象资料,温度、湿度、风速等指标均无较大变化,而降水量在 1986 年、2000 年、2003 年之前的 1~2 年,均比当年高,这就使长爪沙鼠栖息地的食源充足,密度自然也就升高了。鼠-鼠间的频繁交往,加大了鼠疫传播的机会,所以控制鼠密度,对防止鼠疫发生具有重要的意义。

从前两次鼠疫疫情的发现来看,都是在自毙鼠体内检到鼠疫菌,2003 年定边县为了改变生态环境,实行了"退耕还草,家畜圈养"的政策,群众野外放牧被禁止,自毙鼠不能被及时发现,动物疫情势必被掩盖。长爪沙鼠对鼠疫菌高度敏感,感染鼠疫后来不及产生抗体,就已经死了,而与其同地域生活的子午沙鼠,却是一种高抗动物,其主要活动时间在晚上,因此在对夜行鼠做密度调查时,更应注重鼠血清的收集,通过抗体检测,进一步了解动物疫情态势,以弥补不能及时发现自毙鼠的弊端。所以加强对主要宿主动物长爪沙鼠的密度监测及疫源地动物的血清学监测,对鼠疫疫情的早期预警具有重要的意义。

(二) 夜行鼠密度

用 5m 加线法在不同生境共布夹 46 509 夹次,捕鼠 2 634 只,平均捕获率为 5.66%,鼠种构成上以子午沙鼠为优势种,其次为黑线仓鼠、小毛足鼠、三趾跳鼠、五趾跳鼠等。

夜行鼠从 1997 年开始震荡上行,至 2002 年达高峰(36.50%),以后逐年下降基本保持在 10% 以下,其密度的高低与本疫源地三次鼠疫疫情的发生并未看到有直接的关系,从 2006 年鼠疫疫情的发现过程来看,加强对夜行鼠尤其是子午沙鼠血清学监测,具有重要的意义,是追述动物疫情、了解疫源地动态的重要手段。

(三) 家栖鼠密度

共布夹 18 221 盘,捕获家栖鼠 833 只,平均捕获率 4.57%,鼠种构成上以小家鼠为优势种,约占 83.33%。

家栖鼠类鼠种构成单一,数量有限,尚未发现与动物鼠疫有直接关系。

三、主要宿主动物的生态习性

(一) 长爪沙鼠

为中小型荒漠草原动物,有家族聚集性,呈岛状分布,多见于生有盐蒿、盐爪爪、苍耳、沙米、沙蒿等盐碱滩地、固定沙地及撂荒地、打谷场、废墟庄基地的周围,呈弥散式分布,单位面积上的密度不高,但存在的面积较大,在条件优越的环境,常年保持着较高的数量,尽管有时因条件恶化和流行病等,引起数量上的减少,但间隔一定时间,可迅速恢复;在南部黄土高原丘陵沟壑区,虽有分布,但数量及范围相对较少和局限,尤其是近年来,随着生态环境的改变,其分布数量几乎为零。

该鼠为非冬眠动物,全年皆可活动,但因季节不同,活动次数也有差异,一年中有两个活动高峰,即 4~5 月和 10~11 月,前者由于严寒季节结束,温度逐月上升,冬季储存的粮食即将用尽,地面上出现植物的幼芽,吸引长爪沙鼠不断出洞寻食,由于相互间接触机会增多,雌雄间出现频繁的交尾,是长爪沙鼠繁殖的高峰期;而后者,由于种粒成熟,冬季即将来临,为越冬期储备粮食,不断地搬盗草粒、糜谷等。长爪沙鼠活动以白昼为主,一天内有 2 个活动高峰,上午 7~9 时和下午 5~7 时,中午避居洞穴,活动与地面温度有一定的关系,温度在 5℃时,开始在地面上活动,温度达 20℃时,地面活动基本消失,刮风和温度对其活动的影响是直接的,一般 4 级风时,出洞活动明显减少,如遇 5~6 级以上大风或雨雪天气,即整日甚至连日在洞内不出;长爪沙鼠家族领地范围,一般在 325~1 550m²,在条件好、食物丰富的地方,其领地范围小,而食物差的地方,其领地范围大,在其领地范围内,其他家族成员不允许进入进行觅食、寻找配偶等活动,否则将发生殴斗。

长爪沙鼠的食性比较复杂,主要吃草本植物的种子、叶子和茎,以苦苦菜、盐蒿、大籽蒿、糜谷为主要食料,在野外曾发现有吞食蜥蜴和相互蚕食的现象;食量估算每鼠每年在10~5kg。

长爪沙鼠洞穴较为复杂,洞口方向大都向南、朝阳,洞口直径一般在4~8cm,其数目多至20个以上,最少也有2~3个,洞深10~115cm,洞干最长可达40m余,最短为1m左右,且结构复杂,设有厕所、鼠巢、仓库等,冬季洞深而结构复杂,夏季洞及临时避难洞则浅而简单。

(二) 子午沙鼠

为荒漠、半荒漠草原动物,广泛栖息于各类干旱环境之中,以盐淖、灌丛、沙丘最为多见;子午沙鼠的活动以夜间为主,白天极少出洞,在22:00—24:00为活动高峰,清晨4:00—6:00有一个小高峰,活动距离大概在60~800m之间,最远处不超过1km;在觅食时往往离洞口较远,在交尾或哺乳期往往局限于洞系周围。

子午沙鼠食性较杂,在荒漠草原以草本植物、旱生灌木、小灌木的茎叶和果实为主要食物,一些带刺的灌丛,如狭叶锦鸡儿、沙兰刺头等亦可采食,在食物来源匮乏之时,也有捕食昆虫的现象;在农区以盗食各种粮食作物为主,也有盗食西瓜、甜瓜、向日葵子以及树木幼苗等现象;子午沙鼠很少直接饮水,仅在秋季可见其采食带露水的叶子。

子午沙鼠洞系可分为夏季洞和冬季洞,洞穴配置较分散,不形成密集洞群,洞道多为单出口或双出口,夏季洞长2~3m,巢室距地面一般不超过1m,冬季洞较长,一般达4m以上,巢室距地面2m左右,每洞栖息5~10只,雌鼠在妊娠和哺乳期间出入洞口之后,常将洞口堵塞,以防外敌侵入。

(三) 小毛足鼠

主要栖息于荒漠、半荒漠及干草原植被稀疏的沙丘或沙丘间的灌丛中,其性情温顺、行动敏捷、擅于奔跑,不冬眠,冬季活动也较频繁,常以夜间活动为主,在傍晚和黎明活动最为频繁,活动范围较小,距洞口一般不超过50m。

小毛足鼠个体小,食量不大,有贮粮的习性,食物以植物种子、果实和根、茎、叶等植物为主,也有食昆虫,特别是甲虫类的习性。

小毛足鼠洞穴常位于沙丘斜坡处,洞口小,直径约4cm,洞口一般1~2个,有鼠居住时,多将洞口用细沙堵塞,但凹入口内,成一小坑,易识别;洞穴结构简单,一般不分支,偶有2个分支;洞道直径大于洞口,洞深50~100cm,末端有一个圆形而膨大的巢室,巢内铺有枯叶和其他絮状物。

(四) 黑线仓鼠

为夜行鼠类,主要栖息在野外,洞穴多造在沟渠,路旁,田埂,井台,土坡,坟堆等地势较高的干燥环境,以沙质土壤最为多见,一般不迁入农家,多活动于耕地内和路旁、荒滩地等处,部分个体在冬季迁入住宅,以人的食物为食,并有喜食油料作物的倾向。

黑线仓鼠白天一般不出洞活动,黎明前、黄昏后活动频繁,一般以晚7~9时活动最为频繁;夏、秋季节在遇阴雨来临之前,黑线仓鼠提前出洞觅食,捕获率比正常高;黑线仓鼠以颊囊搬运食物入洞,其活动距离一般不超过200m,雌鼠的活动范围小于雄鼠;黑线仓鼠储粮以秋季为主,夏季也有少量储备,粮食多分散存于多个储室,食性以农作物种子为主,主要有黄豆、绿豆、小麦、花生及草籽、甲虫等。

总之,近年来因生态治理,林地、草地面积扩大,黑线仓鼠、子午沙鼠等夜行鼠的栖息范围也在不断扩大,密度上升明显,而长爪沙鼠的领地受到挤压,加上每年针对性地灭鼠和几次动物间鼠疫流行,其种群受到毁灭性打击,密度恢复缓慢,自 2006 年后一直处在 10 只/hm² 以下,随着生态环境的持续改进,理论上长爪沙鼠完全有可能被其他鼠类所替代,这对控制鼠疫的发生和流行将起到积极的作用,但同时还应看到,子午沙鼠、黑线仓鼠、小毛足鼠等夜行鼠,在鼠疫传播过程中所起的作用。长爪沙鼠和子午沙鼠的种间竞争,在一定范围内存在负相关关系,但随着观察时间的延长,两者密度也存在着同步上升的趋势,说明两种鼠类的斗争仅仅表现在对生存空间的占有上,白天一方的退出,使得另一方获得更大的生存空间,因而密度升高,晚上则反之。这种空间竞争,对其各自的数量影响不大,因而,生态环境的改变,生境的变迁,才是长爪沙鼠数量改变的先决条件,当然,生物体对环境的适应性,也是在不断进化的,所以,长爪沙鼠在陕西鼠疫疫源地的主要宿主地位,在今后一段时间仍然有着存在的空间,不能掉以轻心。而子午沙鼠与黑线仓鼠、小毛足鼠间的竞争,却是一种空间和食物链的生存竞争,子午沙鼠作为高抗动物,在鼠疫传播过程中所起的作用有待深入研究,但黑线仓鼠、小毛足鼠、三趾跳鼠从陕西省三次鼠疫疫情发生来看,均能感染鼠疫,对鼠疫疫情传播、扩散和蔓延有着潜在的危险,应引起高度的重视。其次由于"退耕还林"及"牲畜圈养"政策的落实,滩区内植被迅速恢复,鼠类的栖息地发生变化,食物日益丰富,鼠密度必将升高,人员因禁牧,进入长爪沙鼠领地的机会减少,一方面降低了人与鼠接触的机会,另一方面由于不能及时发现自毙鼠,从而延缓了对疫情的早期发现,致使出现疫情时很容易借助便利的交通工具和频繁的人员流动,造成远距离的扩散和传播。因此加强鼠疫监测,及早发现动物间鼠疫疫情,对防止人间鼠疫的发生,保护人民生命财产安全具有重要的意义。

第四节 媒介蚤的区系组成

陕西省有蚤类 9 科(亚科)28 属 57 种(亚种)。定边县有蚤类 6 科 20 属 37 种。秃病蚤蒙冀亚种、同形客蚤指名亚种、二齿新蚤、前凹眼蚤为陕北鼠疫疫源地主要宿主长爪沙鼠的体外寄生蚤,尤以秃病蚤蒙冀亚种和同形客蚤指名亚种最常见,同时它们与无棘鬃额蚤一起构成了夜行鼠子午沙的体外寄生蚤;二齿新蚤和前凹眼蚤为黑线仓鼠的体外寄生蚤;人蚤和中华昔蚤为居民区室内游离蚤;长爪沙鼠窝巢蚤种类与其体外寄生蚤种类基本一致。因此,在做疫区处理的时,应综合考虑,兼顾总体效果,从源头上遏制疫情的发生和蔓延。当主要宿主密度、鼠体蚤和窝巢蚤染蚤率、蚤指数都处于高值时,动物间疫情发生的概率在增加,当主要宿主密度降低,体蚤和巢蚤的染蚤率和蚤指数增高时,应加大对疫源地自毙动物的收捡工作,以便及早发现疫情,处理疫情。巢蚤的数量变化,从侧面反映出宿主动物的数量变化,因此,巢蚤的异常对疫情的早期预警具有重要的意义。

一、媒介蚤地域分布

根据近年监测资料整理分析表明,陕西省各区系蚤类构成如下:

(一) 陕北鄂尔多斯高原荒漠小区

已知蚤类 5 科 13 属 25 种。代表种有秃病蚤、同形客蚤指名亚种、二齿新蚤、前凹眼蚤、角尖眼蚤、裂病蚤、盔状新蚤、吻短纤蚤、特殊纤蚤、无棘额蚤、印鼠客蚤、弱纤蚤、无棘鬃额蚤、西迪米狭蚤、哗倍蚤指名亚种等。

（二）陕北黄土高原丘陵沟壑森林草原小区

已知蚤类 18 属 33 种。代表种有升额蚤、狭板额蚤、方形黄鼠蚤、弱纤蚤、刷状瘴蚤、二齿新蚤、类新蚤、特新蚤、甘肃栉眼蚤等。

（三）关中平原农作小区

已知蚤类 11 属 16 种。代表种有类新蚤、无规新蚤、缓慢细蚤、上海狭蚤、不等单蚤、方形黄鼠蚤等。

（四）秦岭山地森林小区

已知蚤类 15 属 25 种。代表种有无值大锥蚤、多刺多毛蚤、六盘山新北蚤、短额古蚤、喜山二刺蚤、梯形二齿蚤、微突茸足蚤、特新蚤、无规新蚤等。

（五）汉中安康盆地农作小区

已知蚤类 10 属 11 种。代表种有同源栉眼蚤、特新蚤、不等单蚤等。

（六）巴山山地森林小区

已知蚤类 9 属 12 种。代表性种有二齿二刺蚤、多刺多毛蚤、台湾多毛蚤、绒鼠多毛蚤、偏远古蚤等。

二、鼠疫疫源地主要宿主体蚤、窝巢蚤、洞干蚤及室内游离蚤季节消长

陕西省鼠疫监测获蚤 33 种 6 682 匹，其中主要蚤种为秃病蚤蒙冀亚种，构成比为41.38%，其次为二齿新蚤、同形客蚤指名亚种、方形黄鼠蚤蒙古亚种等。陕西鼠疫监测蚤类汇总见表 13-13。

表 13-13　陕西鼠疫监测蚤类汇总表

名称	数量/匹	构成比/%	名称	数量/匹	构成比/%
秃病蚤蒙冀亚种	2 765	41.38	长吻角头蚤	23	0.34
二齿新蚤	1 104	16.52	阿巴盖新蚤	18	0.27
同形客蚤指名亚种	746	11.16	不常纤蚤	10	0.15
方形黄鼠蚤蒙古亚种	659	9.86	短距狭蚤	8	0.12
无棘鬃额蚤	331	4.95	甘肃栉眼蚤	8	0.12
前凹眼蚤	216	3.23	近端远棒蚤二刺亚种	6	0.09
鼠兔倍蚤	188	2.81	叶状切唇蚤突高亚种	5	0.08
印鼠客蚤	95	1.42	棒形新蚤	4	0.06
不等单蚤	93	1.39	盆状新蚤	3	0.05
缓慢细蚤	77	1.15	弱纤蚤	3	0.05
人蚤	57	0.85	丛鬃双蚤指名亚种	2	0.03
特新蚤指名亚种	54	0.81	光亮额蚤	1	0.02
吻短纤蚤	51	0.76	叶状切唇蚤塔里木亚种	1	0.02
中华昔蚤	51	0.76	异种新蚤	1	0.02
类新蚤	43	0.64	特新蚤闽北亚种	1	0.02
裂病蚤	31	0.46	合计	6 682	
角尖眼蚤深窦亚种	27	0.40			

陕西省北部 16 个县媒介蚤调查资料表明:方形黄鼠蚤蒙古亚种为黄鼠体外主要寄生蚤,构成比为 79.56%,其次为阿巴盖新蚤和角尖眼蚤指名亚种等;秃病蚤蒙冀亚种为长爪沙鼠体外主要寄生蚤,构成比为 65.37%,其次为二齿新蚤等;秃病蚤蒙冀亚种还是子午沙鼠体外主要寄生蚤,构成比为 79.57%;角尖眼蚤深窦亚种为五趾跳鼠体外寄生蚤;前凹眼蚤为小毛足鼠体外主要寄生蚤。范锁平等对陕西省鼠疫疫源地定边县长爪沙鼠体外寄生蚤研究表明:秃病蚤蒙冀亚种、前凹眼蚤、二齿新蚤、同形客蚤、吻短纤蚤、叶状切唇蚤为长爪沙鼠体外寄生蚤,其构成比分别为 68.49%、11.44%、8.52%、6.20%、1.82%、1.46%;而长爪沙鼠窝巢蚤在蚤种构成上与体蚤基本一致;室内游离蚤构成单一,几乎均为人蚤,且数量少。孙养信等对定边县媒介蚤季节消长调查结果表明:秃病蚤蒙冀亚种为长爪沙鼠体外寄生蚤,构成比为 55.99%,其次为同形客蚤指名亚种、二齿新蚤、吻短纤蚤、前凹眼蚤、角尖眼蚤指名亚种等,其构成比分别为 23.68%、16.71%、2.79%、0.56%、0.28%。主要媒介蚤检蚤雌雄比,秃病蚤蒙冀亚种为 1.48∶1,同形客蚤指名亚种为 1.43∶1,二齿新蚤为 2.16∶1。

不同地域体蚤染蚤率和蚤指数季节消长趋势均一致,一年中最高峰在 8 月份,最低峰在 1 月份,春季较秋季峰值高。不同蚤种染蚤率和蚤指数曲线的高低及峰值等存在一定的差异,如秃病蚤蒙冀亚种指数最低为 1 月份,最高为 5 月份,其次为 10 月份,开始回升时间为 2 月份;同形客蚤数量变动较剧烈,5 月以前到前一年的 10 月份,变动不大,5 月份以后迅速攀升,至 8 月份达最高峰,而后很快下降,至 9 月份达全年最低;二齿新蚤全年变动不大,曲线平缓,4 月份开始回升,8 月份达最高峰,9 月份开始下降。长爪沙鼠巢蚤染蚤率和蚤指数变化趋势基本一致,染蚤率全年最低在 9 月份,最高在 6 月份。有 2 个高峰期,分别是 6~8 月、11 月至翌 1 月,蚤指数 4 月份最高,而后降低,11 月份出现一个小高峰,二种主要窝巢蚤(秃病蚤蒙冀亚种和二齿新蚤)的季节消长趋势与蚤指数基本一致,全年也有 2 个高峰,前后相差不过 1 个月。

长爪沙鼠窝巢蚤以秃病蚤蒙冀亚种最多,构成比为 64.99%,其次为二齿新蚤、前凹眼蚤、吻短纤蚤、盔状新蚤、弱纤蚤、同形客蚤指名亚种、无棘鬃额蚤,构成比分别为 31.01%、1.02%、0.93%、0.83%、0.39%、0.29%、0.24%,西迪米狭蚤、角尖眼蚤指名亚种、哗倍蚤指名亚种各占 0.10%;媒介捡蚤雌雄比,秃病蚤蒙冀亚种为 1.97∶1,二齿新蚤为 1.88∶1。但长爪沙鼠洞干蚤经数年监测,均未获得蚤。

夜行鼠体蚤调查,共获蚤 4 科 8 属 8 种,总体构成比分别为二齿新蚤 54.79%,同形客蚤指名亚种 27.13%,无棘鬃额蚤 6.38%,秃病蚤蒙冀亚种 5.85%,前凹眼蚤 4.26%,吻短纤蚤、鼠兔倍蚤和中华昔蚤各为 0.53%;二齿新蚤和同形客蚤为优势种,二齿新蚤和前凹眼蚤主要寄生于黑线仓鼠体外,构成比分别为 87.38% 和 62.50%,同形客蚤指名亚种、秃病蚤蒙冀亚种和无棘鬃额蚤主要寄生于子午沙鼠体外,构成比分别为 76.47%、54.55% 和 66.67%。夜行鼠染蚤率和蚤指数季节变化趋势一致,2 月份为最低,4 月份最高,10 月份再次升高,而后下降。二齿新蚤季节消长与夜行鼠体蚤总趋势基本一致,1 月份最低,4 月份最高,9 月份出现第二个高峰;同形客蚤指名亚种 4 月份开始上升,5~7 月份达高峰。

室内游离蚤数量极少,均为中华昔蚤,雌雄比为 1.44∶1,无明显的季节消长趋势。

三、疫源地主要宿主体蚤、窝巢蚤年消长

在鼠体蚤监测中,共检鼠 12 003 只,染蚤鼠 2 689 只,获蚤 4 805 匹,平均染蚤率为 22.40%,蚤指数为 0.40。染蚤率和蚤指数变化趋势基本一致,呈正相关,只是在 1985 年和 2006 年两者上升幅度相差较大,在 1987 年、2000 年、2006 年三次动物间鼠疫流行之时,染蚤

率和蚤指数均较往年明显升高,染蚤率分别为 45.10%、41.69% 和 43.06%,蚤指数分别为 0.71、0.72 和 1.20。

在窝巢蚤监测中,共检长爪沙鼠巢 1 781 个,染蚤巢 1 168 个,获蚤 8 036 匹,平均染蚤率为 65.58%,蚤指数为 4.51。染蚤率和蚤指数变化趋势基本一致,呈正相关,只是在 1999—2001 年和 2002—2004 年两者上升幅度相差较大。

从 1987 年、2000 年和 2006 年三次鼠疫疫情可见,疫情发生时鼠体蚤染蚤率和蚤指数较上一年度均升高,而同期的窝巢蚤染蚤率和蚤指数较上一年度却降低(除 2000 年外),但其染蚤率均大于 40.00%,蚤指数均大于 0.70。这种态势增加了鼠疫疫情的发生概率,但并不能说明动物间已经发生了鼠疫,因为疫情发生时,大量动物死亡,蚤会出现游离,势必造成窝巢蚤染蚤率和蚤指数的升高,2000 年窝巢蚤染蚤率和蚤指数不但没降反而升高,就很好地说明了这一点,故窝巢蚤染蚤率和蚤指数异常升高,应引起高度重视。三次疫情过后鼠体蚤染蚤率和蚤指数下降幅度远较窝巢蚤明显,但 1987 年的窝巢蚤染蚤率,不但没降,反而升高,这是因为在进行疫区处理时,多采用急性灭鼠药饱和投洞法进行灭鼠,使鼠密度在短期内急剧下降,鼠死后体外寄生蚤开始游离,引起窝巢蚤染蚤率升高,虽然在疫区处理时也进行了灭蚤,但针对的目标是室内、外游离蚤,对窝巢蚤并未开展针对性地灭蚤工作,所以其数量不但没降反而升高。鼠巢的微气候环境,很适合蚤类的生长,正常情况下,蚤的数量波动不应该很大,只有在异常情况下,才会出现大幅度的升高或降低。蚤的这种特性,使鼠疫菌能够很好地在自然界中得以保存,当新的宿主出现后,通过蚤的叮咬,把鼠疫菌再次传播出去,引起新的鼠疫疫情,故巢蚤的数量变化,对鼠疫疫情的早期预警具有重要的意义。

四、定边县主要蚤种名录

秃病蚤蒙冀亚种 *N. laeviceps kuzenkovi*
　　宿主:子午沙鼠,长爪沙鼠
同形客蚤指名亚种 *X. conformis conformis*
　　宿主:子午沙鼠,长爪沙鼠
二齿新蚤 *N. bidentatiformis*
　　宿主:达乌尔黄鼠,长爪沙鼠
无棘鬃额蚤 *F. aspiniformis*
　　宿主:达乌尔黄鼠
前凹眼蚤 *O. jettmari*
　　宿主:五趾跳鼠,三趾跳鼠,黑线仓鼠,达乌尔黄鼠,长爪沙鼠,子午沙鼠
人蚤 *P. itritans*
　　宿主:人、犬、猪
中华昔蚤 *A. sinensis*
　　宿主:达乌尔黄鼠,艾鼬
印鼠客蚤 *X. cheopis*
　　宿主:小家鼠
长吻角头蚤 *E. oschanini*
　　宿主:长爪沙鼠,子午沙鼠,达乌尔黄鼠
阿巴盖新蚤 *N. abagaitui*
　　宿主:达乌尔黄鼠,长爪沙鼠

方形黄鼠蚤蒙古亚种 *C. tesquorum mongolicus*
  宿主:达乌尔黄鼠

鼠兔倍蚤 *A. runatus*
  宿主:达乌尔黄鼠,达乌尔鼠兔,长爪沙鼠,黑线仓鼠

无规新蚤 *N. anoma*
  宿主:灰仓鼠,长爪沙鼠

类新蚤 *N. compar*
  宿主:五趾跳鼠

盔状新蚤 *N. galea*
  宿主:子午沙鼠,达乌尔黄鼠,中华鼢鼠,达乌尔鼠兔

吻短纤蚤 *Rh. dives*
  宿主:长爪沙鼠

不常纤蚤 *Rh. insolita*
  宿主:长爪沙鼠

吻长纤蚤 *Rh. jaonis*
  宿主:中华鼢鼠,达乌尔黄鼠

奇异狭臀蚤 *S. mirabilis*
  宿主:小毛足鼠

短距狭蚤 *S. formovzovi*
  宿主:黑线仓鼠,小毛足鼠,小家鼠

直缘双蚤 *A. tuta*
  宿主:达乌尔黄鼠

丛鬃双蚤指名亚种 *A. vinogradovi vinogradovi*
  宿主:小毛足鼠,子午沙鼠

尖指(胃形)双蚤 *A. casis*
  宿主:中华鼢鼠

升额蚤蒂斯亚种 *F. elatabotis*
  宿主:达乌尔黄鼠,长爪沙鼠

光亮额蚤 *F. luculenta*
  宿主:达乌尔黄鼠,长爪沙鼠,五趾跳鼠,黑线仓鼠

矮小细蚤 *L. nana*
  宿主:灰仓鼠

角尖眼蚤深窦亚种 *O. praefectapraefecta*
  宿主:五趾跳鼠

长突眼蚤 *O. kiritschenkoi*
  宿主:三趾跳鼠,五趾跳鼠,长爪沙鼠

角尖眼蚤指名亚种 *O. praefectapraefecta*
  宿主:五趾跳鼠

曲鬃怪蚤 *P. curvispinus*
  宿主:褐家鼠

迟钝中蚤指名亚种 *M. hebeshebes*

宿主:三趾跳鼠,五趾跳鼠,长爪沙鼠,小毛足鼠

禽角叶蚤欧亚亚种 *C. gallinae tribulis*

　　宿主:麻雀

花鼠单蚤 *m. indages*

　　宿主:花鼠

裂病蚤 *N. fidus*

　　宿主:小家鼠

叶状切唇蚤突高亚种 *C. lamellifer ardua*

　　宿主:子午沙鼠,长爪沙鼠,达乌尔黄鼠,灰仓鼠

叶状切唇蚤塔里木亚种 *C. lamellifer tarimensis*

　　宿主:子午沙鼠

狍长喙蚤 *D. dorcadia*

　　宿主:羚羊、山羊、绵羊

第五节　鼠疫耶尔森菌的分型

　　鼠疫耶尔森菌是一种多宿主、多媒介的病原体,鼠疫耶尔森菌的分型包括生物型、生态型及基因型。通常采用鉴定生化及糖醇类酵解,毒力因子和毒力测定以及质粒检查等手段确定生态表型特征。而分子生物学基因分型技术主要包括:差异区段分析(DFR)、规律成簇的间隔短回文重复序列分析(CRISPR)和多位点可变数目串联重复序列分析(MLVA)等。该技术常被用于确定不同疫情年份菌株间的遗传进化关系。因此,鼠疫耶尔森菌的生态特征和分型工作对鼠疫预防控制策略的制定及流行病学研究具有重要的指导意义。

　　陕西省三次鼠疫流行共检菌 80 株,其中 68 株来源于动物,占检出菌数的 85.0%,12 株来源于媒介蚤,占检出菌数的 15.0%。上述菌株经国家鼠疫专业机构鉴定,均符合鄂尔多斯高原沙鼠鼠疫菌的生化特性。陕西省动物鼠疫疫情菌株来源见表 13-14。

表 13-14　陕西省动物鼠疫疫情菌株来源表

来源	宿主名称	1987—1988 年		2000—2001 年		2006 年		合计
		检菌数/株	占比/%	检菌数/株	占比/%	检菌数/株	占比/%	
动物	长爪沙鼠	8	66.67	45	84.91	12	80.0	65
	黑线仓鼠			1	1.89			1
	小毛足鼠			1	1.89			1
	三趾跳鼠			1	1.89			1
	小计	8	66.67	48	90.57	12	80.0	68
媒介蚤	秃病蚤蒙冀亚种	2	16.67	4	7.54	1	6.67	8
	二齿新蚤			1	1.89			1
	同形客蚤指名亚种	2	16.67			2	13.33	4
	小计	4	33.33	5	9.43	3	20.0	12
总计		12		53		15		80

从分离的 80 株鼠疫菌中,选择有代表性的 24 株进行特征性研究,结果如下:

一、生化及糖醇类酵解

所有菌株均发酵阿胶糖,分解甘油,对鼠李糖、麦芽糖均不发酵,脱氮均为阴性,对蜜二糖 2000—2001 年菌株有 13 株迟发酵(4~12 天),6 株不发酵,2006 年有 2 株发酵,3 株不发酵。1987—1988 年分离鼠疫菌生化特性与此基本一致,但却有 90% 的菌株不发酵蜜二糖,1987 年另有 2 株菌不发酵阿胶糖。对照菌株 PTB 发酵阿胶糖、鼠李糖,分解甘油,脱氮阳性,但不发酵蜜二糖,而 141 菌株发酵阿胶糖、麦芽糖,但不发酵鼠李糖、蜜二糖,不分解甘油。

二、毒力因子检测

2000—2001 年和 2006 年被鉴定菌株均含有 F1 抗原和 Pst1 因子,但 2000—2001 年菌株均含 VW 抗原,而 2006 年菌株却均不含 VW 抗原,Pgm2000—2001 年有 18 株为阳性,1 株为阴性;2006 年 3 株为阳性,2 株为阴性。对照菌株 PTB 其 F1、VW、Pgm、Ast1 均为阴性,而 141 菌株却全为阳性。一般认为 Pgm$^+$较 Pgm$^-$菌株毒力强,本实验结果与其相吻合,且 Pgm$^+$ 菌株较 Pgm$^-$菌株毒力相差 7 倍至数千万倍;当 VW 因子由阳性转为阴性时,无论对小白鼠还是豚鼠及其他敏感动物均丧失毒力,2006 年 5 株鼠疫菌 VW 均为阴性,但其对试验小白鼠和疫源地敏感动物长爪沙鼠均有致死作用,可见 VW$^-$菌株的毒力丧失是不完全的,在一定程度上对敏感动物仍有致死作用。陕西省鼠疫菌生化及糖醇类酵解和毒力因子测试见表 13-15。

表 13-15 陕西省鼠疫菌生化及糖醇类酵解和毒力因子测试结果

菌株	阿胶糖	鼠李糖	麦芽糖	甘油	蜜二糖	脱氮	F1	VW	Pgm	Ast1
2000—2001 年 19 株	+	−	−	+	+(13) −(6)	−	+	+	+(18) ±(1)	+
2006 年 5 株	+	−	−	+	+(2) −(3)	−	+	−	+(3) −(2)	+
PTB	+	+	−	+	−	+	−	−	−	−
141	+	−	+	+	−	−	+	+	+	+

注:PTB:假结核菌Ⅰ型 5 号;141:强毒标准鼠疫菌株,来源于喜马拉雅旱獭。上述对照菌株,均由青海省地方病预防控制所提供。

三、毒力测定

通过对鉴定的 10 株菌株进行毒力测定发现,2000—2001 年分离菌株 LD_{50} 在 41~180 个菌之间,2006 年分离菌株 LD_{50} 在 100 亿~12.5 亿个菌之间。以对小白鼠 LD_{50} 在 1 000 个菌以下作为强弱毒菌的分级标准,发现 10 株测试菌株中,有 8 株为强度菌,2 株为弱毒菌,LD_{50} 最低值与最高值相差 3 000 多万倍。陕西省鼠疫菌毒力测试见表 13-16。

本疫源地长爪沙鼠对鼠疫菌具有很高的敏感性,从 2006 年 160063 和 160065 菌株均可得到证实,正是这种高敏感性,导致长爪沙鼠阳性血清的检出率很低,自 1985 年以来,仅检出 4 份,因此加强对除长爪沙鼠以外的高亢动物的血清学监测,对掌握鼠疫疫情动态具有重要的意义。

表 13-16　陕西省鼠疫菌毒力测试结果

年份	菌号	宿主	LD$_{50}$	年份	菌号	宿主	LD$_{50}$
2000—2001	006	黑线仓鼠	88	2006	160052	长爪沙鼠	100
	008	长爪沙鼠	41		160060	长爪沙鼠	213
	059	小毛足鼠	78		160062	秃病蚤蒙冀亚种	100
	069	长爪沙鼠	90		160063	长爪沙鼠	1 580 万
	52	三趾跳鼠	180		160065	长爪沙鼠	12.5 亿

四、质粒检查

鼠疫耶尔森菌 VW 表型由 45MD 质粒决定,Pst1 表型由 6MD 质粒决定,F1 表型由 65MD 质粒决定。通过对 2006 年所分离的 5 株菌做质粒分析,结果均含 6MD、45MD、65MD 三种质粒,但 VW 却表型为阴性,其原因可能是基因位点的突变或是单一碱基的缺失。因此,以 45MD 质粒的存在与否,来判别 VW 抗原的存在和毒力的强弱并不一定合适。在同一次鼠疫流行和流行的不同时期所分离的鼠疫菌,其毒力存在一定的差异,特别是 160060 菌株和 160062 菌株,160060 菌株分离自长爪沙鼠脏器,160062 菌株分离自该长爪沙鼠的体外寄生蚤,但两者的 LD$_{50}$ 却相差 2 倍,鼠疫菌这种在不同寄主体内所表现的毒力差异,应该与其所寄生的环境有一定的关系,从这 2 株菌来分析,一个寄生于动物脏器,一个寄生于蚤

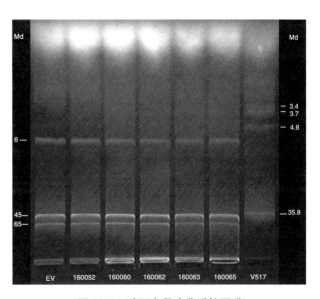

图 13-7　陕西省鼠疫菌质粒图谱

体,两者所处的环境不同,导致部分质粒缺失或变异,使鼠疫菌的毒力出现一定的差异,鼠疫菌这种在不同环境下所表现出的"适应性",对其在自然界中的保存有着重要意义。陕西省鼠疫菌质粒图谱见图 13-7。

五、基因分型分析

根据文献报道,河北省、云南省、甘肃省等分别采用 MLVA 分型方法对鼠疫耶尔森菌分离株进行了基因分型,结果表明菌株间存在种内遗传多样性,菌株的遗传种群与菌株所处的的地理环境和时间来源存在一定的相关性。聂守民等对陕西省 66 株鼠疫菌进行 MLVA 基因分型,结果显示三次动物鼠疫流行菌株根据分离时间聚集成为相应群,而每一次鼠疫流行都有主导基因型。1987—1988 年第一次动物间鼠疫流行,10 株菌中有 6 株分布于 C 群,3 株菌分布于 A 群,1 株菌分布于 B 群,说明本次流行以 C 群为主,A、B 群菌株参与;2000—2001

年第二次流行,41 株鼠疫菌有 39 株分布在 A 群中,2 株菌分布于 C 群中,说明本次流行以 A 群为主,C 群菌株参与;2006 年第三次流行,15 株菌均分布于 B 群,说明本次流行鼠疫菌基因型为 B 群。可见三次鼠疫疫情,其主导基因型各不相同,2000—2001 年没有检测到 B 群基因型,但在 2006 年仅检测到 B 群基因型,出现这一现象的原因还有待于以后进一步分析。66 株鼠疫菌生态型为鄂尔多斯高原生态型菌株,MLVA 基因分型分为 3 群,19 种基因型,A 群包含 12 个基因型,B 群包含 3 个基因型,C 群包含 4 个基因型,群内菌株 VNTR 位点重复数有细微差别。

(一) VNTR 重复数

所选 66 株鼠疫中有 12 个位点(MS56、M15、N2117、N2577、N3773、M33、M34、M22、M43、M23、M25、M28)具有 2 种及 2 种以上的重复数,其他位点只具有 1 种重复数;分辨力最强、重复种数最多(7 种)的是 M22 位点,M22、M34、M28、M15、N3773、N2577、M43 位点具有较高的遗传多态性,MS56、M33、M23、M25、N2117 位点遗传多态性较低,其他 14 个位点未出现遗传变异。

(二) MLVA 分群

用 14 个位点(M58、MS56、MS38、M21、M15、M61、MS09、N2486、MS73、MS41、N3779、N2896、N0865、N2976)对鼠疫菌进行一级分群,66 株菌经 BioNumerics 聚类分析后被分成 A、B、C 三群,在 MS56 位点上有 8 和 9 两个重复数,在 M15 位点上有 6、7、8 三个重复数,其他位点上只有一种重复数;66 株菌中有 42 株菌为 A 群、16 株菌为 B 群、8 株菌为 C 群,分别占总数的 63.64%、24.24% 和 12.12%。A 群中有 3 株菌为 1988 年分离,其余菌株均为 2000—2001 年分离;B 群中有 1 株菌为 1988 年分离,其余菌株均为 2006 年分离;C 群中有 2 株菌为 2000 年分离,其余菌株均为 1987—1988 年分离。

(三) MLVA 种内分型

用 12 个位点(N1606、N2577、N3773、M34、M33、M22、M43、M25、M23、M28、M29、N2117)对鼠疫菌进行种内分型,经聚类分析,66 株鼠疫菌分为 1~19 型;其中 3 型、4 型、5 型、6 型、13 型、14 型、16 型、17 型为多菌株基因型,其他则为单菌株基因型,4 型菌株数最多,为 22 株,占总数的 33.33%。1987—1988 年分离的菌株有 7 种基因型,2000—2001 年分离的菌株有 12 种基因型,2006 年分离的菌株有 2 种基因型,另外 4 型和 16 型均同时出现在 1987—1988 年和 2000—2001 年期间,说明鼠疫菌基因型在遗传变异中,仍会有部分基因型稳定地遗传保存下来。

综上所述,三次动物间鼠疫流行其菌株的主导基因型不同。1987—1988 年第一次动物间鼠疫流行以 C 群为主,10 株菌中有 6 株分布于 C 群,3 株菌分布于 A 群,1 株菌分布于 B 群;2000—2001 年第二次动物间鼠疫流行则以 A 群为主,41 株菌鼠疫菌中有 39 株分布在 A 群中,2 株菌分布于 C 群中,未检出 B 型基因型;2006 年第三次动物间鼠疫流行 15 株菌均分布于 B 群中,A 群和 C 群均未发现。

第六节　疫源地的生态特征及鼠疫防控工作的策略

从 1956 年卫生部颁布《鼠疫防治规划纲要》开始,陕西省组建了第一支鼠疫防治专业队伍,自 1958—1959 年先后深入定边、靖边、子洲、横山、榆林、神木、府谷、米脂、绥德、佳县、吴堡、志丹、吴起开展鼠疫疫史调查和啮齿动物种群调查,通过查阅资料、走访当地群众等获得了大量的佐证资料,肯定了陕西人间鼠疫发生的历史,同时发现啮齿动物 6 科 15 种,蚤 3 科 15 种,病原学检测鼠类 4 511 只,蚤 261 匹,结果均为阴性。1958—1978 年间因检不出阳性材料,鼠疫防治队伍被撤销,1978—1982 年陕西鼠疫防治工作基本处于停止状态,1983 年省卫生防疫站重新开始鼠疫防治工作,1985—1986 年通过放免从 2 447 份鼠血清中检出长爪沙鼠阳性 4 份,从此,陕西的鼠疫防治工作逐渐走入正轨。

陕西鼠疫监测分固定监测和流动监测。监测时间为春秋两季,固定监测以国家监测点定边县为主,主要监测长爪沙鼠、夜行鼠、家鼠密度及鼠体蚤、窝巢染蚤率和蚤指数,开展病原学和血清学检测。流动监测以与内蒙接壤的陕西历史鼠疫疫区为重点,每年春秋两季在府谷、神木、榆阳、横山、靖边、吴起开展长爪沙鼠、夜行鼠密度监测,对监测中发现的可疑鼠种和血清,送定边县开展病原学和血清学检测。自 1985 年以来,陕西鼠疫历史疫区除定边县外,其他区(县)鼠密度相对平稳,未发现动物间鼠疫流行迹象。

陕西鼠疫自然疫源地自 2006 年以来,长爪沙鼠的密度和染蚤率、蚤指数等均处于较低水平。通过对陕西省鼠疫监测和发生的三次动物鼠疫流行特点分析来看,陕西省鼠疫疫源地的生态特征主要有如下几点:

1. 疫情呈现不规则的周期性复发,通常每间隔 5~10 年可能出现一次流行。

2. 疫情均发生于内蒙古、宁夏动物鼠疫流行之后,疫点靠近内蒙古和宁县边界,景观和生境等与上述两省一致,交界区无天然屏障,鼠类活动不受限制,因此被认为是上述两省鼠疫疫情的延续。为做好陕西的鼠疫防治工作,20 世纪 80—90 年代在上述两省交界处,建立了长 597km,宽 0.5km 的灭鼠防护带,目的是阻止疫情向陕西蔓延。由于防护带灭鼠面积大、战线长,所需的人力、财力巨大,90 年代中期防护带灭鼠工作逐渐停止,取而代之的是以控制高危地段鼠密度为重点。

3. 病原菌主要来自于自毙鼠(85%),其中长爪沙鼠占 95.59%,黑线仓鼠、小毛足鼠、三趾跳鼠各占 1.47%;媒介蚤(15%)主要是鼠体蚤,占检蚤数的 83.33%,其次为巢穴蚤;秃病蚤蒙冀亚种、同形客蚤指名亚种和二齿新蚤占比分别为 58.33%、33.33% 和 8.33%。10 株代表菌 LD_{50} 在 41~12.5 亿不等,生化特性和抗原组成等存在差异。2006 年所检的 5 株菌均含 6、45、65MD 三种质粒,3 株 Pgm$^+$2 株 Pgm$^-$;MLVA 分型和分群提示 1987—1988 年菌株有 7 种基因型,流行以 C 群为主,同时伴有 A 群和 B 群的参与,2000—2001 年菌株有 12 种基因型,流行以 A 群为主,同时伴有 C 群参与,2006 年菌株有 2 种基因型,流行均为 B 群。4 型和 16 型基因在 1987—1988 年和 2000—2001 年二次动物疫情中均有显现,说明三次动物间鼠疫流行菌株的基因虽然存在变异,但部分基因仍被稳定地遗传下来,就其原因还有待于进一步研究。

4. 长爪沙鼠密度在流行年份当年或前 1~3 年升高,它与动物鼠疫的发生存在一定的关系,从三次动物疫情发生的当年或前 3 年看,基本都在 15 只/hm^2 以上,那么这种连续的高密度是否预示着鼠疫的发生,则还有待于进一步分析验证。

5. 夜行鼠密度的变化似乎不受疫情的影响,但高抗动物子午沙鼠的血清学监测,对动物鼠疫疫情有着很好的提示作用。

6. 鼠体蚤和窝巢蚤的染蚤率和蚤指数变化趋势基本一致,两者存在正相关,当鼠体蚤染蚤率大于 40.00%,蚤指数大于 0.70 时,应引起高度重视,密切关注动物疫情动态。

7. 家栖鼠类数量少,品种单一,平均捕获率不到 5%,未发现有参与动物间鼠疫流行的迹象;洞干蚤多年以来,一直没有探到,可能与疫源地气候干冷不适合蚤类生存有关。

8. 近年来,国家实行的"退耕还林"等生态建设项目,大大地改变了陕北地区的生态环境,林木覆盖率由新中国成立之初的 0.9% 提高到 34.8%,荒漠草原逐渐向典型草原过度,适宜于荒漠草原生活的长爪沙鼠领地在不断缩小,生活空间受到挤压,种群的数量短期内难以恢复,这对防止鼠疫流行起到一个积极的作用,但同时也要看到其他鼠类数量的增加,势必会改变区域内啮齿动物的群落组成,黑线仓鼠、三趾跳鼠和小毛足鼠等随着数量的增加,会否取代长爪沙鼠成为新的疫源地主要宿主,还有待于进一步监测观察。

综上所述,自 1942 年以后,陕西省再未发生人间鼠疫流行。动物间鼠疫曾有三次流行,但从 2006 年以后疫源地基本处于"静息状态"。随着陕北生态环境的改变、经济建设、能源开发、旅游等项目的相继实施,四通八达的交通网络和独特的地理位置,使得鼠疫远距离传播的危险性在逐年增加,面对毗邻地区异常活跃的动物间疫情和本省疫源地复活的双重威胁,陕西鼠疫防治工作任重道远。为做好陕西鼠疫防控工作则必须坚持:①紧紧依靠各级政府,制定和完善各项鼠疫防控政策,建立高效的联防联控工作机制,明确各部门分工和职责,落实各项监测经费,稳定、壮大监测队伍。②加强鼠疫监测和科学研究,严格按照监测方案开展鼠疫监测。一方面要密切关注疫源地主要宿主密度、染蚤率、蚤指数等变化及周边地区鼠疫疫情动态,及时进行风险评估和预警预测工作,增强鼠疫防控的主动性,另一方面,要高度重视血清学监测,在完成好疫源地现况调查的基础上,积极开展追溯性诊断,及时了解疫区内动物鼠疫的流行动态,对内防输出,对外防输入。③加强鼠疫应急机制建设,做好人才培养和物资储备,积极开展各类复杂条件下的应急演练,完善应急预案和配套设施建设,提高处置突发事件的能力。④依托各种卫生宣传日活动,利用广播、电视、标语、文艺演出、新媒体等多种形式,大力宣传以"三报""三不"为主要内容的鼠疫防控知识,提高疫区群众的防范意识和自我防护能力;对进入疫区从事工程建设、旅游、科考等工作的人员,要做好鼠疫防控知识的宣教工作,确保其不和野生动物接触,不私自捕猎、剥食、携带野生动物,同时要把防蚊、防蚤的各项措施落实到位。⑤各疫区县(市)要严防严控,落实各项鼠疫防控措施,及时发现动物间鼠疫疫情,及时诊断和处置疑似鼠疫患者,防止人间鼠疫的发生和远距离传播。

参考文献

[1] 丛显斌,刘振才,李群.中国鼠疫自然疫源地(1950—2014)[M].北京:人民卫生出版社,2019:4-6,503.

[2] 王晓.陕西榆林生态环境建设有关问题探讨[J].水土保持研究,2013,10(4):278.

[3] 连波,叶祥舟,毕威卿,等.定边县荒漠化治理现状及对策[J].合作经济与科技,2017,11:24-25.

[4] 郭军.定边县退耕还林现状及可持续经营对策[J],现代农业科技,2021,21:158.

[5] 孙养信,徐世式,范锁平,等.陕西鼠疫防治近况[J].中国地方病防治杂志,1994,9(4):233-236.

[6] 孙养信,王彦忠,黄熙功.陕西省一起动物鼠疫暴发流行的发现和处理[J].中国地方病防治杂志,2003,18(6):372-373.

[7] 丛显斌,刘振才,李群.中国鼠疫自然疫源地(1950—2014)[M].北京:人民卫生出版社,2019:4-6,503.

[8] 刘建书,张志成,徐宽,等.陕西省关中平原地区啮齿动物区系的研究[J].中国媒介生物学及控制杂志,1983,1(4):299-303.

[9] 佘建军,李晓晨.陕西省啮齿动物种数分布及其生物多样性的研究[J].中国媒介生物学及控制杂志,2003,14(4):269-271.

[10] 甘去非,刘建书,张钧.陕西南部啮齿动物调查[J].中国鼠类防制杂志,1986,2(8):153-154.

[11] 王廷正.秦岭大巴山地啮齿类的生态分布[J].生态学杂志,1983,2:11-13.

［12］ 安翠红,聂守民,罗波艳,等.陕西省 2020 年鼠疫监测结果［J］.中国地方病防治杂志,2021,36(鼠疫监测增刊):46-48.

［13］ 孙养信,白江春.长爪沙鼠分布区灭鼠后鼠类种群密度变化的研究［J］.医学动物防制,2002,18(9):495-496.

［14］ 刘建书.陕西省重要医学动物及防治研究［M］.西安:西北大学出版社,2001:143.

［15］ 范锁平,刘国成.陕北定边地区长爪沙鼠鼠疫疫源地蚤类调查研究［J］.地方病通报,1999,14(1):32.

［16］ 孙养信,吕永杰,白江春,等.陕西省鼠疫疫区媒介蚤季节消长研究［J］.中国媒介生物学及控制杂志,2005,16(6):442-444.

［17］ 孙养信,阮春,白江春,等.陕西省鼠疫疫区夜行鼠寄生蚤调查［J］.中国病原生物学杂志,2008,3(2):133-135.

［18］ 安翠红,范锁平,孙养信.陕西省鼠疫疫区 30 年动物鼠疫监测分析［J］.中国媒介生物学及控制杂志,2014,4(25):317.

［19］ 纪树立.鼠疫［M］.北京:人民卫生出版社,1988:292-332.

［20］ 张涛.鼠疫高级细菌学［M］.银川:宁夏人民出版社,2006:43.

［21］ 马国柱,张福利,王丽,等.陕西省 2000~2001 年分离鼠疫菌株特性及分析［J］.中国地方病防治杂志,2003,18(3):164.

［22］ 祁芝珍,李岑宇,朱锦沁,等.鼠疫菌 VW Pgm 突变与毒力的关系［J］.中国地方病学杂志,1994,13(1):22.

［23］ 聂守民,罗波艳,孙养信,等.陕西省鼠疫耶尔森菌 MLVA 分型研究［J］.中国人兽共患病学报,2001,37(10):881-884.

第十四章

宁夏鼠疫生态

第一节　概　　况

宁夏位于中国西北部黄河中上游地区,其生态结构主要为沙漠与黄土高原交接。处于北纬 35°14′~39°23′,东经 104°17′~107°39′之间。北部和西北部与内蒙古河套平原、腾格里沙漠相连,西南与陇中黄土高原相邻,南抵甘肃陇山山地与陇东黄土高原相壤,东邻鄂尔多斯高原,东南与陕北高原接界。属温带大陆性干旱、半干旱气候。年降水量在 150~600mm之间。目前下辖银川市、石嘴山市、吴忠市、固原市、中卫市 5 个地级市,共有 9 个市辖区、2个县级市、11 个县、1 个开发区,全区面积 6.64 万 km^2。

据中国鼠疫流行史记载,宁夏鼠疫患者最早可追溯到 1887—1894 年,与第三次世界鼠疫大流行同步。历史上宁夏人间鼠疫流行 14 个年次,最后一例鼠疫患者发生在 1962 年固原市海原县。1969 年经全国鼠疫自然疫源地调查,从灵武县沙鼠中分离出第一株鼠疫菌,证实了沙鼠鼠疫自然疫源地的存在,经过 50 多年持续调查和监测,确定宁夏沙鼠鼠疫自然疫源地面积为 3 756km^2,分布于灵武市、银川市兴庆区、盐池县、平罗县境内。1962 年在甘肃省会宁县和宁夏海原县两省交界发生肺鼠疫大流行的重特大鼠疫事件,相继从死亡患者和当地黄鼠体内分离出鼠疫菌,从而证实了阿拉善黄鼠鼠疫自然疫源地的存在。经调查该疫源地在宁夏境内分布于海原县、西吉县和原州区,面积约为 2 216km^2。目前,经鼠疫细菌学确认的疫源地为宁夏沙鼠鼠疫自然疫源地和阿拉善黄鼠鼠疫自然疫源地,总面积为 5 972km^2,约占宁夏总面积的 9%。

一、地理景观

(一)地理区划

在中国自然区划中,宁夏跨东部季风和西北干旱区域,西南靠近青藏高寒区域,处在我国三大自然区域的交汇、过渡地带。高原与山地交错,大地构造复杂。从西面、北面至东面,由腾格里沙漠、乌兰布和沙漠和毛乌素沙地相围,南面与黄土高原相连。地形南北狭长,地势南高北低,西部高差较大,东部起伏较缓。依张荣祖(1978 年)动物地理区划,宁夏全区处于古北界华北区黄土高原亚区和蒙新区西部荒漠亚区。参照李效岚(1984 年)、秦长育(1991 年)、陈百芳(1994 年)等对宁夏动物地理区划的报道,本文按 5 个小区记述宁夏动物地理区划,即六盘山森林草原小区(ⅠA)、黄土高原丘陵小区(ⅠB),荒漠半荒漠草原小区(ⅡA)、宁夏平原农田黄灌小区(ⅡB)和贺兰山地森林草原小区(ⅡC)(图 14-1)。

ⅠA.六盘山森林草原小区　属古北界华北区黄土高原亚区。位于宁夏南端,包括泾源县全部,原州区南部及西吉县、海原县小部。境内多高山,海拔 2 000~2 954m。雨量充沛而

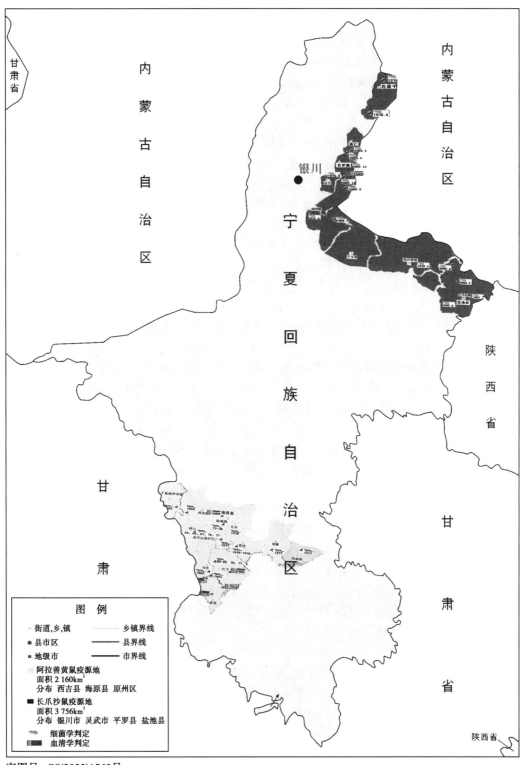

审图号：GS(2022)1569号

图 14-1　宁夏鼠疫自然疫源地分布图

蒸发量小,气温低,温差大。原始植物砍伐殆尽,代之以桦树、山杨、华山松、辽东栎等树木。该区啮齿动物属温带森林-森林草、农田动物群。以朝鲜姬鼠、洮州绒平、长尾仓鼠、黑线姬鼠为优势种,甘肃鼢鼠、斯氏鼢鼠、北社鼠、大仓鼠、林跳鼠、黑线仓鼠、黄河鼠兔、东方田鼠、中华姬鼠、花鼠、小家鼠和黑线仓鼠为常见种。苛岚绒鼠、棕色田鼠、岩松鼠、豹鼠和睡鼠为稀有种。食虫目有短尾鼩和背纹鼩鼱。亦属宁夏野鼠型出血热自然疫源地分布地区。

Ⅰ B. 黄土高原丘陵小区　属古北界华北区黄土高原亚区。位于宁夏南部山区中部,是我国黄土高原西北边缘,包括原州区、西吉县、海原县大部及隆德县、盐池县、同心县一部分,大致以盐池县麻黄山北缘、小罗山南麓,海原索旺附近清水河到关桥、干盐一线。该区海拔1 500~2 000m,地貌以丘陵为主,水土流失严重,几成裸露的黄土地带。啮齿动物区系以阿拉善黄鼠、甘肃鼢鼠、子午沙鼠、长尾仓鼠为优势种,黑线姬鼠、五趾跳鼠、大仓鼠、黑线仓鼠、灰仓鼠为常见种。花鼠、北社鼠、大林姬鼠、长爪沙鼠为稀有种。属宁夏阿拉善黄鼠鼠疫自然疫源地分布地区。

Ⅱ A. 荒漠半荒漠草原小区　属古北界蒙新区西部荒漠亚区。位于鄂尔多斯高原的西南缘,主要包括盐池县、灵武市及同心县、吴忠市利通区、海原县边缘,平罗县陶乐东部边缘。该区呈现缓坡丘陵地貌、地势较平坦,沙地面积较大,经常出现大片流动沙丘及半固定沙丘,冲积沟多,但切割不深。植物以旱生灌木和半灌木为主,啮齿动物区系无论种类或数量上,以长爪沙鼠、子午沙鼠、小毛足鼠为优势鼠种,三趾跳鼠、黑线仓鼠、小家鼠、五趾跳鼠、东方田鼠、褐家鼠、黄鼠为常见种,达乌阿鼠兔、大仓鼠、长尾仓鼠、短尾仓鼠为稀有种。

Ⅱ B. 宁夏平原农田黄灌小区　属古北界蒙新区西部荒漠亚区。位于宁夏西北部,南起中卫市南山台子、牛首山,东邻鄂尔多斯高原,西倚贺兰山,北至石嘴山市,南北长约320km,东西宽20~30km,黄河纵贯其间。包括青铜峡市、永宁县、银川市兴庆区、贺兰县、平罗县、吴忠市、平罗县陶乐镇、石嘴山市及中卫市和灵武市的一部分。本小区海拔1 070~1 234m。地势平坦,灌溉便利,为宁夏主要农业区。原始植被及地貌已被作物、耕地取代。啮齿动物区系组成以长爪沙鼠、阿拉善黄鼠、子午沙鼠、五趾跳鼠、小家鼠、黑线仓鼠、小毛足鼠、东方田鼠为常见种。

Ⅱ C. 贺兰山地森林草原小区　属古北界蒙新区西部荒漠亚区。位于宁夏西北部,是褶皱隆起的独立山脉,南北走向,西接阿拉善高原,东临宁夏平原,南起中卫市,北至内蒙古乌达区。贺兰山最高海拔3 556m,为宁夏平原的天然屏障,可阻隔西伯利亚寒流侵袭,并能遮挡腾格里沙漠的东移。啮齿动物属温带森林-森林草原动物群,啮齿动物区系组成以北社鼠、大林姬鼠、小家鼠为优势种,黑线仓鼠、花鼠为常见种。在与黄灌区接壤的山前台地带,有一定数量长爪沙鼠、阿拉善黄鼠、子午沙鼠、五趾跳鼠、三趾跳鼠、东方田鼠、短尾仓鼠、小毛足鼠、蒙古羽尾跳鼠、心颅跳鼠等分布。

（二）景观特征

宁夏属温带大陆性干旱、半干旱气候,地貌复杂,山地迭起,盆地错落,地势由南向北倾斜,愈向北愈为平缓,地形变化复杂,类型多种多样,从南到北表现为流水地貌,向风蚀地貌的过渡特征。地形大体可分为:黄土高原,鄂尔多斯台地,洪积冲积平原及六盘山、罗山、贺兰山南北中三段山地,平均海拔1 000m以上。按地表特征还可分为南部暖温带平原,中部中温带半荒漠地带和北部中温带荒漠。南部主要由六盘山、月亮山、南华山等山地和黄土高原组成,中部为黄土丘陵,北部由贺兰山、鄂尔多斯高原和宁夏冲积平原组成;土壤可分为温带半荒漠棕钙土地带(鄂尔多斯高原和宁夏洪积冲积平原)、温带荒漠草原灰钙土(宁夏中部黄土丘陵地区)和温带草原黑垆土地带(原州区头营与万马山以南的黄土高原及六盘山地区);天然植被可分为温带半荒漠植被带和温带草原植被带。

第二节 沙鼠鼠疫自然疫源地

宁夏沙鼠鼠疫自然疫源地位于鄂尔多斯荒漠草原西南边缘,海拔1 100~1 600m,由于长期严重风蚀,地貌为低缓丘陵,地势起伏平缓,相对高度为30~50m,坡度为2°~10°,分布着许多固定和半固定沙丘。年平均气温6.6~7℃,年降水量200~250mm,蒸发量为降水量的10倍以上。自然植被属荒漠草原类型,植被有短花针茅、沙生针茅、戈壁针茅、菁状亚菊等。主要植物有苦豆子、甘草、猪毛菜、锦鸡儿、沙葱、赖草、锦鸡儿、沙柳、白沙蒿、沙棘、长芒草、猫头刺、牛枝子、盐爪爪、老瓜头、花棒、沙冬青、冰草、骆驼蒿、芦苇、芨芨草、白茨、骆驼蓬等。土壤以棕钙土为主。

一、宿主动物

(一)啮齿动物区系

参考秦长育(1991年)、宫占威(2009年)、李效岚(1984年)、张涛(2014年)报道,结合动物鼠疫监测,宁夏沙鼠鼠疫自然疫源地有啮齿动物6科27属43种。ⅠA. 六盘山森林草原小区24种,ⅠB. 黄土高原丘陵小区18种,ⅡA. 荒漠半荒漠草原小区27种,ⅡB. 宁夏平原农田黄灌小区17种,ⅡC. 贺兰山地森林草原小区21种(表14-1)。

表14-1 宁夏沙鼠鼠疫自然疫源地啮齿动物区系地理分布

科	属	动物名称	ⅠA.	ⅠB.	ⅡA.	ⅡB.	ⅡC.
鼠兔科 Ochotonidae	鼠兔属 Ochotona	达乌尔鼠兔 O. daurica	✓	✓	✓		
		高山鼠兔 O. alpina					✓
		贺兰山鼠兔 O. argentata					✓
兔科 Leporidae	兔属 Lepus	草原兔 L. capensis	✓	✓	✓	✓	✓
松鼠科 Sciuridae	花鼠属 Eutamias	花鼠 Eutamias sibiricus	✓	✓	✓		
	黄鼠属 Spermophilus	阿拉善黄鼠 S. alaschanicus	✓	✓	✓	✓	✓
	花松鼠属 Tamiops	豹鼠 T. swinhoei	✓				
	岩松鼠属 Sciurotamia	岩松鼠 S. daridianus	✓				
跳鼠科 Dipodidae	五趾跳鼠属 Allactaga	五趾跳鼠 A. sibirica	✓	✓	✓	✓	✓
		巨泡五趾跳鼠 A. bullata			✓		
	三趾跳鼠属 Dipus	三趾跳鼠 D. sagitta	✓		✓		
	羽尾跳鼠属 Stylodipus	蒙古羽尾跳鼠 S. andrewsi			✓	✓	
	五趾心颅跳鼠属 Cardiocranius	五趾心颅跳鼠 C. Paradoxus			✓		✓
	三趾心颅跳鼠 Salpingotus	三趾心颅跳鼠 S. kozlovi			✓	✓	
	长耳跳鼠属 Euohoreutes	长耳跳鼠 Euohoreutesnaso			✓		
	林跳鼠属 Eozapus	林跳鼠 E. setchnanus	✓				

续表

科	属	动物名称	ⅠA.	ⅠB.	ⅡA.	ⅡB.	ⅡC.
仓鼠科 Cricetinae	仓鼠属 Cricetulus	黑线仓鼠 C. barabensis	✓	✓	✓	✓	✓
		灰仓鼠 C. migratorius		✓	✓	✓	✓
		大仓鼠 C. triton	✓	✓			
		长尾仓鼠 C. longicaudatus	✓	✓			
		短尾仓鼠 C. eversmanni			✓		✓
		中国仓鼠 C, griseus			✓		✓
	毛足鼠属 Phodopus	小毛足鼠 P. roborovskii			✓		✓
	沙鼠属 Meriones	长爪沙鼠 M. unguiculatus		✓	✓	✓	✓
		子午沙鼠 M. meridianus		✓	✓	✓	✓
	田鼠属 Microtus	东方田鼠 M. fortis	✓		✓		✓
		根田鼠 M. oeconomus	✓		✓		✓
		棕色田鼠 M. mandarinus		✓			
	鼹形田鼠属 Ellobius	鼹形田鼠 E. talpinus			✓		
	䶄鼠属 Clethrionomys	岢岚绒䶄 C. rutilus	✓				
	绒鼠属 Eothenomys	洮州绒鼠 E. eva	✓				
	麝鼠属 Ondatra	麝鼠 O. zibethicus				✓	
	鼢鼠属 Myospalax	中华鼢鼠 My. fontanierii		✓	✓		
		甘肃鼢鼠 M. cansns	✓		✓		
		斯氏鼢鼠 M. smithi	✓				
鼠科 Muridae	小鼠属 Mus	小家鼠 M. musculus	✓	✓	✓	✓	✓
	家鼠属 Rattus	褐家鼠 R. norvegicus	✓	✓	✓	✓	✓
		黄胸鼠 R. flavipectus			✓		
	白腹鼠属 Niviventer	社鼠 N. confucianus	✓		✓		✓
	姬鼠属 Apodemus	大林姬鼠 A. peninsulae	✓	✓			✓
		黑线姬鼠 A. agrarius	✓	✓			
		中华姬鼠 A. draco	✓				
睡鼠科 Gliridae	毛尾睡鼠属 Chaetocauda	六盘山睡鼠 Chaetocauda sp.					

　ⅠA. 六盘山森林草原小区；ⅠB. 黄土高原丘陵小区；ⅡA. 荒漠半荒漠草原小区；ⅡB. 宁夏平原农田黄灌小区；ⅡC. 贺兰山地森林草原小区。

（二）啮齿动物构成

　　1977—2014 年间,在长爪沙鼠监测地区用 5m 夹线法捕获啮齿动物 33 619 只,鉴定 22 345 只,其中子午沙鼠 9 601 只,占 42.97%；五趾跳鼠 966 只,占 4.32%；黑线仓鼠 949 只,占 4.25%；三趾跳鼠 2 792 只,占 12.49%；灰仓鼠 642 只,占 2.87%；长爪沙鼠 1 116 只,占

4.99%;小家鼠1 824只,占8.16%;小毛足鼠3 800只,占17.01%;阿拉善黄鼠13只,占
0.06%;短耳仓鼠2只,占0.01%;大仓鼠36只,占0.16%;长尾仓鼠59只,占0.26%;五趾
心颅跳鼠1只,占0.004%;东方田鼠49只,占0.22%(图14-2)。

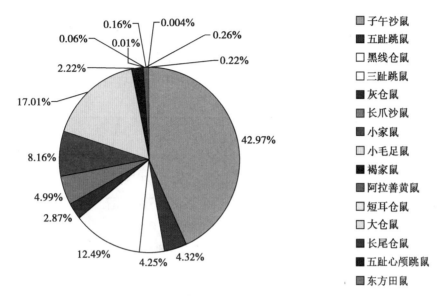

图14-2 宁夏沙鼠鼠疫自然疫源地啮齿动物构成比

(三) 长爪沙鼠密度

1970—2014年间,在长爪沙鼠监测地区采用样方法调查19 697.3hm²,捕获长爪沙鼠
33 442只,平均密度为1.70只/hm²,波动范围在0.29~15.45只/hm²之间。除1974年和
1987年长爪沙鼠密度较高,分别为15.45只/hm²和12.38只/hm²,其他年度分布密度均徘
徊在一个较低的范围之内(图14-3)。

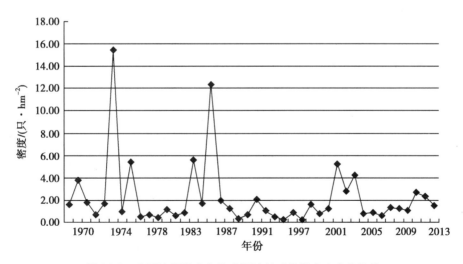

图14-3 宁夏沙鼠鼠疫自然疫源地长爪沙鼠密度变化趋势

(四) 小型鼠数量

1977—2014年间,采用5m夹线法布放鼠夹410 451夹次,捕获小型鼠33 619只,平均捕

获率为 8.19%,波动范围在 3.13% ~ 19.08% 之间。其中 1996—2004 年,小型鼠的捕获率明显高于其他年度(图 14-4)。

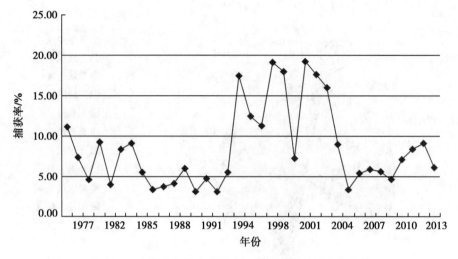

图 14-4　宁夏沙鼠鼠疫自然疫源地小型鼠数量变化趋势

二、媒介

(一) 蚤类区系及分布

陈百芳(1994 年)和白学礼(2005 年)报道,沙鼠鼠疫自然疫源地有蚤类 7 科 38 属 83 种,其中簇鬃客蚤(*Xenopsylla skrjabini*)分布于阿拉善左旗,宁夏地区分布 82 种。六盘山森林草原小区(ⅠA)有 5 科 19 属 24 种,黄土高原丘陵小区(ⅠB)有 6 科 21 属 39 种,荒漠半荒草原小区(ⅡA)有 6 科 19 属 33 种,宁夏平原农田黄灌小区(ⅡB)有 5 科 13 属 18 种,贺兰山地森林草原小区(ⅡC)有 3 科 7 属 8 种(表 14-2)。

表 14-2　宁夏沙鼠鼠疫自然疫源地蚤类区系及分布

科	属	蚤种类	ⅠA.	ⅠB.	ⅡA.	ⅡB.	ⅡC.
蚤科 *Pulicidae*	武蚤属 *Hoplopsyllus*	冰武蚤宽指亚种 *H. glacialis profugus*					✓
	蚤属 *Pulex*	人蚤 *P. irritans*	✓	✓	✓	✓	✓
	角头蚤属 *Echidnophaga*	禽角头蚤 *E. gallinacea*			✓		
		长吻角头蚤 *E. oschanini*			✓		
	昔蚤属 *Archaeopsylla*	中华昔蚤 *A. sinensis*			✓		
	栉首蚤属 *Ctenocephalides*	猫栉首蚤指名亚种 *C. felis felis*				✓	
	客蚤属 *Xenopsylla*	印鼠客蚤 *X. cheopis*	✓				
		同形客蚤指名亚种 *X. conformis conformis*		✓	✓	✓	
		粗鬃客蚤 *X. hirtipes*			✓		

续表

科	属	蚤种类	ⅠA.	ⅠB.	ⅡA.	ⅡB.	ⅡC.
蠕形蚤科 Vermipsyllidae	鬃蚤属 Chaetopsylla	同鬃蚤 Ch. homoea		✓			
		宁夏鬃蚤 Ch. ningxiaensis	✓				
	蠕形蚤属 Vermipsylla	花蠕形蚤 V. alakurt		✓			
	长喙蚤属 Dorcadia	西吉长喙蚤 D. xijiensis		✓			
切唇蚤科 Coptopsyllidae	切唇蚤属 Coptopsylla	叶状切唇蚤突高亚种 C. ardua			✓	✓	
多毛蚤科 Hystrichopsyllidae	多毛蚤属 Hystrichopsylla	多刺多毛蚤 H. multidentata	✓				
	狭蚤属 Stenoponia	多刺狭蚤 S. polyspina		✓			
		短距狭蚤 S. formozovi			✓	✓	
		西迪米狭蚤 S. sidimi			✓		
	新蚤属 Neopsylla	二齿新蚤 N. bidentatiformis			✓	✓	
		红羊新蚤 N. hongyangensis	✓	✓			✓
		阿巴盖新蚤 N. abagaitui		✓	✓		
		棒形新蚤 N. clavelia	✓				
		类新蚤 N. compar	✓	✓			
		盔状新蚤 N. galea		✓	✓		
		异种新蚤 N. aliena			✓		
		无规新蚤 N. anoma		✓			
	杆突蚤属 Wagnerina	古杆突蚤 W. antiqua					✓
	新北蚤属 Nearctopsylla	西吉新北蚤 N. xijiensis		✓			
		六盘山新北蚤 N. liupanshanensis	✓				
		鼢鼠新北蚤 N. myospalaca	✓				
	狭臀蚤属 Stenischia	奇异狭臀蚤 S. mirabilis		✓			
	纤蚤属 Rhadinopsylla	腹窦纤蚤浅短亚种 Rh. li murium	✓	✓			
		腹窦纤蚤深广亚种 Rh. li ventricosa	※	✓			
		吻短纤蚤 Rh. dives			✓		
		弱纤蚤 Rh. Tenella			✓		
		两列纤蚤 Rh. Ioffi		✓			
	栉眼蚤属 Ctenophthalmus	同源栉眼蚤指名亚种 C. congeneroides congeneroides			✓		
蝠蚤科 Ischnopsyllidae	蝠蚤属 Ischnopsyllus	长鬃蝠蚤 I. comans		✓	✓		

续表

科	属	蚤种类	ⅠA.	ⅠB.	ⅡA.	ⅡB.	ⅡC.
细蚤科 *Leptopsyllidae*	二刺蚤属 *Peromyscopsylla*	喜山二刺蚤中华亚种 *P. himalaica sinica*					✓
	细蚤属 *Leptopsylla*	缓慢细蚤 *L. segnis*	✓				
	中蚤属 *Mesopsylla*	迟钝中蚤指名亚种 *M. hebes hebes*			✓	✓	
	小栉蚤属 *Minyctenopsyllus*	三角小栉蚤 *M. triangularus*		✓			
	靴片蚤属 *Calceopsylla*	具钩靴片蚤 *C. aduncata*	✓				
	栉叶蚤属 *Ctenophyllus*	丛鬃栉叶蚤 *C. hirticrus*				✓	
	额蚤属 *Frontopsylla*	窄板额蚤华北亚种 *F. nakagawai borealosinica*		✓			
		巨凹额蚤 *F. megasinus*	✓				
		似升额蚤指名亚种 *F. elatoides elatoides*		✓			
		无棘鬃额蚤 *F. aspiniformis*		✓			
		后凸额蚤 *F. postprojicia*			✓		
		前额蚤灰獭亚种 *F. frontalis baibacina*		✓			
	眼蚤属 *Ophthalmopsylla*	短跗鬃眼蚤 *O. kukuschkini*			✓	✓	
		角尖眼蚤指名亚种 *O. praefecta praefecta*		✓	✓	✓	
		角尖眼蚤深窦亚种 *O. praefecta pernix*		✓	✓	✓	
		长突眼蚤 *O. kiritschenkoi*		✓		✓	
		前凹眼蚤 *O. jettmari*			✓		
	怪蚤属 *Paradoxopsyllus*	曲鬃怪蚤 *P. curvispinus*	✓				✓
		长指怪蚤 *P. integer*	✓				
		歧异怪蚤 *P. diversus*					✓
	双蚤属 *Amphipsylla*	长鬃双蚤 *A. longispina*				✓	
		丛鬃双蚤甘肃亚种 *A. vinogradovi gansuensis*		✓	✓	✓	
		细钩双蚤 *A. tenuihama*	✓	✓			
		短须双蚤 *A. anceps*		✓	✓		
		凶双蚤 *A. daea*			✓		
		尖指双蚤 *A. casis*		✓			

续表

科	属	蚤种类	ⅠA.	ⅠB.	ⅡA.	ⅡB.	ⅡC.
角叶蚤科 *Ceratophyllidae*	缩栉蚤属 *Brevictenidia*	菱形缩栉蚤 *B. mikulini*	✓				
	倍蚤属 *Amphalius*	鼠兔倍蚤 *A. runatus*	✓	✓			
	副角蚤属 *Paraceras*	獾副角蚤扇形亚种 *P. melis flabellum*		✓			
		屈褶副角蚤 *P. crispus*	✓				
	黄鼠蚤属 *Citellophilus*	方形黄鼠蚤蒙古亚种 *C. tesquorum mongolicus*	✓	✓	✓	✓	✓
	盖蚤属 *Callopsylla*	叉形盖蚤 *C. forfica*		✓			
	角叶蚤属 *Ceratophyllus*	粗毛角叶蚤 *Ce. garei*	✓				
		禽角叶蚤欧亚亚种 *C. Gallinae tribulis*		✓	✓	✓	
		梯指角叶蚤 *C. dimi*		✓			
		曲扎角叶蚤 *C. chutsaensis*		✓			
		中华角叶蚤 *C. sinicus*		✓			
	病蚤属 *Nosopsyllus*	裂病蚤 *N. fidus*				✓	
		秃病蚤田鼠亚种 *N. laeviceps ellobii*		✓	✓	✓	
		秃病蚤蒙冀亚种 *N. laeviceps kuzenkovi*		✓	✓		
	瘴蚤属 *Malaraeus*	刷状同瘴蚤指名亚种 *M. penicilliger penicilliger*	✓				
	单蚤属 *Monopsyllus*	不等单蚤 *M. anisus*	✓		✓	✓	
		花鼠单蚤 *M. indages*	✓				
		新月单蚤 *M. scaloni*			✓		

ⅠA. 六盘山森林草原小区；ⅠB. 黄土高原丘陵小区；ⅡA. 荒漠半荒草原小区；ⅡB. 宁夏平原农田黄灌小区；ⅡC. 贺兰山地森林草原小区。

（二）蚤类构成

1970—2014 年间，在盐池县、灵武市、平罗县、兴庆区鉴定蚤类 25 种 44 101 匹，其中同形客蚤指名亚种 28 372 匹，占 64.33%，为绝对优势种。其次为秃病蚤田野亚种 2 940 匹，占 6.67%；角尖眼蚤指名亚种 2 563 匹，占 5.81%；迟钝中蚤指名亚种 2 330 匹，占 5.28%；尖眼蚤深窦亚种为 1 744 匹，占 3.95%；秃病蚤蒙冀亚种 1 637 匹，占 3.73%；二齿新蚤 1 203 匹，占 2.73%；粗鬃客蚤 793 匹，占 1.80%；臀突客蚤 717 匹，1.63%；方形黄鼠蚤蒙冀古亚种 540 匹，占 1.22%；为该地区常见种。其他蚤类依次为叶状切唇蚤 344 匹，占 0.78%；阿巴盖新蚤 289 匹，占 0.66%；短跗鬃眼蚤 143 匹，占 0.32%；长突眼蚤 124 匹，占 0.28%；吻短纤蚤 123 匹，占 0.28%；灰状新蚤 71 匹，占 0.16%；短距狭蚤 30 匹，占 0.07%；梯指角叶蚤 29 匹，占 0.07%；软中蚤 13 匹，占 0.03%；前凹眼蚤和丛鬃双蚤各 11 匹，各占 0.02%；长鬃双蚤4匹、似升额蚤指名亚种3匹、分裂病蚤3匹,各占0.01%;腹窦纤蚤深广亚种、长吻角头蚤各1匹,各占0.002%(图14-5)。

(三) 鼠体蚤

1970—2014年间,梳检鼠体92 750只,染蚤鼠21 496只,平均染蚤率为23.18%;获蚤58 140匹,平均染蚤指数为0.63。宁夏鼠体蚤生蚤呈典型波浪式波动,且波动范围较大,染蚤率波动在0.99%~48.00%之间,蚤指数波动在0.07~1.85之间(图14-6)。

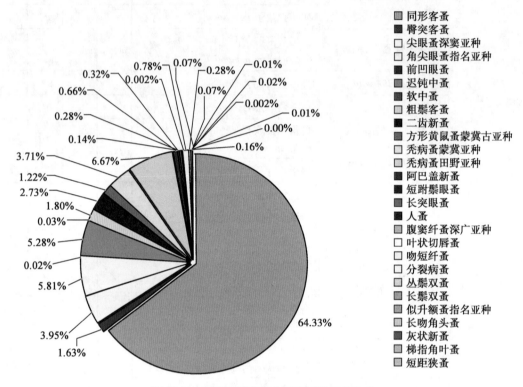

图14-5　宁夏沙鼠鼠疫自然疫源地蚤类构成

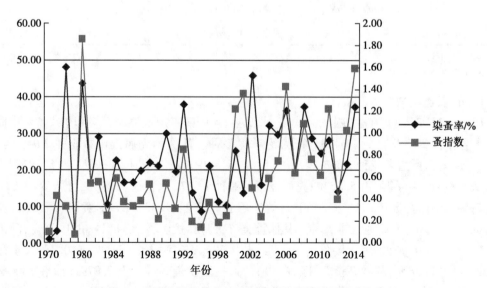

图14-6　宁夏沙鼠鼠疫自然疫源地沙鼠鼠体蚤数量变化趋势

（四）洞干蚤

1970—1980年间,在贺兰山东麓及通贵乡探长爪沙鼠洞干5170个,染蚤洞14个,染蚤率为0.27%,获蚤18匹,蚤指数为0.003。1981—2008年间,在长爪沙鼠监测区,探长爪沙鼠洞干26493个,染蚤洞干537个,平均洞干染蚤率为2.03%,获蚤890匹,平均蚤指数为0.034。长爪沙鼠洞干染蚤率和蚤指数一直处于较低水平,仅2006年其染蚤率达33.33%,蚤指数为0.511,明显高于其他各年份(图14-7)。

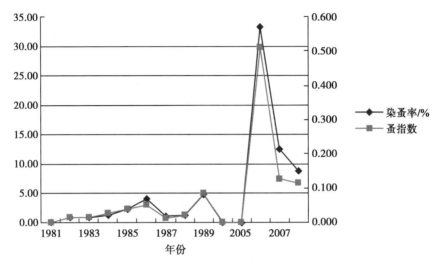

图14-7　宁夏沙鼠鼠疫自然疫源地洞干蚤数量变化趋势

（五）巢穴蚤

1981—2014年间,挖长爪沙鼠巢穴2488个,染蚤巢588个,获蚤1837匹,平均染蚤率为23.63%,平均蚤指数为0.74。由图14-8可见,巢穴蚤数量变化幅度较大,染蚤率波动范围在0~51.85%之间,蚤指数在0~3.76之间,无明显规律性,但2011—2014年间,则呈现明显上升趋势(图14-8)。

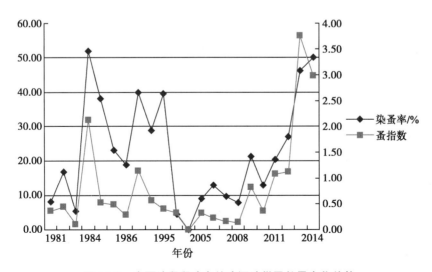

图14-8　宁夏沙鼠鼠疫自然疫源地巢蚤数量变化趋势

三、染疫动物及媒介

（一）细菌学

宁夏沙鼠鼠疫自然疫源地属于鄂尔多斯高原长爪沙鼠疫源地外围边缘,核心区域位于鄂托克旗都斯图河流域及鄂托克前旗。由于宁夏沙鼠鼠疫自然疫源地与内蒙古接壤区域之间缺乏天然屏障,鼠间鼠疫流行受鄂托克前旗渗透、输入明显。1969—2022 年,发生 17 次动物间鼠疫流行,检出鼠疫菌346 株。用细菌学方法判定染疫动物 7 种 300 只,其中长爪沙鼠 275 只,占92%;子午沙鼠 18 只,占6%;三趾跳鼠 3 只,占1%;褐家鼠、小家鼠、黑线仓鼠、苍鹰各 1 只,各占 0.33%;判定染疫媒介 6 种,分离鼠疫菌 46 株,其中同形客蚤指名亚种检菌23 株,占50%;秃病蚤指名亚种 16 株,占35%;二齿新蚤 3 株,占6.52%;角尖眼蚤指名亚种各 2 株,各占4.35%;方形黄鼠蚤蒙古亚种、仓鼠真厉螨各 1 株,各占2.17%(表 14-3)。

表 14-3　宁夏沙鼠鼠疫自然疫源地染疫动物及媒介

年份	县（市、区）	动物检菌								媒介检菌						
		合计	长爪沙鼠	三趾跳鼠	子午沙鼠	褐家鼠	小家鼠	黑线仓鼠	苍鹰	合计	同型客蚤指名亚种	秃病蚤指名亚种	方形黄鼠蚤蒙古亚种	二齿新蚤	角尖眼蚤指名亚种	仓鼠真厉螨
1969	灵武市	10	8			1	1			1	1					
1970	平罗县	6	6							2	1		1			
	盐池县	1	1													
1971	盐池县	7	7													
1974	灵武市	3	3													
1975	平罗县	3	3													
1976	兴庆区	4	4													
1987	盐池县	58	53	2	2				1	9	1	4		3		1
1988	盐池县	27	27													
1989	盐池县	3	3							1		1				
1990	盐池县	2	2							2		1			1	
2000	盐池县	67	59		7			1		10	7	3				
2001	盐池县	11	7		4					1					1	
2005	兴庆区	24	22	1	1					4	4					
	盐池县	31	31							2	2					
2006	盐池县	26	26							9	4	5				
2009	兴庆区	5	4		1					2	1	1				
	平罗县	7	6		1					2	1	1				
2013	兴庆区	4	2		2					1	1					
2022	兴庆区	1	1													
合计		300	275	3	18	1	1	1	1	46	23	16	1	3	2	1

（二）血清学

1974—2014 年间，采用间接血凝试验（indirect hemagglutination assay, IHA）法检出 199 份动物阳性血清，其中长爪沙鼠阳性血清 98 份，占 49.24%；子午沙鼠阳性血清 62 份，占 31.16%；阿拉善黄鼠阳性血清 39 份，占 15.60%（表 14-4）。

表 14-4　宁夏沙鼠鼠疫自然疫源地血凝阳性动物分布

年份	县（市、区）	合计	长爪沙鼠	阿拉善黄鼠	子午沙鼠
1974	灵武市	2	2		
	平罗县	16	15	1	
1975	平罗县	99	54	35	10
1976	兴庆区	12	12		
1977	平罗县	6	4	2	
1978	平罗县	2	2		
1980	平罗县	1	1		
1981	盐池县	6			6
1982	盐池县	5			5
1984	盐池县	3			3
1985	平罗县	2	1		1
1987	盐池县	6			6
1988	盐池县	16			16
1989	盐池县	11			11
1990	盐池县	2			2
2005	兴庆区	2		1	1
2009	平罗县	7	6		1
	兴庆区	1	1		
合计		199	98	39	62

四、疫源县分布

1969 年，首次在现灵武市临河镇长爪沙鼠体内分离到鼠疫菌，从而判定宁夏存在沙鼠疫源地。1970 年，在平罗县（原陶乐县）和盐池县分离到鼠疫菌，1976 年在兴庆区分离到鼠疫菌。至 2014 年底，判定的沙鼠鼠疫疫源地分布于兴庆区、灵武市、平罗县和盐池县 4 个县（市、区），涉及 10 个乡镇，107 个行政村（社区），483 个自然村（组），疫区内人口 162 572 人（2013 年）。1980—2002 年间，疫源地面积为 3 056km²，2003—2014 年间，疫源地面积为 3 756km²。本次以乡镇为单位核定疫源地面积 3 754.3km²，较前减少 1.7km²（表 14-5）。

表 14-5　宁夏沙鼠鼠疫自然疫源地疫源县分布

县市	判定时间	判定方式	乡镇/街道	行政村/社区	自然村/组	人口数	疫源面积/km²
灵武市	1969	细菌学	1	15	26	7 260	280
平罗县	1970	细菌学	3	17	112	33 265	588.3
盐池县	1971	细菌学	4	62	225	95 432	2 500
兴庆区	1976	细菌学	2	13	120	26 615	386
合计			10	107	483	162 572	3 754.3

第三节　阿拉善黄鼠鼠疫自然疫源地

宁夏阿拉善黄鼠鼠疫自然疫源地,地理区划属古北界华北区黄土高原亚区黄土高原丘陵小区(ⅠB),该地区属甘宁黄土高原一部分,本区位于宁夏南部山区中部,属我国黄土高原西北边缘,包括固原市、西吉县、海原县大部分及隆德县、盐池县、同心县一部分,大致以盐池县麻黄山北缘、小罗山南麓,海原县索旺附近清水河到关桥、干盐一线。本区海拔 1 500~2 000m,地貌以黄土覆盖的丘陵为主,水土流失严重,成为裸露黄土地带。西县吉、海原县的小部分属六盘山森林草原小区(ⅠA)。以黄鼠自然感染率为最高,动物间鼠疫频发在海原县境内的月亮山与南华山干草原地带。

一、宿主动物

(一)啮齿动物区系

该地区有啮齿动物6科14属20种,达乌尔鼠(*Ochotonadaurica*)、草原兔(*Lepus capensis*)、花鼠(*Eutamias sibiricus*)、阿拉善黄鼠(*Spermophilus alaschanicus*)、五趾跳鼠(*Allactaga. sibirica*)、黑线仓鼠(*Cricetulus. barabensis*)、灰仓鼠(*C. migratorius*)、大仓鼠(*C. triton*)、长尾仓鼠(*C. longicaudatus*)、长爪沙鼠(*Meriones. unguiculatus*)、子午沙鼠(*M. meridianus*)、中华鼢鼠(*Myospalax. fontanierii*)、甘肃鼢鼠(*M. cansns*)、小家鼠(*Mus musculus*)、褐家鼠(*Rattus. norvegicus*)、大林姬鼠(*A. peninsulae*、*Apodemus*)、棕色田鼠(*Microtus mandarinus*)、林跳鼠(*Eozapus setchnanus*)、黑线姬鼠(*A. agrarius*)、社鼠(*Niviventer confucianus*)。其中林跳鼠和社鼠分布于六盘山森林草原小区(ⅠA)。

(二)啮齿动物构成

1981—2014 年,共鉴定啮齿动物 14 种 7 714 只,其中黑线仓鼠 1 626 只,占 21.08%;五趾跳鼠 1 326 只,占 17.19%;长尾仓鼠 1 144 只,占 14.83%;子午沙鼠 1 740 只,占 22.56%;黑线姬鼠 130 只,占 1.69%;小家鼠 258 只,占 3.34%;大林姬鼠 44 只,占 0.57%;大仓鼠 741 只,占 9.61%;灰仓鼠 629 只,占 8.15%;达乌尔鼠兔 59 只,占 0.76%;褐家鼠 14 只,占 0.18%;棕色田鼠、林跳鼠和北社鼠各 1 只,分别占 0.01%。子午沙鼠、黑线仓鼠、五趾跳鼠和长尾仓鼠为该地区优势种群,大仓鼠和灰仓鼠为常见种(图 14-9)。

(三)阿拉善黄鼠密度

1964—2014 年间采用单公顷样方法调查 21 930hm²,捕获阿拉善黄鼠 18 385 只,平均密度为 0.84 只/hm²。其中 1994—2007 年阿拉善黄鼠密度较高,波动范围在 1.22~2.20 只/hm²之间,其他年份密度均处于 0.20~0.94 只/hm² 的较低波动范围内(图 14-10)。

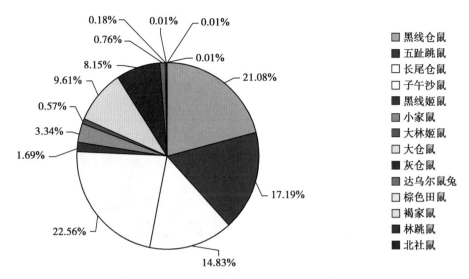

图 14-9 宁夏阿拉善黄鼠鼠疫自然疫源地啮齿动物种群构成

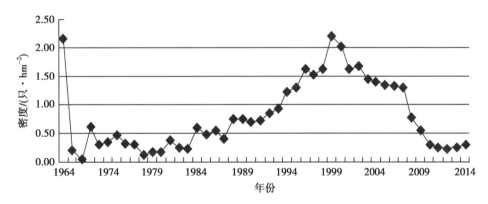

图 14-10 宁夏阿拉善黄鼠鼠疫自然疫源地阿拉善黄鼠密度变化趋势

（四）小型鼠数量

1981—2014 年间，采用 5m 夹线法布放鼠夹 267 877 夹次，捕获小型鼠 7 886 只，平均捕获率为 2.94%。小型鼠数量呈现中间高，两边低的分布态势，即 1981—1990 年捕获率为 2.35%，1991—2005 年捕获率高达 7.21%，而 2006—2014 年捕获率仅为 1.23%（图 14-11）。

二、媒介

（一）蚤类区系

宁夏阿拉善黄鼠鼠疫自然疫源地有蚤类 6 科 21 属 41 种，包括：人蚤（*Pulex. irritans*）、同形客蚤指名亚种（*Xenopsylla conformis conformis*）、同鬃蚤（*Chaetopsylla. homoea*）、花蠕形蚤（*Vermipsylla. alakurt*）、西吉长喙蚤（*Dorcadia. xijiensis*）、多刺狭蚤（*Stenoponia. polyspina*）、红羊新蚤（*Neopsylla hongyangensis*）、阿巴盖新蚤（*N. abagaitui*）、二齿新蚤（*N. bidentatiformis*）、类新蚤（*N. compar*）、类新蚤（*N. compar*）、无规新蚤（*N. anoma*）、西吉新北蚤（*Nearctopsylla xijiensis*）、奇异狭臀蚤（*Stenischia. mirabilis*）、腹窦纤蚤浅短亚种（*Rhadinopsylla. li murium*）、腹窦纤蚤深广亚种（*Rh. li ventricosa*）、两列纤蚤（*Rh. Ioffi*）、长鬃蝠蚤（*Ischnopsyllus. comans*）、三角小栉蚤

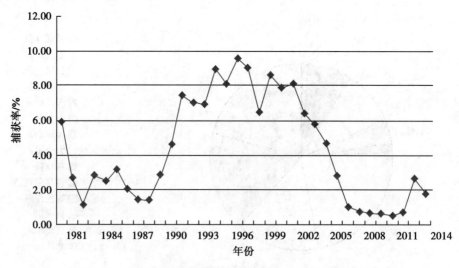

图 14-11　宁夏阿拉善黄鼠鼠疫自然疫源地小型鼠数量变化趋势

（*Minyctenopsyllus. triangularus*）、窄板额蚤华北亚种（*Frontopsylla nakagawai borealosinica*）、似升额蚤指名亚种（*Frontopsylla elatoides elatoides*）、似升额蚤介中亚种（*F. elatoides intermedia*）、无棘鬃额蚤（*F. aspiniformis*）、前额蚤灰獭亚种（*F. frontalis baibacina*）、角尖眼蚤指名亚种（*Ophthalmopsylla praefecta praefecta*）、角尖眼蚤深窦亚种（*O. praefecta pernix*）、长突眼蚤（*O. kiritschenkoi*）、丛鬃双蚤甘肃亚种（*Amphipsylla vinogradovi gansuensis*）、细钩双蚤（*A. tenuihama*）、短须双蚤（*A. anceps*）、尖指双蚤（*A. casis*）、鼠兔倍蚤（*Amphalius. runatus*）、獾副角蚤扇形亚种（*Paraceras melis flabellum*）、方形黄鼠蚤蒙古亚种（*Citellophilus. tesquorum mongolicus*）、叉形盖蚤（*Callopsylla. forfica*）、禽角叶蚤欧亚亚种（*Ceratophyllus. Gallinae tribulis*）、梯指角叶蚤（*C. dimi*）、曲扎角叶蚤（*C. chutsaensis*）、中华角叶蚤（*C. sinicus*）、秃病蚤田鼠亚种（*Nosopsyllus laeviceps ellobii*）、秃病蚤蒙冀亚种（*N. laeviceps kuzenkovi*）。

（二）蚤类构成

1982—2014 年间,鉴定蚤类 14 种 115 230 只,其中方形黄鼠蚤营地古亚种 96 724 只,占 83.94%,为该地区绝对优势种;阿巴盖新蚤 11 169 只,占 9.69%;似升额蚤介中亚种 3 470 只,占 3.01%;二齿新蚤 1 650 只,占 1.43%;角尖眼蚤指名亚种 1 323 只,占 1.15%,上述 4 种蚤类为该地区常见种;腹窦纤蚤深广亚种 199 只,占 0.17%;人蚤 102 只,占 0.09%;秃病蚤蒙冀亚种 16 只,占 0.01%;同形客蚤指名亚种 514 只,占 0.45%;禽角叶蚤欧亚种 39 只,占 0.03%;无棘额蚤 2 只,占 0.002%;丛宗双蚤 15 只,占 0.01%;多刺峡蚤 1 只,占 0.001%;盔状新蚤 6 只,占 0.01%(图 14-12)。

（三）黄鼠体蚤

1981—2014 年,梳检阿拉善黄鼠 64 822 只,染蚤鼠 32 378 只,平均染蚤率为 49.95%,获蚤 90 147 匹,蚤指数为 1.39。阿拉善黄体蚤染蚤率总体波动范围较小,在 35.37%~66.15% 之间,除 2014 年染蚤率为 57.08%,蚤指数为 0.13,其他年度波动范围均在 0.96~2.36 之间(图 14-13)。

（四）黄鼠洞干蚤

1981—2014 年探黄鼠洞干 112 195 个,染蚤洞干 12 594 个,平均染蚤率 11.23%,获蚤 26 102 匹,平均蚤指数为 0.23。除 1993 年洞干染蚤率高达 72.25%,染蚤指数达 1.71 外,其他年度染蚤率波动均在 5.08%~16.92% 之间,蚤指数波动在 0.09~0.52 之间(图 14-14)。

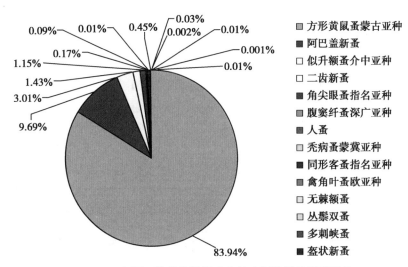

图 14-12　宁夏阿拉善黄鼠鼠疫自然疫源地蚤类种群结构

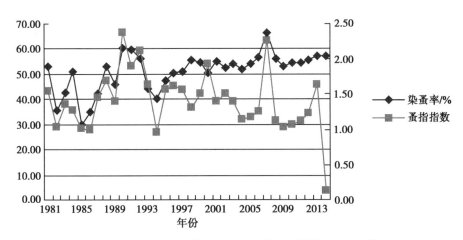

图 14-13　宁夏阿拉善黄鼠鼠疫自然疫源地体蚤数量变化趋势

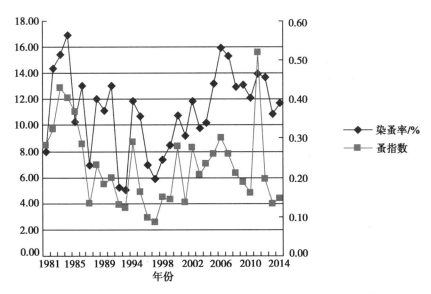

图 14-14　宁夏阿拉善黄鼠鼠疫自然疫源地洞干蚤数量变化趋势

三、染疫动物

（一）细菌学

1962—1991年,宁夏阿拉善黄鼠鼠疫自然疫源地有10个年次发生动物间鼠疫流行,海原县为主要流行地区。共判定染疫动物123只,其中阿拉善黄鼠120只,五趾跳鼠2只,达乌尔鼠兔1只,患者尸体分离鼠疫菌3株。判定染疫媒介4种,分离鼠疫菌20株,其中方型黄鼠蚤蒙古亚种11株,阿巴盖新蚤5株,似升额蚤介中亚种3株,角尖眼蚤指名亚种1株(表14-6)。

表14-6　宁夏阿拉善黄鼠鼠疫自然疫源地染疫动物与媒介分布

年份	县市	染疫动物					染疫媒介				
		合计	阿拉善黄鼠	五趾跳鼠	达乌尔鼠兔	尸体	合计	方型黄鼠蚤蒙古亚种	阿巴盖新蚤	似升额蚤介中亚种	角尖眼蚤指名亚种
1962	海原县	3				3					
1963	海原县	11	10	1			2		1	1	
1964	海原县	27	25	1	1		9	4	2	2	1
	西吉县	3	3				8	6	2		
1965	海原县	12	12				1	1			
1967	海原县	2	2								
1975	海原县	18	18								
1976	海原县	9	9								
1977	海原县	29	29								
1978	海原县	8	8								
1991	海原县	4	4								
合计		126	120	2	1	3	20	11	5	3	1

（二）血清学

1975—2004年,采用间接血凝方法检测动物血清28 679份,阳性310份,阳性率为1.08%。其中阿拉善黄鼠阳性306份,血清阳性率为1.07%;花鼠阳性血清2份,五趾跳鼠和草兔阳性血清各1份(表14-7)。

表14-7　宁夏阿拉善黄鼠鼠疫自然疫源地血凝阳性动物分布

年份	乡镇	阿拉善黄鼠			其他阳性动物		
		检验数/只	阳性数/只	阳性率/%	花鼠/只	五趾跳鼠/只	草兔/只
1975	海原县	1 746	30	1.72			
	西吉县	338	5	1.48			
1976	海原县	1 300	30	2.31			
1977	海原县	1 609	76	4.72			
1978	海原县	2 067	38	1.84			

年份	乡镇	阿拉善黄鼠			其他阳性动物		
		检验数/只	阳性数/只	阳性率/%	花鼠/只	五趾跳鼠/只	草兔/只
1979	海原县	2 107	21	1.00			
1980	海原县	2 009	9	0.45			
1981	海原县	2 245	4	0.18			
1982	海原县	881	1	0.11			
	西吉县	1 630	1	0.06			
1983	海原县	1 147		0.17			
1984	海原县	1 010	2	0.20			
1990	西吉县	1 370	1	0.07			
1991	海原县	1 006	39	3.88			
1992	海原县	1 013	15	1.48			
1993	海原县	1 001	1	0.10			
	西吉县	1 015	9	0.89			
1994	海原县	1 058	1	0.09			
1995	海原县	1 009	5	0.50			
2000	西吉县	1 037	4	0.39	1	1	1
2003	西吉县	427	9	2.11	1		
2004	海原县	1 654	3	0.18			
合计		28 679	306	1.07	2	1	1

四、疫源县分布

海原县曾于1962年发肺鼠疫流行,死亡4人,3例患者尸体中分离到鼠疫菌,经流行病学调查表明此次肺鼠疫来源于甘肃省会宁县黑窑村。1963年首次在海原县官庄乡和红羊乡动物及媒介体内分离到鼠疫菌,从而确定阿拉善黄鼠鼠疫自然疫源地的存在。1964年在西吉县动物及媒介体内分离到鼠疫菌;1977年和1978年在原州区黑城乡动物体内分离到鼠疫菌6株(现已划入海原县三合镇)。截止到2014年,宁夏阿拉善黄鼠鼠疫自然疫源地分布于海原县、西吉县和原州区的12个乡镇,96个行政村(社区),591个自然村(组)。1980年,《中国鼠疫及其防疫(1950—1980)》报道宁夏阿拉善黄鼠鼠疫自然疫源地面积为2 160km²,其后一直沿用这一面积,本次以乡镇为单位核定疫源面积为2 216km²,增加了56km²(表14-8)。

表14-8 宁夏阿拉善黄鼠鼠疫自然疫源地县区分布

县市	判定时间	判定方式	乡镇	行政村(社区)	自然村(组)	人口数	疫源面积/km²
海原县	1963	细菌学	9	49	306	156 831	2 006
西吉县	1964	细菌学	1	11	83	17 854	110
原州区	1977	细菌学	2	36	202	70 516	100
合计			12	96	591	245 201	2 216

第四节 鼠疫血凝阳性地区

20 世纪 60—70 年代,在永宁县、青铜峡县、广武乡、同心县、石嘴山市、中卫县(香山)、贺兰县、通义乡、潘昶乡等地开展鼠疫流行病学调查,疫源检索面积 6 865km²,细菌学方法检验动物 16 375 只,媒介 23 345 只,未分离到鼠疫菌。采用间接血凝方法检测动物血清 6 018 份,阳性 64 份,阳性检出率为 1.06%,主要分布于永宁、青铜峡、同心、石嘴山及中卫(香山)。

(一) 永宁县

1. **概况** 永宁县隶属银川市,地处宁夏银川平原引黄灌区中部,东临黄河、西靠贺兰山,是宁夏银川的郊县,位于银川市区以南。

2. **地理景观** 永宁县地势西高东低,呈西南向东北倾斜状,全境可分为五个地貌单元。①贺兰山地:位于县境西北部,北起单岭子,南至小沟口,呈北南走向,单岭子到头关南为南山区,山势陡峭,海拔 1 433~2 516.6m,坡亚 25°~30°以上。②洪积扇地:由贺兰山洪积物冲积而成的扇倾斜平原。地面因受水蚀、风蚀,布满碎石,属温带荒漠草原,是永宁县牧区。③河老阶地洪积扇以东至黄河冲积平原间,由于黄河的变迁上切,造成了河老阶地。④风沙地:地表沙丘起伏,部分为平沙地,北部沙化程度重,南部略轻,为果林新区。黄河冲积平原:由于黄河在历史上的改道和淤积程度不同,造成星罗棋布,大小不等的湖泊沼泽。⑤河流:永宁县西部边界上的贺兰山是中国内外流水系的分界线。境内均属黄河水系,西部出自贺兰山中的洪沟小东流至洪积扇、老阶地,即被干旱的土地吸收,而隐入地下,除黄河山洪沟外,东部平原上有密如蛛网的灌溉渠和排水及众多的湖泊沼泽。

3. **疫源检索** 20 世纪 60—70 年代,疫源检索面积 50km²,采用细菌学方法检验动物 739 只,未分离到鼠疫菌。采用间接血凝方法检验动物血清 360 份,阳性 7 份,阳性检出率为 1.94%。

(二) 青铜峡市

1. **概况** 青铜峡市(县级市),隶属区吴忠市。位于黄河上游,宁夏平原中部,地处东经 105°21′~106°21′、北纬 37°36′~38°15′之间。东隔黄河与灵武市、吴忠市利通区相望,南以牛首山为界与中卫市中宁县接壤,西依明长城同内蒙古自治区阿拉善左旗为邻,北与永宁县相连。青铜峡市位于宁夏引黄灌区精华之地,黄河穿境而过 58km。辖区面积 2 525km²,占全区总面积的 3.8%。

2. **地理景观** 青铜峡市境内地势由西南向东北自高而低呈现阶梯状分布,形成山地、低山丘陵、缓坡丘陵、洪积扇地带、黄河冲积平原和库区 6 个地貌类型。属中温干旱气候区,东部季风区与西部干旱区域的交会地带,属中温带大陆性气候,冬无严寒,夏无酷暑,四季分明,昼夜温差大。

3. **疫源检索** 20 世纪 60—70 年代,检索面积 350km²,采用细菌学方法检验动物 1 609 只,媒介 150 只,未分离到鼠疫菌。采用间接血凝方法检验动物血清 851 份,阳性 6 份,阳性检出率为 0.61%。

（三）同心县

1. **概况**　同心县隶属吴忠市管辖。位于宁夏中南部,地理东与盐池县、甘肃庆阳市环县接壤,南与固原市原州区毗连,西与中卫市沙坡头区、中宁县、海原县为邻,北与吴忠市红寺堡区交界。总面积4 433.34km²。

2. **地理景观**　同心县地处鄂尔多斯台地南部黄土高原,地势呈南高北低之势,海拔1 240~2 625m,属丘陵沟壑区。地貌类型主要有山脉、黄土丘陵、河谷滩地、沙漠垣地等五种,地形复杂,山川纵横交错分布。境内有罗山、米钵山、马大山、老爷山、青龙山、窑山等,均属六盘山系。

3. **疫源检索**　20世纪60—70年代,检索面积5 600km²,采用细菌学方法检验动物8 187只,媒介15 492只,未分离到鼠疫菌。采用间接血凝方法检验动物血清1 141份,阳性24份,阳性检出率为2.10%。

（四）石嘴山市

1. **概况**　石嘴山市位居宁夏最北端,东临鄂尔多斯台地,西踞银川平原北部,为典型的温带大陆性气候;辖2个区、1个县,总面积5 310km²;根据第七次全国人口普查数据,石嘴山市常住人口为751 389人。

2. **地理景观**　石嘴山市东临鄂尔多斯台地,西踞银川平原北部。海拔在1 090~3 475.9m之间,按地形地貌可分为贺兰山山地、贺兰山东麓洪积扇冲积平原、黄河冲积平原和鄂尔多斯台地四种类型。境内贺兰山最高峰海拔3 475.9m,面积1 605.7km²,占石嘴山市土地总面积的30.24%。

3. **疫源检索**　20世纪60—70年代,检索面积300km²,用细菌学方法检验动物3 309只,媒介7 553只,未分离到鼠疫菌。采用间接血凝方法检验动物血清349份,阳性21份,阳性检出率为6.02%。

（五）中卫市(香山)

1. **概况**　中卫市位于宁夏中西部,地处宁夏平原向黄土高原的过渡带,介于东经104°17′~106°10′、北纬36°06′~37°50′之间,市域总面积17 441.6km²。中卫市属温带大陆性季风气候,日照充足,昼夜温差大,降水少。

2. **疫源检索**　20世纪60—70年代,检索面积520km²,采用细菌学方法检验动物1 015只,媒介150只,未分离到鼠疫菌。采用间接血凝方法检验动物血清317份,阳性6份,阳性检出率为1.89%。

第五节　人间鼠疫流行概况

宁夏成立于1958年10月,原属甘肃省。历史文献中有关宁夏鼠疫流行记载极少,最早的记载是1887年盐池县有肺鼠疫流行,死亡300余人。1887—1949年,在盐池县、同心县、海原县、灵武县(现灵武市)、陶乐县(建制已被撤销)、西吉县有人间鼠疫流行,死亡671~871人。1950—2020年,除海原县于1962年发生人间疫情,发病4人,死亡4人外,其他几个市,县均未再发生过人间鼠疫疫情。

中卫市

中卫市位于宁夏中西部,东临吴忠市,南与固原市及甘肃省靖远县相连,西与甘肃省景泰县接壤,北与内蒙古自治区阿拉善左旗毗邻。地理坐标为东经104°17′~106°10′、北纬36°09′~37°43′。地形由西向东、由南向北倾斜,海拔高度在2 955~1 100m之间。地貌类型分为沙漠、黄河冲积平原、台地、山地和盆地五个较大的地貌单元。南部地貌多属黄土丘陵沟壑,北部为低山与沙漠(西北部为腾格里沙漠),中部黄河冲积平原——卫宁平原。主要河流是黄河及其支流长流水、清水河,黄河境内流程约182km。1950—2014年,仅海原县有人间鼠疫流行。

海原县

海原县位于宁夏西南部、六盘山余脉及月亮山以北,东经105°09′~106°10′、北纬36°06′~37°04′。东连同心、原州,南接西吉、甘肃会宁,西邻甘肃靖远、平川,北靠中卫城区。总面积6 979.2km²,总人口333 518人。地处黄土高原西北部,属黄河中游黄土丘陵沟壑区。地形西南高、东北低。以南华山主峰马万山为最高,海拔2 955m,大陆性季风气候明显,是宁夏最干旱的县市之一。

据《中国鼠疫流行史》记载,1932年在李堡大队有肺鼠疫流行,此次疫情造成8人死亡。这也是1949年之前唯一一次较详细的人间鼠疫发病记录(表14-9)。

表14-9　1950—2020年宁夏中卫市海原县人间鼠疫流行统计表

年份	乡镇	行政村	自然村	初发日期	终息日期	发病人数	死亡人数	病型	传染方式
1962	关庄乡	关庄村	大西沟	8月4日	8月14日	4	4	肺鼠疫	飞沫
合计	1	1				4	4		

第六节　生态变化对鼠疫自然疫源地的影响

人类与有害生物之间的斗争,历史渊源,属人类和自然和谐生存及发展范畴。物种之间,或相依,或相容,或相克,莫不竞相利用环境,以图谋自身以致本物种的生存与发展。物竞天择,沧海桑田,弱肉强食,荣枯轮转。对鼠类的防制,必须从生态系统的角度出发,综合治理。鼠害是相对人的生活和生产活动来评估的经济概念。鼠害是指鼠类对人类的生产、生活以及生态环境或生存环境造成直接和间接的经济损失或负面影响。也就是说当鼠类密度超过一定限度(即危害阈值)时才对人类有害。一般而言,密度越高,分布越广,危害越重。特别是近700年来世界范围内人口剧增,自然生态系统遭到破坏,人类活动边界扩大和强度增加,人类愈来愈多地深入到一些自然疫源性疾病的所在地,与疫源动物及其媒介昆虫的接触也愈来愈多,动物源性疾病流行也日趋严重。以及急性剧毒灭鼠药的大量使用,导致大批食肉动物数量减少(鼠类天敌也之下降),食物链遭到破坏。也就是在这一过程中,鼠类种群原有的生态环境被破坏,"天、地、物"统一体为"天、地、人"新统一体所取代。在有些地区,这一取代过程是平静的,草场开垦成良田,农业取代了牧业。在另一些地方,这一取代过程酿成了灾难性后果,土壤沙化不仅阻碍了牧业,也阻碍了农业;不仅消灭了鼠类天敌,也将毁灭了人类。直到今天,即使不用开垦的方式,生态学家对于在某些地区彻底消灭鼠类的设想仍持相当谨慎的态度。因为,在人们消灭鼠类的同时,有可能消灭自然界存在的鼠的种群繁殖的抑制力量。当一个区域的老鼠种群无节制地繁衍时,所带来的后果是不堪设想的。以及在自然界中复杂营养食物链网络和在各自能流、物流、基因传递及其协同进化中的角色等,都将是啮齿动物生态学研究的范畴。同时,该地区动物群落结构和多样性所反映的生境多样性等,也值得进一步探讨。

宁夏近年来实施的引黄灌溉工程、自然保护区、生态建设及禁牧工程等措施,使其地貌植被发生改变。

宁夏阿拉善黄鼠鼠疫自然疫源地自1991年后一直处于静息状态,监测未发现人间和鼠间鼠疫流行征象。鼠疫监测数据显示,主要宿主黄鼠种群数量呈现逐年下降趋势,但在啮齿动物种群数量方面仍以黄鼠为绝对优势种群,主要受植被及生态的影响。宁夏多年自然保护区建设、生态移民、育林、禁牧、退耕等政策,引起该鼠疫自然疫源地核心区(南华山和月亮山之间)生态及植被发生了根本性改变,使干草原地理景观转化为草甸草原景观,半荒漠草原地理景观转变为人工灌木和农田景观。由于黄鼠最适生存环境为干草原,近年来草甸草原所占面积逐年上升,干草原面积逐年减少,导致黄鼠栖息地面积逐年减少,黄鼠种群数量逐年下降。这种下降是受多因素(如降水量、鼠类天敌、人类生产活动)作用的结果,特别是人类生产活动,每年秋收后犁田翻晒,破坏了鼠类赖以生存的环境。根据监测结果显示:近10年来,由于植被及生态环境的改变致使该地区鼠疫主要宿主(黄鼠)密度小于0.35只/hm²的低水平分布,动物间鼠疫流行风险因素较低。原州区和西吉县鼠疫监测中发现存在稳定的姬鼠种群,同时海原县月亮山和南华山局部(林光寺西南方向)亦发现有姬鼠种群分布。宁夏黄鼠鼠疫自然疫源地监测点应做好姬鼠型出血热的调查和实验室生物安全防护工作,防止交叉感染的发生(图14-15)。

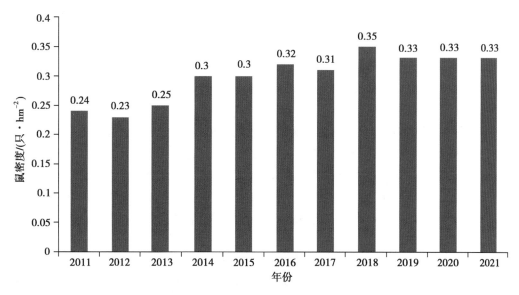

图14-15　宁夏阿拉善黄鼠鼠疫自然疫源地宿主动物(黄鼠)密度分布

宁夏沙鼠鼠疫自然疫源地与周边的内蒙古、陕西同属一块疫源地,无天然屏障,动物间鼠疫时有发生。近年来在疫源地银川市滨河新区实施的引黄灌溉工程、自然保护区及禁牧工程等措施,使其地貌植被发生改变,原有的荒漠草原逐渐转变为半荒漠草原和人工森林景观,禁牧使草场植被明显改善,导致局部啮齿动物种群数量上升,短期内增加了鼠害及动物间鼠疫发生的频度和风险。监测数据显示,鼠、蚤年季间数量变化较大,局部地区沙鼠密度上升较快,发生动物间鼠疫的风险因素较高。2005年以来,银川市滨河新区发生动物间鼠疫3起,流行3个年次,检出鼠疫菌45株。滨河新区地处银川国际机场、国际保税区、灵武市临河镇、宁东能源化工基地、水洞沟旅游境地、月牙湖移民新村,随着流动人口的增加和交通日趋便利,鼠疫远距离传播的危险性增加。动物疫点越来越接近城镇和人口密集地区,随着疫源地人群活动急剧增加,人感染鼠疫的危险因素在增加,防控形势依然严峻。受内蒙古境内鼠间疫情流行明显,防范毗邻省(自治区)动物间鼠疫疫情传播是今后长时期的任务之一。通过干预性灭鼠措施等,有效遏制动物鼠疫频发的状态。

2019年,内蒙古自治区长爪沙鼠自然疫源地动物疫情呈多点暴发态势,动物间鼠疫出现由北向南,由西向东流行趋势。其中与宁夏毗邻的鄂托克前旗2021年4月20日和11月12日发生动物间鼠疫,当地政府及时发布鼠间疫情Ⅳ预警信息;2021年鄂托克旗8月21日发生动物间鼠疫疫情,并发生"8.20"鼠疫输入银川事件。长爪沙鼠属于长年地面活动鼠类,虽然在冬季活动相对较弱,但动物鼠疫基本常年均可发生,不存在静息期,目前该疫源地疫情较为活跃,且疫点分布距离人口聚集地区较近,地处交通要道,疫情波及人间和远距离传播的风险较高。

根据宁夏动物间鼠疫疫情历史资料,结合目前监测数据分析,宁夏鼠疫自然疫源地属于风险等级较低地区,但仍有不确定性。宁夏阿拉善黄鼠鼠疫自然疫源地主要分布于六盘山生态保护区的外围,近年来随着生态圈建设的推进,黄鼠种群数量稳定,发生动物间鼠疫流行的风险因素较低。

沙鼠鼠疫自然疫源地存在人间和动物间鼠疫发生的风险。根据属地原则,林草、农牧、爱卫部门要做好草原、农区的灭鼠工作。各监测县(区)应加强与内蒙古自治区毗邻地区的监测,尤其是灵武市、盐池县监测点、兴庆区月牙湖、平罗县和宁东要适当扩大监测范围,密切关注沙鼠密度季节消长情况,实时开展风险评估及干预性灭鼠工作,有效控制自然疫源地鼠疫主要宿主种群数量及密度,做到源头治理。全面做好鼠疫自然疫源地放牧、野外务工等高危人群的排查登记和健康监护。通过发放鼠疫健康干预包(体温计、防蚤袜、灭蚤药、手套、"三不三报三护"宣传折页)等措施,针对性地建立鼠疫防控长效机制。强化区域鼠疫风险意识,提升鼠疫防控的协同性和主动性。加强鼠疫应急物资的储备,规范应急队伍,做到"人员、组织、装备"三落实。强化鼠疫应急预案学习和流调队伍建设,完善医疗机构传染病预检分诊制度,落实首诊医生责任制,加强临床医务人员鼠疫早诊知识培训,切实提高各级医护人员早发现、早报告、早隔离、早诊断和早治疗能力。提升公众灭鼠防病意识,形成群防群控局面。

第七节　鼠疫自然疫源地风险评估

根据宁夏鼠疫流行历史情况,结合监测数据及周边疫源地疫情动态,目前宁夏发生人间鼠疫的概率较低,但存在动物间鼠疫局部发生和输入风险。

一、阿拉善黄鼠疫源地动物间鼠疫发生风险极低

　　阿拉善黄鼠疫源地自 1991 年后处于静息状态,未发现人间和鼠间鼠疫流行。监测数据显示,近 10 年来该疫源地鼠疫主要宿主处于 0.35 只/hm² 以下。2021 年阿拉善黄鼠疫源地主要宿主黄鼠平均密度为 0.33 只/hm²,与近 5 年同期平均水平(0.33 只/hm²)相持平(图 14-16);2021 年阿拉善黄鼠疫源地鼠体蚤指数(1.28)与去年同期(1.21)相比有所上升,高于近 5 年同期平均水平(1.23)(图 14-17)。在六盘山实施的封山育林、禁牧、退耕还林等西部生态建设,直接导致甘宁黄鼠鼠疫自然疫源地核心区的南华山和月亮山植被发生根本性改变,原先的干草原景观逐渐转变为草甸草原,半荒漠草原景观逐渐转变为干草原景观,从而导致黄鼠密度逐年下降。啮齿动物种群数量仍以黄鼠为绝对优势种群,蚤类仍以方形黄鼠蚤蒙古亚种为绝对优势种群。宁夏黄鼠疫源地鼠疫自然疫源性依然存在,局部存在原发的可能,但发生动物间鼠疫流行的风险较低。风险由高到低依次为海原县(地处疫源地核心多发区)、西吉县和原州区。

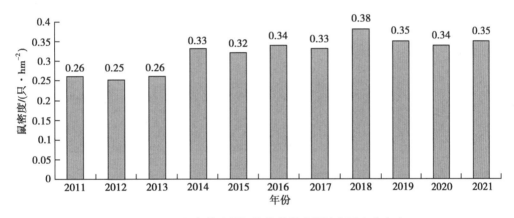

图 14-16　不同年份宁夏阿拉善黄鼠疫源地主要宿主密度

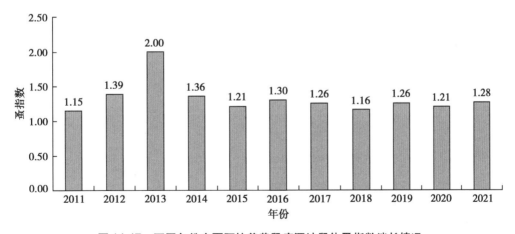

图 14-17　不同年份宁夏阿拉善黄鼠疫源地鼠体蚤指数消长情况

二、长爪沙鼠疫源地动物间鼠疫流行风险低

近年来内蒙古自治区长爪沙鼠疫源地动物疫情呈多点暴发态势,2022年4月兴庆区月牙湖发生动物间鼠疫疫情,2023年5月灵武市白芨滩国家级自然保护区甜水河站发生动物间鼠疫流行。明显的具有连续性的流行特征以及超出历史疫源地范围。虽经灭鼠灭蚤等疫区处理工作,一定程度降低了鼠蚤密度,但在内蒙古自治区长爪沙鼠疫源地仍有许多不确定性,潜在风险依然存在,并有外扩的可能,故评估为中等风险地区。

鼠疫监测数据显示,近10年来该疫源地鼠疫主要宿主处于2.55只/hm²以下。2021年长爪沙鼠鼠疫自然疫源地主要宿主长爪沙鼠平均密度为0.95只/hm²,与去年同期0.88只/hm²相比略有升高。近5年来长爪沙鼠密度同期整体呈现下降趋势(图14-18)。

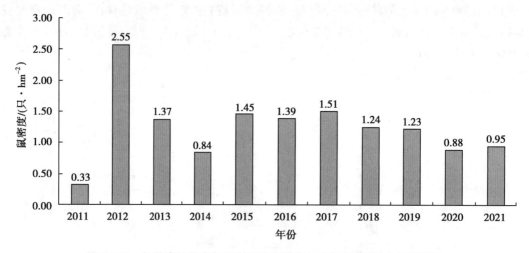

图14-18 长爪沙鼠鼠疫自然疫源地主要宿主动物密度不同年份同期比

2021年长爪沙鼠鼠疫自然疫源地鼠体蚤指数较去年同期呈现上升趋势,平均鼠体蚤指数为0.99。近5年来长爪沙鼠鼠疫自然疫源地鼠体蚤指数同期呈明显上升趋势(图14-19)。

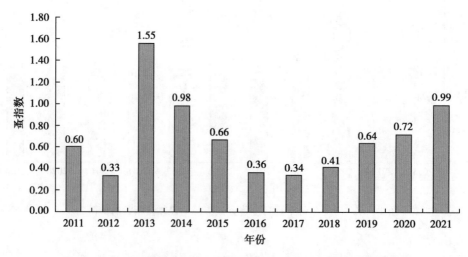

图14-19 长爪沙鼠鼠疫自然疫源地不同年份鼠体蚤指数消长同期比

三、吴忠市黄鼠主要分布区域存在成为鼠疫疫源地的风险

经调查，吴忠市黄鼠主要分布于盐池县、红寺堡、同心县境内，属干旱草原荒漠区，是干旱及荒漠地区具有代表性的自然综合体。其中，盐池县主要分布在麻黄山和惠安堡镇，红寺堡区主要分布在太阳山和柳泉乡，同心县主要分布在韦州和下马关镇。根据鼠疫流行病学相关的地理景观和地貌特征以及当地的主要啮齿动物及蚤类分布状态，该区域具有甘宁阿拉善黄鼠鼠疫疫源地特有的相同地理地貌特征。调查结果显示，该地区黄鼠平均密度为本次监测黄鼠平均密度 3.63 只/hm^2，黄鼠染蚤率为 73%，黄鼠体蚤指数 2.82。近年来，与其毗邻的我区长爪沙鼠动物间鼠疫呈现活跃状态，存在成为鼠疫疫源地的可能。

四、动物间和人间鼠疫输入的风险逐年上升

宁夏长爪沙鼠鼠疫自然疫源地与周边的内蒙古、陕西同属一块疫源地，无天然屏障，动物间鼠疫时有发生，受内蒙古境内鼠间疫情流行影响明显。存在动物间和人间鼠疫输入的风险。2021 年 11 月 12 日鄂托克前旗上海庙镇发现动物间鼠疫流行，与我区的兴庆区月牙湖乡、灵武市、宁东镇和盐池县毗邻，与宁东镇和盐池县高沙窝距离最近，大概直线距离 20km，中间没有天然屏障，我区面临动物间鼠疫输入的风险增高。内蒙古长爪沙鼠疫源地疫情持续活跃，并连续 3 年波及人间，造成极大危害，随着物流业发展及交通运输的日益发达，我区仍然存在其他地区疫源动物及鼠疫患者输入的风险。随着牧区人民生活水平的提升，与宁夏毗邻的内蒙古自治区旗县民群得病后到宁夏就诊日趋频繁，这种地区医疗资源分布不平衡，导致鼠疫输入的风险逐年增加。

参考文献

[1] 秦长育.宁夏啮齿动物区系及动物地理区划[J].兽类学报,1991,11(2):143-151.

[2] 宫占威,刘增加,石胜刚,等.宁夏啮齿动物种类与地理分布[J].医学动物防制,2009,25(9):654-658.

[3] 陈百芳,白学礼,王自存.宁夏蚤类及区系分布调查[J].中国媒介生物学及控制杂志,1994,5(5):368-373.

[4] 张涛,宁文艳,吴建华,等.宁夏啮齿动物 DNA 条形码分析[J],中国人兽共患病学报,2014,30(12):1234-1238.

[5] 张涛,孙伟,李丽,等.宁夏沙鼠鼠疫 40 年流行动态分析[J].疾病预防控制通报,2014,29(6):13-29.

[6] 张涛,白学礼,鲁亮,等.六盘山自然保护区小型兽类动物群落的多样性[J].中国媒介生物学及控制杂志,2016,27(2):211.

[7] 张涛,李丽,卢世堂,等.甘宁黄土高原鼠疫自然疫源地 50 年防控概述[J].疾病预防控制通报,2014,29(2):4-6.

[8] 蔡国英.宁夏暨毗邻省(区)市(盟)经济社会发展地图集(第一版)[M].北京:中国地图出版社,2013.

第十五章

福建鼠疫生态

第一节 概　况

一、历史鼠疫流行概况

（一）福建鼠疫流行史

关于福建省鼠疫流行的历史考据，在《福建通志》上 1884 年以前无有关鼠疫发生的任何记录。20 世纪 50 年代经省鼠疫疫史调查组和鼠疫疫源调查组调查考证，福建省鼠疫 1884年首次由香港传入厦门伍村，鼠疫首先在厦门港口居民住宅区蔓延流行，而后通过水系及陆路交通逐渐从南到北，从沿海到内地，从城镇到农村，由点到面地向全省各地蔓延。1884—1952 年期间，福建省的鼠疫此起彼伏持续不断流行了 68 年次，福建省当时的行政区划为 68个县市，而鼠疫流行县市竟达 57 个，占全省总县数的 83.82%。有 268 个区（镇），2 245 个乡染疫。与全国鼠疫流行情况比较，福建省是鼠疫流行的重灾区。鼠疫流行期间，累计发病825 512 人，死亡 712 466 人，病死率高达 86.42%。另据史料（《中国鼠疫流行史》和《福建鼠疫流行史》）统计，在 1910—1949 年的 40 年间，福建省鼠疫疫情在全国占首要位置，其间全国发病人数 74.49 万人，死亡 65.11 万人，其中福建发病 38.12 万人，死亡 32.11 万人，分别占全国的 50.84% 和 49.32%。历年流行过程中，全省患者数每年达 2 万以上的大流行有三次（1895—1898 年，1900—1903 年，1945—1946 年），在流行极期年发病高达 4 万~5 万人以上（1898 年和 1902 年）。1900—1951 年，每年有 20~40 个县市发生疫情，流行年次最多的为莆田县，达 65 年次，共流行 4 084 村次，染疫村占该县总村数的 94.45%，发病 17 403 人，死亡 138 969 人，是福建省鼠疫历史流行最严重的县；发生疫情最少的是霞浦县（1932 年）和福鼎县（1948 年），仅发生一个年次，染疫 1 个村，发病分别为 10 人和 2 人。福建省人间鼠疫和动物间鼠疫最后流行年份是 1952 年，此后福建省鼠疫流行平息，1953 年至今没有发现人间和鼠间疫情。

（二）1949 年后鼠疫疫情

1950—1952 年，福建全省有 37 个县市，发生 68 个县次的鼠疫疫情，共计发病 2 040 例，死亡 782 例。其中，1950 年全省染疫 35 个县市，发病 1 442 例，死亡 627 例；1951 年全省染疫 25 个县市，发病 313 例，死亡 120；1952 年全省染疫压缩至 8 个县市，发病 285 例，死亡 35例。此后，未再发生人间和动物间鼠疫疫情，福建鼠疫疫源地进入静息阶段。

（三）病原学历史资料

福建省在 1949 年前后的疫情防治过程中，多采用镜检的简便方式检查鼠疫菌。采用鼠疫菌增殖分离培养曾获得强毒菌株 23 株，弱毒菌株 1 株。其中福州市于 1943 年在原发性肺鼠疫、继发性肺鼠疫和腺鼠疫患者检材中各获得 1 株;1946 年在家鼠(未分类)中分离培养获得 2 株,鼠蚤(未分类)获得 1 株;1951 年在印鼠客蚤中分离获得 1 株。古田县 1946 年在城关和平湖鼠疫患者中分离到 9 株;1950 年在马家岭家兔中获得 1 株,不等单蚤和缓慢细蚤混合培养获得 1 株;华安县 1950 年仙都腺鼠疫患者中分离到 1 株,家鼠中获得 1 株;原莆田县城关(现荔城区)1952 年在腺鼠疫患者、黄胸鼠和鼠体蚤中分离培养各获得 1 株。资料中未查到相关鼠疫菌病原学特征。

二、福建鼠疫防治工作简史

1949 年以后,自 20 世纪 50 年代以来,福建省的鼠疫防治工作大体上可以分为三个阶段。

(一) 控制疫情和查源阶段(1950—1965 年)

这一阶段根据防治工作的主要任务又分为三个阶段:第一阶段控制鼠疫(1950—1952年),主要任务是抢救患者,减少死亡,防止疫情的扩大与蔓延。1949 年后,福建省委部署福建省卫生工作任务提出了"卫生工作以防疫为中心,防疫工作以防鼠疫为重点"的工作方针,扩大鼠疫防治专业队伍,培训技术干部,充实实验室仪器和现场调查设备,增设机构,在全省范围内设置 1 个省级鼠疫防治所,14 个地区鼠疫防治站,全省鼠疫防治专业队伍编制扩充到500 人,大大加强了鼠疫防治专业力量。经过短短三年,将在福建省流行了 65 个年次的鼠疫完全控制下来,1953 年以后,未再发生人间鼠疫病例。第二阶段(1953—1958 年)灭鼠灭蚤,遏制动物鼠疫的流行,控制人间鼠疫的发生。采取专业队伍和群众运动相结合的工作方式,借助爱国卫生运动的推动,以灭蚤为重点,先灭蚤再灭鼠,"灭鼠拔源"持续控制鼠疫动物传染源。第三阶段(1959—1965 年)疫源检索,摸清本底,巩固人间鼠疫的不发生。这一阶段主要开展鼠疫宿主和媒介蚤类的生态学调查和动物疫源监测,同时在部分鼠疫流行区开展鼠疫减毒菌苗的预防注射,巩固鼠疫防治成果。

(二) 间断性调查阶段(1966—1980 年)

1966 年开始,鼠疫防治工作随之中断。到了 70 年代初,鼠疫疫源的调查工作逐步开始恢复,但并没有开展大面积的工作,而仅限于省级防疫站每年选 1~2 点进行为期较短的调查。这种零敲碎打式的工作方法一直维持到了 1980 年。

(三) 系统监测阶段(1981 年至今)

1981 年全国制定了统一的《鼠疫监测方案》,福建省根据全国控制鼠疫规划,开展了以监测为重点的防治工作,开始了较系统的监测。到了 20 世纪 90 年代,随着世界范围内鼠疫疫情的重新抬头,国内外对鼠疫疫源性的认识逐渐趋于统一,认为鼠疫是一种自然疫源性疾病,发生动物间鼠疫流行是一种自然现象,是不可能消灭的。对于鼠疫的可能重新流行,原卫生部要求必须结合当前的情况做好充分准备,并加大了管理力度,出台了一系列规范化文件与方案。按照《动物鼠疫监测标准》等一系列国家标准,福建省开展了全面系统的工作,鼠疫监测从此逐步走向了规范化。

系统监测期间,福建省根据历史鼠疫传播路径和流行情况,制定择点的基本原则:即历史上流行严重,流行年次多的近史疫区;近年来发生自毙鼠较多的地区;沿海口岸及与外部通商贸易频繁的地区。每年全省设置 20~30 个监测点,并按实际情况将全省的监测点分成三类进行指导:第一类是全国鼠疫重点监测点;第二类为固定监测点;第三类为流动监测点。三类监测点在监测时间、范围以及内容方法上都做了相应的规定,对宿主、媒介、血清学、病原学,以及相关的生物学和环境因素等进行全面系统的监测,2001 年以后,全省各设区市还根据各地实际情况,分别设置 2~3 个市级鼠蚤监测点,进一步完善了鼠疫监测系统。根据各地的具体情况,采取了群众性的"疫情三报"与专业性的主动监测相结合,流动监测与固定监测互补方法,加大了监测力度,扩大了监测范围,使鼠疫监测的网络得到进一步的健全和完善。同时根据国家要求对鼠疫监测数据全部实施了网络直报。

据福建省鼠疫监测结果显示:20 世纪 80 年代以来,全省共采集 20 余万只各种鼠类肝、脾组织和 3 000 余组蚤进行细菌分离,均未分离出鼠疫菌;用反向间接血凝试验(reverse indi-rect hemagglutination test,RIHA)检测 4 万余份鼠肝、脾材料,结果未检出鼠疫 F1 抗原;用间接血凝试验(IHA)检测 30 余万份各种鼠血清,未检出鼠疫 F1 抗体阳性材料;用放射免疫沉淀试验(radio immunoprecipition test,RIP)方法检测各种鼠血清 30 余万份,检出阳性 15 份,阳性检出率为 4.9/10 万。

第二节　鼠疫疫源地

福建省鼠疫自然疫源地属于滇西山地闽广沿海居民区黄胸鼠鼠疫自然疫源地。

一、地理景观

(一) 地理位置

福建地处中国东南部、东海之滨,陆域介于北纬 23°33′ 至 28°20′、东经 115°50′ 至 120°40′ 之间,东隔台湾海峡,与台湾省相望,东北与浙江省毗邻,西北横贯武夷山脉与江西省交界,西南与广东省相连,连接长江三角洲和珠江三角洲,与台湾隔海相望。陆地平面形状似一斜长方形,东西最大间距约 480km,南北最大间距约 530km。全省陆地总面积为 12.4 万 km²,海域面积达 13.6 万 km²。

福建位于东海与南海的交通要冲,是中国大陆重要的出海口,也是中国与世界交往的重要窗口和基地。由海路可以到达南亚、西亚、东非,是历史上海上丝绸之路、郑和下西洋的起点,也是海上商贸集散地。据《福建鼠疫流行史》记载,福建鼠疫最早也是由香港经海上交通从厦门港传入,首先在港口居民区(厦门伍村)流行,后通过海岸沿线、内陆主要水系和陆路交通等由南向北,从沿海到内地、城镇到农村,由点到面逐步向全省传播蔓延。

(二) 地形地貌

福建境内峰岭耸峙,丘陵连绵,河谷、盆地穿插其间,山地、丘陵占全省总面积的 80% 以上,素有"八山一水一分田"之称。地势总体上西北高东南低,横断面略呈马鞍形。因受新华夏构造的控制,在西部和中部形成北东向斜贯全省的闽西大山带和闽中大山带。两大山带之间为互不贯通的河谷、盆地,东部沿海为丘陵、台地和滨海平原。代表性土壤系红壤和赤红壤,其分界线大致是:东北自福清的海口,经该县的宏路,莆田的常太,仙游的榜头,永春的五里街,安溪的官桥,华安的仙都、城关,南靖的和溪,西南迄平和的九峰与广东相接。红壤与赤红壤之间,并没有一条截然明显的界线,而是以过渡的形式存在。界线基本从戴云山脉东南麓展布。由于山麓分布着许多自西向东或自西北向东南敞开的河谷或断裂谷地,有利于东南季风的湿热气流顺河谷直入,因而赤红壤也相应沿河谷深入,与红壤形成锯齿状交错分布。

1. **闽西大山带**　以武夷山脉为主体,长约 530km,宽度不一,最宽处达百余千米。北段以中低山为主,海拔大都在 1 200m 以上;南段以低山丘陵为主,海拔一般为 600~1 000m,位于闽赣边界的主峰黄岗山海拔 2 158m,是我国大陆东南部的最高峰。整个山带,尤其是北段,山体两坡明显不对称:西坡陡,多断崖;东坡缓,层状地貌发育。山间盆地和河谷盆地中有红色砂岩和石灰岩分布,构成瑰丽的丹霞地貌和独特的喀斯特地貌景观。

2. **闽中大山带** 由鹫峰山、戴云山、博平岭等山脉构成,长约 550km,以中低山为主。北段鹫峰山长百余千米,宽 60~100km,平均海拔 1 000m 以上;中段戴云山为山带的主体,长约 300km,宽 60~180km,海拔 1 200m 以上的山峰连绵不绝,主峰戴云山海拔 1 856m;南段博平岭长约 150km,宽 40~80km,以低山丘陵为主,一般海拔 700~900m,整个山带两坡不对称,西坡较陡,多断崖;东坡较缓,层状地貌较发育,山地中有许多山间盆地。

3. **东部沿海海拔** 一般在 500m 以下,闽江口以北以花岗岩高丘陵为主,多直逼海岸;戴云山、博平岭东延余脉遍布花岗岩丘陵;福清至诏安沿海广泛分布红土台地,滨海平原多为河口冲积海积平原,这些平原面积不大,且为丘陵所分割,呈不连续状;闽东南沿海和海坛岛等岛屿风积地貌发育。

4. **陆地海岸线** 长达 3 000km 多,以侵蚀海岸为主,堆积海岸为次,岸线十分曲折。潮间带滩涂面积约 20 万公顷,底质以泥、泥沙或沙泥为主。港湾众多,自北向南有沙埕港、三都澳、罗源湾、湄洲湾、厦门港和东山湾等 6 大深水港湾。岛屿星罗棋布,共有岛屿 1 500 多个,平潭岛现为全省第一大岛,原有的厦门岛、东山岛等岛屿已筑有海堤与陆地相连而形成半岛。

(三)**气候特点**

福建省属亚热带湿润季风气候,西北有山脉阻挡寒风,东南又有海风调节,温暖湿润为气候的显著特色。气候区域差异较大,闽东南沿海地区属南亚热带气候,闽东北、闽北和闽西属中亚热带气候,各气候带内水热条件的垂直分异也较明显。年平均气温 15~22℃,从西北向东南递升。1 月 5~13℃,7 月 25~30℃。极端最低气温-9.5℃(1961 年 1 月 18 日,泰宁;1967 年 1 月 16 日,屏南);极端最高气温为 43.2℃(1967 年 7 月 17 日,福安)。无霜期 240~330 天,木兰溪以南几乎全年无霜。年均降水量 800~1 900mm,沿海和岛屿偏少,西北山地较多 1963 年 9 月 13 日马祖降水 380mm,为本省日降水量最高纪录。每年 5~6 月降水最多夏秋之交多台风,常有暴雨。境内河流密布,水利资源丰富。全省拥有 29 个水系,663 条河流,内河长度达 13 569km,河网密度之大全国少见。

(四)**生态植被**

福建地处泛北极植物的边缘地带,是泛北极植物区向古热带植物区的过渡地带,植物种类较为丰富,以亚热带区系成分为主,区系成分较为复杂,东南部主要为亚热带季风常绿阔叶林,西北部主要为中亚热带常绿阔叶林。森林覆盖率达 62.96%,为全国第一。植物种类 3 000 多种,有丰富的粮食作物、油料作物、工业原料作物、果茶、蔬菜、花卉、食用菌等资源。闽西北山区是素有"福建粮仓"之称的产粮区,主要农作物以水稻为主,还盛产茶、烟、菇、笋等土特产,闽东南粮食作物一年可三熟,并盛产水果、工业原料作物等。

二、宿主动物

(一)**种群和区系分布**

1. **区系分类** 根据啮齿动物的区系组成、地理分布和自然地理条件,按照张荣祖等(1961 年)提出的划分标准,洪朝长(1982 年)将福建省划分为 3 个啮齿动物地理省即武夷-

鹫峰山地省(Ⅰ)、戴云-博平山地丘陵省(Ⅱ)和东南沿海丘陵平原省(Ⅲ),3个动物地理省均被划分成2个动物地理州分别为武夷山地州(ⅠA)和鹫峰-太姥山地州(Ⅰb)、戴云山地州(ⅡA)和博平山地丘陵州(ⅡB)、闽中沿海低丘平原州(ⅢA)、闽南沿海丘陵平原州(ⅢB)(图15-1)。

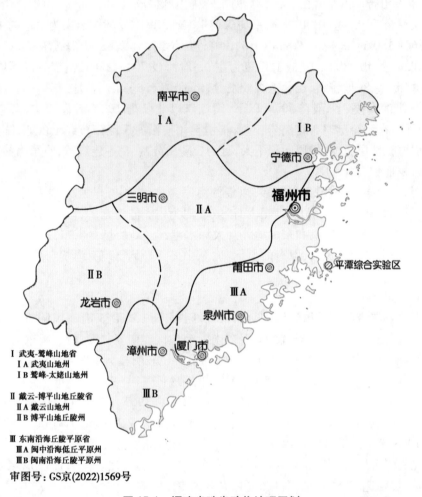

Ⅰ 武夷-鹫峰山地省
ⅠA 武夷山地州
ⅠB 鹫峰-太姥山地州

Ⅱ 戴云-博平山地丘陵省
ⅡA 戴云山地州
ⅡB 博平山地丘陵州

Ⅲ 东南沿海丘陵平原省
ⅢA 闽中沿海低丘平原州
ⅢB 闽南沿海丘陵平原州

审图号:GS京(2022)1569号

图15-1　福建省啮齿动物地理区划

2. **种群分布**　福建省已知的啮齿类有29种(亚种),隶属于7科15属,约占全国啮齿动物总数的六分之一。其中鼠科最多,达17种(亚种)。啮齿类区系组成比较复杂,按种的主要分布地域,可分为东洋界种(包括华中西南种、华南种和东洋界内广布种)、古北界种、外来种和广布种等。福建省啮齿动物名录及区系分布见表15-1。

东洋界种类共22种(占75.8%),其中,东洋界内广布种最多,共11种,其次为华南种9种、华中西南种2种。东洋界种在省内分布十分广泛,但其中的猪尾鼠、黑腹绒鼠、珀氏长吻松鼠、低泡飞鼠等仅分布于武夷山地州。一些华南区的种类,如青毛鼠、黄毛鼠、棕鼯鼠、珀氏长吻松鼠等,在属于华中区的闽北地区仍为常见,有的并成为优势种之一。

古北界种类有4种(占13.8%),主要分布于武夷-鹫峰山地省,该区域属于中亚热带,地势高峻,最高峰黄岗山达2 158m,一些古北界种因此得以保存。

表 15-1 福建省啮齿动物名录及区系分布

种类	区系成分	分布					
		ⅠA	ⅠB	ⅡA	ⅡB	ⅢA	ⅢB
赤腹松鼠 *Callosciurus erythraeus mingpoensis*	○	+	+	+		+	
珀氏长吻松鼠 *Dremomys pernyi calidior*	⊙	+					
山区花松鼠 *Tamiops swinhoei monticolus*	○	+	+	+			
沿海花松鼠 *Tamiops swinhoei maritimus*	○	+		+	+	+	+
低泡鼯鼠 *Pteromys electilis*	⊙	+					
棕鼯鼠 *Petaurista petaurista rufipes*	⊙	+	+	+			
黑腹绒鼠 *Eothenomys melanogaster colurnus*	◎	+					
东方田鼠 *Microtus fortis fujianensis*	●	+					
猪尾鼠 *Typhlomys cinereus cinereus*	◎	+					
豪猪 *Hystrix hodgsoni subcristata*	○	+	+			+	+
中华竹鼠 *Rhizomys sinensis davidi*	○	+	+	+		+	+
银星竹鼠 *Rhizomys pruinosus latouchei*	⊙			+	+		+
巢鼠 *Micromys minutus pygmaetus*	●	+	+	+			
小家鼠 *Mus musculus*	△	+	+	+	+	+	+
田小鼠 *Mus formosanus*	⊙	+	+	+	+	+	+
小林姬鼠 *Apodemus sylvaticus draco*	●	+	+				
黑线姬鼠 *Apodemus agrarius ningpoensis*	●	+	+				
黑家鼠 *Rattus rattus rattus*	▲	+	+	+		+	+
司氏屋顶鼠 *Rattu rattus sladeni*	⊙	+		+	+		
黄胸鼠 *Rattus flavipectus flavipectus*	○	+	+	+	+	+	+
褐家鼠 *Rattus norvegicus soccr*	△	+	+	+	+	+	+
黄毛鼠 *Rattus rattoides losea*	⊙	+	+	+	+	+	+
针毛鼠 *Rattus fulvescens huang*	○	+	+	+	+	+	+
社鼠 *Rattus niviventer confucianus*	○	+	+	+	+	+	+
白腹巨鼠 *Rattus edwardsi edwardsi*	○	+	+	+	+	+	+
青毛鼠 *Rattus bowersi latouchei*	⊙	+	+	+	+		+
大足鼠 *Rattus nitidus nitidus*	○	+	+	+			+
白腹鼠 *Rattus coxingi andersoni*	○		+	+	+	+	+
板齿鼠 *Bandicota indica nemorivaga*	⊙	+	+				+

注:◎华中西南种;⊙华南种;○东洋界内广布种;●古北界种;△广布种;▲外来种。

（二）生态栖息地和常见鼠种

按生态栖息地分类，福建啮齿动物可以大致分为家栖鼠类、田园鼠类、山林鼠类，其中山林鼠类还可按习性分为地栖鼠类和树栖鼠类。

1. **家栖鼠类（含鼠形动物臭鼩鼱）** 福建省家栖鼠类仅有三种，褐家鼠（*Rattus norvegicus*）、黄胸鼠（*Rattus flavipectus flavipectus*）和小家鼠（*Mus musculus*），历史上与鼠疫流行的关系最大。除小家鼠近年来种群变化中几近消失，褐家鼠和黄胸鼠为福建省居民区常见鼠种，分别占据家栖鼠类种群构成的第一位和第二位。另有食虫目的臭鼩鼱（*Suncus murinus*）亦占家栖鼠形动物构成中的相当比例，尤其是南部地区的夏季。

褐家鼠，广布全省各地。躯体强壮，性凶暴，同类常自相残杀，为家栖鼠类中最凶猛者。适应环境能力特别强，喜阴湿，穴居性，洞穴多在食物来源丰富、隐蔽安全和靠近水源处。在住宅底层，农村民居厨房墙根，猪舍，旱厕以及阴沟下水道均为其喜居活动场所。褐家鼠洞穴一般4~5个进出口，洞深0.5~1m以上，洞穴深处常以破布、碎纸、稻草等做窝。褐家鼠活动范围很广，农作物成熟季节常迁居远离住宅100~200m的田野暂居，冬季再回迁住宅区。褐家鼠食性广泛，各种动植物食品、室内外小昆虫、养殖场的雏鸡鸭，甚至人类粪便均为其所好，垃圾堆附近可常见褐家鼠觅食活动。褐家鼠繁殖力强，一年四季皆可生育，4~6月为繁殖高峰，检获母鼠怀孕率达30%以上，胎仔数平均7~8只，最高曾检获怀孕母鼠胎仔数达25只。

黄胸鼠，全省广布种。体型中等，躯体较褐家鼠细长，活动敏捷灵活，善于跳跃和攀高。穴居于建筑物上层，多在土木结构房屋屋顶橼缝间隙墙壁顶端和房檐柱梁交接处双层木夹板墙中间和土墙壁上掘穴或建窝。栖息繁殖在建筑物上层，但夜间活动觅食下到地面。洞穴构造较褐家鼠更为复杂。食性杂，但偏植物性，以谷物和种子为主。其好奇畏惧避食的新物反应较褐家鼠更重。繁殖情况与褐家鼠类似，高峰亦为4~6月，平均胎仔数5~6只，略低于褐家鼠。

小家鼠，全省广布种，体小灵活，与人类关系密切。栖居于人类住宅室内，墙壁缝隙小洞穴，常匿居无人注意的木制家具抽屉，衣柜衣箱，或藏匿于柴草堆，喜群居。食性杂，喜素食，以植物性粮食为主。繁殖力特强，每年可繁殖6~8次，平均胎仔数6~8只。小家鼠种群数量在20世纪80年代在福建东南沿海地区，尤其是莆田沿海民居曾经有一波高峰期，其种群数量占据家栖鼠类的绝对优势，但近年来随着民居房屋结构和居民卫生习惯的改善，种群数量下降明显，很多地区甚至难觅踪迹。

臭鼩鼱，食虫目动物，闽南地区俗称"钱鼠"，外形和习性与鼠类相近。全省广布种，闽南地区种群数量高于闽北地区。穴居于室外水沟两侧的石缝中，阴暗潮湿的墙基缝隙以及室内外杂物柴草堆中，栖息活动场所多在人类住宅附近，附近田野也常见有活动。食性杂，偏荤性，以各类昆虫和蠕虫为主。性情凶猛，善斗，躯体有臭腺，在与家栖鼠类种群争斗中往往占据上风。对温度要求较高，夏季气温高时种群数量密度很高，反之在冬季捕获率较低，闽北地区12月至翌年2月基本难觅臭鼩踪迹，似有冬眠习性。繁殖高峰5月，胎仔数1~7只，平均3~4只。该鼠形动物在历史上曾发现鼠疫阳性，有一定的鼠疫流行病学意义。

2. **田园鼠类** 田园鼠类与人类关系也相当密切，在人类日常劳作中接触频繁，在鼠疫流行中的作用不容小觑。最常见的种类为黄毛鼠（*Rattus rattoides losea*），为全省广布种，在全省南部大部分地区为田园鼠类绝对优势种（80%以上），但在武夷-鹫峰山地省（Ⅰ）区划内的南平和宁德北部,闽浙赣毗邻地区,这一田园鼠类的种群优势被黑线姬鼠(*Apodemus agrarius ningpoensis*)取代。

黄毛鼠,全省广布种。种群数量分布闽南地区多于闽北地区,是田园鼠类的常见种。在闽东北高海拔地区黄毛鼠种群数量分布锐减,尤其在缺乏人类耕作的景观区域,很难发现该鼠种的活动踪迹。黄毛鼠穴居于田园耕作及其附近地带,俗称田鼠,也是福建闽西地区特色地方食品"老鼠干"的食材来源。黄毛鼠与人类农事活动关系密切,随农作物生长的不同时期随时迁徙。在农作物的生长期,大多在耕地附近的田地边、田埂、路边、山地旁、水塘边掘穴而居。秋季,农作物收获以后,多匿居于稻草堆下,或田边山麓,偶尔潜入居民室内盗食。黄毛鼠掘洞能力较强,洞穴常有3~5个进出口,洞口多东南向,群居。食性杂食,以植物性食物为主,稻麦扬花季节疯狂咬断叶茎,破坏农作物。稻麦成熟季节,不仅盗食稻穗麦头,还有储粮习惯,挖掘鼠洞长可获得大量稻穗粮食,山地甘薯种植地也常遭受黄毛鼠挖掘啃食破坏,是福建农田农作物重要害鼠。黄毛鼠偶尔也捕食田野昆虫和小动物,如小蛙、田螺等,也是一些寄生虫的重要保存宿主。黄毛鼠繁殖力强,福建地区一年四季均可繁殖,雌鼠平均怀孕率30%,4~5月为繁殖高峰期,最高怀孕率可达50%。胎仔数2~13,平均5~6只。

黑线姬鼠(*Apodemus agrarius ningpoensis*),古北界鼠种。在福建主要分布于武夷-鹫峰山一代的农耕地区,尤以海拔较高的山地田园为主,常成为该地区田园鼠类优势种。主要栖息于高海拔农耕地和农田边缘开荒地的芒草丛中。黑线姬鼠活动能力强,活动范围较广,局部区域种群数量不稳定,农作物生长期的稻、麦、菜地和。秋收后的水稻秆堆常被作为其栖息活动场所。春秋两季为主要繁殖季节,胎仔数3~7只。

东方田鼠(*Microtus fortis fujianensis*),古北界鼠种。分布于闽江上游的建溪、富屯溪流域的沼泽地或小溪流附近的潮湿草丛中。洞穴很多,洞道不深常随芦苇草根绵延数米。主要栖息于半沙质土壤,荒草、小竹丛、芦苇丛生长的水流地带或附近水稻农田。该鼠种季节性种群数量很不稳定,5月份以前区域密度较高,进入夏季数量明显减少。在福建省境内分布范围不广。适应环境能力不强,尤其对热和干燥的耐受能力差,夏季捕鼠若收获不及时,常被晒死。5~6月繁殖高峰,胎仔数5~7只。

3. 山林鼠类 福建省对山林鼠类缺乏系统调查研究。20世纪50年代初,借助鼠疫防治的"灭鼠拔源"开展了部分调查;80年代开展了武夷山自然保护区科学考察,对保护区山林鼠类进行了部分调查,80年代以后的全省鼠疫监测中,部分监测点有开展少量山林鼠类调查和监测,但总体可用资料不多。现有资料表明,鼠类种群结构以山林鼠类最为丰富,尤以武夷山地州的南平地区为最。山林鼠类除松鼠和鼯鼠为树栖种类外,其余为地栖种群,依据不同的生态环境构成相对不同的种群优势圈。亚热带阔叶林区品种繁多,山涧小溪流两侧山地以青毛鼠、白腹巨鼠最为常见;高海拔区域林区鼯鼠多见,低海拔林区红腹松鼠常见;竹林区分布有中华竹鼠;针毛鼠、社鼠为广布种,不仅分布深山密林,在山麓和田园交界地带也常能捕获,个别山村还有发现针毛鼠和社鼠进入居民区觅食,有一定的鼠疫流行病学意义。

针毛鼠(*Rattus rattoides losea*)和社鼠(*Rattus niviventer confucianus*),形态和习性极为相似。为福建山区常见山林鼠类。夏季活动范围宽泛,冬季多穴居于靠近山地耕作区的大山麓,主要栖息于草丛、茶树丛、有果实的灌木丛中,以及树根、石缝间。洞穴常有2~3个进出口。炎热夏季除地面穴居外,偶尔在树上营巢。食物以山林野果和农作物为主,冬季鼠粮缺乏时亦啃食草根和竹笋。9~10月为繁殖高峰,胎仔数5~7。

赤腹松鼠(*Callosciurus erythraeus mingpoensis*)和斯氏花松鼠(*Tamiops swinhoei monticolus*)。这两种松鼠是树栖生态型鼠类,主要栖息于各类较大型树木上,树洞穴居或巢居。山区或郊区农村居民家居附近常可见这两种松鼠活动,偶尔入室窃食。与其他鼠类不同,松鼠非夜行性动物,多在白天活动,清晨和下午为其活动觅食时间。善跳跃,喜群居,常雌雄相伴活动嬉戏。食性嗜好各种坚果及浆果树上昆虫及鸟卵。甚至雏鸟、树苗和嫩芽等亦常嗜食。调查资料不多,繁殖高峰多在春秋季。

(三) 种群结构和数量

1. **家栖鼠类种群结构**　在不同生态环境中,鼠类种群结构相对恒定。根据福建省鼠疫监测资料,2000 年以后,福建省全省各地大多呈现褐家鼠种群优势,黄胸鼠次之,臭鼩鼱构成比始终在 10% ~20% 间波动,小家鼠数量极少的种群结构。种群结构在闽南地区和闽北地区有较大差异,主要表现在黄胸鼠和臭鼩鼱种群构成闽南地区比闽北地区高,而褐家鼠种群构成闽北地区高于闽南地区(图 15-2~图 15-4)。

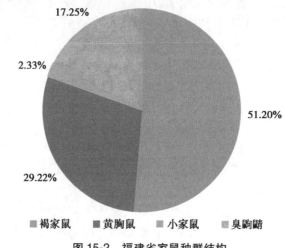

图 15-2　福建省家鼠种群结构

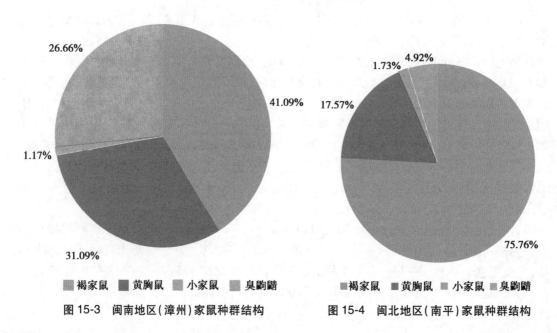

图 15-3　闽南地区(漳州)家鼠种群结构　　　　图 15-4　闽北地区(南平)家鼠种群结构

2. **野栖鼠类种群结构** 野栖鼠类包括田园鼠类和山林鼠类。不同生态环境捕获鼠类的种群差异很大。福建省鼠疫监测对野外鼠种的监测生境主要是村庄附近的田野及其田边的山脚下。因此所获鼠类种群结构不复杂。20 世纪 80 年代以来野栖鼠类调查共捕获 63 944 只野栖鼠类,其中绝大多数为黄毛鼠,占种群构成的 80% 以上,其次是黑线姬鼠,仅占种群构成不到 5%,针毛鼠和社鼠占 7% 左右,板齿鼠、青毛鼠、田小鼠、青毛鼠、白腹巨鼠等其他鼠种合计仅占 10% 左右(图 15-5)。

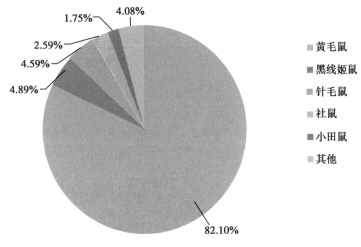

图 15-5 福建省野栖鼠类种群结构

3. **种群数量消长** 鼠类是哺乳动物,体温恒温,寿命较长。与变温动物的昆虫类不同,其种群数量变动更多的是受外界环境改变,食物来源变化和人为干预措施的影响。因此,除了大面积灭鼠,鼠类调查表现出来的种群数量季节消长(短期数量变动),仅为局部数量变化,多为鼠类种群迁徙扩散和转移所致,并非真正的整体种群数量改变。故单个年度按月份种群季节消长在家栖鼠类中表现得并不突出,短期季节消长规律性也不强,更多的是受自然界不同季节食物来源分布改变和人为干预措施影响。田园鼠类和山林鼠类受自然界食物来源的季节变化,则表现出较强的区域季节性分布规律。以田园鼠类的黄毛鼠为例,夏秋时节田园作物生长旺盛,果实收成,食物来源极为丰富,黄毛鼠在田园地带活动广泛,区域面积很大,表现为局部密度不高(均匀分布),捕获率相对也不高。但秋收以后,特别是进入冬季,田园食物来源大幅减少,在田园里活动觅食的黄毛鼠也相应减少,此时在田园里布笼捕鼠捕获率较低。这个季节的黄毛鼠种群多数迁居于田园与山丘交接的山麓基部,如果将调查场所转移到田园与山地交界的山坡灌木丛,往往捕获率奇高,有经验的捕鼠者,笼夜法捕获率甚至可以接近 100%。

三、媒介蚤类和蜱螨

(一) 区系概况

福建省在动物地理区划上隶属于东洋界中印亚界华南区的闽广沿海亚区和华中区的东部丘陵平原亚区,《福建省自然地图集》(1998 年)将闽广沿海亚区分为 2 个小区即闽南小区及闽中小区,将东部丘陵平原亚区分为 3 个小区即闽东小区、闽北小区和闽西小区(图 15-6)。

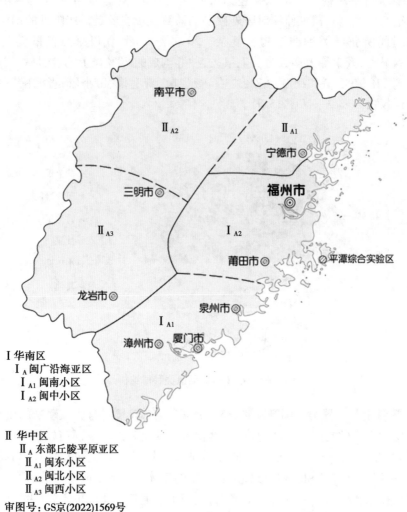

Ⅰ 华南区
　Ⅰ_A 闽广沿海亚区
　　Ⅰ_{A1} 闽南小区
　　Ⅰ_{A2} 闽中小区

Ⅱ 华中区
　Ⅱ_A 东部丘陵平原亚区
　　Ⅱ_{A1} 闽东小区
　　Ⅱ_{A2} 闽北小区
　　Ⅱ_{A3} 闽西小区

审图号：GS京(2022)1569号

图 15-6　福建省动物区划图

Ⅰ_{A1} 闽广沿海亚区闽南小区；Ⅰ_{A2} 闽广沿海亚区闽中小区；Ⅱ_{A1}：东部丘陵平原亚区闽东小区；Ⅱ_{A2} 东部丘陵平原亚区闽北小区；Ⅱ_{A3} 东部丘陵平原亚区闽西小区。

（二）媒介蚤类

1. 种群分布　福建省已知蚤种有 27 种，隶属于 6 科 18 属，未发现古北界种，属东洋界 15 种，占 55.56%，广布两界者 12 种，占 44.44%（表 15-2）。

表 15-2　福建省蚤类名录及区系分布

种名	区系	分布				
		Ⅰ_{A1}	Ⅰ_{A2}	Ⅱ_{A1}	Ⅱ_{A2}	Ⅱ_{A3}
盲潜蚤 *Tunga caecigena*	O	+	+	+	+	
人蚤 *Pulex irritans*	C	+	+	+	+	+
犬栉首蚤 *Ctenocephalides canis*	C	+				
猫栉首蚤指名亚种 *Ctenocephalides felis felis*	C	+	+	+	+	+

种名	区系	分布				
		I_A1	I_A2	II_A1	II_A2	II_A3
印鼠客蚤 *Xenopsylla cheopis*	C	+	+	+	+	+
近端远棒蚤二刺亚种 *Stivalius klossi bispiniformis*	O	+			+	+
*狭窦新蚤 *Neopsylla stenosinuata*	O				+	
特新蚤闽北亚种 *Neopsylla specialis*	O			+	+	
不同新蚤福建亚种 *Neopsylla dispar fukienensis*	O			+	+	+
低地狭臀蚤 *Stenischia humilis*	O			+	+	
*双髁夜幅蚤 *Nycteridopsylla dicondylata*	O				+	
李氏幅蚤 *Ischnopsyllus liae*					+	
印度幅蚤 *Ischnopsyllus indicus*	C	+	+		+	
长鬃幅蚤 *Ischnopsyllus comans*	C		+	+	+	
喜山二刺蚤中华亚种 *Peromyscopsylla himalaica sinica*	O	+	+	+	+	
缓慢细蚤 *Leptopsylla segnis*	C	+	+	+	+	+
穗缘端蚤中缅亚种 *Acropsylla episema girshami*	O	+				+
洞居盲鼠蚤 *Typhlomyopsyllus cavaticus*	O				+	
曲鬃怪蚤 *Pardoxopsyllus curvispinus*	C			+	+	
同高大锥蚤指名亚种 *Macrostylophora cuii cuii*	O			+	+	
李氏大大锥蚤 *Macrostylophora liae*	O			+		
纤小大锥蚤 *Macrostylophora exilia*	O				+	
燕角叶蚤端凸亚种 *Ceratophyllus farreni chaoi*	C				+	
禽角叶蚤欧亚亚种 *Ceratophyllus gallinae tribulis*	C				+	
适存病蚤 *Nosopsyllus nicanus*	O	+	+		+	
具带病蚤 *Nosopsyllus fasciatus*	C	+	+			
不等单蚤 *Monopsyllus anisus*	C	+	+	+	+	+

* 表示福建省的物有种;C 表示东洋种;O 表示广布种。

广布于两区的常见蚤类有:人蚤、猫栉首蚤指名亚种、印鼠客蚤、喜山二刺蚤中华亚种、缓慢细蚤、适存病蚤、不等单蚤,此外,特新蚤闽北亚种及不同新蚤福建亚种为华中区的常见蚤。华中区蚤类较为丰富,除犬栉首蚤外,其余 26 种在本区均有分布,尤以闽北小区种类最多,共 23 种(58.19%),其次为闽东小区,共 16 种(59.26%);华南区种类相对较少,共 15 种(55.56%)。狭窦新蚤为我省的特有种。盲潜蚤 20 世纪 80 年代前为常见蚤种,但在近 20 年鼠疫监测中未再发现。

2. 常见蚤种　蚤类除了有地区分布差异外,还有较为明显的宿主特异性。不同生态环境下的栖息活动的鼠类,其体上寄生蚤种有较大差异。福建省野栖鼠类寄生蚤调查资料较少,家栖鼠类在鼠疫监测过程中一直是主要监测对象,所获资料相对丰富。福建省与人居环境关系大的蚤种,主要有人蚤,猫栉首蚤,以及家栖鼠类寄生蚤的印鼠客蚤、缓慢细蚤、不等单蚤,以及民居附近田野鼠类寄生的优胜病蚤等。

人蚤,多宿主型。主要寄主是家猪、家犬和家猫,嗜吸人血,偶在家栖鼠类和家兔体上发现。幼虫可以在这些寄主的窝巢内大量发现。农村中若在人畜不分居的情况下常常侵袭人类。在其繁殖季节里,室内地面经常可发现游离成虫,甚至在人的床铺上的草垫下面可找到幼虫。分布全省各地。活动繁殖季节闽北地区为10月至翌年4月,闽南地区向后推1个月左右。福建省民间有:"大麦黄,跳蚤旺"和"荷包来,粽包去"等说法,这些都是指人蚤过去在农村常见程度和人蚤活动繁殖的季节。近年来,随着农村居民住宅建设变化,养猪户减少,猪栏迁往户外,居民健康素养水平提高和卫生习惯的改善,爱国卫生运动的大力开展和卫生杀虫剂的大量使用,人蚤已显著减少。人蚤在传播鼠疫上的可能性也值得注意。

猫栉首蚤:寄主以家猫、家犬为主,亦常侵人。其幼虫除了在猫、狗的窝内及其常睡卧的地点外,在人的床铺上的草垫下亦有发现。其繁殖季节与人蚤略同,尤其与猫的春季繁殖季节高度重合,流浪猫繁殖期窝巢内猫栉首蚤的游离密度极高,人类进入该区域会受到猫栉首蚤的高频侵袭。

印鼠客蚤:全省广布种。种群密度闽南地区高于闽北地区,主要寄生家栖鼠类和食虫目的臭鼩鼱,但在农村居民住宅附近的田园鼠类黄毛鼠,以及山区农居附近的山林鼠类针毛鼠体上也常发现。属于夏季活跃型蚤种,闽南地区全年均可采到,闽北地区在日平均气温低于10℃的12月至翌年2月期间较少发现,繁殖高峰4~10月。印鼠客蚤宿主特异性不强,吸饱血后常游离宿主,因此更换宿主频繁,可叮咬侵袭家畜及人类,是公认的鼠疫主要传播媒介。在福建历史鼠疫流行期间,印鼠客蚤季节消长曲线和大部分流行县市鼠疫的流行高峰基本一致,是福建历史鼠疫的主要传播媒介。实验室内用小白鼠作寄主可获大量繁殖。

缓慢细蚤:全省广布种,种群密度闽北地区高于闽南地区,为福建家鼠体上另一种的主要寄生蚤,每年与印鼠客蚤交替繁殖。家鼠巢内可找到大量的幼虫。除家鼠外在黄毛鼠、针毛鼠、田小鼠、黑线姬鼠等体上亦有带染。属于秋冬季活跃型蚤种,繁殖季节自10月至翌年4月,气候炎热的夏季较少检获。实验室内用小白鼠作寄主饲养可获得大量的繁殖,吸血频繁,量大,小白鼠寄主往往因失血而死亡。主要寄生部位在鼠的背部和颈部,轻易不游离鼠体外,寄主死亡后仍可留在寄主体上达一星期以上。宿主特异性较强,未见叮咬人的报道,虽有感染鼠疫菌报道,但鼠疫流行病学意义不大,有报道称缓慢细蚤在动物鼠疫流行中有一定作用。

喜山二刺蚤,主要分布福建省北纬26℃以北地区。形态和习性与缓慢细蚤极为相似。但宿主特异性有较大差异。喜山二刺蚤主要寄生野栖鼠类,在黄毛鼠、黑线姬鼠体上常检获。繁殖期10月至翌年4月。

不等单蚤:全省广布种,主要寄生家栖鼠类和民居附近野栖鼠类,如黄毛鼠、黑线姬鼠、针毛鼠、松鼠等亦有检出。幼虫孳生于鼠巢内的灰土中,繁殖季节10月至翌年4月。实验室饲养可以获得少量蚤卵、幼虫和成虫,持续传代和大量繁殖不成功。廖灏溶(1994年)调查发现,不等单蚤在我省地理位置北纬23°~28°各纬度间的组成比不同,从北纬24°~28°地区不等单蚤种群数量依次递增,北纬26°以南地区逐渐减少,24°以南则未发现不等单蚤。福建历史鼠疫流行年度中,闽北地区鼠疫流行有春秋两个高峰,其中秋季流行高峰和印鼠客蚤季节消长峰值不符,怀疑是否与不等单蚤或缓慢细蚤有关。曾在4只不等单蚤和1只缓慢细蚤的混合标本中检测出鼠疫菌,但缓慢细蚤尚无叮人的报告,不等单蚤传播鼠疫的可能性不能排除。

3. 家栖鼠类鼠体蚤和室内游离蚤种群结构

（1）鼠体蚤种群结构:福建省家栖鼠类鼠体蚤常见只有 3 种,印鼠客蚤、缓慢细蚤和不等单蚤。福建省鼠疫监测时间是参照鼠疫历史流行季节安排,全省监测期 4～10 月,其中闽南地区 4～9 月,闽北地区 5～10 月,在这个季节中,全省境内监测捕获蚤种均以印鼠客蚤为主,闽南地区(以最南部的漳州为代表)在 4 月初可检获少量缓慢细蚤,偶见不等单蚤。闽北地区(以最北部的南平为代表)印鼠客蚤构成较闽南地区少,但是缓慢细蚤和不等单蚤的比例比闽南地区大得多,合计占家栖鼠类鼠体蚤构成的 40% 左右。统计 2000 年以来鼠疫监测数据,家栖鼠类鼠体蚤种群结构见图 15-7~图 15-9。

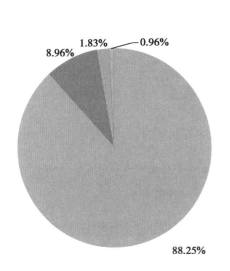

■印鼠客蚤■缓慢细蚤■不等单蚤■其他

图 15-7　福建省家栖鼠类鼠体蚤种群结构

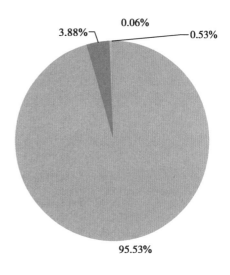

■印鼠客蚤■缓慢细蚤■不等单蚤■其他

图 15-8　闽南地区(漳州)家鼠鼠体蚤种群结构

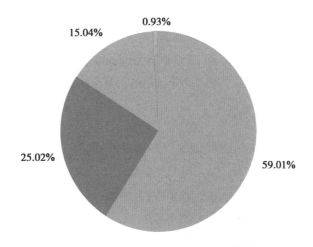

■印鼠客蚤■缓慢细蚤■不等单蚤■其他

图 15-9　闽北地区(南平)家鼠鼠体蚤种群结构

（2）室内游离蚤种群结构。游离蚤种群结构和数量在鼠疫流行过程中具有流行病学意义。2003年以来,福建省持续开展了11年的农村地区室内游离蚤监测,检获蚤种主要为印鼠客蚤、猫栉首蚤、人蚤和少量其他蚤类（缓慢细蚤和不等单蚤）,游离蚤种群结构见图15-10。

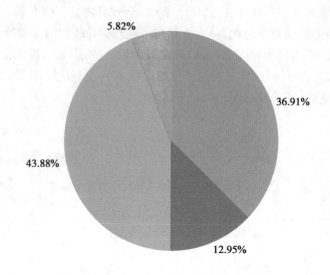

图 15-10　福建省农村地区室内游离蚤种群结构

4. 季节消长　蚤类属于昆虫目,变温动物,本身体温和代谢受外界环境条件,特别是温、湿度（尤其是孳生地场所微小气候）影响,不同蚤种都有各自不同的最适温湿度,表现出各自明显的季节消长高峰。同一地区的蚤种可能因年度气候条件或自然灾害等影响种群数量变动,但其季节消长曲线通常不会发生大的变化。福建家栖鼠类寄生蚤类全年均可检获,其中印鼠客蚤属于夏季活跃蚤种,适宜的日均气温20℃以上,繁殖季节在4~10月,种群数量高峰在5~6月,与历史鼠疫流行曲线基本吻合。闽北地区的印鼠客蚤较闽南地区的消长曲线滞后1个月左右,在严冬季节闽北地区印鼠客蚤少见。缓慢细蚤和不等单蚤的季节消长正好与印鼠客蚤相反,属于冬春季活跃蚤种,且闽北地区种群数量高于闽南地区,繁殖季节10月至翌年4月,日平均气温高于25℃种群数量减少,在炎热的夏季（7~8月）较少检获。福建鼠疫监测时间均在历史鼠疫流行季节的4~10月,故而家栖鼠类检获蚤种均以印鼠客蚤为主,平均构成比在80%以上。

（三）蜱螨类

除了蚤类外,福建省在调查中还发现种类较多的蜱螨类,主要寄主为鼠类及其他哺乳动物,少数可寄生冷血爬行动物。已知恙螨可传播恙虫病,某些革螨可传播流行性出血热,蜱类可传播血小板减少综合征及其他蜱传病毒病。蜱螨类传播鼠疫未见研究报道。

1. 恙螨　福建省已知恙螨17属65种,野栖鼠类调查中,常在鼠耳廓内发现众多恙螨幼虫寄生,调查季节不同,所获种类差异较大。常见种类有恙螨亚科（Trombiculinae）纤恙螨属（*Leptotrombidium*）的地理纤恙螨（*L. Deliense*）,福建纤恙螨（*L. fujianense*）,居中纤恙螨（*L. Ntermedium*）,高湖纤恙螨（*L. Kaohuen*）,苍白纤恙螨（*L. Pallidum*）,小板纤恙螨

（*Ls. Cutellare*），于氏纤恙螨（*L. yui*）；囊棒恙螨属（*Ascoschoengas*）的印度囊棒恙螨（*A. ndica*）；真棒恙螨属（*Euschoengastia*）的高山真棒恙螨（*E. Alpina*）；背展恙螨亚科（*Gahrliepiinae*）无前恙螨属（*Walchia*）的中华无前恙螨（*W. Hinensis*），太平洋无前恙螨（*W. Pacifica*），似太平洋无前恙螨（*W. parpacifica*），背展恙螨属（*Gahrliepia*）的八毛背展恙螨（*G. Ctosetosa*）。

还有寄生鼠类鼻腔的恙螨亚科（*Trombiculinae*）珠恙螨属（*Doloisia*）的中华珠恙螨（*D. sinensis*），莫卡珠恙螨（*D. moica*），广东珠恙螨（*D. Guangdongensis*）。

2. **革螨**　福建省皮刺螨总科（*Dermanyssoidea*）共4科22属66种,广布于华南区及华中区的种类有毒厉螨（*Laelaps echidninus*）、福建厉螨（*Laelaps fukienensis*）、纳氏厉螨（*Laelaps nuttalli*）、土尔克厉螨（*Laelaps turkestanicus*）、茅舍血厉螨（*Haemolaelaps casalis*）、鼠鄂毛厉螨（*Tricholaelaps myonysognathus*）、钝毛广厉螨（*Cosmolaelaps obtusisetosus*）、福建下盾螨（*Hypoaspis fujianensis*）、厩真厉螨（*Eulaelaps stabularis*）、鼩鼱赫刺螨（*Hirstionyssus sunci*）、柏氏禽刺螨（*Ornithonyssus bacoti*）等。

主要分布于华中区的种类常见有:耶氏厉螨（*Laelaps jettmari*）、柳氏厉螨（*Laelaps liui*）、厚胸厉螨（*Laelaps pachysternus*）、格氏血厉螨（*Haemolaelaps glasgowi*）、三角血厉螨（*Haemolaelaps triangular*）、异样血厉螨（*Haemolaelaps anomalis*）、山区血革螨（*Haemogamasus monticola*）等。

主要分布于华南区的种类常见有:中华血厉螨（*Haemolaelaps chinensis*）、徐氏阳厉螨（*Androlaelaps hsui*）、洞窝鼠厉螨（*Mysolaelaps cunicularis*）、鼠拟脂刺（*Liponyssoides muris*）等。

福建省特有种类有:厚胸厉螨（*Laelaps pachysternus*）、异样血厉螨（*Haemolaelaps anomalis*）、徐氏阳厉螨（*Androlaelaps hsui*）、三叉阳厉螨（*Androlaelaps trifurcatus*）、东方上厉螨（*Hyperlaelaps orientalis*）、竹鼠竹厉螨（*Rhyzolaelaps rhizomydis*）、武夷华厉螨（*Sinolaelaps wuyiensis*）、矛状广厉螨（*Cosmolaelaps hastatus*）、钝毛广厉螨（*Cosmolaelaps obtusisetosus*）、福建下盾螨（*Hypoaspis fujianensis*）、短足埃螨（*Eyndhovenia brachypus*）、肛拟弱螨（*Paraperiglischrus analis*）。

3. **蜱虫**　至2000年为止,福建省蜱总科（*Ixodoidea*）种类共记录23种,约为全国种类108种的1/5,其中以血蜱属（*Haemophysalis*）种类最多,有10种,硬蜱属（*Ixcodes*）次之,有5种,再次为扇头蜱属（*Rhipicephalus*）、花蜱属（*Amblyomma*）、锐缘蜱属（*Argas*）、革蜱属（*Dermacentor*）、牛蜱属（*Boophilus*）。

华中区种类较丰富,常见的有:粒形硬蜱（*Ixcodes granulatus*）、中华硬蜱（*Ixodes sinensis*）、卵形硬蜱（*Ixodes ovatus*）、越原血蜱（*Haemaphysalis yeni*）、褐黄血蜱（*Haemophysalis flava*）、豪猪血蜱（*Haemophysalis hystricis*）、具角血蜱（*Haemaphysalis cornigera*）、台湾血蜱（*Haemophysalis formosensis*）、金泽革蜱（*Dermacentor auratus*）、龟形花蜱（*Amblyomma testudinarium*）、镰形扇头蜱（*Rhipicephalus haemaphysaloides*）、微小牛蜱（*Boophilus microplus*）等。

华南区种类较少,常见的种类有:粒形硬蜱（*Ixcodes granulatus*）、豪猪血蜱（*Haemophysalis hystricis*）、具角血蜱（*Haemaphysalis cornigera*）、微小牛蜱（*Boophilus microplus*）等。

第三节　鼠疫疫源地的历史变迁

福建鼠疫自1953年静息以来,已经经历了近70年的历史变迁,70年的人类社会发展进程,必然带来鼠疫历史疫源地生态环境的部分改变,特别是福建的鼠疫疫源地属于黄胸鼠鼠疫疫源地,民居结构、人居环境改善和社会公众卫生意识和健康素养水平提高,都给疫源地内家栖鼠类及其媒介种群数量和结构带来改变。

一、家栖鼠类种群数量变化

家栖鼠类是人类的伴生动物,其种群数量势必受到人类居住和生活环境的改变影响。根据福建省 20 世纪 90 年代以来的鼠疫监测数据,近 40 年来,尤其是 20 世纪 90 年代以后,福建省家栖鼠类种群数量呈持续快速下降态势。但 2005 年以后,福建家栖鼠类种群数量基本维持一种比较稳定状态,每年鼠密度测定的捕获率在 5%~6% 之间波动(图 15-11)。

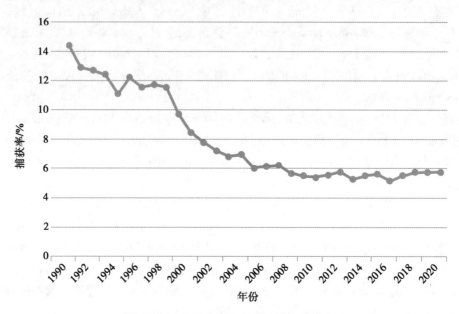

图 15-11　福建省家鼠种群数量变化趋势

造成家栖鼠类种群数量下降的原因有以下几种:

1. 城乡经济建设发展,人居环境改善,地面硬化,沟渠改造,使得家栖鼠类筑巢条件受限,栖居范围缩小。

2. 旱厕改造,水冲式卫生厕所普及;环卫设施改善,生活垃圾密闭式储运,使得鼠粮来源受限,生存条件恶化。

3. 爱国卫生运动强化,每年开展居民区灭鼠,鼠类种群增长持续受到人为干预压制。

二、家栖鼠类种群结构变迁

从历年鼠疫监测数据来看,野栖鼠类,包括田园鼠类和山林鼠类种群结构没有发现大的改变。但家栖鼠类结构发生了较大变化。

1. 黄胸鼠种群数量下降,褐家鼠成为家栖鼠类种群优势种(表 15-3)。福建省家栖鼠类以黄胸鼠和褐家鼠占据种群构成的绝大部分,其中黄胸鼠在 20 世纪 50 年代在家栖鼠类中占据绝对优势。20 世纪 50 年代的调查数据显示,1954 年以闽南地区和闽北地区各取 5 个县的捕获鼠数比较,闽南地区黄胸鼠占 58.31%,闽北地区的黄胸鼠虽然低于闽南地区,但仍为该地区家栖鼠类优势种群,构成占 40.49%;褐家鼠在闽南占 7.64%,闽北占 18.48%。关于福建家栖鼠类种群结构年代变迁,詹绍琛 1990 年调查结果表明,福建家栖鼠类中以褐家鼠为优势种,占家鼠的 52.12%第二位是黄胸鼠,占 24.15%;第三位是臭鼩占 16.80%;第四位是小家鼠,占 6.90%。与 1954 年比较,家鼠种群构成发生了非常显著变化。褐家鼠已经取代黄胸鼠在家栖鼠类种群构成的第一位置。2000 年以后,福建省全省各地大多呈现褐家鼠种群优势,黄胸鼠次之,臭鼩鼱构成比始终在 10%~20%间波动,小家鼠逐步减少。

表 15-3 福建省家栖鼠类种群结构历史变迁

年份	捕鼠数	种群构成比/%							
		黄胸鼠		褐家鼠		小家鼠		臭鼩鼱	
		数量	占比/%	数量	占比/%	数量	占比/%	数量	占比/%
1954	142 285	71 155	50.01	18 051	12.69	35 614	25.03	17 465	12.27
1990	17 583	4 248	24.15	9 165	52.12	1 214	6.9	2 055	16.8
2000	5 494	1 389	25.28	2 968	54.02	182	3.31	955	17.38
2010	2 206	800	36.26	1 085	49.18	56	2.54	265	12.01
2021	2 196	577	33.59	1 079	47.76	7	1.08	533	17.57

褐家鼠上升为家栖鼠类优势种。20 世纪 80 年代以来,黄胸鼠种群构成比逐渐下降,优势种取而代之的是褐家鼠。造成黄胸鼠种群构成下降的原因主要有:农村地区房屋建筑结构发生较大改变。黄胸鼠善攀爬,常在福建农村地区土木结构房屋的上层活动栖息,褐家鼠喜阴湿,多在房屋结构的下层,特别是阴沟下水道,房前屋后的垃圾堆,旱厕等地觅食活动和筑巢。与黄胸鼠生存活动场所虽有交叉,但还是有一定的隔离,种群间相互影响有限。但随着农村经济发展,农民工外出打工和受教育程度的提高,新一代农民思想观念有了很大改变,农村房屋的翻建改建和新建已经和城市居民建筑趋同,建筑材料也发生了根本性的改变,土木结构的房屋绝大部分被钢筋混粘土结构房屋取代,黄胸鼠生存活动场所受到很大限制,被迫与褐家鼠在相同生存环境竞争。而褐家鼠生性凶猛,个体较大,与黄胸鼠在生存竞争方面处于优势地位,逐步成为家栖鼠类的优势种群,这是物竞天择的必然结果。

2. 小家鼠种群数量大幅下降,濒临灭绝。20 世纪 50—80 年代,我省闽南沿海地区家栖鼠类中的小家鼠种群占比很高,个别地区,如莆田沿海地区,小家鼠甚至占据家栖鼠类种群结构中的优势种。但 20 世纪以来,每年鼠疫监测数据显示,小家鼠捕获占比逐年下降,近年来已经很少捕获,甚至难觅踪迹,种群数量濒临灭绝(图 15-12)。从生态环境改变情况看,小家鼠的逐步消失有其必然原因。小家鼠与人的共生关系较褐家鼠和黄胸鼠更为密切,生存繁殖场所主要在室内,且多为底层地面,20 世纪 80 年代以前,福建省南面沿海一带民居房屋,多数地面未用水泥硬化,室内厅堂墙角常可见鼠洞,木制家具的抽屉和橱柜角落也常见小家鼠筑巢,莆田沿海民居白天入户常可以看到小家鼠在地面窜来窜去,密度很高。经过 40 多年的发展和变迁,莆田沿海民居已经见不到原先那种房屋,取而代之的是钢筋混凝土结构的别墅式建筑,不仅地面和墙基硬化,门窗等都具备很好的防鼠功能,居民卫生意识和习惯也得到很大改善,小家鼠在室内生存活动和繁殖的条件已不复存在。而在室外的房前屋后生境中,小家鼠面临大体形的褐家鼠、黄胸鼠和凶猛的臭鼩鼱生存竞争,种群竞争处于劣势。

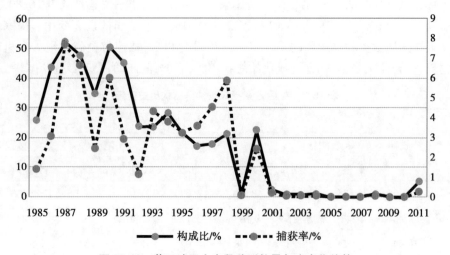

图 15-12 莆田地区小家鼠种群数量年度变化趋势

3. 家栖鼠类寄生蚤种群变迁

（1）家栖鼠类鼠体蚤种群数量下降。据福建省鼠疫监测数据,40 年来家栖鼠类年度监测期（4~10 月）种群结构没有发生大的变化,但种群数量呈下降趋势（图 15-13）。

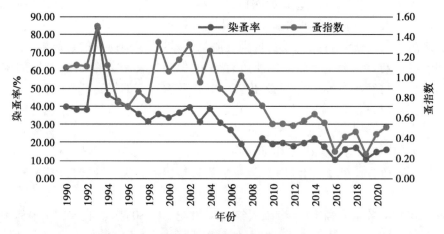

图 15-13 福建省家鼠鼠体蚤种群数量历史变化

（2）农村家居室内游离蚤数量下降。主要原因还是房屋结构以及居民卫生习惯改善所导致。例如,闽北地区老式的古典民居多数采用土木结构,正面为大门,进入后是一个天井,天井后面是厅堂,厅堂两侧为卧室厢房,最后面是厨房,有的还有猪圈或鸡舍,地面少有硬化;楼上是谷仓等,此类房屋没有任何防鼠作用,加上人、猪、鸡鸭混住,环境卫生极差,禽畜和鼠类在室内活动频繁,游离蚤密度很高。2000 年以来,农村民居房屋建筑结构发生很大变化。老式古典民居多已废弃,新建民居多采用钢筋混凝土建材,结构与城市民居相近,地面硬化铺瓷砖,门窗防鼠效果好,禽舍和人居分离,少见有养猪。环境卫生和居民卫生素养水平已大幅提高,室内基本见不到鼠类活动,游离蚤密度也大幅下降。2003—2013 年,福建省鼠疫监测采用粘蚤纸监测室内游离蚤,监测数据显示室内游离蚤数量呈大幅下降趋势（图 15-14）。

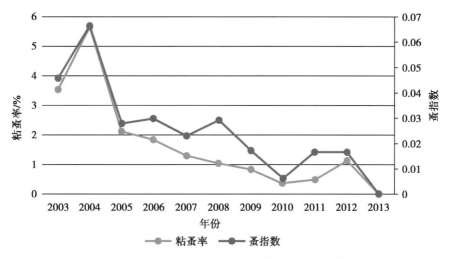

图 15-14 福建省农村地区室内游离蚤变化趋势

参考文献

［1］ 福建省地方志编纂委员会.中华人民共和国地方志·福建省志:福建省自然地图集［M］.福州:福建科学技术出版社,1998.

［2］ 罗涛,王飞.福建农业资源与生态环境发展研究［M］.北京:中国农业科学技术出版社,2013.

［3］ 曾从盛.福建省生态环境现状调查报告［M］.北京:中国环境科学出版社,2003.

［4］ 方喜业.中国鼠疫自然疫源地［M］.北京:人民卫生出版社,1990.

［5］ 丛显斌,鞠成.中国人间鼠疫［M］.北京:人民卫生出版社,2018.

［6］ 张荣祖,赵肯堂,关于《中国动物地理区划》的修改［J］.动物学报,1978,24(2):196-202.

［7］ 洪朝长.福建啮齿动物的地理分布和地理区划［J］.动物学报,1982,28(1):87-98.

［8］ 李立,陈年辉.福建梅花山自然保护区与毗邻地区鼠形动物及其体外寄生虫的初步调查［J］.武夷科学,1986,6:221-227.

［9］ 洪朝长.莆田地区褐家鼠种群动态和繁殖生态研究［J］.中国媒介生物及控制杂志,1991,2(3):177-182.

［10］ 詹绍琛.福建鼠类组成变动及季节消长研究［J］.中国媒介生物及控制杂志,1991,2(4):252-256.

［11］ 洪朝长.莆田地区家鼠的种类组成、种间关系和群落演替［J］.中国媒介生物及控制杂志,1993,4(1):32-35.

［12］ 王寿昆.福建省啮齿动物分布的聚类与关联分析［J］.生态学杂志,1994,13(4):7-12.

［13］ 王敦清.福建省蚤类的调查［J］.动物学报,1960,12(1):119-126.

［14］ 廖灏溶.福建家鼠寄生蚤的数量变动及地区分布［J］.中国媒介生物及控制杂志,1994,5(2):113-115.

［15］ 廖灏溶,林祖华.福建昆虫志(第九卷)［M］.福州:福建科学技术出版社,2000,589-607.

［16］ 林祖华.福建省90年代鼠疫监测结果与分析［J］.地方病通报,2001,16(2):35-38.

［17］ 周淑姮.福建省蚤类区系分布［J］.中国地方病防治杂志,2013,28(3):172-176.

第十六章

广西鼠疫生态

第一节 概 况

广西壮族自治区位于华南地区西部,北接南岭山地,西延云贵高原,南濒北部湾。地理坐标东经 104°28′~112°04′,北纬 20°54′~26°24′。东邻广东,西连云南,西北靠贵州,东北接湖南,南临北部湾与海南省隔海相望,西南与越南毗邻。北回归线横贯中部,属亚热带季风气候区。

广西地处低纬度,北回归线横贯中部,南临热带海洋,北接南岭山地,西延云贵高原,属亚热带季风气候区。气候温暖,雨水丰沛,光照充足。夏季日照时间长、气温高、降水多,冬季日照时间短、天气干暖。受西南暖湿气流和北方变性冷气团的交替影响,经常受到干旱、洪涝、热带气旋、低温冷害、霜冻、大风、冰雹、雷暴的危害,其中以旱涝最突出。按干旱发生的季节划分,广西有春旱、夏旱、秋旱和冬旱,危害广西的旱灾主要是春旱和秋旱。广西洪涝发生频率高的地区有两类:一是降水量多、暴雨多的地区,例如柳州市北部、桂林市中部、沿海地区玉林市南部、马山、都安和凌云等地。二是广西大、中河流沿岸各县(市),特别是地处江河中下游及交叉口海拔较低的河谷平原地带,例如柳州盆地、郁江、浔江和西江沿岸等地。

广西壮族自治区地处中国地势第二台阶中的云贵高原东南边缘,两广丘陵西部。总的地势是西北高、东南低,呈现西北向东南倾斜状。山岭连绵、山体庞大、岭谷相间,四周多被山地和高原环绕,中部和南部多丘陵平地,呈盆地状,素有"广西盆地"之称。广西主要分布有山地、丘陵、台地和平原等类型地貌,分别占全区陆地面积的 62.1%、14.5%、9.1% 和14.3%。山地以 1 000m 以下低海拔山地为主,主要分布在桂西、桂东、桂北和桂中等地;丘陵主要分布在桂东、桂南和桂西;台地以 100m 以下低海拔台地为主,主要分布在桂东和桂南;低海拔平原主要分布在桂东、桂南和桂西等地,中海拔平原较少,主要分布在桂西。

广西的气候特点是属亚热带季风气候,在太阳辐射、大气环流和地理环境的共同作用下,形成了气候温暖、热量丰富,降水丰沛、干湿分明,日照适中、冬少夏多,灾害频繁、旱涝突出,沿海、山地风能资源丰富的气候特点。气候温暖,热量丰富,广西各地年平均气温在16.5~23.1℃之间,全区年平均气温 20.5℃。等温线基本上呈纬向分布,气温由南向北递减,由河谷平原向丘陵山区递减。全区约65%的地区年平均气温在 20.0℃以上,其中左江河谷、右江河谷大部、沿海地区大部在 22.0℃以上,涠洲岛高达 23.1℃。桂林市东北部以及海拔较高的乐业、南丹、金秀年平均气温低于 18.0℃,其中乐业、资源只有 16.5℃。降水丰沛,干湿分明,广西是全国降水量最丰富的省份之一,各地年降水量为 1 086~2 755mm,大部分地区在 1 300~2 000mm 之间,全区平均降水量是 1 552mm。其地理分布具有东部多,西部少,丘陵山区多,河谷平原少,夏季迎风坡多,背风坡少的特点。由于经常受冬夏季风交替影响,广西降水量季节分配不均,干湿季分明。4~9 月为雨季,总降水量占全年降水量的 70%~85%,10 月至翌年 3 月是干季,总降水量仅占全年降水量的 15%~30%。广西日照时数的季节变化特点是夏季最多,冬季最少,除百色市北部山区春季多于秋季外,其余地区秋季多于春季。夏季日照时数占全年日照时数的 31%~32%,冬季日照时数仅占全年日照时数的 14%~17%。

广西壮族自治区矿产资源丰富,种类繁多,储量较大,是中国 10 个重点有色金属产区之一,素称"有色金属之乡"。目前境内已经发现了锰、铝、锡、铁、砷、膨润土、钒、钨、铟、铅、锌、锑和银等 168 种矿种,现已探明 128 种的矿藏储量,约占全国已查明资源储量矿产的 79%。现已查明资源储量的矿产中,75 种资源储量居全国前十位,8 种资源储量居全国第一位。在 35 种战略性矿产中,广西探明资源储量的有 30 种。广西地跨中亚热带常绿阔叶林带、南亚热带常绿季雨林带、北热带季节性林带,野生动植物资源丰富。

鼠疫作为一种古老的传染病在广西的分布与当地自然环境密切相关,宿主、媒介和病原体的相互作用有着其固有的生态学特点和流行规律。从生态环境和鼠疫的历史来源看,广西东南与广东雷州半岛相连,东与云南接壤,南面与邻国越南相毗邻,分布于雷州半岛沿海丘陵地带的合浦县,云贵高原余脉滇、贵、桂三省份交界石山和丘陵地区的隆林各族自治县,特别是雷州半岛是我国家鼠鼠疫历史疫源地。在空间分布上,涉及面非常广阔,疫区呈大小不一、点状分布,疫区与非疫区没有明显的区域界限,广西已连续 20 年没有发生人间鼠疫达到了控制标准,但近年曾多次检测出阳性鼠血清,表明鼠间鼠疫仍然存在流行趋势,尤其是毗邻省云南和邻国越南目前仍有人间鼠疫发生流行,由于边境贸易和人员往来日益频繁,势必对广西鼠疫的防控造成潜在的威胁。

广西目前设有鼠防专业或兼职机构 31 个,其中省级 1 个,地市级 11 个,县级 19 个。自治区卫生防疫站地方病科和合浦县鼠防站是鼠防专业机构,各地(市)县未设立鼠防专业机构,日常监测工作由卫生防疫站疾病控制科或流行病科完成。从事鼠防专职或兼职人员 100 多人,自治区级技术力量比较雄厚,目前地市县级的基层单位没有专职的鼠防专业人员,文化程度和专业技术相对较低。广西在鼠疫防治工作中,先后制定了《广西壮族自治区鼠疫监测工作方案》《广西壮族自治区鼠疫疫情处理紧急方案》《广西壮族自治区鼠疫疫情处理预案》《广西壮族自治区鼠疫控制应急预案》《广西壮族自治区鼠疫疫区处理技术》《广西壮族自治区鼠疫疫区处理考核方案》和《广西壮族自治区鼠疫疫区处理达标技术要求》等多项防治规划及技术标准。

根据我国鼠疫疫源地划分标准,广西鼠疫自然疫源地属西南山地闽粤沿海黄胸鼠疫源地,主要宿主为黄胸鼠,主要媒介为印鼠客蚤。广西的鼠疫监测重点主要在与广东、云南和邻国越南毗邻的边境地区,由这些网点形成一道监测防线,为了防止外源性鼠疫的传入,在制定防治对策的时候把监测重点和技术装备倾斜在桂西南地区,监测点的数量逐年调整和改变,形成所谓的沿边鼠疫防治战略方针。1991—1992 年将雷州半岛、中越和滇桂相邻 12 个县(市)设为监测点,1992 年增加了百色、田林、西林、南宁、梧州和玉林,监测点达 18 个,1997 年增加柳州、田阳和东兴,1998—2000 年又增加桂林和隆林,至此广西共设 23 个固定监测点。2000 年后,将隆林县列为全国鼠疫重点监测点,桂林等 25 个列为省级鼠疫监测点,其他县(市)列为鼠疫疫情报告点或流动监测点,全区监测面积达 62 700km²,占全区面积的 26.5%,全区现有疫源县 3 个,疫源面积达 8 942km²。据 1991—2000 年监测结果表明,属于黄胸鼠鼠疫自然疫源地的广西壮族自治区境内,黄胸鼠是室内的优势鼠种,印鼠客蚤为优势蚤种。

第二节　鼠疫流行史与现状

据史料记载,广西鼠疫最早于 1866 年在龙州县境内首次发现,翌年在合浦和北海相继发生流行。根据有关文字记载各地鼠疫首次发生的时间顺序和地理位置来看,广西鼠疫来源于云南省并由此波及南方沿海的说法比较客观,云南省滇西北自 1108 年生"南昭大疫",并由此波及 3 个县。广西龙州县鼠疫流行来源于云南,经百色危及南宁太平府之辖区传至龙州县。广东省可以查证的最早流行为 1867 年,始发于广西地区北海镇西的北海、合浦、钦州和防城。1890 年鼠疫从雷州半岛向其他地区扩散,1893 年传入高州和珠江三角洲地区的顺德和广州。1894 年广州死于鼠疫约 7 万人,同年又传入中国香港,中国香港死亡 2 000 余人,并在汕头也出现鼠疫流行,该年鼠疫流行县(市)达到 23 个,由香港传入厦门,然后又辗转流行于福建省内各地,1896 年造成中国台湾省台南华街鼠疫流行。从历史资料的统计结果看,广西 1866—1947 年的 81 年间曾在龙州、南宁、梧州、横县、容县、北流、陆川、博白、玉林、浦北、上林、马山、柳江、罗城、柳州、岑溪、忻城、邕宁、贺县、象州、宁明、永福、桂林、崇左、河池、天等、环江、东兰、田阳、靖西、苍梧、三江、贵县、灌阳、鹿寨、都安、田林、资源、藤县、来宾、凭祥、合浦、钦州和防城等 44 个县(市)共发生了 63 次的人间鼠疫流行,其造成的危害是不可估量。

自 1947 年后,广西全区范围内人间鼠疫流行处于静息状态。1952 年根据广西具体情况开展鼠疫防治工作,根据历史疫源地、地理分布以及环境类型的不同层次,把合浦县列为疫源地重点监测区,坚持不断地开展大规模灭鼠和灭蚤活动,重点监测动物疫情为主的综合预防措施,开展宿主动物、媒介昆虫、病原学和血清学监测。1996 年靖西龙临镇发生自毙鼠和淋巴结肿大患者,1995 年在南宁市,1997 在上林县明亮乡和 1998 年在武鸣县和凭祥市发生不明原因高热的淋巴结肿大患者,通过流行病学调查等处置这些事件,全部排除人间鼠疫疫情。

2000 年,广西在滇、黔、桂三省份交界地的隆林县突然暴发了动物间鼠疫流行,并波及出现人间鼠疫,这是自 1947 年后首次在广西辖区内发生的鼠疫疫情,同时也首次分离出了鼠疫杆菌。此次鼠疫疫情发生在与贵州疫区接壤的隆林各族自治县天生桥镇和革步乡 2 个乡镇,7 个行政村的 14 个自然屯和 1 个企业单位,共涉及 15 个疫点,重点疫区分布在天生桥水电站库区周围,围绕天生桥水库水域岸边的各疫点为跳跃式的点状分布,远离库区的疫点为片状分布。15 个疫点共波及 3 825 人,发生 42 例腺型鼠疫患者,无死亡病例,发病率为 1.10%。首例患者于 5 月 30 日发病,末例患者 10 月 13 日发病。传播途径为疫蚤叮咬所致,有两次流行高峰,第一次发病高峰在 7 月 6~24 日,共 24 例,占发病人数 57.14%。第二次发病高峰在 9 月 1~5 日,共 5 例,占发病人数 11.90%。42 例病例中,男性 19 例,女性 23 例,男女性别无差异。职业分布为农民 25 例,学生 11 例,学龄前儿童 5 例和工人 1 例。

2001 年,隆林县再次发生了鼠疫疫情,共发病 9 例,与隆林县相邻的西林县相继也发生了鼠疫疫情,发病 5 例。2000—2001 年,广西人间鼠疫疫情共波及 2 个县,4 个乡(镇),发生 34 个鼠疫疫点,其中 19 个疫点出现人间病例,先后共发现鼠疫患者累计 56 例。

疫情发生后,政府高度重视,通过流行病学调查,及时发现患者、可疑患者和动物间鼠疫疫情,在疫区大范围内开展了一次以灭鼠灭蚤为中心的全民爱国卫生运动,对一、二类疫区实施了灭蚤、灭鼠和再灭蚤的消杀灭措施,有效地降低了鼠蚤密度,改善了卫生环境。因地制宜设立三个临时治疗点,对现症患者和疑似患者实行集中隔离治疗,在疫区内实行全民预防性服药以保护易感人群。对临时病房、隔离室、患者和疑似患者的住宅污染物、污染场所进行了终末消毒,有效地切断鼠疫的传播途径,经过对疫区实施的综合治疗预防和控制措施,疫点的室内鼠密度从灭鼠前的 6.25% 下降到 0,二类疫区的室内灭鼠前后鼠密度从 19% 降到 0.95%,三类疫区的室内灭鼠前后鼠密度从 20% 下降到 0.51%,室内游离蚤指数经灭鼠灭蚤后均降至 0。各类疫区地面游离总蚤指数、印鼠客蚤指数和人蚤指数均为 0。

有关隆林县鼠疫流行在历史上没有任何记载,但并不排除曾有过鼠疫流行而没有记录。分析本次疫情发生的原因,一方面隆林县和西林县位于云南、贵州及广西三省份交界处地属红水河流域属亚热带地区气候温暖而潮湿林木种类繁多农作物主要有玉米、水稻、花生、甘蔗及水果等。地形以土坡为主,土壤多为红砂土或黄色石灰土,当地农村卫生条件差,交通不便,生活水平低,约三分之一的住房为人畜同居,群众自我防病意识差,为鼠、蚤和鼠疫杆菌的生长和繁殖提供了良好的条件。另一方面从自然疫源性疾病这个角度来看,红水河天生桥一带本身就是个大峡谷,它完全有条件可以形成一块独立的自然疫源地。红水河是珠江流域中有着特殊地理位置的重要河段,其源头于云贵高原,进入广西后形成巨大的落差,目前已建成(包括天生桥水电站)或正在建的水电站有 3 个。由于其地理环境特殊,河床只有约 300m 的海拔,两岸的高山有的可达 1 000m,甚至 1 500m 以上,形成了巨大的峡谷。在这样的特定地理环境里,可能存在某种尚不被人们发现和认识的野鼠或野栖家鼠,也许就是这块相对独立的疫源地的主要贮存宿主,通常它们只局限于红水河峡谷区域内栖息和繁殖,动物鼠疫仅在它们之间呈小范围流行和传播。但当天生桥水电站储水时,这些带有鼠疫杆菌的野栖鼠随着水位上升和环境的改变而迁移,并与库区周围的家鼠会合,无疑把鼠疫杆菌传染给库区周围的家鼠。一是从发生时间时段来看,1999 年储水,2000 年开始出现动物鼠疫流行。二是从离库区水面距离上看,所有疫点位于距库区水面 2km 以内,这就更合理地解释了为什么本起疫情的疫点主要分布于库区附近村庄的原因。

第三节　疫源地地理景观特征

广西位于中国的南部边陲,总的地势由西北向东南倾斜,山脉丘陵起伏,滇桂边界、中越边境地区以石山丛林为主。属于亚热带地区,平均气温 12~22℃,气候暖和,植物茂盛,农作物年可两熟,有利于啮齿动物的繁衍。按不同的地理和植被分 4 个区域:那坡、靖西、大新、龙州、凭祥和宁明的石山丛林地区。东兴和防城港市的丘陵地区。隆林、西林、田林、百色、田阳的丘陵丛林地区。陆川、玉林(兴业)、南宁、柳州、桂林、梧州、钦州,雷州半岛地区的合浦、北海、博白的平原地区。

广西鼠疫自然疫源地范围内广泛分布着红壤、赤红壤和砖红壤的土壤。其中,赤红壤的分布与疫区范围紧密相关,这一类土壤具有典型的热带、亚热带风化淋溶强烈的脱硅富铝化过程以及旺盛的生物物质循环过程的特征,这种土壤风化淋溶程度和脱硅富铝化程度明显高于红壤,赤红壤碱金属淋失强烈,呈酸性,pH 在 4.6~5.5 之间,富铁作用明显。赤红壤中既有酸性磷酸酶,又有中性及碱性磷酸酶存在,酸性磷酸酶活性大于中性磷酸酶,更大于碱性磷酸酶。在广西特殊的自然地理条件下,成土过程是典型风化淋溶强烈的脱硅富铝化过程以及旺盛的生物物质循环过程,高温多雨、干湿季节明显,成土原生矿物分解迅速且彻底,地球化学性质活跃的元素高度淋溶迁移,而铁、铝、钛等二氧化物则明显富集。有资料表明,土壤酶能在接近常温、常压和适宜的 pH 条件下,加快土壤中许多重要的生物化学过程,由于土壤温度和含水量随季节变化,各土层中的微生物总数尤其是细菌类总数在时间分布上各有不同。细菌总数在 1 月份中等,4 月份最低,7 月份上升到最高峰,10 月份下降,这一特点与广西发生鼠疫流行的时间分布基本相吻合。

广西鼠疫自然疫源地的分布,除西部隆林县和西林县现行疫区的部分疫点存在黄壤土壤外,绝大部分的历史疫区均分布在红壤、赤红壤和砖红壤土壤,尤其与赤红壤土壤关系密切,这种鼠疫流行空间与富含氧化铁的土壤分布存在着更为紧密的内在联系。总而言之,广西鼠疫与当地自然环境紧密相连,宿主、媒介和病原体在长期生物进化过程中共同作用,组成一个特殊的生物现象,有其自身的生物特征与规律。

第四节　主要宿主动物监测调查

广西历史上是家鼠鼠疫流行区,从监测结果分析,黄胸鼠、黄毛鼠、臭鼩鼱、褐家鼠、小家鼠是广西主要的鼠形动物,在鼠种构成上占有很大的比例。由于广西气候温和,鼠密度四季均较高,形成了无明显季节消长的特点。在过去 10 年监测中,以黄胸鼠、臭鼩鼱、褐家鼠、小家鼠为主的鼠密度存在逐年增高的趋势。据调查统计,广西已发现啮齿目动物 7 科 44 种,食虫目动物 3 科 10 种。主要鼠疫宿主动物有黄胸鼠、褐家鼠、黄毛鼠、小家鼠和臭鼩鼱等。

一、鼠形动物种类调查

选择不同经纬度的地理位置、生态环境和不同海拔高度作为调查点,通过开展鼠形动物种类调查结果来看,共捕获啮齿目和食虫目动物 17 569 只,经过鉴定分类为 2 目 10 科 54 种,其中啮齿目 7 科 44 种,食虫目 3 科 10 种。

通过对 23 个监测点进行宿主动物密度的调查资料统计分析,共布放笼 185 401 只次,捕鼠 11 719 只,年平均捕获率为 6.32%,捕获率较高的时期是 1999—2000 年,均在 6.0% 以上,捕获率较低的时期是 1995—1998 年,均在 6.0% 以下。农村室外鼠密度(10.70%)高于室内密度(8.87%),室内鼠密度农村(8.87%)高于城市(2.56%)。在一年四季中 6~10 月份密度略高,为 11.80%~13.34%。广西鼠密度监测结果见表 16-1。

表 16-1　广西鼠密度监测结果

| 年份 | 布笼数/只 | 捕鼠数/只 | 捕获率/% | 室外/只 | | | 室内/只 | | | | | |
| | | | | | | | 城镇 | | | 农村 | | |
				布笼数/只	捕鼠数/只	捕获率/%	布笼数/只	捕鼠数/只	捕获率/%	布笼数/只	捕鼠数/只	捕获率/%
1991	21 726	1 696	7.81	3 726	434	11.65	7 200	186	2.58	10 800	1 076	9.96
1992	17 658	1 241	7.03	3 715	434	11.68	4 323	216	2.95	6 620	591	8.93
1993	16 596	1 217	7.18	3 735	417	11.10	6 321	196	3.10	6 900	604	8.75
1994	11 659	700	6.00	1 225	140	11.10	56 341	197	3.50	4 800	363	7.66
1995	13 322	736	5.52	2 510	292	11.60	7 212	215	2.98	3 600	229	6.36
1996	22 462	1 212	5.39	3 600	302	8.00	11 860	315	2.65	7 002	575	8.49

续表

| 年份 | 布笼数/只 | 捕鼠数/只 | 捕获率/% | 室外/只 | | | 室内/只 | | | | | |
| | | | | | | | 城镇 | | | 农村 | | |
				布笼数/只	捕鼠数/只	捕获率/%	布笼数/只	捕鼠数/只	捕获率/%	布笼数/只	捕鼠数/只	捕获率/%
1997	23 400	1 371	5.86	3 600	435	10.30	12 600	332	2.65	7 200	604	8.39
1998	22 518	1 208	5.36	3 600	302	8.40	11 800	308	2.16	7 118	598	8.40
1999	20 100	1 302	6.48	4 250	468	10.90	9 200	126	1.37	6 650	708	10.65
2000	15 600	1 036	6.64	3 600	366	10.17	4 800	62	1.29	10 800	974	10.38
合计	185 401	11 719	6.32	33 561	3 590	10.70	83 950	2 153	2.56	7 140	6 342	8.87

1991—2000 年,布笼捕获鼠数的情况分析来看,共捕获宿主动物 2 目 4 科 15 种 126 665 只。啮齿动物有松鼠科(松鼠),竹鼠科(银星竹鼠),鼠科(小家鼠、野外鼷鼠、白腹鼠、青毛鼠、社鼠、针毛鼠、黄胸鼠、褐家鼠、黄毛鼠、屋顶鼠指名亚种、斯氏屋顶鼠、板齿鼠)。食虫目动物 1 科 1 种,即鼩鼱科的臭鼩鼱。常见主要宿主动物有黄胸鼠 43.47%、褐家鼠 20.36%、臭鼩鼱 11.43%、黄毛鼠 9.36%、板齿鼠 8.00% 和小家鼠 4.95%。常见鼠种的年度变化不明显,室内以黄胸鼠和褐家鼠为优势鼠种,室外以黄毛鼠和板齿鼠为优势鼠种,广西主要鼠类和食虫目动物构成及消长见表 16-2。

表 16-2　广西主要鼠类和食虫目动物构成及消长

| 年份 | 捕鼠数/只 | 室内/只 | | | | | 室外/只 | | | | | |
		黄胸鼠	褐家鼠	臭鼩鼱	小家鼠	小计	黄毛鼠	板齿鼠	野外鼠	斯氏家鼠	其他	小计
1991	12 452	4 339	1 954	1 178	673	8 144	2 548	1 285	108	212	155	4 308
1992	10 964	4 002	1 773	1 068	553	7 396	2 109	1 064	91	175	129	3 568
1993	10 144	4 808	1 995	594	316	7 673	1 115	1 195	38	22	101	2 471
1994	14 679	6 303	2 537	1 333	818	100 991	1 454	1 788	67	290	89	3 688
1995	11 136	4 633	2 089	1 259	719	8 700	980	1 055	18	314	69	2 436
1996	11 459	5 657	2 431	1 417	527	10 032	843	452	36	71	25	1 427
1997	13 220	6 289	2 788	1 786	707	11 570	356	945	53	226	70	1 650
1998	13 303	6 240	2 759	1 684	963	11 646	979	494	42	82	60	1 657
1999	14 611	6 648	3 432	2 158	517	12 755	569	1 015	77	21	1	1 856
2000	14 697	6 140	4 068	2 006	476	12 690	901	839	9	160	98	2 007
合计	126 665	55 059	25 786	14 483	6 269	101 597	11 854	10 132	539	1 675	868	25 068

二、家栖类宿主动物种群分布与数量

隆林县作为全国鼠疫监测点,每年都有较完善的鼠疫监测数据。根据隆林县常年系统的调查资料统计,2005—2021 年的 17 年连续长期监测发现,在隆林县监测点,黄胸鼠在家栖鼠类种群的构成正逐年下降,而褐家鼠不断上升,不同时期黄胸鼠密度变化曲线见图 16-1。

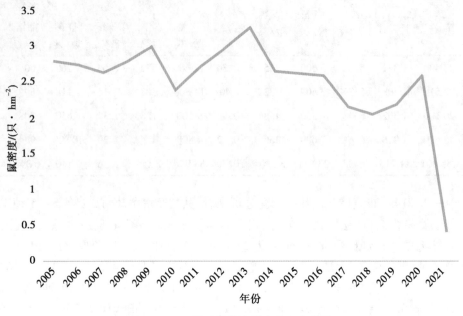

图 16-1　不同时期黄胸鼠密度变化曲线

在隆林县监测点的数据还表明,由于生态环境的改变,小家鼠的数量明显下降,其构成比在 17 年间下降了近 15 倍,不同时期家栖鼠类种群构成变化见表 16-3。不同时期在城镇和农村鼠类种群构成比发生了较大变化,黄胸鼠在城镇的构成比下降比农村更快,黄胸鼠下降速度快可能与城镇混凝土钢筋结构楼房发展较快,下水道管网越来越丰富,不利的栖息环境有关,从而导致城镇家鼠种群中黄胸鼠与褐家鼠两个优势种构成比的变动大于农村,不同时期城乡家鼠种群构成变化见表 16-4。

表 16-3　不同时期家栖鼠类种群构成变化

年份	鼠类总数/只	分类					
		黄胸鼠		褐家鼠		小家鼠	
		只数	构成/%	只数	构成/%	只数	构成/%
2005	211	176	83.41	2	0.95	32	15.17
2006	328	279	85.06	3	0.91	42	12.80
2007	268	221	82.46	0	0	33	12.31
2008	226	201	88.94	1	0.44	14	6.19
2009	264	216	81.82	2	0.76	27	10.23
2010	225	171	76.00	0	0	36	16.00
2011	246	195	79.27	0	0	43	17.48
2012	258	214	82.95	3	1.16	29	11.24
2013	286	235	82.17	0	0	28	9.79

续表

年份	鼠类总数/只	分类					
		黄胸鼠		褐家鼠		小家鼠	
		只数	构成/%	只数	构成/%	只数	构成/%
2014	231	191	82.68	5	2.16	7	3.03
2015	616	479	77.76	59	9.58	18	2.92
2016	603	466	77.28	79	13.10	14	2.32
2017	605	388	64.13	148	24.46	17	2.81
2018	590	369	62.54	170	28.81	9	1.53
2019	574	394	68.64	140	24.39	13	2.26
2020	620	466	75.16	125	20.16	15	2.42
2021	599	377	62.94	174	29.05	43	7.18

表 16-4 不同时期城乡家鼠种群构成变化

	年份	统计捕捉家鼠数/只	黄胸鼠		褐家鼠		小家鼠	
			只数	构成/%	只数	构成/%	只数	构成/%
城镇	2005—2007	366	320	87.43	4	1.09	42	11.48
	2008—2010	338	302	89.35	2	0.59	34	10.06
	2011—2013	208	181	87.02	3	1.44	24	11.54
	2014—2016	690	580	84.06	91	13.19	19	2.75
	2017—2019	837	578	69.06	231	27.60	28	3.35
	2020—2021	543	399	73.48	125	23.02	19	3.50
农村	2005—2007	426	360	84.51	1	0.23	65	15.26
	2008—2010	330	286	86.67	1	0.30	43	13.03
	2011—2013	539	463	85.90	0	0	76	14.10
	2014—2016	628	556	88.54	52	8.28	20	3.18
	2017—2019	811	573	70.65	227	27.99	11	1.36
	2020—2021	657	444	67.58	174	26.48	39	5.94

三、野栖类宿主动物种群分布与数量

根据隆林县 2005—2021 年的鼠疫监测调查资料统计,捕获鼠种群组成表明,鼠类分布与数量见不同时期野栖鼠类种群构成变化见表 16-5。不同时期黑家鼠与斯氏家鼠的种群构成变化见表 16-6。其中隆林县两种鼠构成的变化有较大差异,黑家鼠与斯氏家鼠的构成变动曲线呈明显的"对称"变动,当斯氏家鼠数量增加时,黑家鼠相应减少,反之,黑家鼠数量增加,斯氏家鼠相应减少,说明两种鼠种间在同一生境中存在着一定的种群内竞争,黑家鼠与斯氏家鼠数量构成变化曲线见图 16-2。

表 16-5 不同时期野栖鼠类种群构成变化

年份	捕捉野鼠数/只	分类				
		黑家鼠、屋顶鼠数量/只	赤腹松鼠数量/只	卡氏/台湾小鼠数量/只	白腹巨鼠数量/只	斯氏家鼠/施氏屋顶鼠数量/只
2005	1	0	0	1		0
2006	3	1	2			0
2007	14	2	5		7	0
2008	10	8	2			0
2009	18	13	5			0
2010	18	12	6			0
2011	7	5	2			0
2012	12	0	2			10
2013	23	0	2			21
2014	27	0	4			23
2015	57	2	18			37
2016	40	0	8			32
2017	51	0	13			38
2018	41	0	31			10
2019	25	0	2			23
2020	14	0	2			12
2021	5	0	2			3

表 16-6 不同时期黑家鼠与斯氏家鼠的种群构成变化

年份	分类		年份	分类	
	黑家鼠/屋顶鼠/只	斯氏家鼠/施氏屋顶鼠/只		黑家鼠/屋顶鼠/只	斯氏家鼠/施氏屋顶鼠/只
2005	0	0	2014	0	23
2006	1	0	2015	2	37
2007	2	0	2016	0	32
2008	8	0	2017	0	38
2009	13	0	2018	0	10
2010	12	0	2019	0	23
2011	5	0	2020	0	12
2012	0	10	2021	0	3
2013	0	21			

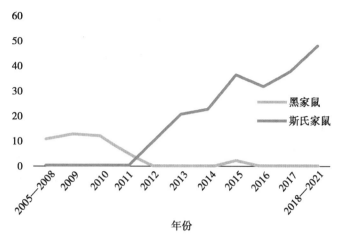

图 16-2　黑家鼠与斯氏家鼠数量构成变化曲线图

第五节　媒介生物监测调查

通过对广西的鼠疫传播媒介监测分析,主要传播媒介蚤是印鼠客蚤、缓慢细蚤和人蚤。蚤的季节消长 11 月至翌年 4 月与 5~10 月相比存在明显差异,为 14.08:1,总蚤指数冬春季明显高于夏秋季,表明冬春季为我区地面游离蚤繁殖高峰期。20 世纪 80 年代后期,宿主鼠密度和媒介蚤指数明显升高,并持续在一个较高的水平,而且优势鼠种与寄生蚤之间表现了密切的依存关系。媒介蚤的染蚤率及总蚤指数呈年度持续递增态势,合浦县作为历史疫源地主要宿主黄胸鼠体表寄生的印鼠客蚤,其 1988—1990 年平均蚤指数较 1984—1987 年高出 5.37 倍(2.603/0.485),人蚤的地面游离蚤 1986—1990 年平均蚤指数较 1981—1985 年明显升高,为 4.79 倍(0.138/0.029)。1993 年室内月平均蚤指数达 1.64,野外月平均蚤指数为 0.51。家栖黄胸鼠(占 59.5%)的平均染蚤率为 47.0%,表现为对印鼠客蚤携带率最高(37.18%),其次为缓慢细蚤(21.37%)。野栖黄毛鼠(占 90.18%)的平均染蚤率为20.0%,表现为对伍氏病蚤携带率最高(88.77%),其次为印鼠客蚤(11.23%)。

一、鼠体外寄生蚤种类调查

在开展鼠形动物种类调查的同时,进行了鼠体表寄生蚤种类调查。通过对 27 个县(市)不同经纬度、不同海拔高度和不同生态环境调查,结果共获得鼠体表寄生蚤 1 万多匹蚤,经鉴定隶属 5 科 1520 种。其中近端远棒蚤指名亚种是国内新发现,有 5 种是区内新发现,3 种未定名新种。

合浦县通过对鼠寄生蚤调查表明,1991—2000 年检鼠 6558 只,有 2069 只鼠染蚤共5445 匹,染蚤率 31.55%,蚤总指数为 0.83。经鉴定隶属 5 属 6 种,即印鼠客蚤、缓慢细蚤、人蚤、犬栉首蚤、猫栉首蚤和伍氏病蚤雷州亚种。主要优势媒介蚤是印鼠客蚤,占 76.27%,其次是缓慢细蚤和伍氏病蚤分别占 12.80% 和 10.60%。室内染蚤率(34.89%~62.31%)和蚤指数(0.87~2.21)均大于室外染蚤率(2.56%~23.54%)和蚤指数(0.06~0.51)。染蚤率较高季节为 4~6 月,最高达 70% 以上。6 月份室内总蚤指数高达 2.6,室外达 0.9。室内地面游离蚤 4 月份最高,为 0.14。

1991—2000 年,室内共放粘蚤纸 16 540 张,带蚤纸 150 张,染蚤率 0.91%,集蚤 359 匹,总蚤指数为 0.021 7。地面游离蚤的优势蚤种为人蚤占 89.11%,其他蚤为猫栉首蚤、犬栉首蚤和印鼠客蚤,分别占捕获总数的 6.41%、1.57% 和 1.39%。1991 年室内地面游离蚤指数为 0.152 1,1999 年室内地面游离蚤指数为 0.019 5。地面游离蚤的季节消长比较明显,以冬春季略高。

二、地面游离蚤监测

10 年蚤情监测显示地面游离蚤染蚤率及总蚤指数有明显的上升趋势。总蚤指数前 5 年与后 4 年之比为 1∶5.63,尤其是 1988 年起的后 3 年指数持续增高,3 年平均总蚤指数高于 9 年平均总蚤指数。

通过对地面游离蚤的消长情况调查发现,广西地面游蚤季节消长极为明显,11 月至翌年 4 月的平均总蚤指数高于 5~10 月平均总蚤指数 14.08 倍(0.169/0.012)。表明广西地面游离蚤以冬季和春季为高峰繁殖期。10 年监测数据发现,后 5 年的年平均总蚤指数较前 5 年的年平均总蚤指数明显升高,为后者的 4.79 倍(0.38/0.029),显示出广西地面游离蚤有逐渐上升的趋势。

三、鼠体蚤调查

鼠体蚤调查表明总蚤指数以及来自不同鼠种的染蚤率均有增高趋势。伍氏病蚤 1988—1990 年平均指数较 1984—1987 年高 4.65 倍(0.400/0.086),印鼠客蚤 1988—1990 年平均蚤数指较 1984—1987 年平均蚤数指高 5.37 倍(2.603/0.485)。1984—1990 年中,黄毛鼠的伍氏病蚤平均染蚤率为 10.94%,而黄胸鼠身上的印鼠客蚤平均染蚤率为 37.18%,说明黄胸鼠对印鼠客蚤的携带率最高,表明媒介与宿主之间具有一种相对固定的依存关系。

四、家栖宿主动物媒介蚤分布数量及其变动

广西隆林各族自治县 2000 年发生鼠疫疫情,根据媒介蚤的调查结果可以确认印鼠客蚤为主要媒介,2001—2020 年鼠体蚤总指数与印鼠客蚤指数变动曲线见图 16-3。但不同宿主

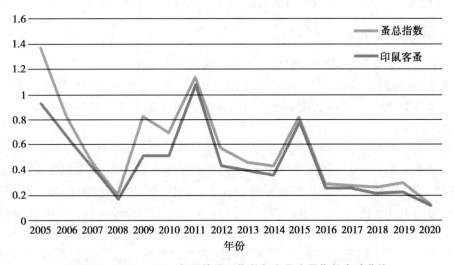

图 16-3　2001—2020 年鼠体蚤总指数与印鼠客蚤指数变动曲线

有不同的主要寄生蚤,且受寄主动物的分布与数量所影响。印鼠客蚤、缓慢细蚤主要寄生于黄胸鼠、褐家鼠和小家鼠,并以印鼠客蚤为优势种。家栖鼠鼠体蚤种群,统计 2005—2020 年不同时期家栖鼠类的鼠体蚤 4 517 匹,其中印鼠客蚤占 79.08%,缓慢细蚤占 19.08%,其余占 1.84%,不同时期家鼠鼠体蚤种群构成变化见表 16-7。

表 16-7 不同时期家鼠鼠体蚤种群构成变化

年份	蚤总数/匹	分类					
		印鼠客蚤		缓慢细蚤		其他	
		数量/匹	构成/%	数量/匹	构成/%	数量/匹	构成/%
2005	334	226	67.66	95	28.44	13	3.89
2006	341	273	80.06	50	14.66	18	5.28
2007	163	147	90.18	14	8.59	2	1.23
2008	58	49	84.48	9	15.52	0	0
2009	585	361	61.71	223	38.12	1	0.17
2010	408	302	74.02	73	17.89	33	8.09
2011	720	677	94.03	43	5.97	0	0
2012	322	240	74.53	82	25.47	0	0
2013	323	272	84.21	41	12.69	10	3.10
2014	249	207	83.13	42	16.87	0	0
2015	211	160	75.83	51	24.17	0	0
2016	187	161	86.10	26	13.90	0	0
2017	175	153	87.43	22	12.57	0	0
2018	167	131	78.44	35	20.96	1	0.60
2019	186	135	72.58	51	27.42	0	0
2020	88	78	88.64	5	5.68	5	5.68
合计	4 517	3 572	79.08	862	19.08	83	1.84

捕获的黄胸鼠的鼠体蚤情况,统计 2005—2020 年黄胸鼠鼠体蚤 4 046 匹,其中印鼠客蚤 3 183 匹占 78.67%,缓慢细蚤 787 匹占 19.45%,其他蚤 76 匹占 1.88%,黄胸鼠鼠体蚤构成见图 16-4。最近 16 年黄胸鼠鼠体印鼠客蚤指数基本维持在 0.3~1.5 的水平,但总的趋势是下降的,黄胸鼠鼠体印鼠客蚤指数变化见图 16-5。

五、野栖宿主动物媒介蚤分布数量及其变动

统计广西隆林各族自治县 2005—2020 年不同时期野栖鼠类的鼠体蚤 103 只,其中印鼠客蚤占 83.50%,缓慢细蚤占 12.62%。不同时期野鼠鼠体蚤种群构成变化见表 16-8。野栖鼠类鼠体蚤指数变化曲线见图 16-6。

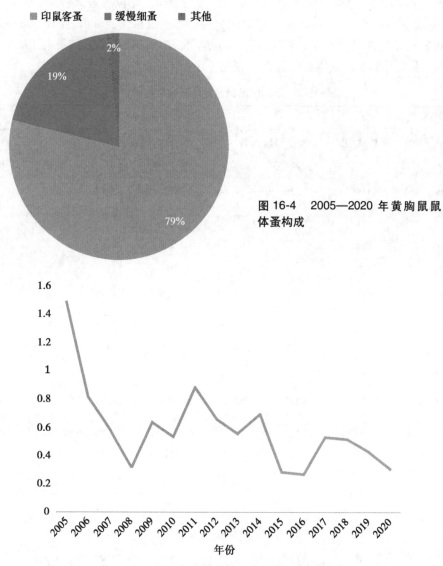

图 16-4　2005—2020 年黄胸鼠鼠体蚤构成

图 16-5　2005—2020 年黄胸鼠鼠体印鼠客蚤指数变化

表 16-8　不同时期野鼠鼠体蚤种群构成变化

年份	蚤总数/匹	印鼠客蚤		缓慢细蚤		不等单蚤	
		数量/匹	构成/%	数量/匹	构成/%	数量/匹	构成/%
2005	1	1	100				
2006	1			1	100		
2007	5	5	100				
2008	1	1	100				
2009	12	7	58.33	3	25	2	16.67
2010	5	4	0.8			1	0.2

年份	蚤总数/匹	印鼠客蚤		缓慢细蚤		不等单蚤	
		数量/匹	构成/%	数量/匹	构成/%	数量/匹	构成/%
2011	2	2	100				
2012	31	24	77.42	7	22.58		
2013	5	3	60	2	40		
2014	27	26	96.30			1	3.70
2015	2	2	100				
2016	3	3	100				
2017	8	8	100				
2018—2020	0						
合计	103	86	83.50	13	12.62	4	3.88

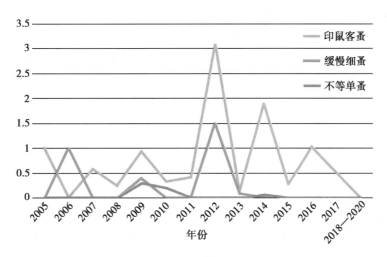

图 16-6　2005—2020 年野栖鼠类鼠体蚤指数变化曲线

　　通过调查广西隆林族自治县家鼠型鼠疫暴发流行期蚤类的种群分布特征,结果发现是疫区或周围村屯的小家鼠染蚤率极低,即使在疫情流行期间,疫区捕获的小家鼠也没有出现印鼠客蚤富集到小家鼠鼠体的现象。分析其原因可能是因小家鼠个体微小,本身有自净行为,而活动区域范围较小,所以在黄胸鼠发生疫情自毙时,游离蚤附着到小家鼠的机会相对较少。在未发生家鼠鼠疫的常规鼠疫媒介蚤监测中,动物间鼠疫疫情发生的早期,由于有少量鼠自毙,鼠密度并未出现大的变化,受常规鼠密度调查方法、地点、时间、环境条件、捕捉工具灵敏度差异等因素的影响,不易发现鼠种群密度异常的改变,家栖鼠属群居动物,由于少量鼠的死亡,鼠体蚤会富集到同群居住的活鼠身上而导致升高。因此,虽然鼠密度监测无异常,但监测中发现鼠体蚤指数有异常升高,主要鼠种鼠体蚤指数升高可能是疫情发生和流行的重要预警信号之一,而且在动物间鼠疫发生流行期间,室内的游离蚤指数则是作为重要媒介指标可较准确地判断波及人间的可能性及流行强度。

第六节　实验室检测及其流行病学意义

从广西人间鼠疫流行情况来看,广西辖区内存在着鼠疫自然疫源地是毋庸置疑的。在广西鼠疫处于静息期间,在鼠疫查源方面的工作一直没有停歇,自从开展血清学监测以来,1975—1977 年在合浦县山口镇检出 9 份 F1 抗体阳性鼠血清。1981—1990 年实验室检测鼠血清 86 898 份,鼠和蚤检菌 14 192 份,其结果全部为阴性。1991—2000 年从捕获的 42 226 只活鼠和媒介蚤拉胃 4 033 份进行鼠疫杆菌培养,均未检出鼠疫杆菌,在隆林各族自治县疫区从不明原因 76 只自毙鼠分离培养出鼠疫杆菌 11 株。采集活鼠血清进行间接血凝试验 130 380 份,放射免疫沉淀试验 6 056 份,除 2000 年疫区隆林各族自治县检出 1 份鼠疫 F1 抗体阳性血清外,其余为阴性。

2000 年,在隆林各族自治县疫区对鼠、狗、猫、蚤的流行病学调查中,检活鼠 F1 抗体 119 只,阳性 1 只,未分离出菌株。检死鼠 53 只,分离出鼠疫杆菌 11 株,检测指示动物犬 71 只,猫 13 只,抗体阳性分别为 8 只和 6 只,未分离出鼠疫杆菌。

2000—2002 年,在隆林和西林县疫情发生过程中,自患者淋巴液和自毙黄胸鼠标本里共分离获得 31 株鼠疫菌。通过对鼠疫菌生化特性及毒力因子检测,结果表明本次试验菌株生化特性属滇闽居民生态型,广西鼠疫菌毒力因子(Pgm)6 株阳性,5 株弱阳性、4 株阴性,毒力因子阴性菌株基本上发生在流行初期和分离自患者淋巴液的菌株,隆林菌株除 3 株阴性,2 株阳性,其他 5 株均呈弱阳性反应。而西林县 5 株菌除 1 株阴性外,4 株呈阳性反应,从上述结果观察到毒力因子阴性和呈弱阳性反应的均为隆林菌株多,自 2000 年分离到鉴定已经传代 10 多次,而西林的菌仅传代 4 次。广西鼠疫菌对麦芽糖、阿胶糖酵解,而对鼠李糖、甘油不酵解。其中 15 株鼠疫菌均能酵解麦芽糖、阿胶糖,不能酵解鼠李糖和甘油。脱氮反应除 1 株来自自死鼠呈弱阳性反应外其余均阳性。营养需求方面,对 Latwton 和 G1u 呈半依赖,仅有 1 株对 Glu 依赖,15 株菌均对 Phe 依赖。脱氮反应除 1 株呈弱阳性反应外,其余均为阳性。广西鼠疫菌与云南省的菌株生化特性基本上没有多大差别,而与四川省石渠县的鼠疫菌差别较大,石渠县的菌株对鼠李糖、甘油均酵解,脱氮反应阴性,是一个单独的鼠疫类型。隆林、西林均属于同一个生态系,但营养型却有所不同。综合其他生化特性,广西鼠疫菌株间某些指标也有差异,是否存在两种生物型或者是变异株,有待更进一步实验研究证实。

根据云南省历年监测的结果已证实存在鼠疫流行的地区,家鼠血清 F1 抗体阳性率为0.1% ~ 0.2%,而指示动物血清 F1 抗体阳性率为 5% 左右。广西对鼠疫疫区指示动物血清学进行了调查研究,首先对鼠疫指示动物血清 F1 抗体检测,调查了 34 个疫点及其周围半径10km 范围内的 187 个村屯,采集到指示动物血清 486 份(狗 442 份,猫 44 份),阳性血清 10份(狗 7 份,猫 3 份),抗体阳性率 2.06%(10/486),其中狗抗体阳性率为 1.58%(7/442),猫抗体阳性率为 6.82%(3/44)。猫血清 F1 抗体阳性率显著高于狗血清 F1 抗体阳性率,两者差异有统计学意义($P<0.05$)。其次对活鼠血清 F1 抗体检测结果本次调查共采集鼠血清272 份,检出鼠疫 F1 抗体阳性鼠血清 1 份,阳性率为 0.37%(1/272)。结果表明活鼠血清 F1

抗体阳性率明显低于指示动物血清 F1 抗体阳性率,两者差异有统计学意义($P<0.05$)。在鼠疫疫区内,活鼠血清 F1 抗体阳性率(0.37%)明显低于指示动物的(2.06%),两者差异有统计学意义。由此可以推断,在南方家鼠鼠疫自然疫源地内指示动物血清 F1 抗体阳性率要比鼠类的高。

通过对鼠疫菌进行质粒图谱分析,结果显示 31 株鼠疫菌均携带 4MD、6MD 和 45MD 质粒,其中 2 株菌缺失 65MD,1 株菌携带 111MD 大质粒,4MD 小质粒遗传稳定性好,菌株已经过十几次传代均没有丢失,具有明显的地理区域分布特征。这表明所分布地区的地理、气候、动物等与云南南部和东南部家鼠疫源地相似,携带的质粒也基本一致。另外,2000 年分离自隆林一患者淋巴液的鼠疫菌缺失 65MD 质粒,在麦芽糖平板上发酵也较弱,这种质粒缺失是否与生化反应有一定的关系有待探讨。总之鼠疫菌质粒检测不仅对阐明鼠疫菌的毒力决定因子和毒力有重要意义,而且对认识鼠疫菌的变异和流行病学调查有一定的意义。

第七节　鼠疫自然疫源地的生态特点及其形势分析

鼠疫是自然疫源性疾病,又属于地方病的范畴,鼠疫的病因是清楚的,而疫区与非疫区却没有明显的空间界限。疫源地代表了历史上曾有过鼠疫流行所谓的静息期也是相对于流行强度而言。我国目前有 12 块鼠疫自然疫源地,其中滇西山地闽广沿海居民区黄胸鼠鼠疫自然疫源地主要分布于长江以南的云南、贵州、广西、广东、海南、江西、浙江、上海和台湾共 9 个省份,历史上曾有 276 个市(县)发生过鼠疫流行。20 世纪 50 年代该疫源地鼠疫流行基本停息或处于的微弱流行阶段。80 年代初该疫源地在中缅边界的云南陇川、瑞丽重新复燃,逐渐扩展到云南西部、西南部和南部广大地区,在 2000 年跳跃式到广西的隆林县和贵州省的兴义市及安隆县。分析该疫情的发生很可能与天生桥水电站下闸蓄水造成周围生态环境发生改变,库区蓄水后,人群搬迁相对集中,鼠类及其他宿主被迫迁徙和聚集,接触和传播自然疫源性疾病的机会增多,鼠类等动物迁徙家鼠和野鼠交串,有可能使疫源地扩散和活跃,并引起局部地区鼠和蚤密度上升等有密切关系,从而增加了鼠疫流行的危险性。

一、家鼠鼠疫自然疫源地的争论及结果

第三次世界鼠疫大流行期间,国内外学者普遍认为鼠疫大流行起始于中国云南,经广西、广东、福建传至香港,再由南亚、印度扩散至欧洲及世界各地,同时又断言云南不存在鼠疫自然疫源地,云南鼠疫是由缅甸或印度传入,认为家鼠不能形成稳固的自然疫源地。由于长期受"二次疫源地论"的影响,鼠疫学术界一直普遍认为广西鼠疫是由云南省传入,并认知广西不存在鼠疫自然疫源地,将合浦县连块划归为雷州半岛家鼠自然疫源地外,广西其他地区均为非疫源地范围。

直到 1982 年,云南省陇川和瑞丽暴发鼠疫流行,且逐渐蔓延扩大,经过连续多年的现场流行病学调查,未发现各个疫区县相互传播的证据链,并从分子生物学证实各个疫点之间是相对独立存在的,此期鼠疫的发生和流行是在未经传入的情况下周期性复燃,从而证明了云南省存在家鼠和野鼠两型鼠疫自然疫源地,进而否定了过去认为家鼠不能形成自然疫源地

以及"输入论"的说法。

二、对广西自然疫源地的认识过程

随着家鼠鼠疫防治研究的深入和认识,目前学术界已基本认同鼠疫在历史上不管是传入的还是自然进化形成的,只要它在一定的地理地带流行过一定的年代,就有形成自然疫源地的可能。1994年,印度苏拉特发生大规模的鼠疫暴发流行,为鼠疫学术界澄清了关于家鼠自然疫源地长期争论的问题,专家一致认为家鼠间的鼠疫能够形成稳定的自然疫源地,而且能够在相当长的时间进入一种静息状态,在某个时期又会突然暴发流行。从我国云南和印度苏拉特家鼠鼠疫新的流行病学特点,结合广西鼠疫的历史及现状,基本认可广西具备形成鼠疫自然疫源地的条件,目前仍处于静息状态,而这种超常静息期可能是家鼠鼠疫的一种特殊现象。云南近期鼠疫流行所表现的突然性、独立性和跳跃式流行病学特点,预示着广西同时存在着内源性和外源性鼠疫暴发流行的可能。

2000年,广西隆林各族自治县暴发了动物间和人间鼠疫流行,并在广西的历史上首次从宿主鼠和现症患者中培养分离出多株鼠疫杆菌。通过流行病学调查、宿主和媒介监测、疫区考察和实验室检测,基本达成一致的共识:广西在历史上曾发生了严重的人间鼠疫流行,具备形成自然疫源地的条件;隆林各族自治县鼠疫的发生与流行,可能是周期性鼠疫暴发流行的前期,表明历史疫源地在数十年静息后疫源的复燃或重新活跃,并可能有新的疫点或疫区出现,鼠疫的发生是自然疫源地范围内综合作用的结果,是一种自然现象。

三、广西鼠疫预警模型的及时性和有效性

基于地理信息系统的广西鼠疫预警模型能及时、准确、有效地对广西26个监测点县(市、县、区)的风险进行评估,并划分为高、中、低3个风险区进行管理。该模型结果显示,2000年隆林县和西林县风险分值均大于0.6125,隆林县和西林县鼠疫发生也证实了这一点。该模型结果还显示,2000年合浦县风险分值为0.6560,发生鼠疫疫情的风险高,通过加强对该地区的鼠疫防治知识宣传和灭鼠灭蚤等防控措施,提高居民防鼠疫意识,降低宿主鼠和传播媒介蚤密度,避免了鼠间和人间疫情发生。2009年,该模型还显示西林县风险分值为0.7900,发生鼠疫疫情的风险高,经对该地区病鼠、死鼠的搜捕和指示动物的扩大检查,及时发现了2个动物间疫点,并采取全面灭鼠灭蚤,疫源动物搜查和可疑患者排查等有效的措施,控制了动物间疫情的扩散,避免了人间疫情的发生。

四、鼠疫防治的长期性和艰巨性

鼠疫是一种自然疫源性疾病,在没有人类活动的地方它同样可以存在于野生啮齿动物之中,而当人类与染疫的啮齿动物接触时,就有可能发生感染。在《鼠疫控制及其考核原则与方法》中,鼠疫控制的定义为:在鼠疫自然疫源地内通过群体预防、灭鼠(獭)多种生态措施,鼠疫主要宿主动物密度大幅度下降,动物鼠疫流行空间明显缩小,流行强度明显减弱,连续多年无人间鼠疫病例出现,当地居民基本摆脱鼠疫之威胁。控制标准规定:人间鼠疫截至本标准考核时,已连续20年无人间鼠疫病例出现。

目前,云南家鼠鼠疫的流行态势严峻,而且有向广西方向继续蔓延的趋势,越南的鼠疫

已直接威胁到广西、广东、海南3个省份。广西在红水河流域发生动物间和人间鼠疫流行，基本可以认为是历史疫区在静息多年后的周期性复燃，这种疫源地的重新活跃，有可能是大规模暴发流行的征兆，要充分估计到广西今后鼠疫疫情复燃的广泛性和持久性，对鼠疫防控仍然不能掉以轻心。

第八节 鼠疫防治对策

在疫源地自然环境条件没有发生根本性改变的情况下，广西鼠疫将会长期存在危险，因此主动监测动物鼠疫动态趋势，从而采取预警和强有力的控制措施是预防人间鼠疫的关键。自治区疾病控制中心是全自治区鼠防工作的技术指导中心，负责各监测点的监测和监督。各县疾病控制中心或鼠防站是鼠疫防治、监测的实施单位，相应建立了县、乡（镇）、村三级鼠疫监测网。乡镇卫生院和村医甚至当地居民有义务向上级卫生部门报告可疑患者，卫生部门负责可疑患者的检诊、复诊，一旦有疫情立即向当地政府报告并及时实施疫情处置。

隆林各族自治县2000—2001年连续发生鼠间鼠疫疫情暴发流行并波及人间，不管是内源性复燃还是外源性传入，已经说明了广西黄胸鼠鼠疫自然疫源地已开始活跃，广西的鼠疫防治工作已进入了一个新的阶段。广西鼠疫监测和防治工作的战略方针需要进行相应的调整，预防内源性复燃为主和防止外源性传入相结合，在抓好隆林疫点的基础上，以点带面，做好全区的鼠防工作。

一、加强监测，适当调整监测点和监测内容

首先是对现疫区隆林各族自治县及其周边的县，其次是与云南及邻国越南相邻的县（市），最后是既往有鼠疫流行史且交通发达地区，通过对不同区域的鼠蚤种群构成、鼠密度、蚤指数、鼠和敏感动物的血清学进行监测，对自毙鼠和鼠蚤脏器的细菌学进行监测，及时发现疫情和评估措施是否有效，使监测系统不断完善和正常顺利运行。

二、加强鼠疫防治经费的投入

没有足够的经费保证就无法尽快、有效地控制疫情，今后的监测工作需要有经费的保证才能完成，因此各级政府要把鼠防经费纳入正常开支。制订应急方案，加强信息管理和技术培训，储备必需物品，作好疫区处理的前期准备。

三、重点工程动工前进行必要的卫生评估

天生桥水库的建设和动物的迁移，造成鼠蚤密度增高，与隆林各族自治县鼠疫的流行存在着相关性，提示所有可能引起环境和生态系统改变的大工程在施工前有必要进行卫生和疾病灾害的考察和评估，特别是要弄清鼠和蚤种群构成，鼠密度和蚤指数等各项监测预警指标。

四、重点监视周边地区鼠疫动态

在云南、广东及邻国越南接壤的地区设立固定点监测，防止外源性鼠疫的传入，以南宁

为中心适当布局,对交通要道,人口密集的城镇进行流动监测,防止外源性鼠疫的扩散或内源性鼠疫的暴发流行。

五、加强健康教育,逐步完善疫情报告网络,及时发现疫情

根据广西的社会状况和经济格局,点面结合,通过宣传健康教育,使群众了解到发生鼠疫疫情时的可能迹象,特别是充分发挥乡镇卫生院的医务人员、村医和乡村基层干部的疫情"三报"制度,有利于形成一个多层次的疫情网络。并实施以健康教育为手段,探索逐渐改变监测点地区居民群体的不良习惯,培养健康的意识和行为,激发群众积极参与鼠疫防治的自觉性,保障自身健康和创造优裕的生活环境。

六、建立三省联防合作机制

广西、贵州和云南3个省份,特别是红水河流域三省交界的地区,都存在鼠疫流行,而且生态、生境和植被基本相同,鼠疫的主要宿主和媒介基本一致,属于相同的自然疫源地。为了有利于发现和控制疫情,建立三省鼠疫联防,更好地互通情报,共同应对鼠疫疫情发生是一项非常有效的鼠疫防治措施。

参考文献

[1] 黄浩洲,广西统计年鉴[M].北京:中国统计出版社,2021.

[2] 丛显斌,刘振才,李群.中国鼠疫自然疫源地(1950-2014)[M].北京:人民卫生出版社,2019:4-6,503.

[3] 林新勤,杨光华,周树武,等.1991~2000年广西壮族自治区鼠疫及其防治[J].广西鼠疫防治研究论文汇编,2000.

[4] 秦石英,黄德惠,林新勤,等.广西鼠疫菌生物学性状的研究[J].中国地方病防治杂志,2004,19(5),273-275.

[5] 李寿生,杨光华,刘有玲,等.广西鼠疫的历史、现状及对策[J].地方病通报,1995,10(4),80-82.

[6] 周树武,梁江明,曾竣,等.广西合浦县鼠疫自然疫源地宿主动物及媒介蚤的调查[J].中国媒介生物学及控制杂志,2008,19(3),220-222.

[7] 韦波,李寿生,耿文奎.广西鼠疫自然疫源地问题及防治对策的初步探讨[J].广西鼠疫防治研究论文汇编,2000.

[8] 梁少生,林新勤,杨光华,等.一起大型水电站库区鼠疫暴发流行的调查分析,广西鼠疫耶尔森菌质粒图谱及分子流行病学意义[J].中国地方病学杂志,2005,24(5),482-486.

[9] 李寿生,杨光华,刘有玲,等.广西鼠疫及其防治(1981~1990年)[J].中国鼠疫及其防治,1992,120-124.

[10] 梁江明,曾竣,周树武,等.广西鼠疫疫区的啮齿动物调查研究[J].中国热带医学,2006,6(7),1159-1160.

[11] 秦石英,黄德蕙,林新勤,等.广西鼠疫菌生物学性状与质粒图谱关系的研究[J].中国人兽共患病杂志,2005,21(5),433-434.

[12] 梁江明,林新勤,杨进业,等.广西鼠疫防治50年回顾[J].地方病通,2003,18(1),53-55.

[13] 李寿生,梁江明,韦锦平,等.广西鼠疫自然疫源地特征、性质及状况的研究[J].国外医学医学地理分册,2012,33(3),151-153.

[14] 梁江明,林新勤,周树武,等.广西鼠疫疫区指示动物血清流行病学调查[J].中国媒介生物学及控制杂志,2005,16(4).

［15］ 李寿生.广西静息期鼠疫防治对策的探讨［J］.中华流行病学杂志,1994,15(8),132-135.

［16］ 邓秋云,梁江明,曾竣,等.广西鼠疫流行现状及危险因素探析［J］.中国人兽共患病学报,24(7)
　　　 686-687.

［17］ 林新勤,周树武,唐咸艳,等.基于地理信息系统的广西鼠疫预警模型的构建与应用研究［J］.广西医
　　　 学,2012,34(2),157-160.

第十七章

广东鼠疫生态

第一节 流 行 概 述

据史料记载,广东的鼠疫流行,认为是从云南经广西传入雷州半岛,最早发生于1872年遂溪县冷水乡光毛村。1872—1880年鼠疫流行的开始几年,主要局限于雷州半岛及粤西各县市,传播进展比较缓慢。1880年后,流行逐渐加剧,借陆路、海运迅速传播至广东各地。1890年广州鼠疫流行,1894年香港鼠疫流行,之后,鼠疫从香港借轮船传播至各地,波及60多个国家和地区,引发第三次世界鼠疫大流行。

香港鼠疫防治是人类科学防治鼠疫的里程碑。1894年北里和耶尔森分别在香港首次从人和鼠尸中发现鼠疫菌,并揭晓鼠疫的传染源及传播途径,从此人类进入科学防治鼠疫阶段。

1948年后,广东省内其他地区鼠疫流行已经停息,但雷州半岛的鼠疫流行持续到1952年。1949年后发病984例,病死291人。

1953年,雷州半岛鼠疫流行停息,广东鼠疫流行终止。南方各省的鼠疫流行亦在同一时期内先后停止,如福建省是1953年,云南省是1955年。鼠疫流行的停息,是1949年后在党的领导下,通过灭鼠灭蚤、预防接种、检诊检疫及开展爱国卫生运动等措施,取得的伟大成果。

雷州半岛鼠疫自然疫源地鼠疫流行分为三个时期:第一个时期是1872—1952年鼠疫流行期,人间鼠疫暴发流行;第二个时期是1953—1988年,人间鼠疫流行停息,动物间鼠疫存在微弱活动;第三个时期是1989年至今,鼠疫流行静息,没有人间鼠疫发生和动物间鼠疫活动。

一、雷州半岛人间鼠疫流行期

雷州半岛是广东省鼠疫流行最严重和历史最悠久的地区。据吴宣崇氏《鼠疫源起》记载:"同治年间鼠疫已盛行于广西雷廉等地"。从1872年至1952年,数十年间雷州半岛地区鼠疫流行此起彼伏,从未间断。1921年广东鼠疫流行逐渐缓和,全省绝大多数地区在1948年前流行先后自动停息,唯雷州半岛仍然持续流行至1952年。

岛内鼠疫流行相当广泛,仅从1951—1952年人间鼠疫流行的情况来看,发生流行的自然村和墟镇有80多个。疫区包括遂溪县的全境;廉江市的安铺、廉城、横山、营仔、石岭、龙湾等乡镇;雷州市的雷城、客路、南兴、白沙、沈圹、北和、企水、乌石、唐家、纪家、杨家、东里、调风等乡镇;湛江市麻章、赤坎、霞山等区。廉江市疫区主要分布于九洲江的两岸,从河口经过安铺直至县城。遂溪县疫区遍布全县,主要是沿着各乡镇(墟镇)的交通线。雷州市疫区主要在北部与遂溪县毗邻地区和西海岸一带。

在流行期,几乎每年都有鼠疫病例发生,但各年流行强度和流行地区不尽相同,呈散发性地方性流行。牛车来往于各村和乡镇,以及东西海岸港口商船、渔船频繁进出,被认为是当时导致鼠疫扩散传播的主要原因。鼠疫在村墟之间互相传播,互为感染,原有疫村鼠疫停息,又有新的疫村出现,因而出现了反复延绵不绝,此起彼伏的流行状态,使鼠疫在整个地区内持续不断地流行。

鼠疫的临床分型以腺鼠疫为主。统计1950年廉江、遂溪、雷州(原海康县)683例鼠疫,腺鼠疫占94.88%,败血症鼠疫、皮肤鼠疫、继发性肺鼠疫仅占5.12%。

鼠疫流行于冬春季,故当地居民称鼠疫为"年冬病"。据罗芝园《恶核良方》谓鼠疫"广西雷廉二十年来,皆十一月起,五月疫止"。统计雷州半岛1950—1952年984例鼠疫中,以2~6月发病最多,占77.0%,其中3~5月为高峰,8月病例很少。其流行高峰与家鼠鼠体蚤特别是印鼠客蚤的季节高峰相一致。

二、动物间鼠疫微弱活动期

1953年,控制人间鼠疫疫情后,再无病例发生,但动物间鼠疫并未完全停息。1973—1987年,利用WHO推荐的鼠疫血清IHA检测方法,在疫源地内的廉江、遂溪、雷州3个市(县)的10个乡镇共检出动物血清阳性40份,主要分布于雷州半岛西部沿海一带乡镇,从而用血清学方法证实雷州半岛仍然存在鼠疫疫源地(表17-1)。

表17-1 40份IHA阳性鼠(含臭鼩)血清检出地点、时间、滴度(按检出时间顺序)

县市	检出地点	鼠种	血凝滴度	检出日期
遂溪县	洋青公社五七干校附近	黄毛鼠	1:40	1973.4.18
	洋青公社五七干校附近	黄毛鼠	1:80	1973.4.18
	杨柑公社杨柑圩	黄胸鼠	1:40	1973.7.4
廉江县	横山公社下路大队关圹仔生产队	黄毛鼠	1:40	1973.9.11
	营仔公社竹墩大队新西生产队	黄胸鼠	1:40	1973.10.27
	营仔公社下洋大队屋背生产队	臭鼩	1:20	1973.10.31
海康县	乌石(房参)平步村	黄胸鼠	1:160	1973.12.28
	乌石(房参)平步村	黄毛鼠	1:80	1974.1.4
	北和公社金竹大队迈草村	黄毛鼠	1:1280	1974.3.22
遂溪县	洋青公社知青农场附近	黄毛鼠	1:40	1975.4.16
廉江县	横山公社下路大队关草棚村	褐家鼠	1:40	1975.4.21
	横山公社横山大队挖仔村	黄毛鼠	1:20	1975.4.23
	横山公社下路大队木栏村	黄毛鼠	1:20	1975.4.28
	营仔公社多浪波大队金义村	黄胸鼠	1:20	1975.6.28
海康县	北和公社金竹大队平兰村	黄毛鼠	1:40	1975.3.24
	乌石(房参)公社平步村	黄毛鼠	1:40	1975.4.7
	北和公社金竹大队	黄毛鼠	1:80	1975.5.13

县市	检出地点	鼠种	血凝滴度	检出日期
遂溪县	杨柑公社杨柑圩	黄胸鼠	1∶80	1977.3.29
廉江县	河堤公社三圹大队上岭仔村	臭鼩	1∶80	1977.4.10
	横山公社元格大队	黄胸鼠	1∶160	1978
海康县	北和公社金竹大队迈草村	黄毛鼠	1∶20	1979.3.29
	北和公社金竹大队迈草村	黄毛鼠	1∶40	1979.11.6
	北和公社金竹大队迈草村	黄毛鼠	1∶20	1980.11.27
	北和公社金竹大队迈草村	黄毛鼠	1∶20	1980.11.28
	北和公社金竹大队迈草村	黄毛鼠	1∶40	1980.11.28
	北和公社金竹大队迈草村	黄毛鼠	1∶80	1980.12.9
	北和公社金竹大队迈草村	黄毛鼠	1∶20	1981.1.19
遂溪县	岭北公社横山大队心田垌村	黄毛鼠	1∶40	1983.11.19
	岭北公社望高水库	黄毛鼠	1∶160	1983.12.3
廉江县	河堤公社鹤圹大队东相圹村	臭鼩	1∶40	1983.11.26
	河堤公社洪坡大队洪坡村	臭鼩	1∶80	1983.12.7
	河堤公社牛坡大队鱼鳞圹村	黄胸鼠	1∶40	1983.12.8
	横山公社排岭大队侧边水沟边	臭鼩	1∶20	1983.12.15
	横山公社潭福大队潭福下村	臭鼩	1∶40	1984.1.13
遂溪县	洋青公社北流大队车路头村	臭鼩	1∶40	1984.1.17
海康县	北和区金竹乡迈草村	黄毛鼠	1∶80	1985.3.5
	北和区金竹乡迈草村	黄毛鼠	1∶160	1985.3.5
廉江县	龙湾区拼泥圹乡拼泥圹村	黄胸鼠	1∶20	1985.12.20
	河堤区东山乡东山村	黄毛鼠	1∶40	1986.3.8
	龙湾区洋下乡边圹村	臭鼩	1∶80	1987.1.9

注:海康县即现雷州市,廉江县即现廉江市。

1985 年,利用反向间接血凝试验(reverse indirect hemagglutination test,RIHA)方法,检出阳性检材 3 份,分别是雷州市纪家镇黄宅村自死黄胸鼠(滴度 1∶655 360)、北和镇迈草村野外活黄毛鼠(滴度 1∶1 280)和廉江市河堤区东坡塘村活臭鼩(滴度 1∶640)。

采用放射免疫沉淀试验(RIP)方法进行检测,1986 年和 1988 年各检出阳性 1 份,分别是海康县纪家区(现纪家镇)罗灵乡黄宅村黄毛鼠 1 份,滴度 1∶80(1986 年),廉江县河堤区(现安铺镇)河堤乡东山村臭鼩 1 份,滴度 1∶80(1988 年)。

检测结果说明,在 1953—1988 年,雷州半岛鼠疫疫源地虽然没有人间鼠疫的发生,但动物间仍然出现微弱的鼠疫疫情活动。在此期间,同为黄胸鼠鼠疫疫源地的广西合浦县于 1975—1977 年和江西省 1988 年检出 IHA 阳性。云南省在 1974 年也检出 IHA 阳性检材,之后在 1976 年、1978 年都有 IHA 阳性检出。由此推测,在 1949 年后至 20 世纪 80 年代,黄胸鼠鼠疫疫源地部分地区存在动物间鼠疫的微弱活动。

三、流行静息期

1989 年以后,疫源地进入静息状态。1989—2005 年,年均分别检测动物病原和血清 6 000 多份,2006—2021 年,年均分别检测动物病原和血清 4 000 多份,都没有发现鼠疫疫情信息。

在疫源地处于静息期,宿主及媒介数量变化有起有伏,甚至出现异常升高的情况。如 1999 年,廉江市鼠疫防治站在安铺镇开展鼠疫监测时,发现家鼠鼠体印鼠客蚤指数升高,单月指数达 4.0 以上。随后,雷州、遂溪也相继报告印鼠客蚤指数异常升高的情况,个别监测点印鼠客蚤月指数甚至高达 6.44,接近中华人民共和国成立初期人间鼠疫流行时期的危险水平。为防患于未然,广东省卫生厅决定对 1973—1988 年鼠疫血清阳性的 10 个乡镇开展大范围的突击性药物灭蚤行动,并坚持至 2005 年,把蚤指数降至安全值。

疫源地保持长期静息,是广东坚持监测,重视预警,及时化解每一次风险所做出努力的结果。

第二节 雷州半岛鼠疫自然疫源地

广东省鼠疫自然疫源地,位于广东省西南部的雷州半岛除徐闻县以外的绝大部分地区,是我国西南山地闽广沿海居民区农田黄胸鼠疫源地的组成部分。疫源地地理坐标介于东经 109°39′~110°40′,北纬 20°25′~21°55′。即现湛江市辖属的湛江、廉江、遂溪、雷州 4 市(县),陆地面积约 9 072km²。

一、疫源地景观

(一) 地理景观

1. **地形地貌** 雷州半岛是我国三大半岛之一,东北与茂名市化州接壤,西北与广西壮族自治区毗邻,东临南海,西靠北部湾,南隔琼州海峡与海南岛隔海相望。半岛主要是丘陵地形,地势平缓,呈西北高、东南低。南部为玄武岩台地,略呈龟背状,约占半岛面积的一半。中西部和北部多为海成阶地,海拔在 25m 以下,占半岛面积的四分之一。中东部为冲积和海积平原。岛内无高山大河,北部双峰嶂海拔 382m 为雷州半岛最高峰,中部螺岗岭高 233m,南部石卯岭海拔 259m。最大河流是北部的九洲江,源自广西陆川县境内,从北部入境向西南斜贯廉江市境注入北部湾。由九洲江筑成的鹤地水库及其青年运河流灌南渡河以北全境。第二大河是南渡河,全长 65km,由雷州市北部向东南注入南海。半岛东西海岸曲折多港湾,海岸线长约 900km。

2. **土壤** 中部岭北镇至湖光岩的局部地区以及南渡河一带,是火山和玄武岩形成的台地,为砖红壤性红色土,土质是黏壤土或重黏土,腐殖层厚,通透性好,地下水位低。其余大部分地区是花岗岩台地和浅海沉积阶地,为砖红壤性红黄色土,土质为黏壤土至沙壤土,透水性好,地下水位也低。在九洲江、南渡河和其他小溪流沿岸及其下游的三角洲为冲积平原,土壤为冲积土及水稻土。西海岸滨海地区有小面积的海砂土和盐积土。

3. **气候** 半岛气候属热带海洋性季风气候,水热条件丰富,长夏无冬。年均气温为

23.5℃,1月平均气温为16.3℃,7月平均气温为29℃。年均降水量1 417~1 804mm,但季节分布不均,4~10月占全年80%,11月至次年3月降水稀少。全年太阳辐射强,日照时间长,蒸发量大,常在冬春季酿成旱灾或连旱现象。特别是半岛西南部,受地形和气流影响,降水量比东部明显偏少,旱情更为突出。全岛有明显的干、湿季之分,年均相对湿度80%以上。常年多风,冬季盛行西北风和东北风,夏季盛行东南风和西南风,夏秋季多台风。

4. 植被　雷州半岛位于祖国大陆的最南端,三面环海,受季风气候的影响,降水量充足,日照时间长,年均气温高,湿度较大,岛内植被几乎全年都能生长。

在疫源地内的自然植被类型主要有:热带常绿季雨林,旱中生性的热带草原,热带海滨沙生植被,热带地区的人工植被,红树林等。但经过1949年后几十年土地被不断开垦种植,岛内天然植被绝大部分已被破坏或改变,代之以次生林,热带灌丛,稀树草原或栽培作物。森林大部分为人工桉树林,中北部较南部为多,但覆盖也仅为20%左右。20世纪五六十年代栽种的橡胶林,在半岛南部的徐闻县和雷州市仍残留有少量分布。台地上的热带草原植物,以禾本科矮草占优势,其间杂有以桃金娘、坡柳为主的灌木。有的农业耕种区,可见成块面积不大的乔木、灌木丛的田间林岛。

分布在沿海的海滨沙生植被,如刺竹林和由仙人掌、露兜勒等组成的刺灌丛,大部分受海水养殖业人工塘的挖造而破坏,个别地方甚至消失。

半岛东西海湾的滩涂上,有不连片的红树林植被。

栽培以热带作物为主。雷州半岛盛产热带水果,栽培品种丰富,由于不同区域气候和土壤有异,所栽种品种侧重亦有所不同。如北部的廉江市境内以种植荔枝、石榴、阳桃、龙眼、黄皮、柑橙等果树为主。中部的遂溪县和麻章区境内,以火龙果、香蕉种植面积相对较大。而南部的雷州市境内以芒果、木瓜、菠萝、波罗蜜、青枣为主。

半岛中部自湖光岩至雷州市客路镇一带的旱地以种植甘蔗为主,面积有100多万亩。

水稻和番薯仍是岛内主要的粮食作物。在冲积和海积平原,以及丘陵低洼地,都有大面积的水稻种植,如九洲江冲积平原,南渡河冲积平原等。旱坡地和冲积海积平原是番薯主要种植地,此外花生、芝麻、木薯也是岛内常见的农作物。辣椒、茄子、南瓜、甜玉米作为北运蔬菜的拳头农产品,秋冬季节在半岛内种植面积也很大。近年来,随着特色农业的推广,经济类作物种植面积在不断扩大,土地种植格局也随之发生改变,农业植被的多样性变得越来越丰富。

总的来说,从高空俯瞰雷州半岛,基本上是被人工植被所覆盖,原自然分布热带常绿季雨林和热带草原几乎看不到。

（二）农村居民区村落景观

湛江市是广东省人口大市之一,2020年湛江市常住人口698.12万,疫源地内人口544.05万。

在疫源地内自然村落多,人口密度大。自然村有大有小,村庄周围一般分布有少量的乔木,如榕树、樟树、苦楝等,以及人工桉树林,矮层多为刺灌丛,外围一般是农耕地。农民在村内有栽种热带果树的习俗,波罗蜜、荔枝、黄皮、龙眼、芒果较为常见。

20世纪六七十年代,雷州半岛农村居民住宅大部分是茅草屋和土木结构的瓦房,屋内是泥土地面,潮湿阴暗。住宅的房前屋后堆放杂物,卫生条件较差。茅草屋主要集中于西部沿海地区。改革开放后,农业经济得到快速发展,农民收入增长,生活水平提高。茅草房和土木结构的瓦房逐步被拆除,建成混凝土或砖瓦结构为主的住房,室内地面(水泥)硬底化,但受当时经济所限,基本上都是单层的平房,且周围环境改变不大。

进入 21 世纪,为改变农村面貌,2001 年湛江市委市政府开启农村危房改造行动,将全市农村茅草房改造成为防风、防雨、防火、安全"三防一安"的经济舒适安心房。经过十几年的努力,2016 年雷州半岛茅草房基本消除。

新时期,党的一系列政策,加快了农村经济建设的快速发展。全面推进乡村振兴加快农业农村现代化的意见的实施,使雷州半岛农村村容村貌发生了质的改变。道路硬底化,照明、排污供水等设施逐步完善,周围环境变得干净整洁,砖瓦结构的住房大量减少,混凝土结构住房亦从单层结构走向多层多功能结构。

但由于各地经济条件不同,住房建筑发展仍不平衡,因而产生了不同类型的农村居民区景观。

第一种类型是旧自然村落居民区景观。旧自然村落的居民区其村容村貌变化很小,房屋是 20 世纪的建筑,基本保持改革开放初期半岛居民区的特点:砖瓦或混凝土结构为主的平房,室内地面泥土或水泥硬底化,庭院泥土裸露,房前屋后堆放石头、木柴等杂物,泥路村道。这类居民区大部分房屋已闲置,无人居住,居民已迁入新村或城镇,少部分房屋有老人留守。这类居民区不多。

第二种类型是砖瓦结构与混凝土结构建筑混合的居民区景观。住宅区是由新房与旧屋混合分布,或在旧村老屋外围建新房,发展新村场。新村场变为新农村居民区景观,而旧村场保留了旧自然村落居民区景观。这类居民区数量最多。

第三种类型是多层混凝土结构建筑的新农村居民区景观。新农村一般是农村宅基地统一整合,重新规划建设的居民区。房屋多为三层左右混凝土钢筋结构的小楼房,功能齐,布局合理,室内地面贴地砖,庭院硬底化。门前楼后整洁,基本没有杂物堆放。村道井然,设有排污供水管道,环卫设施逐步配置。这类居民区是未来农村建设的发展方向。

不同类型景观的居民区环境对家栖型鼠类种群的结构产生不同的影响,而宿主动物种群结构与数量的改变,亦会导致媒介种群与数量的改变。

二、宿主动物

雷州半岛鼠疫疫源地面积不大,地形地貌也不复杂,气候类型单一,故宿主动物种类不多。

(一) 种群组成

雷州半岛动物区系属东洋界中印亚界华南区闽广沿海亚区。根据广东省的调查,本区动物种群并不复杂。啮齿动物仅有 11 种,以热带种类鼠科的板齿鼠属和鼠属为主,树栖种类只有松鼠科(Sciuridae)丽松鼠属(Callosciurus)的雷琼红腹松鼠(Callosciurus erythraeus)1 种。在居民区的家栖鼠类有鼠科大鼠属的黄胸鼠(Rattus tanezumi)、褐家鼠(Rattus norvegicus)和小鼠属的小家鼠(Mus musculus)共 3 种。家栖鼠类以黄胸鼠、褐家鼠为优势种。野栖鼠类有 7 种,分别为鼠科大鼠属的黄毛鼠(Rattus losea)、海南屋顶鼠(Rattus rattus hainanicus)、雷琼社鼠(Rattus niviventer)、针毛鼠(Rattus fulvescens)、青毛鼠(Rattus bowersi)和板齿鼠属的板齿鼠(Bandicota indica)及小鼠属的卡氏小鼠(Mus caroli)。野栖鼠类以黄毛鼠、板齿鼠为优势种。食虫目动物有鼩鼱科的 2 个种,鼩鼱科臭鼩属的臭鼩(Suncus murinus)和麝鼩属的灰麝鼩(Croidura attenuata),臭鼩在居民区的鼠形动物中占有较大的比例。

雷州半岛的宿主动物,具有明显的家栖和野栖之分,家栖的宿主动物通常只在居民区栖息活动,一般不会离开居民区到野外,而野栖种群只栖息于野外环境。

(二) 分布与数量

1. 家栖类宿主动物种群分布与数量 疫源地内家栖类宿主动物共4种,隶属于啮齿目的1科2属3种和食虫目1科1属1种。分别为啮齿目的黄胸鼠、褐家鼠和小家鼠,及食虫目的臭鼩。

(1) 鼠类宿主动物种群分布与数量:家栖鼠类以黄胸鼠和褐家鼠为优势种,它们在广东省各地均有分布,栖息于居民区,与人共生。

黄胸鼠多栖息活动于建筑物的上层,善攀爬,能在横梁椽木上快速奔跑。在室外沿各种线缆,在楼与楼之间穿梭行走十分常见。茅屋、瓦房的屋顶间隙,楼房的天花板夹层,楼顶的隔热层,以及农村房前屋后的石堆、杂物堆等是它隐匿筑窝优越场所。黄胸鼠可随人的活动而迁移,在野外也偶尔捕获,一般是在离村庄不远的地方,或野外临时搭住工棚周围,捕获率不足0.05%。

褐家鼠栖息于住宅、仓库、厨房、厕所、庭院、垃圾堆旁、下水道、禽畜养殖场等场所。喜阴暗潮湿、杂乱肮脏环境,在下水道或地面挖洞藏匿。攀缘能力远不及黄胸鼠,在室内多于地面靠周边活动。

黄胸鼠广泛分布于农村和城镇,是农村代表种和优势种。褐家鼠以城镇分布为主,是城镇优势种。在不同生境、不同时期它们的分布与数量也有变化,食物和栖息环境是决定变化的主要因素。

在城市,纵横交错的地下管网,以及丰富的食物来源,非常适宜褐家鼠生存,因此数量多于其他鼠类。受住宅结构影响,在城镇,黄胸鼠数量低于褐家鼠,局部地区甚至也低于臭鼩。

在农村,旧自然村落居民区虽然非常适宜黄胸鼠栖息,但由于很多房屋闲置,食物缺乏,制约其繁殖,故数量自然也少;砖瓦结构与混凝土结构建筑混合的居民区,比较适合黄胸鼠和褐家鼠。这类居民区既有理想的栖息之处,又有丰富的食物来源,因此它们的数量比较稳定。但分布有所不同,黄胸鼠趋向于砖瓦结构居民区,而褐家鼠则趋向于混凝土结构的房屋区域;在混凝土结构建筑为主的新农村居民区,却不利于黄胸鼠的栖息,相反,有利于褐家鼠,因而,在此类居民区黄胸鼠的优势逐步被褐家鼠所取代。

因此,家栖鼠类的分布与数量受居民区住房结构的影响尤为明显。

根据湛江市常年系统的调查资料统计,1950—2019年,黄胸鼠在家栖鼠类种群的构成正逐年下降,褐家鼠不断上升。且在不同时期变化的速度也不一样。如在1950—1989年,黄胸鼠构成比下降了11.12个百分点,相对缓慢;1990—2019年下降24.70个百分点,后30年下降是前40年的2倍,下降速度较快。与之相应的褐家鼠,1950—1989年构成比上升9.25个百分点,1990—2019年上升27.60个百分点,后30年是前40年的3倍。这个结果与疫源地内居民区住房结构改变的建设速度是一致的。小家鼠的构成比在70年间下降了15倍多,现在监测调查已很少捕获(表17-2)。

构成比的变化,在城镇和农村也有不同。黄胸鼠在城镇的构成比下降比农村更快,这是由于城镇混凝土钢筋结构楼房发展较快,下水道管网越来越丰富,不利的栖息环境加快了黄胸鼠下降速度,从而导致城镇家鼠种群中黄胸鼠与褐家鼠两个优势种构成比的变动大于农村(表17-3)。

表 17-2 不同时期家栖鼠类种群构成变化

年份	鼠类总数/只	分类					
		黄胸鼠		褐家鼠		小家鼠	
		只数	构成/%	只数	构成/%	只数	构成/%
1950—1959	39 023	37 188	95. 29	1 402	3. 59	433	1. 10
1960—1969	21 716	19 682	90. 63	1 670	7. 69	364	1. 67
1970—1979	39 422	35 072	88. 97	3 894	10. 11	456	1. 15
1980—1989	13 894	11 695	84. 17	1 679	12. 84	520	3. 74
1990—1999	4 776	3 480	72. 86	992	20. 77	304	6. 36
2000—2009	7 449	4 097	55. 00	3 165	42. 49	187	2. 51
2010—2019	12 036	7 159	59. 47	4 868	40. 44	9	0. 07

表 17-3 不同时期城乡家鼠种群构成变化

	年份	统计捕捉家鼠数/只	黄胸鼠		褐家鼠		小家鼠	
			只数	构成/%	只数	构成/%	只数	构成/%
城镇	1950—1989	1 277	1 201	94. 05	66	5. 17	10	0. 78
	1960—1969	10 447	9 355	89. 55	965	9. 24	127	1. 22
	1970—1979	5 138	3 899	75. 89	1 147	22. 32	92	1. 79
	1980—1989	1 832	1 396	76. 20	392	21. 40	44	2. 40
	1990—1999	1 109	464	41. 84	509	45. 90	136	12. 26
农村	1950—1959	37 746	35 987	95. 34	1 336	3. 54	423	1. 12
	1960—1969	11 269	10 327	91. 64	705	6. 26	237	2. 10
	1970—1979	34 284	31 173	90. 93	2 747	8. 01	364	1. 06
	1980—1989	12 062	10 299	85. 38	1 287	10. 67	476	3. 95
	1990—1999	3 667	3 016	82. 25	483	13. 17	168	4. 58

虽然黄胸鼠由于栖息环境改变而致其在家栖鼠种群中构成比发生明显变化,但黄胸鼠的捕获率并不因为构成比的下降而导致捕获率明显降低。如 1981—2020 年,黄胸鼠的平均密度维持在 3% ~4% 之间(图 17-1),说明黄胸鼠作为主要宿主动物,其种群数量在疫源地内还是比较稳定的,这与它的构成比降低并不矛盾。

(2) 臭鼩种群分布与数量:臭鼩(*Sumcus murinus*),属食虫目(*Insectivora*)鼩鼱科(*Soricidae*)臭鼩属(*Sumcus*)。

臭鼩不善攀缘,只栖息活动在地面层,不会挖洞,多数利用周围的杂物堆、砖石瓦砾的缝隙或废旧鼠洞来筑巢。臭鼩以动物性食物为主食,喜食地面活动的小昆虫,喜欢在花草灌木的环境觅食,是夜间活动的小型动物。

臭鼩的最大特点是骚臭味很浓,俗称"骚鼠"。这种臭味来自体侧臭腺和耳后汗腺群,当受惊时排放出来,以达到保护自己的作用。

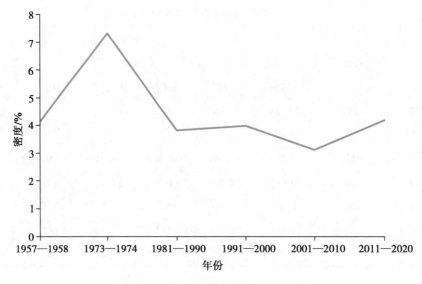

图 17-1　不同时期黄胸鼠密度变化曲线

在雷州半岛鼠疫疫源地内,臭鼩主要分布于城乡居民住宅区,数量多分布广,是家栖鼠形动物的优势种。在野外臭鼩也有捕获,但数量不多。

统计 1950—1995 年、2001—2020 年捕获的家鼠和臭鼩,在 196 643 只家栖动物中,家鼠占 73.16%,臭鼩占 26.84%(表 17-4)。从表可以看出,家鼠与臭鼩的构成比随年代不同而有大幅度变动,总的趋势是臭鼩的构成比在 20 世纪 80 年代(1980—1989 年)之前是上升的,90 年代以后虽有所下降,但仍然处于近 1/3 的较高比例。臭鼩构成变动主要是受人类的灭鼠活动所影响,当然,栖息环境的改变如绿地的增多与减少,也能致其数量变化。

表 17-4　不同时期家栖鼠形动物构成变化

年份	动物总数/只	分类			
		鼠类		臭鼩	
		数量/只	构成/%	数量/只	构成/%
1950—1959	47 021	39 023	82.97	7 998	17.01
1960—1969	24 723	21 716	87.84	3 007	12.16
1970—1979	50 938	39 422	77.39	11 516	22.61
1980—1989	28 194	13 894	49.28	14 300	50.72
1990—1995	16 673	9 598	57.65	7 075	42.35
2001—2010	11 342	8 278	72.99	3 064	27.01
2011—2020	17 752	11 938	67.27	5 814	32.75
合计	196 643	143 869	73.16	52 774	26.84

在雷州半岛地区经常进行药物灭鼠。臭鼩是食虫动物,并不嗜食谷物配制的毒饵,在灭鼠活动中被毒杀甚少,而大批家鼠被毒杀后,臭鼩的构成比例必然相对地大幅度升高。因此,臭鼩在家栖宿主动物中构成比的高低,也反映了灭鼠效果的优劣。

2. 野栖类宿主动物种群分布与数量 疫源地内野栖类宿主动物有 7 种,隶属啮齿目的 1 科 3 属,分别为黄毛鼠(*Rattus losea*)、板齿鼠(*Bandicota indica*)、海南屋顶鼠(*Rattus rattus hainanicus*)、雷琼社鼠(*Rattus niviventer*)、卡氏小鼠(*Mus caroli*)、针毛鼠(*Rattus fulvescens*)和青毛鼠(*Rattus bowersi*)。野栖鼠类以黄毛鼠和板齿鼠为优势种。

(1) 黄毛鼠分布与数量:雷州半岛水热条件良好,植物生长茂盛,几乎全年都有成熟的农作物,因此,十分适宜黄毛鼠的栖息繁殖。

黄毛鼠是一种稻田中栖息的主要鼠种,凡是有稻田的地区都有发现。水稻作为雷州半岛的主要粮食作物被广泛种植,一年两熟,夏、秋收获。在九洲江、南渡河等河流冲积平原及沿江(河)两岸地区,有大片的水稻田。在岛内,不管是海滨台地,还是丘陵沟谷,有水源的地区都有水稻种植。黄毛鼠在水稻田生境中密度较高,但不稳定,常随水稻稻谷成熟而迁移。

黄毛鼠对岛内自然环境的适应性很强,因此栖息地的类型十分广泛。除稻田区外,甘蔗地、果园、菜园、薯地、花生地、河堤、海堤及灌木丛等生境中都有捕获。在城镇和乡村周围的农作物地,黄毛鼠可从农作物地入侵村庄近邻区域活动,与黄胸鼠、臭鼩产生交窜,因此,在村边民宅的房前屋后,也偶然捕捉到黄毛鼠。

此外,黄毛鼠还生活在红树林生境中,在红树上筑巢居住,退潮时下树到滩涂中觅食小虾小蟹等,是红树林中发现唯一的栖居鼠种。根据 20 世纪 50 年代中国科学院动物研究所及广东省鼠疫防治所的调查,在雷州半岛沿海的海滩上所生长的红树林(Mangroves)[主要为木榄 Bruguieraconjugata(L)Merr,一类的植物]中,有黄毛鼠成群地栖居。在红树林上,黄毛鼠所筑的巢很大,巢的直径在 1m 左右,每个巢中栖居的黄毛鼠 5~10 只。当海水涨潮时,黄毛鼠栖息在树上,退潮后,它们由树上跑下来,在海滩上寻找一些虾、蟹及软体动物作为食物。总的来说,黄毛鼠的栖息地主要是近水环境,是稻田及红树林的优势鼠种。

统计 2011—2020 年湛江地区的调查资料,近 10 年来,黄毛鼠的捕获率为 1.44% ~ 2.51%,密度不高。但黄毛鼠数量受水稻种植影响比较明显,在水稻成熟期,黄毛鼠迁入稻田区,捕获率高达 10% 甚至更高,特别是秋季晚稻收割期,在稻田田埂、田边草丛地内数量多,极易捕捉。水稻收割后,黄毛鼠开始迁回旱坡地的草丛或其他农作物区,比较分散。

(2) 其他鼠类分布与数量:板齿鼠数量较多,分布也广。在旱坡地、水田、河堤、田间林岛、杂草及灌木丛等生境中都有捕获,其栖息地靠近水源,喜欢含水分较高的植物和农作物,是水稻、甘蔗、木薯、番薯、花生主要害鼠。

卡氏小鼠主要栖息在水稻田与坡地过渡地带的旱坡低草地、旱坡耕地,觅食植物籽。水稻成熟期,从旱坡地迁入干涸的稻田,盗食稻谷,秋季水稻田内数量较多。近年的调查发现,由于草地被破坏,卡氏小鼠的分布区域明显缩减。

屋顶鼠为海南亚种(*Rattus rattus hainanicus*),在野外栖息,主要分布于坡地的农作物区,以及林地、果园的灌木丛等处,为常见种。社鼠为雷琼社鼠(*Rattus confucianus lotipes*),社鼠和针毛鼠是灌木丛林、茅草丛、山洞的主要鼠种。社鼠已不常见,针毛鼠更稀少。

2018 年 8 月,雷州半岛首次记录青毛鼠。主要分布于廉江市横山镇浦洋村委平洋仔村一带,但捕获率不高。遂溪县、麻章镇两地因捕获数量较少,其种群分布与数量有待进一步调查。

统计 1950—2020 年资料,不同时期野栖鼠类种群构成(表 17-5)。

表 17-5　不同时期野栖鼠类种群构成变化

年份	捕鼠数/只	分类												
		黄毛鼠		板齿鼠		海南屋顶鼠		卡氏小鼠		雷琼社鼠		针毛鼠		青毛鼠	
		数量/只	构成/%	数量/只	构成/%	数量/只	构成/%	数量/只	构成/%	数量/只	构成/%	数量/只	构成/%	数量/只	构成/%
1950—1959	1 256	1 194	95.06	13	1.04	10	0.80	16	1.27	23	1.83	0	0	0	0.00
1960—1969	11 517	10 652	92.49	682	5.92	127	1.10	19	0.16	37	0.32	0	0	0	0.00
1970—1979	21 655	19 955	92.15	1 293	5.97	288	1.33	76	0.35	43	0.2	0	0	0	0.00
1980—1989	40 905	28 916	70.69	10 612	25.94	999	2.44	104	0.25	274	0.67	0	0	0	0.00
1990—2000	9 715	4 040	41.59	4 353	44.81	836	8.61	307	3.16	166	1.71	13	0.13	0	0.00
2001—2010	4 112	2 411	58.63	1 429	34.76	193	4.69	70	1.70	9	0.22	0	0	0	0.00
2011—2020	5 902	3 125	52.95	2 286	38.73	393	6.66	89	1.51	8	0.18	0	0.00	1	0.01

（3）黄毛鼠与板齿鼠种群构成变化：黄毛鼠和板齿鼠是鼠疫疫源地内最常见和数量最多的两个种。统计 1950—2020 年的资料，两种鼠的构成变化趋势是黄毛鼠不断下降，板齿鼠不断抬升（表 17-6）。但不同时期其变化速度也有不同，如 1950—1979 年的变化相对缓慢，1980—2000 年的变化较为明显，黄毛鼠构成比从 92.15% 降至 41.59%，而板齿鼠则由 5.97% 上升至 44.81%。这种变化主要是由于栖息环境及农作物的改变所导致，关系最为密切的是雷州半岛的甘蔗种植面积，其中板齿鼠构成比与甘蔗的种植面积呈正相关，黄毛鼠则呈负相关。从图 17-2 还可以看出，黄毛鼠与板齿鼠的构成变动曲线呈明显的"对称"变动，当黄毛鼠数量增加时，板齿鼠相应减少，反之，板齿鼠数量增加，黄毛鼠相应减少，说明两个种在同一生境中存在一定的种群内竞争。

表 17-6　不同时期黄毛鼠与板齿鼠的种群构成变化

年份	捕鼠总数/只	分类			
		黄毛鼠		板齿鼠	
		只数	构成/%	只数	构成/%
1950—1959	1 256	1 194	95.06	13	1.04
1960—1969	11 517	10 652	92.49	682	5.92
1970—1979	21 655	19 955	92.15	1 293	5.97
1980—1989	40 905	28 916	70.69	10 612	25.94

续表

年份	捕鼠总数/只	分类			
		黄毛鼠		板齿鼠	
		只数	构成/%	只数	构成/%
1990—2000	9 715	4 040	41.59	4 353	44.81
2001—2010	4 112	2 411	58.63	1 429	34.75
2011—2020	5 902	3 125	52.95	2 286	38.73

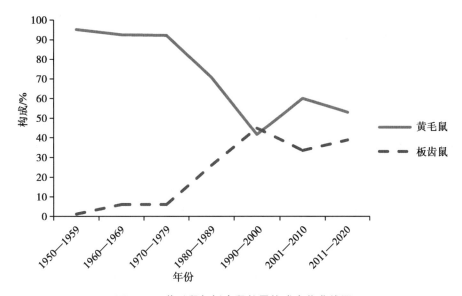

图 17-2　黄毛鼠与板齿鼠数量构成变化曲线图

综上所述,栖息环境和食物是影响鼠类种群分布与数量的两个主要因素。

雷州半岛鼠疫疫源地 13 种宿主动物组成了家栖和野栖两个种群。

黄胸鼠、褐家鼠和臭鼩为家栖种群的优势种。作为家栖的两个主要鼠种黄胸鼠和褐家鼠,随着城乡住宅结构的改变,其种群优势在城镇和农村发生了规律性的变化。城市褐家鼠占绝对优势,已取代了黄胸鼠的优势地位,而农村黄胸鼠比例虽然逐年减少,褐家鼠逐年增多,但目前黄胸鼠的优势地位还没有改变。今后,随着农村建设不断发展,排污及各类管道的铺设,未来农村黄胸鼠的优势地位可能因居民住宅环境的改变而发生改变。

常见种的小家鼠,目前很少发现,其数量锐减比较明显,其减少的原因,还未十分明确,可能与人们对粮食储存的管理有一定的关系。此外,种群竞争使其分布范围缩减也有可能。

长期以来,为控制鼠害,化学灭鼠成为一种常规的手段。灭鼠毒饵的投放,大批家鼠被杀灭,而臭鼩因不嗜食常用的谷物毒饵而大多未被毒杀。所以臭鼩在家栖鼠形动物中的比例随灭鼠效果的高低而上下变动,局部地区的构成比甚至超过 50%,取代黄胸鼠和褐家鼠,成为优势种。

黄毛鼠和板齿鼠为野栖种群的优势种。作为野栖优势种群的两个种,黄毛鼠的构成比呈下降趋势,而板齿鼠则逐步抬升,这种趋势是由于栖息环境和农作物种植的改变所导致。

垦荒种植,植被破坏,栖息地减少,野栖的鼠类自然减少。农业种植格局的变化,使鼠类栖息与食源等生态因素发生改变,从而导致其分布与数量发生变化。雷州半岛近30年来经济农业发展较快,经济作物的种植面积逐年增加,而粮食作物如水稻的种植面积不断缩减,水稻种植有利于黄毛鼠,而甘蔗种植则有利于板齿鼠,因而导致两个优势种的构成比发生相应的改变。

(三)宿主地位

1. 黄胸鼠宿主地位 黄胸鼠作为我国南方家鼠鼠疫疫源地的主要宿主,曾有过长期的怀疑和争论,但进入20世纪80年代以后渐趋一致,并被云南省家鼠鼠疫复发流行以后的研究所证实。黄胸鼠广泛分布于我国南方各省,以及孟加拉国以东的中南半岛地区,是广东家栖鼠类优势种,占雷州半岛家鼠的41.84%~95.345%,占染疫动物的88.88%。

据曾标成等的实验研究,黄胸鼠经鼠疫EV株1亿菌免疫以后,第4天可出现抗体,12天抗体达到高峰,且大多数可保持抗体3~5个月,少数可保持抗体达18个月以上。据云南省何晋侯等的实验研究,黄胸鼠对鼠疫菌是高感受性、高敏感性、低抗性的种类,并且具有976万倍的显著个体差,少数个体慢性带菌时间长(29天),是家鼠疫源地的主要贮存宿主。湛江鼠疫防治研究所梁练等进行了雷州半岛鼠疫疫源地内四种鼠类对鼠疫菌的感受性和敏感性试验研究,结果显示黄胸鼠对鼠疫菌的感受性和敏感性较高,接种20个菌即可引起20%动物死亡,接种4个菌的存活鼠也能产生抗体,其LD_{50}为649.3,个体差高达200万倍。符合雷州半岛鼠疫疫源地主要宿主的条件。因此,黄胸鼠是家鼠疫源地的主要宿主是毋庸置疑的,云南、广西和贵州的鼠疫流行已得到充分的证实。

2. 黄毛鼠宿主地位 查阅广东1953年后鼠疫监测资料,鼠疫病原学检验黄毛鼠从未分离到鼠疫菌。鼠疫血清学检验,在1973—1987年用IHA方法检出黄毛鼠血清阳性23份,占鼠形动物血清阳性率的57.50%(23/40),远多于黄胸鼠8份的数量。另外1985年利用RIHA方法检验雷州市北和镇迈草村野外1只活黄毛鼠阳性,滴度为1:1 280;1986年利用鼠疫放射免疫沉淀试验(radio immunoprecipitation test,RIP)检出雷州市纪家镇罗灵乡黄宅村黄毛鼠阳性1份,滴度为1:80。

梁练等的实验研究认为,黄毛鼠对鼠疫菌具有极高的感受性和敏感性。仅接种0.8个菌体即可引起30%个体死亡,接种500个菌体可使全部动物死亡,其LD_{50}仅为1.2,个体差较小,抗性鼠率很低,认为不能成为主要宿主。但因敏感性极高,容易卷入动物间鼠疫的流行。

欧汉标等进行的伍氏病蚤雷州亚种传播鼠疫能力的研究实验,用35只感染鼠疫菌(其中25只形成菌栓)的伍氏病蚤雷州亚种叮咬黄毛鼠388只,6只雌性菌栓蚤能成功使9只黄毛鼠染疫,7只特异性死亡,2只存活20天后鼠疫血清(IHA)检验阳性(滴度分别为1:80++和1:40++)。按照1只菌栓蚤1次叮咬可提供$2.4×10^2~3×10^4$个细菌,那么在一天内,感染的菌栓蚤因为中胃栓塞而倍感饥饿,不可能仅叮咬吸血1次,因此,其提供的细菌个数会超过500个菌体。2只黄毛鼠感染后能存活超过20天,说明黄毛鼠对鼠疫菌的感受性可能比梁练等的实验还会低,抗性率还可能会高。这一实验结果与梁练等的实验(两个实验所采用同一型鼠疫菌株,为云南1 352株)是否存在一定的出入,还不得而知。但欧汉标等的实验对1973—1987年在疫源地内检出黄毛鼠鼠疫血清IHA阳性23份的结果能作出合理解释。因此,黄毛鼠在雷州半岛动物鼠疫流行中的作用及地位如何,仍需要再做进一步探讨研究。

过去,曾有人认为,雷州半岛可能存在自身的疫源地,与西南山地闽广沿海居民区农田黄胸鼠鼠疫疫源地不同,菌株可以酵解甘油,其主要宿主可能是黄毛鼠,主要媒介可能是黄毛鼠鼠体优势蚤伍氏病蚤雷州亚种(伍氏病蚤传播鼠疫的能力已经证实,称之为"半岛鼠疫自然疫源地"。但这个认为仍然只是一种推测。

另外,黄毛鼠在村庄附近的灌木丛与黄胸鼠产生交窜,这种现象虽然不多,但为各自的寄生蚤提供了易主的机会。特别是印鼠客蚤,寻找宿主的能力很强,在两鼠交窜过程中,如果从黄胸鼠身上脱落,很容易找到黄毛鼠实现易主寄生。所以,黄胸鼠鼠疫→染疫印鼠客蚤→引发黄毛鼠发病流行,这种动物间传疫模式是可以存在的。

3. 臭鼩宿主地位 臭鼩和鼠类一样,能感染多种疾病。1950 年广东鼠疫流行期,鼠疫细菌学培养检验臭鼩 307 份,阳性 10 份,阳性率为 3.26%。

1973—1987 年,利用 IHA 方法,检出臭鼩血清阳性 8 份,其滴度分别为 1:20~1:80;1985 年用 RIHA 方法检出 1 只活臭鼩的血清阳性,滴度为 1:640;1988 年用鼠疫放射免疫沉淀试验(RIP),也检出 1 份阳性,滴度为 1:80。

从检出鼠疫杆菌及鼠疫血清阳性,说明臭鼩在自然界能自然感染鼠疫,且因其与家栖鼠类分布的生态点位重叠,构成占近 1/3 的数量,体表有印鼠客蚤、伍氏病蚤等家野鼠蚤寄生,有条件参与鼠疫的流行与传播,因此,广东一直把它列入鼠疫监测对象。

4. 其他鼠类的宿主地位 梁练等实验认为,褐家鼠对鼠疫菌低感受低敏感,按种 160 万~400 万个菌体才引起个别动物的死亡,按种 125 亿个菌体,仍有部分动物存活,不能成为疫源地的主要宿主。板齿鼠对鼠疫菌具有感受性,但敏感性极低,接种 10 万个菌才有 20% 个体死亡,其 LD_{50} 为 734 493.6 个菌体,且个体差很小,存活个体接种 1 000 万个菌体仍无鼠疫 FⅠ抗体产生,且鼠体表寄生蚤较少,故也不是主要宿主。

三、媒介

疫源地内媒介蚤种类较少,仅有 4 科 7 属 8 种,组成了家栖宿主和野栖宿主的媒介种群。印鼠客蚤和伍氏病蚤雷州亚种分别是家、野栖宿主动物媒介蚤的优势种。

(一)种群组成

家栖宿主动物媒介蚤种群,由人蚤(*Pulex irritans*)、猫栉首蚤指名亚种(*Ctenocephalides felis felis*)、印鼠客蚤(*Xenopsylla cheopis*)、缓慢细蚤(*Leplopsylla segnis*)和东洋栉首蚤(*Ctenocephalides orientis*)组成。野栖宿主动物媒介蚤种群,由穗缘端蚤中缅亚种(*Acropsylla episema girshami*)、伍氏病蚤雷州亚种(*Nosopsyllus wualis leizhouensis*)和印度蝠蚤(*Ischopsyllus indicus*)组成。印鼠客蚤在野栖宿主动物中亦有少量发现。

(二)分布与数量

1. 家栖宿主动物媒介蚤分布数量及其变动 不同宿主有不同的主要寄生蚤,且受寄主动物的分布与数量所影响。印鼠客蚤、缓慢细蚤主要寄生于黄胸鼠、褐家鼠和小家鼠,并以印鼠客蚤为优势种。猫栉首蚤和东洋栉首蚤主要寄生于家猫、家犬以及红狭獴、豹猫等食肉目小兽身上,并以猫栉首蚤为优势种。

家栖鼠鼠体蚤种群,统计 1952—2020 年不同时期家栖鼠类的鼠体蚤 82 385 匹,其中印鼠客蚤占84.88%,缓慢细蚤占14.90%,其余占0.21%。不同时期种群的构成变动不同,总的趋势是20世纪70年代以后印鼠客蚤构成比开始明显上升,至2020年高达99.98%,缓慢细蚤构成比则明显下降,至2020年仅占0.02%(表17-7)。

表17-7 不同时期家鼠鼠体蚤种群构成变化

年份	蚤总数/匹	印鼠客蚤		缓慢细蚤		其他	
		数量/匹	构成/%	数量/匹	构成/%	数量/匹	构成/%
1952—1958	47 912	36 905	77.03	10 906	22.76	101	0.21
1962—1965	2 711	2 116	78.05	582	21.47	13	0.48
1973—1974	935	925	98.93	10	1.07	0	0.00
1981—1990	2 687	2 279	84.82	406	15.11	2	0.07
1991—2000	5 071	4 831	95.21	206	4.06	34	0.67
2001—2010	13 955	13 764	98.63	163	1.17	28	0.2
2011—2020	9 085	9 083	99.98	2	0.02	0	0.00
合计	82 356	69 903	84.88	12 275	14.90	178	0.21

印鼠客蚤的数量,从长时间跨度来看升降没有规律性,如在1952—1985年,指数相对较高,大部分年份平均指数在1.0以上;1986—1998年指数下降,年均指数在0.50左右;1999—2010年年均指数超过1.0;2010年后指数开始回落。但短期内的变化趋势还是比较清晰的,如2001—2020年的20年间,印鼠客蚤指数逐步降低(图17-3)。

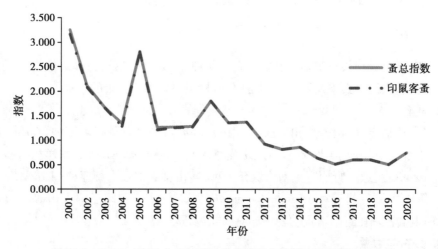

图17-3 2001—2020年家栖鼠体蚤总指数与印鼠客蚤指数变动曲线

印鼠客蚤季节消长,指数在11月出现上升,至次年4~5月最高峰,7~10月为低谷。从家栖鼠体蚤的构成变化可以看出,雷州半岛温热湿润的气候条件,非常适应印鼠客蚤的生长,但逐渐变暖的气候变化,对缓慢细蚤来说越来越不利。

黄胸鼠鼠体蚤:统计2006—2020年黄胸鼠鼠体蚤11 924匹,其中印鼠客蚤11 828匹占

99.19%,缓慢细蚤 74 匹占 0.62%,猫栉首蚤 10 匹占 0.08%(图 17-4)。最近 15 年黄胸鼠鼠体印鼠客蚤指数基本维持在 0.5~1.5 的水平,但总的趋势是缓慢下降(图 17-5)。

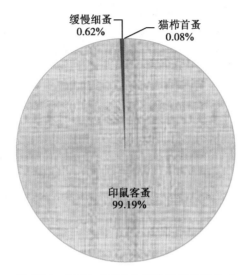

图 17-4　2006—2020 年黄胸鼠鼠体蚤构成

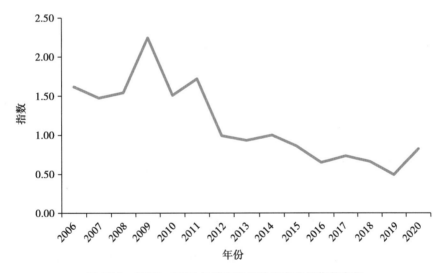

图 17-5　2006—2020 年黄胸鼠鼠体印鼠客蚤指数变化

2. **野栖宿主动物媒介蚤分布数量及其变动**　统计 1958—2020 年不同时期野栖鼠类的鼠体蚤 6 823 匹,其中伍氏病蚤占 78.10%,穗缘端蚤占 13.12%,印鼠客蚤占 8.53%。最近的 20 年伍氏病蚤数量逐步下降,在前 5 年为 1.0 左右,后 15 年较低,在 0.5 以下(表 17-8,图 17-6)。

(1) 伍氏病蚤雷州亚种:伍氏病蚤雷州亚种(*Nosopsyllus wualis leizhouensis*)是角叶蚤科(*Certophyllidae*)病蚤属(*Nosopsyllus*)的一个亚种,主要寄生于野外鼠类。在雷州半岛鼠疫疫源地内,伍氏病蚤是黄毛鼠主要寄生蚤和优势种。

实验证实,伍氏病蚤雷州亚种传播鼠疫能力较强。自然染疫率为 94.64%,菌栓发生率为 78.12%,媒介效能为 0.257,媒介指数为 0.223,其单蚤传疫率为 17.14%,集群传疫率为

表 17-8　不同时期农田野鼠鼠体蚤种群构成变化

年份	蚤总数/匹	分类									
		伍氏病蚤		穗缘端蚤		印鼠客蚤		缓慢细蚤		未分类	
		数量/匹	构成/%	数量/匹	构成/%	数量/匹	构成/%	数量/匹	构成/%	数量/匹	构成/%
1958—1959	480	432	90.00	8	1.67	34	7.08	6	1.25	0	0.00
1964	44	24	54.55	18	40.91	2	4.54	0	0.00	0	0.00
1981—1990	506	364	71.94	95	18.77	42	8.30	4	0.79	1	0.20
1991—2000	798	383	40.68	262	27.75	148	15.68	5	0.53	0	0.00
2001—2010	2 826	2 338	82.73	178	6.29	309	10.93	1	0.04	0	0.00
2011—2020	2 169	1 788	82.43	334	15.39	47	2.17	0	0.00	0	0.00
合计	6 823	5 329	78.10	895	13.12	582	8.53	16	0.23	1	0.01

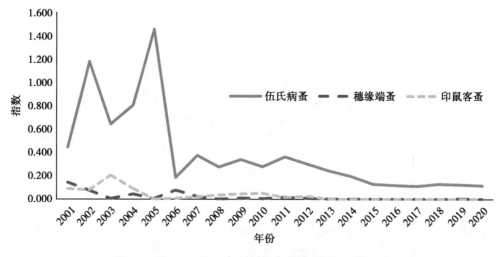

图 17-6　2001—2020 年野栖鼠类鼠体蚤指数变化曲线

100%,1 匹感染蚤能连续传染 4 只黄毛鼠致死,在国内所报道的媒介蚤中尚属少见。

伍氏病蚤还有较强的叮吸人血能力,1 小时吸血率为 63.48%,且对不同年龄和不同血型的人没有显著性差异,与云南吴明寿等报道的印鼠客蚤吸人血能力相近。

生态学特性观察,该蚤产卵量 2.72 粒/(♀·d),繁殖力为 1.103 匹/(♀·d),与胡晓玲等观察印鼠客蚤的产卵量 2.327~2.209 粒/(♀·d),繁殖力为 1.603 匹/(♀·d)较接近。且每蚤一生平均产卵 150.55 粒,可繁殖成蚤 166 匹(产卵量×繁殖力),繁殖力较强。在最适生长温度 19℃±1℃、湿度 85%±5% 条件下,伍氏病蚤雷州亚种的变态发育周期为 36.50(32~130)天,饥饿蚤平均寿命为 10.64(5~22)天,供血蚤平均寿命 62.23(11~102)天,最长存活 102 天。

伍氏病蚤广布于疫源地内的野栖鼠类,变态发育周期短,成蚤寿命长,繁殖力强,具有传播鼠疫和叮吸人血的能力,因此,在疫源地内具有非常重要的鼠疫流行病学意义。

(2)黄毛鼠鼠体蚤:统计 2011—2020 年监测资料,疫源地内黄毛鼠鼠体蚤处于较低水平,平均染蚤率 8.18%,平均指数为 0.19(0.10~0.53)。但局部地区的指数略为偏高,如同时期廉江市的调查,平均染蚤率 24.03%,平均指数为 0.57(0.26~1.0),伍氏病蚤数量最多,指数为 0.57(表 17-9,表 17-10)。

表 17-9　2011—2020 年疫源地区黄毛鼠鼠体蚤调查

年份	检鼠数/只	带蚤鼠数/只	鼠体染蚤率/%	获蚤总数/匹	总蚤指数/%	蚤分类					
						伍氏病蚤		穗缘端蚤		印鼠客蚤	
						匹数	指数	匹数	指数	匹数	指数
2011	510	117	22.94	270	0.53	269	0.53	0	0.000	1	0.002
2012	430	24	5.58	62	0.14	26	0.06	9	0.000	27	0.063
2013	836	77	9.21	207	0.24	205	0.24	2	0.002	0	0.00
2014	726	54	7.43	129	0.18	127	0.17	2	0.003	0	0.000
2015	689	43	6.24	94	0.14	91	0.13	2	0.003	1	0.001
2016	624	39	6.25	76	0.12	76	0.12	0	0.00	0	0.000
2017	539	27	5.01	55	0.10	55	0.1	0	0.000	0	0.000
2018	496	30	6.05	57	0.11	57	0.11	0	0.000	0	0.000
2019	510	40	7.84	87	0.17	46	0.09	0	0.000	41	0.080
2020	319	14	4.39	24	0.07	24	0.08	0	0.000	0	0.000
合计	5 679	465	8.18	1 061	0.19	976	0.17	19	0.003	105	0.017

表 17-10　2011—2020 年廉江市黄毛鼠鼠体蚤调查

年份	检鼠数/只	带蚤鼠数/只	染蚤率/%	获蚤总数/匹	总蚤指数	穗缘端蚤		伍氏病蚤	
						匹数	指数	匹数	指数
2011	254	103	40.55	254	1.00	0	0.00	254	1.0
2012	336	96	28.57	251	0.75	9	0.03	242	0.72
2013	365	74	20.27	204	0.56	2	0.01	202	0.55
2014	232	48	20.69	122	0.53	0	0.00	122	0.53
2015	218	41	18.81	92	0.42	2	0.01	90	0.41
2016	185	39	21.08	76	0.41	0	0.00	76	0.41
2017	144	26	18.06	53	0.37	0	0.00	53	0.36
2018	123	30	24.39	57	0.46	0	0.00	57	0.46
2019	107	23	21.5	46	0.43	0	0.00	46	0.53
2020	92	14	15.22	24	0.26	0	0.00	24	0.26
合计	2 056	494	24.03	1178	0.57	13	0.006	1 166	0.57

黄毛鼠鼠体蚤数量与消长,根据 1964—1965 年张华等的调查,黄毛鼠鼠体蚤指数为 0~2.41,每年 10 月开始上升,1~2 月为最高,3~4 月下降。

温度和湿度是决定蚤类生存最主要的两个因素。雷州半岛长夏无冬,受季风气候影响,降水量充足,湿度大。每年春季,随着气温的回升,春雨绵绵,回南天也尾随而来,温热潮湿的气候非常适宜印鼠客蚤(最适温度 24℃±1℃,相对湿度 85℃±5%)的发育生长。大量在冬季待羽化的成蛹,随着温湿度的回升而羽化成虫,因此每年的 3~5 月份是疫源地印鼠客蚤的消长高峰期。而野栖鼠类的主要寄生蚤伍氏病蚤(最适温度 18℃±1℃,相对湿度 85%±5%),湿冷的冬春季是它最适的生长发育期,因而它的消长高峰期在印鼠客蚤高峰前的 1~2 月份。

人类活动如建设等,会引起宿主动物及其寄生蚤分布与数量的改变。雷州半岛居民居住环境的不断改善,如住宅建设、环境整治,地面、道路硬底化等,减少了鼠类栖息和蚤类孳生的环境,从而导致蚤数量发生变化。寄生于人和猪(家畜)的人蚤,因居民居住环境改善和个人卫生意识提高,已大量减少,在近 30 年的监测中,极少有发现;猫栉首蚤因家猫、狗的饲养数量而出现波动;印鼠客蚤数量比较稳定,适宜的气候条件及较多数量的宿主动物,维持了它的主要媒介地位;而缓慢细蚤,因气候逐步变暖而减少。

农业活动对野栖鼠类及其寄生蚤的影响十分显著。随着农业对土地需求的日益增长,半岛内几乎每块土地都被开垦利用,田间荒地、地埂被逐渐消除,鼠类栖息地大量缩减,导致宿主动物数量逐步下降,蚤数量也随之下降。另外,农药在农业生产过程中的过度使用,使农作物及植物植表农药残留过量,鼠体蚤在鼠类活动过程中,被残留的农药污染鼠体毛而触杀,污染鼠同样殃及洞穴的巢蚤,这也可能是野鼠寄生蚤减少的另一个原因。

人类有意识地改善居住环境与农业开垦,使鼠和蚤不适生存,这种生态做法或许是降低鼠蚤数量的最好、最持久的一种方法。

四、病原

在第三次鼠疫世界大流行初期,1894 年北里氏和 Yersin 在中国香港的鼠疫病例、尸体和死鼠中首先分离培养出鼠疫菌。1950 年,中央防疫队在雷州半岛分离培养出鼠疫菌 191 株,其中从鼠疫病例及尸体分离 79 株,从宿主动物分离 108 株,从媒介昆虫中分离 4 株。

А. А. Бессокова(1928 年)和 С. Ф. Коновапва(1930 年)把鼠疫菌分为酵解甘油的大陆型和不酵解甘油的海洋型。В. М 屠曼期基(1958 年)认为 1894 年中国香港分离的鼠疫菌为甘油酵解阴性,硝化作用阳性,脱氮作用阳性的家鼠变种。也就是说广东鼠疫菌株属于家鼠变种,或称海洋型鼠疫菌、鼠疫菌东方变种。

我国学者对全国的鼠疫菌株按生化、宿主和地理分布,进行了大量研究。并分为不同种菌型、生物型和生态型。但不论是哪一种分类方法,都把广东、福建、云南(家鼠鼠疫)的鼠疫菌株列为"滇闽居民区型"或"黄胸鼠型",特点是不酵解甘油、鼠李糖、蜜二糖,可酵解阿胶糖、麦芽糖,脱氮(+),PstI 产生,对 PstI 不敏感,谷氨酸和苯丙氨酸依赖,Pgm-速率(第 10 代)100%,电泳型Ⅳ,内毒素含量<7.2ng,F1 抗原含量低(仅>昆仑山 A.B 型),离体人血清中生长速率处于中等。纪树立和王淑纯等认为,"黄胸鼠型"鼠疫菌株通过机体非特异性免疫的能力、侵袭力、致病性都低于青藏高原型、冈底斯山型、祁连山型和滇西纵谷型;流行病学资料也支持上述推断,我国南方各省家鼠鼠疫流行强度、肺鼠疫及脑型鼠疫和败血症型鼠疫等重症鼠疫病例比例、病死率都较低。

然而,根据中央防疫大队 1950 年的记录,雷州半岛的一些菌株,经多次反复实验都可以酵解甘油。我们认为,中央防疫大队 1950 年的实验记录是可信的,雷州半岛有些鼠疫菌株能酵解甘油是可能的。遗憾的是,中华人民共和国成立初期,在雷州半岛分离培养的鼠疫菌株没有保存下来,之后,又没有鼠疫疫情发生,菌株能否酵解甘油得不到复核,也没有机会做进一步的实验研究。

第三节 疫源地的现状和变化趋势

1953 年,雷州半岛人间鼠疫流行停息至今已有 69 年。69 年间,在社会和自然因素的综合影响下,雷州半岛疫源地经历了漫长的历史变迁,疫源地生态各要素发生了巨大的变化,鼠疫从流行、动物间微弱活动到静息,疫源地的疫源性正在减弱,其静息状态将持续到相当长的一段时期,主要依据:

一是,69 年来在疫源地内病原学检测各类检材(包括鼠类、臭鼩、猫、蚤、蜱、螨等动物昆虫,不明原因猝死患者),约计近 70 多万份,未有分离到鼠疫杆菌。1973—1988 年鼠疫抗体抗原检测检出阳性检材 46 份(其中 IHA 阳性 41 份,RIHA 阳性 3 份,RIP 阳性 2 份)后,每年的大量检测再也没有发现阳性。

二是,居民住宅结构的改变,引起主要宿主黄胸鼠种群构成和数量发生了改变。种群构成从 20 世纪 50 年代的 95.29%,降至 21 世纪初期的 59.47%,下降近四成。随着城乡建设的不断发展,居民居住环境将会越来越好,黄胸鼠构成比的下降仍将继续。黄胸鼠的密度从 20 世纪 90 年代开始,处在 3%~4% 的低水平,明显低于鼠疫控制的国家标准,引发动物间疫情概率不大。

三是,主要媒介印鼠客蚤在 69 年间的变化虽然没有规律性,有起有落,但近 15 年来指数降低的趋势比较明显,已连续 10 年低于 1.0。且随居民居住环境的不断改善,个人卫生意识的增强,这种趋势仍会保持。

鼠疫自然疫源地是鼠疫菌、宿主、媒介经过长期的生物竞争,相互适应,通过自然选择而形成的一个牢固生态统一体。破坏鼠疫自然疫源地这个特殊的生物地理群落生态系统是不容易的,要在短期内消除疫源地是非常困难的。但人类活动如建设、开发等,可以改变自然植被和环境,改变鼠疫生态系统赖以生存的环境,引致鼠疫自然疫源地的变化。例如欧洲东部及巴尔干地区鼠疫疫源地的消失,中国北方草原鼠疫疫源地向北收缩,南方家鼠疫源地缩小。不过,这种变化是一个相当长的历史时期。同 1949 年后相比,雷州半岛的自然植被及地理景观已发生巨大的改变,水库、运河和灌流井等水利建设,促进了农业林业的发展。以桉树为主的人工林,橡胶林,热带果林等森林覆盖了半岛 20% 以上的面积。粮食、蔬菜、经济作物种植面积大量增加,岛内几乎每一分土地都被开垦利用。原来热带稀树草原的自然景观已荡然无存,代之以栽培农作物和人工林。自然景观的改变,已引起野外和农田啮齿动物种群结构的改变,如板齿鼠构成比逐渐增加,黄毛鼠的比例相应逐渐降低。另外,社会经济的发展,雷州半岛居民生活和居住条件也在不断改善,农村住宅已由 1949 年后以土墙茅草房为主逐渐改变为混凝土或砖瓦结构为主,向小洋楼的房屋结构发展,室内地面也由泥土地面改变为地砖或至少是水泥硬底地面。住宅结构的变化已经导致家鼠种群构成比例的变化,如黄胸鼠的构成比逐渐降低,褐家鼠的构成比逐渐增加。随着社会经济的继续发展,居民居住环境的不断改善,适应屋顶栖息活动的黄胸鼠仍会继续减少。主要宿主和媒介数量不断降低,环境卫生条件的不断改善,以及防治工作长期坚持,可以期望雷州半岛鼠疫疫源地长期保持静息的状态,最终会逐渐健康化而消失。

参考文献

[1] 冼维逊.鼠疫流行史[M].广州:广东省卫生防疫站,1988:187.

[2] 沈荣煊.广东鼠疫[M].广州:广东科技出版社,2005.

[3] 方喜业.中国鼠疫自然疫源地[M].北京:人民卫生出版社,1990:258-279.

[4] 广东省地图出版社.广东省城市地图册[M].广州:广东省地图出版社,2002.

[5] 广东省植物研究所.广东植被[M].广东省植被类型图.北京:科学出版社,1976.

[6] 周宇恒,罗泽珣,刘振华,等.广东省啮齿目及兔形目调查报告[M].广州:广东省卫生厅卫生防疫局,1961:75.

[7] 肖文忠,莫冠英.雷州半岛鼠形动物种群动态研究[J].生态学杂志,1994,13(4):19-22.

[8] 纪树立.鼠疫[M].北京:人民卫生出版社,1988.

[9] 刘云鹏,余自忠,马永康,等.云南德宏、保山鼠疫疫源地性质的研究[J].中华流行病学杂志,1989,10(特刊5号):9-27.

[10] 何晋侯,万琍娴,王耕兴,等.德宏地区五种鼠类对鼠疫菌的感受性和敏感性实验研究[J].中华流行病学杂志,1989,10(特刊5号):84-90.

[11] 曾标成,赵汝伟,沈荣煊,等.五种鼠类鼠疫免疫抗体动态观察[J].中华流行病学杂志,1982,鼠疫论文专辑:98-99.

[12] 梁练,朱龙基,沈荣煊,等.雷州半岛鼠疫疫源地内四种鼠类对鼠疫菌的感受性和敏感性试验[J].中国地方病防治杂志,1998,13(4):206-209.

[13] 欧汉标,麦海,沈荣煊,等.伍氏病蚤雷州亚种传播鼠疫能力的研究[J].中华流行病学杂志,2003,24(6):487-490.

[14] 柳支英.中国动物志[M].北京:科学出版社,1986:1191-1193.

[15] 欧汉标,麦海,刘国勇,等.广东野鼠两种主要寄生蚤叮吸人血的观察[J].中国媒介生物学及控制杂志,2005,16(4):290-291.

[16] 吴明寿,何晋侯,张洪英,等.印鼠客蚤与缓慢细蚤嗜吸人血能力的实验观察[J].中国媒介生物学及控制杂志,1993,4:46-47.

[17] 胡晓玲,何晋侯,张洪英,等.对实验养殖家鼠蚤的质量评估[J].地方病通报,1996,11(4):14-17.

[18] 麦海,欧汉标,刘国勇,等.伍氏病蚤雷州亚种一些生物学特性的研究[J].中华卫生杀虫药械,2006,12(1):27-29.

[19] B.M.屠曼斯基.鼠疫细菌学[M].北京:人民卫生出版社,1964:45-47.

[20] 王淑纯,宋延富.鼠疫研究进展[M].鼠疫菌内毒素的研究.北京:中国环境科学出版社,1988:95.

第十八章

浙江鼠疫生态

　　浙江省属于滇西闽广沿海黄胸鼠鼠疫自然疫源地,但浙江省的鼠疫流行可分为"传入型"和"植源型"两种,"传入型"疫源地分布于浙西南与闽北鼠疫流行区接壤的瓯江流域丽水、温州两市的庆元、景宁、龙泉、云和、丽水、松阳、青田、鹿城、龙湾、乐清、缙云、永嘉、瑞安、文成等14个县(区),这些地区先后在1929—1950年间发生人间鼠疫的流行。"植源型"鼠疫流行区分布于浙中金衢盆地浙赣铁路沿线一带的衢县(现为衢州市柯城区)、义乌、东阳、龙游、兰溪和浙东沿海的宁波鄞县(今宁波市海曙区),是第二次世界大战期间的1940年10月侵华日军先后对浙江省宁波鄞县、衢县两地空投大量染有鼠疫菌的跳蚤而引起人间鼠疫的流行和扩散,这波由细菌战造成的鼠疫流行直至1948年才平息。历史上浙江省有5个市20县(市、区)的271个居民点内流行人间鼠疫,共计发病7 949人,死亡5 576人,病死率达70.15%,动物鼠疫流行至1953年才终止,人间和动物间鼠疫的流行面积为29 673km²。1950年仍有人间鼠疫流行的疫源县有温州市鹿城区、龙湾区、瑞安市、乐清市、文成县和丽水市的庆元县6个,疫源县面积为198km²,浙江省的动物鼠疫流行至1953年底才终止。

第一节　地　理　概　况

　　浙江省位于中国东南沿海,介于东经118°01′~123°08′、北纬27°03′~31°11′。地处长江三角洲南翼,东临东海,南接福建,西与江西、安徽相连,北与上海、江苏接壤。

一、地理景观

　　浙江地势由西南向东北倾斜,地形复杂。山脉自西南向东北成大致平行的三支。西北支从浙赣交界的怀玉山伸展成天目山、千里岗山等;中支从浙闽交界的仙霞岭延伸成四明山、会稽山、天台山,入海成舟山群岛;东南支从浙闽交界的洞宫山延伸成大洋山、括苍山、雁荡山。龙泉市境内海拔1 929m的黄茅尖为浙江最高峰。水系主要有钱塘江、瓯江、灵江、苕溪、甬江、飞云江、鳌江、曹娥江八大水系和京杭大运河浙江段。钱塘江是浙江省内第一大江。湖泊主要有杭州西湖、绍兴东湖、嘉兴南湖、宁波东钱湖四大名湖,以及新安江水电站建成后形成的全省最大人工湖泊千岛湖等。地形大致可分为浙北平原、浙西中山丘陵、浙东丘陵、中部金衢盆地、浙南山地、东南沿海平原及海滨岛屿6个地形区。

二、气候特征

　　浙江位于我国东部沿海,处于欧亚大陆与西北太平洋的过渡地带,该地带属典型的亚热带季风气候区。浙江境内地形起伏较大,浙江西南、西北部地区群山峻岭,中部、东南地区以丘陵和盆地为主,东北地区地势较低,以平原为主;全省大陆面积中,山地丘陵占 70.4%,平原占 23.2%,河流湖泊占 6.4%。浙江海岸线全长 2 253.7km,浅海大陆架 22.27 万 km²。受东亚季风影响,浙江冬夏盛行风向有显著变化,降水有明显的季节变化。由于浙江位于中、低纬度的沿海过渡地带,加之地形起伏较大,同时受西风带和东风带天气系统的双重影响,各种气象灾害频繁发生,是我国受台风、暴雨、干旱、寒潮、大风、冰雹、冻害、龙卷风等灾害影响最严重地区之一。

浙江气候总的特点是:季风显著,四季分明,年气温适中,光照较多,雨量丰沛,空气湿润,雨热季节变化同步,气候资源配置多样,气象灾害繁多。浙江年平均气温 15~18℃,极端最高气温 33~43℃,极端最低气温-17.4~-2.2℃;全省年均水量在 980~2 000mm,年均日照时数 1 710~2 100 小时。

三、植被及物种资源

浙江省在全国植被分区上属东部中亚热带常绿阔叶林地区,植被以落叶阔叶林和常绿阔叶混交林为主。森林主要有以松、杉为主的针叶林,经济林主要有油茶、毛竹、板栗、柑橘、茶叶等。浙江物种资源丰富,高等植物有 5 500 余种,其中木本植物 1 400 余种;陆生野生动物共 689 种(两栖类、爬行类、鸟类、兽类)。

四、土壤

浙江省土壤类型十分丰富,主要有红壤、黄壤、水稻土、潮土和滨海盐土、紫色土、石灰土、粗骨土等。其典型土壤有红壤、水稻土、滨海盐土和潮土等,以黄壤和红壤为主,占全省面积 70% 以上,多分布在丘陵山地;平原和河谷多为水稻土,沿海有盐土和脱盐土分布。

1. 红壤在全省分布面积最大,主要分布在浙南、浙东、浙西丘陵山地,具有黏、酸、瘦等主要肥力特征,主要适于种植茶、果等经济特产,以及玉米、甘薯等旱粮作物。

2. 水稻土分布面积其次,是经过长期平整土地、修筑排灌系统、耕耘、轮作形成的人为土壤,主要分布在浙北平原和浙东南滨海平原,是浙江省粮、油作物的主要生产基地。

3. 滨海平原分布着滨海盐土,土壤性状的主要特征是土体中含盐量高。一般未脱盐的土壤以水产养殖为主,土壤脱盐后可种植棉麻、甘蔗、蔬菜、瓜类等作物。

4. 潮土类分布在江河两岸及杭嘉湖平原,土层深厚,水源丰富,土质肥沃,是种植粮食、棉麻、蚕桑、蔬菜和瓜类等作物及栽种经济林果的重要生产基地。

第二节　鼠形动物区系

浙江省的动物地理区划,按诸葛阳 1982 年《浙江省兽类区系及地理分布》中的划分方法,可划分为 I 浙北平原区、II 浙东丘陵区、III 浙西丘陵山区、IV 浙南山区和 V 海岛区等 5 个动物地理分布区。按中国鼠传疾病地理区划(1984 年)浙江省可划分为分为 I 浙北平原区、II 浙东丘陵区、III 浙西丘陵山区、IV 浙南山区和 V 海岛区 5 个动物地理小区。

一、动物区系

浙江省的鼠形动物种类,按《中国鼠疫自然疫源地(1950—2014)》记载浙江省有鼠形动物 3 目 10 科 23 属 34 种,其中啮齿目动物 26 种,兔形目动物 1 种,食虫目动物 7 种(表 18-1)。

表 18-1　浙江省鼠形动物区系分布

动物名称	Ⅰ浙北平原	Ⅱ浙东丘陵	Ⅲ浙西丘陵	Ⅳ浙南山地	Ⅴ海岛
Ⅰ兔形目 *Lagomorpha*					
一、兔科 *Leporidae*					
1. 兔属 *Lepus*					
（1）华南兔 *L. sinensis*	+	+	+	+	+
Ⅱ啮齿目 *Rodentia*					
二、松鼠科 *Sciuridae*					
2. 丽松鼠属 *Callosciurus*					
（2）赤腹松鼠 *C. erythraeus*	+	+	+	+	+
（3）蓝腹松鼠 *C. pygerythrus*	+				
3. 丽松鼠属 *Callosciurus*					
（4）隐纹花松鼠 *T. sminhoei*	+	+	+	+	
4. 长吻松鼠属 *Dremomys*					
（5）珀氏长吻松鼠 *D. pernyi*	+		+	+	
三、鼯鼠科 *Petauristidae*					
5. 鼯鼠属 *Petaurista*					
（6）棕鼯鼠 *P. petaurista*				+	
6. 箭尾飞鼠属 *Hylopetes*					
（7）黑白飞鼠 *H. alboniger*				+	
四、仓鼠科 *Cricetidae*					
7. 绒鼠属 *Eothenomys*					
（8）黑腹绒鼠 *E. melanogaster*	+	+	+	+	
8. 田鼠属 *Microtus*					
（9）东方田鼠 *M. fortis*	+		+	+	
五、鼠科 *Muridae*					
9. 姬鼠属 *Apodemus*					
（10）黑线姬鼠 *A. agrarius*	+	+	+	+	+
（11）中华姬鼠 *A. draco*	+		+	+	
10. 巢鼠属 *Micromys*					
（12）巢鼠 *M. minutus*	+	+	+	+	
11. 家鼠属 *Rattus*					
（13）屋顶鼠（黑家鼠）*R. rattus*	+	+		+	+
（14）黄胸鼠 *R. tanezumi*	+	+	+	+	+
（15）褐家鼠 *R. norvegicus*	+	+	+	+	+
（16）大足鼠 *R. nitidus*	+	+	+	+	+
（17）黄毛鼠 *R. losea*	+	+	+	+	+
12. 白腹鼠属 *Niviventer*					

动物名称	Ⅰ浙北平原	Ⅱ浙东丘陵	Ⅲ浙西丘陵	Ⅳ浙南山地	Ⅴ海岛
（18）针毛鼠 *N. fulvescens*	+	+	+	+	+
（19）社鼠 *N. confucianus*	+	+	+	+	+
（20）安氏白腹鼠 *N. andersoni*			+	+	+
13. 小泡巨鼠属 *Leopodamys*					
（21）小泡巨鼠 *L. edwardsi*	+		+	+	
14. 硕鼠属 *Berylmys*					
（22）青毛鼠 *B. bowersi*	+		+	+	
15. 小鼠属 *Mus*					
（23）小家鼠 *M. musculus*	+	+	+	+	+
（24）卡氏小鼠 *M. caroli*			+	+	
六、竹鼠科 Rhizomyidae					
16. 竹鼠属 *Rhizomys*					
（25）中华竹鼠 *R. sinensis*				+	
七、猪尾鼠科 Platacanthomyidae					
17. 猪尾鼠属 *Typhlomys*					
（26）猪尾鼠 *T. cinereus*	+				
八、豪猪科 Hystricidae					
18. 豪猪属 *Hystrix*					
（27）中国豪猪 *H. hodgsoni*	+	+	+		
Ⅲ. 食虫目 *Insectivora*					
九、鼩鼱科 Soricidae					
19. 臭鼩属 *Suncus*					
（28）臭鼩鼱 *S. murinus*	+	+	+	+	+
20. 麝鼩属 *Crocidura*					
（29）灰麝鼩 *C. attenuata*	+	+	+	+	
（30）北小麝鼩 *C. suaveolens*	+		+	+	
（31）大麝鼩 *C. Dracula*	+				
21. 水麝鼩属 *Chimmarogale*					
（32）东南水麝鼩 *Ch. himalayica*			+	+	
22. 缺齿鼹属 *Mogera*					
（33）拉氏缺齿鼹 *M. insularis latouchei*	+		+	+	
十、猬科 *Erinaceidae*					
23. 猬属 *Erinaceus*					
（34）普通刺猬 *E. europaeus*	+				+

注：+表示该地理区域内有分布。

浙江省的啮齿动物处于东洋界向古北界过渡地带,既有东洋界种类又有古北界种类。野栖鼠类浙江省为华中山地黄毛鼠、黑线姬鼠地理省,啮齿动物种类多样,是我国黑线姬鼠和黄毛鼠混杂过度栖息的地区。浙江北部黑线姬鼠占优势、浙江南部黄毛鼠占优势。室内以黄胸鼠、褐家鼠为优势鼠种。

二、鼠疫流行区的啮齿动物种类及变化

浙江省的 20 个鼠疫流行县(市、区),丽水和温州 2 个市的 14 个县(市、区)属于浙南山地区划,宁波市属浙东丘陵区,金华、衢州 2 个市的 5 个县(市、区)从地理区划上来说属浙中部金衢盆地区,但动物地理区划则属浙西丘陵区。

1950—2014 年,浙江省共鉴定鼠形动物 1 386 291 只,分属于 2 目 5 科 15 属 21 种。其中黄胸鼠 484 157 只,占 34.92%;褐家鼠 428 408 只,占 30.90%;小家鼠 192 223 只,占 13.87%;臭鼩鼱 153 356 只,占 11.06%;黑线姬鼠 53 726 只,占 3.8%;黄毛鼠 43 525 只,占 3.14%;黑腹绒鼠 15 780 只,占 1.14%;社鼠 5 383 只,占 0.39%;东方田鼠 3 097 只,占 0.22%;针毛鼠 1 842 只,占 0.13%;巢鼠 1 651 只,占 0.12%;白腹巨鼠(小泡巨鼠)1 360 只,占 0.10%;其他 8 种(包括灰麝鼩 784 只、青毛鼠 477 只、黑家鼠 208 只、赤腹松鼠 152 只、东南水麝鼩 130 只、大足鼠 30 只、拉氏缺齿鼹 18 只、野外鼷鼠 10 只、刺猬 3 只)1 803 只,占 0.13%。

家栖鼠类主要有黄胸鼠、褐家鼠、小家鼠和臭鼩鼱,但这四种鼠类在不同的年代、不同的地区其构成比例是不一样的。如 20 世纪 80 年代前,温州市室内鼠是以黄胸鼠为主,其构成比超过了 50%,其他的褐家鼠占比约为 15%、小家鼠占比 22%、臭鼩鼱占比约在 11%。而到了 2001—2010 年,黄胸鼠的占比下降到了 16% 多、褐家鼠上升到了 39% 多,小家鼠下降到了 1.6%,而臭鼩鼱的占比上升到了 36% 多。浙江省的其他鼠疫监测点也出现了黄胸鼠比例大幅下降的情况,而在浙南地区则是臭鼩鼱成为室内的优势鼠种。

野栖鼠类的黑腹绒鼠虽在浙南山地区也有少量的分布,但主要集中在金衢盆地的义乌市和东阳市,近 20 年来这两地的黑腹绒鼠占了浙江省的绝大多数。

第三节　蚤　类　区　系

浙江省的蚤类研究,最早始于 1894 年。Blandford 在宁波鼠耳上采得一雌性潜蚤,后订名为盲潜蚤;1935 年柳支英在杭州描述了印度蝠蚤。1936 年柳支英发表了"中国蚤类名录",其中记载浙江有 5 种蚤:盲潜蚤、印度蝠蚤、缓慢细蚤、犬栉首蚤和猫栉首蚤。1939 年柳氏又报告了杭州的两个新种,即三刺大锥蚤和杭州絷蚤。后来浙江省又发现了具带病蚤、不等单蚤和印鼠客蚤,到解放时浙江省记录有 10 种蚤。对浙江省的蚤类进行系统研究的是在 1950 年以后,各级鼠防专业机构在切断鼠疫传播途径、开展鼠疫自然疫源地调查、进行系统的鼠疫监测等过程中,不断有新的蚤种发现,如在 1950—1965 期间进行的动物鼠疫流行病学调查,发现浙江省有鼠体寄生蚤 23 种。1991 年报告在义乌市首次证实浙江省存在解氏狭殿蚤;1995 年报告在温州的永嘉县首次发现了短突栉眼蚤永嘉亚种和长鬃蝠蚤;1999 年又在景宁、松阳新发现了台湾栉眼蚤浙江亚种。

一、蚤类种类

到 2014 年止,浙江省共有蚤类 6 个科 20 个属 28 个种(亚种)。浙江省的蚤类名录、分布地区和寄生宿主详见表 18-2。

表 18-2 浙江省蚤类名录、地区分布及寄生宿主

蚤名称	地区分布	寄生宿主
一、蚤科 *Pulicidae*		
1. 蚤属 *Pulex*		
（1）人蚤 *P. irritans*	全省各地	人、猪、猫、犬，黄胸鼠、褐家鼠、小家鼠、臭鼩鼱
2. 栉首蚤属 *Ctenocephalides*		
（2）猫栉首蚤指名亚种 *Ct. felis felis*	全省各地	猫、犬、人、猪，黄胸鼠、褐家鼠
（3）犬栉首蚤 *Ct. canis*	温州市、衢州市、龙泉市、庆元县	犬、猫，黄胸鼠、褐家鼠
3. 客蚤属 *Xenopsylla*		
（4）印鼠客蚤 *X. cheopis*	温州鹿城区、龙湾区、文成县、瑞安市、永嘉县、乐清市、丽水市莲都区、庆元县、龙泉市、青田县、缙云县、云和县、松阳县、景宁县、衢州市柯城区、龙游县、东阳市、义乌市	黄胸鼠、褐家鼠、小家鼠、臭鼩鼱、黄毛鼠、黑线姬鼠、针毛鼠
4. 潜蚤属 *Tunga*		
（5）盲潜蚤 *T. caecigena*	宁波市、杭州市、温州市	黄胸鼠、褐家鼠
二、角叶蚤科 *Ceratophyllidae*		
5. 角叶蚤属 *Ceratophyllus*		
（6）燕角叶蚤端突亚种 *C. farreni chaoi*	泰顺县	金腰燕
6. 大锥蚤属 *Macrostylophora*		
（7）崔氏大锥蚤 *M. cuii*	庆元县、龙泉市	黑白飞鼠、隐纹花松鼠、针毛鼠、黄毛鼠、白腹巨鼠、社鼠、东方田鼠
（8）三刺大锥蚤 *M. trispinosa*	杭州（天目山）、庆元县、文成县	赤腹松鼠
（9）纤小大锥蚤 *M. exilia*	泰顺县、文成县、龙泉市	赤腹松鼠、隐纹花松鼠
7. 单蚤属 *Monopsyllus*		
（10）不等单蚤 *M. anisus*	全省各地	黄胸鼠、褐家鼠、小家鼠、臭鼩鼱、黑家鼠、黄毛鼠、针毛鼠、黑线姬鼠、社鼠、白腹巨鼠、东方田鼠、隐纹花松鼠、黄鼬、麻雀
8. 病蚤属 *Nosopsyllus*		
（11）适存病蚤 *N. nicanus*	温州龙湾区、鹿城区、文成县、瑞安市、乐清市、永嘉县、洞头县、义乌市、东阳市、兰溪市、丽水市莲都区、庆元、云和、松阳、缙云、青田、衢州市柯城区、龙游	黄胸鼠、褐家鼠、小家鼠、臭鼩鼱、社鼠、针毛鼠、黄毛鼠、黑线姬鼠
（12）具带病蚤 *N. fasciatus*	温州市、衢州市、庆元县、云和县	黄胸鼠、褐家鼠、小家鼠

续表

蚤名称	地区分布	寄生宿主
三、蝠蚤科 *Ischnopsyllidae*		
9. 蝠蚤属 *Ischnopsyllus*		
（13）印度蝠蚤 *I. indicus*	杭州、丽水	伏翼
（14）长鬃蝠蚤 *I. comans*	永嘉	蝙蝠
（15）李氏蝠蚤 *I. liae*	云和县	伏翼
10. 夜蝠蚤属 *Nycteridopsylla*		
（16）小夜蝠蚤 *N. galba*	杭州	蝙蝠
11. 细蚤属 *Leptopsylla*		
（17）缓慢细蚤 *L. segnis*	全省各地	黄胸鼠、褐家鼠、小家鼠、臭鼩鼱、黄毛鼠、针毛鼠、黑线姬鼠、社鼠
12. 二刺蚤属 *Peromyscopsylla*		
（18）喜山二刺蚤中华亚种 *P. himalaica sinica*	庆元、温州、龙泉、松阳、景宁、缙云、文成、瑞安、丽水、遂昌	黄胸鼠、褐家鼠、臭鼩鼱、灰麝鼩、黑线姬鼠、黄毛鼠、社鼠、白腹巨鼠、东方田鼠、针毛鼠
13. 怪蚤属 *Paradoxopsyllus*		
（19）曲鬃怪蚤 *P. curvispinus*	庆元县、龙泉市、遂昌县、永嘉县、温州	褐家鼠、黄胸鼠、社鼠
四、栉眼蚤科 *Ctenophthalmidae*		
14. 新蚤属 *Neopsylla*		
（20）特新蚤闽北亚种 *N. specialis minpiensis*	文成县、永嘉县、义乌市、东阳市、兰溪市、莲都区、龙泉市、云和县、松阳、缙云县	黄胸鼠、褐家鼠、小家鼠、臭鼩鼱、黄毛鼠、社鼠、黑线姬鼠、黑腹绒鼠、大足鼠
（21）不同新蚤福建亚种 *N. dispar fukienensis*	庆元县、松阳县、青田县、文成县、杭州（天目山）	青毛鼠
15. 狭臀蚤属 *Stenischia*		
（22）解氏狭臀蚤 *S. xiei*	义乌市、龙泉市、庆元县	黑线姬鼠、褐家鼠、臭鼩鼱、黄毛鼠、针毛鼠、社鼠、黑腹绒鼠、隐纹花松鼠
16. 纤蚤属 *Rhadinopsylla*		
（23）壮纤蚤 *Rh. valenti*	建德市	黑线姬鼠、灰麝鼩
17. 栉眼蚤属 *Ctenophthalmus*		

蚤名称	地区分布	寄生宿主
（24）短突栉眼蚤永嘉亚种 *C. breviprojiciens yongjiaensis*	永嘉县	黑线姬鼠
（25）台湾栉眼蚤浙江亚种 *C. taiwanus zhejiangensis*	景宁县、松阳县	褐家鼠、黄毛鼠、青毛鼠、黑腹绒鼠、白腹巨鼠、东方田鼠、针毛鼠
18. 狭蚤属 *Stenoponia*		
（26）上海狭蚤 *S. shanghaiensis*	兰溪市、义乌市、龙泉市、庆元县	黄胸鼠、褐家鼠、臭鼩鼱、黑线姬鼠、黄毛鼠
五、臀蚤科 *Pygiopsyllidae*		
19. 远棒蚤属 *Aviostivalius*		
（27）近端远棒蚤二刺亚种 *A. klossi bispiniformis*	龙泉市、庆元县、文成县	针毛鼠、社鼠、白腹巨鼠、黄胸鼠、黄毛鼠、青毛鼠
六、蠕形蚤科 *Vermipsyllidae*		
20. 鬃蚤属 *Chaetopsylla*		
（28）杭州鬃蚤 *Ch. hangchowensis*	杭州	黄鼬

注：此表蚤名录来源于《中国鼠疫自然疫源地（1950—2014）》，但增加了寄生宿主一栏，修订了分布地区；并把原来统计为奇异狭臀蚤的归入到了解氏狭臀蚤中。

二、鼠疫流行区的蚤类构成

经对 1991—2014 年检获的 45 182 匹鼠体蚤鉴定统计其分属于 4 科 9 属 10 种（亚种），其中缓慢细蚤 27 466 只，占 60.79%；不等单蚤 9 686 只，占 21.44%；印鼠客蚤 3 073 只，占 6.80%；适存病蚤 1 754 只，占 3.88%；特新蚤闽北亚种 856 只，占 1.89%；人蚤 739 只，占 1.64%；猫栉首蚤指名亚种 730 只，占 1.62%；喜山二刺蚤中华亚种 650 只，占 1.44%；不同新蚤福建亚种 211 只，占 0.47%；台湾栉眼蚤浙江亚种占 0.04%。

浙江省不同的地区由于地理位置和气候条件的差异，各地蚤类的组成有着明显的不同，浙南地区以缓慢细蚤为主，如 1950—1959 年温州市获蚤 8 055 匹，其中缓慢细蚤占了蚤总数的 72.28%；而浙西部则以不等单蚤为主；浙东宁波市则蚤类种群较为单调。

三、鼠体染蚤率及蚤指数

1993—2002 年，经过对 19 种 61 859 头的宿主动物进行了蚤类寄生关系的调查研究，有 13 种 7 658 头鼠染带蚤，平均染蚤率为 12.38%，获蚤 21 059 匹，平均总蚤指数为 0.34。按不同的宿主动物进行分类统计，染蚤率最高的青毛鼠达 38.6%（表 18-3）；其次分别是黄胸鼠、褐家鼠和小家鼠，分别为 18.43%、17.16% 和 10.43%。鼠体蚤指数最高的青毛鼠达到了 2.90，其次分别是黄胸鼠、褐家鼠和白腹巨鼠，指数分别为 0.551、0.487 和 0.378，小家鼠的蚤指数为 0.215；在松鼠、黑家鼠、野外鼩鼱、黄鼬、东南水麝鼩和灰麝鼩 6 种动物体表未检到蚤。浙江省分布广泛的黄胸鼠和褐家鼠，染蚤率和蚤指数高说明它们染蚤较为普遍，而且这二种鼠均有 8 种（亚种）蚤寄生。

检获的 21 059 匹蚤鉴定明确的 21 054 匹，蚤类构成中缓慢细蚤占 54.41%，不等单蚤占 20.89%，印鼠客蚤占 9.50%；其他 7 种蚤适存病蚤占 4.87%、特新蚤闽北亚种占 3.23%、猫

表 18-3　1993—2002 年浙江省各鼠疫监测点鼠蚤寄生关系统计表

鼠种	检鼠数/只	染蚤鼠数/只	染蚤率/%	获蚤数/匹	总蚤指数	印鼠客蚤/匹	印鼠客蚤指数	缓慢细蚤/匹	不等单蚤/匹	适存病蚤/匹	喜山二刺蚤/匹	人蚤/匹	猫栉首蚤/匹	不同新蚤/匹	特新蚤/匹	栉眼蚤/匹	未鉴定/匹
褐家鼠	24 038	4 125	17.16	11 712	0.487	1 131	0.047	6 630	2 527	381	16	279	239	0	507	0	2
黄胸鼠	11 852	2 184	18.43	6 532	0.551	781	0.066	3 999	1 094	231	13	101	228	0	82	0	3
小家鼠	2 014	210	10.43	433	0.215	4	0.002	188	148	16	0	26	48	0	3	0	0
臭鼩鼱	6 476	119	1.84	204	0.032	18	0.002 8	59	60	28	10	7	22	0	0	0	0
黄毛鼠	8 421	421	5	666	0.079	19	0.002 3	140	222	220	60	1	0	2	2	0	0
黑线姬鼠	5 710	409	7.16	915	0.16	47	0.008 2	356	268	141	42	16	0	0	45	0	0
黑腹绒鼠	2 157	88	4.08	121	0.056	0	0	41	45	4	0	1	0	0	27	3	0
白腹巨鼠	243	23	9.47	92	0.378	0	0	12	26	2	42	0	0	0	8	2	0
东方田鼠	180	4	2.22	4	0.022	0	0	2	0	0	1	0	0	0	0	1	0
针毛鼠	268	11	4.1	21	0.078	0	0	6	4	0	6	0	0	0	4	1	0
巢鼠	35	1	2.86	2	0.057	0	0	2	0	0	0	0	0	0	0	0	0
社鼠	325	19	5.85	26	0.08	0	0	16	5	1	0	1	0	0	3	0	0
青毛鼠	114	44	38.6	331	2.9	0	0	4	0	1	116	0	0	209	0	1	0
野外鼹鼠	5	0	0	0	0	0	0	0	0	0	0	0	0	0	0	0	0
赤腹松鼠	10	0	0	0	0	0	0	0	0	0	0	0	0	0	0	0	0
黄鼬	3	0	0	0	0	0	0	0	0	0	0	0	0	0	0	0	0
东南水鼩鼱	2	0	0	0	0	0	0	0	0	0	0	0	0	0	0	0	0
黑家鼠	5	0	0	0	0	0	0	0	0	0	0	0	0	0	0	0	0
灰麝鼩	1	0	0	0	0	0	0	0	0	0	0	0	0	0	0	0	0
合计	61 859	7 658	12.38	21 059	0.34	2 000	0.032	11 455	4 399	1 025	306	432	537	211	681	8	5

栉首蚤指名亚种占 2.55%、人蚤占 2.05%、喜山二刺蚤中华亚种占 1.45%、不同新蚤福建亚种占 1.00%、台湾栉眼蚤浙江亚种占 0.04%。浙江省鼠疫流行区内的主要蚤类为缓慢细蚤、不等单蚤、印鼠客蚤,这三种蚤占了我省蚤的约 85%,其他 7 种(亚种)仅占 15% 左右。缓慢细蚤、不等单蚤、印鼠客蚤为寡宿主型的家栖鼠类寄生蚤,主要宿主为黄胸鼠和褐家鼠,但在我省这 3 种蚤寄生的宿主分别有 13 种、10 种和 6 种之多,尤其是蚤类构成中占多数的缓慢细蚤,在全部 13 种染蚤鼠中均有寄生;印鼠客蚤的寄生宿主也从家栖鼠类扩大到了野栖鼠中的黑线姬鼠和黄毛鼠;这些也证明浙江省的家栖鼠、野栖鼠之间的蚤类存在互窜现象。

四、蚤类年际变化

生态系统的组成是动态变化的,蚤类也不例外。20 世纪 60 年代与 50 年代相比较,变化最大的是印鼠客蚤的数量大为减少、分布从范围较广的区域到局限于个别的地方。20 世纪 50 年代初,在浙江各地有较多的印鼠客蚤分布:如永嘉县 1952 年印鼠客蚤的平均指数为 0.93,并且其最高峰的 6 月份印鼠客蚤达到了 2.69;瑞安市 1955 年 9 月的印鼠客蚤指数达到了 1.96。龙泉市 20 世纪 50 年代初期在鼠体种尚有较多的印鼠客蚤检获,但在 1955 年以后不再发现;云和县 1951 年发现印鼠客蚤(指数为 0.38)外,在以后的多次调查中均未发现。也是 20 世纪 50 年代,东阳和义乌发现有较多的印鼠客蚤,1955 年的印鼠客蚤指数达到了 0.60,义乌市 1957 年和 1963 年仍能发现印鼠客蚤,但在 1963 年的监测中未发现该蚤。到 20 世纪 50 年代后期印鼠客蚤已很少从鼠体检获,1965 年在浙江省内已基本处于绝迹状态。然而到了 20 世纪 80 年代,印鼠客蚤开始重新出现,当时仅分布在庆元、龙泉、东阳、义乌和松阳等县市。而到了 20 世纪 90 年代,其分布区域又陆续增加了文成、龙游、丽水、缙云、景宁和温州的鹿城区;印鼠客蚤指数在个别监测点也超过了能引起鼠疫流行的危险域值(1.0):如丽水市莲都区在间隔 40 年后重新于 1997 年检获印鼠客蚤,当年的指数为 0.56,黄胸鼠和褐家鼠的印鼠客蚤指数分别为 0.50 和 0.64;1998 年印鼠客蚤平均指数为 0.76,但在第四季度该地黄胸鼠和褐家鼠的印鼠客蚤指数分别为 1.33 和 1.67。在庆元县,1998 年印鼠客蚤平均指数为 0.36,而黄胸鼠的印蚤指数为 1.01;1999 年印鼠客蚤指数平均虽然只有0.455,但在 6 月、8 月份黄胸鼠的印鼠客蚤指数分别是 3.25 和 4.0。印鼠客蚤的寄生鼠种也从黄胸鼠、褐家鼠和黄毛鼠扩大到了小家鼠、臭鼩鼱和黑线姬鼠上。

第四节 鼠疫流行史

一、人间鼠疫

综合《中国鼠疫流行史》(1980 年版)中的《浙江省鼠疫流行史》及《浙江鼠疫防治史》等资料,浙江省人间鼠疫流行有确切文字记录的最早年份为 1938 年。当年 2 月,浙南庆元县大济村一村民从福建省松溪县鼠疫流行区感染后回村发病死亡;同年 8 月,庆元县五都村一村民从松溪县感染后回村死亡,该村的中药铺店主也被感染,该店主随后被送回了庆元县周墩村。同年 10 月,后田村一商贩从福建政和县采购货物被感染鼠疫,回村后死亡。庆元县始于 1938 年 2 月的 3 起人间鼠疫疫情波及包括庆元县城关镇在内的 11 个自然村街,疫情持续至 1939 年底,两年共计发病 423 人,死亡 290 人。

浙江省鼠疫流行区,1981 年版的《中国鼠疫流行史(浙江省鼠疫流行史)》中有图记载,分布于浙江西南部与闽北鼠疫流行地区接壤的瓯江流域、浙中金衢盆地浙赣铁路沿线、浙东沿海城市宁波。前者为滇西闽广沿海黄胸鼠鼠疫自然疫源地区,后两者为侵华日军使用鼠疫细菌战剂所造成的人为鼠疫疫源地。现根据不同的来源,将浙江省历史上鼠疫的流行情况进行简述(图18-1)。

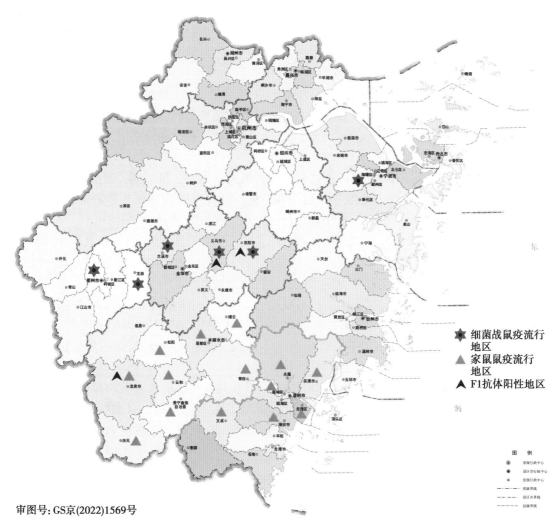

审图号: GS京(2022)1569号

图 18-1 浙江省两类鼠疫流行区及血凝阳性地区分布图
(石文琪 绘)

(一) 浙西南瓯江流域家鼠鼠疫疫源地人间鼠疫流行情况

据原浙江省温州专区鼠疫防治站于 1954—1958 年调查考证,1929 年 9 月下旬,在浙江省西南部庆元县隆宫乡隆宫村已有类似鼠疫的疾病在流行,流行期间发现有大量的自毙鼠。1930—1931 年在庆元县隆宫乡毗邻的黄坑乡张天村(1958 年划归福建省政和县)、张地村又发生与闽北鼠疫流行地区有联系的类似鼠疫的疾病发生,期间也发现了自毙鼠。据此推测,浙江省鼠疫最早于 1929 年在庆元县就有发生。

据原浙江省温州专区鼠疫防治站于 1960 年调查考证,1935 年 5 月,景宁县首发鼠疫病例林某在庆元县闽浙交界处的一个石灰矿(据后来调查考证此矿位于福建省政和、松溪县接壤的庆元县隆宫乡境内)工作,感染后回景宁县林硕,其妹从小地村赶去探望被感染,返回后遂引起景宁县小地村、莲川村和黄水坑村鼠疫流行,此次疫情到 1936 年 10 月才终结,共计发病 96 人,死亡 95 人。

1938—1939 年庆元县发生鼠疫流行后,1940 年庆元县又有包括城关和大济村等 4 个村街发生人间鼠疫疫情。同年 8 月在与其毗邻的龙泉县(今龙泉市)小梅镇发现鼠疫病例,当时小梅镇为龙庆公路的中心站,故商贾云集、客货往来频繁。据调查当时有福建松溪县商人运一批红糖来小梅销售,在箩筐内发现死鼠一头。随之该镇陆续出现大批死鼠,继后出现腺鼠疫患者。1941 年鼠疫继续在庆元、龙泉两县流行。4 月龙泉小梅镇继续流行鼠疫,5 月龙庆公路北上的查田镇开始流行腺鼠疫,小梅、查田流行期间均有自毙鼠发现。1942 年,龙泉县的鼠疫除继续在小梅、查田两镇流行外,流行又见于龙泉县城(今龙渊镇)。1943 年查田、龙渊两镇鼠疫继续流行,龙渊镇周边的 5 个村街也暴发鼠疫流行。这一年是龙泉县鼠疫流行最严重的一年,共发病 492 人、死亡 133 人。龙泉的小梅、查田两镇各有 3 个年次流行鼠疫,龙渊镇有 4 个年次流行。

1942—1943 年,随着当时的民国浙江省政府各机关迁移至云和、龙泉、庆元县一带,全省粮棉等生活物资以温州为中心沿瓯江流域往西运输。鼠疫疫情从龙泉县蔓延至云和县、丽水县(今莲都区)、松阳县、青田县、景宁县、温州市(鹿城区)、乐清县(今乐清市)。

云和县的鼠疫,1942 年 1 月先于坐落在瓯江边的小顺乡长汀村开始流行;其后 8 月间又于离县城三里许之河上村保育院(战时儿童保育院)内发现自毙鼠,继之于该院儿童中流行腺鼠疫,死亡甚多。1943 年前述保育院再度流行鼠疫并被当时政府焚烧;9 月初云和城区陆续发现死鼠并被判定为“疫鼠”,9 月中旬城区开始流行人间鼠疫并扩散至 18 个村街;1944—1946 年云和县继续流行鼠疫直至 1946 年 2 月才停息。1942—1946 年,云和县有 29 个村(街)发生鼠疫流行,共计发病 728 人、死亡 569 人。据后来调查,是龙泉感染鼠疫的难民逃难至云和而引起的。

丽水县的鼠疫始发于 1943 年 6 月,来自龙泉、云和的船只在丽水县碧湖镇码头卸货,该码头附近首先发生大批死鼠;而首发病例为该镇商人,而后蔓延扩散。丽水城区的鼠疫则由云和县的运粮食货物船只在县城大水门一带码头卸货时传入,也是先发生大批死鼠,然后波及人间;城区的首例患者为一米厂老板的妻子。1942—1947 年,丽水县有 45 个村(街)发生鼠疫疫情,共计发病 1 195 人、死亡 907 人。

松阳县 1943 年的 2 例肺鼠疫则是一家 2 人去丽水保定村探望染病的亲友而感染,返家后死亡,但未引起本村流行,其后也再无发生。

青田县 1943 年的疫情是由该县章村林口一杨姓妇人去丽水碧湖镇探望患病的长女被感染,染疫返家后不治身亡;并传染给了其媳妇、从章村大济返家探望的次女,次女被感染回家又传染给了其丈夫和婆婆,本次疫情发病 5 人、死亡 5 人。

景宁县外舍村 1943 年的 1 例腺鼠疫系自云和探望染病的亲友、染疫而归,翌晨即死亡。

温州市的鼠疫发生于 1943 年冬,一位龙泉商人在当地患鼠疫病后随船抵达温州市区西郊太史码头(今鹿城区域),病死于该货船中;死者的衣袋中尚有未服完的磺胺唑噻数粒。卫生机关得悉后将同船其他乘客在另一船中隔离江中留居 7 天,又将该船及船上货物和死者焚烧,但在这之前已有部分货物被偷运上岸。时隔不久即在泊船附近的大桥头沿江山货行中出现死鼠,1943 年 12 月 2 日一染疫褐家鼠经省立第一传染病院用涂片镜检及接种豚鼠证实为鼠疫疫鼠。而温州首例本地鼠疫患者就住在西郊大桥头、距山货行仅隔 20 余步。温州首次疫情共发病 4 人、死亡 1 人;疫情延至 1944 年仍继续流行,尤以 5 月、6 月最严重,仅 6 月一个月内即发病 299 例,直至 9 月以后,市区疫情稍趋缓和,但已向乡区蔓延。1944 年,温州市区发病 976 人、死亡 539 人;乡区发病 97 人、死亡 80 人。温州 1946 年、1947 年、1948 年、1949 年、1950 年市区仍继续有鼠疫的流行;1946 年鼠疫先流行于永嘉县,由于抗战胜利初期、人员流动频繁,遂于 4 月份从永嘉传入温州市区;1950 年 1 月起,温州市区先有腺鼠疫流行、后引发原发性肺鼠疫流行,直至 7 月以后才告终结,当年市区共发病 43 人、死亡 7 人。

乐清市的鼠疫则始于 1943 年(《浙江省鼠疫流行史》中无具体月份的记载,但《浙江鼠疫防治史》中描述为 1943 年 12 月),由 2 个在温州永宁运输行工作的乐清人,押运货物到乐清虹桥镇,因在温州时已染病,一人就死在船中,其死体和货物被家人搬运回白象镇琯头村家中,后波及邻居引起流行;另一人返回虹桥镇家中后发病不治而亡,但未传给他人。乐清市自 1943 年至 1950 年间共有 7 年次(1949 年除外)发生鼠疫的流行,共计发病 73 人、死亡 55,疫情波及了 13 个村镇。

1944 年 4 月,温州市区的鼠疫疫情波及了永嘉县桥头乡桥头镇,先见自毙鼠,后发生人间鼠疫流行并扩散至周边 6 个村(街);但黄田乡黄田村和孤山乡汤岙村的人间疫情是由温州直接传入的,也未见死鼠。永嘉县 1944 年 4 月—1946 年 10 月,共有 24 个村(街)发生鼠疫流行,共计发病 322 人、死亡 227 人。永嘉县 1946 年 4 月开始在桥头镇 1944 年发生鼠疫流行的 5 个村再度流行鼠疫(先见死鼠),并扩散到了包括温州市区在内的多个地方;而绿山乡河底村 5 月份发生的一起腺鼠疫疫情(发病 3 人、死亡 3 人)则又由温州市区传入而引发。

1944 年,温州鹿城区、永嘉县、庆元县、龙泉县、云和县、乐清县和青田县 7 个县级区域鼠疫继续流行。是年,疫情还蔓延至缙云县、瑞安县(今瑞安市)。

1944 年 5 月,青田县温溪发生鼠疫,首发病例程某到永嘉县桥头镇探望患病的女儿被感染,返回温溪 3 天后死亡,并传染给了其 2 个邻居,造成 1 人死亡、1 人送温州市治疗后痊愈,疫情也未扩散。

缙云县 1944 年发生了 2 起鼠疫疫情,一起为城关镇丹阳坊居民由云和县感染腺鼠疫返家后死亡;另一起为风山下村居民,赴丽水参加抬埋鼠疫尸体过程中被感染,返乡后死亡。以后再无发生。

瑞安的首起鼠疫疫情发生于 1944 年 4 月,鲍田乡有 2 人在温州市感染鼠疫,返回 2 日后死亡,记载中未发现死鼠。1945 年瑞安县城内有鼠疫流行,但来源及患者数不详;1946—1949 年,每年县城内多处有鼠疫流行,并在人间鼠疫流行期间发现自毙家鼠。1950 年 7 月,一水手由温州染疫返回瑞安家中,后被治愈,这也是瑞安最后一例鼠疫病例。瑞安县从 1944 年 4 月至 1950 年 7 月,连续 7 年在城区等地的 14 个村(街)发生鼠疫,共发病 77 人、死亡 46 人。

1945—1946 年,丽水、永嘉、云和、庆元、乐清 5 县两年均有鼠疫流行;龙泉县 1945 年 12 月流行后再没有发现鼠疫病例;温州市(鹿城区)、瑞安县 1945 年停息 1 年后,1946 年疫情又复燃;1946 年文成县成为新的疫区。

抗日战争时期的 1945 年,正值民国浙江省府机关人员从云和县迁移至文成县大峃镇内之际,斯时云和正发生鼠疫的流行,借物资运输来往频繁,于同年底首先在大峃镇第一、第二村陆续发现大批死鼠。随后于 1946 年 4 月间,第一村郑氏父子相继染疫而不治身亡。其后除 1947 年未见流行外、1948—1950 年鼠疫持续在文成县的 1 镇 4 村流行,共发病 60 人、死亡 50 人。

1947 年,丽水县、温州市鹿城区、瑞安县、乐清县流行鼠疫,共发病 177 人,死亡 73 人。

1948—1950 年,庆元县、温州市(鹿城区)、文成县、瑞安县 4 县(区)每年都有鼠疫流行;乐清在 1948 年、1950 年两年份流行。1950 年,温州城区的鼠疫传到了农村地区的永心乡白楼下村(现今属于龙湾区)。

1950 年 9 月,庆元县城关镇发生腺鼠疫流行,发病 5 人,死亡 5 人。此后浙江省再也没有发生人间鼠疫病例。

（二）浙东、浙中金衢盆地浙赣铁路沿线鼠疫细菌战地区人间鼠疫流行情况

抗日战争期间的 1940 年秋季，侵华日军为配合其侵略华中地区的战争，特派 731 部队特别支队，在细菌战犯石井四郎率领下，于 1940 年 10 月 4 日、10 月 27 日，先后两次分别在衢县（今衢州市柯城区）、宁波鄞县（今宁波市海曙区开明街）两地空投大量染有鼠疫菌跳蚤。其后于 10 月下旬宁波鄞县、衢县即相继流行人间鼠疫。从此，将历史上从来没有鼠疫流行记载的地区变成了人为的"植源型"鼠疫疫源地。宁波市从 1941 年已停止流行。而衢县的鼠疫疫情先后流行 7 年次，并以衢县为中心，沿铁路向邻近的义乌、东阳等地传播，引起不同程度的人间、鼠间鼠疫流行，使这些地区成为了人为的细菌战造成的"植源型"鼠疫疫源地。

1940 年 10 月 27 日，宁波市遭日军飞机空袭。随后当地居民在宁波市开明街发现大量麦粒，并且混有跳蚤。10 月 29 日，宁波市发生了第一例腺鼠疫患者。其后鼠疫继续流行达 34 天，共计发病 103 人、死亡 102 人。发现病例后，当地政府及时采取了封锁疫区、设立临时隔离医院、疫区消毒及捕鼠灭蚤、烧毁疫区房屋（115 户共 137 间）、搜索追回疫区外逃患者及对外逃点进行消毒处理、预防接种鼠疫菌苗等措施，疫情于当年 12 月被扑灭。以后再未发生鼠疫。

1940 年 10 月 4 日上午，日军一架飞机低空侵入衢县，在城西一带撒下混有跳蚤的麦子、粟粒及破布。11 月 12 日即敌机空袭后的第 38 天，在空投跳蚤地区的柴家巷和罗汉井出现了两例腺鼠疫患者并于 11 月 15、17 日死亡。患者尸体解剖取材经细菌检验、涂片、培养及动物实验发现鼠疫菌。其后又在县西街、水亭街一带发生鼠疫病例，至 12 月 5 日共发病 22 人、死亡 21 人。1941 年初开始发现衢县县城内家鼠鼠疫动物病猛烈流行，人间鼠疫则从 2 月开始流行并持续到 12 月始告终息，是衢县鼠疫流行最严重的一年，全年共发病 281 人、死亡 274 人；在城区鼠疫流行的同时，通过躲病和探望患者等方式将疫情传播至城西郊的乡下。1943 年、1945—1947 年，鼠疫继续在衢县流行，这 4 年共发病 21 人、死亡 19 人。

义乌市的鼠疫始发于 1941 年 9 月。时年 9 月 5 日，一铁路职工在衢县感染鼠疫发病回到义乌市稠城（城关）镇北门街，次日即死亡。随后家中发现自毙鼠 30 余只，相继在邻家也发现死鼠，约一个月后开始流行腺鼠疫，1941 年义乌市共发病 253 例、死亡 221 人。义乌市的疫情持续流行至 1945 年，这 5 年中义乌市的疫情除在稠城镇流行外还波及了稠城镇以西及以北地区，共有 32 个村（街）的 687 人发病，死亡 630 人。疫情较严重的江湾乡（现稠江街道）崇山村在 1941 年、1942 年连续流行两年，共发病 133 人、死亡 120 人。崇山村 1942 年发生鼠疫流行时，当时占领义乌市的日军于 11 月 18 日派兵包围了崇山村，并将二百余户、四百余栋房屋烧毁；日军 1644 部队 86 连队军医部的人员到村里检索病菌、进行尸体和活人体解剖。

义乌市的鼠疫疫情推测还与通过浙赣铁路从衢县运入之货物中混有疫鼠、疫蚤而污染车站一带，引起附近鼠间动物鼠疫流行有关。

东阳市的鼠疫则是从邻县义乌传入。第一起传入发生于 1941 年 10 月，当时歌山镇八担头村居民赵某在义乌市鼠疫流行地区做泥水工，感染腺鼠疫后返乡并继发为肺鼠疫死亡。其全家均被传染死于肺鼠疫，随后疫情通过人传人的方式迅速波及周边 5 个镇（街道）的 8 个村，共发生肺鼠疫 57 例、死亡 53 人。第二起传入发生地为歌山镇歌山村，首发病例为一商店的女店主，于 1941 年 10 月发病，患腺鼠疫继发肺鼠疫死亡。随后通过人传人方式波及包括歌山村、林头村在内的 2 个镇 6 个村，发病 60 人、死亡 60 人，疫情到 1942 年 3 月才终止。首患发病前歌山村中发现有病死鼠，其余地方没有自死鼠发现。该起疫情推测是通过携带有疫鼠或疫蚤的货物从义乌市传入。

浙江省 1929—1950 年人间鼠疫流行发病地区、发病年份、发病数等详见表 18-4。

表18-4　1929—1950年浙江省人间鼠疫流行统计

流行县（市）		1929年	1930年	1931年	1935年	1936年	1938年	1939年	1940年	1941年	1942年	1943年	1944年	1945年	1946年	1947年	1948年	1949年	1950年	合计
庆元	发生	50	8	1			235	188	159	141	143	209	335	64	97		10	71	5	1 716
	死亡	40	6	1			198	92	147	137	113	163	251	50	70		4	66	5	1 343
龙泉	发生								15	46	76	492	135	65						829
	死亡								12	36	69	133	73	42						365
云和	发生										7	346	146	204	25					728
	死亡										7	268	129	148	17					569
丽水	发生										60	24	926	10	170	5				1 195
	死亡										34	22	784	7	57	3				907
松阳	发生											2								2
	死亡											2								2
青田	发生											5	3							8
	死亡											5	2							7
永嘉	发生												97	9	216					322
	死亡												80	7	140					227
温州	发生											4	976		410	116	21	6	50	1 583
	死亡											1	539		123	42	11	2	12	730
缙云	发生												2							2
	死亡												2							2
瑞安	发生												2		12	55	6	1	1	77
	死亡												2		12	27	4	1	1	46

续表

流行县（市）		1929年	1930年	1931年	1935年	1936年	1938年	1939年	1940年	1941年	1942年	1943年	1944年	1945年	1946年	1947年	1948年	1949年	1950年	合计
乐清	发生											8	16	20	4	1	23		1	73
	死亡											7	15	7	4	1	20		1	55
文成	发生						8										13	37	2	60
	死亡						8										13	29		50
景宁	发生				66	30						1								97
	死亡				65	30						1								96
宁波	发生								103											103
	死亡								102											102
衢县	发生								22	281		6		2	12	1				324
	死亡								21	274		6		2	11					314
义乌	发生									253	342	80	12							687
	死亡									221	325	74	10							630
东阳	发生									101	16									117
	死亡									97	16									113
兰溪	发生															23				23
	死亡															15				15
龙游	发生																3			3
	死亡																3			3
总计	发生	50	8	1	66	30	235	188	299	822	644	1 177	2 650	374	954	201	76	115	59	7 949
	死亡	40	6	1	65	30	198	92	282	765	564	682	1 887	263	442	88	55	98	18	5 576

据《前日本陆军军人因准备和使用细菌武器被控案审判材料》(1950 年，莫斯科)记载：1942 年 7~8 月，侵华日军 731 部队在配合其侵略军撤退的同时，又在浙赣铁路沿线的浙江省衢县、金华、龙游、江西省玉山一带地面撒布了染有鼠疫菌的跳蚤，加剧了该地区鼠疫继续流行。1940 年秋季至 1948 年，由侵华日军细菌战造成的人间鼠疫流行的地区有宁波、衢县、义乌、东阳、龙游、兰溪 97 个居民点，共发病 1 257 人，死亡 1 177 人。但是江西玉山、浙江金华两地于侵华日军空投鼠疫细菌战剂后，未发现鼠疫。

《浙江鼠疫防治史》记载有一些史料认为：1942 年 9 月 21 日，侵华日军飞机在义乌市崇山村上空撒播了鼠疫细菌；1942 年 8 月 26 日、27 日，日军飞机在丽水云和县城上空投下了100 余枚细菌弹。

兰溪市和龙游县的鼠疫流行，一般都是被归入了鼠疫细菌战流行地区，但其传染来源是存在较大的疑问的，值得今后关注。

兰溪市 1947 年 10~11 月在县城发生一起人间鼠疫疫情，共发病 23 人，死亡 15 人。流行期间发现许多病死家鼠并判定 126 只"疫鼠"；最先发现死鼠和患者的地区为城南卸货码头附近一客店内，首患为女店主，其丈夫与邻省上饶等地货物往来频繁，故推测可能是借由货物贸易由邻省带入了染疫动物或媒介引起的流行。而同年 10 月前省内其他有鼠疫流行地区的有丽水县城关、瑞安县城关、温州市区、衢县城区和乐清县潘垟村。

龙游县 1948 年 10~12 月，在县城大众路发生 3 例鼠疫病例(均死亡)，首发病例家附近多处发现病死鼠。由于该 3 个病例没有外出史，邻近的衢县、义乌、东阳等已无鼠疫流行，而省内有发病的温州、瑞安、乐清等又相距较远，也未查明其与龙游有传播关系，故本次疫情传染来源不能确定。当时该县货物也有从江西上饶而来的，但 1948 年上饶并无鼠疫发生(查中国鼠疫流行史江西省部分，与浙江邻近的江西省上饶市 1946 年，上饶县 1946 年、1947 年有疫情发生)。

浙江省鼠疫流行的传播路径主线是两条：一条是浙西南家鼠鼠疫疫源地内沿瓯江流域通过感染的人或物(携带染疫的鼠或蚤)传到另一地造成自然的流行；另一条就是抗日战争时期侵华日军在浙江空投鼠疫细菌战剂，而造成以前从来没有鼠疫流行记载地区的人为"植入型"鼠疫的流行。虽然这两条主线清晰，但在主线之下，还有许多条支线，尤其是家鼠鼠疫自然流行的传播路径较为复杂。通过梳理历史我们发现，鼠疫从闽北传入浙江的有庆元县、龙泉县和景宁县三个地方，以前一直认为庆元县是浙江南部鼠疫的发源地，但庆元县和景宁县传入后仅限在本区域内传播而没有传到其他的县，而龙泉县才是浙南鼠疫扩散流行的真正源头。龙泉鼠疫扩散传播有三条线路，其一是通过感染鼠疫的难民逃难传到了云和县；其二是感染鼠疫的患者和/或携带染疫鼠蚤的货物通过瓯江水上运输成为温州市鼠疫流行的源头；其三是可能通过货物与云和一起成为了传入丽水县城的源头。而云和县则是丽水县碧湖镇及丽水城区、景宁县、缙云县、文成县的传染源头。丽水县城(今丽水市政府所在地)及温州市作为区域中心又通过感染的人传到了其周边的几个县，造成疫情更大范围的蔓延；反过来温州市城区 1946 年 4 月后的鼠疫流行，则是由于永嘉县再度发生鼠间和人间流行传入温州市区而造成的。鼠疫细菌战剂侵袭流行地区，宁波市是单独的一条线，由于及时采取了隔离封锁、焚烧房屋、追踪外逃人员等措施而未出现扩散；但另外一线路衢县，在遭日军侵袭后由于缺乏有效的控制措施，造成疫情的反复流行并波及义乌市，再由义乌传到了东阳县，造成了巨大的人员和财产损失，值得反思和借鉴。

二、动物间鼠疫

浙江省在1950年9月前鼠疫流行时期,很少有人从事有关当地鼠疫动物流行病学的调查研究工作。但是根据鼠疫流行史调查资料可以得知,辖区内许多地区在以往人间鼠疫流行之前,或于人间鼠疫流行的同时,当地常发现大量家鼠死亡,故推测当时当地的家鼠间有动物鼠疫的流行。

从浙江省鼠疫流行史中统计,浙江省1929—1950年间发生人间鼠疫流行的382个疫点(村、街)中,有自毙鼠发现的疫点数就有303个,占了总数的79%以上(表18-5)。很多地区的人间鼠疫,是由动物鼠疫而引发的,如浙江省首次发生的鼠疫疫情——1929年9月庆元县隆宫乡的疫情,在人间鼠疫流行前的4~5天,先发现了自毙鼠,并且可见到许多家鼠向山中迁移,在山林中也常见到自毙鼠尸,而居民区内的鼠类数量则显著减少。龙泉市1940年8月发生于小梅镇的首次疫情,也是该镇先出现大量的死鼠,继后出现鼠疫患者。

表 18-5　浙江省人间鼠疫流行地区动物鼠疫流行情况

县(市、区)	流行年数	人间鼠疫发生地区(村、街)数	有自死鼠地区(村、街)数
庆元	15	51	42
龙泉	6	16	14
云和	5	44	41
丽水莲都区	6	58	57
松阳	1	1	0
青田	2	3	0
温州	7	10	10
永嘉	3	30	22
瑞安	7	24	22
乐清	7	15	1
文成	4	14	4
缙云	1	2	0
景宁	3	4	3
宁波	1	1	0
衢州柯城区	6	51	44
义乌	4	39	38
东阳	2	14	1
兰溪	1	4	3
龙游	1	1	1
合计	18	382	303

另外,义乌市稠城镇(1941年9月)、丽水县(莲都区)碧湖镇(1942年1月)、温州市市区(1943年12月)、丽水城区(1944年5月)、文成县大峃镇(1945年底)、兰溪市城区(1947

年 11 月）、龙游县县城（1948 年 10 月）等当地发生的首次人间疫情,都是通过人（或货物）传入后、当地先发现自死鼠、再在当地发生人间鼠疫的流行。而且人间鼠疫流行的强度往往与动物间鼠疫流行的强度呈正相关,动物间流行越频繁、持续时间越长,人间流行的强度越大、持续时间也越长。一些仅仅是从流行地区感染后感染者返回当地,且感染者居住处没有发现自毙动物的地方,则往往是一过性的,如松阳县、缙云县和青田县等,人间鼠疫并未扩大到更多的地区。

第五节　染疫动物和媒介

一、1949 年前浙江省的鼠疫诊断情况

有关鼠疫诊断和鼠疫病原检测方面的情况,《浙江鼠疫防治史》有较为详细记录,本文再作简略介绍。1929—1950 年浙江省人间鼠疫流行期间,在鼠疫患者的诊断方面,记载最早的是 1938 年庆元县发生鼠疫流行时,经当年浙江省卫生试验所吴昌丰抽取患者淋巴结液化验证实为鼠疫（但原文中无具体经过和检验份数等文字资料）。

1940 年 11 月 3 日,宁波发生鼠疫流行时,宁波中心医院（现为宁波市第一医院）的孙金铭和宁波华美医院（现为宁波市第二医院）的丁立成医师采集有关标本开展了检测。孙金铭在诊治中心医院工友武某的父亲时,初诊认为有鼠疫的可能性,就采用涂片镜检,见"鼠疫杆菌"。丁立成则于 11 月 3 日,从华美医院求诊的一例疑似鼠疫患者身上抽取血液和淋巴结肿液,分别注入两只豚鼠的腹腔内,次日下午 3 时豚鼠死亡;经解剖涂片镜检,见"鼠疫杆菌"。又对患者王某肿胀的淋巴结处抽取淋巴液涂片亚甲蓝染色镜检,又见呈典型的鼠疫杆菌,标本送交浙江省卫生试验所吴昌丰最后鉴定,确诊为鼠疫杆菌。

1940 年 11 月 30 日,衢县发生鼠疫流行时,曾对水亭街 52 号患者蔡某,在其死后 1 小时内,经省卫生试验所技正吴昌丰和福建省防疫大队柯主光医师诊断并经淋巴穿刺液涂片镜检、培养、动物接种均证实为腺鼠疫。

1943 年,云和县流行鼠疫时,同样曾对临床诊断的鼠疫患者,用涂片镜检的方法,检测了不同类型的临床标本 722 份,阳性 18 份,平均阳性率为 2.49%,其中以淋巴穿刺液的阳性率最高达 28.57%。

在鼠疫动物病调查方面,有据可查的只见到 1941 年衢县鼠疫流行时,国民政府东南防疫处派人从当地死亡家鼠中发现有感染鼠疫者,其检验结果见表 18-6。但这些检测并未见"鼠疫疫鼠"及"疑似鼠疫疫鼠"的判定原则,推测可能仅是脏器涂片镜检的结果。

表 18-6　1941 年浙江省衢县检出鼠疫疫鼠及疑似鼠疫疫鼠情况

月份	检验鼠数/只	鼠疫疫鼠		疑似鼠疫疫鼠	
		鼠数/只	百分比/%	鼠数/只	百分比/%
4	648	16	2.47	0	0
5	381	19	4.99	0	0
6	98	24	24.49	0	0
7	157	20	12.74	13	8.28

月份	检验鼠数/只	鼠疫疫鼠		疑似鼠疫疫鼠	
		鼠数/只	百分比/%	鼠数/只	百分比/%
8	187	16	8.56	12	6.42
9	369	21	5.69	30	8.13
10	331	17	5.14	15	4.53
11	249	16	6.43	36	14.46
12	168	4	2.38	2	1.19
合计	2 588	153	5.91	108	4.17

注:此表最先见于范日新编著、1955年9月中华人民共和国卫生部卫生防疫司出版的《中国1939—1944年十种法定传染病流行史料专辑》,本文略有改动。1973年修印的《浙江省鼠疫流行史》也引用了此表。

1940年10月,衢县首次出现鼠疫患者时,曾于10~12月捕捉鼠型动物87头,涂片镜检全部阴性;在1946年剖验115头鼠,涂片阳性16头;1948年剖验50头鼠,涂片阳性16头。

1943年8月,原浙江省卫生事务所曾对在云和县河上保育院内检获4只死鼠中的2只,进行了解剖取脾脏和血液标本进行涂片,用革兰氏染色后镜检,发现杆菌繁多,形态极似鼠疫杆菌;15日省医疗队鉴定此项标本,所见杆菌确系"鼠疫杆菌"。17日省试验所技正来施行细菌培养及动物接种,23日报告,经对该院内死鼠剖验,就肉眼所见肝脾均发赤肿胀、上颚淋巴结及颈淋巴结也肿大,再用脾血液及淋巴结涂抹标本染色镜检,发现革兰氏阴性、两端钝圆、两极浓染之粗短杆菌。动物实验:取该鼠心脏血液约0.1ml注射于动物腹壁皮下,56小时后动物自毙;剖验自毙动物发现除注射局部外观呈现血性炎症症状外,脾与血液中也获得与镜检相同之杆菌。

云和县在1943年鼠疫流行时,也对疫点内的一些常见动物进行了鼠疫病原学检测,共剖验动物8种660份,阳性538份,平均阳性率81.52%,其中家兔的阳性率最高达92.86%,其次为小家鼠87.5%(表18-7)。

表18-7 1943年云和县死鼠及其他动物检验结果统计

动物名称	检验份数	阳性数	阳性率/%
褐家鼠	152	112	73.68
黄胸鼠	476	406	85.29
小家鼠	8	7	87.5
家兔	14	13	92.86
猪	1	0	0
鸭	6	0	0
鹅	1	0	0
麻雀	2	0	0
合计	660	538	81.52

1947 年,兰溪县发生鼠疫流行时,当时国民政府的防疫部门进行了动物病原学调查,共剖验鼠类标本 412 份,阳性 125 份,阳性率为 30.34%;其中 11 月份的阳性率为 83.97%(110/131)、12 月份的阳性率为 5.34%(15/281)。

1948 年,龙游县发生人间鼠疫疫情时,曾剖验鼠类 293 头,阳性 23 份,阳性率为 7.85%(具体鼠种不详)。

1950 年前,浙江省虽然有开展细菌分离培养及动物实验的记录,而且有"判定为疫鼠"和"所见杆菌确系鼠疫杆菌"的记载,但没有鼠疫菌生化特性等更多细菌学鉴定的详细资料,故推测是通过涂片染色镜检的结果来判定的;而从动物实验死鼠中所分离到的细菌同样也是通过用染色镜检的方法来确定的。在当时的条件下拿到了细菌但没有做更多详细的鉴定是可以理解的,而没有保留下这些菌株材料,才是浙江省鼠防工作中最大的遗憾。以至于到目前也无法对浙江省的鼠疫进行病原学方面的溯源和追踪调查,尤其是侵华日军在中国实施鼠疫细菌战的菌株到底来源于哪里,这一直是一个未解的谜团。

二、涂片镜检阳性动物

中华人民共和国成立后的 1950—1953 年间,浙江省温州、金华、丽水三专区鼠疫防治站在温州、庆元、丽水、云和、衢县等鼠疫流行地区,对捕获的家鼠及自毙鼠采用解剖观察病变和脏器涂片镜检的方法,从黄胸鼠、褐家鼠、小家鼠和臭鼩鼱的脏器中,发现有类似鼠疫杆菌的革兰氏阴性、两端浓染的短杆菌,被判定为"疑似鼠疫疫鼠(简称'疫鼠')"。这 4 年间用涂片镜检的方法检测动物 159 220,有涂片阳性鼠 1 398 只,平均阳性率为 0.88%。其中小家鼠的阳性率为最高(1.47%),臭鼩鼱为最低(0.51%),阳性检出率由 1950 年的 1.91% 下降到 1953 年的 0.11%;以后未再发现阳性结果(表 18-8)。

表 18-8 1950—1953 年浙江省动物鼠疫涂片镜检阳性统计表

宿主名称		1950 年	1951 年	1952 年	1953 年	合计
黄胸鼠	检测鼠数/只	15 606	14 919	25 722	14 465	70 712
	阳性鼠数/只	264	140	62	18	484
	阳性率/%	1.69	0.94	0.24	0.12	0.68
褐家鼠	检测鼠数/只	12 986	15 424	18 520	9 236	56 166
	阳性鼠数/只	227	165	61	6	459
	阳性率/%	1.75	1.07	0.33	0.06	0.82
小家鼠	检测鼠数/只	8 077	6 283	10 029	5 775	30 164
	阳性鼠数/只	232	138	66	8	444
	阳性率/%	2.87	2.20	0.66	0.14	1.47
臭鼩鼱	检测鼠数/只	1 684	239	204	51	2 178
	阳性鼠数/只	8	2	1	0	11
	阳性率/%	0.48	0.84	0.49	0	0.51
合计	检测鼠数/只	38 353	36 865	54 475	29 527	159 220
	阳性鼠数/只	731	445	190	32	1 398
	阳性率/%	1.91	1.21	0.35	0.11	0.88

涂片阳性检出率的季节分布:阳性检出率以4~6月份为最高(2.87%),10~12月份为最低(0.53%)。浙南山地区(1.53%)和浙西丘陵区(0.84%)的阳性检出率经统计$\chi^2 = 12.00$;$P<0.05$,有显著性差异。

涂片阳性"疫鼠"分布于庆元县、丽水县(今莲都区)、温州市(今鹿城区和龙湾区)、乐清市、文成县、衢县(今衢州市柯城区)、龙泉市、云和县、松阳县、兰溪县、龙游县、永嘉县、东阳市等14个县(市、区)。

1950—1953年,浙江省发生人间鼠疫和动物间鼠疫流行时,病原学检测工作鉴于当时条件的限制,主要依靠涂片镜检并综合病理为判断标准。由于"涂片阳性"这种检验方法不够可靠,其结果仅能提供参考,但在当时发生鼠疫动物病期间,其"参考"也有了一定的价值。

从1954年开始,浙江省的病原学检测开始采用四步检验,但2021年年底到为止,没有分离到过鼠疫的病原体-鼠疫耶尔森菌。

三、鼠疫F1抗体阳性动物

(一) 放射免疫沉淀试验(RIP法)阳性动物

从1989年开始,浙江省的鼠疫监测点开始应用RIP试验来检测动物血清,在1989—2007年的19年中,共检测动物血清129 526份,检出RIP阳性血清174份;RIP的阳性检出率率为13.43/万,阳性率最高的年份为1991年的37.82/万。

阳性动物的构成:174份阳性动物分属于4目5科7属10种动物。其中鼠类155份、家犬18份、黄鼬1(庆元县1991年检出)。174份阳性动物中,黑线姬鼠占48.28%、褐家鼠占10.92%、家犬占10.34%、臭鼩鼱占6.90%、黄胸鼠占5.75%、社鼠、黄毛鼠、黑腹绒鼠各占5.17%、小家鼠占1.72%、黄鼬占0.57%。浙江省的阳性动物以黑线姬鼠为主,但各地检出阳性的动物均与当地的优势动物种类一致。如温州市区、乐清市检获的臭鼩鼱和永嘉县的小家鼠分别为监测点室内和室外的优势种群;庆元县、龙泉市野外黄毛鼠、室内黄胸鼠等为优势种群;丽水市以黑线姬鼠为野外优势种群;义乌市野外是以黑线姬鼠和黑腹绒鼠为优势动物。

阳性动物的地区分布:浙江省检出的174份放免阳性标本其地区分布与历史鼠疫流行区一致。主要分布在浙中地区的义乌市、浙南山地区的温州市、丽水市莲都区、庆元县、龙泉市和浙东南沿海的宁波市共4个市的16个县(市、区)。阳性动物最多的是浙中金衢盆地区的义乌市,有76份阳性,占所有RIP阳性总数的43.68%;浙南山地区的丽水市莲都区占20.11%,这两地的阳性数约占了全省总数的三分之一。庆元县占7.47%,瑞安市占5.19%、龙泉和东阳市各占3.45%,青田县占2.87%,宁波市、乐清市、兰溪市各占2.29%,云和县和永嘉县各占1.72%,温州市鹿城区和景宁县各占1.15%,龙游县和松阳县各占0.57%。

但浙江省1989—2005年检出的174份RIP阳性血清,经传统的IHA试验检测,即使是RIP滴度达到了1∶6 400,IHA法检测结果均为阴性(1989年检出的第一份滴度为1∶6 400阳性血清,经鼠布基地用IHA法复核也是阴性)。而2005年浙江省首次用IHA法检出阳性的3份鼠血清,除义乌市的2份血清RIP法B/B_0比值在2.0左右(没有达到≥3.0的标准),龙泉市阳性鼠血清的B/B_0值与正常值相同。

(二) 间接血凝试验阳性动物

浙江省在20世纪70年代开始采用间接血凝试验(indirect hemagglutination assay,IHA)

方法来检测动物血清中的鼠疫 F1 抗体,但直到 2005 年 6 月才在浙江省龙泉市捕获的黑线姬鼠中发现阳性动物;随后在 7 月份又从义乌市捕获的鼠类中检出 2 份鼠疫 F1 抗体阳性的黑线姬鼠。这 3 份阳性鼠血清是浙江省历史上首个用间接血凝法检出鼠疫 F1 抗体的年份。龙泉市的阳性鼠 6 月份捕自该市查田镇溪西村野外的稻田,血凝滴度为 1∶320;义乌市的 2 只阳性鼠 7 月份捕自义乌市大陈镇(原楂林镇)义门街村野外的丘陵地带,血凝滴度分别为 1∶160 和 1∶80。2016 年,浙江省又在义乌市稠江街道的崇山村室内捕获的家栖鼠中检测了鼠疫 F1 抗体阳性动物,鼠种分别是褐家鼠和臭鼩鼱;2017 年再次在义乌市大陈镇楂林村野外及与其相邻的东阳市歌山镇四汇村梓洞村自然村的野外检出了阳性动物。到 2021 年底为止,浙江省用 IHA 法已检出鼠疫 F1 抗体阳性鼠血清 10 份(表 18-9)。浙江省的这 10 份阳性血清分布于家鼠鼠疫疫源地的龙泉市(1 份)、鼠疫细菌战流行区的义乌市(6 份)和东阳市(3 份);阳性宿主动物既有捕获自野外的野栖类鼠黑线姬鼠(龙泉市查田镇、义乌市大陈镇、东阳市歌山镇),又有捕获自室内(义乌市稠江街道)的家栖鼠类鼠褐家鼠和臭鼩鼱。

表 18-9　浙江省鼠疫 F1 抗体(IHA 法)阳性动物一览表

序号	捕鼠年月	来源地	生景	鼠种	血凝滴度	其他方法结果
1	2005 年 6 月	龙泉市	野外	黑线姬鼠	1∶320	酶标法、金标法阳性
2	2005 年 7 月	义乌市	野外	黑线姬鼠	1∶160	酶标法阴性
3	2005 年 7 月	义乌市	野外	黑线姬鼠	1∶80	酶标法阳性
4	2016 年 9 月	义乌市	室内	褐家鼠	1∶160	酶标法、金标法阳性
5	2016 年 9 月	义乌市	室内	臭鼩鼱	1∶40	酶标法阳性
6	2017 年 4 月	义乌市	野外	黑线姬鼠	1∶40	酶标法阳性
7	2017 年 6 月	东阳市	野外	黑线姬鼠	1∶80	酶标法阳性
8	2019 年 8 月	东阳市	野外	黑线姬鼠	1∶160	酶标法阳性
9	2019 年 9 月	义乌市	室内	臭鼩鼱	1∶160	酶标法阳性
10	2020 年 10 月	东阳市	野外	黑线姬鼠	1∶80	酶标法阳性

注:2005 年的 3 份 IHA 阳性鼠血清,经用当时的 RIP 法检测均为阴性。

龙泉市位于浙江省西南部的浙闽赣边境,山是龙泉的主要地貌,东南洞宫山、西北仙霞岭两支山脉绵亘,龙泉溪从西南向东北贯穿中部,群山平行于河谷对称分布,表现为成层性;低、中山带占总面积 69.17%,丘陵占 27.92%,河谷平原仅占 2.91%,故有"九山半水半分田"之谓;龙泉境内河流分属瓯江、钱塘江、闽江三江水系,西、南、北有 20 多条小溪流向中部,汇入龙泉溪,流向温州。

龙泉市自 2005 年检出阳性后再也没有检获阳性动物,当年该阳性鼠捕获地为稻田,现今已经有了很大的变化。

综上所述,浙江省在 1950 年前判定为"疫鼠"的有家兔、小家鼠、黄胸鼠和褐家鼠 4 种;1950—1953 年期间通过涂片染色镜检判定为疫鼠的有小家鼠、褐家鼠、黄胸鼠和臭鼩鼱 4 种;2005—2020 年,用间接血凝试验(IHA)检出鼠疫 F1 抗体阳性的动物有黑线姬鼠、臭鼩鼱和褐家鼠 3 种。

四、染疫媒介

浙江省一直没有从鼠体蚤类中分离出鼠疫病原体的记录,但黄胸鼠家鼠鼠疫疫源地的主要传播媒介印鼠客蚤在浙江分布较为广泛,在有些年份,丽水、庆元等地的印鼠客蚤指数超过了能引起家鼠鼠疫流行的危险阈值(1.0)。而家鼠鼠疫疫源地的染疫媒介缓慢细蚤、不等单蚤和人蚤更是分布于浙江省各地。浙江省也证实历史上发生鼠疫流行时浙西、温州和浙南山地的主要媒介分别是不等单蚤、缓慢细蚤、印鼠客蚤和人蚤。印鼠客蚤在丽水、云和、庆元、龙泉等县,其消长曲线与鼠疫病例的曲线相吻合,推测其是最主要的媒介。而浙西则不然,室内地面游离蚤主要是人蚤,其次有少量印鼠客蚤等;其消长,5月份有一小高峰,8月份开始上升、12月份达高峰,这一现象与浙西疫区的鼠疫流行曲线一致,但人蚤的传播效能认为远低于印鼠客蚤。

第六节 鼠疫流行地区的其他微生物

1954年,浙江省开始采用四步检验进行鼠疫病原学的检测,除对鼠、蚤及其他鼠体寄生蜱和螨等标本开展鼠疫菌的分离检测外,也进行了一些其他病原体的检测。如1958年从浙南的毒厉螨和格氏血厉螨中各分离到东方立克次体8株和1株;1959年从血红扇头蜱中分离到东方立克次体2株;1982年从丽水市九龙山地区从鼠及其体表寄生的毒厉螨中各分离到1株小肠结肠炎耶尔森;2003年从龙泉市捕获的1头褐家鼠(解剖时已死亡)的肝脏中分离出了1株飞禽巴斯德菌(Pasteurella volantium)(中国疾病预防控制中心传染病预防控制所鉴定);2004年从龙泉市的2头猪中分离出了2株携带小肠结肠炎耶尔森菌ail毒力基因的小肠结肠炎耶尔森菌。

从2005年开始,针对存在的问题浙江省对重点地区开展了鼠疫疫源检索工作,除开展鼠疫菌的分离外,也开展了其他耶尔森菌的分离培养工作。先后对从天台县、温州市鹿城区、龙湾区、永嘉县、文成县、丽水莲都区、青田县、庆元县、龙泉市、义乌市及衢州市柯城区采集的鼠粪便样品,进行了耶尔森菌的分离培养,在这些地区的鼠粪中分离到了大量的小肠结肠炎耶尔森菌。其中2006年,在龙泉市的东方田鼠(LQ58)中分离出了1株生物1A型小肠结肠炎耶尔森菌(血清为O:5,27型),但其极为罕见地同时携带有ail和ystB毒力基因,具有上皮细胞(Hep-2)侵袭性,这在国内外为首次报道。LQ58的ail基因序列型与其他的ail序列均不同,是一个全新ail序列型(图18-2)。而其foxA基因序列归为非致病性菌株一类,PFGE分析其带型为K6GN11CB0128,也与非致病性小肠结肠炎菌聚为一类。

2008年,从温州市鹿城区4月份捕获的1只褐家鼠(Rattus norvegicus)中分离到了1株尿素酶为阴性、生化鉴定为E. coli的非典型菌LC20,经全基因组(CP007448)测序显示其与小肠结肠炎菌8081株共线性较好,但其两个质粒(CP007449、CP007450)与小肠结肠炎耶尔森菌pYV质粒的同源性极低,80K的质粒可能来源于其他肠杆菌科,而50K的质粒是一个新的质粒。泛基因组和核心基因组分析均显示LC20与小肠结肠炎菌Y11、8081、105.5R(r)聚在同一cluster的单独分支上,且比其他三株小肠结肠炎耶尔森菌更接近假结核菌和鼠疫菌的分支,极可能是通过重组产生的小肠结肠炎耶尔森菌的突变体。

2005—2010年,先后在天台县、龙泉市、莲都区、东阳市、义乌市、永嘉县、文成县分离到了假结核耶尔森菌42株,其中龙泉市19株,东阳市16株,义乌市和天台县各2株,永嘉县、

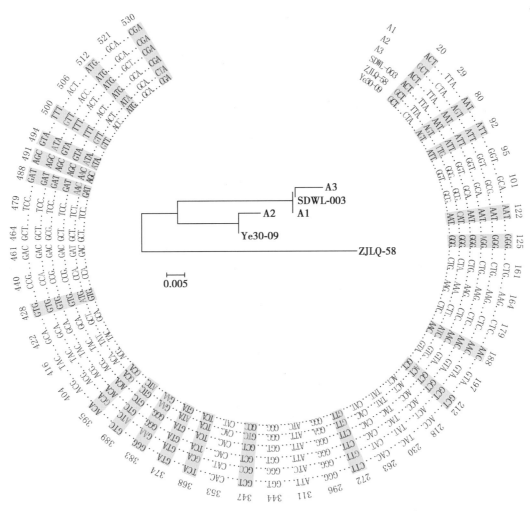

图 18-2 LQ-58 等 3 株菌与三种型别小肠结肠炎耶尔森菌 ail 基因序列及聚类分析
（中国疾病预防控制中心传染病预防控制所制图）

莲都区和文成县各 1 株；其中东阳市 2007—2010 年连续 4 年分离到了假结核耶尔森菌。2011—2021 年浙江省对义乌市、龙泉市等地开展了比较系统的耶尔森菌监测（2010 年包括莲都区但未分离到假结核菌，2017 年开始重新加入了东阳市）。龙泉市在 2011 年、2012 年、2014 年、2015 年、2019 年的 5 个年份分离到了假结核菌（共 11 株）；义乌市除 2017 年、2018 年外其他年份都有假结核菌分离到（共 22 株）；而东阳市在这 5 年中仅 2020 年分离到了 5 株假结核菌。

自从 2017 年以来，浙江省疾控中心对义乌市、东阳市和龙泉市的鼠粪标本采用双层琼脂平皿法以鼠疫菌 EV 菌苗株作为宿主菌进行了鼠疫噬菌体的分离工作，并先后从这 3 个地区分离到了能裂解鼠疫 EV 菌苗株的鼠疫噬菌体，到 2020 年底为止义乌市分离出了 13 株、东阳市 2 株、龙泉市 1 株；分离到的宿主有黄胸鼠、褐家鼠、臭鼩鼱、黑线姬鼠、针毛鼠、社鼠和黄毛鼠等 7 种。这些鼠捕获自义乌市崇山村室内（12 株，宿主有褐家鼠、黄胸鼠和臭鼩鼱）、义乌市义门街村野外（1 株，黑线姬鼠）、东阳市梓涧自然村野外（2 株，宿主有针毛鼠和社鼠）和龙泉市查田镇野外（1 株，宿主为黄毛鼠）等 4 个地方，分离到鼠疫噬菌体的地方也是浙江省有鼠疫 F1 抗体阳性动物检出的地方。

第七节　生态变化与鼠疫自然疫源地的保存

一、生态变化对家鼠鼠疫自然疫源地的影响

鼠疫是一种典型的自然疫源性疾病。从生态学的角度来看,鼠疫菌存在于自然界是一个生态学问题,即鼠疫菌只有在特定的生态系统之中才能长存。鼠疫菌和宿主、媒介同样是这个生态系统中的一个成员。当然生态系统的变化就会影响鼠疫动物病的变化(减弱、消失或重新发生);而生活条件、卫生设施等社会因素,对鼠疫流行的影响也是很明显的。

浙江省的自然植被及生态景观与解放初期相比已经有明显的改变。如浙南山地区的丽水市在解放初期山坡林带茂密、植被主要为针阔叶混交林,但经过 20 世纪 50—60 年代的过度砍伐和荒山开垦,到 20 世纪 90 年代变成了人工针叶林和经济林。随着水利等各种基础设施建设和农业开发,促进了农林产业的快速发展,耕作区的作物种类也发生了一定的改变,使得农田啮齿动物等野外种群结构也发生改变。1949 年后,浙江省的居住环境和卫生条件随着浙江经济的快速发展,出现了翻天覆地的变化。如当时浙江省一些发生在县城或城区的鼠疫流行区,原来矮小的砖木或者泥土房,如今已经被钢筋混凝土森林的高楼大厦所替代;农村地区的居住环境也已经发生了极大的改变,室内地面也由泥土地面改变为地砖或水泥地面,村庄内道路已被水泥地面硬化,使得鼠洞鼠类大为减少。近年来的城乡一体化建设,农村垃圾集中收集、集中式供水、公共厕所建设等等,又使人居环境和生活条件发生了巨大的改变。这些改变已经导致鼠类生态环境发生了改变,从而引起家栖鼠类种群与结构出现了改变,如黄胸鼠比例降低,褐家鼠比例增加。在浙南温州的一些城市区,臭鼩鼱已经取代黄胸鼠成为城市家鼠的优势种;而在其他地区的室内鼠类中褐家鼠成为主要鼠种。上述生态学改变,使浙江省家鼠鼠疫疫源地的主要宿主黄胸鼠、褐家鼠的种群结发生了改变,黄胸鼠比例已经不占多数,两种鼠在数量与密度上均保持在较低水平。而家鼠种群结构的改变和寄生在家鼠鼠体上的印鼠客蚤数量的大幅度减少,势必影响了鼠疫动物病的发生,加之人居环境的大幅度改善,这也是浙江省鼠疫动物病自 1954 年以来一直处于静息状态的客观原因。但是,鼠疫自然疫源地是一个特殊的生物地理群落,是在一定地理、气候和植被等生态系统条件下,宿主、媒介和鼠疫菌在生物进化的漫长历史过程中,经过长期的生存竞争和自然选择,互相适应而形成的牢固稳定的一个生态系统。这种稳定成熟的生态系统是不容易被破坏的,要人为地消除鼠疫自然疫源地也是一件非常困难的事情;一般认为,家鼠鼠疫比野鼠鼠疫容易控制和根除。

二、生态较为稳定的细菌战鼠疫流行地区的鼠疫疫源性问题

浙江省检出血凝阳性的义乌市和东阳市,均属于浙江省鼠疫细菌战的鼠疫流行地区。义乌市位于金衢盆东部,市境东、南、北三面群山环抱,境内有中低山、丘陵、岗地和平原,土壤类型多样。东阳市地处浙江省中部,境内以丘陵为主,占总面积的 54.19%,平原占总面积的 30.85%;会稽山、大盘山、仙霞岭延伸入境,形成三山夹两盆、两盆涵两江的地貌;地势东高西低,中部山峦自东向西,将境域分为南乡和北乡;境内最高峰东白山位于虎鹿镇北部边境会稽山脉,海拔 1 190m 余。

义乌市和东阳市野外鼠疫监测地区的生态环境较为稳定,从 20 世纪 90 年代以来变化不大(在这之前主要是在室内开展鼠疫的监测工作),这两个地方野外的优势鼠种都是由黑线姬鼠和黑腹绒鼠组成的双宿主型地区,其他的野栖鼠类虽然品种较多,但在数量上占比极小。义乌市 2005 年的 2 份和 2017 年 1 份黑线姬鼠,来源于同一块地区,两个年份之间的阳性动物相距约 1.2km,但年度跨度间隔了 11 年。东阳市 2017 年、2019 年和 2020 年的 3 只阳性动物则来自东阳市歌山镇梓涧村野外的同一块地区,三者相距较近。

义乌市室内捕获的 3 只阳性动物则来自义乌市崇山村,2016 年的 2 份阳性鼠仅相距约 100m,但分布在上崇山和崇山两个自然村中(已无明显边界);2019 年在该村西头又检出了 1 份臭鼩鼱阳性。该村的生态环境也较为稳定,村内除道路进行了硬化外,其他的房屋结构等变化不是很大,尤其是村内有许多年久失修的老房子(当年统计两个自然村共有 126 户 253 间)分布在村落的各个地方。从崇山村近几年的宿主动物监测结果来看,该地室内的主要鼠种有黄胸鼠、褐家鼠和臭鼩鼱三种,这 3 种动物在不同的年份和季节构成比是不同的,交替占据优势鼠种的位置;在 2010—2021 年间,崇山村室内捕获鼠中臭鼩鼱占据绝对优势地位的年份有 2015 年、2016 年和 2018 年;黄胸鼠占据绝对优势地位的年份有 2010 年、2017 年、2020 年和 2021 年;褐家鼠占据绝对优势地位的年份有 2011 年和 2012 年(表 18-10)。

鼠疫细菌战引起鼠疫流行的义乌市、东阳市,接连检出鼠疫 F1 抗体的阳性鼠,阳性鼠有野外的黑线姬鼠及室内的褐家鼠和臭鼩鼱,这是否说明鼠疫细菌战引起的鼠疫流行地区,可以成为鼠疫的自然疫源地而长期保存下来呢?扑灭由细菌战剂引起的人、鼠间鼠疫,以及根除细菌战剂形成的"人为的鼠疫疫源地",都要比在鼠疫自然疫源地内杜绝鼠疫病例和根除其自然疫源性容易得多,远远不像细菌战犯们当初幻想的那样"后患无穷"。国外也没有细菌战战剂可以成为鼠疫自然疫源地方面的报道,但从浙江省发现的情况来说,这种可能性是完全存在的。

义乌市、东阳市野外检出黑线姬鼠阳性的地区,在 1941—1942 年都有过鼠疫的流行。浙江省鼠疫流行史中没有义乌市大陈镇有鼠疫病患的记载,但据义乌市档案馆馆藏资料记载,1941 年楂林乡(今大陈镇)义门街村有 1 例鼠疫死亡患者,病型不详。据后来调查该例鼠疫病患病亡后,其坟墓就在大陈镇楂林村和义门街村中间的骆坞;而义乌市 2005 年和 2019 年检出的阳性鼠与该坟墓原址直线距离约在 1km。该坟墓 1988 年被开挖抛骨,1989 年就在该墓附近用 RIP 法检出了阳性动物,阳性鼠种也是以黑线姬鼠为主。

东阳市检出黑线姬鼠阳性的梓涧自然村,当年鼠疫流行时没有鼠疫病例,但与其隔一条小溪的林头村,1941 年 12 月发生了鼠疫的流行(发病 8 人均死亡),当年死亡的病患就有埋葬在检出阳性鼠的外山坞西南边山头。

黄胸鼠是家鼠鼠疫的主要宿主动物、褐家鼠是次要宿主,黄胸鼠对家鼠鼠疫菌株的敏感性要比褐家鼠大近 100 倍;而臭鼩鼱只是偶然宿主。臭鼩鼱为东洋区家野常见的食虫动物,其分布广泛,常在地下筑巢并营地下生活;臭鼩鼱以昆虫、蠕虫为食,还能吃小型鼠类。1915 年克兰德尔于印度从臭鼩鼱体内检出了鼠疫菌,1936 年伍连德等在福建也有发现。1981—1990 年,云南省从瑞丽和盈江两地臭鼩鼱中分离出了 7 株鼠疫菌;1983—1984 年,在广东省的遂溪、廉江两地,曾在 6 只臭鼩鼱中检出了鼠疫 F1 抗体阳性(IHA 法);1985 年,也是在广东省的廉江,在 1 只活的臭鼩鼱中,用 RIHA 法检出了鼠疫菌 F1 抗原阳性,滴度达 1∶640。据在印尼中爪哇的调查,认为臭鼩鼱可能在自然界维持鼠疫菌的循环起着一定的作用,因为臭鼩鼱与家鼠的栖居环境相同,又携带传播鼠疫的印鼠客蚤,对鼠疫菌有相当大的抗性。

表 18-10　2010—2021 年浙江省义乌市崇山村室内鼠密度及捕获鼠构成分析

年份	总捕获数	捕获鼠种类、数量及构成比									总鼠密度 /%		黄胸鼠密度 /%	
		黄胸鼠		褐家鼠		臭鼩鼱		小家鼠/只	其他/只		年平均	范围	年平均	范围
		只数	构成比/%	只数	构成比/%	只数	构成比/%							
2010	145	76	52.41	57	39.31	4	2.76	7	1		0.59	0~2.0	0.26	0~1.0
2011	156	65	41.67	79	50.64	10	6.41	2	0		0.89	0~4.0	0.26	0~1.0
2012	253	71	28.06	157	62.06	15	5.93	8	2		1	0~3.0	0.26	0~1.33
2013	114	37	32.45	54	47.37	19	16.67	4	0		2.19	0~4.67	0.73	0~3.0
2014	160	64	40	44	27.5	46	28.75	6	0		1.3	0~3.67	0.52	0~1.0
2015	133	45	33.83	11	8.27	72	54.14	4	1		1.48	1.0~2.33	0.67	0~1.0
2016	166	30	18.07	24	14.46	110	66.27	0	2		3.1	1.50~4.50	0.7	0~1.67
2017	183	99	54.09	8	4.37	76	41.53	0	0		2.33	1.0~4.0	1.22	0~2.33
2018	156	48	30.77	16	10.26	92	58.97	0	0		1.37	0.67~2.67	0.44	0~1.0
2019	223	77	34.53	87	39.01	59	26.46	0	0		1.44	1.0~1.67	0.48	0~1.0
2020	269	171	63.57	79	29.37	16	5.95	1	2		2.95	2.0~5.0	1.94	0.69~4.0
2021	268	172	64.18	87	32.46	6	2.24	3	0		3.21	1.76~3.87	2.05	1.03~3.52
合计	2 226	955	42.9	703	31.58	525	23.58	35	8					

浙江省义乌市崇山村于 2016 年 9 月捕获的 1 只臭鼩鼱和 1 只褐家鼠中检出了鼠疫 F1 抗体阳性(IHA 法),同年 3~4 月和 11 月还从该村的多只臭鼩鼱中用 ELISA 检出了抗体阳性;其中 11 月份的 1 只臭鼩鼱除了 ELISA 法为阳性(滴度为 1:32,酶标抑制试验成立)外、金标法也为阳性(检测滴度是 1:4),但该标本因血清量不足无法进行 IHA 法的核实(IHA 法初检为阳性)。2019 年又在该村的 1 只臭鼩鼱检出了鼠疫 F1 抗体阳性(IHA 法)。

多数鼠疫工作者认为家鼠鼠疫疫源地的发生是二次性的。二次性疫源地学说认为:家鼠鼠疫疫源地不具自然疫源性,其发生和形成都是二次性的。它可以由野鼠鼠疫自然疫源地扩散到家鼠,而形成家鼠鼠疫;也可以由某一家鼠鼠疫疫源地蔓延传播,形成不同宿主、不同媒介类型的家鼠鼠疫。19 世纪末的第三次鼠疫世界大流行是由我国蔓延至世界各地的,全世界有 86 个国家和地区受疫。在亚洲、非洲和南美的许多国家,自鼠疫传入后已形成顽固的家鼠鼠疫疫源地,而且至今还未得到根除。用二次性疫源地学说来解释,浙江省鼠疫细菌战引起鼠疫流行的义乌市和东阳市一带,结合近些年来鼠疫监测工作中发现的信息,我们认为这些地区是可以形成输入性的鼠疫自然疫源地的。理由有以下几点:

1. 义乌市、东阳市在历史上从来没有发生鼠疫流行的记载,1941 年以来发生的鼠疫流行其传染来源清晰,就是第二次世界大战期间,日军在中国投放鼠疫细菌战剂而造成的人为的鼠疫流行地区。1941 年鼠疫从衢县通过感染的病患传入义乌、又从义乌波及了东阳,这两地除有人间鼠疫流行外,当地的家鼠也发生了鼠间的流行。因此可以说,外来的鼠疫病原体-鼠疫菌通过患者家里的鼠蚤而完成了本地化过程的第一步,先在病家周围发生鼠间流行,而后又从鼠间传向了人间并造成了扩散。

2. 崇山村发生鼠疫流行后,虽然当时病家的房屋基本被日军烧毁,但家鼠生存的地下环境鼠洞(巢)应该没有发生多大的变化,部分宿主动物及其体表寄生蚤依然能够幸存下来。1949 年前后随着村庄的重建又基本恢复了稳定的生态环境,而这些重建的房屋又大多数是外墙为土坯的木结构老屋;到 2016 年时这些老屋因年久失修,大多已破败不堪而无人居住。

3. 崇山村自 20 世纪 80 年代末开始恢复鼠疫监测以来,1991 年曾从 1 只小家鼠中用放免法检出过抗体阳性。从 2004 年浙江省实施新的鼠疫监测方案以来,基本是在每年的 3~11 月开展常态化的监测工作,其室内的宿主动物有褐家鼠、黄胸鼠、臭鼩鼱及小家鼠 4 种。但从表 18-10 可以看出,其 2016 年的鼠种构成比出现了明显的不同,臭鼩鼱的比例急剧升高(占 66% 多);但黄胸鼠的构成比仅占 18%,是近 12 年来的最低。作为抗性动物的臭鼩鼱突然比例大幅度升高而且检出了多份抗体阳性鼠,但作为敏感动物的黄胸鼠则出现非常反常地减少;一般来说,具有抗性的动物检出抗体的机会较多,而对鼠疫高度敏感的动物发现抗体的机会不多。因此,能够做出合理解释的是崇山村在 2016 年前后发生了动物鼠疫的流行,造成了敏感动物的死亡而抗性动物则获得了免疫。

4. 义乌市大陈镇义门街村和东阳市歌山镇黑线姬鼠中检出抗体阳性的两个地方,都有历史鼠疫患者的坟墓,而且义乌市大陈镇仅有 1 个鼠疫死亡患者。义门街村野外在 2005 年、2017 年有 2 个年份检出了 3 份黑线姬鼠阳性,中间间隔为 11 年。这也符合鼠疫作为一种自然疫源性疾病,其存在着流行-静息-再流行的自然规律。据河北省报道其长爪沙鼠鼠疫自然疫源地动物鼠疫疫情呈间隔性流行,间隔时间为 10 年左右,未出现连续流行。云南家鼠鼠疫自 1956 年进入静息,间隔 26 年于 1982 年在陇川、瑞丽等出现多点鼠间鼠疫暴发流行,此后家鼠鼠疫非常活跃;这被认为是黄胸鼠鼠疫自然疫源性的复发。这些都说明,无论是家鼠鼠疫或是野鼠鼠疫,都有长短不一的静息期。浙江省从历史鼠疫患者坟墓边捕获的黑线姬鼠中检出鼠疫 F1 抗体,其中义乌市的大陈镇在间隔 11 年的 2 个年份都有检出;而东阳市检出阳性的 2 个年份之间仅间隔了一年。监测中发现抗体,它提示在附近的地区,可能还有其他个体处于疾病的过程中,构成疾病在动物间的流行。因此可以认为:没有经过严格卫生处理的鼠疫患者尸体作为污染源,被病原体污染的坟墓内部的其他生物或微生物,与坟墓周边的宿主动物共同组成了一个微小疫源地,成为鼠疫的"生发中心",并在野鼠间以极为微弱的形式隐蔽流行,直至有敏感宿主介入或者扩散到家鼠中才会显性流行。

鼠疫疫源地的组成包括鼠疫的病原体-鼠疫耶尔森菌、宿主和媒介三个要素以及支持宿主和媒介生存的自然环境条件,三个要素缺一不可;如果不存在病原体,就不能称其为疫源地。而浙江省唯独缺少病原体存在的确切依据,唯有分离出鼠疫耶尔森菌才能证明鼠疫疫源地的存在,以及以上的一些推测。

三、其他耶尔森菌和鼠疫噬菌体存在的意义

浙江省从 2004 年开始在龙泉市、义乌市和东阳市等地开展了鼠类中耶尔森菌的调查,发现这几个地区啮齿动物中小肠结肠炎菌和假结核菌的感染率较高,尤其是在春季的 3~4 月;小肠结肠炎耶尔森菌在室内和野外的啮齿动物均有分布,而假结核菌主要来源于野外啮齿的动物,到 2021 年在这 3 个地方分离到了 70 余株假结核菌株。鼠疫耶尔森菌是由假结核耶尔森的 O:1b 血清型菌株在 1500~20000 年前进化而来的,两者的同源性很高,这是被广泛认可的。Fukushima 报道在中国宁夏鼠疫自然疫源地,有小肠结肠炎 O:3、O:5,27 和 O:9 血清型菌株和假结核菌株的地区,作为一种可能的屏障阻挡了鼠疫流行。感染假结核菌和小肠结肠炎菌 O:3、O:5,27 和 O:9 血清型的动物对鼠疫菌有交叉免疫,这是由于假结核菌和小肠结肠炎菌清型菌株 O:3、O:5,27 和 O:9 血清型的 pYV 质粒上,有相同类型的 LcrV-Yps 抗原,具有交叉免疫原性。

2017—2020 年,从义乌市、东阳市和龙泉市 3 个地方的鼠粪便样品中分离除了 16 株能裂解鼠疫菌 EV 菌苗株的噬菌体,尤其在义乌的崇山村分到了 12 株,其宿主有褐家鼠(5 株)、黄胸鼠(4 株)和臭鼩鼱(3 株)。一般来说,有鼠疫菌的地方,就可能有鼠疫噬菌体的存在。鼠疫噬菌体裂解试验是目前判定鼠疫菌的特征性试验,鼠疫噬菌体在 18~22℃ 具有较强的专一性,但在 30~37℃ 时,还能裂解某些假结核菌、大肠杆菌、痢疾志贺氏菌等。浙江省分离出的噬菌体一些只能裂解鼠疫菌的疫苗株,有一些还能裂解志贺氏菌的某些种,但都不裂解假结核菌和小肠结肠炎菌。我们也尝试在同样的样品中进行志贺氏菌的分离,但是没有分离到这些细菌。鼠疫噬菌体对寄主细胞作用范围的局限性决定于它对菌细胞的特异性吸附,即决定于其尾鞘与鼠疫菌细胞表面特异性受体性质。

若按鼠疫菌起源的地质年代分析,鼠疫菌被认为是较年轻的、最具生命力的、对环境生态位广适应性物种。从三次世界鼠疫大流行至今,鼠疫菌克服了自然选择的压力,进化遗传演变成现代的广适应性鼠疫菌种群。鼠疫菌在进化过程中对非生物环境领域扩张的同时,不仅适应鼠疫宿主、媒介的外环境,而且增强了对宿主、媒介内环境的适应能力,并在机体内生存繁殖改变毒力和免疫效应。鼠疫耶尔森菌既能在常温动物(家鼠、沙鼠、鼠等)体内生存,又能在异温动物(旱獭、黄鼠)和变温昆虫(蚤)体内生存,鼠疫菌已成为对多态生存环境具有广泛适应性的生物种群。最初古典生物型鼠疫菌只流行在旱獭鼠疫自然疫源地,鼠疫宿主、媒介只有几十种;如今古典生物型鼠疫菌已演变出中世纪生物型鼠疫菌和东方生物型鼠疫菌,从旱獭疫源地扩张到沙鼠疫源地、家鼠疫源地,其鼠疫宿主、媒介已扩大至 200 多

种。鼠疫菌在 2 万多年的进化过程中,经历了多代的遗传变异,已成为近代生物群落起源进化的典型代表,并在人类活动的影响下,成为对环境广适应性的生物种群。

注:本文的主要参考文献有《浙江鼠疫流行史(1965 年稿,1973 年修印)》、浙江科学技术出版社的《浙江鼠疫防治史》(2015 年)、人民卫生出版社的《中国鼠疫自然疫源地(1950—2014)》(2019 年)、中共中央地方病防治领导小组办公室编辑的《中国鼠疫及其防治(1950—1980)》、原卫生部地方病防治司《中国鼠疫及其防治(1981—1190)》、中国地方病防治杂志 1992 年第 7 期的"浙江省鼠疫流行病学调查论文集"及其浙江省各个鼠疫监测点的监测总结等等,文中有些引用和数据出处不再一一标明。

参考文献

[1] 中国医学科学院流行病学微生物学研究所.中国鼠疫流行史(浙江省鼠疫流行史)[R].1980:1697-1746.

[2] 丛显斌,刘振才,李群.中国鼠疫自然疫源地(1950-2014)[M].北京:人民卫生出版社,2019.

[3] 诸葛阳.浙江省兽类区系地理分布[J].兽类学报.1982,2(2):157-165.

[4] 卢苗贵.浙江蚤类分布名录[J].中国地方病防治杂志,1996,11(3):178-180.

[5] 汤永康,俞九飞,卢苗贵,等.浙江省鼠疫地区蚤类区系调查[J].中国地方病防治杂志(浙江省鼠疫流行病学调查论文集),1992,7:12-16.

[6] 卢苗贵,赵芝雅,叶小娜,等.浙江发现解氏狭臀蚤[J].浙江预防医学与疾病监测,1991,3(1):41.

[7] 卢苗贵,李梅福,张孝和,等.短突栉眼蚤在浙江的首次记录[J].中国媒介生物学及控制杂志,1995,6(6):IV.

[8] 李梅福,张孝和,卢苗贵.浙江检出长鬃蝠蚤的首次报道[J].中国地方病学杂志,1995,11(4):340.

[9] 卢苗贵,邱胜平,张孝和,等.中国栉眼蚤属两新亚种记述(蚤目:多毛蚤科)[J].动物分类学报,1999,24(3):355-360.

[10] 石国祥,汤永康,卢苗贵,等.浙江省历史鼠疫疫区的蚤类种群分布于寄生关系研究[J].中国媒介生物学及控制杂志,2008,19(3):213-216.

[11] 黄子达,吴军民.金华市鼠疫疫源地监测概述[J].中国地方病防治杂志(浙江省鼠疫流行病学调查论文集),1992,7:25-27.

[12] 叶真.浙江鼠疫防治史[M].杭州:浙江科学技术出版社,2015.

[13] 俞九飞,林兴忠.景宁县鼠疫动物病调查[J].中国地方病防治杂志(浙江省鼠疫流行病学调查论文集),1992,7:48.

[14] 水谷尚子.崇山村的鼠疫流行与日本 1644 部队[J].浙江学刊(双月刊),1997,6:102-106.

[15] 汤永康,赵芝雅,卢苗贵.衢县鼠疫动物病调查[J].中国地方病防治杂志(浙江省鼠疫流行病学调查论文集),1992,7:62-66.

[16] 陈毓土,汪竹根,夏志军,等.龙游县鼠疫动物病调查[J].中国地方病防治杂志(浙江省鼠疫流行病学调查论文集),1992,7:66-68.

[17] 石国祥,孟真,程苏云.浙江省 2005 年鼠疫病原和血清学检测结果分析[J].浙江预防医学,2007,19(4):1-3.

[18] 俞九飞,吴文有.丽水地区鼠疫动物流行病学调查总结[J].中国地方病防治杂志(浙江省鼠疫流行病学调查论文集),1992,7:30-34.

[19] 汤永康,何粟海,赵芝雅,等.浙江省鼠疫地理流行病学调查及预防[J].中国地方病防治杂志,1993,8(1):27-29.

[20] 孟真,石国祥,程苏云,等.浙江省部分地区小肠结肠炎耶尔森菌(动物株)分子生物学特征初探[J].中国卫生检验杂志,2007,17(1):60-62.

［21］李毅,王良怀,李小春,等.温州地区鼠类携带耶尔森菌检测研究［J］.中国卫生检验杂志,2009,19(1):187-189.

［22］陈劲华,翁正军,朱志宏,等.浙江省义乌市鼠类中耶尔森菌调查与分析［J］.中国媒介生物学及控制杂志,2015,26(3):262-265.

［23］JUNRONG LIANG,ZHENQIANNG BI,GUOXIANG SHI,et al. Two novel ail-positive biotype 1A strains of Yersinia enterocolitica isolated in China with unequal adhesion and invasion properties［J］. Infect Genet Evol,2014,27:83-88.

［24］GUOXIANG SHI,MINGMING SU,JUNRONG LIANG,et al. Complete genome sequence and comparative genome analysis of a new special Yersinia enterocolitica［J］. Archives of Microbiogy,2016,198(7):673-687.

［25］纪树立.鼠疫［M］.北京:人民卫生出版社,1988.

［26］汤永康.浙江省1989年在历史鼠疫区从宿主动物中检出鼠疫特异性抗体［J］.中国地方病防治杂志(第三届全国鼠疫学术论文集),1991,6:116-117.

［27］白雪薇,陈永明,牛艳芬,等.河北省鼠疫自然疫源地动物鼠疫流行特征分析［J］.中国媒介生物学及控制杂志,2021,32(3):324-328.

［28］俞东征.鼠疫动物流行病学［M］.北京:科学出版社,2009.

第十九章

江西鼠疫生态

第一节 自 然 景 观

江西位于中国东南部,在长江中下游南岸,以山地、丘陵为主,地处中亚热带,季风气候显著,四季变化分明。境内水、热条件差异较大,多年平均气温自北向南依次增高,南北温差约3℃。全省面积16.69万km²,总人口4 518余万,辖11个设区市、100个县(市、区)。全省共有55个民族,其中汉族人口占99%以上,少数民族中人口较多的有畲族、苗族、回族、壮族、满族等。

一、自然概况

江西省属于华东地区,地处北纬24°29′~30°04′,东经113°34′~118°28′之间。东邻浙江省、福建省,南连广东省,西接湖南省,北毗湖北省、安徽省而共接长江。

(一) 地形地貌

江西位处于中国江南丘陵地带,是一个以山地丘陵为主的省区。省境东、南、西三面被山丘环抱,层峦叠嶂;中南部丘陵起伏,盆地相间;北部平原坦荡,河湖交织;整个地势南高北低,周高中低,从南向北由周边朝中间缓缓倾斜,天然构成一个以鄱阳湖平原为底部的向北敞口的大盆地。与此相联系,3大地貌单元及各类地貌形态也大体呈不规则的环状结构形式展布:即以鄱阳湖为核心,向外推进依次是鄱阳湖平原-赣中南丘陵-边缘山地;山地、丘陵和盆地多呈北东向(或北北东向)相间排列;穿流山丘间的河川呈辐合状汇注鄱阳湖,并纽带般地把孤立的盆地以及其他各类地貌连串为一整体,此乃江西山川之大势,全省地貌格局的基本特点。

(二) 气候

气候属亚热带温暖湿润季风气候,年均气温16.3~19.5℃,一般自北向南递增。赣东北、赣西北山区与鄱阳湖平原,年均气温为16.3~17.5℃。全省冬暖夏热,无霜期长达240~307天。日均气温稳定超过10℃的持续期为240~270天,活动积温5 000~6 000℃,对于发展以双季稻为主的三熟制及喜温的亚热带经济林木均甚有利。

(三) 气温

江西年平均气温18.0℃,最冷月1月平均气温6.1℃,最热月7月平均气温28.8℃,极端最低气温为−18.9℃(1969年2月6日出现在彭泽县),极端最高气温为44.9℃(1953年8月15日出现在修水县);年平均日照时数1 637小时,年总辐射量4 446.4MJ/m²;年均降水量为1 675mm;年无霜期平均天数272天。

（四）降水量

江西为中国多雨省区之一。年降水量 1 341~1 943mm。地区分布上是南多北少,东多西少;山地多,盆地少。降水季节分配不均,其中 4~6 月占 42%~53%,降水的年际变化也很大,多雨与少雨年份相差几近一倍,二者是导致江西旱涝灾害频繁发生的原因之一。

（五）植被

江西植物区系丰富,植被复杂,植物群落多种多样。特别是常绿阔叶林植被型(vegetation type),由于建群种的变化,常常形成多样的群系(formation)和群丛(as-sociation)。江西植被属亚热带常绿阔叶林区域(W)中的东部(湿润)常绿阔叶林亚区域(NA),中亚热带常绿阔叶林地带(WAui)。这一地带的南、北面分别为南亚热带季风常绿阔叶林地带(N Aiii)和北亚热带常绿、落叶阔叶混交林地带(IVAi)。

江西典型地带性植被是常绿阔叶林;典型的非地带性或隐地带性植被是水生植被,湿生、中生性草甸植被及沙地植被。但地带性植被常绿阔叶林不可避免地要受到人为干扰;非地带性植被也并未脱离中亚热带气候的影响,而被打上明显的地带性烙印。大面积广泛分布的荒山灌木草丛及山顶灌木草丛植物群落,从生态地理分布的局限性、动态特点、植物区系组成等方面分析,兼具地带性和非地带性的特点,为居间或过渡的半地带性类型。

第二节　疫　源　地

江西省属滇西山地闽广沿海居民区黄胸鼠鼠疫自然疫源地,主要宿主为黄胸鼠,主要媒介为印鼠客蚤。

鼠疫自然疫源地分布南昌、上饶、抚州 3 个设区市及信州、广丰、万年、青山湖、临川、南城、黎川、南丰、金溪、广昌、崇仁等 11 个县(区),169 个乡镇,2 073 个行政村,总面积为15 410km²,总人口约 537 万,其中上饶市信州区、万年县和抚州市临川区、南城县被国家划为鼠疫自然疫源地,涉及 59 个乡镇,734 个行政村,4 027 个自然屯数,疫源地面积为3 092km²,疫区人口约 185 万。

江西省鼠疫疫源县确定于 1947—1948 年,确定方法均以人间鼠疫为依据。疫源县分布于临川区、南城县、信州区和万年县 4 个县(区),共有 67 个乡镇(街道),187 个社区,748 个行政村,6 133 个自然村(组),疫源面积 5 316.51km²(表 19-1)。

表 19-1　江西省疫源县分布

县市	确定时间	确定方法	乡镇(街道)	社区	行政村	村/小组	人口数	疫源面积/km²
临川区	1947 年	人间鼠疫	34	73	407	2 968	1 040 548	2 178.49
南城县	1948 年	人间鼠疫	12	19	169	1 358	307 499	1 697.93
信州区	1948 年	人间鼠疫	9	74	42	551	372 169	309.09
万年县	1948 年	人间鼠疫	12	21	130	1 256	344 342	1 131
总计			67	187	748	6 133	2 064 558	5 316.51

根据《全国鼠疫防治"十二五"规划》,鼠疫疫源县分为现疫鼠疫疫源县(10 年内有人或动物间鼠疫疫情)、基本控制县(11~20 年无人或动物间鼠疫疫情)、稳定控制县(21~30 年无人或动物间鼠疫疫情)和静息疫源县(30 年以上无人或动物间鼠疫疫情),截止到 2021年,江西省鼠疫疫源县 72 年未发生人间鼠疫疫情,26 年未发生动物鼠疫疫情,疫源县属于稳定控制县。

第三节　宿主动物和媒介

江西省啮齿动物种类繁多,以鼠科动物居首位,其中以褐家鼠为优势种。染疫动物历史上有黄胸鼠、褐家鼠、小家鼠和臭鼩鼱。

一、动物区系

江西省啮齿动物种类繁多,以鼠科动物居首位,其中以褐家鼠为优势种。染疫动物历史上有黄胸鼠、褐家鼠、小家鼠和臭鼩鼱。

江西省记载啮齿动物 4 科 11 属 19 种,在ⅠA 赣北平原临江频湖小区 1 科 4 属 9 种,ⅠB赣北丘陵小区 4 科 10 属 15 种,ⅡA 赣中山地武夷山小区 4 科 8 属 12 种,ⅡB 赣中山地罗霄山小区 4 科 9 属 14 种,ⅢA 赣南山地小区 3 科 10 属 16 种。以ⅢA 赣南山地小区啮齿动物种类最多,ⅠA 赣北平原临江频湖小区种类最少(表 19-2)。

表 19-2　江西省啮齿动物区系及分布

动物	地理分布				
	ⅠA 赣北平原临江频湖小区	ⅠB 赣北丘陵小区	ⅡA 赣中山地武夷山小区	ⅡB 赣中山地罗霄山小区	ⅢA 赣南山地小区
一、松鼠科 *Sciuridae*					
1. 丽松鼠属 *Callosciurus*					
(1) 赤腹松鼠 *C. erythraeus*		+			+
2. 花松鼠属 *Tamiops*					
(2) 黄腹花松鼠 *T. swinhoei*		+	+	+	+
(3) 隐纹花松鼠 *T. sminhoei*		+			+
二、竹鼠科 *Rhizomyidae*					
3. 竹鼠属 *Rhizomys*					
(4) 白花竹鼠 *R. pruinosus*		+		+	+
(5) 中华竹鼠 *R. sinensis*			+		
三、鼠科 *Muridae*					
4. 巢鼠属 *Micromys*					
(6) 巢鼠 *M. minutus*				+	+
5. 小鼠属 *Mus*					
(7) 小家鼠 *M. musculus*	+	+	+	+	+
6. 鼠属 *Rattus*					
(8) 褐家鼠 *R. norvegicus*	+	+	+	+	+

续表

动物	地理分布				
	ⅠA 赣北平原临 江频湖小区	ⅠB 赣北 丘陵小区	ⅡA 赣中山地 武夷山小区	ⅡB 赣中山地 罗霄山小区	ⅢA 赣南 山地小区
(9) 斯氏屋顶鼠 *R. rattus sladeni*	+				+
(10) 黄胸鼠 *R. flavipectus*	+	+	+	+	+
(11) 黄毛鼠 *R. rattoides*	+	+	+	+	+
(12) 大足鼠 *R. nitidus*	+	+	+	+	+
7. 姬鼠属 *Apodemus*					
(13) 黑线姬鼠 *A. agrarius*	+	+	+	+	
(14) 中华姬鼠 *A. draco*					+
8. 白腹鼠属 *Niviventer*					
(15) 针毛鼠 *R. huang*	+	+	+	+	+
(16) 社鼠 *R. niviventer*	+	+	+	+	+
9. 白腹巨鼠 *Leopodamys*					
(17) 白腹巨鼠 *L. edwardsi*		+	+	+	+
10. 硕鼠属 *Berylmys*					
(18) 青毛鼠 *R. bowersi*		+		+	+
四、仓鼠科 *Cricetidae*					
11. 绒鼠属 *Eothenomys*					
(19) 黑腹绒鼠 *E. melanogaster*		+	+	+	

注:+表示地理分布。

(一) 鼠形动物构成

1983—2014 年间,共鉴定鼠形动物 13 种 162 883 只,其中褐家鼠 111 734 只,占 68.60%;黄胸鼠 18 353 只,占 11.27%;小家鼠 14 365 只,占 8.82%;臭鼩鼱 9 724 只,占 5.97%;黄毛鼠 4 317 只,占 2.65%;黑线姬鼠 3 693 只,占 2.27%;大足鼠 21 只,占 0.013%;灰麝鼩 18 只,占 0.011%;巢鼠 12 只,占 0.007%;社鼠 11 只,占 0.007%;其他鼠种 635 只(包括针毛鼠、东方田鼠、银星竹鼠及未分类鼠),占 0.39%。江西省鼠形动物褐家鼠居首,黄胸鼠次之;并与小家鼠、臭鼩鼱、黄毛鼠和黑线姬鼠构成了该省区的基本动物种群。

(二) 小型鼠数量

1983—2014 年间,采用笼夹法、共布放 2 079 852 笼(夹)次,获鼠类 154 633 只,平均捕获率为 7.43%,其波动范围在 4.44% ~ 16.70%之间。在此期间,江西省小型鼠类呈下降趋势,但这种趋势较为缓慢。

二、媒介昆虫

江西省与鼠疫传播有关的媒介有蚤和蜱,以蚤为主。印鼠客蚤、缓慢细蚤、不等单蚤三种为习见种,主要寄主为家鼠,在家鼠鼠疫传播上起着重要作用。全省鼠疫主要传播蚤为印鼠客蚤,其中不等单蚤为优势种。

(一) 蚤类区系

江西省记载蚤类 4 科 9 属 10 种,名录如下:

蚤科 *Pulicidae*

1. 蚤属 *Pulex*

（1）人蚤 *P. irritans*

2. 栉首蚤属 *Ctenocephalides*

（2）犬栉首蚤 *Ct. canis*

（3）猫栉首蚤指名亚种 *Ct. felis felis*

3. 客蚤属 *Xenopsylla*

（4）印鼠客蚤 *X. cheopis*

栉眼蚤科 *Ctenophthalmidae*

4. 新蚤属 *Neopsylla*

（5）特新蚤闽北亚种 *N. specialis minpiensis*

5. 狭臀蚤属 *Stenischia*

（6）低地狭臀蚤 *S. humilis*

细蚤科 *Leptopsyllidae*

6. 细蚤属 *Leptopsylla*

（7）缓慢细蚤 *L. segnis*

7. 怪蚤属 *Paradoxopsyllus*

（8）曲鬃怪蚤 *P. curvispinus*

角叶蚤科 *Ceratophyllidae*

8. 病蚤属 *Nosopsyllus*

（9）适存病蚤 *N. nicanus*

9. 单蚤属 *Monopsyllus*

（10）不等单蚤 *M. anisus*

（二）鼠体蚤构成

1951—2014 年（1960—1982 年数据缺失）间，鉴定鼠体蚤 5 种 52 077 只，其中不等单蚤 24 342 只，占 46.74%；印鼠客蚤 15 774 只，占 30.29%；缓慢细蚤 8 023 只，占 15.41%；适存病蚤 3 937 只，占 7.56%；人蚤 1 只，占 0.002%。不等单蚤居首，印鼠客蚤和缓慢细蚤次之，3 种蚤类构成了本地区鼠体蚤的基本种群，适存病蚤为该地区鼠体蚤常见种类。

（三）鼠体蚤数量

1983—2014 年间，梳检鼠体 40 931 只，染蚤鼠 6 722 只，平均染蚤率为 16.42%；获蚤 20 619 只，平均蚤指数为 0.41。在此期间，江西省鼠体蚤呈现逐年快速下降的特点，由 1991 年染蚤率和蚤指数为 64.43% 和 2.01，一直降到 2014 年的 1.40% 和 0.02。

第四节　人间鼠疫和动物间鼠疫流行

一、人间鼠疫流行

人间鼠疫流行始于 1942 年，止于 1950 年。此间，除 1943 年无报道外，其余 7 年均有流行。疫情分布于上饶市、上饶县、广丰县、万年县、抚州市、南城县、南丰县、黎川县、临川县、金溪县、广昌县、崇仁县、南昌市、南昌县等 14 个县（市），发生 2 989 人，死亡 1 550 人。而此前，江西省无鼠疫史料记载。一般认为，江西省鼠疫来源主要有两条途径，一是从福建传入属于第三次世界鼠疫大流行范畴,一是日本侵略军的细菌战所致,受害主要地区为广丰县和玉山县。黄胸鼠是主要宿主,其次为褐家鼠,主要传播媒介是印鼠客蚤。

二、动物鼠疫流行

1943 年,黎川鼠疫防治工作报告中记载,该年 3 月在黎川运输站附近盐仓中的死鼠体内发现鼠疫菌。1946 年南城鼠疫防治工作报告中记载,该年 6~9 月于南城从 2 只褐家鼠,9 只黄胸鼠体内分离鼠疫菌。用镜检方法,于 1950 年 12 月,1951 年 5 月、6 月、8 月间在万年县、临川县、上饶县、南城县 4 地,发现 6 只疑似疫鼠,其中黄胸鼠 2 只、褐家鼠 2 只、小家鼠 1 只、臭鼩鼱 1 只。

1988—1994 年间,放射免疫沉淀试验(radio immunoprecipitation test,RIP)方法,6 个年度检测阳性动物血清 3 种 21 份,其中褐家鼠阳性血清 16 份,占 76.19%;小家鼠 4 份,占19.05%;黄胸鼠 1 份,占 4.76%。阳性血清分布于广丰县、黎川县、南丰县、上饶市、临川市、南昌市等 6 个县市,血凝滴度在 1:8~1:2 560 之间(表 19-3)。

表 19-3　江西省 RIP 阳性动物分布

年份	县(市、旗)	阳性动物名称	合计	滴度分布(1:)							
				20	40	80	160	320	640	1 280	2 560
1988	黎川县	褐家鼠	1					1			
1989	广丰县	褐家鼠	3			3					
	南丰县		1			1					
1990	上饶市	褐家鼠	1				1				
	临川市		2				2				
1991	临川市	褐家鼠	1					1			
	南昌市	褐家鼠	1			1					
	上饶市	褐家鼠	2				2				
1992	南城县	褐家鼠	1				1				
		黄胸鼠	1			1					
		小家鼠	1							1	
	临川市	小家鼠	3				1	2			
1994	南丰县	褐家鼠	3				1	1			1
合计			21			8	6	5		1	1

据可查证资料记载,1958 年首次在广丰县动物体内分离到鼠疫菌。江西省自 1983 年开始实行鼠疫监测工作,于 1988 年首次在抚州市黎川县鼠体内检出鼠疫特异性抗体,此后陆续在抚州市临川区、南城县、南丰县、上饶市信州区、广丰县、南昌市检出鼠疫特异性抗体,表明江西省在动物间存在鼠疫活动。在鼠疫不断活跃的时期,监测结果表明:全省有鼠疫活动的微弱信息;有的疫源县(区)鼠密度、蚤指数居高不下,超过了鼠疫传播的警戒值;周边省份的鼠疫疫情逐渐向江西省逼近,外界的鼠疫传入威胁依然存在。

　　至 1994 年最后一次在南丰县获得鼠疫阳性材料;鼠疫阳性菌和鼠疫阳性血清材料分布于抚州市、上饶市和南昌市 3 个地级市,黎川县、广丰县、南丰县、南城县等 8 个县(市、区),9 个乡镇(图 19-1)。

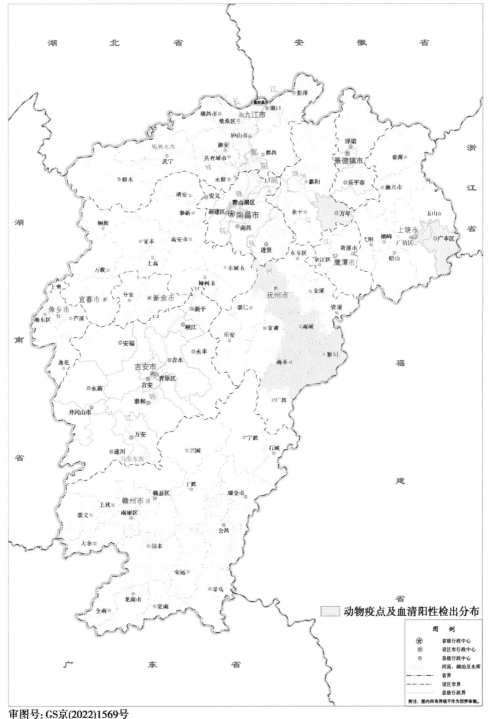

审图号:GS京(2022)1569号

图 19-1　江西省动物疫点及血清阳性检出分布图

第五节　疫　源　县

江西省鼠疫疫源县确定于 1947—1948 年,确定方法均以人间鼠疫为依据。疫源县分布于临川区、南城县、信州区和万年县 4 个县(区),共有 67 个乡镇(街道),187 个社区,748 个行政村,6 133 个自然村(组)疫源面积 5 316.51km² (表 19-4)。

表 19-4　江西省疫源县分布

县市	确定时间	确定方法	乡镇(街道)	社区	行政村	村/小组	人口数	疫源面积/km²
临川区	1947 年	人间鼠疫	34	73	407	2 968	1 040 548	2 178.49
南城县	1948 年	人间鼠疫	12	19	169	1 358	307 499	1 697.93
信州区	1948 年	人间鼠疫	9	74	42	551	372 169	309.09
万年县	1948 年	人间鼠疫	12	21	130	1 256	344 342	1 131
合计			67	187	748	6 133	2 064 558	5 316.51

一、临川区

临川区隶属于抚州市,位于江西省东部,抚河中游,东邻金溪、东乡,西倚崇仁、丰城,南濒南城、宜黄,北毗进贤。2013 年,辖青云街道、西大街街道、荆公路街道、六水桥街道、文昌街道、城西街道钟岭街道等 7 个街道;辖上顿渡镇、温泉镇、高坪镇、秋溪镇、荣山镇、龙溪镇、崇岗镇、大岗镇、云山镇、唱凯镇、罗针镇、罗湖镇、太阳镇、东馆镇、腾桥镇、青泥镇、孝桥镇、抚北镇等 18 个镇;辖展坪乡、连城乡、桐源乡、湖南乡、七里岗乡、嵩湖乡、鹏田乡、茅排乡、河埠乡等 9 个乡,以及七垦、荣垦 2 个垦殖场。共有 65 个居委会、421 个行政村。人口 130.99 万人(2013 年),面积 2 121km²。

(一)疫情概况

临川区于 1946 年、1947 年两年共发生腺鼠疫 27 人,死亡 14 人。该区鼠疫系由抚州传入至上顿渡和东馆。

用 RIP 方法,在 1990—1992 年连续 3 年共检出 6 份鼠阳性血清。该地 1990 年 10 月和 12 月在孝桥乡水产所和粮管所检出 2 份放免阳性鼠血清,滴度均为 1∶160,均是褐家鼠;1991 年 3 月孝桥乡粮管所检出 1 份放免阳性鼠血清,滴度均为 1∶320,褐家鼠;1992 年 9 月西邓田和下璜自然村居民家中所检出 3 份放免阳性鼠血清,滴度为 1∶160、1∶320、1∶320,均是小家鼠(表 19-5)。

表 19-5　临川县 RIP 阳性动物分布

年份	乡镇	疫点(村)	阳性动物名称	阳性数	滴度(1∶)	
					160	320
1990	孝桥乡	水产所(存有鱼饲料)	褐家鼠	1	1	
		粮管所	褐家鼠	1	1	
1991	孝桥乡	粮管所	褐家鼠	1		1

年份	乡镇	疫点（村）	阳性动物名称	阳性数	滴度（1：　）	
					160	320
1992	孝桥乡	西邓自然村居民家	小家鼠	2	1	1
		下璜自然村居民家	小家鼠	1		1
合计				6	3	3

（二）疫源乡镇分布

疫源县确定时间为 1947 年,境内有人间鼠疫。疫源地分布全区 7 个街道、27 个乡镇及垦殖场,包括 480 个行政村（社区）,2 968 个自然村（组）,疫源面积 2 178.49km² （表 19-6）。

表 19-6　临川区疫源乡镇分布

乡镇	行政村/社区	自然村/组	人口数	疫源面积/km²	疫源村分布
青云街道	6	0	52 209	4.5	红石嘴居委会、黄巢居委会、芝山居委会、抚临居委会、县学岭居委会、金巢居委会
西大街街道	6	0	53 487	1.2	西大街居委会、若士路居委会、营上巷居委会、公园居委会、石马巷居委会、后湖田居委会
荆公路街道	5	0	36 823	0.9	荆公路居委会、清风门路居委会、穆堂路居委会、五皇殿居委会、三元楼居委会
六水桥街道	5	0	40 000	1.14	二仙桥居委会、州学岭居委会、东岳观居委会、羊城路居委会、北门居委会
文昌街道	9	0	31 061	9.1	文昌里居委会、灵芝山居委会、东乡仓居委会、洋洲居委会、勤光居委会、前进居委会、西湖居委会、瑶坪居委会、傅家村
城西街道	6	44	10 860	15	南关居委会、南岸居委会、伍塘居委会、城南居委会、东津村、西岸村
钟岭街道	9	100	22 000	57	上张居委会、李家居委会、长岭居委会、十里亭居委会、小圩村、白岭村、缴上村、谢家村、张家村
上顿渡镇	33	262	118 637	67.6	罗家巷居委会、桥东路居委会、针巷口居委会、洲下居委会、外河街居委会、玉茗路居委会、城关居委会、城东居委会、杨林居委会、章舍居委会、安泽居委会、林源村、石鼓村、山头村、城上村、笠上村、东殿村、西邓村、上肖村、王家村、尧家村、丁家村、河西街村、杨家村、乐家村、周家村、塘湾村、东梁村、西廨村、吕坊村、仓下村、梁宪村、曾家村
温泉镇	19	88	32 000	76	红桥居委会、桐山村、青莲山村、温泉村、翁坪村、中余村、安全村、六岭村、余坊村、杨源村、流溪村、城陂村、水边村、车田村、白浒窑村、祝坊村、古溪村、官田村、刘家村

乡镇	行政村/社区	自然村/组	人口数	疫源面积/km²	疫源村分布
高坪镇	27	93	32 000	121.3	坪街居委会、高坪村、樟溪村、下周村、古坪村、戴家村、江源村、老赵村、洽源村、城头村、尧山村、新坪村、爪石村、东源村、渣溪村、荷垅村、梧溪村、贺坊村、三桥村、塘头村、阳城村、塘南村、老基村、栎江村、金龙村、新赵村、林田村
秋溪镇	12	114	26 422	54.71	博溪村、洪坊村、吴家店村、上阳村、邱坊村、大路村、东溪村、梓溪村、棠溪村、罗田村、圆石村、李家村
荣山镇	19	99	23 100	152	荣山居委会、付家村、新安村、何岭村、娄浒村、新街村、荣山村、天泉村、旨荣村、排上村、新村、光荣村、上陈村、棠下村、莲源村、娄家村、南坑村、大雷村、小雷村
龙溪镇	13	112	19 553	106	龙溪街居委会、龙溪村、易家村、陈园村、廖坊村、梅溪村、雷李村、汤家村、司尧村、山下村、竹叶村、金坑村、栖源村
大岗镇	21	144	29 141	120	大岗街居委会、庙前村、山胡村、和丰村、白窝村、大岗村、乔山村、西田村、上门村、下门村、毛坊村、吴头村、魏坊村、城坊村、乌岚村、株山村、高家村、坪上村、院前村、溪头村、青塘村
云山镇	22	98	38 939	97.8	云山街居委会、云山村、鄢坊村、南光村、周坊村、甘陂村、圳上村、洋坊村、韩梅村、梅坊村、游源村、库前村、龚何村、石洋村、巷口村、清溪村、大源村、杨泗村、肖坊村、水田村、欧湖村、骆仙村
唱凯镇	19	164	47 000	48	唱凯居委会、观前村、邱家村、古港村、上游村、灵山村、官州村、低州村、石溪村、唱凯村、艾巷村、万年村、花州村、江山村、白水村、蔡家村、东湖村、游鹤村、北堡村
罗针镇	19	165	42 812	46	罗针街居委会、罗针村、新徐村、长湖村、丁湖村、江园村、浒溪村、顾家村、鹏坊村、新郭村、老郭村、许渡村、湖西村、栎坪村、张家村、胡家村、河湖村、何栗村、城前村
罗湖镇	32	158	47 488	84	华溪居委会、罗湖居委会、铁保村、烟墩村、官庄村、华溪村、永丰村、沙溪村、良溪村、南头村、丁村、支村、下饶村、罗湖村、蝉塘村、许家村、双林村、白米村、沿岗村、舍前村、樟溪村、何家村、宋家村、墩上村、新积村、塘头村、中华村、罗溪村、山背村、科溪村、龙岗村、邹阳村
太阳镇	12	66	21 536	44.4	太阳居委会、太阳村、秋塘村、邓家村、湖溪村、衙背村、娄溪村、延桥村、新中村、涌桥村、黄铁村、何坊村

乡镇	行政村/ 社区	自然 村/组	人口数	疫源面 积/km²	疫源村分布
东馆镇	10	69	17 598	81	东馆街居委会、东馆村、桥下村、下龚村、下张村、白竹村、站上村、玉湖村、刘村、梅林园艺场
腾桥镇	22	129	32 000	128.4	腾桥居委会、腾桥村、焦坑村、潭下村、陈家村、白沙村、松岗村、皇溪村、四游村、石塘村、新杨村、石池村、邓坊村、荣坊村、湖桥村、兰溪村、厚源村、大塘村、文家村、集源村、饶家村、新于村
青泥镇	15	70	24 117	57	青泥街居委会、红官村、水西村、肖家村、许坊村、荣阳村、青泥村、黎家村、吴家村、湖山村、吴山村、黄道村、石街村、岭下村、高源村
孝桥镇	10	77	23 613	28.2	孝义桥居委会、孝桥村、下璜村、芳口村、中洲村、下李村、严家村、斗门村、龙湾村、畲塘村
抚北镇	6	27	11 400	15	青莲山居委会、北站居委会、安塘居委会、上源村、庄家村、金坪村
崇岗镇	14	111	21 000	83.6	崇岗镇居委会、立新村、四新村、长岗村、邵坊村、过家村、凤岗村、中邓村、上邓村、下邓村、仙溪村、冯岭村、祝家村、瓦店园艺场
展坪乡	11	57	19 505	68	展坪村、占坊村、下余村、马家村、石港村、山下村、茶山村、占源村、南塘村、祝岗村、端溪村
连城乡	12	64	18 000	49	连城村、大升村、下庄村、黄湾村、后坊村、邹家村、下城村、下舍村、舍头村、金房村、大桥村、头昌村
桐源乡	13	118	25 543	106	桐源村、郑坊村、党溪村、青坑村、塘东村、池溪村、新塘村、大田村、水源村、圳口村、岭西村、黄源村、东坊村
湖南乡	19	216	45 000	77	孔桥村、梅岗村、兰坊村、山塘村、洪塘村、坪山村、黄邓村、流坊村、湖田村、鹏溪村、竹溪村、春光村、店下村、瑶湖村、湖北村、加溪村、沙湖村、庙东村、车家村
七里岗乡	15	58	22 000	44	万兴村、港东村、水溪村、上塘村、雷溪村、戴东村、封溪村、东岗村、流源村、湖墓村、山口村、杨源村、新殿村、水口村、菩峰村
嵩湖乡	12	85	24 460	72	嵩湖街居委会、嵩湖村、上聂村、官村村、曹家村、下泽村、陈油村、廖家村、加升村、范家村、江下村、付家村
鹏田乡	10	56	12 028	65	鹏田街居委会、鹏田村、碑背村、谢家村、里修村、楠木村、淇塘村、陈坊村、符仓村、于家村
茅排乡	5	33	5 849	78	茅排村、庄前村、南际村、泽泉村、山陂村
河埠乡	9	89	11 700	82	河埠村、郑家村、田南村、熊尧村、塔溪村、斯和村、油顿村、尚源村、曾陆村
农场/园区	3	2	1 667	37.64	荣山垦殖场、七里岗垦殖场、开发区
合计	480	2 968	1 040 548	2 178.49	

二、南城县

南城县隶属于抚州市,居盱江下游。地处北纬 27°~27°45′,东经 116°3′~117°之间,北连临川,南接南丰,东与闽西光泽相邻,东与宜黄接壤。2013 年,辖建昌镇、株良镇、上唐镇、里塔镇、洪门镇、沙洲镇、龙湖镇、新丰街镇、万坊镇、徐家乡、天井源乡、浔溪乡 12 个乡镇。共有 19 个社区、169 个行政村,1 358 个自然村(组),人口 30.87 万人(2012 年),1 697.93km²。

(一) 疫情概况

南城县鼠疫始于 1944 年,止于 1948 年,连续流行 5 年,在 29 个村镇发生 1 474 人,死亡773 人。

用 RIP 方法,共检出 3 份鼠阳性血清。该县 1992 年 5 月和 10 月在夫人田和邓仙自然村居民家中检出 3 份放免阳性鼠血清,滴度为 1:80、1:80、1:1 280,鼠种是小家鼠、黄胸鼠和小家鼠,邓仙自然村获得的 2 份阳性血清为同一户检出。其中,5 月份邓仙自然村居民家中小家鼠检出鼠疫阳性材料尚属首次。

(二) 疫源乡镇分布

疫源县确定时间为 1948 年,境内有人间鼠疫疫情。疫源分布于全县的 12 个乡镇,涉及188 个行政村(社区),1 358 个自然村(组),疫源面积 1 697.93km²(表 19-7)。

表 19-7　南城县疫源乡镇分布

乡镇	行政村/社区	自然村/组	人口数	疫源面积/km²	疫源村分布
建昌镇	38	194	88 192	124.3	建国路社区、体育路社区、拥护路社区、胜利路社区、解放路社区、交通路社区、生产路社区、城东路社区、临江路社区、跃进路社区、北门外路社区、凤凰路社区、城西路社区、光塔村、新桥村、黄家围村、骆坪村、秋水园村、姚家巷村、庙前村、义仓上村、花楼下村、邱坊村、宋家排村、五里庄村、万年村、杨龙湾村、饶家边村、麻姑山村、麻源村
上唐镇	20	172	28 903	184.5	上唐社区、上唐村、塘湾村、东湖村、棠下村、姑余村、坊头村、包坊村、李敖村、上乌石村、太平村、余公头村、源头村、何家村、下崔村、上舍村、德溪村、黄家村
洪门镇	10	86	13 782	155.1	洪门社区、徐田村、庄上村、曹源村、红岭村、沙坪村、付前村、渡口村、大源村
株良镇	25	122	37 409	184.71	株良社区、毛家坪村、脊江村、世厚村、融坊村、湖边村、双湖村、株良村、杨梅村、古竹村、城上村、宏富村、尧村、路东村、田南村、泷油村、云市村、中云村、吴家山村、骆家塘村、红米丘村、江头墩村、长安村

续表

乡镇	行政村/社区	自然村/组	人口数	疫源面积/km²	疫源村分布
里塔镇	14	113	18 219	156.63	里塔社区、新街村、里塔村、后源村、谢坊村、欧坊村、渔良村、都军村、水南村、廖坊村、下湾村、徐兰村、昆塘村
新丰街镇	8	74	10 915	53.7	新丰街社区、新丰村、杨桥村、田东村、梅溪村、汾水村、林坊村
龙湖镇	14	132	20 030	270.5	龙湖社区、凤洲村、龙湖村、王坪村、竺由村、小竺村、北源村、严和村、蔡坊村、池源村、上兰村、案科村、黄源村、五角口村
沙洲镇	11	60	14 589	95.3	沙洲社区、沙洲村、珀玕村、余家墩村、黄狮村、水口村、曾家村、临坊村、邓坊村
岳口乡	11	152	26 478	168.9	东港、港口、徐家桥、鄱阳、西坑、双港、长兴、黎家边、伏牛、大徐、游家巷
天井源乡	14	122	18 533	74.8	南源村、尧坊村、田螺石村、良湖村、周坊村、曾坊村、新建村、曹坊村、罗坊村、天井源村、蔡王殿村、河坑村、港下园村
浔溪乡	8	55	7 188	101.38	大竺村、浔溪村、敖家湾村、墩头村、石璜村、高岭村、太坪村
徐家乡	15	76	23 261	128.11	排头村、刘湖村、白洲村、下弓村、陈家村、贺家村、湖东村、江家村、严家村、游家村、圳上村、五帝村、厚坪村
合计	188	1 358	307 499	1 697.93	

三、信州区

信州区,原名上饶县,2000年改为信州区,隶属于上饶市,是上饶市的主城区。2010年,辖水南街道、东市街道、西市街道、北门街道、茅家岭街道、灵溪镇、沙溪镇、秦峰乡、朝阳镇9个乡镇(街道),共有72个居委会、46个行政村。人口37.22万人(2010年),面积339km²。

(一)疫情概况

1942年、1946年、1947年发生3次鼠疫疫情,均发生在沙溪镇,发病78人,死亡70人,主要由日本细菌战所致。

(二)疫源乡镇分布

疫源县确定时间为1947年,主要依据该区境内当年有人间鼠疫疫情。疫源地分布于全区的9个乡镇(街道),涉及116个行政村(社区),551个自然村(组),疫源面积309.09km²(表19-8)。

表 19-8　信州区疫源乡镇分布

乡镇	行政村/社区	自然村/组	人口数	疫源面积/km²	疫源村分布
水南街道	12	12	40 117	8.3	上滩头社区、劳动路社区、文通巷社区、丰溪路社区、豆芽巷社区、水南社区、下滩头社区、书院路社区、金山社区、滩头社区、刘家坞社区、东瓦窑村
东市街道	17	16	58 314	7.1	祝家巷社区、市府大院社区、中山路社区、三里亭社区、南门路社区、体育馆路社区、建新社区、沿城社区、北门村社区、五三小区一社区、五三小区二社区、施家山社区、现代城社区、大井头社区、金龙岗社区、箭道巷社区、东门新村社区
西市街道	20	15	57 078	7	大公厂社区、马家弄社区、八角塘社区、解放路社区、天津桥社区、解放河社区、河中巷社区、胜利路社区、三官殿社区、五桂山社区、茶山路社区、杨家石桥社区、桥村社区、铁一社区、铁三社区、铁四社区、白鸥园社区、渡口社区、铁二社区、庆丰社区
北门街道	12	48	36 749	21.3	龙芽亭社区、带湖路社区、稼轩社区、吉阳山社区、外沽塘社区、凤凰社区、月泉社区、紫阳社区、沽塘社区、民主社区、郭门社区、龙潭社区
茅家岭街道	10	60	33 911	23	世纪花园社区、解放社区、畴口社区、汪家园社区、同心社区、四吉社区、茅家岭村、周田村、塔水村、车头村
灵溪街道	6	10	19 370	33.2	灵溪街道社区、松山社区、胜利社区、丁洲社区、淤里村、张家村、日升村、龙泉村、灵湖村、邵新村
沙溪镇	15	132	48 332	75.39	沙溪街社区、胜利社区、东风村、向阳村、龙头村、李家村、五里村、英塘村、油麻坞村、白石村、宋宅村、西坂村、铅岭村、青岩村、何家村
朝阳镇	13	126	40 141	76.6	下潭社区、狮山社区、朝阳村、青石村、青金村、石垅孔村、下源村、溪边村、西园村、王村、十里村、中潭村、盘石村
秦峰乡	11	132	38 157	57.2	秦峰村、霍村、路底村、占村、岩坑村、五石村、下湖村、管家村、东塘村、新塘村、老坞村
合计	116	551	372 169	309.09	

四、万年县

万年县隶属上饶市。地处江西省东北部、鄱阳湖东南岸,地理坐标为北纬 28°30′~
28°54′,东经 116°46′~117°15′。2010 年,辖陈营镇、梓埠镇、石镇镇、大源镇、青云镇、裴梅
镇、湖云乡、珠田乡、齐埠乡、汪家乡、上坊乡、苏桥乡 12 个乡镇,共有 21 个社区,130 个行政
村,1 256 个自然村(组)。人口 34.43 万人(2010 年),面积 1 140.76km²。

(一)疫情概况

仅于 1948 年 9~10 月间在县城突然鼠疫流行,发病 47 人,死亡 40 人。人间鼠疫流行
前,患者家及附近皆发现很多死鼠。引起鼠疫流行的来源不清。

(二)疫源乡镇分布

疫源县确定时间为 1948 年,境内有人间鼠疫流行。疫源范围:全县 12 个乡镇皆划定为
疫源地区,疫源面积 1 131km²(表 19-9)。

表 19-9　万年县疫源乡镇分布

乡镇	行政村/社区	自然村/组	人口数	疫源面积/km²	疫源村分布
陈营镇	29	142	72 562	81.5	新华社区、国泰社区、老街社区、建安社区、站前社区、公园社区、江泥社区、马塘社区、珠山虎头岗社区、稻香社区、惠民社区、东景社区、铁马社区、滨溪社区、丰收社区、幸福社区、珠山村、万民村、郊区村、邹坂村、马家村、石李村、聂家村、社里村、南岗村、永乐村、石古村、余源村、黄营村
梓埠镇	15	82	41 320	89	玉津社区、乐安社区、周湾村、后张村、李家村、兰塘村、河东村、联合村、燃湖村、白竹村、余芦村、共和村、渡港村、椒源村、五一村
石镇镇	17	130	43 235	111.3	观音阁社区、玉溪社区、石镇村、中洲村、珏田村、坑村、射田村、罗湖村、周家村、朱砂村、大黄村、桐源村、双山村、井路村、板舒村、虎山村、黄柏村
大源镇	8	66	19 515	87.5	大源村、江田村、界福村、荷溪村、鲇山村、石下村、山背村、严家村
青云镇	10	151	22 345	76.1	姚西社区、青云村、史桥村、乐华村、古阳村、姚源村、下湾村、西北村、荷塘村、东南村
裴梅镇	12	83	22 501	148.2	汪家村、裴家村、江源村、荷桥村、黄圳村、彭家村、雅岗村、塘边村、富林村、龙港村、东源村、葛茅坞村
湖云乡	9	55	23 140	65	西湾村、吾峰村、黄家村、栎山村、刘夏村、邱夏村、白马村、湖云村、标林村
珠田乡	7	61	14 638	53.8	坪上村、库田村、越溪村、榜林村、珠田村、珠湾村、丰林村
齐埠乡	11	112	23 953	71.9	齐埠村、方家村、江家村、蛇湾村、上汪村、松竹村、塘背村、星明村、盘田村、黄坪村、左畲村、五里长山林场

续表

乡镇	行政村/社区	自然村/组	人口数	疫源面积/km²	疫源村分布
汪家乡	8	83	20 291	68.5	新华村、坑边村、山下村、万和村、岩山村、新建村、昌港村、新乐村
上坊乡	10	105	26 204	128.4	上坊村、富厂村、细港村、夏营村、湾里村、高墩村、港边村、奎田村、程源村、万年峰村
苏桥乡	15	186	14 638	149.8	当下村、麻畲村、杨芳村、射林村、畈民村、烧桥村、苏桥村、吴林村、下门村、虞坊村、夹罗村、岗上村、合田村、杨桥村、金川村
合计	151	1 256	344 342	1 131	

第六节　"放免"阳性地区

一、概况

1988—1994 年间,江西省用 RIP 方法,在全省 7 个县市检出 RIP 阳性血清 21 份,其中在已确定为鼠疫疫源县的临川区和南城县判定 RIP 阳性血清 9 份;在非疫源地区的黎川县、广丰县、南丰县、上饶市、南昌市等 5 个县市共判定 12 份 RIP 阳性(表 19-10)。

表 19-10　江西省非疫源地区 RIP 阳性动物分布

年份	县市旗	阳性动物名称	合计	滴度分布(1：)							
				20	40	80	160	320	640	1 280	2 560
1988	黎川县	褐家鼠	1					1			
1989	广丰县	褐家鼠	3			3					
	南丰县		1			1					
1990	上饶市	褐家鼠	1			1					
1991	南昌市	褐家鼠	1			1					
	上饶市	褐家鼠	2			1	1				
1994	南丰县	褐家鼠	3			1	1				1
合计			12		6	3	2		0		1

二、黎川县

(一)概况

黎川县隶属于抚州市,位于江西省中部偏东、抚州市东南部,地处武夷山西麓,抚河上游,东与福建省的光泽县、邵武市毗邻,南与福建省的泰宁、建宁二县紧靠,西同本省的南丰县接壤,北同本省的南城、资溪二县相依。截至 2014 年,黎川县辖 6 个镇、8 个乡、1 个垦殖场:日峰镇、宏村镇、洵口镇、熊村镇、龙安镇、德胜镇、潭溪乡、湖坊乡、荷源乡、厚村乡、社苹乡、樟溪乡、西城乡、中田乡;华山垦殖场。共有16个居委会、108个村委会。人口25万人(2010年),全县面积1 728km²。

(二) 地理景观

黎川县属赣中山地丘陵武夷山地小区(ⅡA)。地势南高北低,由东北部、东部和南部渐次向地势平缓的中部和西北部呈撮斗形倾斜。地貌可分为低山、高丘陵、中丘陵、低丘陵、冲积小平原等五种类型,低山区主要分布在县境东北至东南方,高丘陵区主要分布在山区向丘陵延伸的过渡地带,中丘陵区主要分布在县境西部与县域中心腹地的夹带地区,低丘陵区主要分布在县境中部腹地至西北洪门水库一带,而黎滩河、龙安河、资福河之中下游两岸则为冲积小平原。

(三) RIP 阳性血清分布

黎川县日峰镇,1988年3月检出1份褐家鼠血清,其放免1:1 280、血凝为1:320,抑制试验均成立,鼠种为褐家鼠,这是江西省鼠疫静息近40年来首次检出阳性鼠,具体地点不详。

三、广丰县

(一) 概况

广丰县隶属于上饶市。位于江西省东北部,上饶市东部,与浙江、福建两省接壤,东界浙江省江山市,北邻玉山县,西毗上饶县、上饶市信州区,南接福建省浦城、崇安两县。2013年辖3个街道、16个镇、4个乡:永丰街道、丰溪街道、芦林街道、五都镇、洋口镇、横山镇、桐畈镇、湖丰镇、大南镇、排山镇、毛村镇、枧底镇、泉波镇、壶峤镇、霞峰镇、下溪镇、吴村镇、沙田镇、铜钹山镇、大石乡、东阳乡、嵩峰乡、少阳乡;铜钹山垦殖场、芦林工业园区管理委员会。共有58个居委会、153个村委会。全县人口90.1万(2014年),面积1 377.79km²。

(二) 地理景观

广丰县属赣北丘陵小区(ⅠB)。地处武夷山北麓低山丘陵,属半丘陵半山区,地势东南高、西北低。东南部群山连绵,重峦叠嶂。有海拔千米以上的山峰102座,铜钹山主峰海拔1 534.6m。县境中部、北部和西部均属起伏丘陵,地势平缓,县城海拔95m,县内最低处为西端和北端,海拔均为72m。整个地势从东南向西北渐次倾斜,形成半山区半丘陵的地貌特征。主要水系发源于仙霞岭,源出仙霞岭南麓的丰溪经福建浦城县棠岭北流入境,斜贯中部,有十五都港、十都港等支流,横贯境内中部流往上饶的信江支流丰溪河。有七星、军潭、关里等中型水库。

(三) RIP 阳性血清分布

广丰县永丰镇在1989年4月、8月和9月检出3份放免阳性鼠血清,滴度均为1:80,均是褐家鼠,其中2份是8月份扩大监测时在永丰镇东大街郑宅弄南杂店和中大街41号居民家中获得。同时,据《广丰县一九九一至一九九五年鼠疫监测工作总结》记载,广丰县在1958年曾分离出2份弱毒鼠疫杆菌,但没有记录相关具体信息。

四、南丰县

（一）概况

南丰县隶属于抚州市。位于江西省东部,抚州市南部,属抚河流域,盱江中上游,东靠黎川县、福建省建宁县,南接广昌县,西毗宁都县、宜黄县,北邻南城县。2011 年,辖 7 个镇、5 个乡:琴城镇、太和镇、白舍镇、市山镇、洽湾镇、桑田镇、紫霄镇、三溪乡、东坪乡、莱溪乡、太源乡、傅坊乡。共有 9 个居委会、172 个村委会(一说 11 个居委会、170 个村委会)。人口为 28.8 万人(2010 年),总面积 1 909.28km²。

（二）地理景观

属赣中山地丘陵武夷山地小区(ⅡA)。地势中间低,东南及西北高,以直通南北的盱江为界,东南面属武夷山脉,西北面属雩山山脉。西北缘军峰山为最高峰,海拔 1 761m。有车磨岭、潭湖等 2 个水库。

（三）RIP 阳性血清学分布

用 RIP 方法,在 1989 年和 1994 年共检出 4 份褐家鼠阳性血清。该县 1989 年 9 月在南丰县桥背乡朱家堡自然村居民家中检出 1 份放免阳性鼠血清,滴度均为 1:80,褐家鼠;1994 年 6 月和 9 月在南丰县琴城镇和桥背乡中检出 3 份放免阳性鼠血清,滴度为 1:320、1:160、1:2 560,均为褐家鼠,其中一份是在琴城镇的桔城旅社中获得。

五、上饶市

（一）概况

上饶市位于江西省东北部,东邻浙江省衢州市,位于赣东北。北毗安徽省池州市及黄山市,南隔武夷山脉与福建省南平市接壤。省内与景德镇、九江、南昌、鹰潭、抚州 5 市接壤。全市土地总面积 22 791km²。其中山地面积 2 342km²,丘陵区面积 14 436km²,平原区面积 6 013km²,分别占全市总面积的 10.27%、63.34% 和 26.39%。

（二）血清学阳性分布

用 RIP 方法,在 1990 年和 1991 年共检出 2 份褐家鼠阳性血清。1990 年 9 月上饶市检出 1 份放免阳性鼠血清,滴度均为 1:160,褐家鼠,具体地点不详;1991 年 11 月和 12 月在市郊地区饲料厂和北门养鸡场检出 2 份放免阳性鼠血清,滴度为 1:80 和 1:160,均为褐家鼠。

六、南昌市

（一）概况

南昌地处中国中部地区,位于我国第一大淡水湖鄱阳湖西南岸,具有承东启西、沟通南北的枢纽性区位优势,是唯一与我国经济最活跃的长江三角洲、珠江三角洲、海峡西岸经济区相毗邻的省会城市。南昌市现辖四县(南昌县、新建县、进贤县、安义县)、五区(东湖区、西湖区、青云谱区、湾里区、青山湖区)、三个国家级开发区(南昌高新技术产业开发区、南昌经济技术开发区和南昌小蓝经济技术开发区)、江西桑海经济技术开发区和红谷滩新区,南昌户籍总人口 507.78 万人(2012 年底)。

(二) RIP 阳性血清学分布

用 RIP 方法,在 1991 年 10 月南昌市检出 1 份放免阳性鼠血清,滴度均为 1∶80,褐家鼠,具体检出地点不详。

参考文献

江西省地方志编纂委员会.江西年鉴 2020[M].北京:线装书局,2020.

第二十章

湖南鼠疫生态

第一节 疫源地地理位置

常德市位于湖南省西北部,地处长江中游洞庭湖水系、沅江下游和澧水中下游以及武陵山脉、雪峰山脉东北端。常德市东据西洞庭湖,与益阳市的南县、沅江市湖汊交错;西倚湘西山地,与蜿蜒在张家界市慈利县、永定区及怀化市沅陵县的武陵山脉相承;北枕鄂西山地和江汉平原,与湖北恩施土家族苗族自治州鹤峰县、宜昌市五峰县的山地以及荆州市松滋市、公安县、石首市的平原相连;南抵资水流域,乌云山脉是常德市与益阳市资阳区、桃江县、安化县之间的分水岭。地处东经 110°29′~120°17′,北纬 28°04′~32°20′。市境东西极宽179.35km,南北极长190.80km。常德市西北部属武陵山系,多为中低山区;中部多见红岩丘陵区。

常德既有武陵、雪峰山系丰富多样的森林植物,又有洞庭湖区的多种栽培植物和水生植物。截至 2020 年底,全市森林覆盖率48%,自然保护区 8 个,其中国家级自然保护区 3 个,分别为壶瓶山、西洞庭、乌云界国家级自然保护区;省级自然保护区 2 个,分别为鼎城区花岩溪、桃源县望阳山省级自然保护区。

地处中亚热带过渡的湿润气候区,气候温和,四季分明,热量充足,雨水集中,自然条件优越,适合多种作物生长。降雨主要集中在 4~9 月,年均温度 16.5℃,年均降水量 1 184mm,无霜期 270 天。

第二节 流 行 历 史

1941 年以前,湖南省境内从未流行过鼠疫。1941 年 11 月开始突然暴发人类鼠疫,翌年5 月传至桃源。直到 1942 年 12 月流行终止。其经过如下:1941 年 11 月 4 日清晨,天刚破晓,浓雾弥漫,常德县城发出了空袭警报。随即有巨型日军飞机一架由东向西低飞,在常德城区上空盘旋 3 周后,又从西门外折转飞回到城市的上空。当其折转低飞时,并未投掷炸弹,而是投下大量谷麦、豆子、高粱和烂棉絮块、碎布条、稻草屑及其他不明颗粒。空袭警报解除后,城区居民们将这些东西扫拢来,足有四五百斤重,除了由国民政府警察局取了一些存于玻璃瓶以备检验外,其余尽焚毁。常德地方当局对日机行径颇感怪异,为慎重起见,将日军飞机空投情况和处理经过电告湖南省政府,并派专人将两瓶空投物送省化验。与此同时,警察局另将日军飞机投下的谷麦等一包送常德东门外的广德医院进行化验,经该院副院长谭学华博士等专家的检验,发现试纸上两极染色较深,确定为革兰氏阴性杆菌,与鼠疫杆菌极为相似。11 月 5 日下午,常德县卫生院、广德医院和当地国民党军警机关就日军飞机空

762

投物情况召开了一个座谈会，根据广德医院检验的结果，一致认为日机在常德投下的东西是带有烈性传染病的细菌。会后，有关单位急电省政府，请其即派专家前来进一步检验，并进行防治工作。日机投下谷麦等物五六天后，人们在常德城区的大街上经常发现有死老鼠，有的病鼠在大街上爬行迟缓，导致被行人践踏而死。居民们常街谈巷议，以为怪事，但并没有引起人们的注意。

11月12日早晨，关庙街居民12岁的女孩子蔡桃儿，由其母亲背着到广德医院急诊。据其母亲诉说，患儿11日晚突发寒战，继而出现高热头痛、周身不适、神志不清等症状。经广德医院谭学华抽取病孩的血液及腹股沟的淋巴结液检验，发现试纸上有两极染色较深的杆菌，同日军投下物中所发现的细菌一样。根据患者住在日机投下谷麦等物较多的关庙街，再联系日机空投的日期和发现死鼠，结合患者起病的日期分析，医生们怀疑这一病例极有可能感染的是鼠疫。当夜，患者病况更趋严重，经多方抢救无效，于13日上午9时死亡，距起病时间仅36个小时。在患者死亡前，医生曾进行过血涂片检查，发现上面满布鼠疫杆菌，后来在死者的肝、脾组织中，也发现了一些同样的细菌。蔡桃儿成为常德细菌战经实验室验证后的第一位受害者。

蔡桃儿死亡的当天和次日，常德医疗部门又在东门发现蔡玉贞、聂述生、徐老三等3名鼠疫死亡者，此后死者便接连不断地出现。染疫人数一天天增多，平均每天在10人以上，传染极为迅速，一人有病，波及全家。随着疫情蔓延，常德居民完全被这恐怖的"瘟疫"所包围，弄得全城人心惶惶，不可终日。在最初的一段时间里，死于鼠疫的就有600人以上，还有全家人死亡的情况，情形十分悲惨。

国民党统治时期湖南省卫生处最初接到省政府转来的常德疫情电报后，认为敌人进行细菌战的可能性极大，但无设备证实空投物品所含细菌的性质，必须慎重处理，因此，急电重庆政府请示处理办法。政府得报后，鉴于日军此前曾在浙江省鄞衢两县进行过类似的细菌战，湖南常德的异常疫情引起国民政府的高度重视，当即组织由当时国内顶级防疫及鼠疫防治专家为队长的湖南常德鼠疫调查队，随队带有检验器材、鼠疫疫苗及治鼠疫的特效药品等，从重庆紧急赶往常德进行调查与防疫。重庆政府军医署和卫生署还派遣德籍犹太人鼠疫防治专家伯力士博士专程前往常德，负责剖验老鼠和测定跳蚤的工作。他们连续3个月，解剖检验五六千只老鼠，至1942年1月底，检验鼠族中染疫鼠族数目日渐增加，确认鼠疫已在当地鼠族中广泛流行。与此同时，11月20日从重庆率湖南常德鼠疫调查队赴常德的国民党军政部战时卫生人员训练所检验组主任、细菌学教授陈文贵一行也于11月24日抵达常德。他们随即展开工作，经对流行病学调查，对病死者的尸体进行解剖检验、病理检查、细菌培养、动物实验等，证实确属腺鼠疫。根据实验室的检验结果，陈文贵与伯力士断定常德市流行的是传染性极强的鼠疫。

常德鼠疫诊断既已确定，其传染来源亟待查明。根据当时发现情形与流行病学原理，以及国内鼠疫防治专家的实地调查研究，专家们深信，常德鼠疫确系日机散播染有杆菌的异物所致，而其传染媒介为隐藏谷麦、棉絮内的活性染疫鼠蚤。政府卫生署在确认上述情况后，急电湖南省政府，全力控制常德鼠疫，并紧急调拨鼠疫疫苗及相关的医疗用品运往常德，中央和省方陆续派出了20多个医疗防疫队200多人，在常德进行紧张的防治工作。为进一步加强预防措施，他们还建立了专门的隔离医院，收治鼠疫患者，并设立一专门火葬炉，火化病亡者的尸体。将日军飞机空投物最多的地方如关庙街、鸡鹅巷等处划为疫区，实行警戒封锁,严禁人员进出。同时,向全县居民进行预防注射,发动群众灭鼠、灭蚤,但鼠疫还是向常德城区以外的区域扩散开了。桃源莫林乡、常德县属新德乡石公桥、镇德桥等地均发生鼠疫流行,造成非常严重的后果。直到1942年12月底,常德县及周边地区的疫情才被完全控制住。

第三节 主要宿主、媒介等监测

从1984年开始,常德市在鼠疫历史疫源地连续开展了鼠间鼠疫监测工作,其中1984—2003年选择桃源县漳江镇、武陵区城西、鼎城区石公桥镇为监测点。2004—2021年常德市疾病预防控制中心监测点与桃源县监测点,常德市疾控中心监测点为常德市鼎城区,人口851 539万人,总面积:2 451km²,以农业生产为主。气候温暖,四季分明,平均气温在20℃。

1. **监测的时间** 6~9月份的每月上旬。

2. **宿主动物监测** 监测点1984—2021年共布放鼠笼421 538个,捕鼠32 201只,捕鼠率为7.64%。共监测到的动物宿主有褐家鼠、小家鼠、黄胸鼠、黑线姬鼠、罗赛鼠、鼩鼱鼠、社鼠。其中以褐家鼠最多,共30 407只,占94.43%;其他鼠种占比分别为黄胸鼠8 950只,占2.80%;小家鼠1 059只,占3.29%,黑线姬鼠109只,占0.34%,罗赛鼠4只,占0.01%,鼩鼱鼠29只,占0.09%(表20-1)。

表20-1 1984—2021年常德市鼠疫监测点啮齿动物密度及分类调查

年份	布笼/笼	捕鼠/只	捕鼠率/%	分类/只					
				褐家鼠	黄胸鼠	小家鼠	黑线姬鼠	罗赛鼠	鼩鼱鼠
1984—1985	18 132	1 291	7.12	1 227	22	351			6
1986	11 769	1 244	10.57	1 144	70	20	7		3
1987	5 386	516	9.58	438	50	27	1		
1988	17 738	1 529	8.62	1 444	73	10			2
1989	14 148	1 562	11.04	1 537	24				1
1990	9 197	1 616	17.57	1 558	47	11			
1991	39 359	4 054	10.30	3 814	159	69	10		2
1992	21 504	2 015	9.37	1 951	44	16		2	2
1993	12 390	1 218	9.83	1 186	29	1			2
1994	5 374	588	10.94	554	25	1	3	2	3
1995	22 389	1 968	8.79	1 853	27	74	6		8
1996	11 349	1 087	9.58	1 020	39	12	15		
1997	15 680	1 416	9.03	1 337	50	23	6		
1998	23 636	2 013	8.52	1 971	29	10	3		
1999	31 600	2 223	7.04	2 096	61	44	22		
2000	29 900	1 208	4.04	1 107	39	43	19		

年份	布笼/笼	捕鼠/只	捕鼠率/%	分类/只					
				褐家鼠	黄胸鼠	小家鼠	黑线姬鼠	罗赛鼠	鼩鼱鼠
2001	42 800	2 024	4.72	2 007	3	12	2		
2002	4 320	312	7.22	279	11	19	3		
2003	2 537	141	5.56	96	7	20	1		
2004	2 633	117	4.44	106	1	10	0		
2005	3 319	184	5.54	165	0	16	3		
2006	4 078	240	5.89	233	3	3	1		
2007	4 400	249	5.66	233	12	4	0		
2008	4 800	260	5.42	234	16	5	5		
2009	4 800	279	5.81	254	2	23	0		
2010	4 800	268	5.58	240	0	25	0		
2011	4 800	304	6.33	265	0	39	0		
2012	4 800	259	5.40	224	9	26	0		
2013	4 800	223	4.65	182	17	24	0		
2014	4 600	243	5.28	206	5	32	0		
2015	4 900	245	5.00	222	0	23	0		
2016	5 800	251	4.33	233	3	13	0		
2017	4 600	244	5.30	222	2	20	0		
2018	4 800	233	4.85	212	8	11	1		
2019	4 800	171	3.56	165	2	4	0		
2020	4 800	203	4.23	195	2	4	1		
2021	4 800	203	4.31	197	4	2	0		
合计	421 538	32 201	7.64	30 407	895	1 059	109	4	29

从图 20-1 可以看出,常德市鼠密度在鼠疫监测鼠密度 1990 年达到最高峰,为 17.57%,之后虽有波动,但整体是下降的,2000 年以来总体鼠密度在 5% 左右波动。

从鼠种来看,常德市 1984—2021 年优势鼠种为褐家鼠,其次为小家鼠和黄胸鼠,黑线姬鼠、罗赛鼠、鼩鼱鼠、社鼠等相对较少(图 20-1、图 20-2)。

三、媒介昆虫的监测

鼠体寄生蚤监测分两个时间段,第一个时间段是 1984—1988 年。第二段时间段是 2008—2021 年,总体来看带蚤率呈下降趋势,优势蚤类依旧是不等单蚤。具体监测数据如下:

1984—1988 年,梳检鼠 516 只,带蚤鼠 22 只,带蚤率 4.26%,平均蚤指数为 0.26 匹。发现不等单蚤 115 只,占 84.56% 为优势种。缓慢细蚤 21 只,占 15.44%(表 20-2)。

2008—2021 年,梳检鼠 1 752 只,带蚤鼠 17 只,带蚤率 0.97%,均为不等单蚤(表 20-3)。

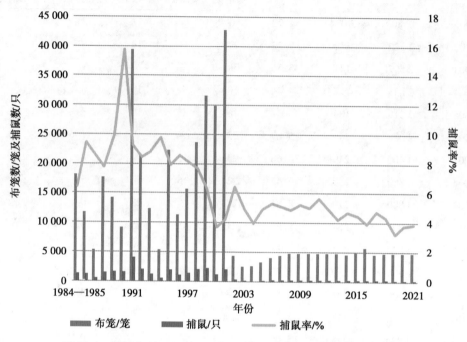

图 20-1　常德市 1984—2021 年鼠疫监测点宿主动物密度变化情况

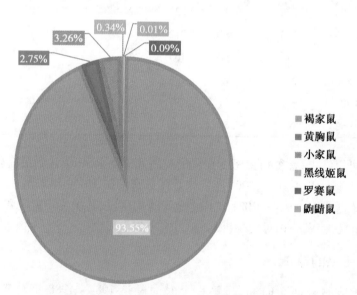

图 20-2　常德市 1984—2021 年鼠疫监测鼠种分类构成

表 20-2 不同鼠种的带蚤率、蚤种百分比、带蚤指数

监测点	鼠种名称	检鼠数	带蚤鼠数	带蚤率/%	蚤种分布			带蚤指数
					不等单蚤	缓慢细蚤	合计	
武陵区	褐家鼠	144	10	6.94	63	7	70	0.49
	小家鼠	14						
	小计	158		6.33			70	0.44
石公桥	褐家鼠	294	10	3.40	50	6	56	0.19
	小家鼠	36	2	5.65	2	8	10	0.28
	黄胸鼠	27						
	黑线姬鼠	1						
	小计	358		3.35			66	0.18
合计		516	22	4.26	115	21	136	0.26

表 20-3 2008—2021 年常德市鼠疫监测点检鼠数、染蚤率

年份/年	检鼠数	不等单蚤	染蚤率/%
2008	138	2	1.45
2009	128	3	2.34
2010	121	2	1.65
2011	160	2	1.25
2012	135	2	1.48
2013	101	1	0.99
2014	121	1	0.82
2015	122	0	0
2016	135	0	0
2017	142	0	0
2018	140	0	0
2019	86	2	2.32
2020	117	2	1.70
2021	106	0	0
合计	1 752	17	0.97

四、血清学检测

1984—2021 年共采集宿主动物血清标本 32 165 份,健康人群血清学 5 920 份,1984—2004 年应用放射免疫法,检测鼠疫 F1 抗体,其中 1990 年和 1991 年检出 F1 抗体阳性褐家鼠

2 只和 1 只共 3 只,其他结果均为阴性;2005—2021 年采用鼠疫微量间接血凝试验,检测鼠疫 F1 抗体,结果均为阴性。

参考文献

[1] 湖南省常德县志编纂委员会.常德县志(卷二十四医药卫生)[M].北京:中国文史出版社,1992:535.

[2] 陈先初.1941 年日军对湖南常德的细菌攻击[J].湖南大学学报,2003,17(1):65-69.

[3] 华伟湘,曾凡全,熊伯华,等.常德市 1984~2007 年鼠疫监测分析[J].中国热带医学 2008,8(11):1994-1995.